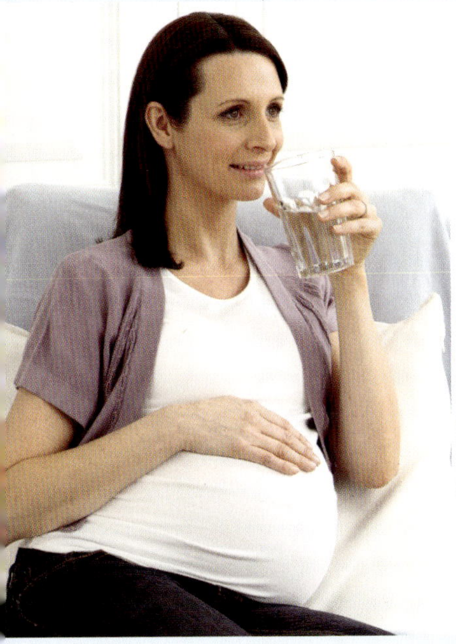

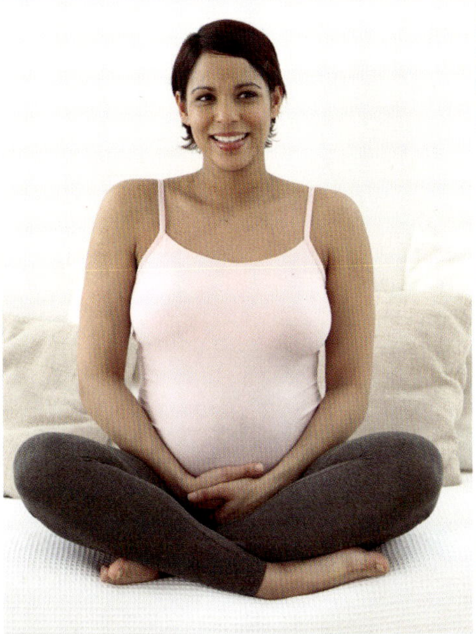

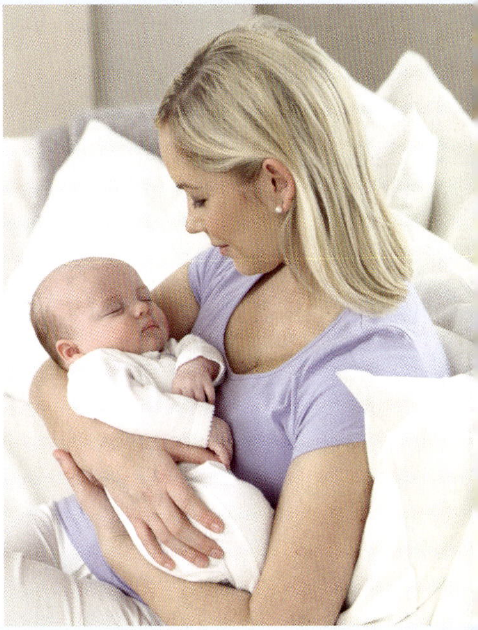

# Ich werde Mama

Dorling Kindersley

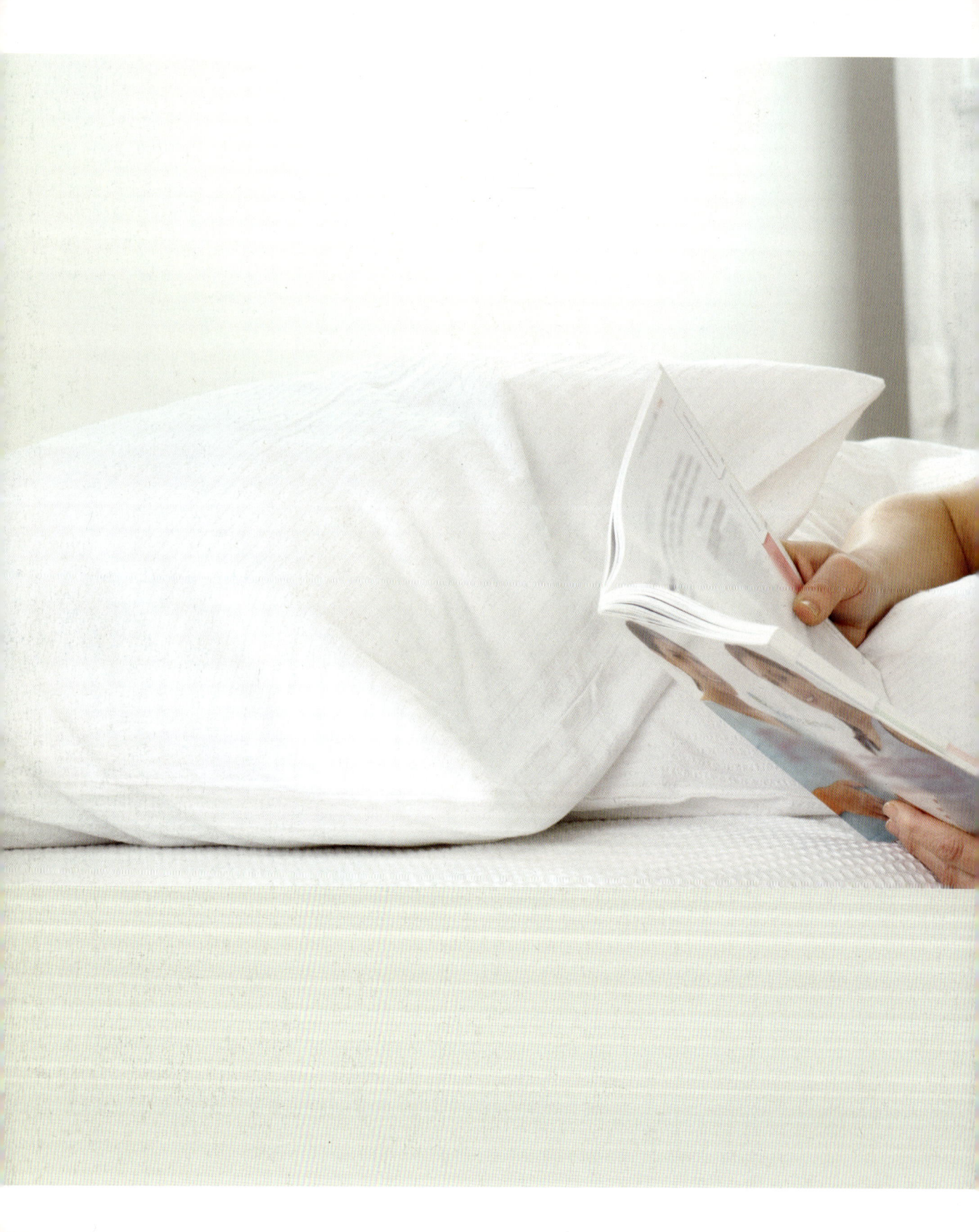

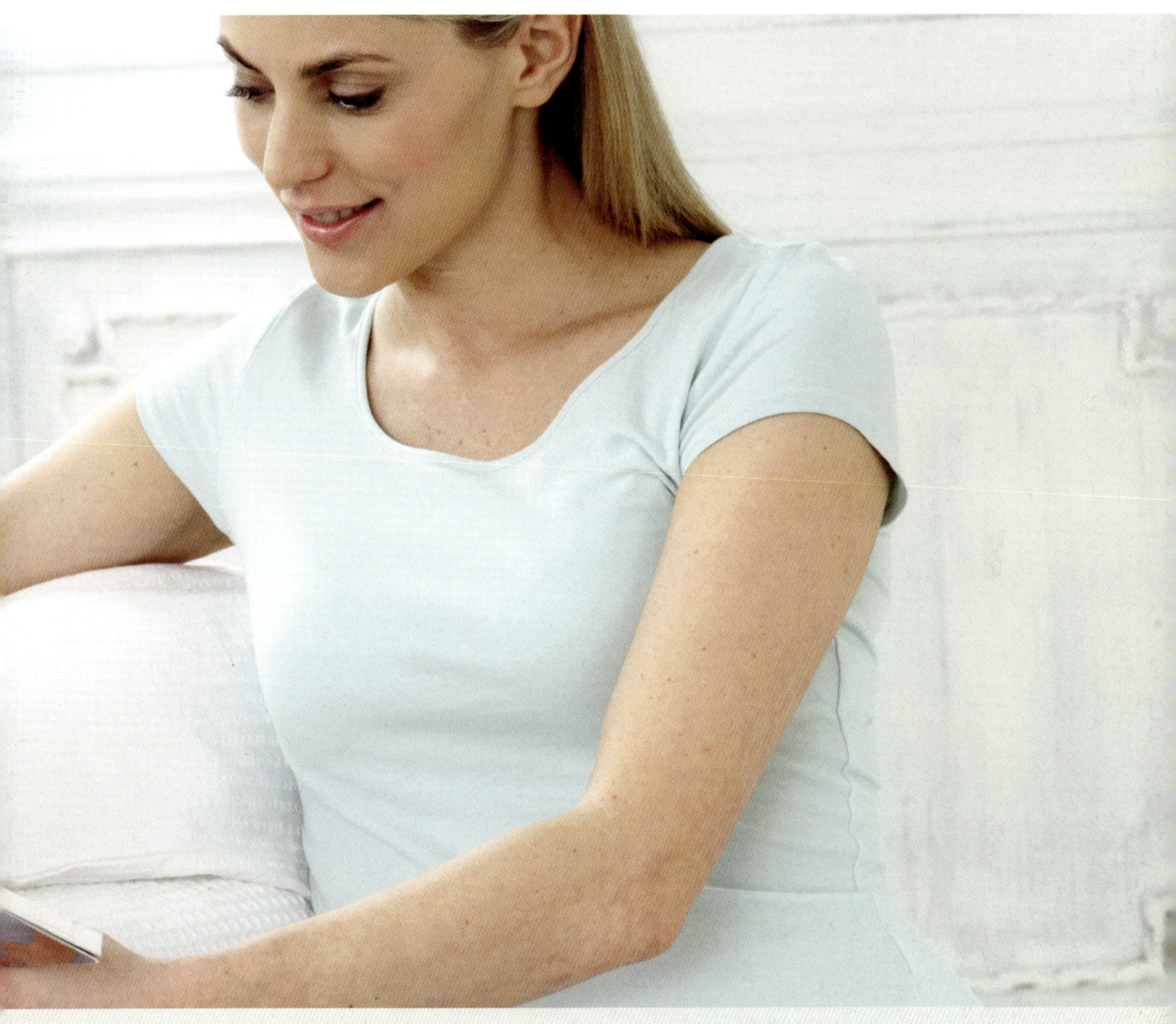

# Ich werde
# Mama

# DORLING KINDERSLEY

London, New York, Melbourne,
München und Delhi

DK Großbritannien
**Programmleitung** Peggy Vance
**Cheflektorat** Penny Warren
**Lektorat** Amanda Lebentz
**Projektbetreuung** Claire Cross, Emma Maule
**Redaktionsassistenz** Kathryn Meeker
**Redaktionelle Beratung** Karen Sullivan
**Bildredaktion** Sara Kimmins, Anne Fisher
**Gestaltung** Hannah Moore, Wendy Bartlet,
Glenda Fisher, Marianne Markham
**Art Director** Peter Luff, Lisa Lanzarini
**Fotos** Vanessa Davies
**Herstellung** Man Fai Lau, Ben Marcus

DK Indien
**Lektorat** Pakshalika Jayaprakash
**Redaktion** Janashree Singha, Neha Ruth Samuel, Swati Mittal
**Gestaltung** Ridhi Khanna, Nitu Singh
**Cheflektorat** Suchismita Banerjee
**Bildredaktion** Romi Chakraborty
**DTP Designer** Manish Chandra Upreti
**DTP Leitung** Sunil Sharma
**Bildrecherche** Sumedha Chopra

Für die deutsche Ausgabe:
**Programmleitung** Monika Schlitzer
**Projektbetreuung** Manuela Stern
**Herstellungsleitung** Dorothee Whittaker
**Herstellung und Covergestaltung** Kim Weghorn

Bibliografische Information Der Deutschen Bibliothek
Die Deutsche Bibliothek verzeichnet diese Publikation in der
Deutschen Nationalbibliografie; detaillierte bibliografische Daten sind
im Internet über http://dnb.ddb.de abrufbar.

Titel der englischen Originalausgabe:
My pregnancy

© Dorling Kindersley Limited, London, 2011
Ein Unternehmen der Penguin-Gruppe

© der deutschsprachigen Ausgabe by Dorling Kindersley Verlag GmbH, München, 2012
Alle deutschsprachigen Rechte vorbehalten

**Übersetzung** Karin Hofmann
**Lektorat** Dr. Sabine Klonk

ISBN 978-3-8310-2089-8

Printed and bound in Singapore by Tien Wah Press

Besuchen Sie uns im Internet
**www.dorlingkindersley.de**

Hinweis
Die Informationen und Ratschläge in diesem Buch sind von den Autoren und
vom Verlag sorgfältig erwogen und geprüft, dennoch kann eine Garantie nicht
übernommen werden. Eine Haftung der Autoren bzw. des Verlags und seiner
Beauftragten für Personen-, Sach- und Vermögensschäden ist ausgeschlossen.

# Inhalt

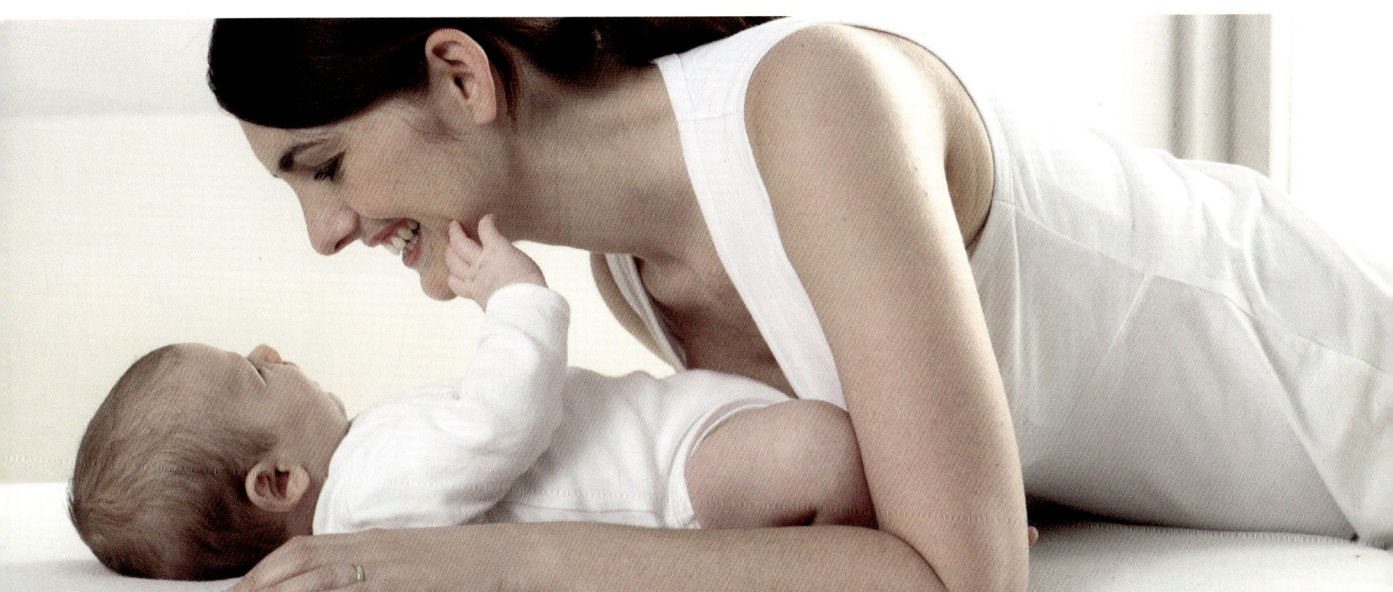

# Schwangerschaftskalender

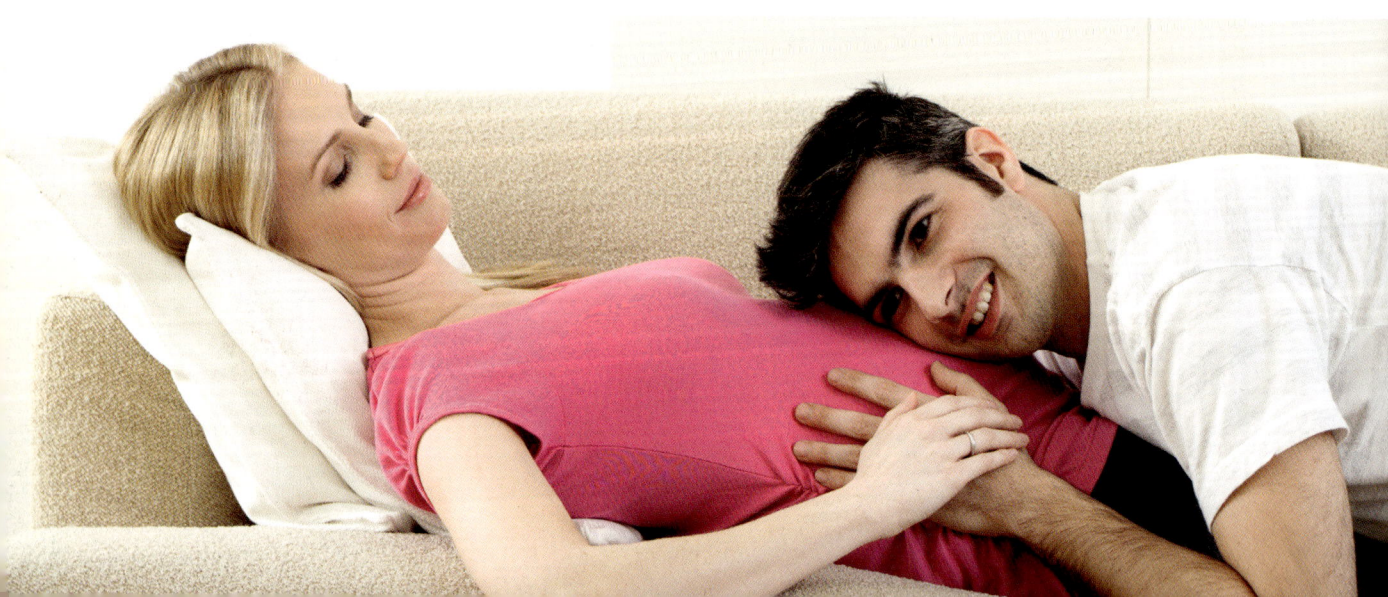

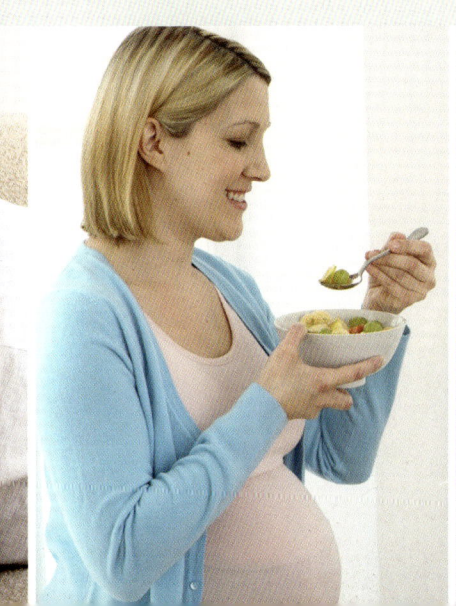
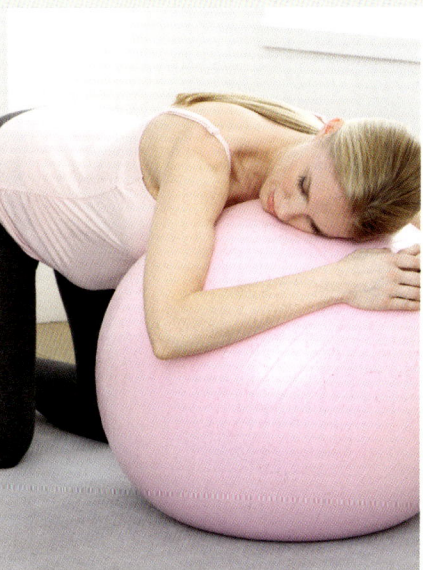
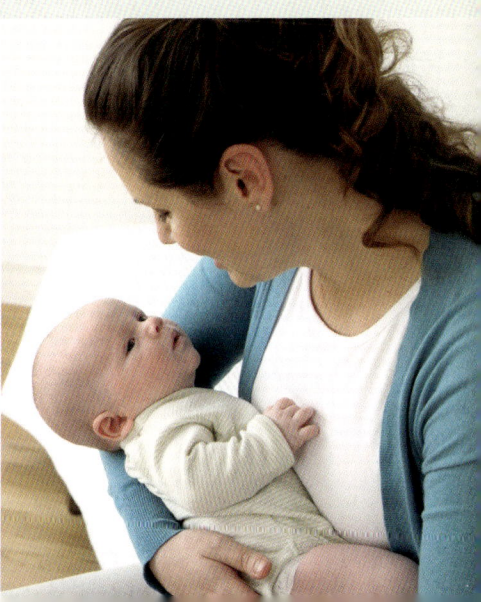

# Vorwort

Unser Buch behandelt Schwangerschaft aus einer anderen Perspektive. Wir sind nicht nur Fachleute auf unseren Gebieten, sondern auch Mütter. Wir haben selbst die Aufregung, die Ungewissheit und das große Bedürfnis nach Information in unserer Schwangerschaft durchlebt. Indem wir nicht nur unser Wissen, sondern auch die Erfahrungen aus unseren Schwangerschaften mit Ihnen teilen, hoffen wir, Ihnen genug Zuversicht für die kommenden Monate zu vermitteln.

Wir sind der Ansicht, dass Sie als Schwangere genau wissen, was das Beste für Sie ist, auch wenn sich das für Sie momentan noch nicht so anfühlt. Obwohl ich meine Schwangerschaft geplant hatte, war auch ich, als es so weit war, völlig überwältigt von dem, was da auf mich zukam. Ich war schon längere Zeit Geburtshelferin und daher alles andere als unbedarft, aber die Höhen und Tiefen einer Schwangerschaft selbst zu durchleben war etwas völlig anderes! Sie sehen, auch wenn man schon viel über Schwangerschaft weiß, kann es einem beim Gedanken an die kommenden Monate durchaus etwas mulmig werden.

Bei meiner Arbeit als Geburtshelferin bestürzt mich allerdings immer wieder, wie wenig viele werdende Mütter darüber wissen, was mit ihnen passiert. Schwangerschaft und Geburt scheinen für sie nebulöse Vorgänge zu sein, was zum Teil vielleicht auch an den vielen Fachtermini liegt, die Ärzte benutzen. Vor hundert Jahren wurden Kinder zu Hause geboren, sodass die ganze Familie aus

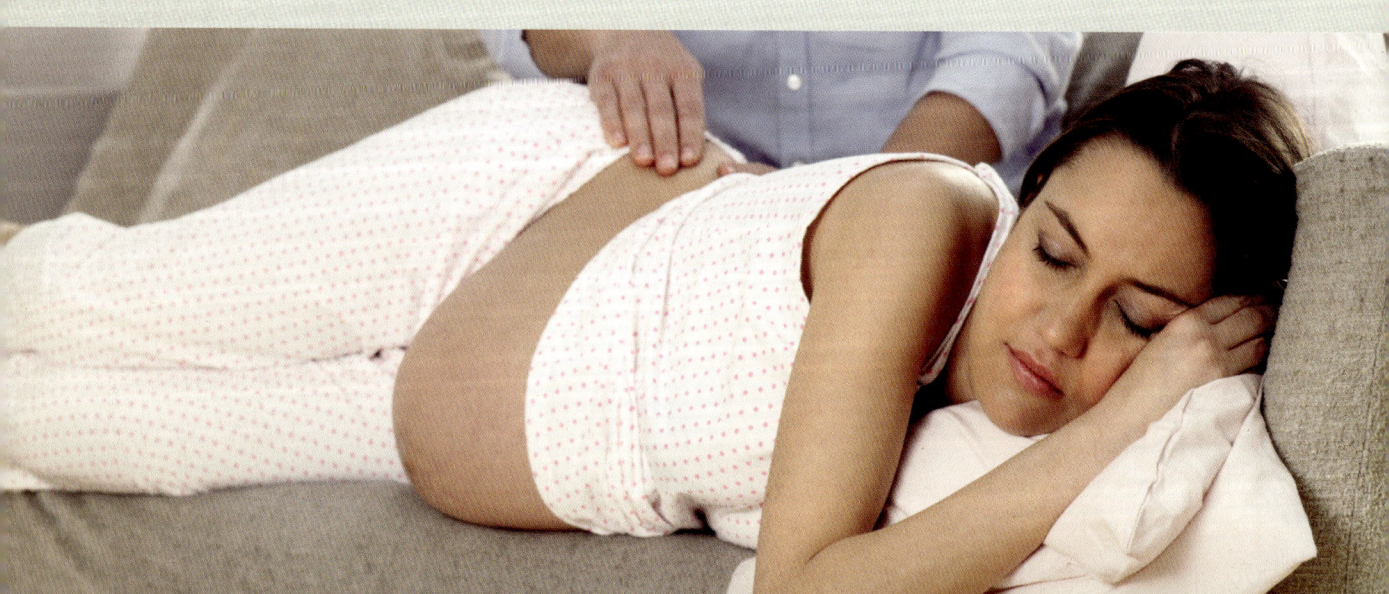

erster Hand miterlebte, wenn eine Frau in den Wehen lag. Heute machen Krankenhäuser und moderne Geburtshilfe die Schwangerschaft zwar sicherer, aber sie verbannen das »Lebensereignis« Geburt hinter verschlossene Türen.

Wir – eine Hebamme, eine Diätassistentin, eine Fitness-Expertin, eine Psychologin, eine Kinderärztin und zwei in Geburtshilfe erfahrene Gynäkologinnen – möchten unsere Erfahrung und unser Wissen mit Ihnen teilen, Sie auf Ihrem Weg durch die Schwangerschaft begleiten und Ihnen dabei das Selbstvertrauen schenken, eigene Entscheidungen zu treffen. Wir erklären Ihnen, wie sich Ihr Körper verändern wird und was nötig ist, damit Sie gesund durch die Schwangerschaft kommen und die Geburt so

abläuft, wie Sie es sich wünschen. Wir werden Schritt für Schritt vorgehen, sodass Sie immer alle nötigen Informationen zur Hand haben, wenn Sie für sich und Ihr Baby Entscheidungen treffen müssen.

Sie stehen kurz davor, das Abenteuer »Elternschaft« zu erleben, und wir werden Sie dabei begleiten und informieren.

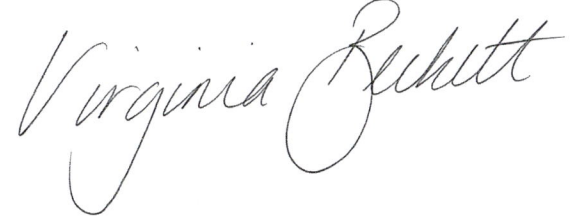

Virginia Beckett

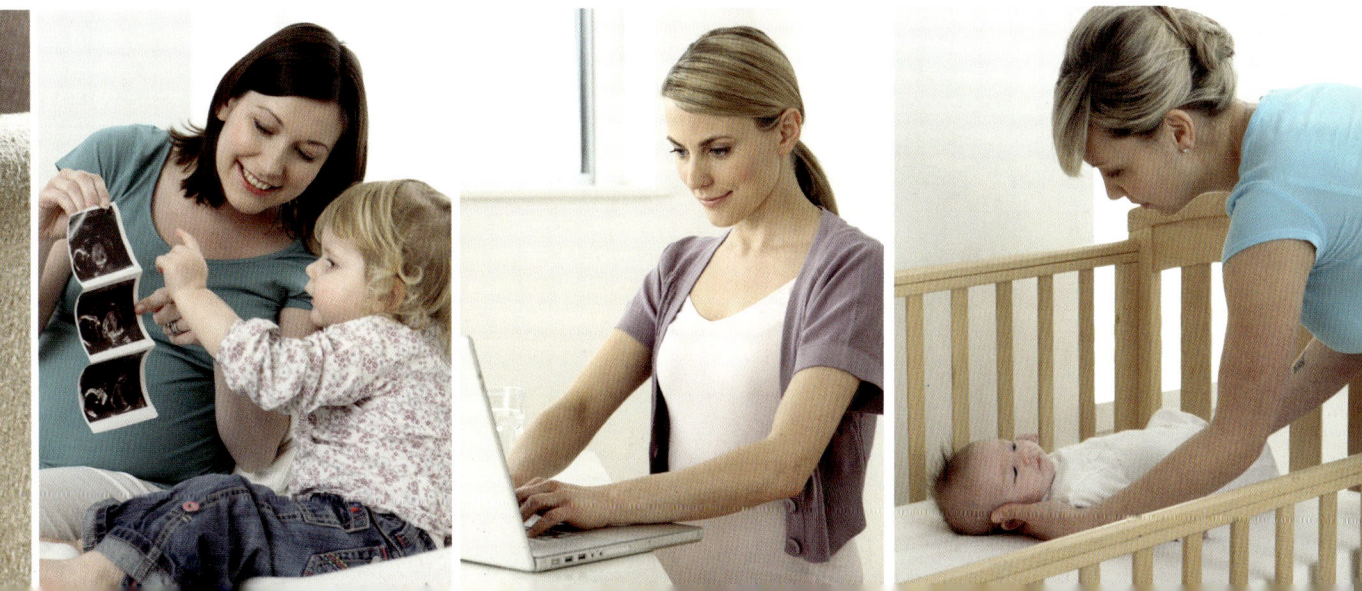

# Fundierte Informationen

Die Schwangerschaft ist eine ganz besondere Zeit im Leben einer Frau. Um zu verstehen, was in dieser Lebensphase passiert, sind Informationen notwendig. Die Autorinnen möchten Sie mit ihrem Wissen durch die Schwangerschaft begleiten.

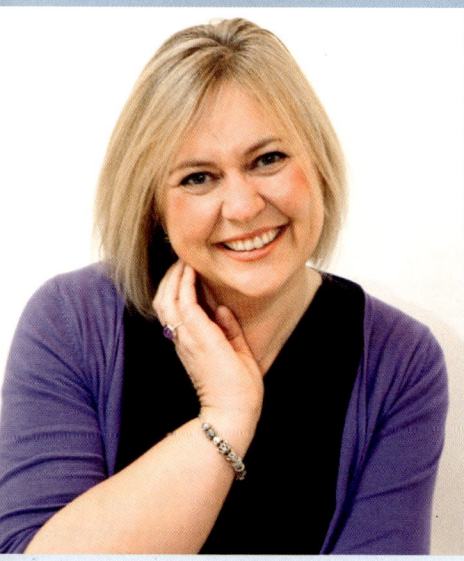

## Dr. Virginia Beckett
### Fachärztin für Frauenheilkunde und Geburtshilfe

Dr. Virginia Beckett ist seit 19 Jahren als Gynäkologin in der Geburtshilfe tätig. Ihr Spezialgebiet als Fachärztin an einer der größten Entbindungskliniken Englands in Bradford, Yorkshire, ist die Betreuung von Risikoschwangeren. Außerdem leitet sie eine IVF-Zweigstelle, in der sie vielen Paaren mit Kinderwunsch hilft, deren Chancen auf eine erfolgreiche und gesunde Schwangerschaft zu verbessern.

Virginia verfasst Beiträge zum Thema künstliche Befruchtung für Funk, Fernsehen, Zeitschriften und Magazine. Daneben wirkt sie als Pressesprecherin für das britische Royal College of Obstetricians and Gynaecologists (RCOG).

Schließlich hat sie selber zwei Kinder, einen vierzehnjährigen Sohn und eine elfjährige Tochter. Virginia blieb während beider Schwangerschaften berufstätig und nahm erst anschließend einen längeren Mutterschaftsurlaub. Als Mutter arbeitete sie sowohl Voll- als auch Teilzeit, eine Erfahrung, die bei der Beglei-

tung schwangerer Frauen enorm hilfreich ist. Ihr Ziel ist es, Frauen und ihre Babys dabei zu unterstützen, möglichst gut durch Schwangerschaft und Geburt zu kommen.

Dr. Virginia Beckett hat das Buch zusammen mit sechs anderen Müttern geschrieben. Sie sind Expertinnen aus den Bereichen Frauenheilkunde und Geburtshilfe, Kindermedizin, Psychologie, Fitness und Ernährung und bereiten Sie mit medizinisch fundierten Informationen und persönlichen Erfahrungen auf das große Ereignis vor.

Über ihre Mitarbeit an diesem Schwangerschaftsratgeber sagt Virginia: »Ich versuche, so gut ich kann, Frauen Kraft zu geben, indem ich sie mit allen Informationen versorge, die sie brauchen, um das Richtige für sich und ihr Baby zu tun. Zusammen mit anderen gleichgesinnten und fachkundigen Frauen an diesem Buch zu arbeiten, war für mich ein großes Vergnügen.« Die anderen Autorinnen werden auf Seite 351 vorgestellt.

»Es hat Spaß gemacht, dieses Buch zusammen mit anderen Fachfrauen und Müttern zu schreiben.«

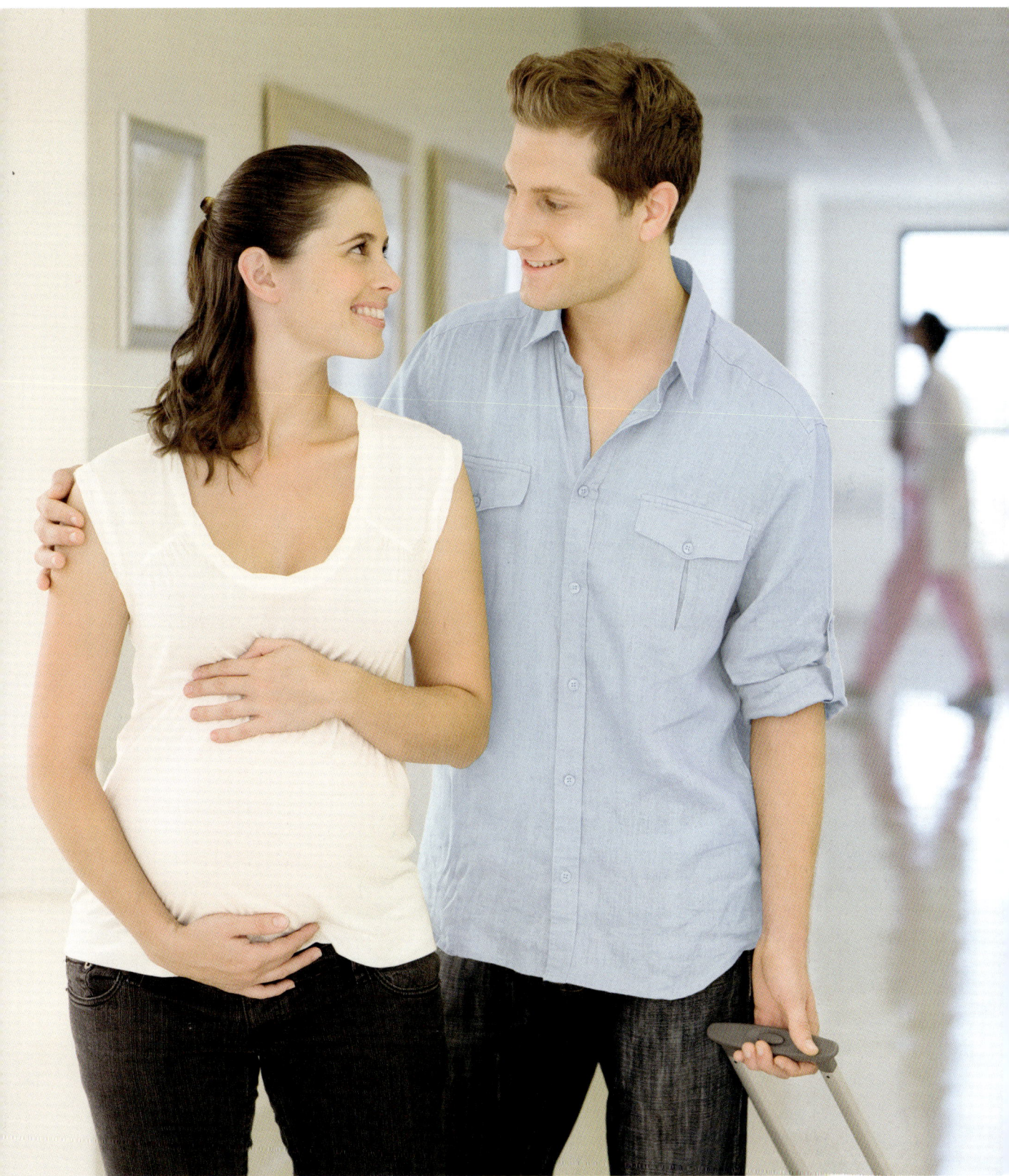

# Ich bin schwanger!

Heimlich, vermutlich, ohne dass Sie etwas davon bemerkt haben, hat sich vor einigen Tagen in Ihrem Körper ein kleines Wunder ereignet. Eine Eizelle und ein Spermium haben sich vereinigt, die befruchtete Eizelle hat ihren Weg in die Gebärmutterschleimhaut gefunden und sich dort eingenistet. Ein neuer Mensch wächst in Ihnen heran, Ihr Kind. Schon früh gibt der Schwangerschaftstest Ihnen Gewissheit und Ihr Arzt kann Ihnen Ihr Kind schon nach einigen Wochen auf einem ersten Ultraschallbild zeigen.

## Antworten auf viele Fragen

Viele Gedanken gehen Ihnen und Ihrem Partner jetzt durch den Kopf. Vielleicht war die Schwangerschaft geplant oder Sie haben schon lange auf diesen Augenblick gewartet?

Vielleicht wollten Sie aber auch gerade jetzt kein Kind und die Schwangerschaft kam ein bisschen überraschend? Sie sind hin- und hergerissen zwischen Stolz und Selbstzweifel, Vorfreude und Unsicherheit – das ist ganz normal. Viele Fragen beschäftigen Sie: Wird unser Kind gesund sein? Kann ich etwas tun, damit es meinem Kind und mir gut geht? Wie werde ich die Geburt überstehen? Und auch rein praktische Dinge gibt es zu bedenken. Wie ernähre ich mein Kind? Wo wird es schlafen? Was muss ich vorher alles vorbereiten? Seien Sie unbesorgt, Sie haben nun neun Monate Zeit, sich auf die neue Situation einzustellen. In diesem Buch finden Sie viele wertvolle Informationen und Tipps, wie Sie Ihre Ernährung, Ihren Alltag und Ihre Umgebung so gestalten, dass es Ihnen und Ihrem Kind gut geht.

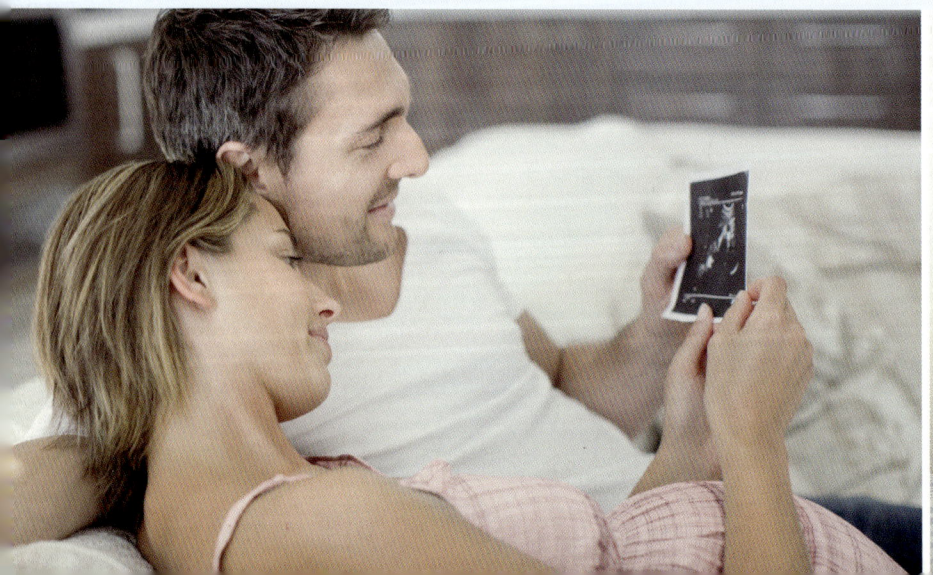

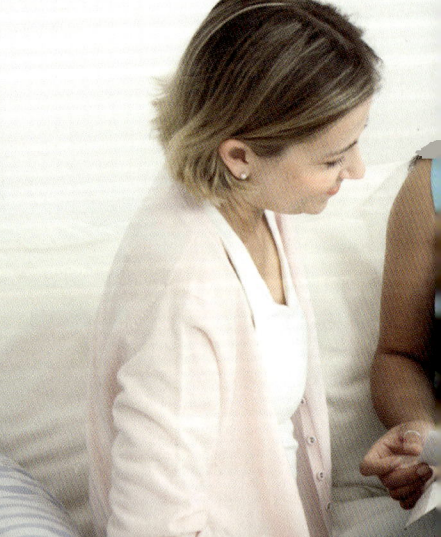

## Neun spannende Monate

In den ersten Wochen werden Sie deutlich spüren, wie Ihr Körper sich umstellt. Manche Schwangere leidet unter Übelkeit oder Müdigkeit, manche sind völlig beschwerdelos. Mit einer gesunden Lebensweise und der Unterstützung und Vorsorge durch Ihren Frauenarzt und Ihre Hebamme werden Sie diese Zeit gut überstehen. Lesen Sie im Kapitel »Schwangerschaftskalender« alles Wissenswerte über die riesigen Entwicklungsschritte, die Ihr Kind in diesen Wochen durchmacht. Nach etwa drei Monaten haben Sie die erste Umstellung gemeistert. Genießen Sie die folgenden Wochen. Veränderungen in der Wohnung oder Anschaffungen können Sie nun mit viel Energie anpacken. Bald spüren Sie auch die ersten Bewegungen Ihres Kindes und können Kontakt zu ihm aufnehmen. In den letzten Wochen werden Ihre Gedanken immer mehr in Richtung Geburt wandern. Lesen Sie nach, wie Sie sich mit verschiedenen Entspannungsübungen selbst in dieser beschwerlicheren Zeit helfen können.

## Ihr Baby kommt auf die Welt

Endlich ist es soweit, Ihr Baby gibt das unmissverständliche Signal, dass es losgeht. Sie selbst schwanken zwischen Angst und Vorfreude. Gut gewappnet mit dem Wissen, was auf Sie zukommt, und der Unterstützung durch Ihren Arzt und Ihre Hebamme werden Sie die Geburt meistern. Nach den aufregenden Stunden der Entbindung halten Sie Ihr Baby in den Händen. Genießen Sie das Zusammensein und heißen Sie es in Ihrer Familie willkommen.

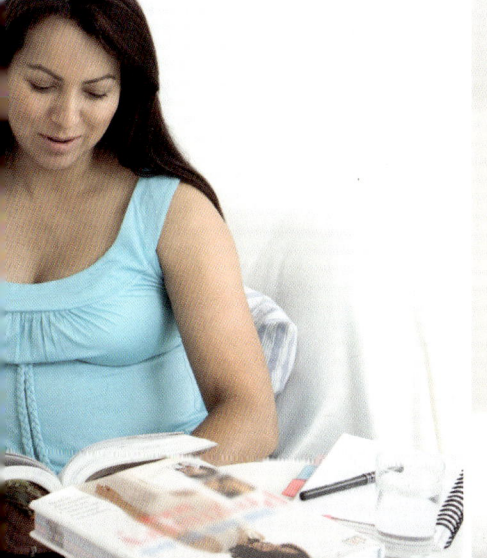

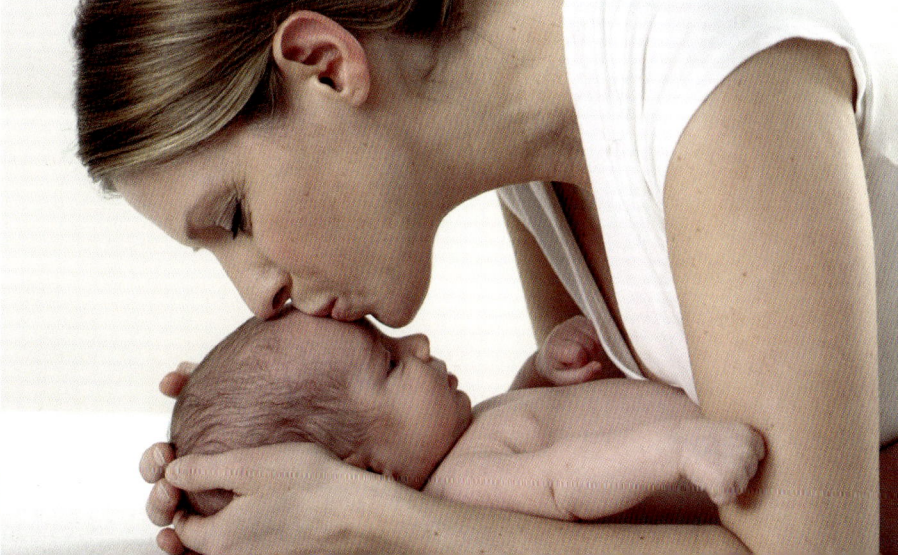

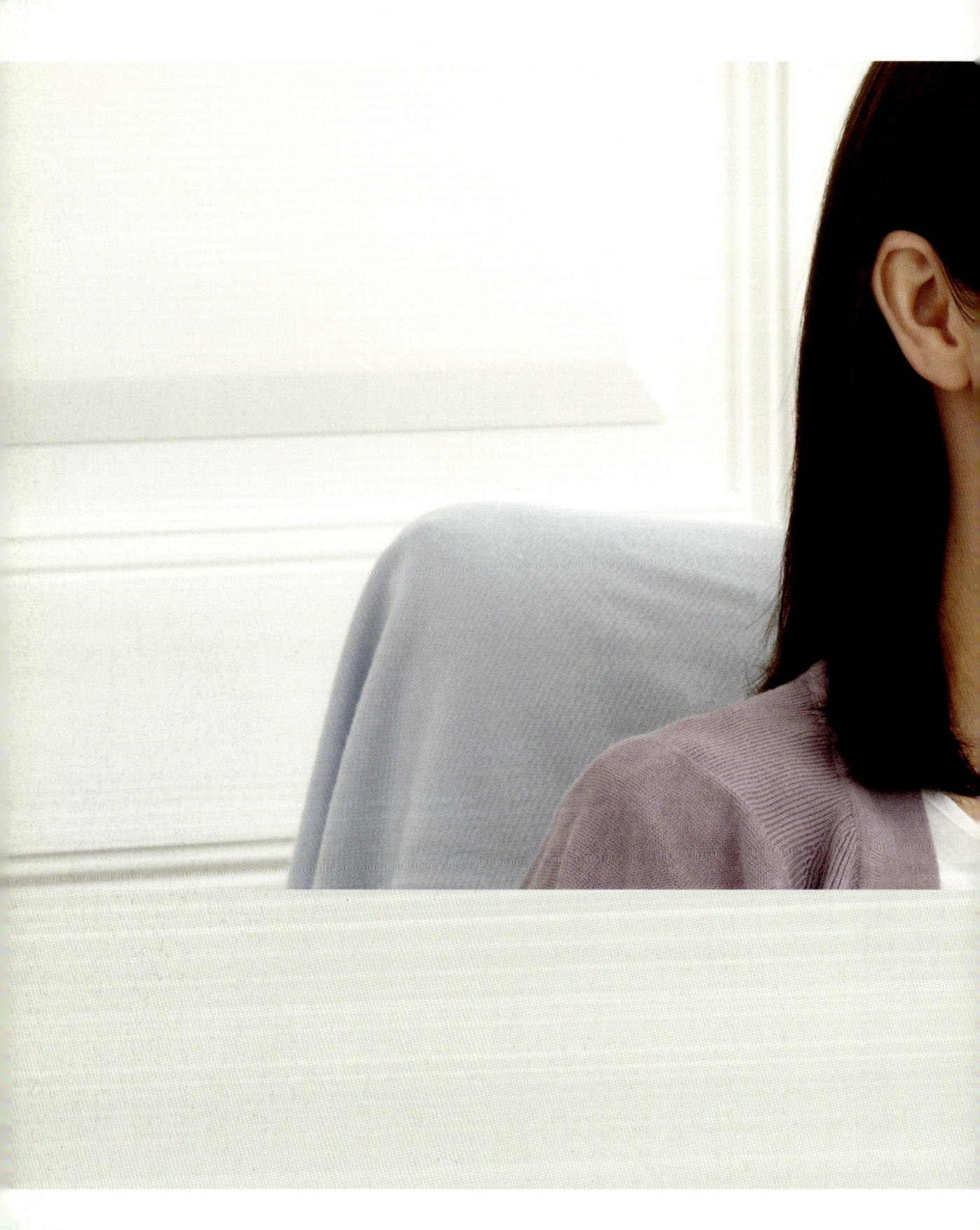

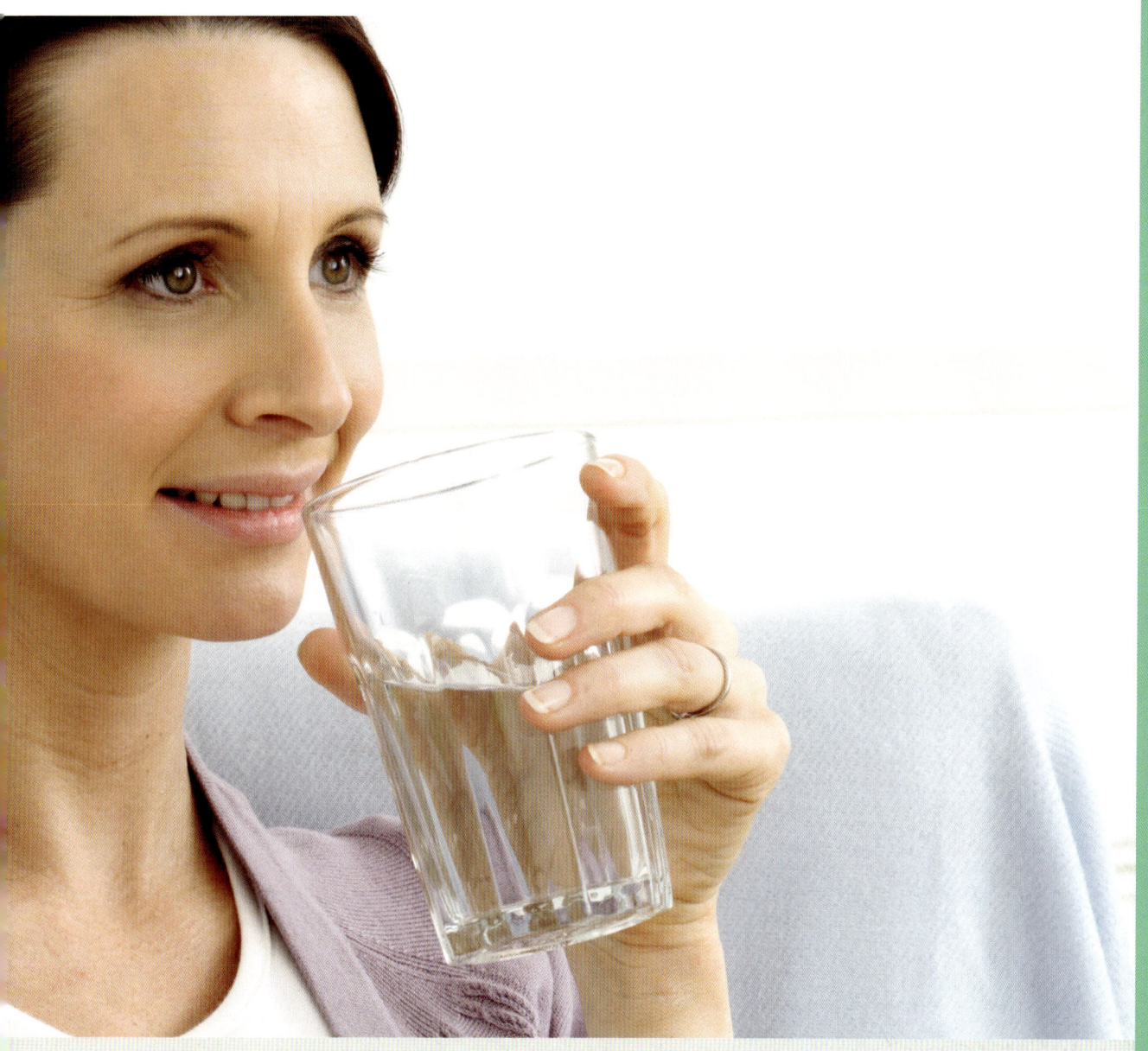

# Gesundheit und Lebensweise

Achten Sie auf eine gesunde Lebensweise, ernähren Sie sich vollwertig und bleiben Sie aktiv. So ermögli- chen Sie Ihrem Baby den optimalen Start ins Leben.

# Ernährung in der Schwangerschaft

Die Nahrungsauswahl während der Schwangerschaft hat Einfluss auf Gesundheit und Entwicklung Ihres Babys und auf Ihr eigenes Wohlbefinden. Die richtige Ernährung kann dabei helfen, Ihren Körper auf die Geburt vorzubereiten.

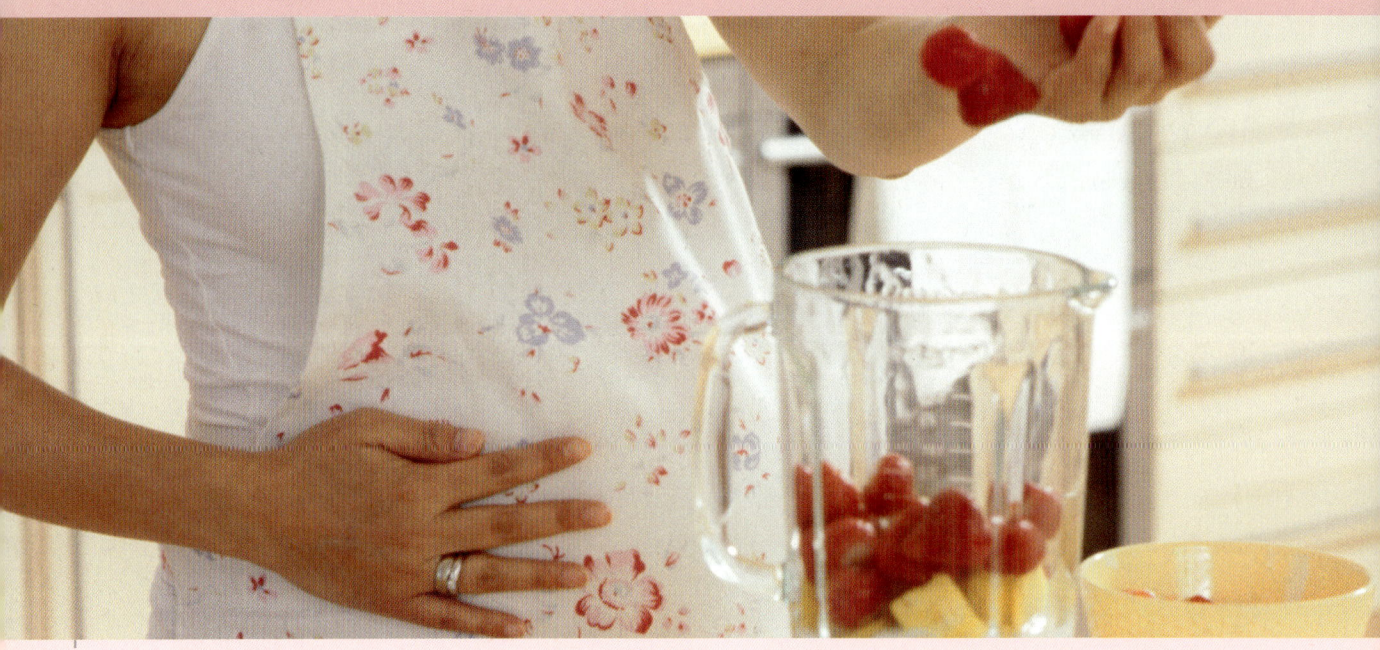

**KÖSTLICHER SMOOTHIE**
Ein Smoothie zum Frühstück ist genau richtig für den Start in den Tag. Frisches Obst versorgt Sie mit Vitamin C und ein Klecks Naturjoghurt liefert Protein und Kalzium.

Sie müssen Ihre Ernährung in der Schwangerschaft nicht komplett umstellen, aber es ist nun wichtiger denn je, dass Sie sich möglichst gesund ernähren, damit Sie und Ihr Baby alle nötigen Nährstoffe bekommen.

## Natürlich gut

Versuchen Sie, die Menge an Fertigprodukten zu reduzieren, und essen Sie mehr naturbelassene, frische Nahrungsmittel. Mit anderen Worten, greifen Sie öfter mal zu frischem oder tiefgekühltem Obst und Gemüse, frischem Fleisch, Fisch und Geflügel, hochwertigen Käse- und Milchprodukten, Vollkornbrot und -pasta, Naturreis, Nüssen, Samen und

Hülsenfrüchten wie Kichererbsen und Linsen. Auf diese Weise nehmen Sie nicht übermäßig zu und konsumieren nicht so viele chemische Zusatzstoffe, die oft in Fertignahrung enthalten sind und der Entwicklung Ihres Babys schaden könnten.

**ESSEN SIE NICHT FÜR ZWEI**
Zum Glück wird werdenden Müttern nicht mehr so wie früher geraten, doppelt so viel zu essen wie vor der Schwangerschaft. Heute weiß man, dass der Körper in der Schwangerschaft Nahrung viel effizienter verwertet, sodass Sie die Kalorienaufnahme erst im letzten Trimester erhöhen müssen. In diesen letzten drei Monaten der Schwangerschaft benötigen Sie etwa

200 zusätzliche Kalorien pro Tag, um das Wachstum des Babys und Ihren Energiehaushalt zu unterstützen. Dies entspricht etwa einem kleinen Sandwich oder ein paar Früchten – fällt also mengenmäßig kaum ins Gewicht. Achten Sie unbedingt darauf, dass Sie während der Schwangerschaft möglichst nährstoffreiche Kalorien zu sich nehmen. Oder anders ausgedrückt: Das, was Sie essen, sollte der Gesundheit und dem Wohlbefinden Ihres Babys nützen. Ihr Appetit ist dabei wahrscheinlich eine gute Orientierungshilfe. Essen Sie, wenn Sie hungrig sind, und wählen Sie die richtige Nahrung, dann müssen Sie keinen Gedanken ans Kalorienzählen verschwenden.

**WENIG ABER OFT**
Kleine aber häufige Mahlzeiten helfen, den Blutzuckerspiegel konstant zu halten, regeln den Energiehaushalt und können Übelkeit oder Schwindel vorbeugen. Ein gutes Frühstück ist der ideale Start in den Tag, während ein kleiner Imbiss vor dem Zubettgehen den Schlaf fördert und auch dafür sorgen kann, dass Ihnen am

## Wichtige Vitamine und Mineralien

Normalerweise liefert Ihnen eine gesunde Ernährung alle Vitamine und Mineralien, die Sie brauchen. Manchmal erweisen sich jedoch Zusatzpräparate als hilfreich, zum Beispiel, wenn Sie unter sehr starker Übelkeit leiden oder sich aus anderen Gründen nicht ausgewogen ernähren können. Klären Sie mit Ihrem Arzt, Apotheker oder Ihrer Hebamme ab, welche Ergänzungsmittel Sie nehmen sollen, denn zu viel davon kann auch Schaden anrichten.

### VITAMIN B$_{12}$
Vitamin B$_{12}$ findet man in Fisch, Fleisch, Eiern, Milch, Soja und angereicherten Cerealien. Es spielt eine wichtige Rolle bei der Zellvermehrung (vor allem von Blutzellen) und für das Nervensystem. Fleischesser nehmen gewöhnlich genug davon auf, doch Vegetarier oder Veganer könnten Mangel leiden.

### FOLSÄURE
Folsäure ist ein B-Vitamin und kann beim Baby Neuralrohrdefekte wie Spina bidifa verhindern. Sie benötigen bis zur 12. Schwangerschaftswoche 400 µg pro Tag, die Sie in Tablettenform zu sich nehmen können. Folsäure ist außerdem in angereicherten Cerealien, Hülsenfrüchten, braunem Reis, Blattgemüse, Erbsen, Bohnen, Zitrusfrüchten, Kartoffeln und Hefeextrakt enthalten.

### VITAMIN C
Vitamin C unterstützt die Eisenaufnahme im Körper, nützt Haut, Knochen und Gelenken und bekämpft Infektionen. Auch Ihr Baby braucht es zur Entwicklung von Knochen, Haut, Knorpeln, Sehnen und Immunsystem. Schwangere Frauen benötigen davon mindestens 85 mg pro Tag. Die besten Vitamin-C-Quellen sind Zitrusfrüchte, Tomaten, Brokkoli, Paprika, Schwarze Johannisbeeren und andere Beeren, Kartoffeln, Mangos und Kiwis.

### VITAMIN D
Vitamin D ist gut für Knochen und Zähne, sowohl für Ihre als auch für die Ihres Babys. Der Körper produziert Vitamin D, wenn er der Sonne ausgesetzt wird, deshalb sollten Sie täglich mindestens 15 bis 20 Minuten an die frische Luft gehen. Vielleicht rät Ihnen der Arzt auch zur Tabletteneinnahme (meist etwa 10 µg pro Tag), weil sich die Hinweise mehren, dass viele Frauen nicht genug Vitamin D aufnehmen. Eine kleine Menge Vitamin D ist in angereicherten Nahrungsmitteln, wie Margarine oder Cerealien, enthalten, aber auch in Eiern, Fisch und rotem Fleisch.

### KALZIUM
Kalzium ist wichtig für Knochen und Zähne Ihres Babys sowie für die Entwicklung von Herz, Nerven und Muskeln. Wenn Sie nicht ausreichend Kalzium zu sich nehmen, bedient sich Ihr Baby an dem Kalzium, das in Ihren Knochen eingelagert ist, und dies erhöht Ihr Osteoporose-Risiko (Knochenschwund). Sie benötigen in der Schwangerschaft 1 g Kalzium pro Tag, das Sie sich vorzugsweise aus Milchprodukten, Soja, Blattgemüse, Trockenobst, Mandeln und angereicherten Nahrungsmitteln, wie Orangensaft und Brot, holen sollten.

### EISEN
Eisen hilft den roten Blutkörperchen beim Transportieren von Sauerstoff durch die Plazenta bis zum Baby. Es wird auch beim Bau von Knochen, Knorpeln und anderem Bindegewebe benötigt. Viele Frauen leiden in der Schwangerschaft unter Eisenmangel (Schwangere brauchen 27 mg pro Tag, Nicht-Schwangere nur 18 mg). Tierisches Eisen findet sich in Eiern, magerem Fleisch, Geflügel und Fisch. Es wird leichter absorbiert als pflanzliches Eisen, das in Blattgemüse, Trockenobst, Nüssen, Haferflocken, Hülsenfrüchten und angereicherten Cerealien enthalten ist.

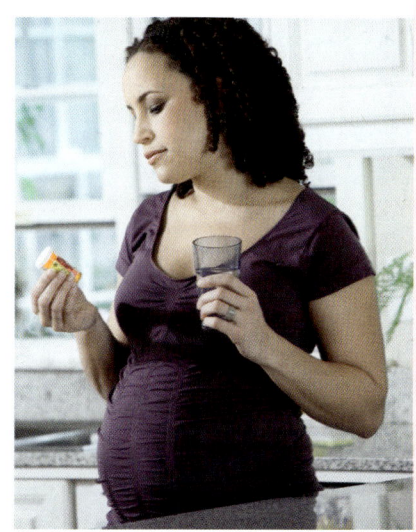

nächsten Morgen nicht übel wird. Frisches Obst, Gemüse, Nüsse und Samen, Joghurt, Käse, ungesalzenes, ungesüßtes Popcorn oder sogar ein halbes Sandwich oder ein Teller Gemüsebrühe sind ideale Snacks.

Am Anfang der Schwangerschaft kann es vorkommen, dass Sie eine starke Abneigung gegen bestimmte Nahrungsmittel entwickeln. Oft will der Körper Sie auf diese Weise davor bewahren, etwas zu essen, das Ihrem Körper schadet. Deshalb mögen viele Frauen zum Beispiel plötzlich keinen Kaffee oder keinen Alkohol mehr.

## Auf Ausgewogenheit achten

Zu den wichtigsten Nahrungsgruppen für eine gesunde Ernährung in der Schwangerschaft zählen:

### VOLLKORNPRODUKTE
Hierbei handelt es sich um Nahrungsmittel, die nicht aus Weißmehl hergestellt

wurden. Sie enthalten nicht nur wertvolle Nährstoffe, die Ihnen jede Menge Energie liefern, sondern sorgen auch dafür, dass der Blutzuckerspiegel konstant bleibt. Vollkornbrot und -nudeln, Kartoffeln mit Schale, Dinkel, Quinoa, Vollkorn- und Wildreis, Haferflocken und Hülsenfrüchte liefern Ballaststoffe und auch etwas Protein. Kohlenhydrate sind eine leicht zugängliche Energiequelle und spielen eine Rolle bei Körperfunktionen wie Blutgerinnung, Immunabwehr, Zellaustausch und -entwicklung. Sie sollten bei jeder Mahlzeit mindestens zwei Portionen hochwertige Kohlenhydrate zu sich nehmen.

### FRISCHES OBST UND GEMÜSE
Sie sollten die Grundlage Ihrer Ernährung sein. Nicht nur, weil sie viele wichtige Vitamine und Mineralien enthalten, sondern weil sie Ballaststoffe und Folsäure (S. 17) liefern. Darüber hinaus sättigen sie, ohne das Verdauungssystem zu belasten und ohne dick zu machen. Sechs oder sieben Portionen Obst und Gemüse am Tag sollten Ihr Ziel sein. Frisch ist optimal, aber auch in Dosen, tiefgefro

ren oder zu Saft gepresst ist Obst und Gemüse immer eine gute Wahl.

### PROTEIN
Protein liefert die Bausteine für das körperliche Wachstum Ihres Babys. Es ist an vielen körperlichen Prozessen beteiligt und obendrein auch eine gute Eisenquelle. Auf Protein kann man nicht verzichten. Sie finden es in tierischer Form (zusammen mit essentiellen Aminosäuren) in Fisch, Eiern, Milchprodukten und magerem Fleisch. Pflanzliche Eiweißlieferanten sind Hülsenfrüchte, Quinoa, Bohnen, Vollkorn und Samen. Wenn Sie verschiedene Proteinquellen miteinander kombinieren, können Sie sicher sein, immer das zu erhalten, was Sie brauchen. Vor allem Fisch, Samen und Nüsse sind auch reich an Omega-Fettsäuren (siehe rechts). Versuchen Sie, täglich zwei bis drei Portionen zu essen.

### GESUNDES FETT
Fett ist nötig, damit sich das Gehirn Ihres Babys, sein Nervensystem und seine Augen entwickeln können – dies gilt

### PROTEIN
Mageres Fleisch enthält viel Protein, das eine wichtige Rolle für Ihre Gesundheit und die Entwicklung Ihres Babys spielt.

### KOHLENHYDRATE
Kohlenhydrate wie Brot und Kartoffeln liefern Vitamine und Ballaststoffe. Sie sollten die Grundlage Ihrer Ernährung bilden.

### GEMÜSE
In der Pfanne angebratenes Gemüse ist optimal, denn durch die kurze Garzeit bleiben alle Nährstoffe erhalten.

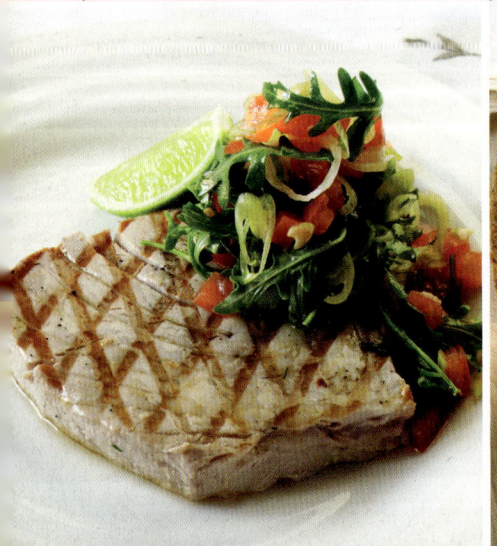
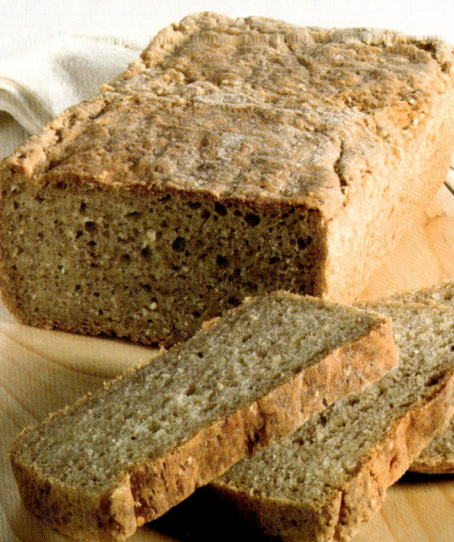
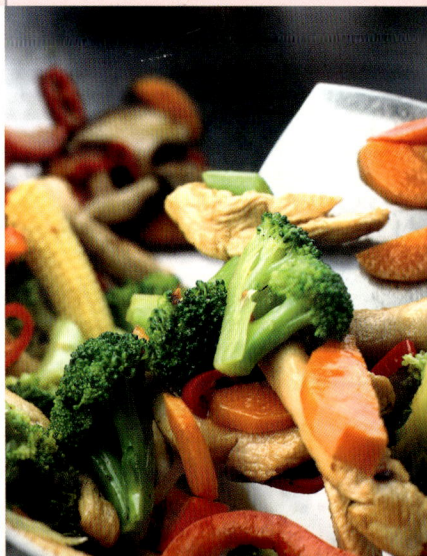

sowohl für die Zeit vor als auch nach der Geburt. Fette halten die Plazenta gesund und fördern das Gewebewachstum.

Je nach Zusammensetzung enthalten Fette einfach ungesättigte Fettsäuren (in Oliven und Olivenöl, Avocados, Nüssen und Nussbutter), mehrfach ungesättigte Fettsäuren (in Sojabohnen, Nüssen und Samen, Leinsamen und Kaltwasserfischen wie Lachs und Makrele) und gesättigte Fettsäuren. Letztere sollten nur in Maßen genossen werden. Sie kommen in Fleisch, Milchprodukten und tropischen Ölen, wie etwa Palmöl vor. Am wichtigsten sind die Omega-Fettsäuren, auch als essentielle Fettsäuren bekannt. Sie sind unerlässlich für die Entwicklung des kindlichen Gehirns. Nehmen Sie täglich mehrfach ungesättigte Fettsäuren durch Nüsse, Samen und fetten Fisch zu sich, dann bekommen Sie all das, was Sie brauchen.

Es gibt noch eine Sorte Fett, die Sie möglichst vermeiden sollten. Es handelt sich dabei um die sogenannten Trans-Fettsäuren. Sie entstehen, wenn Fette durch Hydrierung industriell gehärtet werden, etwa damit sie bei Zimmertemperatur wieder streichfähig werden. Man findet solche Fette in vielen Produkten, von der Margarine bis hin zu Kuchen und Keksen. Sie können die Gesundheit schädigen und Fettleibigkeit begünstigen. Vermeiden Sie also alles mit der Aufschrift »enthält gehärtete Fette«.

## MILCH UND MILCHPRODUKTE

Käse, Milch, Jogurt und Butter liefern Kalzium, Protein und Vitamin D, die für starke Knochen und gesunde Zähne sehr wichtig sind. Vor allem Kalzium ist in der Schwangerschaft unerlässlich, weil Ihr Baby es braucht, um Knochen, Zähne, Muskeln, Herz, Nerven und Blutgerinnung zu entwickeln. Leider sind Milchprodukte auch sehr fettreich. Greifen Sie deshalb lieber zu fettarmen Milch-, Butter- und Käseprodukten, sie enthalten dieselben Nährstoffe wie die fettreichen Varianten. Ideal sind drei Portionen pro Tag.

## BALLASTSTOFFE

Ballaststoffe wirken sich günstig auf die Verdauung aus, unterstützen die Aufnahme von Nährstoffen und halten den Blutzuckerspiegel konstant. Man findet sie in Vollkornprodukten, Getreide, Obst, Gemüse und Hülsenfrüchten. Nehmen Sie täglich 25–30 g Ballaststoffe zu sich.

> »Eine ausgewogene Ernährung, die aus allen Nahrungsmittelgruppen besteht, versorgt Sie mit vielen Nährstoffen.«

OBST
Rote Beeren, zum Beispiel Himbeeren, sind ein köstlicher Snack und enthalten neben Antioxidantien auch viele Vitamine.

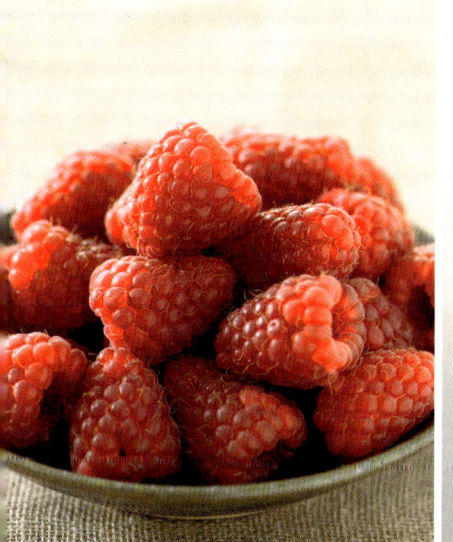

MILCHPRODUKTE
Um Ihren Kalziumbedarf und den Ihres Babys zu decken, sollten Sie möglichst mehrmals am Tag Milchprodukte, wie zum Beispiel Käse, essen.

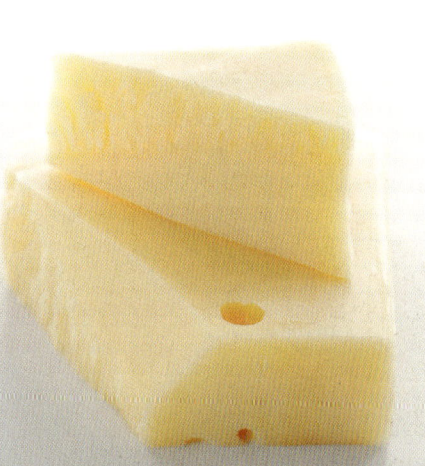

REICH AN EISEN
Eier enthalten Eisen, deshalb ist ein Omelette als schnelle Mahlzeit eine gute Wahl. Die Eier sollten immer gut durchgekocht sein.

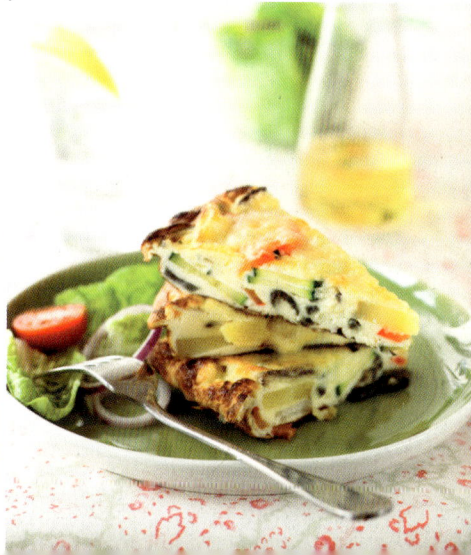

# Spezielle Ernährung

Wenn Ihr Speiseplan aus religiösen oder ethischen Gründen eingeschränkt ist oder Sie aus gesundheitlichen Gründen bestimmte Nahrung meiden müssen, achten Sie besonders darauf, dass Sie alle wichtigen Nährstoffe erhalten.

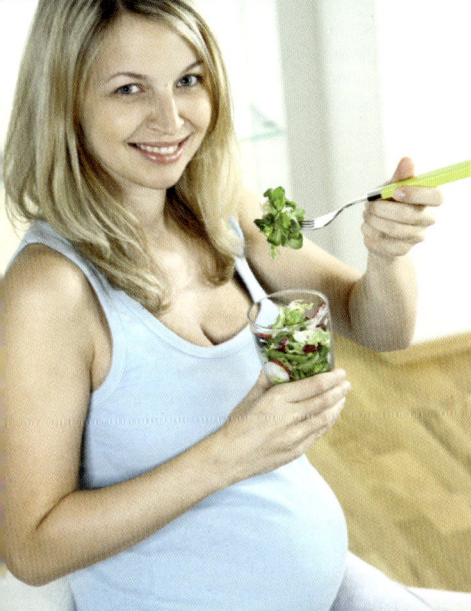

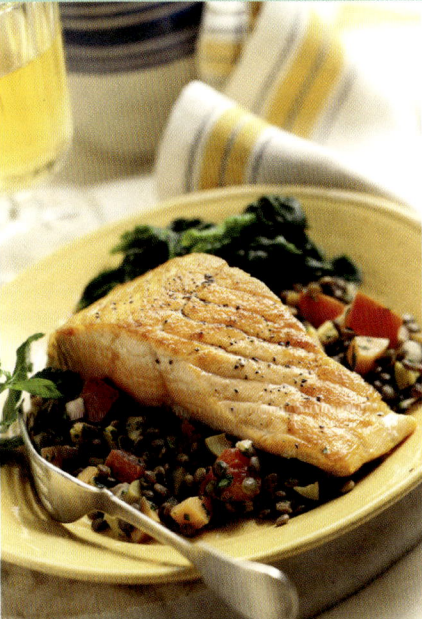

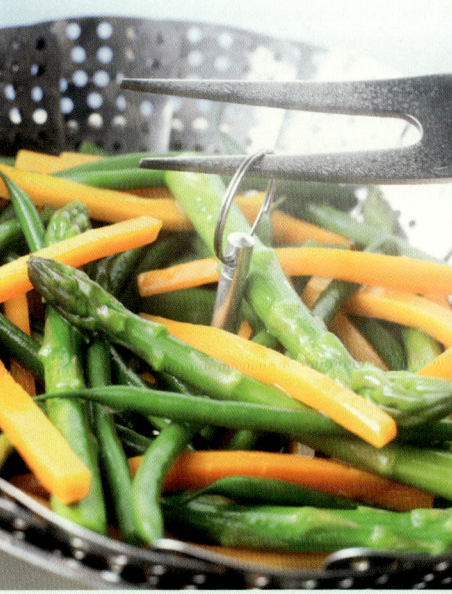

**GESUNDE SALATE**
Blattgemüse und Blattsalate enthalten Eisen. Spinat, Rucola und Brunnenkresse sind ebenfalls sehr nährstoffreich.

**WERTVOLLES PROTEIN**
Vegetarier, die Fisch essen, bekommen genug Protein. Ansonsten sollten Sie viele Hülsenfrüchte, Getreide und Nüsse zu sich nehmen.

**GEDÄMPFTES GEMÜSE**
Gekochtes Gemüse enthält kaum noch Vitamine. Dämpfen ist viel schonender, sodass Eisen und andere Nährstoffe erhalten bleiben.

Wenn Ihr Speiseplan eingeschränkt ist, achten Sie vermutlich viel mehr als andere Leute auf das, was Sie essen. Dennoch kann es in der Schwangerschaft nötig sein, verstärkt darauf zu schauen, dass Sie auch alle Nährstoffe erhalten, die Sie und Ihr Baby brauchen.

## Vegetarisch/vegan

Manche Vegetarier essen Fisch, Eier und/oder Milchprodukte, sodass deren Speiseplan relativ ausgewogen sein dürfte.

Lediglich die Eisenaufnahme könnte manchmal etwas zu kurz kommen. Es gibt zwar viele pflanzliche Eisenquellen (S. 17), doch da das pflanzlichen Eisen nicht so gut vom Körper aufgenommen wird, könnte in der Schwangerschaft die Einnahme von Eisentabletten nötig werden. Eisen findet sich in Vollkorncerealien und -mehlen, Blattgemüse, Melasse, Hülsenfrüchten und in Trockenobst wie Rosinen und Aprikosen.

Als Vegetarier sollten Sie auch darauf achten, ausreichend Protein zu sich zu nehmen. Pflanzliches Protein aus Samen,

Nüssen, Vollkorn und manchen Gemüsesorten gilt als unvollständig, denn es enthält nicht alle notwendigen Aminosäuren (Bausteine), die für Gesundheit und Wachstum optimal wären. Als Lösung empfiehlt sich Quinoa, das als eine der wenigen pflanzlichen Eiweißquellen alle Aminosäuren enthält. Obendrein ist es reich an Omega-Fettsäuren, die gut für Nervensystem und Gehirn Ihres Babys sind. Alternativ empfiehlt es sich, eine möglichst große Auswahl an Hülsenfrüchten, Getreiden und Gemüse zu sich zu nehmen.

Wenn Sie keine Milch trinken oder Milchprodukte essen, müssen Sie sich etwas mehr anstrengen, um Ihren Kalziumbedarf zu decken. Halten Sie sich an kalziumangereicherte Produkte wie Orangensaft und Sojamilch und essen Sie viel Blattgemüse, Mandeln, Trockenobst und Tofu oder andere Sojaprodukte. Eventuell sollten Sie in der Schwangerschaft auch die Aufnahme von Vitamin $B_{12}$ erhöhen, das für den Bau von Gewebe und Zellen zuständig ist. Die empfohlene Tagesmenge beträgt 1,5 µg. Vegetarier, die Eier essen, haben keine Probleme, diese Menge zu erreichen (ein Ei deckt 80 Prozent des Tagesbedarfs), doch es gibt so gut wie keine pflanzlichen Quellen. Veganer sollten sich deshalb an Produkte halten, die mit Vitamin $B_{12}$ angereichert wurden, wie Frühstückscerealien oder Sojamilch. Falls dies nicht ausreicht, kämen auch Tabletten in Frage.

## Laktosefrei

Falls Sie eine Laktoseintoleranz haben oder auf Milcheiweiß allergisch sind, werden Milchprodukte sicher nicht auf Ihrem Speiseplan stehen. In diesem Fall können Sie nicht von deren hohem Kalziumgehalt, den gesunden Fetten und dem Protein profitieren. Im Abschnitt über Vegetarier finden Sie ein paar Tipps, die Ihnen helfen, trotzdem Ihren Nährstoffbedarf zu decken. Vielleicht rät Ihnen Ihr Arzt auch während Schwangerschaft und Stillzeit zum Schutz Ihrer Knochen und Zähne (und denen Ihres Babys) zur Einnahme eines Kalziumpräparats.

Bei Laktoseintoleranz können Sie laktosefreie Milchprodukte, wie Butter, Milch und Käse, kaufen. Falls Sie Milchprodukte in geringen Mengen vertragen, mischen Sie sie mit anderer Nahrung, etwa mit Vollkorncerealien, dann sind sie leichter verdaulich. Joghurt, Hartkäse wie Parmesan oder Emmentaler sowie Buttermilch werden am besten vertragen.

## Glutenfrei

Weizen enthält das Protein Gluten, das von Menschen mit Zöliakie nicht vertragen wird. Zöliakie ist eine Autoimmunerkrankung, bei der das Gluten zu einer Entzündung der Darmschleimhaut führt, sodass sie nicht länger in der Lage ist, ausreichend Nährstoffe aus dem Speisebrei herauszufiltern. Wenn Sie an Zöliakie leiden, müssen Sie auch als Schwangere eine streng glutenfreie Diät einhalten. Dennoch verursacht eine gut kontrollierte Zöliakie in der Schwangerschaft kaum Probleme. Vermutlich werden Sie ein Eisenpräparat benötigen, da Ihr Darm nicht genug Eisen aufnehmen kann. Zusätzlich sollten Sie mindestens bis zur 12. Schwangerschaftswoche (und idealerweise schon 12 Wochen vor der Empfängnis) hochdosiert Folsäure einnehmen, die Ihnen Ihr Arzt verschreibt. Dies verringert das Risiko einer Fehlgeburt und dass Ihr Baby an Spina bifida oder an Lippen-Kiefer-Gaumenspalte leidet.

## Weizenfrei

Weizen ist ein guter Lieferant von B-Vitaminen (unter anderem auch Folsäure), Proteinen und – in unraffiniertem Zustand – Ballaststoffen. Wenn Sie Weizen schlecht oder überhaupt nicht vertragen, können Sie auf viele andere Getreidesorten wie Reis, Quinoa, Hirse oder Buchweizen ausweichen. Sie werden Sie genauso gut mit allen nötigen Nährstoffen versorgen.

## Gesunde Ernährung trotz eingeschränktem Speiseplan

Jedes Nahrungsmittel enthält unterschiedliche Kombinationen von Vitaminen, Mineralien oder essentiellen Fettsäuren (S. 19), die für Ihre Gesundheit und die Entwicklung Ihres Babys nötig sind. Je abwechslungsreicher Ihre Ernährung, desto wahrscheinlicher ist es, dass Sie das bekommen, was Sie brauchen.

• Vegane (und manchmal auch vegetarische) Ernährung kann relativ kalorienarm sein und deshalb Gefühle der Müdigkeit, des Hungers, ja sogar der Übelkeit verursachen. Ausreichend proteinhaltige Nahrung wie Getreide, Nüsse, Samen und Hülsenfrüchte können dies verhindern. Verwenden Sie Sojacreme und Sojamargarine, das liefert Geschmack und zusätzliche Kalorien – und vor allem: Essen Sie, wann immer Sie hungrig sind!

• Unbehandelte Zöliakie kann eine Schwangerschaft verhindern und zu Fehlgeburten führen. Erkundigen Sie sich über Nahrungsergänzungsmittel und meiden Sie glutenhaltige Nahrungsmittel.

• Kalzium aus Obst und Gemüse kann der Körper nicht so leicht absorbieren wie das aus Milchprodukten. Sie benötigen in der Schwangerschaft 1,3 mg pro Tag. Werdende Mütter mit Milchallergie und Laktoseintoleranz sollten deshalb Kalziumpräparate einnehmen. Essen Sie ein Stück Obst oder trinken Sie Fruchtsaft zu jeder Mahlzeit. Dies fördert die Eisenaufnahme Ihres Körpers. Trinken Sie keinen Tee zu eisenhaltigen Nahrungsmitteln, denn er enthält Tannin, das die Eisenaufnahme behindert.

# Zu vermeidende Nahrungsmittel

Die meisten Nahrungsmittel sind für Schwangere unbedenklich. Einige jedoch sollten vermieden werden, denn sie enthalten Bakterien, die Ihrer Gesundheit und der Ihres Babys schaden können.

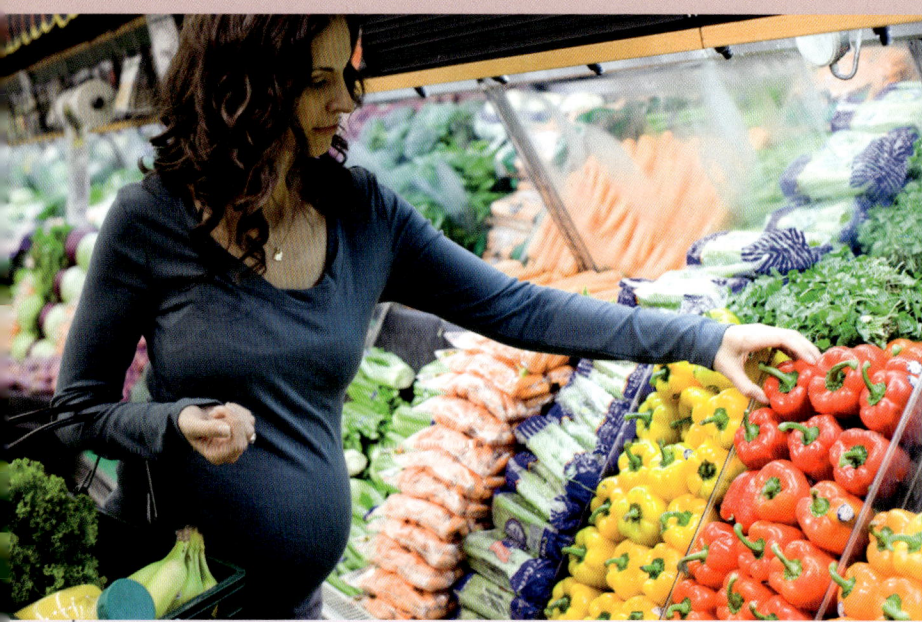

**FRISCH IST AM BESTEN**
Frisches Obst und Gemüse enthält viele Nährstoffe, die Sie und Ihr Baby jetzt brauchen. Waschen Sie es vor dem Verzehr gründlich, um chemische Rückstände und Bakterien zu entfernen.

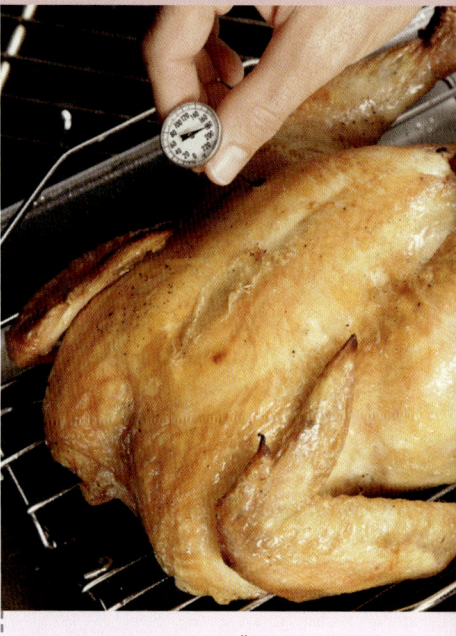

**DIE TEMPERATUR PRÜFEN**
Prüfen Sie, ob das Fleisch wirklich durchgebraten ist. Nur so werden Bakterien und andere Krankheitserreger abgetötet.

Einige Nahrungsmittel bergen das Risiko, dass Sie mit Listerien, Salmonellen, Parasiten oder Schadstoffen in Kontakt geraten, die Sie während der Schwangerschaft auf jeden Fall meiden sollten. Streichen Sie sie vom Speiseplan, um Ihre Gesundheit und die Ihres Babys zu schützen.

## Besser meiden

Ganz generell sollten Sie auf den Verzehr von nicht pasteurisierten Nahrungsmitteln, rohen Eiern, ungewaschenem Obst und Gemüse, manchen Fertiggerichten, einigen Fischsorten und Meeresfrüchten verzichten.

### WEICHKÄSE
Essen Sie keinen Weichkäse aus Rohmilch, wie Brie, Ziegenkäse, Camembert, Feta und Blauschimmelkäse, es sei denn, auf dem Etikett steht, dass er aus pasteurisierter Milch hergestellt wurde. Rohmilchprodukte können Listerien enthalten, eine sehr gefährliche Bakterienart, die Fehl- und Frühgeburten auslösen und sogar den Tod Ihres Babys verursachen kann. Weitere potenzielle Listerien-Quellen sind Fertiggerichte (sofern sie nicht möglichst stark erhitzt und unmittelbar danach verzehrt werden), Fertigsalate wie etwa Kartoffel- oder Krautsalat und Pasteten. Streichkäse aus pasteurisierter Milch ist kein Problem, ebenso wie selbstgemachte Salate, die mit frischen Zutaten zubereitet und kühl aufbewahrt wurden.

### ROHE EIER
Lebensmittel, die rohe oder nur halbgekochte Eier enthalten (wie selbstgemachte Mayonnaise oder weichgekochte Eier), können Salmonellen enthalten, eine weitere Bakterienart, die eine Lebens-

mittelvergiftung auslöst. Auch wenn das Baby dadurch keinen Schaden erleidet, werden Sie davon sehr krank. Salmonellen können auch in Rohmilchprodukten, halbrohem oder rohem Fleisch und Geflügel sowie in allen Lebensmitteln stecken, die längere Zeit, ohne abgedeckt zu werden, an einem warmen Ort aufbewahrt wurden (etwa an einem kalten Buffet).

## UNGEWASCHENES OBST UND GEMÜSE

Die Erde an ungewaschenem Obst und Gemüse kann Erreger enthalten, die Toxoplasmose auslösen, eine Krankheit, die zu Fehlgeburten und schweren Gesundheitsschäden bei Ihrem Baby führen kann. Der Parasit findet sich auch in rohem oder halbgarem Fleisch, Rohwurst, rohem Schinken, unpasteurisierter Ziegenmilch und -käse sowie im Katzenkot (S. 27).

## LEBER

Leber ist eine gute Vitamin-A-Quelle, das in der Schwangerschaft sehr wichtig ist. Eine Überdosierung kann jedoch dem Baby schaden, zu Entwicklungsproblemen oder sogar Geburtsfehlern führen. Man geht heute davon aus, dass Leber zu viel Vitamin A für eine Schwangere enthält und deshalb vermieden werden sollte. Dasselbe gilt auch für nahrungsergänzende Vitamin-A-Präparate.

## SCHWERTFISCH, HAIFISCH UND MARLIN

Fettfisch ist reich an essentiellen Fettsäuren, die die Entwicklung des kindlichen Gehirns und Nervensystems fördern. Er kann aber auch Giftstoffe wie Dioxine und PCB enthalten, die der Gesundheit Ihres Babys schaden. Hai, Schwertfisch und Marlin enthalten fast immer auch sehr viel Quecksilber und sollten deshalb von Schwangeren überhaupt nicht verzehrt werden. Frischer Thunfisch, Makrelen, Sardinen, Lachs und Forellen

können Sie dagegen ein- bis zweimal pro Woche genießen. Sie liefern dem Baby ausreichend Omega-Fettsäuren.

## ROHE MEERESFRÜCHTE

Verzichten Sie auf rohe Austern, denn sie können krank machende Bakterien (Vibrio vulnificus) enthalten. Durch Kochen werden diese Bakterien abgetötet, deshalb sind gekochte Austern in Ordnung. Roher Fisch und rohe Meeresfrüchte können Hepatitis-A-Viren oder andere gefährliche Krankheitserreger enthalten, die durch Tieffrieren abgetötet werden. Fertig gekauftes Sushi sollte deshalb mindestens 24 Stunden lang bei -20° C eingefroren werden. Wollen Sie Sushi selbst zubereiten, frieren Sie den Fisch vorher mindestens 24 Stunden lang ein. Räucherlachs muss dagegen nicht eingefroren werden, da die Erreger bereits durch den Räuchervorgang abgetötet wurden. Ebenso sicher ist eingelegter oder gepökelter Fisch.

## ALKOHOL

In den ersten Wochen der Schwangerschaft reagiert Ihr Baby besonders empfindlich auf die Auswirkungen von Alkohol, Tabak, Drogen und anderer Toxine. Es ist erwiesen, dass Alkohol durch die Plazenta in den Blutkreislauf des Babys gelangt, wo er die Entwicklung des Gehirns und die Gesundheit der Leber schädigen kann. Aus diesem Grund sollten schwangere Frauen in den ersten drei Monaten keinen Alkohol trinken. Nach der 12. Woche ist das Risiko, dass Ihr Baby Schaden erleidet, vermutlich etwas geringer. Sie sollten sich jedoch bewusst sein, dass man bisher nicht wirklich weiß, wie viel Alkohol tatsächlich »unschädlich« für Mutter und Kind ist, zumal diese Menge auch noch von Frau zu Frau unterschiedlich ist. Ganz sicher wissen wir jedoch, dass Saufgelage und regelmäßiges starkes Trinken das sogenannte fetale Alkoholsyndrom auslösen können, durch das Ihr Baby schwere mentale und körperliche Defekte erleidet.

Vielleicht entwickeln Sie ja in der Schwangerschaft eine natürliche Abneigung gegen Alkohol, aber falls nicht, versuchen Sie ganz darauf zu verzichten. Es sind schließlich nur neun Monate.

## Den Koffeinkonsum einschränken

Kaffee enthält nützliche Antioxidantien, aber auch Koffein, das bei übermäßigem Genuss in der Schwangerschaft zu Problemen führen kann. Koffein ist nicht nur in Kaffee, sondern auch in Cola, Energiedrinks, dunkler Schokolade sowie in schwarzem und grünem Tee enthalten.

Gegenwärtig gilt, dass man während der Schwangerschaft täglich nicht mehr als 200 mg Koffein zu sich nehmen sollte. Dies entspricht zwei Tassen starkem Tee oder Instant-Kaffee oder 1,5 Tassen Filterkaffee. Eine höhere Dosis kann eine Fehlgeburt oder ein niedriges Geburtsgewicht begünstigen. Darüber hinaus veranlasst Koffein die Ausschüttung von Adrenalin, einem Stresshormon. Wir wissen, dass Stress, den die werdende

Mutter erlebt, beim ungeborenen Baby zu Nervosität und verringerter Blutzufuhr führen kann, was wiederum sein Wachstum behindert. Koffein beeinflusst den Herzschlag und den Stoffwechsel, sodass Sie sich zittrig und »neben der Spur« fühlen. Genau dieselbe Wirkung kann es auf Ihr Baby haben.

Neue Studien haben gezeigt, dass weniger als 200 mg Koffein pro Tag keinerlei Bedrohung für Ihr Baby darstellen und auch nicht das Risiko von Fehlgeburten oder vorzeitigen Wehen erhöhen. Etwas Milch im Tee oder Kaffee hilft, die Wirkung von Koffein zu mildern. Bedenken Sie jedoch, dass Tee und Kaffee zu den Mahlzeiten getrunken die Aufnahme von Nährstoffen verringert.

# Hygiene in der Küche

Die sachgemäße Zubereitung und Aufbewahrung von Nahrung kann die Gefahr einer Lebensmittelvergiftung, die Ihrem Baby schaden könnte, erheblich reduzieren. Mehr als ein paar kleine Änderungen sind meist nicht nötig.

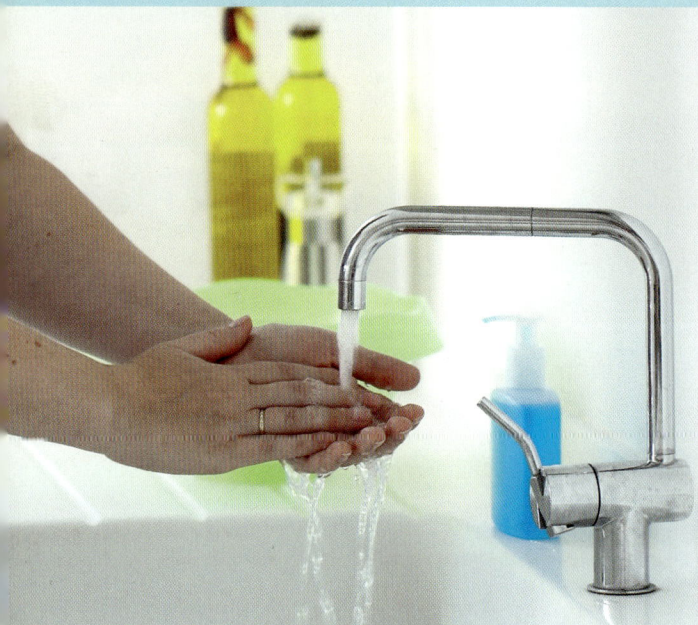

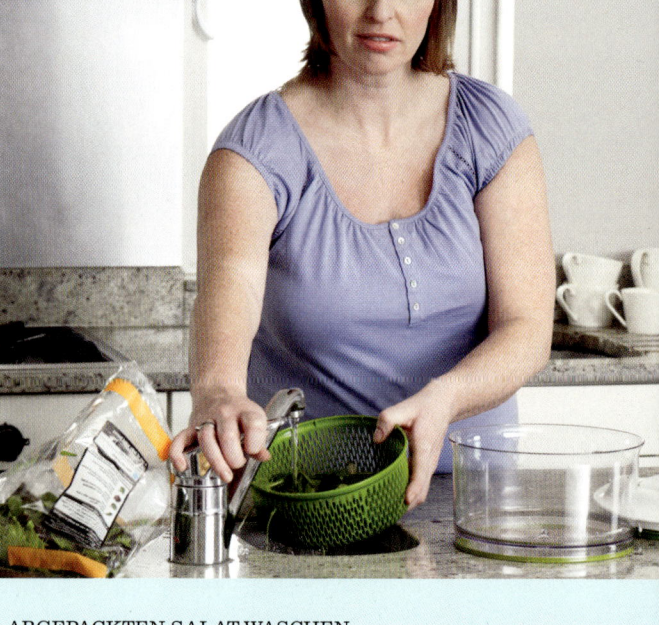

**HÄUFIGES HÄNDEWASCHEN**
Vor, während und nach der Nahrungszubereitung sollten Sie Ihre Hände sehr sorgfältig mit Wasser und Seife waschen, um Bakterien, Viren und andere Erreger an der Ausbreitung zu hindern.

**ABGEPACKTEN SALAT WASCHEN**
Abgepackter Salat ist ungefährlich, wenn Sie ihn im Kühlschrank aufbewahren und vor dem Ablauf des Haltbarkeitsdatums verzehren. Sie können ihn noch einmal waschen, um letzte Bakterien zu beseitigen.

Hygiene bei der Zubereitung und dem Aufbewahren von Essen ist in der Schwangerschaft besonders wichtig. Ihr Immunsystem ist während der Schwangerschaft stark belastet, was Sie anfälliger für eine Lebensmittelvergiftung, etwa durch Salmonellen oder Kolibakterien macht. Außerdem kann auch die Gesundheit Ihres Babys darunter leiden. Sie sollten sehr achtsam sein.

## HÄNDEWASCHEN
Waschen Sie Ihre Hände sorgfältig und regelmäßig mit Seife und heißem Wasser.

Trocknen Sie sie gut ab, da Bakterien sich auf feuchter Haut leichter verbreiten. Besonders wichtig ist das Händewaschen nach jedem Kontakt mit rohem Fleisch, Fisch und Eiern.

## NAHRUNG KÜHL LAGERN
Bewahren Sie Lebensmittel im Kühlschrank auf, bis Sie sie verbrauchen, und legen Sie übrig gebliebene Speisen so bald wie möglich dorthin zurück oder frieren Sie sie ein (im Idealfall innerhalb von zwei Stunden). Je länger sie bei Raumtemperatur aufbewahrt werden,

desto eher können sich Bakterien einnisten. Essen Sie Reste innerhalb von zwei Tagen, abgesehen von gekochtem Reis, den Sie innerhalb eines Tages verzehren sollten. Wenn Sie eine Party geben oder ein Buffet vorbereiten, bewahren Sie die Speisen im Kühlschrank auf, bis Ihre Gäste bereit sind, sie zu essen. Nahrungsmittel sollten sich nicht länger als vier Stunden außerhalb des Kühlschranks befinden. Vergewissern Sie sich, dass Kühlschrank und Tiefkühlfach auf die richtige Temperatur eingestellt sind (unter 5° C bzw. -18° C) und bewahren

# »Auswärts zu essen ist kein Problem, solange Sie Nahrung vermeiden, die für Schwangere ungeeignet ist.«

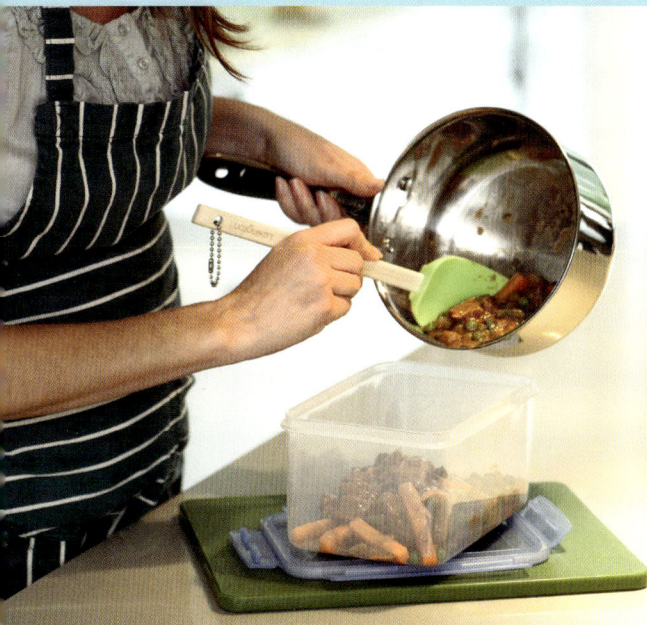

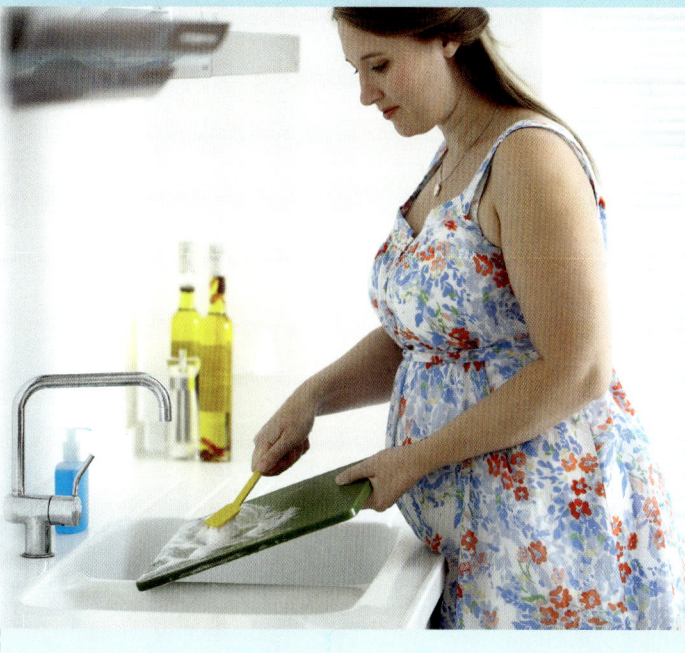

### ESSENSRESTE SOFORT WEGPACKEN
Frieren Sie Essensreste sofort ein oder stellen Sie sie in den Kühlschrank. Verwenden Sie verschließbare Behälter, um eine Verbreitung von Bakterien im Kühlschrank zu verhindern.

### SAUBERE SCHNEIDEBRETTER
Verwenden Sie unterschiedliche Bretter für Fleisch, Brot und Gemüse. Waschen Sie sie nach der Benutzung mit Spülmittel und heißem Wasser, sodass sich keine Bakterien an der Oberfläche ansiedeln können.

Sie rohe und gekochte Nahrungsmittel getrennt voneinander auf. Sie sollten sich am besten in verschiedenen Fächern befinden, die rohen gut verpackt im untersten Fach.

### KÜCHENUTENSILIEN SAUBER HALTEN
Waschen Sie Schneidebretter, Messer, Löffel und alles andere, das mit Essen in Kontakt kommt, sofort nach dem Gebrauch ab, um ein Übertragen möglicher Erreger auf andere Küchengeräte zu verhindern. Noch besser ist es, sie in der Maschine zu spülen, wo Bakterien von der Hitze abgetötet werden. Benutzen Sie für die Zubereitung roher Speisen separate Messer und Schneidebretter und reinigen Sie die Arbeitsflächen vor und nach dem Kochen sorgfältig.

### SPEISEN KOCHEND HEISS SERVIEREN
Alles, was Sie essen, sollte gut durch sein und kochend heiß serviert werden, da sich Keime in lauwarmer Nahrung rasch vermehren. Das gilt besonders für Fertiggerichte. Ein Fleischthermometer kann helfen festzustellen, ob die Nahrung genug erhitzt wurde, um schädliche Keime abzutöten.

### AUSWÄRTS ESSEN
Natürlich ist es unmöglich, die Zubereitung und Lagerung der Speisen in einem Restaurant zu überprüfen. Aber Sie können sich absichern, indem Sie Ihr Essen gut durch verlangen, Buffets und Salate mit Mayonnaise (wie Kartoffel- oder Krautsalat) vermeiden und kein rohes Gemüse essen, das möglicherweise nicht richtig gewaschen wurde.

# Umweltgefahren

Was für Sie und Ihr Baby das Beste ist, ist auch das Beste für die Umwelt.
Deshalb ist jetzt die Zeit, potenziell schädliche Chemikalien aus dem Haus
zu schaffen und den Kontakt mit Giften und Schädlingen einzuschränken.

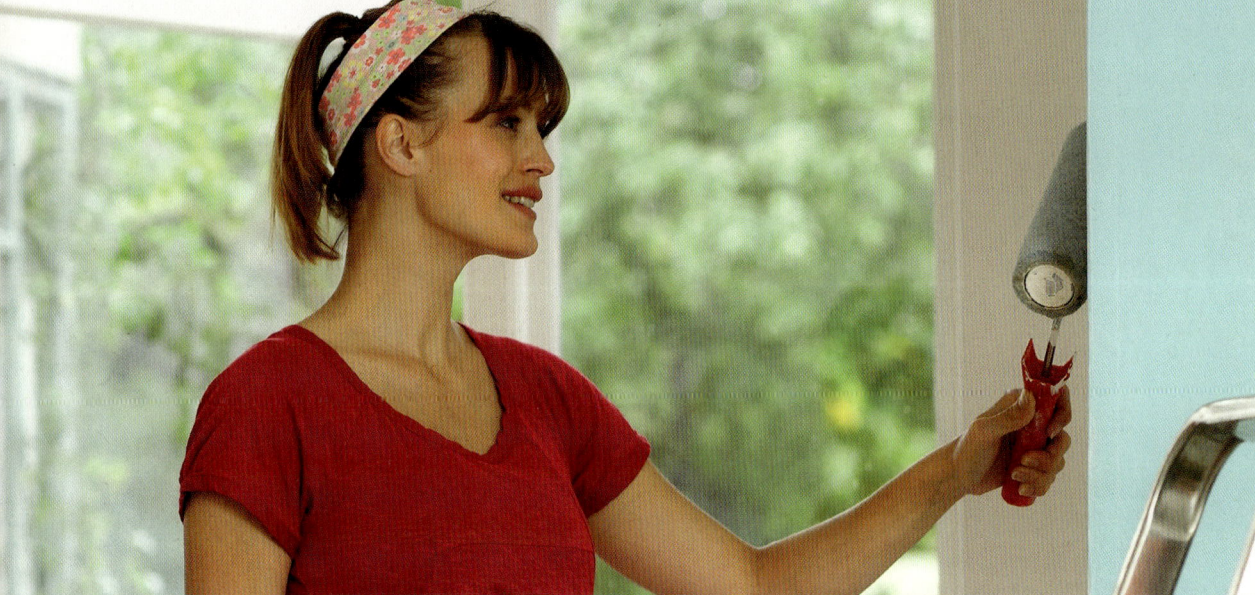

SICH EIN NEST BEREITEN
Schützen Sie sich vor Schadstoffen,
indem Sie sich für Ökofarben und
-lacke entscheiden und Innenräume
gut belüften.

Die meisten von uns benutzen chemische
Erzeugnisse in Form von Hygieneprodukten, wie Deodorants und Haarspray,
und Putzmitteln, wie Reiniger, Bleiche
und Lufterfrischer. Wir kommen außerdem bei der Gartenarbeit oder über
Haustiere in Kontakt mit Parasiten, die
für das ungeborene Kind schädlich sein
können. Auch wenn die Risiken minimal
sind, entscheiden sich viele Frauen
dafür, den Kontakt mit Chemikalien zu
minimieren und stattdessen natürliche
Produkte zu benutzen.

## Gefahren durch Chemikalien

Einige Chemikalien, darunter Blei und
Pestizide, sollten während der Schwangerschaft komplett vermieden werden,
da sie dafür bekannt sind, das Risiko
von Frühgeburten, Entwicklungsschäden
und Fehlgeburten zu erhöhen. Blei kann
zum Beispiel in alten Rohren und Farben
enthalten sein. Wenn Sie also vorhaben
zu renovieren, sollten Sie vielleicht von
einem Sachverständigen prüfen lassen,
ob sich in Ihrer Umgebung Blei befindet.
Oft sind alte Rohre aber auch von Ablagerungen so zugesetzt, dass kein Blei
mehr frei wird.

REINIGUNGSPRODUKTE
Die meisten Reiniger enthalten Chemikalien und obwohl diese für unschädlich befunden werden, ist unklar, ob sie
in hohen Konzentrationen die Gesundheit des Babys gefährden können. Als
Vorsichtsmaßnahme ist es empfehlenswert, Produkte mit Ammoniak (zu finden in manchen Glas- und Fensterreinigern) und Chlor (enthalten in Bleiche)
zu vermeiden. Es ist außerdem eine gute
Idee, auf Lufterfrischer zu verzichten,
außer sie enthalten nur natürliche
Aromen. Verringern Sie den Kontakt
zu Chemikalien, indem Sie den Raum
beim Putzen gut belüften, vermeiden
Sie giftige Backofenreiniger (und halten
Sie Ihren Kopf beim Reinigen nicht in
den Backofen), tragen Sie Plastikhand-

»Schützen Sie sich und Ihr Kind vor Haushalts-
chemikalien. So tun Sie auch etwas Gutes für
das Grundwasser und die Umwelt.«

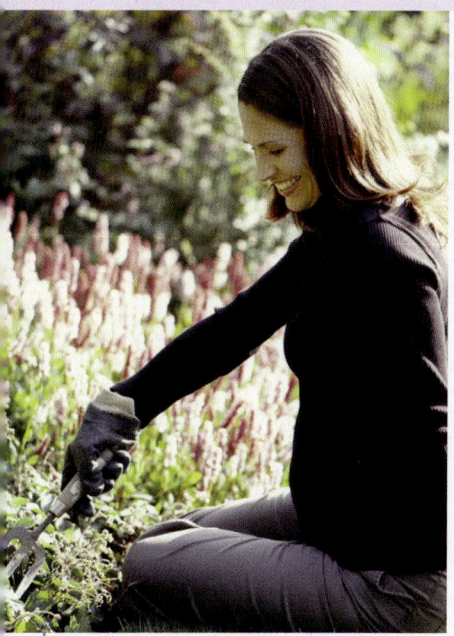

**IM GARTEN**
Handschuhe bei der Gartenarbeit sind ein
Muss während der Schwangerschaft. Durch
ökologisches Gärtnern können Sie den Kontakt zu Pestiziden minimieren.

schuhe, um keine Chemikalien durch
die Haut aufzunehmen, lesen Sie die
Etiketten auf allen Produkten und verwenden Sie sie nicht in Kombination,
denn dadurch können giftige Dämpfe
entstehen. Zum Glück gibt es heute
auch viele ökologische Reiniger, die
außerdem umweltschonend sind.

### CHEMISCHE REINIGUNG
Auch wenn Kleidung in der Reini-
gung ohne Wasser auf chemischem
Weg gesäubert wird, geht davon keine

Gefahr für Sie oder Ihr Kind aus,
solange sie in Maßen genutzt wird. Es
mag jedoch sinnvoll sein, nach dem
Abholen der Kleidung die Plastikhüllen
zu entfernen und die Kleidungsstücke
gut auslüften zu lassen.

### STREICHEN UND DEKORIEREN
Vielen Frauen macht es Spaß, das Haus
umzugestalten, wenn Sie ein Kind
erwarten. Es ist allerdings wichtig, nicht
mit Abbeizmitteln und Pinselreinigern
in Kontakt zu kommen, da diese häufig
flüchtige organische Verbindungen
(VOCs) enthalten, die die Leibesfrucht
schädigen könnten. Am besten überlässt
man das Abbeizen jemand anderem,
da einige Farben zudem Blei enthalten.
Entscheiden Sie sich für Farben, die
wenig oder keine VOCs aufweisen, oder
noch besser für natürliche Farben, die
aus Wasser, Ton, Kreide und Pflanzen-
pigmenten bestehen.

# Haus und Garten

Während der Schwangerschaft empfiehlt es sich, alle brennstoffbefeuerten
Anlagen warten zu lassen. Darunter
fallen Gasöfen, alle Arten von Boilern,
Kamine und deren Rohre und Abzüge.
Dies ist vor allem im Winter wichtig,
wenn Fenster und Türen geschlossen
sind und so das Risiko besteht, dass sich
Kohlenstoffmonoxid, welches besonders
für Mütter und ihre Babys schädlich ist,
im Wohnraum sammelt.

Tragen Sie bei der Gartenarbeit immer
Plastikhandschuhe, denn in der Erde
können sich dieselben Toxoplasmose-
Parasiten befinden, die sich auch manchmal in den Exkrementen von Katzen
befinden (siehe unten).

Vermeiden Sie die Verwendung von
Düngern und Moos- oder Unkrautver-
nichtern. Außerdem ist es ratsam, nicht
mit behandelten Hölzern zu arbeiten.
Benutzen Sie stattdessen unbehandeltes
Holz oder verwenden Sie Leinöl oder
Holzlacke auf Wasserbasis.

### HAUSTIERE UND PARASITEN
Waschen Sie Ihre Hände mit Seife und
heißem Wasser, nachdem Sie Ihre Katze
gestreichelt haben, und überlassen Sie
den Umgang mit Tierausscheidungen
jemand anderem, besonders im ersten
Schwangerschaftsdrittel. Toxoplasmose
wird durch einen Parasiten hervorgerufen, der den Menschen über infizierten
Katzenkot befällt und ungeborene
Kinder schädigen kann. Außerdem
sollte man sich von Tieren fernhalten,
die Flohhalsbänder tragen, da diese und
andere Mittel zur Schädlingsbekämp-
fung manchmal schädliche Pestizide
enthalten.

Mücken- und Zeckenstiche können
zu Entzündungen führen. Benutzen Sie
deshalb Insektenschutzmittel. Vermeiden
Sie jedoch solche, die DEET (Diethyl-
toluamid) enthalten, weil es möglicherweise Ihr ungeborenes Kind schädigt.
Verwenden Sie auch hier natürliche
Produkte.

# Sicherheit am Arbeitsplatz

Von der Müdigkeit abgesehen fühlen sich die meisten Frauen während der Schwangerschaft bei der Arbeit wohl. Einige Berufe, wie Friseurin oder Zahnärztin, bergen jedoch Risiken, von denen man wissen sollte, wie man sie umgeht.

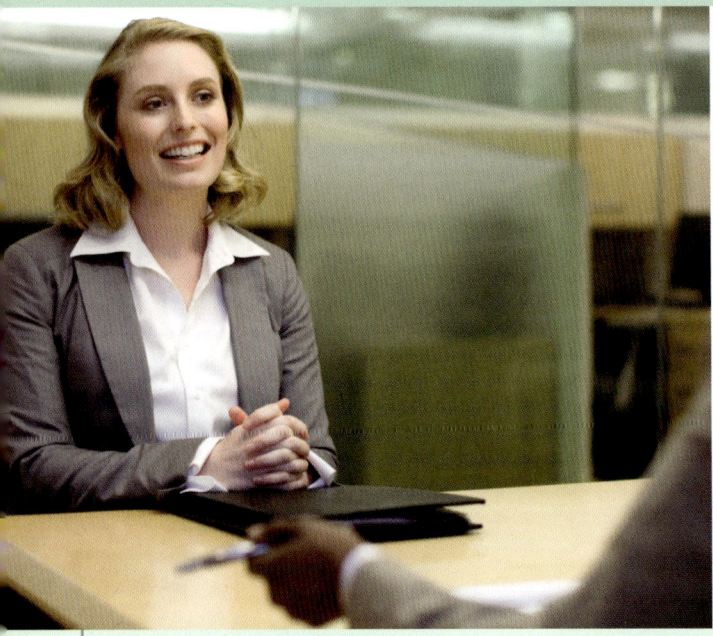

**GESPRÄCH MIT DEM CHEF**
Es ist eine gute Idee, Ihren Arbeitgeber so bald wie möglich wissen zu lassen, dass Sie schwanger sind, sodass Sie die Lösung eventuell anstehender Schwierigkeiten besprechen können.

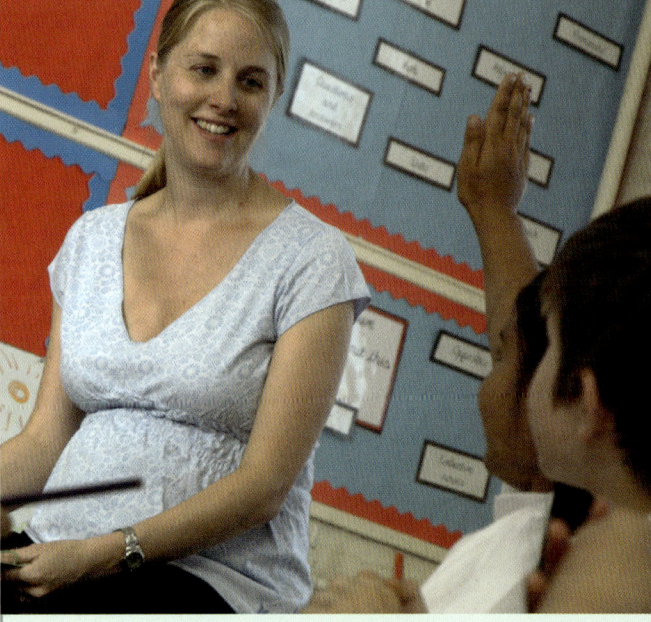

**SICH DIE BEINE IN DEN BAUCH STEHEN**
Wenn Sie bei Ihrer Arbeit lange Zeit stehen müssen, versuchen Sie Pausen einzulegen. Vielleicht gibt es auch die Möglichkeit, dass Sie Ihre Tätigkeit im Sitzen ausüben. Tragen Sie wenn möglich flache Schuhe.

Obwohl Sie nicht dazu verpflichtet sind, sollten Sie Ihren Arbeitgeber so früh wie möglich von Ihrer Schwangerschaft in Kenntnis setzen, sodass Sie mögliche Änderungen im Arbeitsablauf besprechen können. In den meisten Branchen ist es völlig unbedenklich, wenn Sie Ihre Arbeit ganz normal fortsetzen. Trotzdem ist es wichtig, mögliche Risiken für Sie und Ihr Baby zu erkennen und angemessene Vorkehrungen zu treffen. Arbeitgeber sind rechtlich dazu verpflichtet, dafür zu sorgen, dass ihr Arbeitsplatz für Sie und Ihr Baby völlig sicher ist.

## Risiken einschätzen

Im Allgemeinen muss Ihr Arbeitgeber sich vergewissern, dass Sie nicht mit schädlichen Chemikalien, Abgasen oder radioaktiver Strahlung in Kontakt kommen. Er kann auch nicht von Ihnen verlangen, schwere Lasten zu heben oder lange Zeit zu stehen. Wenn Sie mit Kunden arbeiten, wird Ihr Arbeitgeber einschätzen, ob die Gefahr besteht, dass Sie an gewalttätige Personen geraten.

Weitere potenzielle Gefahren sind:
- Arbeit mit Tieren, weil hier das Risiko besteht, sich mit E. coli, Tularämie und anderen Infektionskrankheiten anzustecken.
- Chemikalien, wie sie in medizinischen und pharmazeutischen Berufen benutzt werden, sowie unter anderem beim Anstreichen und Reinigen, bei der Feldarbeit, in der Reinigung, beim Gärtnern und in Schönheitssalons. Prüfen Sie die Etiketten der Chemikalien.
- Rutschige Böden.
- Lange Arbeitszeiten.

> **»Wenn Sie Hilfe brauchen, um Ihre Arbeitsbedingungen zu ändern, sprechen Sie mit der Personalabteilung oder einer Beratungsstelle.«**

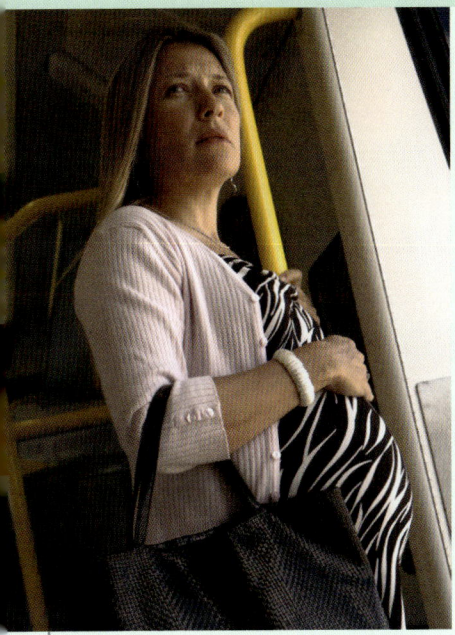

**DER WEG ZUR ARBEIT**
Wenn öffentliche Verkehrsmittel zu voll sind, können Sie Ihre Arbeitszeiten vielleicht verschieben und später fahren.

Gespräche mit Ihrem Arbeitgeber sollten mehrmals während der Schwangerschaft stattfinden, je nachdem, wie sich Ihre Bedürfnisse und Kapazitäten verändern. Wenn Sie zu irgendeiner Zeit Bedenken bezüglich Ihrer Arbeit hegen, zögern Sie nicht, sie anzusprechen.

### COMPUTERBILDSCHIRME
Es ist nicht wissenschaftlich erwiesen, dass das Arbeiten am Computer irgendeine Gefahr für Sie oder Ihr Baby darstellt. Sie sollten jedoch einmal pro Stunde eine Pause von fünf Minuten einlegen. Stellen Sie Tastatur und Monitor auf eine passende Höhe ein.

### REISEN
Wenn Sie arbeitsbedingt viel Zeit in einem Auto, Zug oder Flugzeug verbringen, müssen Sie vielleicht bald etwas kürzer treten. Nach der 28. Schwangerschaftswoche ist vom Fliegen abzuraten.

Nach der 36. Woche ist es am besten, lange Reisen zu vermeiden. Außerdem sollten Sie nicht länger als fünf oder sechs Stunden mit dem Auto unterwegs sein (S. 53). Im Flugzeug oder im Zug während der Fahrt herumzulaufen vermindert Verspannungen. Tragen Sie Sicherheitsgurte immer so, dass Becken- und Schultergurt bequem über Ihren Hüften beziehungsweise Ihrer Brust, nicht jedoch über Ihrem Bauch liegen. Reisen Sie nicht in sehr hoch gelegene Gegenden, wo die Luft weniger Sauerstoff enthält, damit Sie und Ihr Baby nicht unterversorgt sind.

Wenn Sie mit dem Bus oder Zug unterwegs sind, setzen Sie sich, wenn Sie können, oder lehnen Sie sich an die Abteilwand, sodass Sie einigermaßen sicher stehen. Während der Schwangerschaft verliert man leicht das Gleichgewicht, weil sich der Körperschwerpunkt verschiebt.

- Arbeit mit rohen Nahrungsmitteln, weil diese möglicherweise mit Listerien, E. coli oder Salmonellen infiziert sind.
- Viren, mit denen man insbesondere in Krankenhäusern in Kontakt kommt und die auch Kinderkrankheiten auslösen können.
- Unzureichende Hygiene in sanitären Einrichtungen oder keine adäquate Möglichkeit zum Ausruhen während der Pausen.
- Enge Arbeitskleidung. Auch dadurch können Schwangerschaftsbeschwerden noch verstärkt werden.

## Veränderungen im Arbeitsalltag

**Während der ersten** drei Monate meiner Schwangerschaft war ich so müde, dass ich mir manchmal eine Matte aus dem Spielbereich der Kinder geschnappt, mich in ein leeres Zimmer geschlichen und ein Nickerchen anstelle der Mittagspause gemacht habe. CH

**Auf meine Gesundheit** und Fitness habe ich immer geachtet, nicht lange vor meiner ersten Schwangerschaft bin ich sogar einen Marathon gelaufen. Mit meinem Beruf ließ sich der gesunde Lebensstil kaum vereinbaren. Vor allem im letzten Jahr meiner Assistenzarztzeit hatte ich nicht einmal genug Zeit zum Schlafen und Essen. Ich übernahm alles, was auf mich zukam, wenn ich Bereitschaft hatte. Als ich schwanger wurde, achtete ich mehr auf gesündere Mahlzeiten und versuchte dafür zu sorgen, dass ich genug Schlaf bekam. LJ

# Fit bleiben

Sich während der Schwangerschaft fit zu halten, hat Vorteile für Sie und Ihr Baby. Wählen Sie Ihre Aktivitäten sorgfältig aus, Sie werden sich gut fühlen. Je fitter Sie sind, desto leichter werden die Geburt und das Leben mit einem Kind.

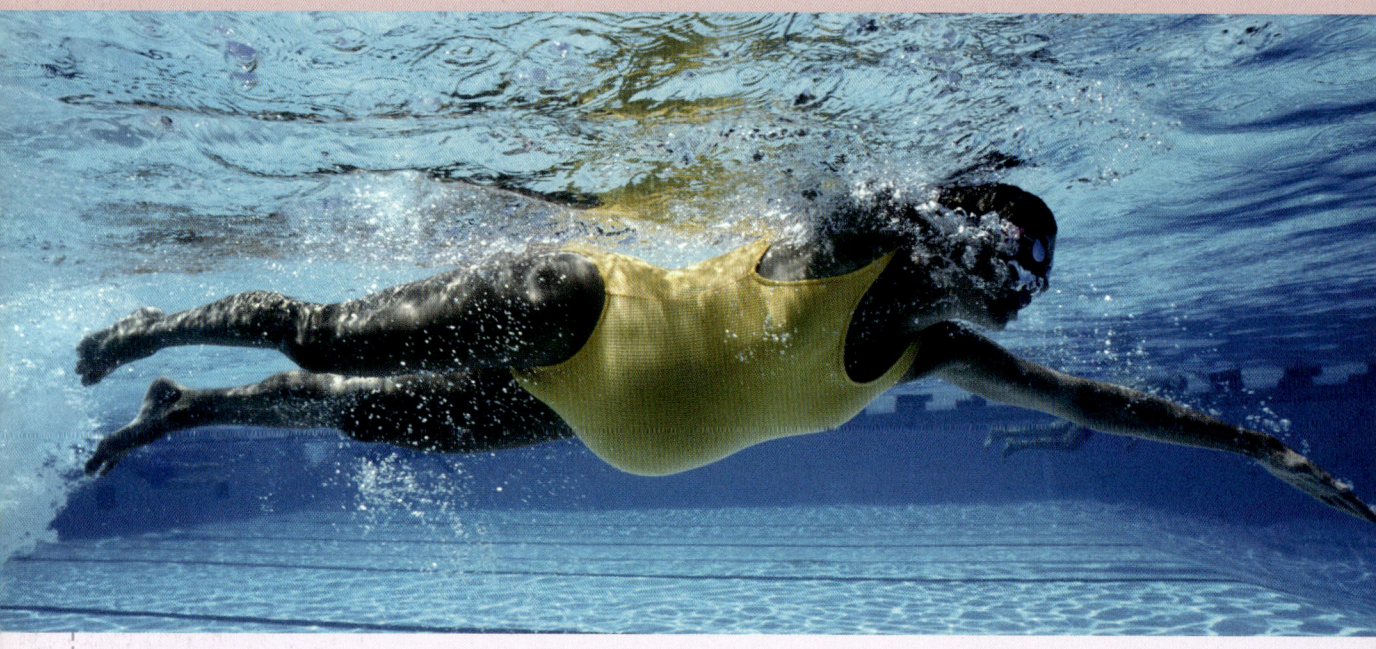

**SCHWIMMEN**
Schwimmen ist vom ersten Schwangerschaftsdrittel an eine gesunde Beschäftigung. Variieren Sie Ihren Schwimmstil und sorgen Sie immer für etwas Entspannung.

Bewegung ist gut für Sie, Ihr Kind und Ihre Plazenta. Frauen, die Sport treiben, haben meist weniger Beschwerden während der Schwangerschaft. Außerdem werden dabei Endorphine ausgeschüttet, die die Stimmung aufhellen. Regelmäßige Bewegung hat langfristige Vorteile. Sie verhindert übermäßige Gewichtszunahme während der Schwangerschaft und Sie fühlen sich leistungsfähiger und den Anforderungen der Geburt besser gewachsen. Sport während der Schwangerschaft verkürzt oft die Wehen und die Erholungsphase danach. Experten raten schwangeren Frauen zu leichten Ausdauerübungen etwa 2,5 Stunden pro Woche. Auch wenn Sie keine geborene Athletin sind, ist es nie zu spät, mit sanften Schritten zu beginnen.

## Spaß am Sport

Jede Art von Bewegung fördert eine gesunde Schwangerschaft. Auch Garten- und Hausarbeit oder nur einem Kleinkind hinterherzulaufen fallen darunter. Suchen Sie sich Aktivitäten, die Spaß machen und leicht in den Alltag zu integrieren sind. Sich zu Hause regelmäßig zu dehnen oder nach einem Video mit Übungen für schwangere Frauen zu trainieren, trägt dazu bei, die kommenden Monate in Form zu bleiben. Welche Übungen für Sie am besten sind, hängt auch davon ab, wie fit Sie waren, bevor Sie schwanger wurden. Wenn Sie davor Marathons gelaufen sind, möchten Sie vielleicht auch Ihre Schwangerschaft hindurch laufen. Wenn Sie zuvor

> »Denken Sie daran, was für ein Beispiel Sie Ihrem Kind sein wollen. Es gibt nichts Besseres als regelmäßige Bewegung und gesunde Ernährung.«

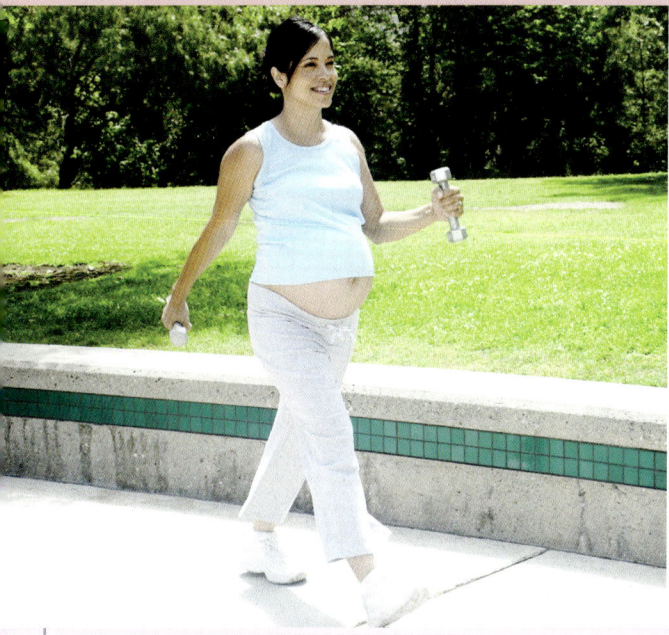

### WALKING

Vom Spaziergang mit dem Hund bis hin zum Power-Walking mit Gewichten ist Walken der perfekte Sport während der Schwangerschaft. Entsprechend Ihrem jeweiligen Fitnesslevel können Sie schneller oder langsamer gehen.

### GEBURTSVORBEREITUNGSKURSE

Geburtsvorbereitungskurse können Ihnen helfen, Muskelspannung, Haltung und kardiovaskuläre Fitness zu verbessern und außerdem Freunde zu finden. All das wird Ihnen während Schwangerschaft, Geburt und der Zeit danach zugutekommen.

allerdings keinen Sport getrieben haben, sollten Sie es ruhig angehen. Auch ein gemächlicher Spaziergang jeden Tag ist ein guter Anfang.

### JOGGEN

Diese einfache, kostengünstige und überall verfügbare Form der Bewegung stärkt das kardiovaskuläre System (Herz und Lunge) sowie die Muskeln im Unterleib. Wenn Sie vorher regelmäßig gelaufen sind, ist es unbedenklich, wenn Sie dies auch während einem Großteil der Schwangerschaft beibehalten. Achten Sie auf gute Laufschuhe und überanstrengen Sie sich nicht. Laufen Sie auf ebenem Grund und nehmen Sie eine Flasche Wasser mit. Passen Sie Ihren Trainingsplan Ihrem Körper an. Hören Sie auf die Signale Ihres Körpers und legen Sie eine Pause ein, wenn Sie sich unwohl oder erschöpft fühlen. Wenn Sie vor der Schwangerschaft nicht gelaufen sind, sollten Sie jetzt nicht damit beginnen. Machen Sie stattdessen ruhige Spaziergänge, steigern Sie langsam Ihre Geschwindigkeit und arbeiten Sie sich zum Power-Walking vor.

### FAHRRADFAHREN

Fahrradfahren ist eine gute Möglichkeit, das Herz-Kreislauf-System zu trainieren und mehr Zeit an der frischen Luft zu verbringen. Ihr Körperschwerpunkt verlagert sich während der Schwangerschaft nach vorne, wodurch es vorkommen kann, dass Sie stürzen. Wenn Sie trotzdem nicht auf das Fahrradfahren verzichten wollen, nutzen Sie einen Heimtrainer.

### SCHWIMMEN

Schwimmen ist ideal, um während der Schwangerschaft fit und gelenkig zu bleiben. Es verbessert wie Laufen oder Fahrradfahren die Kondition und der Auftrieb des Wassers trägt das Körpergewicht und schützt die Gelenke. Im Wasser zu sein, hilft vielen Leuten, sich zu entspannen und tiefer zu atmen. Das ist gut für alle, denen im Fitnessstudio oder beim Laufen zu schnell heiß wird. Es verbessert das Durchhaltevermögen, was Ihnen während der Wehen zugutekommen wird. Wenn Sie unter dem Symphysensyndrom (S. 339) oder Rückenschmerzen leiden, kann Brustschwimmen dies verschlimmern. Variieren Sie also Ihren Schwimmstil. Benutzen Sie ein Schwimmbrett und bewegen Sie nur die Beine.

## YOGA UND PILATES

Yoga und Pilates können dazu beitragen, die Unterleibs- und Beckenbodenmuskulatur zu stärken und die Kondition zu erhöhen, ohne dabei schädlich für Gelenke und Wirbelsäule zu sein. Die Übungen können auch Ihre Beweglichkeit und damit Ihre Balance und Haltung verbessern. Sie werden damit außerdem lernen, sich zu entspannen und Ihre Atmung

zu kontrollieren, was Ihnen während der Wehen enorm helfen wird. Genauere Informationen finden Sie auf Seite 40–43.

## MUSKELARBEIT

Auch wenn es nicht zu empfehlen ist, während der Schwangerschaft mit schweren Gewichten zu arbeiten, können Sie dennoch Ihr Muskeltraining beibehalten. Benutzen Sie leichtere Gewichte, machen Sie weniger Wiederholungen und längere Ruhepausen. Seien Sie vorsichtig, wenn Sie mit Geräten trainieren. Sie können helfen, das Gleichgewicht und die Haltung zu wahren, und deshalb sicherer sein als Hanteln, aber übernehmen Sie sich nicht. Fragen Sie Ihren Trainer nach einem veränderten Trainingsplan.

## SICHERES TRAINING

Der Schlüssel zu sicherem Training während der Schwangerschaft ist, in den Begriffen »sanft und moderat« zu denken. Jetzt ist nicht der richtige Zeitpunkt, um für ein Sportereignis zu trainieren oder Gewicht zu verlieren.

Fangen Sie langsam an und steigern Sie sich nach und nach. 15–20 Minuten an fünf Tagen der Woche ist ein guter Ausgangspunkt für Anfänger. Sie sollten sich während des Trainings immer unterhalten können. Wenn Sie dazu keinen Atem mehr haben, verringern Sie die Geschwindigkeit. Hören Sie auf, falls Sie sich unwohl fühlen, und achten Sie auf Gelenkschmerzen. Eine vermehrte Ausschüttung des Hormons Relaxin lockert die Bänder und Gelenke, wodurch sie weniger stabil werden (S. 140).

Sie könnten erhöhten Harndrang feststellen, der das Training erschwert. Denken Sie trotzdem daran, zu Beginn und zwischendurch genug zu trinken. Wenn Ihnen zu heiß wird, nehmen Sie einen Schluck Wasser.

Um die Verletzungsgefahr zu minimieren, beginnen Sie nicht mit neuen Aktivitäten und strikten Trainingsplänen, bevor Sie mit Ihrem Arzt gesprochen haben. Wenn Sie einer bestimmten Sportart nachgehen, reden Sie mit Ihrem Trainer, Coach oder Lehrer. Er oder sie wird Ihnen helfen, die Aktivität an die

### GENUG TRINKEN
Trinken Sie vor, während und nach jeder Trainingseinheit genug Wasser. Es ist wichtig, dass der Körper ausreichend Flüssigkeit bekommt.

### ENTSPANNUNG
Gönnen Sie Ihrem Körper und Geist nach dem Sport eine Ruhephase, damit er sich an die veränderten Gegebenheiten anpassen kann.

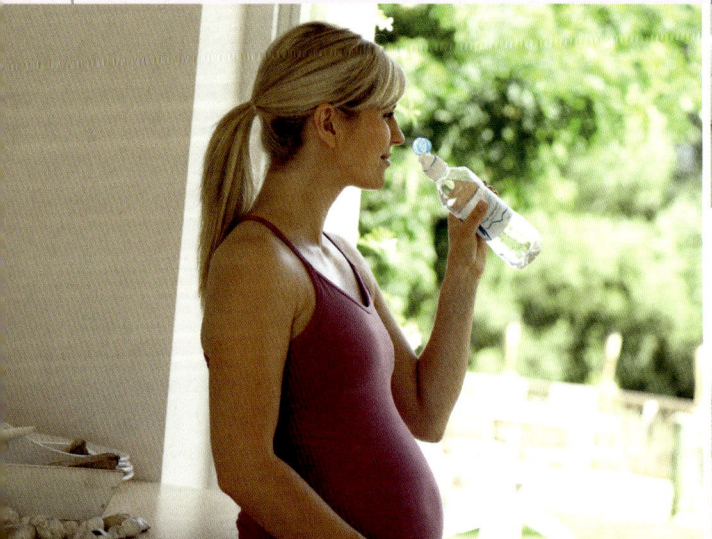

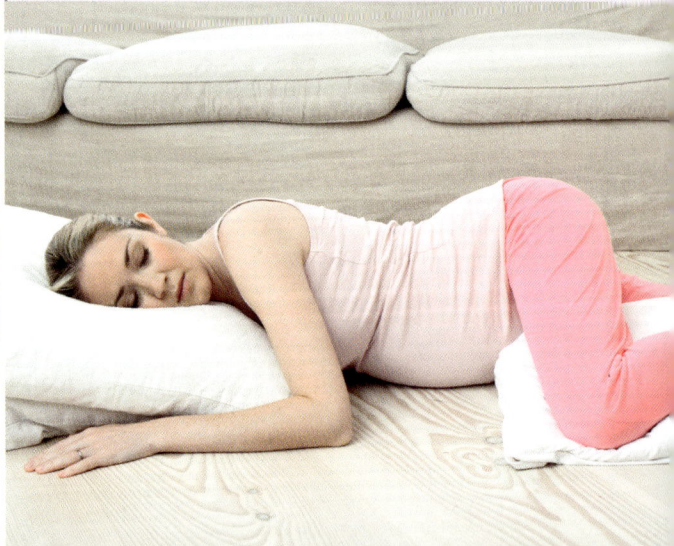

Veränderungen bezüglich Ihres Körperschwerpunktes und Ihrer Bänder und Gelenke anzupassen.

## DRITTEL FÜR DRITTEL

Im ersten Trimester sollten Sie sich nicht überanstrengen und keine neuen Sportarten beginnen. Konzentrieren Sie sich darauf, zu entspannen und Energie zu sparen, bis sich der Fötus eingenistet hat. Wenn Sie in Bewegung bleiben wollen, halten Sie sich an Spazierengehen, sanftes Dehnen und langsames Schwimmen.

Im zweiten Schwangerschaftsdrittel fühlen Sie vielleicht, wie Ihr Bewegungsdrang zurückkehrt. Nach 12–14 Wochen können Sie guten Gewissens wieder wie gewohnt Sport machen (solange er nicht gefährlich ist). Beginnen Sie jedoch sanft. Sie können sich auch nach einem Kurs speziell für schwangere Frauen umsehen. Sie sollten jetzt außerdem nicht mehr auf dem Bauch liegen und alles vermeiden, was den Unterleib staucht. Machen Sie nach der 28. Woche keine Übungen mehr in Rückenlage.

In Yoga- und Pilates-Kursen wird man Ihnen zeigen, wie Sie mithilfe von Klötzen, Polstern und gefalteten Decken Ihre Liegeposition anpassen können. Denken Sie beim Fahrradfahren daran, dass sich Ihr Schwerpunkt verschoben hat. Falls Sie noch keinen Yogakurs für Schwangere besucht haben, ist jetzt ein guter Zeitpunkt dort Atem- und Entspannungstechniken zu lernen.

## WARM-UP UND COOL-DOWN

Warm-up und Cool-down sind in jeder Phase der Schwangerschaft wichtige Teile des Trainings und helfen, Verletzungen zu vermeiden. Bevor Sie mit Ihren Übungen beginnen, wärmen Sie sich zehn Minuten lang auf, indem Sie herumlaufen, bis Sie leicht außer Atem sind. Dann strecken Sie sich zehn Minuten, wobei Sie besonderes Augenmerk auf die Vorder- und Rückseite Ihrer Arme,

auf Ihre Waden und auf die Außen- und Innenseite Ihrer Oberschenkel legen. Jetzt sind Sie bereit für Ihr Training.

Wenn Sie fertig sind, nehmen Sie sich weitere fünf Minuten Zeit. Laufen Sie wieder umher und werden Sie langsamer, bis Sie nicht mehr außer Atem sind. Dann dehnen Sie Ihre Muskeln noch einmal zehn Minuten lang.

## WAS SIE VERMEIDEN SOLLTEN

Es gibt einige Aktivitäten, die während der Schwangerschaft nicht angebracht sind: Extrem- oder Leistungssport und sehr anstrengende Betätigungen, wie Reiten, Skifahren, Tauchen, Klettern, Gewichtheben und alles, was langes Stillstehen beinhaltet, weil dies die Blutversorgung Ihres Babys verringern und Sie schwindelig machen kann.

Wenn Ihnen sehr heiß oder übel wird, Sie außer Atem oder erschöpft sind, hören Sie auf und ruhen Sie sich aus. Stoppen Sie sofort und konsultieren Sie Ihren Arzt, wenn Sie eines der folgenden Symptome bemerken:
- Schneller Puls und Herzklopfen in Ruhe
- Brustschmerzen
- Benommenheit, plötzliche Schwäche
- Kopfschmerzen
- Muskelschmerzen oder -schwäche
- Schmerzen oder Schwellungen in den Waden (Anzeichen eines Blutgerinnsels)
- Schmerzen in Rücken oder Becken
- Krämpfe
- Vaginaler Ausfluss
- Vaginalblutungen

## VORSICHT WALTEN LASSEN

Ausdauerübungen sind im Allgemeinen unbedenklich während der Schwangerschaft. Sie sind jedoch nicht zu empfehlen, wenn Sie unter Folgendem leiden:
- Herz- oder Lungenbeschwerden
- Hoher Blutdruck
- Massive Blutarmut
- Cervixinsuffizienz
- Anhaltende Regelblutungen
- Placenta praevia
- Vorzeitige Wehen
- Geplatzte Fruchtblase
- Präeklampsie

Sprechen Sie mit Ihrem Arzt oder Ihrer Hebamme darüber, welche Aktivitäten für Sie geeignet sind.

## Während der Schwangerschaft fit bleiben

Im ersten Drittel habe ich sehr wenig gemacht, weil ich zu müde und mir auch oft übel war. Nach meiner ersten Ultraschalluntersuchung, als ich mich besser fühlte, begann ich wieder mit Yoga und Schwimmen. Dabei habe ich darauf geachtet, meinen Schwimmstil zu variieren, um mir nichts zu zerren und Schmerzen im Becken zu vermeiden. Bei gutem Wetter bin ich auch spazieren gegangen. TL

Bevor ich schwanger wurde, habe ich Wasser-Aerobic gemacht und es beibehalten, weil es eine sanfte Form des Trainings ist. Wasser war wohl genau das Richtige für mich. Es tat mir gut, ein paar Bahnen zu schwimmen, und ich versuchte

mehrmals die Woche, ins Schwimmbad zu gehen. Vor allem dann, wenn weniger los war, sodass ich in meinem eigenen Tempo schwimmen konnte. CH

Während meiner Assistenzarztzeit musste ich, ziemlich übermüdet, sehr viele Stunden in der Klinik zubringen, sodass ich wenig Zeit für regelmäßigen Sport hatte. Ich benutzte zu Hause meinen Stepper, aber nicht so oft, wie ich eigentlich wollte. Deshalb nahm ich mir vor, im Krankenhaus so oft wie möglich die Treppe zu nehmen. Viele Besucher und Kollegen machte es ziemlich nervös, eine hochschwangere Frau zu sehen, die fröhlich und entschlossen die Treppen hinauf- und hinabging! LJ

# Schwangerschaftsgymnastik

Es gibt einige Übungen, die während der Schwangerschaft besonders zu empfehlen sind, weil sie die Muskeln in Becken und Beinen stärken sowie Haltung und Beweglichkeit verbessern.

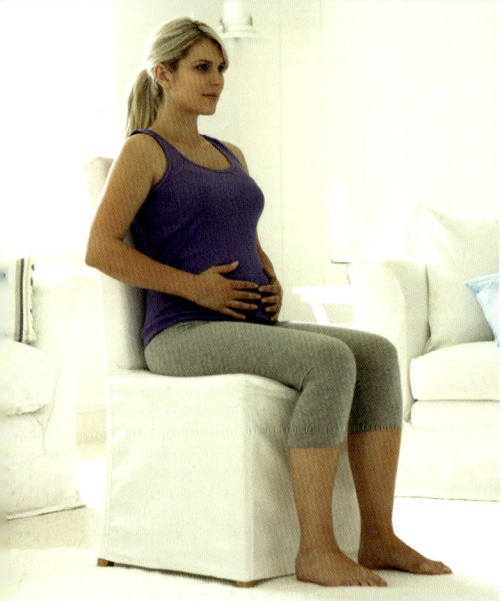

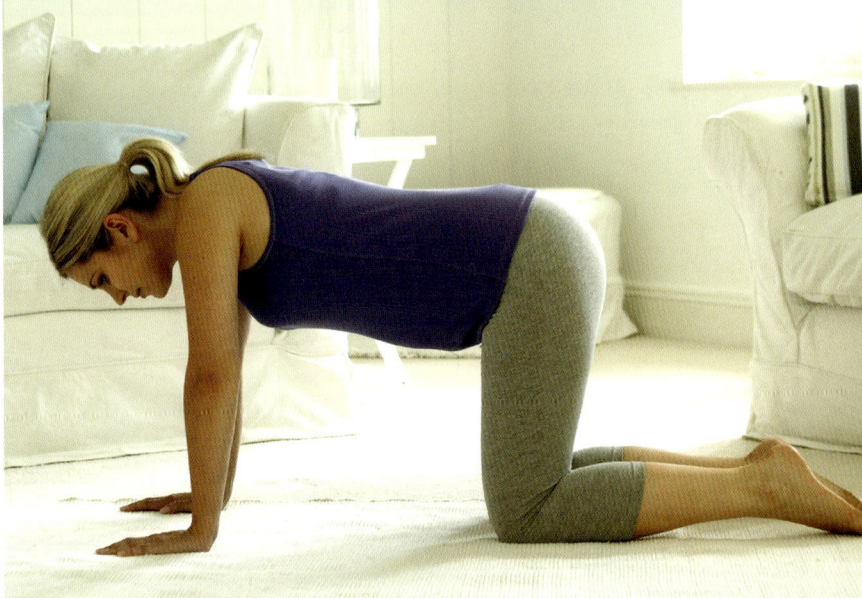

### UNTERLEIBSSPANNUNG
Sitzen Sie angelehnt, die Hände sind auf dem Bauch. Atmen Sie ein und fühlen Sie beim Ausatmen, wie die Muskeln im Unterleib Ihren Bauch nach innen ziehen.

### AUF ALLEN VIEREN
Bringen Sie die Knie auf Hüft- und die Hände auf Schulterbreite, spannen Sie die Bauchmuskeln an und kippen Sie das Becken leicht nach vorne. Lassen Sie die Brustwirbelsäule beim Einatmen zwischen Ihren Schulterblättern hängen, halten Sie den Rücken jedoch gerade. Entspannen und wiederholen.

Wenn man diese Übungen regelmäßig macht, verbessern sie nicht nur die Kraft, sie lösen auch Verspannungen in den Muskelgruppen, die während der Schwangerschaft am meisten beansprucht werden.

## Ziele

Bei den Übungen auf den folgenden Seiten fungieren nur die Schwerkraft und das eigene Körpergewicht als Widerstand, was während der Schwanger-schaft die sicherste Alternative ist. Sie wirken auf die Muskeln, die in der Schwangerschaft am wichtigsten sind, nämlich den unteren Rücken, die Arme und die Oberschenkel.

### ÜBUNGEN IM SITZEN
Im Sitzen werden Sie nicht durch Ihr wachsendes Körpergewicht gestört und können sich ganz auf Rücken, Nacken und Schultern konzentrieren. Wenn sich Ihr Schwerpunkt nach vorne verlagert, muss die Wirbelsäulenmuskulatur mehr arbeiten, um Kopf und Schultern zu tra-gen, was zu Schmerzen im Lenden- und Nackenbereich führen und Kopfschmerzen auslösen kann. Diese Übungen dehnen die Lendenmuskulatur vorsichtig und stärken die Muskeln im Unterleib, die den Körper aufrecht halten.

### AUF ALLEN VIEREN
Wenn Ihr Bauch größer wird, müssen die Muskeln auf der Rückseite Ihrer Schenkel und Ihrem Gesäß hart arbeiten, um Sie aufrecht zu halten. In dieser Position wer-den Sie entlastet. Sie lenkt den Fokus auf die Rückseite des Körpers, die während

»Während Sie diese Übungen machen, stellen Sie sich vor, wie Ihr Atem Ihren Körper ausfüllt, von den Nieren bis zur Rückseite des Brustkorbs.«

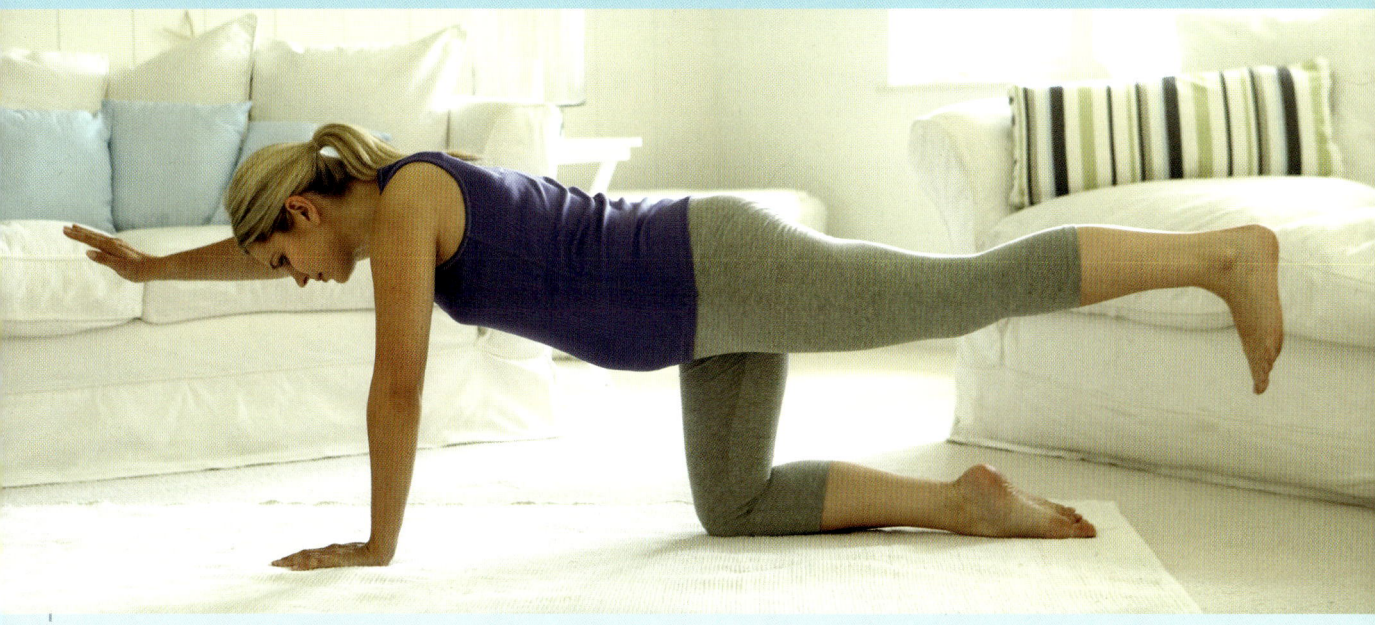

### SUPERMANN-POSE
Gehen Sie auf alle viere und strecken Sie dann den rechten Arm und den linken Fuß nach vorne bzw. hinten. Ihr Rücken sollte dabei so flach und gerade wie eine Tischplatte sein. Halten Sie diese Position kurz und wiederholen Sie die Übung dann mit den anderen beiden Gliedmaßen.

der Schwangerschaft oft vernachlässigt wird. So können Sie schonend die Muskulatur entlang der Wirbelsäule trainieren und Ihre Hüften beweglich halten.

### ÜBUNGEN IM STEHEN
Kombinieren Sie Übungen im Sitzen, auf dem Boden und im Stehen, um den Gleichgewichtssinn und die Beinmuskulatur zu trainieren. Versuchen Sie, mithilfe eines Stuhls Kniebeugen zu machen. Probieren Sie es erst mit den Füßen parallel und dann mit den Fußspitzen im 45-Grad-Winkel nach außen zeigend. Vermeiden Sie Kniebeugen jedoch später in der Schwangerschaft, wenn Ihr Baby sich nicht in der richtigen Position befindet (S. 240).

### BECKENBODENÜBUNGEN
Auch bekannt als Kegelübungen, benannt nach dem Arzt, der sie in den 1940er Jahren erfand. Diese Übungen kann man überall machen, wann immer Sie daran denken. Um Ihre Beckenbodenmuskeln zu finden, halten Sie den Strahl an, während Sie urinieren, indem Sie die Muskeln im Vaginalbereich anspannen. (Tun Sie dies allerdings nicht zu oft, da hierbei Urin zurück in die Blase gepresst wird, was zu Entzündungen und Blasenschwäche führen kann.) Spannen Sie die Muskeln langsam an, um Ihren Beckenboden anzuheben. Zählen Sie bis fünf und entspannen Sie wieder. Machen Sie das mehrmals täglich, bis Sie dabei bis 15 zählen können. Nach zwei Durchgängen ruhen Sie sich eine Minute aus. Danach spannen Sie die Beckenbodenmuskeln an und entspannen sie im Wechsel so schnell Sie können. Versuchen Sie, dies 30-mal zu schaffen.

# Sport in der Schwangerschaft

Was also sind die Elemente eines gesunden und wirkungsvollen Trainings für die Schwangerschaft? Dieselben wie bei einem normalen Training: Ausdauer- und Krafttraining sowie Stretching.

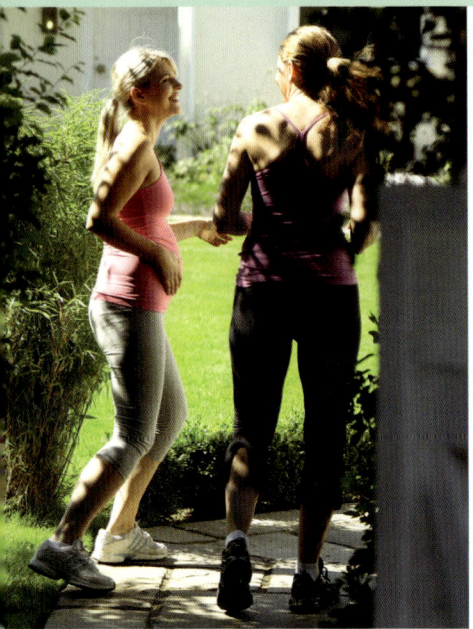

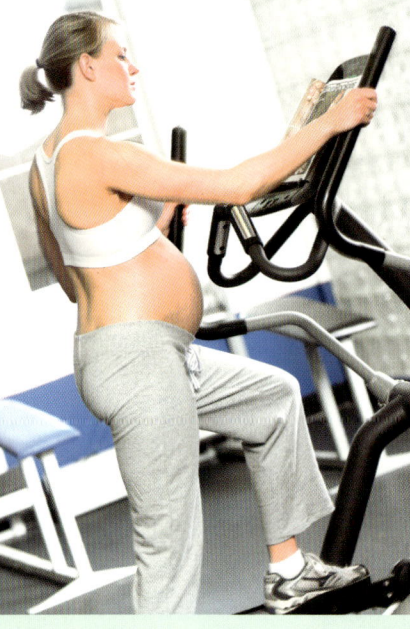

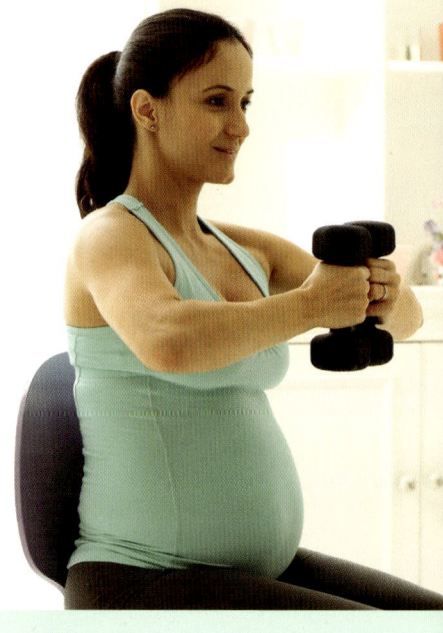

### JOGGEN
Es gibt keinen Grund, das Joggen während der Schwangerschaft zu unterbrechen. Laufen Sie mit einer Freundin.

### FITNESSSTUDIO
Ausdauertraining im Fitnessstudio zu machen hat den Vorteil, dass Sie die Intensität leicht an Ihre Kondition anpassen können.

### HANTELN
Es ist empfehlenswert, während der Schwangerschaft leichtere Hanteln zu benutzen und die Bewegungen kontrolliert auszuführen.

Hören Sie beim Fitnesstraining während der Schwangerschaft auf die Signale Ihres Körpers: Wenn Sie sich erschöpft fühlen, verlangsamen Sie das Tempo oder hören Sie auf. Achten Sie auf Ihre Technik: Qualität und nicht Quantität ist entscheidend. Haltung, Balance und Kontrolle sind am wichtigsten.

## Übungsarten

Ein gutes Schwangerschafts-Workout enthält drei Dinge: Ausdauer- und Muskeltraining sowie Übungen zur Beweglichkeit.

### AUSDAUERTRAINING
Empfehlenswert ist ein Training in einem moderaten Tempo, bei dem Sie noch in der Lage sind, sich mit jemandem zu unterhalten. 20 Minuten sollten es mindestens sein, um eine Wirkung zu erzielen. Regelmäßiges Training steigert die Sauerstoffaufnahme-Fähigkeit der Lunge, was Ihnen in der Schwangerschaft sehr zugutekommt. Hauptsächlich beansprucht werden die großen Muskelgruppen in Armen, Beinen und Brust. Schwimmen, Joggen und Fahrradfahren sind gute Beispiele für ein effektives Ausdauertraining. Denken Sie aber daran, dass Ihr Herz während der Schwangerschaft ohnehin mehr beansprucht wird. Die durchschnittliche Herzfrequenz bei Frauen beträgt 70 Schläge in der Minute, bei Schwangeren steigt sie jedoch auf 85–90 Schläge oder höher, wenn sie mehr als ein Kind erwarten. Im letzten Schwangerschaftsdrittel kann sie sogar noch einmal um 10–20 Schläge zunehmen. Wenn Sie sich beim Training sehr

»Hören Sie beim Training auf Ihren Körper.
Verlangsamen Sie das Tempo oder hören Sie
auf, wenn Sie sich überanstrengt fühlen.«

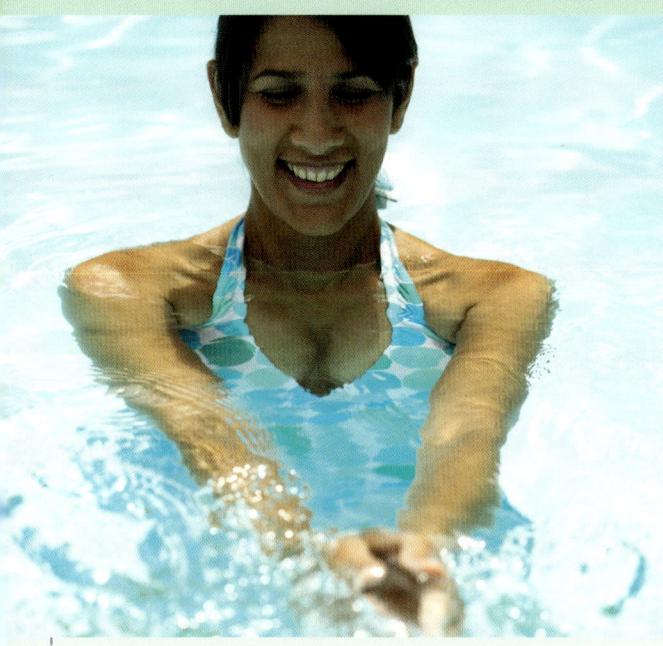

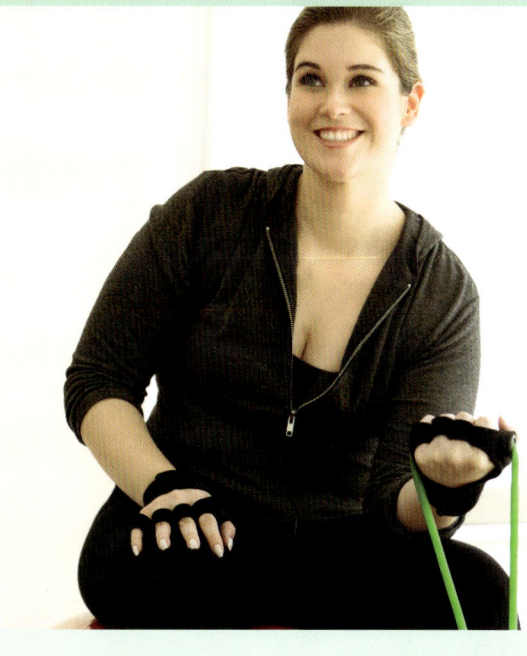

### WASSERWIDERSTAND
Das Großartige an der Bewegung im Wasser ist, dass Ihre Gelenke geschont werden, während Sie Ausdauer und Kraft schulen.

### WIDERSTANDSBÄNDER
Widerstandsbänder sind ein sicheres und wirkungsvolles Mittel, um Arm- und Beinmuskulatur zu trainieren. Bitten Sie einen Trainer, Ihnen die besten Übungen für die Schwangerschaft zu zeigen.

außer Atem oder schwindelig fühlen, schalten Sie einen Gang zurück. Im Allgemeinen sollte Ihr Puls 140 Schläge pro Minute nicht übersteigen. Benutzen Sie ein Herzfrequenzmessgerät.

Während der Schwangerschaft sind Übungen gut geeignet, bei denen immer ein Fuß auf dem Boden bleibt, wodurch die Gelenke weniger beansprucht werden.

### KRAFT UND BEWEGLICHKEIT
Jede Art von Widerstand – egal ob durch Hanteln, Wasser, Gummibänder, Ihr Kör-

pergewicht oder die Schwerkraft – lässt Ihre Muskeln mehr als üblicherweise arbeiten. Dies stärkt die Muskeln, Bänder und Sehnen, erhöht die Knochendichte und kann die Gelenkfunktion verbessern. Machen Sie das Krafttraining nach den Ausdauerübungen und dehnen Sie sich danach immer.

Krafttraining zielt auf bestimmte Muskelbereiche ab. Konzentrieren Sie sich während der Schwangerschaft auf Ihre Arme (Sie werden kräftige Arme brauchen, um Ihr Baby zu tragen!) und Beine (die Ihr wachsendes Gewicht tragen und

Ihnen bei der Geburt helfen, stärker zu pressen). Machen Sie nicht zu viele Wiederholungen und achten Sie auf kontrollierte Bewegungen. Gymnastik im Wasser ist ideal, da das Wasser Ihr Körpergewicht trägt und so die Gelenke schont.

Je beweglicher Sie sind, desto größer ist Ihr Bewegungsumfang. Integrieren Sie Dehnübungen in jede Trainingseinheit, einmal kurz nach dem Aufwärmen und noch einmal länger nach dem Cool-down (S. 38–39). Stretching senkt das Verletzungsrisiko, verbessert die Durchblutung und wirkt entspannend.

# Stretching

Stretching lockert Muskeln, verbessert die Koordination und erhöht den Bewegungsumfang. So lindert es schwangerschaftsbedingte Beschwerden. Es steigert die Durchblutung und erleichtert die Entspannung: Gut für Sie und Ihr Kind.

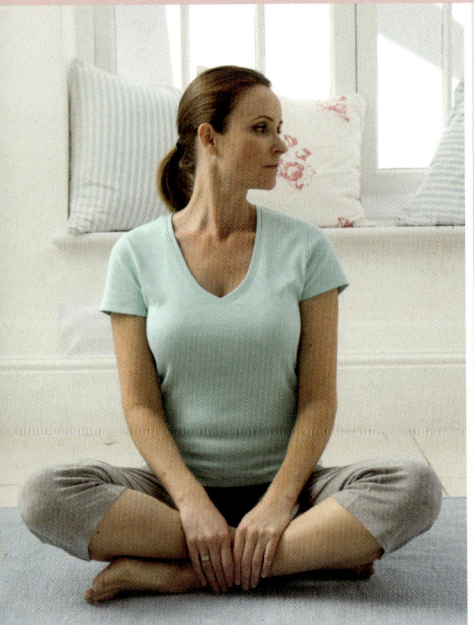 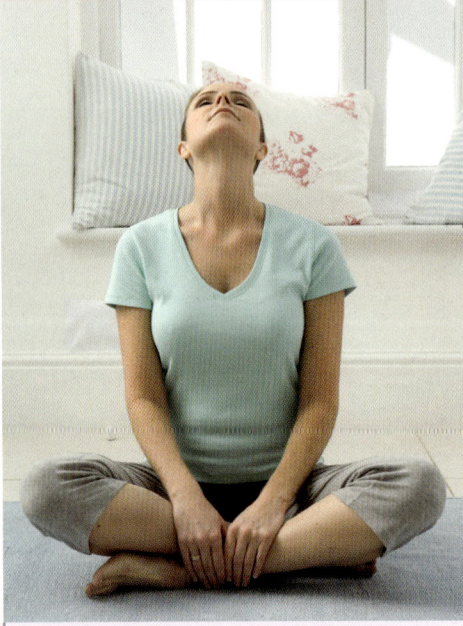 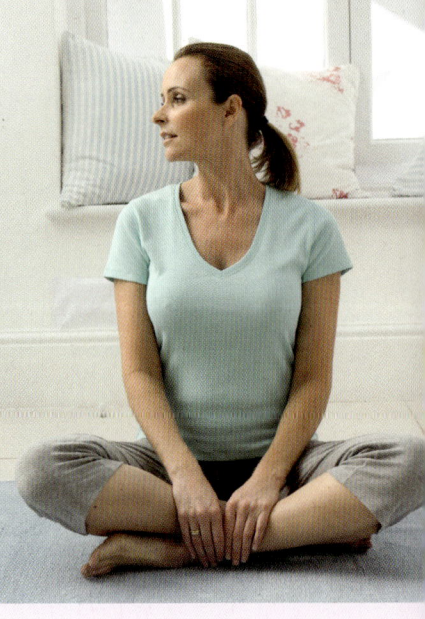

### NACKENSTRECKUNG RECHTS
Setzen Sie sich wie abgebildet hin. Halten Sie den Rücken gerade und blicken Sie geradeaus. Beim Ausatmen wenden Sie den Blick über Ihre linke Schulter und ziehen dabei die andere Schulter leicht nach unten.

### NACKENSTRECKUNG VORNE
Heben Sie vorsichtig Ihr Kinn und blicken Sie nach oben. Halten Sie Ihren Nacken gerade, ziehen Sie nicht die Schultern an und achten Sie darauf, Ihren Hals nicht nach hinten zu beugen. Lassen Sie Ihr Kinn dann wieder sinken.

### NACKENSTRECKUNG LINKS
Beim Ausatmen wenden Sie den Blick langsam über Ihre rechte Schulter. Ziehen Sie dabei die linke Schulter leicht nach unten und fühlen Sie die Spannung. Beim Einatmen drehen Sie den Kopf langsam zurück.

Dehnübungen fühlen sich während der Schwangerschaft so gut an, weil sie dazu beitragen, dem Baby mehr Raum zu schaffen, wodurch auch Sie sich wohler fühlen, insbesondere dann, wenn die Schwangerschaft dem Ende zugeht oder Sie mehr als ein Kind erwarten. Außerdem helfen sie, sich der Körperhaltung bewusster zu werden und bei allem, was Sie tun, eine gesunde Haltung zu bewahren. Eine gute Haltung kann auch die Position des Babys im Uterus beeinflussen und Sie beide auf eine unkompli-

zierte Geburt vorbereiten. Einige Dehnübungen bewirken eine Verschiebung des Gewichts Ihres Kindes, weg von Ihrer Wirbelsäule, was im Verlauf der Schwangerschaft sehr wohltuend sei kann.

Stretching fördert die Entwicklung eines Bewusstseins für das, was in Ihrem Körper vorgeht. Sie machen sich die Verschiebung Ihres Körperschwerpunkts bewusst und vermeiden somit Verletzungen im Alltag. Sich auf Ihr Inneres zu konzentrieren, gibt Ihnen die Zeit, eine Beziehung zu Ihrem Baby aufzubauen.

### WANN UND WIE
Es gibt keine Regel, wann und wie oft Sie sich strecken sollten. Folgen Sie einfach Ihrem Körper und strecken Sie sich, wann immer Sie können, auch außerhalb Ihres Fitnessplans. Je öfter Sie sich während der Schwangerschaft strecken, desto besser, da es sich auf so vielen Ebenen positiv auswirkt.

Versuchen Sie jeden Tag, ein bisschen daran zu denken. Vielleicht wollen Sie auch an einem Kurs speziell für schwangere Frauen teilnehmen. Oder Sie kaufen

»Sie müssen nicht die Gelenkigste sein
oder im Stehen Ihre Zehen berühren können,
um von Dehnübungen zu profitieren.«

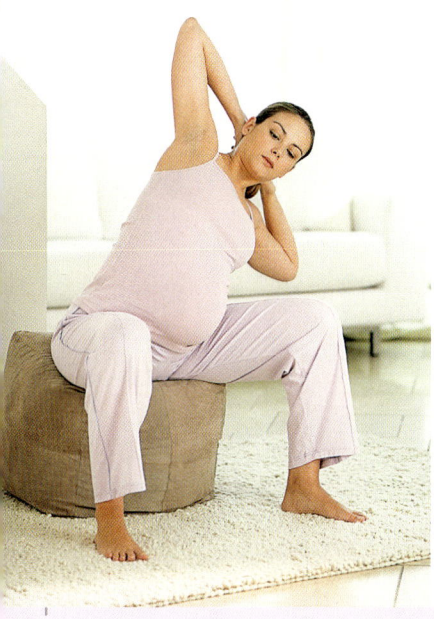

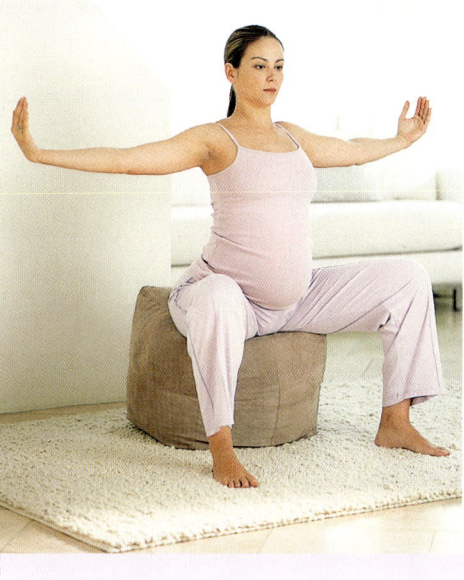

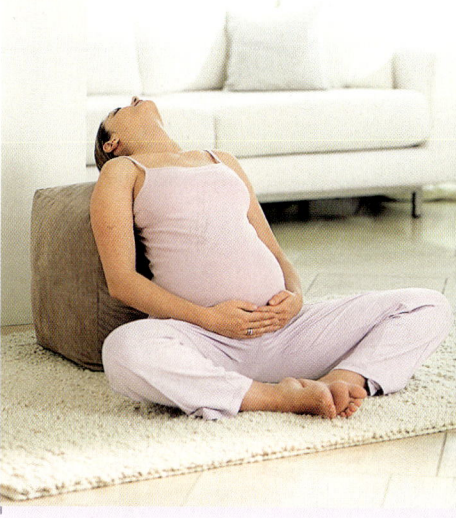

### SEITENSTRECKUNG
Halten Sie mit den Händen Ihren Hinterkopf. Beim Ausatmen lehnen Sie sich nach links und strecken Ihre rechte Seite. Beim Einatmen richten Sie sich wieder auf. Mit der anderen Seite wiederholen.

### BRUSTÖFFNUNG
In Sitzposition strecken Sie Ihre Arme nach außen. Entspannen Sie Ihre Schultern. Beim Einatmen ziehen Sie Ihre Arme etwas nach hinten, ohne die Lendenmuskulatur anzuspannen. Ein paar Atemzüge halten, dann locker lassen.

### LEISTENSTRECKUNG
Sitzen Sie angelehnt auf dem Boden. Bringen Sie die Sohlen Ihrer Füße zueinander und lehnen Sie sich zurück, bis Sie ein Ziehen verspüren. Halten Sie die Position für einige Atemzüge, dann richten Sie sich auf.

sich eine DVD oder ein Buch mit Übungen. Wenn Sie nicht jeden Tag Zeit dafür haben, versuchen Sie ein- oder zweimal die Woche einige Übungen zu machen.

Sie bemerken vielleicht, dass Sie morgens mit steifen Gliedern aufwachen. Deshalb sind Dehnübungen ein toller Start in den Tag. Am Abend schmerzen eventuell Ihre Muskeln, Sie fühlen sich erschöpft und abgespannt. Ausgiebiges Dehnen kann all diese Probleme lindern. Ihr Körper wird es Ihnen vor allem dann danken, wenn Sie viele

Stunden im Sitzen am Schreibtisch verbracht haben.

Vielleicht möchten Sie auch etwas Meditation in Ihre Dehnübungen mit einbauen, um sich nach einem langen Tag bis in die Tiefe zu entspannen und die Gedanken zur Ruhe kommen zu lassen.

### SICHERES STRETCHING
Strecken Sie sich während der Schwangerschaft nicht so weit wie möglich. Es reicht, die Bewegung so weit auszuführen, bis Sie an den Punkt kommen,

an dem Sie ein angenehmes Ziehen verspüren. Wenn Ihre Muskeln zu zittern beginnen, lassen Sie locker!

Das Hormon Relaxin führt dazu, dass sich die Bänder lockern, was die Gelenke weniger belastbar macht. Auch wenn Sie während der Schwangerschaft vielleicht dehnbarer sind, überdehnen Sie sich nicht.

Vermeiden Sie die Leistenstreckung (oben), wenn Sie an Symphysensyndrom leiden oder Schmerzen in der Leistengegend haben (S. 339).

# Yoga in der Schwangerschaft

Yoga hat während der Schwangerschaft den gleichen Nutzen wie Stretching, nur dass man beim Yoga zusätzlich Atemtechniken lernt, die beruhigen, was Ihnen während der Geburt und auch in stressigen Situationen danach zugutekommt.

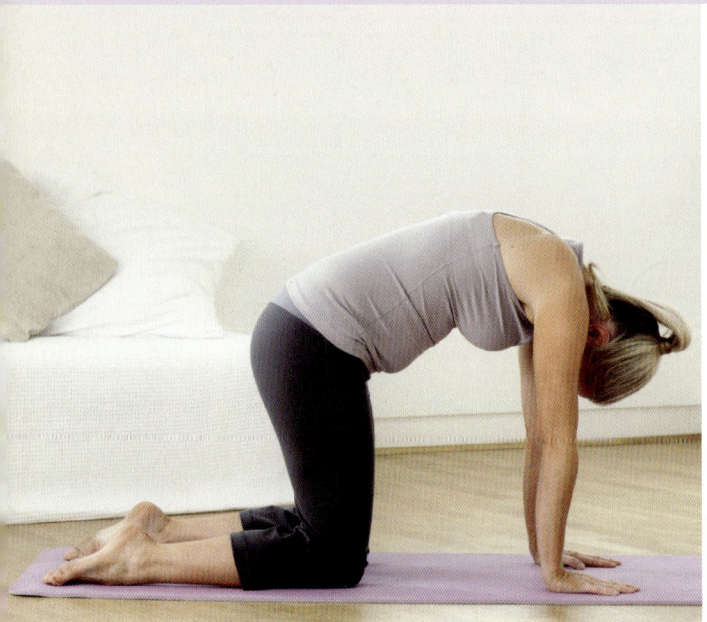

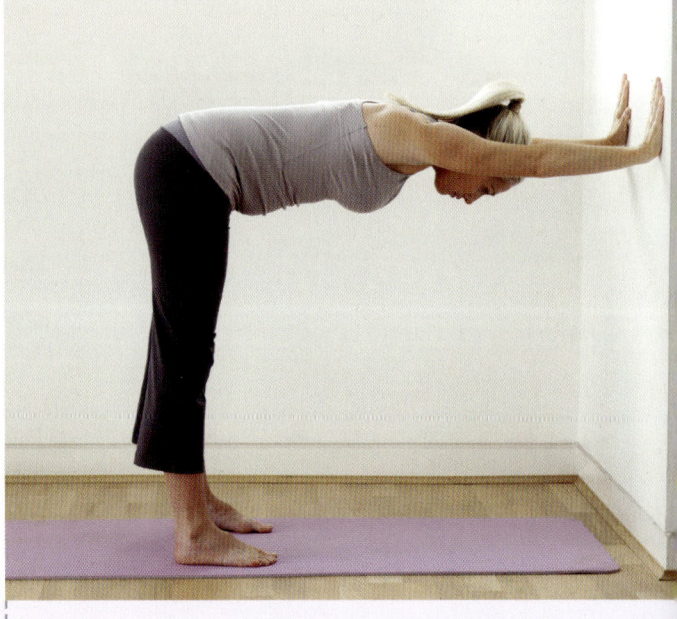

### KATZENBUCKEL

Legen Sie Ihre Hände mit gespreizten Fingern auf den Boden und pressen Sie die Fußrücken nach unten. Beim Ausatmen legen Sie das Kinn an die Brust und machen den Rücken rund und beim Einatmen wieder gerade. Stellen Sie sich beim Ausatmen vor, wie Sie Ihr Kind zu sich ziehen, und versuchen Sie, den Rücken jedes Mal etwas runder zu machen. Zehnmal wiederholen.

### WIRBELSÄULENSTRECKUNG

Stehen Sie mit den Füßen hüftbreit und pressen Sie die Hände gegen die Wand. Oberkörper und Beine bilden einen 90-Grad-Winkel. Drücken Sie mit den Füßen nach unten und mit den Händen nach vorne und ziehen Sie die Hüften nach hinten. Das hilft Ihnen, Ihre Wirbelsäule zu strecken und die Last Ihres Babys von Ihrem Rücken zu nehmen. Halten Sie die Position für 5–10 langsame, tiefe Atemzüge.

Wie jede Art von Übung ist Yoga gut für die Gesundheit und das Wohlbefinden, löst Verspannungen, verbessert die Blutzirkulation und setzt Endorphine frei, welche die Stimmung aufhellen und Schmerzen lindern.

## Vorteile von Yoga

Yoga stärkt die Muskeln, die das Gewicht Ihres heranwachsenden Babys tragen. Die Körperhaltungen (Asanas), die im Stehen eingenommen werden, helfen die Körperstabilität zu verbessern, indem Sie die Rücken- und Unterleibsmuskulatur kräftigen. Mit anderen Techniken können Sie auch die Beckenbodenmuskulatur trainieren (S. 35). Viele Asanas schaffen mehr Raum in Ihrem Becken, was einen schmerzenden Rücken entlasten kann. Andere tragen zur Weitung des Beckens in Vorbereitung auf die Geburt bei und bringen auch das Baby in eine optimale Position für die Entbindung. Nachweislich haben schwangere Frauen, die Yoga machen, ein geringeres Risiko für Komplikationen, etwa einen hohen Blutdruck zu bekommen oder auch eine Frühgeburt zu erleiden. Yoga kann sogar dazu beitragen, die Wehen und die Erholungsphase nach der Geburt zu verkürzen.

Was Yoga besonders auszeichnet sind die Pranayamas, die Atemübungen, die Ihnen während der Entbindung eine

# »Yoga ist eine der förderlichsten Aktivitäten während der Schwangerschaft, da es den Geist beruhigt und den Körper auf die Geburt vorbereitet.«

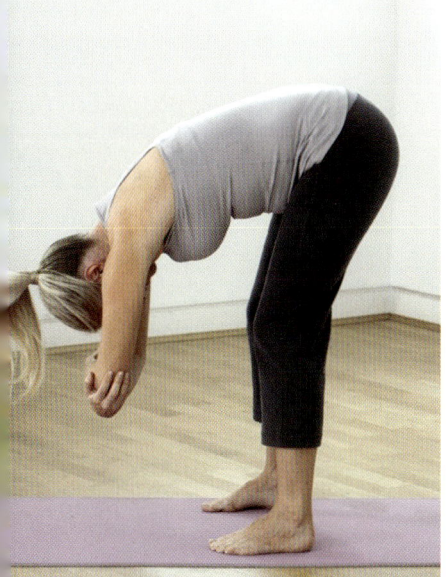

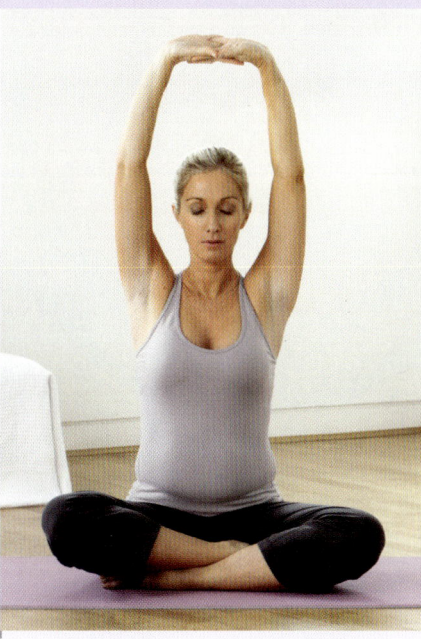

### STEHENDE VORWÄRTSBEUGE
Hüftbreit stehend beugen Sie die Knie, halten die Ellbogen und beugen sich nach vorne. Fühlen Sie, wie sich Nacken und Rücken entspannen, und spüren Sie den Zug an der Rückseite der Beine. Richten Sie sie etwas auf, um die Waden zu dehnen.

### ARMSTRECKUNG
Sitzen Sie mit überkreuzten Beinen auf dem Boden, verschränken Sie die Finger und strecken Sie die Arme aufwärts, Handflächen nach oben. Fühlen Sie, wie Sie Ihrem Kind dabei Platz schaffen. Atmen Sie fünfmal und lassen Sie die Arme beim Ausatmen langsam sinken.

### DREHSITZ
Legen Sie die rechte Hand auf Ihr linkes Knie und die linke Hand hinter Ihnen auf den Boden. Blicken Sie über Ihre linke Schulter. Strecken Sie beim Einatmen den Rücken und drehen Sie sich beim Ausatmen weiter. Für 3–5 Atemzüge halten, entspannen und Seite wechseln.

unschätzbare Hilfe sein können. Es ist eine gute Idee, Ihren Partner einige Male zu Ihrem Kurs mitzunehmen, sodass er Ihnen helfen kann, sich während der Entbindung an die Atemtechniken zu erinnern.

Darüber hinaus schätzen viele Frauen am Yoga den Fokus auf Entspannung, die hilft, eine Beziehung zu ihrem Baby aufzubauen und sich auf die Geburt vorzubereiten. Dies gilt vor allem, wenn sie schon größere Kinder haben.

### KURS ODER SELBSTSTUDIUM?
Beides hat seine Vorteile. Kurse für schwangere Frauen sind besonders deshalb wertvoll, da Sie dort ein bestehendes Netzwerk von anderen, auch bereits erfahreneren Schwangeren vorfinden, die Ihnen zur Seite stehen können. Oft wird Yoga in Geburtsvorbereitungskursen von Hebammen unterrichtet, die auch Themen wie natürliche Schmerzlinderung oder Atemtechniken und Entbindungspositionen abdecken. Falls Sie mit Yoga

beginnen, ist dies der beste Weg, es zu erlernen. Sie können Yoga auch mithilfe einer DVD oder eines Buches speziell für die Schwangerschaft üben.

Wenn Sie ein Yoga-Neuling sind, ist es am besten, mit einem Kurs speziell zur Geburtsvorbereitung zu beginnen oder mit einer Trainerin, die für die Arbeit mit schwangeren Frauen ausgebildet ist. Sie wird wissen, wie man die Standardpositionen an die verschiedenen Schwangerschaftsdrittel anpassen kann.

# Pilates in der Schwangerschaft

Pilates ist ein System von Übungen, das die Balance von Kraft und Beweglichkeit der Muskeln fördert und die Haltung sowie das Körperbewusstsein verbessert. Es vereint viele Vorteile von Stretching und Yoga.

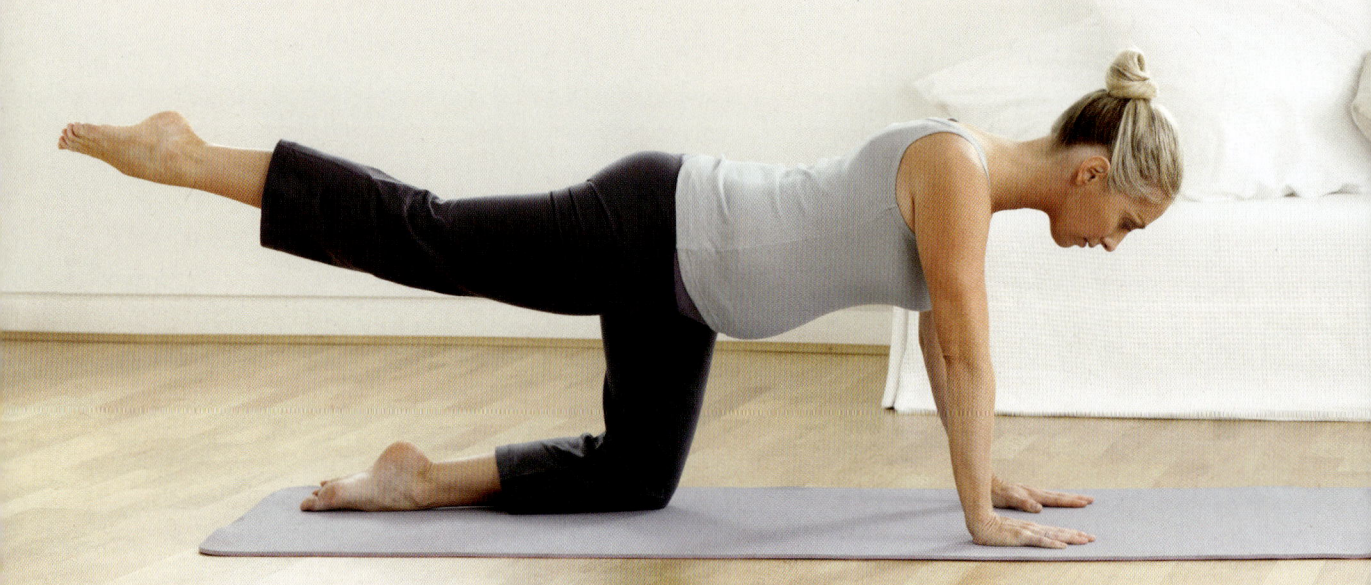

## DIE RÜCKENMUSKULATUR STÄRKEN

Auf allen Vieren (Hände schulter- und Knie hüftbreit) strecken Sie das rechte Bein nach hinten und halten es gerade auf Hüfthöhe. Einen Atemzug lang halten, dann das Bein senken und Seiten wechseln. Blicken Sie auf den Boden, sodass Ihr Nacken auf einer Linie mit Ihrem Rücken ist. Zusätzlich können Sie den gegenüberliegenden Arm nach vorne strecken, wenn Sie das Bein heben.

Pilates wurde im 20. Jahrhundert von Joseph Pilates entwickelt. Es gibt Pilatesübungen, die nur mit einer Matte auf dem Boden ausgeführt werden, oder man benutzt Pilatesgeräte, zum Beispiel einen Reformer, bei dem Sie mithilfe von Federkraft verschiedene Muskelgruppen trainieren. Pilates ist beliebt bei Tänzern, da es Haltung, Kraft und Beweglichkeit trainiert, sowie bei Sportlern, die sich von einer Verletzung erholen.

## Die Vorteile

Die Pilatesübungen, die von Trainern vermittelt werden, stärken die Muskeln in Unterleib und Becken, die den Körper stabilisieren und die Beweglichkeit insgesamt verbessern. Die Methode verhilft zu einem Bewusstsein darüber, wie sich der Körper bewegt, und legt viel Wert auf Atemtechniken und Entspannung. Die einzelnen Übungen, die im Schwierigkeitsgrad ansteigen, konzentrieren sich auf einzelne Körperbereiche, ohne die Gelenke oder die Wirbelsäule zu strapazieren.

Während der Schwangerschaft ist jede Art von Übung sinnvoll, die die tiefen Muskelgruppen trainiert, da dies Stabilität, Haltung und Blutfluss verbessert sowie Kopfschmerzen vorbeugt. Pilates enthält auch Übungen für die Beckenbodenmuskulatur (S. 35), die während der Schwangerschaft wichtig ist, um das Gewicht des heranwachsenden Babys zu tragen. Wenn diese Muskeln gut in Form

»Pilates ist ein gutes Muskeltraining während der Schwangerschaft und eine tolle Möglichkeit, danach Ihre Figur zurückzubekommen.«

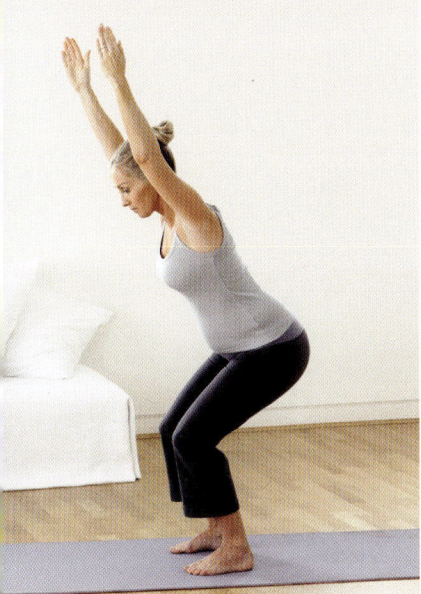

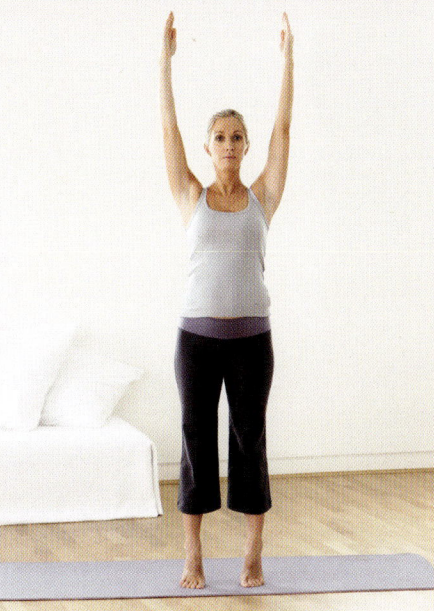

Die Übungen, die dort vermittelt werden, sind sehr effektiv, um Kopfschmerzen und Haltungsprobleme zu lindern. Dennoch sind sie nicht geeignet, um auf die speziellen Bedürfnisse während der Schwangerschaft einzugehen. Deshalb ist es am besten, einen Kurs eigens für schwangere Frauen zu suchen (es gibt auch postnatale Kurse) oder einen Trainer, der für die Arbeit mit Schwangeren ausgebildet ist. Er oder sie wird wissen, welche Übungen Sie vermeiden sollten, und kann Ihnen die besondere Aufmerksamkeit schenken, die Sie brauchen.

Dies ist insbesondere wichtig, wenn Sie ein Pilates-Neuling sind. Sobald Sie sich etwas mit den Bodenübungen auskennen und wissen, wie die Bewegungen auszuführen sind, ist es leicht, zu Hause mit einer DVD oder einem Buch weiterzuüben.

### BEINMUSKULATUR TRAINIEREN
Sie stehen mit hüftbreit geöffneten Füßen. Heben Sie die Arme, entspannen Sie die Schultern und lassen Sie sich auf einen imaginären Stuhl sinken. Halten Sie die Position für 3–5 Atemzüge. Richten Sie sich auf und wiederholen Sie die Übung einige Male.

### FÜSSE UND KÖRPER STRECKEN
Stehen Sie mit hüftbreit geöffneten Füßen. Heben Sie die Arme und strecken Sie sich nach oben, bis Sie auf den Fußballen stehen. Dies stärkt die Muskeln im Fußgewölbe. Halten Sie die Position für fünf Atemzüge und wiederholen Sie die Übung einige Male.

### SICHERHEIT
Während der Schwangerschaft sollten Sie nicht mit einem Reformer üben oder ihn nur unter professioneller Aufsicht benutzen. Die Federn und Bänder könnten zu viel Zug auf die Hüft- und Unterleibsmuskulatur ausüben und Schmerzen im Becken verursachen (Symphysensyndrom, S. 339). Für jede sportliche Betätigung gilt, dass Sie ab dem zweiten Schwangerschaftsdrittel keine Übungen mehr in Rücken- oder Bauchlage ausführen sollten. Ein Trainer kann Ihnen modifizierte Bewegungen zeigen. Benutzen Sie einen Pilatesball nur unter professioneller Aufsicht.

sind, kann Ihnen dies zu einer angenehmeren Schwangerschaft, einer leichteren Entbindung und einer kürzeren Erholungsphase danach verhelfen. Da bei Pilates die Muskeln in Bauch, Rücken und Beckenboden im Vordergrund stehen und die Gelenke nicht belastet werden, kann es während der Schwangerschaft besonders von Nutzen sein.

Viele Pilatesübungen werden auf Händen und Knien ausgeführt, eine Position, die während der Schwangerschaft ideal ist, weil dabei Rücken und Becken entlastet werden und sie zum Ende der Schwangerschaft hin dazu beiträgt, das Baby in die richtige Position zu bringen. Einige Pilatesübungen können auch während der Entbindung von Nutzen sein, um sich konzentriert und entspannt zu halten.

### WIE LERNE ICH PILATES?
Allgemeine Pilateskurse sind die erste Anlaufstelle für die meisten Anfänger.

# Auf sein Äußeres achten

Sich zu pflegen, kann die Stimmung heben und es erleichtern, mit Schwangerschaftsbeschwerden umzugehen. Genießen Sie die leuchtende Haut, das volle Haar und die glänzenden Nägel, die viele Schwangeren bekommen.

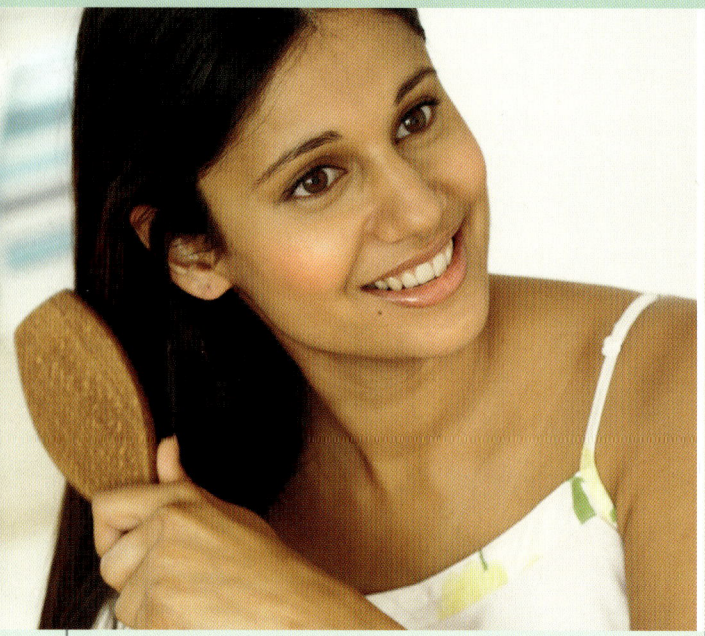

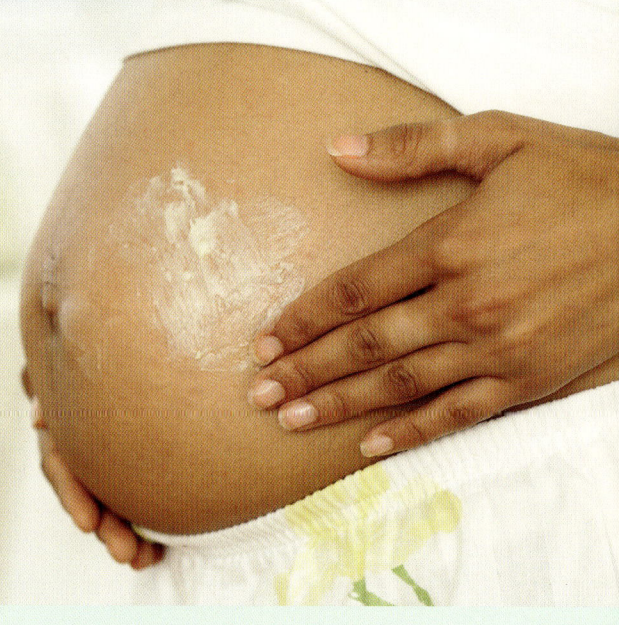

**HAARPFLEGE**
Das Haar erlebt während der Schwangerschaft eine Wachstumsphase. Meist ist das Haar dicker und strahlender. Wenn Ihre Strähnen unzähmbar werden, müssen Sie vielleicht andere Pflegeprodukte probieren.

**FEUCHTIGKEITSCREME**
Eine Creme speziell gegen Schwangerschaftsstreifen lässt die Haut weicher erscheinen und hilft gegen Austrocknung, auch wenn es keine Garantie gibt, dass sie Dehnungsstreifen komplett verhindert.

Ob Sie gut aussehen oder nur Ihre Erschöpfung kaschieren wollen: In diesen anstrengenden Monaten ist es sinnvoll, zusätzliche Zeit in die Körperpflege zu investieren. Haut, Haare, Nägel und Zähne werden es Ihnen danken!

## Hautpflege

Viele Frauen bemerken während der Schwangerschaft, dass ihre Haut besser ist denn je. Sie haben weniger Unreinheiten und fettige Stellen und darüber

hinaus dieses berühmte Strahlen. Bei anderen führt die Schwangerschaft jedoch zu mehr Pickeln, Empfindlichkeit oder Juckreiz.

Wenn Sie finden, dass Ihre Haut besonders empfindlich ist, sollten Sie vielleicht auf Biokosmetik umsteigen, die frei ist von Petrochemikalien (Parabene) und von Konservierungsstoffen wie Formaldehyd und Phthalaten. Petrochemikalien und Formaldehyd können die Haut reizen, während Parabene umstritten sind, weil sie strukturell dem Östrogen ähneln. Phthalate können

das Fortpflanzungssystem und den Fötus schädigen (einige sind in der EU nicht für den Gebrauch in Kosmetika zugelassen).

Manche Frauen nehmen sich vor, während der Schwangerschaft nichts auf ihre Haut aufzutragen, was sie nicht auch essen würden, da etwa 60 Prozent von dem, womit unser Körper in Kontakt kommt, auch durch die Haut in den Blutkreislauf aufgenommen wird. Aus diesem Grund wird empfohlen, während der Schwangerschaft keine Akne- oder Anti-Aging-Produkte zu benutzen, die

»Wenn Ihr Bauch größer wird und Sie Ihre Füße nicht mehr sehen können, ist eine Pediküre das perfekte Verwöhnprogramm.«

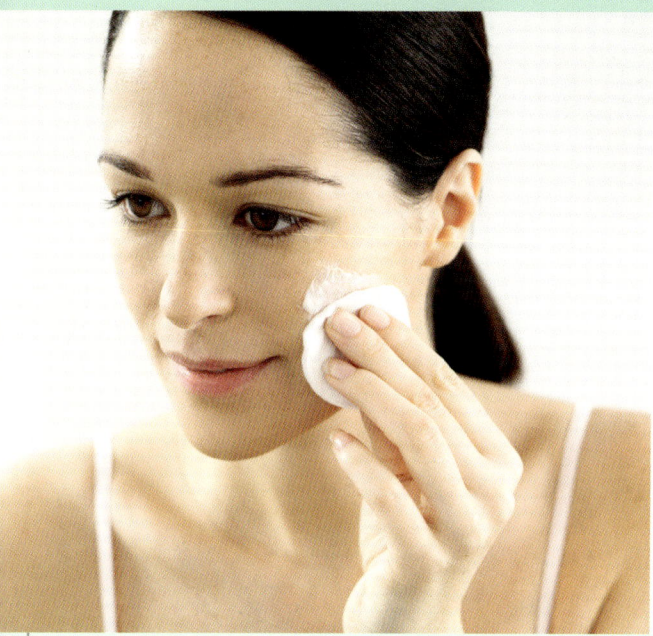

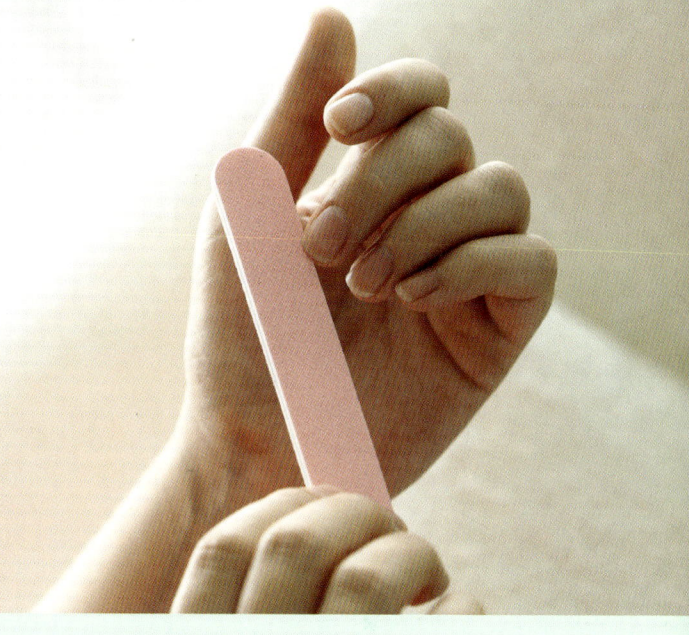

### HAUTPFLEGEPRODUKTE WECHSELN

Denken Sie darüber nach, Ihre Hautpflegeprodukte, wie Cremes und Gesichtswasser, gegen Bio-Produkte auszutauschen, damit Sie während der Schwangerschaft mit weniger Chemikalien in Berührung kommen.

### NATÜRLICHE NÄGEL

Ihre Nägel wachsen während der Schwangerschaft schneller, weshalb Sie sie möglicherweise häufiger feilen müssen. Mit Bio-Pflegeprodukten können Sie ihre natürliche Schönheit zur Geltung bringen.

Retinoide (verwandt mit Vitamin A) enthalten, da hohe Dosen Vitamin A für ein ungeborenes Kind schädlich sein können.

Am besten ist es, bei jedem neuen Produkt einen Test zu machen. Dabei träufelt man etwas davon auf eine empfindliche Hautstelle, wie die Kniekehlen oder hinter dem Ohr, und wartet 24 Stunden. Wenn sich die Haut bis dahin gerötet hat, verzichten Sie besser auf das Produkt. Sichere Hautpflegemittel können Sie auch in Ihrem Kühl- oder Vorratsschrank finden. Mit Haferbrei lassen

sich Pickel behandeln oder Sie können Ihre Feuchtigkeitscreme durch Joghurt oder Milch ersetzen. Grüner Tee oder Rosenwasser kann pflegen. Zerdrückte Bananen oder Avocados eignen sich als Gesichtsmaske.

### DEHNUNGSSTREIFEN

Wenn Ihr Bauch und Ihre Brüste größer werden, stellen Sie vielleicht fest, dass sich Ihre Haut spannt, sich dünner anfühlt oder juckt. Häufig Feuchtigkeitscreme aufzutragen kann Abhilfe schaffen. Es lohnt sich auch, auf ein Bio-

Waschmittel umzusteigen. Falls der Juckreiz nach 28 Wochen noch immer sehr stark ist, konsultieren Sie Ihren Arzt.

Schwangerschaftsstreifen können auftreten, wenn die Haut innerhalb kurzer Zeit stark gedehnt wird, und werden meist auf Bauch, Brüsten, Oberschenkel und Gesäß sichtbar. Bis zu 90 Prozent aller Schwangeren sind davon betroffen. Auch wenn Pflegeprodukte Ihnen ein angenehmeres Hautgefühl geben können, ist es hauptsächlich genetisch bedingt, ob und in welchem Ausmaß Sie Schwangerschaftsstreifen bekommen.

Tragen Sie morgens und abends Feuchtigkeitscreme auf die Stellen auf, an denen sich die Haut dehnt. Einige natürliche Öle eignen sich gut als Alternativen: Olivenöl ist gut für sehr trockene und entzündete Haut, während Sonnenblumenöl leicht ist und schnell einzieht. Auch Traubenkernöl kann sehr pflegend sein. Hagebuttenöl eignet sich zur Behandlung von vernarbter Haut und Sonnenbrand. Verreiben Sie das Öl nach einer Dusche oder einem Bad auf der feuchten Haut. Bedenken Sie, dass Schwangerschaftsstreifen nie ganz verblassen. Versuchen Sie, sie wie ein Ehrenabzeichen zu tragen!

## SONNENSCHUTZ

Schwangere Frauen haben einen höheren Spiegel des Hormons, welches die Produktion des Pigments Melanin steuert, wodurch die Brustwarzen dunkler werden und ein schwarzer Streifen (Linea nigra) in der Mitte Ihres Bauches erscheinen kann. Außerdem können dadurch Verfärbungen des Gesichts, genannt Chloasma oder Melasma, auf-

treten, wenn Sie Ihr Gesicht der Sonne aussetzen. Dies macht sich als fleckige Pigmentierung um Wangen, Stirn und Hals bemerkbar, die bei hellhäutigen Frauen dunkler und auf dunklerer Haut heller erscheint.

Versuchen Sie aber nicht, das Sonnenlicht komplett zu vermeiden. Die Sonnenstrahlen sind wichtig, damit der Körper Vitamin D produziert, das für die gesunde Entwicklung der Knochen und Zähne Ihres Babys und auch für die Stabilität Ihrer eigenen Knochen benötigt wird. Gehen Sie nur der starken Sonneneinstrahlung am Mittag (meist zwischen 10 und 14 Uhr) aus dem Weg und tragen Sie einen Hut mit breiter Krempe und eine Sonnenbrille.

Benutzen Sie außerdem Sonnencreme mit einem Lichtschutzfaktor zwischen 20 und 25, sodass immer noch ein paar gesunde Sonnenstrahlen zur Haut durchdringen können. Vom Gebrauch von Sonnenbänken ist während der Schwangerschaft abzuraten, da sie eine für das Baby schädliche Überhitzung verursachen können. Außerdem gibt es Hinweise, dass

die starke UV-Strahlung zu einem geringeren Spiegel an Folsäure im Körper und so zu Geburtsschäden führen kann.

## NAGELPFLEGE

Während der Schwangerschaft erleben die Nägel eine starke Wachstumsphase und fühlen sich häufig sehr gesund und fest an. Genauso können sie jedoch auch brüchiger und trockner werden. Dann kann etwas Olivenöl helfen, wenn man Nagel und Nagelbett täglich damit einreibt.

Viele Frauen sorgen sich wegen der Chemikalien, die in Nagellacken und Nagellackentfernern enthalten sind. Es gibt jedoch keinen Hinweis, dass diese ein Gesundheitsrisiko darstellen, auch wenn einige Experten empfehlen, sie im ersten Schwangerschaftsdrittel zu vermeiden, wenn Ihr Baby gegenüber Giftstoffen am verwundbarsten ist. Außerdem ist es sinnvoll, Maniküre und Pediküre in einem gut belüfteten Raum vorzunehmen. Benutzen Sie wasserbasierte Nagellacke oder sehen Sie auf dem Etikett nach, ob Sie Dibutylphthalat, auch bekannt als DBP, oder andere

### ZAHNPFLEGE
Die Schwangerschaftshormone machen das Zahnfleisch weicher, deshalb ist es wichtig, mehrmals täglich Zahnseide zu benutzen, um Entzündungen zu vermeiden.

### MAKE-UP AUFLEGEN
Vielleicht finden Sie, dass Sie ein anderes Make-up auflegen müssen, um Hautveränderungen Rechnung zu tragen. Vielleicht brauchen Sie auch gar kein Make-up!

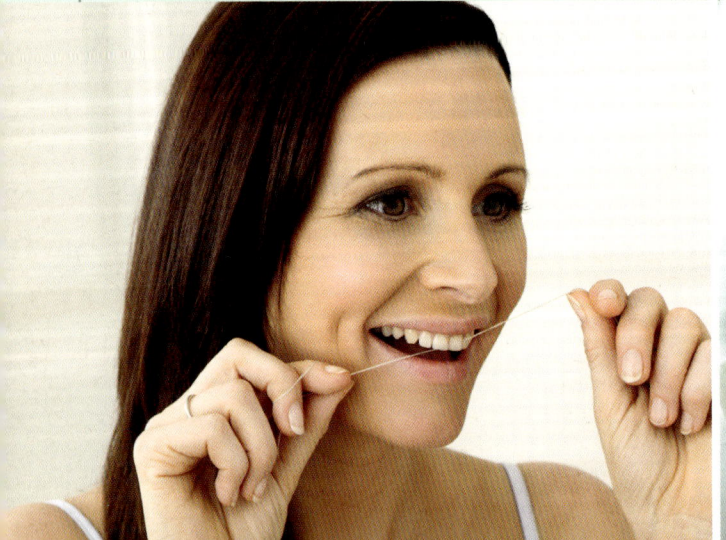
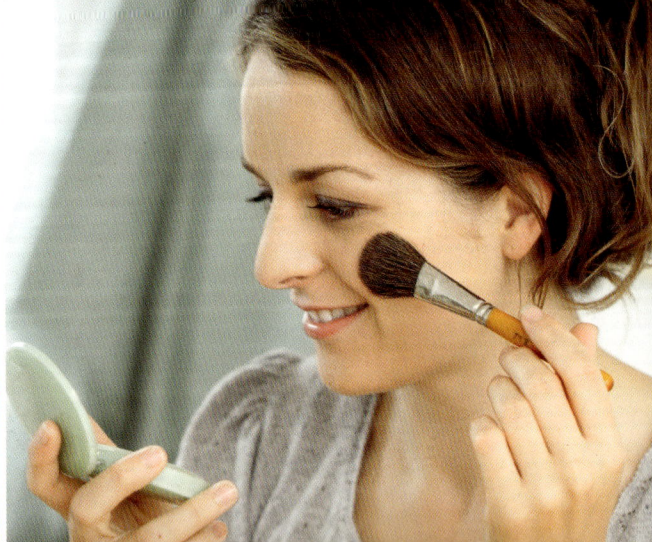

potenziell schädliche Chemikalien, wie Toluen oder Formaldehyd, enthalten. Wenn Sie auf Nummer sicher gehen wollen, polieren Sie Ihre Nägel einfach mit einem Polierleder, bis Sie glänzen, und tragen Sie etwas Oliven- oder Jojobaöl zur Pflege auf.

Wenn Ihr Bauch größer wird, fällt es Ihnen vielleicht schwerer, auf Ihre Fußnägel zu achten. Ein Fußbad kann eine Wohltat sein, wenn Sie Ihre Füße nicht mehr sehen können. Kühles Wasser beruhigt heiße, geschwollene Füße nach einem langen Tag, während warmes Wasser hilft, wenn sie wund sind. Noch besser ist es natürlich, wenn Ihr Partner Ihnen eine Fußmassage gibt!

## GESUNDES HAAR

Ihr Haar wird während der Schwangerschaft wahrscheinlich fantastisch aussehen, da der erhöhte Östrogenspiegel zu einem ununterbrochenen Wachstumszyklus führt, sodass weniger Haare ausfallen und sie zudem dicker und glänzender werden.

Falls Ihre Kopfhaut trocken oder empfindlich ist, versuchen Sie, zu einem Bio-Shampoo ohne aggressive Reinigungsmittel zu wechseln, und vermeiden Sie alles, was Natriumdodecylpolysulfat enthält, das Haut und Augen reizen kann.

Wenn Sie Ihr Haar färben oder eine Dauerwelle tragen, sind Sie vielleicht besorgt über die Sicherheit der dazu verwendeten Mittel. Studien lassen jedoch vermuten, dass gelegentliche Behandlungen (etwa alle sechs Wochen) keine negativen Auswirkungen auf Ihre Gesundheit oder die Ihres Babys haben. Trotzdem warten viele Frauen bis nach dem ersten Schwangerschaftsdrittel, bevor sie sich das Haar färben lassen, und entscheiden sich nur für eine leichte Tönung. Es gibt auch Friseursalons, die ausschließlich natürliche, chemiefreie Pigmente benutzen. Wenn Sie sich das Haar zu Hause färben, befolgen Sie die Sicherheitshinweise auf der Verpackung. Henna ist während der Schwangerschaft unbedenklich.

Wenn Sie schon Kinder haben, sind Ihnen Kopfläuse vielleicht ein Begriff. Es ist am besten, während der Schwangerschaft keine insektizid-haltigen Mittel dagegen zu benutzen, weder an Ihnen selbst noch an anderen Familienmitgliedern. Bestreichen Sie Ihr Haar stattdessen mit Spülung und benutzen Sie einen feinzahnigen Kamm, um die Insekten zu entfernen. Wiederholen Sie dies alle drei Tage, bis Sie die Tiere los sind.

## ZAHNPFLEGE

Tägliche Zahnpflege ist während der Schwangerschaft noch wichtiger, da das Zahnfleisch durch den veränderten Hormonhaushalt weicher werden und sich entzünden kann (Gingivitis). Zahnfleischentzündungen sind ein bekannter Risikofaktor für Frühgeburten, was intensive Mundhygiene essentiell macht. Machen Sie einen Termin mit Ihrem Zahnarzt, wenn Sie schwanger werden, und lassen Sie eine Zahnreinigung vornehmen, um Plaque zu entfernen. Putzen Sie mit einer weichen Zahnbürste, die das Zahnfleisch nicht reizt, und achten Sie besonders auf Ihre Zahnhälse. Spülen Sie Ihren Mund regelmäßig mit einem Teelöffel Salz in Wasser, um Plaque- und Bakterienansammlungen zu verhindern und gereiztes Zahnfleisch zu beruhigen. Benutzen Sie täglich Zahnseide, auch wenn es anfangs etwas unangenehm ist. Zahnfleischbluten ist nicht ungewöhnlich, wenn Sie jedoch Anzeichen einer Entzündung wie Schwellungen oder Schmerzen feststellen, konsultieren Sie Ihren Zahnarzt.

# Sich Zeit für sich selbst nehmen

Sich um sein Äußeres zu kümmern ist nicht nur entspannend, es kann auch die Stimmung heben und Ihr Selbstbewusstsein bezüglich Ihres sich verändernden Erscheinungsbildes verbessern. Je besser Sie sich fühlen, desto weniger wahrscheinlich ist es, dass Sie negative Symptome der Schwangerschaft erleben, und desto besser können Sie mit ihnen umgehen.

Verwöhnen Sie sich von Zeit zu Zeit. Nehmen Sie ein Bad mit duftenden Zusätzen, gönnen Sie sich einen neuen Haarschnitt oder eine Massage, experimentieren Sie mit natürlichen Pflegeprodukten, die Ihre Haut strahlen lassen, und was am wichtigsten ist: Nehmen Sie sich Zeit für sich selbst! Es wird nicht lange dauern, bis die mütterlichen Pflichten Priorität haben und diese Zeiten eine ferne Erinnerung sein werden.

## Gut aussehen

Manchmal waren es die einfachen Dinge, die halfen, mich besser zu fühlen, zum Beispiel ein Bad zu nehmen und mir dann genug Zeit zum Anziehen zu lassen. Ich fand, dass es gut für meinen Körper war, viel Wasser zu trinken – besonders für meine Haut. Ich habe gehört, dass Wasser das beste Schönheitsmittel ist und ich glaube wirklich, dass es geholfen hat. CH

Während der Schwangerschaft wechselte ich zu einer Spülung, die dem Haar mehr Volumen verlieh. Anders als bei vielen anderen Müttern schien meines an Glanz und Volumen zu verlieren. Die neue Spülung half und nach der Geburt meines Babys nahm ich wieder die alte Spülung. Ein Schönheitssalon bot Massagen für schwangere Frauen an und ich gönnte mir an meinem Geburtstag eine Pediküre. Das war das schönste Geschenk, das ich mir gemacht habe! NK

# Schwangerschaftskleidung

Ihr größer werdender Bauch bietet Ihnen die Gelegenheit, mit Kleidung zu experimentieren. Erst ab der Mitte der Schwangerschaft brauchen Sie einige neue gut kombinierbare Kleidungsstücke, um sich chic und wohl zu fühlen.

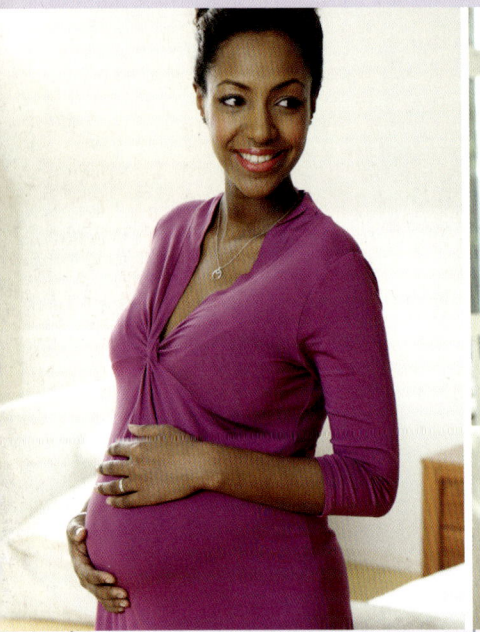

**STRAHLEND SCHÖN**
Wenn Sie sich selbst gut fühlen, steigt auch Ihre Leistung. Eine Schwangerschaftsgarderobe ist für die Arbeit besonders wichtig.

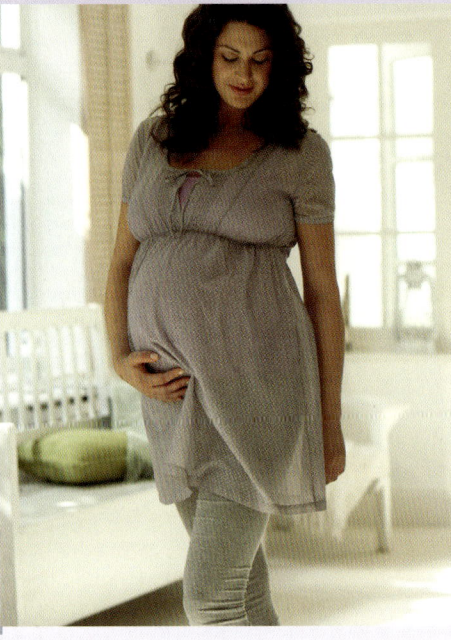

**BEQUEM ANGEZOGEN**
Wählen Sie im Sommer Kleidung aus Naturfasern wie Leinen und Baumwolle. Locker geschnittene Kleider und Hosen halten Sie schön kühl.

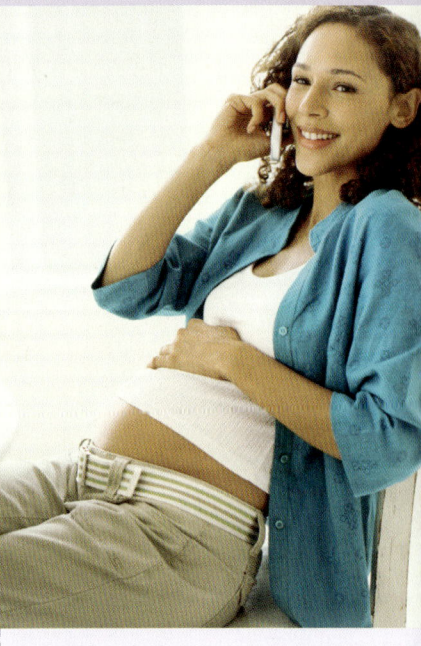

**HÜFTHOSEN**
Niedrig geschnittene Hosen enden unterhalb Ihres Bauches, sodass Sie damit gut durch die ersten Monate kommen.

Zweifellos wird Sie die Schwangerschaft dazu veranlassen, Ihren Körper mit anderen Augen zu sehen. Bei den extremen Veränderungen insbesondere während des ersten Trimesters neigt man schnell dazu, sich dick und unattraktiv zu fühlen. Aber das brauchen Sie nicht. Außerdem ist die Auswahl an schicker Schwangerschaftskleidung so riesig, dass Sie sich als werdende Mutter weiterhin genauso modisch anziehen können, wie Sie es gewohnt sind.

Viele Frauen freuen sich auch, wenigstens eine Zeit lang dem Modediktat zu entkommen. Es hat momentan sowieso keinen Sinn, nach Kleidung in kleinen Größen Ausschau zu halten. Akzeptieren Sie also Ihr neues kurviges Ich und betonen Sie Ihre Vorzüge.

## Ein befreiender neuer Look

Es ist sehr wichtig, die Gewichtszunahme in der Schwangerschaft nicht mit einer regulären Gewichtszunahme zu vergleichen. Nur allzu häufig beklagen sich schwangere Frauen bei Ihren Ärzten, dass sie »so stark« zunehmen. Das Gewicht, das Sie jetzt zulegen, hat nichts mit dick werden zu tun.

Allerdings haben Sie auch keinen Freibrief, fortan nur noch von Schokolade und Kuchen zu leben. Ernähren Sie sich gesund und bewegen Sie sich regelmäßig, dann brauchen Sie sich über Ihre Gewichtszunahme keine Sorgen zu machen. Vergleichen Sie sich auch nicht mit anderen Frauen. Die Gewichtszunahme in der Schwangerschaft ist bei jeder Frau unterschiedlich. Sie hängt

»Auch während der Schwangerschaft können Sie mit der passenden Garderobe attraktiv und selbstbewusst auftreten.«

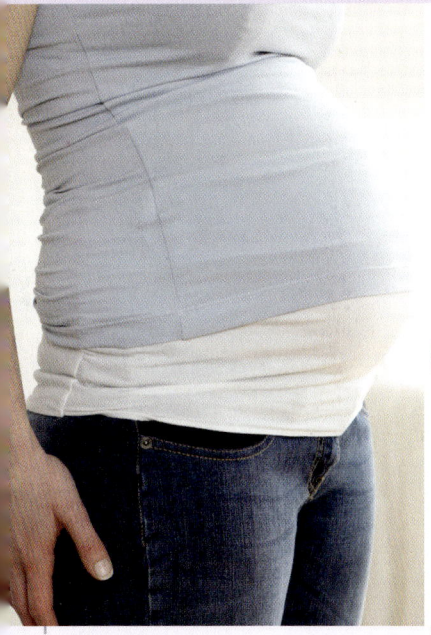 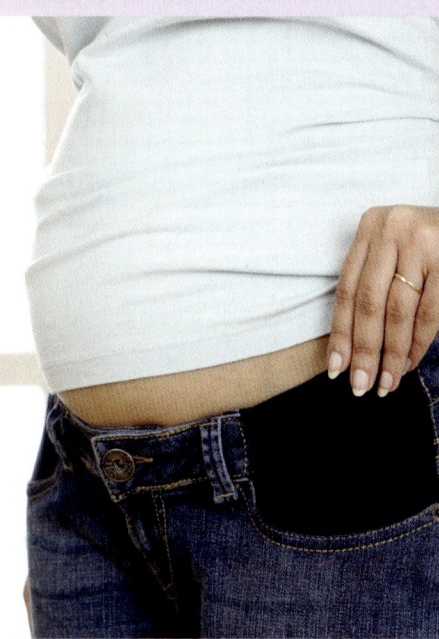 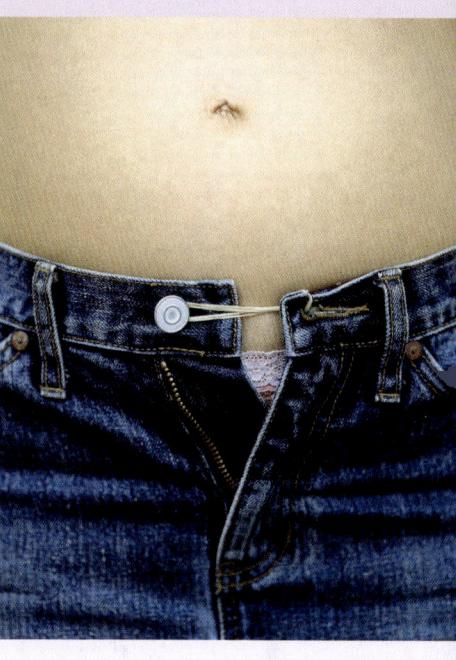

**BAUCHBAND**
Tragen Sie ein dehnbares Bauchband, das die Lücke zwischen Shirt und Hose bedeckt, wenn Ihr Bauch wächst.

**SCHWANGERSCHAFTSJEANS**
Speziell entworfene Schwangerschaftskleidung passt sich perfekt Ihren neuen Rundungen an, sieht modisch aus und verleiht Selbstbewusstsein.

**SELBSTHILFE**
Sie möchten auf Ihre Lieblingsjeans nicht verzichten? Mit einem Gummi erweitert können Sie sie noch eine Weile tragen.

teilweise auch davon ab, ob Sie davor Normal-, Unter- oder Übergewicht hatten. Genießen Sie einfach die Zeit ohne Waage und Maßband, die nun vor Ihnen liegt.

### DIE ERSTEN TAGE
Der wichtigste Rat für frischgebackene Schwangere lautet: Laufen Sie nicht los, um sich sofort mit einer kompletten Schwangerschaftsgarderobe einzudecken. In den ersten drei Monaten wird Ihnen mit großer Wahrscheinlichkeit noch Ihre normale Kleidung passen, insbesondere die Stücke aus Stretchstoff

oder mit Gummizug im Bund. Notfalls improvisieren Sie, indem Sie nicht alle Knöpfe schließen.

Erst im zweiten Trimester wird es nötig sein, dass Sie Ihre Garderobe überdenken und sich eine kleine Grundausstattung an Schwangerschaftsbekleidung zulegen. Dazu zählt zum Beispiel eine Schwangerschaftsjeans. Sie ist bequem und sieht toll aus. Meistens verfügt sie über einen verstellbaren Bund, der sich Ihrem wachsenden Bauch anpasst. Lockere Oberteile und fließende Kleider in ausgestellter Form schmeicheln ebenfalls Ihrer neuen Figur

Kaufen Sie nicht alle Teile auf einmal, sondern nach und nach, sodass Sie sie den Jahreszeiten und Ihren größer werdenden Rundungen anpassen können. Schwangerschaftskleidung zahlt sich meist auch nach der Geburt noch aus: In den ersten Monaten danach werden Ihnen Ihre engen Röhrenjeans vermutlich noch nicht wieder passen.

### VIELSEITIGE BASICS
Es lohnt sich, etwas mehr Geld in hochwertige Schwangerschaftsbekleidung zu investieren, insbesondere wenn Sie

vorhaben, sie in absehbarer Zukunft mindestens ein zweites Mal zu nutzen! Sie werden sie während der Schwangerschaft etwa vier oder fünf Monate lang tragen, da zahlen sich gute Qualität und Verarbeitung auf jeden Fall aus. Andererseits spricht auch einiges für preiswertere oder Second-Hand-Kleidung. Schließlich ändert sich die Mode sehr schnell. Beginnen Sie mit einer kleinen Grundausstattung, sobald Sie sie benötigen, und fügen Sie im Lauf der kommenden Monate neue Sachen hinzu.

Achten Sie nicht nur auf Bequemlichkeit, sondern auch auf Ihren Stil. Wenn Sie sich schon vorher nicht in wallenden Kleidern wohlgefühlt haben, wird sich das in der Schwangerschaft wohl kaum ändern. Eine Alternative dazu sind Kleider im Empire-Stil (die Taille sitzt direkt unterhalb der Büste), die Sie auch über einer Jeans tragen können.

Für die Arbeit wählen Sie ein paar neutrale, klassisch geschnittene Teile, die Sie mit Schals, Schmuck oder hübschen Pullovern aufpeppen können. Für den Alltag empfiehlt sich eine bequeme Schwangerschaftshose aus dehnbarem Material und mit verstellbarem Taillenband oder eine niedrige Hüfthose, die gut mit einem Oversized-Shirt kombiniert werden kann, sodass der Bauch nicht herausblitzt. Eine gute Wahl ist auch ein Bauchband, mit dem sich die immer größer werdende Lücke zwischen Oberteil und Hose prima schließen lässt.

## ANS BUDGET DENKEN

Sie brauchen ausreichend Kleidung, die Ihnen während der Schwangerschaft ein gutes Gefühl gibt. Mit einigen wenigen Lieblingsstücken auszukommen kann dazu führen, dass Sie sich unattraktiv fühlen. Allerdings sollten Sie auch nicht wahllos einkaufen, ohne auf Ihr Budget zu achten. Sie werden nämlich gegen Ende der Schwangerschaft jedes einzelne Ihrer Schwangerschaftskleider so satt haben, dass Sie es nie mehr wieder anziehen möchten.

## LEIHGABEN UND GESCHENKE

Nicht alles muss neu sein, wenn Sie schwanger sind. Wie Babykleidung ist auch Schwangerschaftskleidung meistens in sehr gutem Zustand, weil sie nur über einen relativ kurzen Zeitraum getragen wird. Halten Sie deshalb ruhig Ausschau nach Second-Hand-Kleidung oder nehmen Sie das Angebot von Freundinnen und Verwandten an, Ihnen Kleidung zu leihen oder zu schenken. Sie könnten eine Tauschbörse für Schwangerschaftskleidung organisieren. Werfen Sie auch einen Blick in Internet-Auktionshäuser, dort ist die Auswahl riesig. Nicht selten können Sie dort eine komplette Schwangerschaftsausstattung günstig erstehen.

Auch wenn Sie die gebrauchten Stücke nicht in der Arbeit tragen möchten, taugen sie auf jeden Fall für zu Hause und Sie haben mehr Geld für schicke Bürobekleidung übrig. Ein echter Geheimtipp ist der Kleiderschrank Ihres Partners: Große T-Shirts, Hemden und Cardigans lassen sich leicht mit einem unterhalb des Bauches getragenen Gürtel in Form bringen. Männerbekleidung ist meist sehr locker geschnitten und daher viel bequemer.

FLEXIBLE KLEIDUNG
Neutrale, einfach geschnittene Kleidung ist am besten kombinierbar. Sie bewährt sich im Beruf und bei informellen Anlässen.

DIE RICHTIGE GRÖSSE
Lassen Sie sich ungefähr alle sechs Wochen von einer Fachkraft vermessen. Ihre Oberweite kann sich dramatisch verändern.

BADEKLEIDUNG
Einteilige Badeanzüge oder ein Tankini mit langem, losem Oberteil schmeicheln Ihrer Figur am meisten.

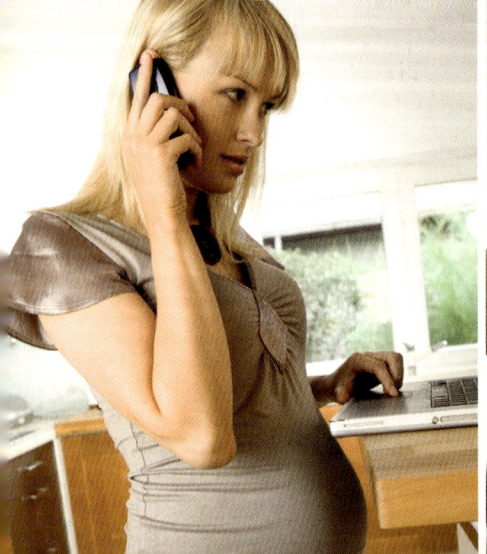

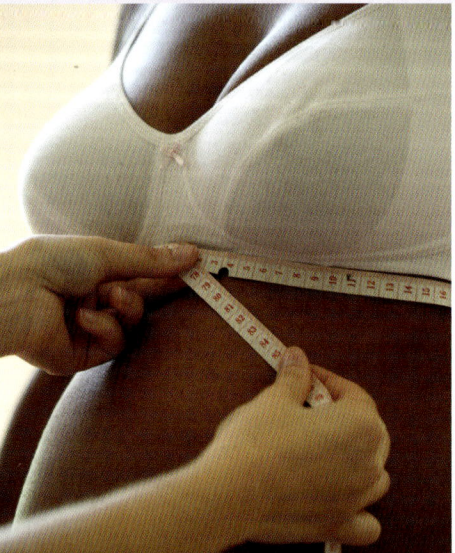

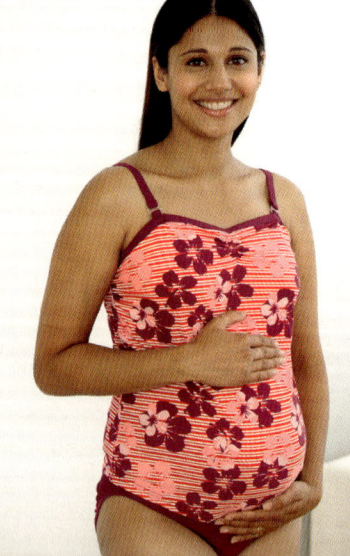

## ANPASSEN UND ÜBERLEBEN

Mit etwas Kreativität können Sie vielleicht auch ein paar Ihrer Lieblingsstücke für die Schwangerschaft passend machen. Ersetzen Sie das Vorderteil einer alten Jeans durch einen Stretch-Einsatz. Wenn Sie mit Nadel und Faden umgehen können, nähen Sie Schlauchröcke aus Stretchstoff, die mitwachsen, oder einen Wickelrock, der sich unterhalb des Bauches binden lässt.

## EINKAUF MIT KÖPFCHEN

Rechnen Sie vor dem Einkauf aus, zu welcher Jahreszeit Sie Schwangerschaftsbekleidung benötigen werden, sonst sitzen Sie später mitten im Sommer hochschwanger auf einem Vorrat an langärmligen T-Shirts. Die Anschaffung eines Badeanzugs kann sich lohnen, wenn Sie einen Urlaub planen oder regelmäßig schwimmen gehen möchten. Ein gut sitzender Badeanzug wird Sie auch motivieren, weiterhin schwimmen zu gehen, nachdem die erste Begeisterung verflogen ist.

Überlegen Sie gut, ob Sie sich extra einen Wintermantel für die Schwangerschaft zulegen möchten. Im dritten Trimester wird es Ihnen sowieso eher zu warm sein, sodass Sie sich vermutlich mit mehreren Lagen an Bekleidung wohl fühlen werden. Eine Alternative ist Ihr vorhandener Wintermantel und eine kuschelige Stola oder ein großes Tuch, das Sie und später auch Ihr Baby wunderbar warm hält.

# Richtige Schuhe

Da sich während der Schwangerschaft Ihr Gewicht nach vorne verlagert und damit auch Ihr Schwerpunkt verändert, können Schuhe mit sehr hohem Absatz nicht nur äußerst unbequem, sondern auch gefährlich werden. Tragen Sie lieber Ballerinas oder Schuhe mit kleinem Absatz. Schuhe mit Fußbett sind optimal, ausgeleierte Pumps, die keinen Halt bieten, können dagegen zu müden, schmerzenden Füßen führen. Falls Ihnen Ihre Schuhe plötzlich zu klein vorkommen, lassen Sie Ihre Füße im Fachgeschäft messen. In der Schwangerschaft lockert das Hormon Relaxin Ihre Bänder und Ihre Füße können sich so ausbreiten, dass Ihre Schuhe nicht mehr passen. Dieser Effekt kann auch nach der Geburt noch einige Zeit anhalten, deshalb lohnt sich eine Investition in ein größeres Paar. Sie ersparen sich dadurch eingewachsene Zehennägel, Hornhaut und Hühneraugen.

# Unterwäsche

Vielleicht halten Sie Schwangerschafts-Unterwäsche für eine unnötige Geldausgabe, denn schließlich kriegt sie ja niemand zu Gesicht. Aber nicht nur Ihr Bauch, sondern auch Ihre Brust wird in der Schwangerschaft größer. Mehr als jedes andere Kleidungsstück werden Sie einen Schwangerschafts-BH benötigen. Er mag Ihnen vorkommen wie ein Teil von einem Baugerüst, wenn Sie bisher zarte Spitzen-BHs gewohnt waren, aber er wird auf die Art, wie Sie stehen, einwirken, die Passform Ihrer Kleidung verbessern und Ihre Figur besser definieren. Bei sehr großen Brüsten empfinden Sie später vielleicht auch in der Nacht einen leichten BH als angenehm. Kaufen Sie zwei Schwangerschafts-BHs von guter Qualität, aber stellen Sie sich darauf ein, dass Sie diese möglicherweise nach einigen Monaten durch größere Modelle ersetzen müssen. Lassen Sie sich beim Kauf beraten.

Wenn wenige Tage nach der Geburt die Milch einschießt, werden Ihre Brüste abermals wachsen. Sie benötigen dann einen Still-BH. Fachverkäuferinnen können schon ab der 36. Schwangerschaftswoche abschätzen, welche Größe Ihr zukünftiger Still-BH haben muss. Lassen Sie sich deshalb zu diesem Zeitpunkt neu vermessen. Das ist stressfreier, als kurz nach der Geburt auf der Suche nach einem Still-BH durch die Läden zu irren.

## So haben wir das Beste aus unserer Figur gemacht

Ich fühlte mich in fließender, leichter Kleidung am wohlsten. Kleider im Empire-Stil boten mir ausreichend Bewegungsfreiheit, ohne dass ich aussah, als trüge ich ein Zelt. CH

Yoga-Hosen sind superbequem und lassen viel Bewegungsfreiheit. Meine Schwägerin trug ihre in der Schwangerschaft fast täglich. TL

Mein bester Kauf während der Schwangerschaft waren zwei Paar schwarze Stretchhosen, die mit meinem Bauch mitwuchsen und dabei immer schick aussahen. Außerdem kaufte ich mir noch ein langes Hauskleid, wenn ich keinerlei Druckgefühl am Bauch haben wollte. Es war nicht einmal ein Schwangerschaftskleid und ich trage es sogar heute noch. Mein Bauch war ziemlich klein, deshalb kam ich länger mit normaler Kleidung zurecht als andere Mütter. NK

Ich landete einen Glücksgriff auf einem Flohmarkt. Ein paar frisch gebackene Mütter boten dort ihre komplette Schwangerschafts-Garderobe zum Kauf an. LJ

In meiner ersten Schwangerschaft passten mir meine Kleider urplötzlich nicht mehr. Ich kaufte eine Grundausstattung, bestehend aus einem Kleid, einer Tunika, einem Shirt und Leggings, die sich untereinander kombinieren ließ. Damals war das eine Rieseninvestition, doch ich trug sie auch in meiner nächsten Schwangerschaft. VB

# Auf Reisen und im Urlaub

Bei einer unproblematischen Schwangerschaft spricht nichts dagegen, bis etwa zur 36. Woche Reisen zu unternehmen. Treffen Sie ein paar Vorsichtsmaßnahmen, versuchen Sie, gut vorbereitet zu sein, und genießen Sie eine stressfreie Zeit.

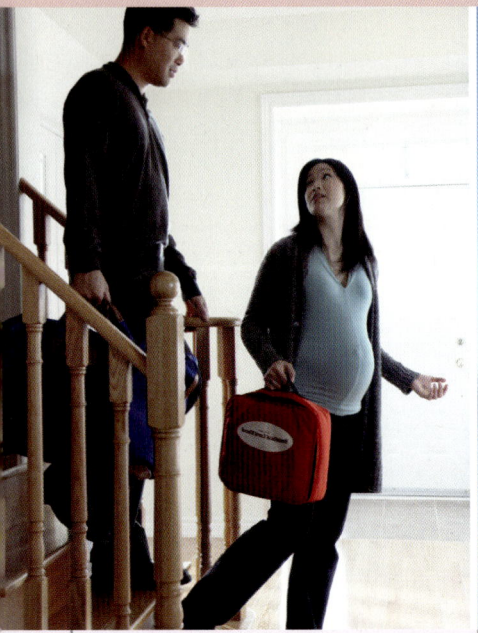

**HANDGEPÄCK**
Packen Sie alles, was Sie während Fahrt oder Flug brauchen, etwa Medikamente gegen Reisekrankheit, ins Handgepäck.

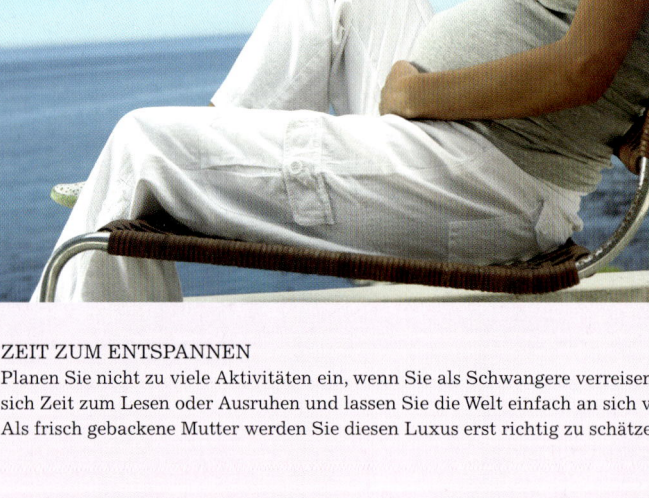

**ZEIT ZUM ENTSPANNEN**
Planen Sie nicht zu viele Aktivitäten ein, wenn Sie als Schwangere verreisen. Nehmen Sie sich Zeit zum Lesen oder Ausruhen und lassen Sie die Welt einfach an sich vorüberziehen. Als frisch gebackene Mutter werden Sie diesen Luxus erst richtig zu schätzen wissen!

Für die meisten Schwangeren ist das zweite Trimester die richtige Zeit zum Verreisen. Die Übelkeit ist vorüber und sie fühlen sich mobil und energiegeladen. Nutzen Sie daher die Gelegenheit für eine Urlaubsreise, wenn es möglich ist, vor allem, wenn Sie Ihr erstes Kind erwarten. Es wird nämlich für längere Zeit das letzte Mal sein, dass Sie sich völlig entspannen und kostbare Zeit allein mit Ihrem Partner verbringen können.

Falls Sie eine Flugreise planen, bedenken Sie, dass Sie nach der 27. oder 28. Woche eventuell nicht mehr fliegen können und ab der 36. Woche in der Regel nicht mehr von den Fluggesellschaften mitgenommen werden. Es ist dann besser, sich an dem Ort aufzuhalten, an dem Sie entbinden möchten.

## Reiseziele

Sehr heiße, weit entfernte Ziele und ein Aktivurlaub mit primitiver Unterbringung sind nun möglicherweise nicht mehr ganz so erholsam wie früher. Nähere Ziele, eine komfortable Umgebung, gutes Essen und viele Entspannungsmöglichkeiten sind dagegen weit weniger anstrengend. Reisen Sie lieber nicht in Teile der Welt mit erhöhtem Ansteckungsrisiko für schwere Krankheiten oder wo es keinen Notarzt gibt. Impfungen gegen Tetanus, Hepatitis und Grippe gelten in der Schwangerschaft als unbedenklich, aber Lebendimpfstoffe, wie gegen Masern, Windpocken, Mumps und Röteln, werden generell nicht empfohlen. Schluckimpfungen zum Schutz vor Gelbfieber, Typhus, Polio und Milzbrand sind kontraindiziert. Wenn sich eine Impfung dennoch nicht vermeiden lässt, wird Ihr Arzt entscheiden, ob das Impfrisiko niedriger ist als das Risiko, sich mit der Krankheit anzustecken. In Regionen mit unsauberem Wasser sollten Sie ausschließlich auf in Flaschen abgefülltes Wasser zurückgreifen. Auch zum Zähneputzen! Essen Sie außerdem nur Obst, das Sie selbst geschält haben, verzichten Sie auf Eiswürfel in Getränken sowie auf Salate, denn Sie könnten in unsauberem Wasser gewaschen worden sein.

# Reiseplanung

Lassen Sie sich vor der Buchung von Ihrem Arzt über potenzielle Risiken aufklären, die Sie als Schwangere betreffen könnten und die eine Reise schlimmstenfalls unmöglich machen. Haben Sie bereits eine Fehlgeburt, Eileiterschwangerschaft, Schwangerschaften mit verfrühten Wehen oder Plazentafehlbildungen hinter sich, ist die Gefahr groß, dass es erneut zu Komplikationen kommt. Frauen mit hohem Blutdruck, Herzerkrankungen, erhöhtem Thromboserisiko oder schwerem Asthma sollten überhaupt nicht verreisen. Ihr Arzt wird das je nach Schwere der Erkrankung genau beurteilen können.

Prüfen Sie vor Reiseantritt, ob Ihre Versicherung auch schwangerschaftsbedingte Krankheitsfälle auf Reisen mit einschließt. Am schwierigsten ist es, eine Versicherung zu finden, die Sie im dritten Trimester schützt. Möglicherweise werden Sie eine europäische Krankenversicherungskarte (EHIC) oder einen Auslandskrankenschein benötigen.

Denken Sie stets daran, außer der Versicherungskarte auch immer Ihren Mutterpass in der Handtasche mitzuführen.

## FLUGREISEN

Teilen Sie der Fluggesellschaft oder dem Reisebüro vor Buchung des Fluges Ihre Schwangerschaft mit. Viele Airlines werden nervös, wenn Sie nach der 27. oder 28. Woche mit ihnen fliegen wollen. Sie verlangen ein ärztliches Attest, das Ihre Flugfähigkeit bestätigt und in dem der voraussichtliche Geburtstermin vermerkt ist. Nach der 35. oder 36. Woche wird Sie jedoch kaum noch eine Airline mitnehmen wollen – ob mit oder ohne Attest.

Buchen Sie im Flugzeug möglichst einen Platz am Gang oder in der ersten Reihe, denn dort haben Sie die größte Beinfreiheit. Packen Sie alles, was Sie auf dem Flug brauchen, ins Handgepäck, vom Snack bis hin zu (für Schwangere geeigneten) Tabletten gegen Reiseübelkeit. Vergessen Sie Ihre regulären Medikamente nicht.

Schwangere sind besonders anfällig für Thrombosen (Blutgerinnsel) und Krampfadern. Daher ist es sehr wichtig, dass Sie auf langen Reisen immer wieder Beine und Arme bewegen, um den Blutfluss in Gang zu halten. Stehen Sie, wenn möglich, einmal pro Stunde auf, strecken Sie sich und laufen Sie umher. Trinken Sie ausreichend Flüssigkeit und tragen Sie Stützstrümpfe oder -söckchen.

## AUTOFAHRTEN

Autofahrten können sehr ermüdend sein und verursachen manchmal auch Übelkeit. Trinken Sie deshalb regelmäßig, essen Sie energiespendende Nahrungsmittel (etwa Obst und Nüsse) und machen Sie viele Pausen. Legen Sie unbedingt den Sicherheitsgurt an. Der Schultergurt sollte zwischen den Brüsten und der Beckengurt unter dem Bauch hindurchführen. Öffnen Sie zwischendurch das Fenster für frische Luft.

## Reiselust statt Reisefrust

Eine gute Vorbereitung ist die optimale Voraussetzung für entspanntes Reisen. Beachten Sie folgende Tipps:

● Ein Kissen und eine Decke sorgen unterwegs für kuschelige Bequemlichkeit. Eine Schlafmaske und Entspannungsmusik auf dem MP3-Player können das Einschlafen erleichtern. Ein paar gemütliche Socken tun geschwollenen Füßen gut, wenn Sie die Möglichkeit haben, die Schuhe auszuziehen.

● Wenn Sie mit dem Auto verreisen, lassen Sie jemand anderen die Koffer in den und aus dem Kofferraum wuchten.

Benutzen Sie Trolleys oder Koffer mit Rollen, die Sie hinter sich herziehen können. Falls Sie dennoch Ihr Gepäck tragen müssen, wählen Sie lieber mehrere kleine als eine einzige große Tasche, die Sie auf keinen Fall ohne Hilfe schleppen können.

● Nehmen Sie mehrere Paar Schuhe mit auf die Reise. Am besten sind welche mit Fußbett und rutschfester Sohle.

● Buchen Sie eine Unterkunft, die leicht und schnell erreichbar ist. Reisen kann Sie mehr ermüden als Sie denken und möglicherweise müssen Sie öfter als sonst Ihr Zimmer zum Ausruhen aufsuchen.

Auch wenn Sie sehr reiseerfahren sind und normalerweise alles erst in letzter Minute buchen, empfiehlt es sich, in der Schwangerschaft etwas vorauszuplanen. Vielleicht überprüfen Sie manche geplante Aktivitäten wie Wanderungen oder Ausflüge besser vorher genau auf ihre Schwangerentauglichkeit.

● Packen Sie Kleidung ein, die je nach Temperatur übereinander getragen oder schnell ausgezogen werden kann. Zweiteiler sind bei häufigen Toilettenbesuchen leichter zu handhaben als Einteiler. Atmungsaktive, knitterfreie Stoffe sind bequem und praktisch.

# Erholsamer Schlaf

Mit fortschreitender Schwangerschaft kann erholsamer Schlaf zur exklusiven Angelegenheit werden. Dennoch ist er jetzt wichtiger denn je. Ihre gute Laune, Ihre Energie und auch der Umgang mit den Wehen werden davon beeinflusst.

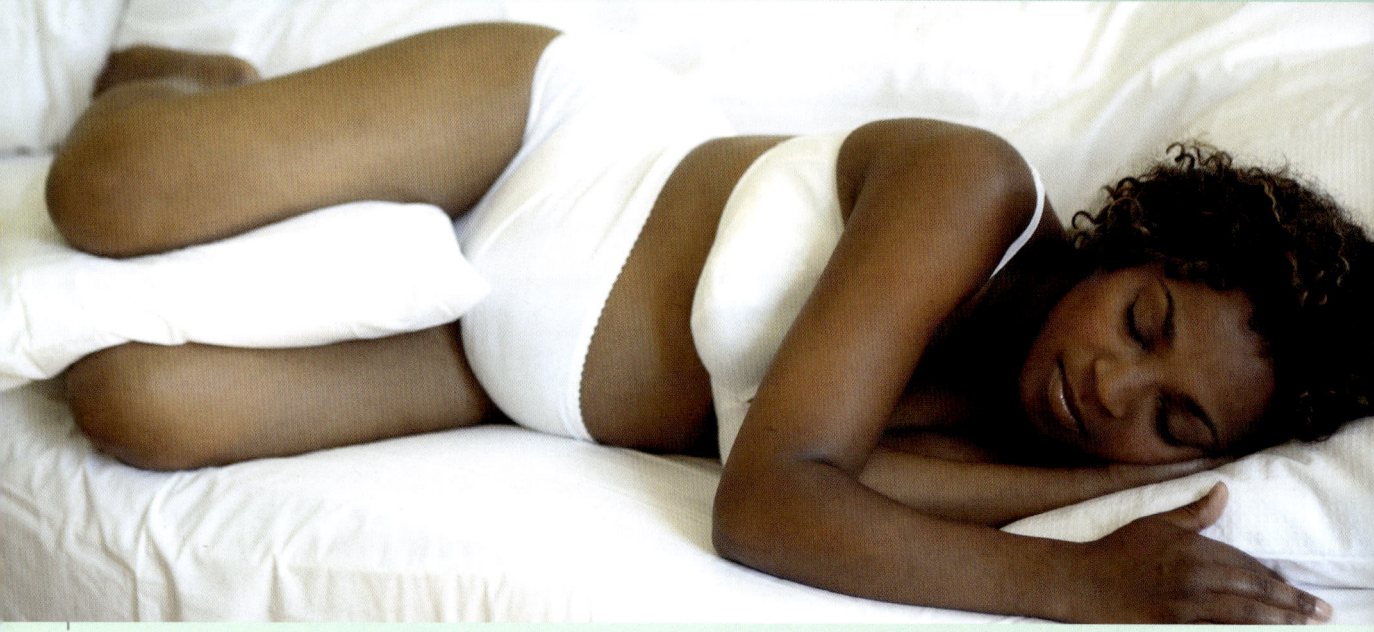

**SO BEQUEM WIE MÖGLICH**
Stützen Sie Rücken und Knie mit Kissen. Eine bequeme Schlafposition verhindert Schmerzen und fördert erholsamen Schlaf. Gegen Ende der Schwangerschaft sollten Sie nicht mehr auf dem Rücken schlafen.

Es hat mehrere Gründe, warum der Schlaf in der Schwangerschaft nicht so geruhsam ist wie sonst. Sie müssen beispielsweise nachts öfter zur Toilette, da Ihre Nieren härter arbeiten, um die erhöhte Blutmenge in Ihrem Körper zu filtern. Dadurch produzieren sie mehr Urin. Außerdem drückt der wachsende Uterus auf die Blase.

Kleinere Beschwerden können den Schlaf ebenfalls stören. Sie sind das Resultat der hormonellen und physischen Veränderungen, während sich der Körper an den größer werdenden Uterus anpasst. Auch emotionale Probleme – Stress, Aufregung, Nervosität – beeinflussen den Schlaf. Stellen Sie sich schon mal auf besonders eindringliche Träume ein. Sie können von Hormonen, gestörten Schlafmustern sowie physischen und emotionalen Veränderungen ausgelöst werden. Falls Ihre Träume Sie beunruhigen, sprechen Sie darüber mit Ihrem Partner oder Ihrer Hebamme.

Viele Schwangere leiden unter dem Restless-Legs-Syndrom (RLS), sie haben das Gefühl, ständig die Beine bewegen zu müssen. Man weiß nicht, woher das kommt, nimmt aber an, dass es mit Hormonen, Blutzirkulation und möglicherweise auch mit einem Mangel an Eisen oder Folsäure zu tun hat. Gesunde Ernährung kann helfen, aber auch ein kaltes Fußbad. Am besten lagern Sie die Beine im Bett etwas erhöht.

## Sind Sie müde?

Müdigkeit ist in den ersten Schwangerschaftsmonaten völlig normal. Schließlich soll in Ihrem Bauch innerhalb von neun Monaten ein kompletter Mensch entstehen. Kein Wunder also, dass Ihr Körper harte Arbeit leistet, um sich an die neuen physischen und emotionalen Anforderungen anzupassen.

Müdigkeit ist die Art Ihres Körpers Ihnen zu sagen, dass Sie etwas langsamer treten und mehr ausruhen sollen. Ideal sind acht Stunden Schlaf pro Nacht. Vielleicht fühlen Sie sich aber auch müde, weil Sie wegen Ihrer Schwangerschaft plötzlich auf Koffein verzichten. Müdigkeit kann eine Art Entzugserscheinung sein, die aber schnell verschwindet. Flüssigkeitsmangel kann generell zu Erschöpfung führen. Da Ihr Flüssigkeitsbedarf in der Schwangerschaft enorm steigt, sollten Sie von Anfang an darauf achten, immer genug zu trinken.

Die gute Nachricht ist, dass die Müdigkeit nach dem ersten Trimester in der Regel nachlässt und Ihre Energie wieder steigt.

## Besser schlafen

Ihr Schlafzimmer sollte ruhig und angenehm temperiert sein. Seien Sie bereit, den Tag loszulassen, bevor Sie zu Bett gehen. Regelmäßige Bewegung, etwa 30 Minuten pro Tag, macht herrlich müde und reduziert die Auswirkungen von Stress. Wenn Sie körperlich fit sind, werden Sie nachts seltener unter Rückenschmerzen und anderen Beschwerden leiden.

Nehmen Sie nachmittags und abends kein Koffein oder andere Stimulanzien mehr zu sich. Sie verhindern den Schlaf und machen Sie aufgeregt und nervös. Und setzen Sie sich keinesfalls unter Druck, wenn sich der Schlaf einmal nicht einstellen will. Auch wenn Sie nicht schlafen, ist es wichtig, sich auszuruhen. Gehen Sie früh zu Bett und entspannen Sie sich, bis Sie eindösen.

Entspannungsübungen können Ihnen beim Einschlafen helfen. Spannen und entspannen Sie Ihre Muskeln. Fangen Sie bei den Zehen an und »arbeiten« Sie sich langsam die Beine hoch, über den Bauch, die Brust und die Arme bis hinauf zum Gesicht. Bitten Sie Ihren Partner, Sie vor dem Zubettgehen zu massieren, damit sich eventuelle Verspannungen lösen, die Sie am Einschlafen hindern.

### EINSCHLAF-TIPPS

Diese einfachen und bewährten Strategien können Ihnen helfen, sich zu entspannen, und sorgen für erholsamen Schlaf.

• Die Aminosäure Tryptophan fördert die Produktion von schlafförderndem Serotonin im Körper. Nehmen Sie deshalb vor dem Zubettgehen ein Glas Milch, einen Joghurt oder ein Ei- oder Thunfischsandwich zu sich.

• Nehmen Sie vor dem Zubettgehen ein warmes (nicht heißes!) Bad.

• Geben Sie nach dem ersten Trimester 1–2 Tropfen ätherisches Lavendelöl, vermischt mit 1 Teelöffel Traubenkernöl, ins Badewasser. Das wirkt beruhigend und entspannend.

• Geben Sie 1–2 Tropfen Lavendelöl auf ein Taschentuch und binden Sie es ans Kopfende Ihres Bettes.

• Trinken Sie vor dem Zubettgehen eine Tasse Kamillentee.

• Achten Sie darauf, nicht zu schwitzen. Benutzen Sie eigene Bettdecken, sodass Sie sich auf- oder zudecken können, ohne Ihren Partner zu wecken.

• Wenn Sie an Sodbrennen leiden, kann eine Scheibe frische Ananas nach dem Abendbrot helfen, denn sie neutralisiert die Magensäure. In diesem Fall sollten Sie zwei bis drei Stunden vor dem Zubettgehen nichts mehr zu sich nehmen.

### GEMÜTLICH GEMACHT

Legen Sie sich ein paar feste Kissen zu, die Ihren Bauch stützen. Viele Frauen empfinden es mit fortschreitender Schwangerschaft als angenehm, ein Kissen zwischen die Knie zu legen und eines unter den unteren Rücken, um die Hüfte zu stützen und den Druck zu nehmen. Experimentieren Sie ein wenig herum, bis Sie eine Stellung finden, in der Sie sich entspannen können. Wenn Ihnen Sodbrennen den Schlaf raubt, lagern Sie den Oberkörper etwas erhöht auf Kissen oder lassen Sie Ihren Partner den Kopfteil Ihres Bettes etwa 10–20 cm anheben.

## Das hat uns beim Einschlafen geholfen

Ich habe im Bett immer eine Hypnogeburts-CD angehört. Sie hat mich gut einschlafen lassen und mich auf die Geburt vorbereitet. Die Inhalte gelangen auch im Schlaf ins Unterbewusstsein. TL

Manchmal verbannte ich meine Sorgen oder Listen, was ich noch alles erledigen muss, aus meinen Gedanken, indem ich sie aufschrieb, bevor ich das Licht löschte und ruhig einschlief. CH

Ich fand es anfangs störend, dass mein Baby immer anfing zu treten, sobald ich mich zum Schlafen hinlegte. Später sah ich es positiv, denn so wusste ich, dass alles in Ordnung war. FF

Ich musste nachts alle ein bis zwei Stunden aufstehen und meine Blase leeren. Das war erschöpfend, aber vielleicht kam ich deshalb mit meinem Baby so gut klar, weil ich »geübt« hatte. VB

## Mittagsschlaf

Wenn Sie nachts nicht gut schlafen, versuchen Sie doch tagsüber ein Nickerchen zu machen. Es wirkt erstaunlich belebend, allerdings finden es viele Frauen schwierig, am Tag zu schlafen. Üben Sie in der Schwangerschaft, denn wenn das Baby erst einmal da ist, gibt es keine Garantie mehr auf eine ungestörte Nachtruhe. Und denken Sie immer daran, dass eine schlaflose Nacht nicht das Ende der Welt bedeutet.

# Zeit zum Entspannen

In jedem Lebensabschnitt ist Stressreduktion der beste Weg, um gesund und glücklich zu bleiben. In der Schwangerschaft ist es besonders wichtig, denn das Baby bekommt die Auswirkungen zu spüren, die Stress auf Ihren Körper hat.

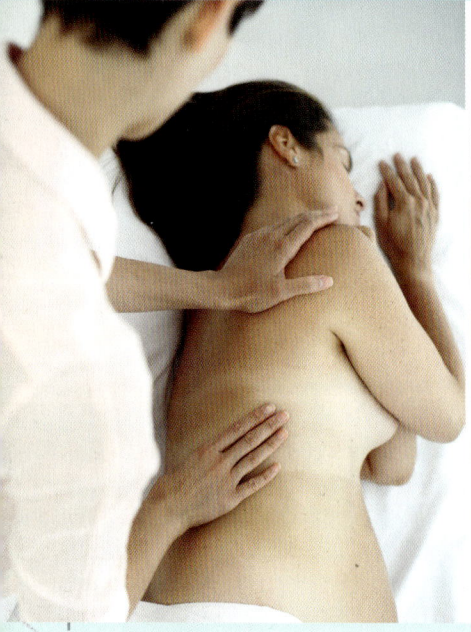

**MASSAGEN**
Ein Masseur bearbeitet gezielt verspannte Körperpartien. Suchen Sie sich eine Praxis, die Schwangerschaftsmassage anbietet.

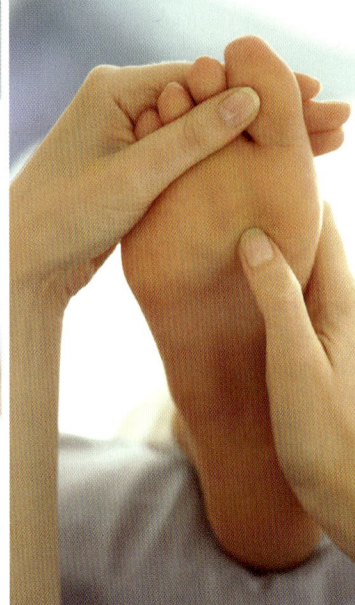

**REFLEXZONENMASSAGE**
Eine Fußreflexzonenmassage kann entspannend wirken, die Gesundheit fördern und Schwangerschaftsbeschwerden lindern.

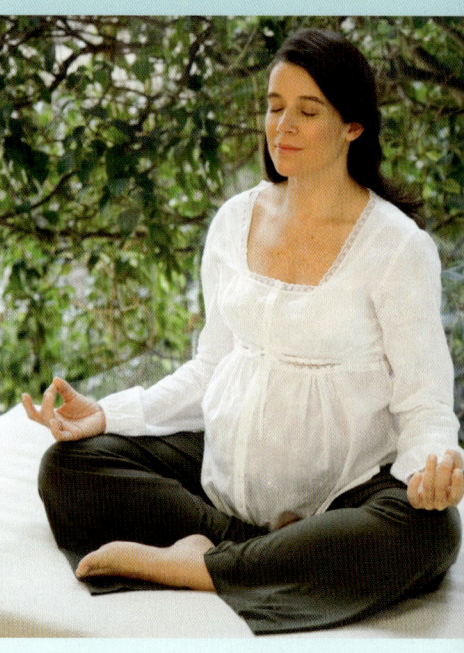

**MEDITATION**
Ein paar Minuten am Morgen, in denen Sie stillsitzen und Ihren Kopf frei machen, können den ganzen Tag für gute Laune sorgen.

Gelegentlich unter Stress zu leiden gehört für uns zum Alltag. In der Schwangerschaft kann sich der Stress steigern, denn neben all den positiven Veränderungen erwarten Sie auch ein paar außergewöhnliche Herausforderungen. Stress ist nicht immer negativ, er kann uns auch dazu bringen, aktiv zu werden, etwa indem wir Probleme im Beruf oder in der Beziehung ansprechen. Stehen wir allerdings längere Zeit unter Stress, kann dies zu Gesundheitsrisiken wie hohem Blutdruck, Verdauungsbeschwerden und emotionalen Problemen führen.

## So beeinflusst Stress den Körper

Eine stressige Situation hat körperliche Auswirkungen, denn sie bewirkt die Ausschüttung von Kortisol, Adrenalin und Noradrenalin. Diese Hormone bereiten den Körper darauf vor, sich der Situation zu stellen und zu kämpfen oder notfalls zu fliehen, indem sie ihn mit Energie überfluten und die Durchblutung der Muskeln erhöhen. Nun ist es aber leider so, dass man alltägliche

Stresssituationen – vom Verkehrsstau bis zum Abgabetermin im Büro – nicht durch Kampf oder Flucht bewältigen kann. Die Hormone werden somit nicht abgebaut, sondern zirkulieren weiterhin in unserem Blut. Langfristig macht uns dies anfällig für gesundheitliche Probleme wie zum Beispiel Bluthochdruck.

### STRESS IN DER SCHWANGERSCHAFT
Die Auswirkungen von Stress auf das Ungeborene werden noch immer wissenschaftlich erforscht, vieles liegt

# »Probieren Sie Techniken wie Yoga aus, die den Körper trainieren und den Geist entspannen.«

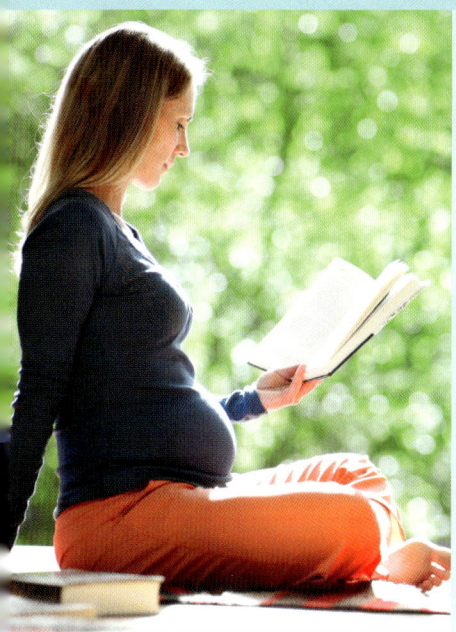

**LESEN**
Lesen Sie mal wieder ein gutes Buch, bei schönem Wetter gerne auch im Freien. Das heitert auf und entspannt.

dabei noch im Dunkeln. Verlässliche Studien haben jedoch bereits ergeben, dass ein hoher Stressfaktor während der Schwangerschaft nicht nur mit Schlafstörungen des Babys während der ersten zwei Lebensjahre in Verbindung gebracht werden kann, sondern auch mit Verhaltensauffälligkeiten und psychischen Problemen in späteren Jahren. Die gute Nachricht ist, dass es keine Beweise für eine Verbindung zwischen Stress und einer Fehlgeburt zu geben scheint.

Stress wirkt sich aber nicht nur auf Ihr Baby aus, er steht auch in dem Ruf,

Ängste und Depressionen auslösen zu können. Dies bedeutet nun nicht, dass Sie in der Schwangerschaft ein völlig stressfreies Leben führen müssen. Es heißt nur, dass Sie etwas dagegen unternehmen sollen, wenn der Stress überhand zu nehmen droht.

## Wege der Entspannung

Was können Sie gegen Stress tun? Leichtes körperliches Training und regelmäßiges Entspannen sind die besten Alltagsstrategien, um Stress entgegenzuwirken, sich ein positives Lebensgefühl zu bewahren und gesund zu bleiben.

Sportliches Training erlaubt den Stresshormonen, den Körper so zu aktivieren, wie von der Natur geplant (»kämpfen oder fliehen«), und obendrein werden auch noch Glückshormone, sogenannte Endorphine, ausgeschüttet. Entspannungstechniken helfen, in Stresssituationen weniger angespannt zu sein.

Schwimmen, Walking oder andere Formen der Bewegung helfen fast immer, Stress zu reduzieren (S. 30–33). Bewegung kann außerdem Schwangerschaftsbeschwerden wie Rückenschmerzen, Verstopfung und Schlaflosigkeit lindern, die sich in Stresssituationen meistens verschlimmern. Am mühelosesten findet man Entspannung bei einer Tätigkeit, die man gerne macht, sei es lesen, mit dem Hund Gassi gehen oder stricken.

Aber auch aktive Entspannungsmethoden wie Yoga, Tai Chi und Meditation sind hilfreich und einen Versuch wert. Im Yogakurs (S. 40–41) beispielsweise lernen Sie Übungen und mentale Techniken, die Sie in einen Zustand tiefer Ruhe versetzen können. Wenn Sie sie beherrschen, können Sie sie an jedem Ort anwenden, sodass Sie in Zukunft weniger anfällig auf Stress reagieren.

Entspannungs- und Meditations-CDs oder DVDs sind für zu Hause ebenfalls sehr praktisch. Vielleicht versuchen Sie es auch mit einer Hypnogeburt-CD, die nicht nur unglaublich entspannend wirkt, sondern Sie auch noch seelisch auf die Geburt vorbereitet.

STRATEGIEN FÜR ZU HAUSE
Denken Sie darüber nach, ob es Ihnen gelingt, Berufsleben durch Privatleben auszugleichen. Beginnen Sie mit Ihrem Arbeitstag. Sie wissen selbst am besten, ob die Zahl der Arbeitsstunden oder die Schichteinteilung zu anstrengend für Sie ist. Vielleicht können Sie zusammen mit Ihrem Arbeitgeber oder den Kollegen eine Lösung finden, die für Sie weniger Stress bedeutet. Machen Sie sich zu Hause hin und wieder unerreichbar, indem Sie den Telefonhörer aushängen und sich von Ihren E-Mails fernhalten.

Ein weiteres Anti-Stress-Mittel ist Zeit mit netten Leuten zu verbringen, die es gut mit Ihnen meinen, eine optimistische Lebenseinstellung haben und jeder Situation etwas Gutes abgewinnen können.

# Stimmungen und Gefühle

Das Auf und Ab der Gefühle ist in der Schwangerschaft normal. Viele Frauen empfinden die Zeit als mühsam. Es ist wichtig, sich selbst genau zu beobachten und sofort etwas gegen den »Blues« zu unternehmen, sobald er auftritt.

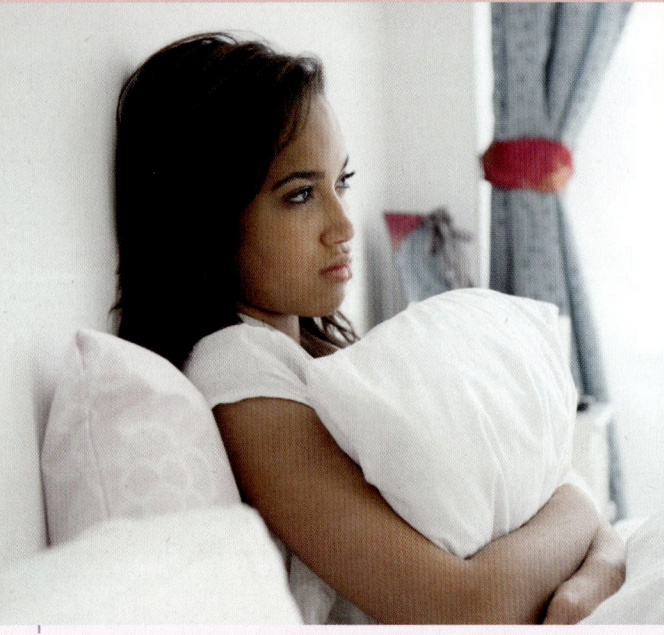

NIEDERGESCHLAGENHEIT
Jede Frau erlebt während der Schwangerschaft Tiefpunkte. Grund können Hormone oder Alltagssorgen sein. Hält die Traurigkeit jedoch länger an, sollten Sie mit Ihrem Arzt darüber sprechen.

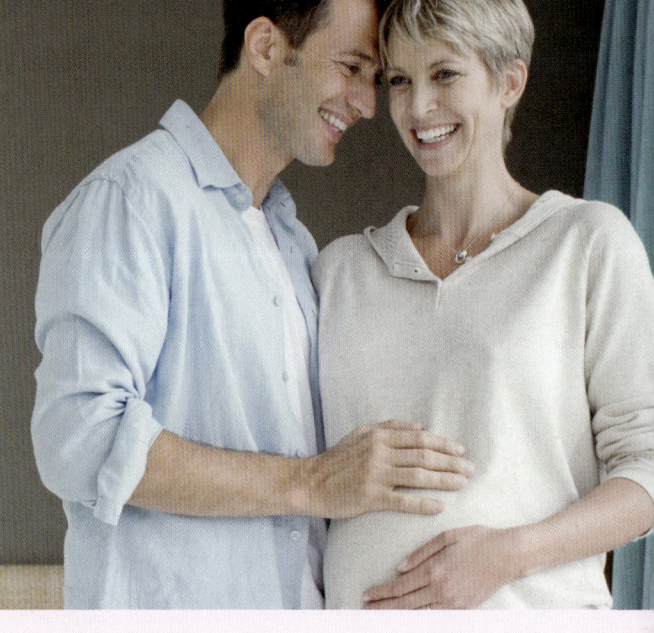

FÜREINANDER DA SEIN
Sie machen diese lebensverändernde Erfahrung gemeinsam. Vertrauen Sie sich Ihrem Partner an, wenn Sie Sorgen haben. Unterstützung wirkt positiv auf die Laune und auf Ihre Beziehung.

Veränderungen im Hormonspiegel während der Schwangerschaft können Stimmungsschwankungen auslösen. Es ist wichtig, sich auf Tiefpunkte in dem Wissen einzustellen, dass diese wieder vorübergehen. Länger anhaltende Niedergeschlagenheit oder Traurigkeit dürfen Sie jedoch nicht ignorieren.

## Ihre Hormone

Im ersten Trimester passt sich der Körper der Schwangerschaft an. Das bedeutet Veränderungen bei zwei speziellen Hormonen, nämlich Progesteron und Östrogen.

Vor der Schwangerschaft herrschte zwischen den beiden ein relatives Gleichgewicht und dadurch war auch Ihre Gefühlswelt einigermaßen ausgeglichen. In den ersten Wochen der Schwangerschaft (vor allem zwischen der 6. und der 10. Woche) verändert sich jedoch der Hormonspiegel und es kann sein, dass Sie sich dann ungewöhnlich ruhig und positiv gestimmt fühlen oder auch gereizt, nervös und traurig.

Die Stimmungsschwankungen lassen in der Regel im zweiten Trimester nach. Trotzdem ist es für Schwangere ganz typisch, schnell zu weinen. Oft genügen dafür schon ein trauriger Film oder ein Bericht in den Nachrichten. Wenn Ihr Bedürfnis nach Nähe und Zuwendung größer wird, sollten Sie darüber mit Ihrem Partner sprechen. Wenn sich Ihr Körper in den letzten Wochen der Schwangerschaft auf die Geburt vorbereitet, verändert sich abermals der Hormonspiegel, was sich erneut in Stimmungsschwankungen äußern kann.

## HÖHEN UND TIEFEN

Nicht immer sind die Hormone schuld, wenn die Stimmung umschlägt. Auch die Erkenntnis, dass sich Ihr Leben bald von Grund auf verändern wird, kann dazu beitragen. Es ist völlig normal, wenn Sie ständig zwischen Vorfreude auf das Baby, das in Ihrem Bauch heranwächst, und Angst, mit der neuen Situation nicht fertigzuwerden, schwanken.

Selbst wenn die Schwangerschaft Ihr sehnlichster Wunsch war, ist es normal, dass Ihnen manchmal Bedenken kommen. Sie fragen sich, wie es nach der Geburt finanziell oder im Beruf weitergehen soll, wie sich die Beziehungen zum Partner, zu Freunden und Familie gestalten werden oder ob Sie je lernen werden, so ein winziges Baby zu versorgen. Seien Sie beruhigt: Alle werdenden Mütter haben diese Sorgen.

Es gibt ein paar ganz einfache Möglichkeiten, die Stimmung zu heben, wenn Sie sich mal wieder niedergeschlagen und überfordert fühlen. Besonders effektiv ist Bewegung im Freien. Versuchen Sie auch, sich an einen festgelegten Tagesablauf aus Arbeiten, Ausruhen, Bewegung, Essen und Schlafen zu halten. Und bitten Sie Freunde und Familie um Hilfe, wenn Ihnen alles über den Kopf wächst, ob es nun um praktische Dinge wie kochen oder putzen geht oder um emotionale Unterstützung in Form von Telefonaten, Umarmungen oder tröstenden Worten.

## PRAKTISCHE LÖSUNGEN

Diese simplen Strategien haben sich beim Abmildern von Stimmungsschwankungen bewährt:

• Mehr Ruhe. Sorgen sind weniger erdrückend, wenn man sich ausgeruht fühlt. Versuchen Sie weniger zu arbeiten, halten Sie Mittagsschlaf.

• Belohnen Sie sich täglich selbst. Dies kann ein bunter Blumenstrauß auf dem Tisch sein, eine halbe Stunde mit der Lieblingszeitschrift auf dem Sofa oder die Online-Suche nach einem betörenden neuen Kleid oder Lippenstift.

• Reden Sie mit Ihrem Partner, der vermutlich genauso verunsichert über die neue Situation ist wie Sie. Vielleicht können Sie einmal die Woche zum Essen ausgehen? Kümmern Sie sich um einen Babysitter, falls Sie schon Kinder haben.

• Treffen Sie sich mit anderen werdenden Müttern. In dem Wissen, dass alle dieselben Sorgen teilen, können Sie gemeinsam über Ihre Stimmungsschwankungen lachen.

# Pränatale Depression

Mit etwas praktischer Hilfe und emotionaler Unterstützung bessert sich die Stimmung bei fast allen Frauen schnell wieder. Bei einer kleinen Zahl werdender Mütter verdichten sich die Stimmungsschwankungen zu einer ernst zu nehmenden pränatalen Depression. Ihre Niedergeschlagenheit lässt nicht nach, sie können sich nicht mehr zu Aktivitäten aufraffen, sie schlafen viel zu viel oder überhaupt nicht, sie werden häufig von negativen Gedanken über sich und ihre Schwangerschaft gequält oder sie denken sogar daran, sich etwas anzutun. Sollten Sie eines dieser Symptome bei sich selbst entdecken, sprechen Sie mit Ihrem Arzt darüber. Etwa eine von zehn werdenden Müttern benötigt professionelle Hilfe zur Bewältigung ihrer Depression. Gesprächstherapien leisten dabei gute Dienste, manchmal ist auch eine Medikation angezeigt.

## So hielten wir uns bei Laune

Täglich etwas Sport – Walking, Schwimmen, Yoga – gab mir ein positives Gefühl. Bei mir bewirkten die Hormone, dass ich entspannter war als üblich und fast die ganze Zeit gut gelaunt. Bestimmte Yoga-Atemtechniken halfen mir durch die Zeit. TL

Niedliche Babykleidung zu kaufen war für mich das Größte. Gegen schlechte Laune half mir auch, mich auf praktische Dinge zu stürzen, wie das Aussuchen der Tapeten oder das Nähen der Vorhänge. NK

Mit meinem medizinischen Wissen konnte ich Schwangerschaftsbeschwerden als notwendiges Übel auf dem Weg zum Happy-End – ein wunderschönes Baby zu haben – betrachten. Ich habe versucht, auf Negatives gar nicht einzugehen. LJ

Ich habe einen Feldenkrais-Kurs (Bewegungstherapie) besucht und dort Frauen kennengelernt, die während der Schwangerschaft meine Vertrauten waren und auch jetzt noch meine Freundinnen sind. CH

Ich habe mich in meiner ersten Schwangerschaft auf eine anstrengende Geburt vorbereitet, wie ich es als Geburtshelferin manchmal erlebt hatte. Dadurch distanzierte ich mich sehr stark von meinem Baby. Beim zweiten Mal war ich viel positiver und baute auch schnell eine Bindung zu meinem Baby auf. Wenn Frauen negative Gedanken über ihre Schwangerschaft äußern, versuche ich sie dazu zu bringen, sich auf die positiven Seiten zu konzentrieren. Die Mehrheit aller Schwangerschaften verläuft nämlich ganz normal. VB

# Partnerschaft

Ein Baby bedeutet für jedes Paar eine große Umstellung, durch die sich die Beziehung verändert. Eltern werden ist wunderbar, wenn Ihr Partner mit ganzem Herzen bei der Sache ist. Festigen Sie die Bindung untereinander.

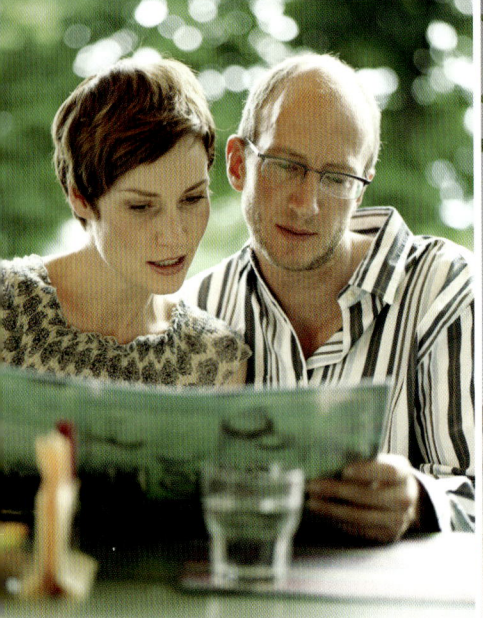

**GEMEINSAME ZEIT**
Nehmen Sie sich so viel Zeit wie möglich für den Partner, um Ängste abzubauen und eine enge, dauerhafte Bindung herzustellen.

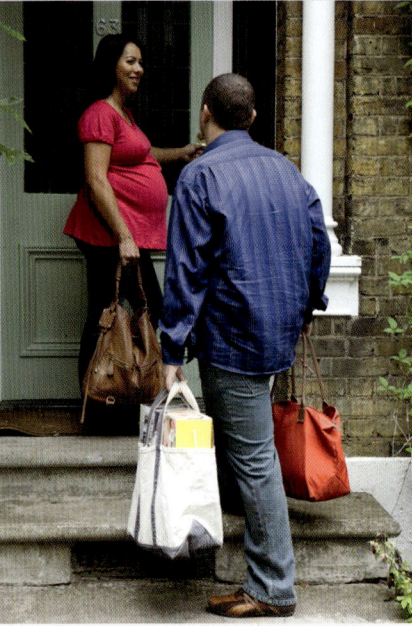

**GEMEINSAME ARBEIT**
Wahrscheinlich haben Sie die Hausarbeit bereits aufgeteilt. Bedenken Sie nun die Aufgabenverteilung nach der Geburt.

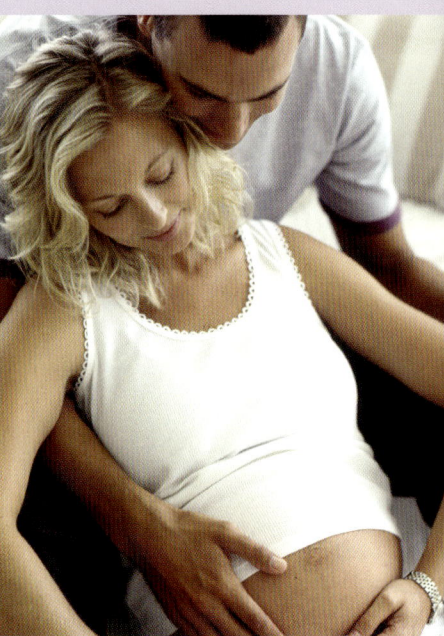

**GEMEINSAME ERFAHRUNG**
Vielleicht fühlt sich Ihr Partner ausgeschlossen. Gemeinsame Geburtsvorbereitungskurse geben ihm das Gefühl, eingebunden zu sein.

Sobald Sie die Bestätigung haben, dass Sie schwanger sind, werden sich zu Ihrer Freude darüber auch einige Ängste gesellen. Ein Teil dieser Ängste dreht sich womöglich um die Veränderungen, die Ihrer Partnerschaft bevorstehen. Was, wenn sich Ihr Partner aus der Mutter-Kind-Beziehung ausgeschlossen fühlt? Was, wenn Sie und Ihr Partner mit den schlaflosen Nächten nicht klarkommen? Was, wenn Sie sich von der Endgültigkeit dieser neuen Beziehung eingeengt fühlen? Sie können die Veränderungen, die auf Sie warten, nicht kontrollieren. Sie können aber über Ihre Ängste sprechen.

## Gemeinsame Zeit

Sie wissen, dass Sie in der Schwangerschaft auf Ihre Gesundheit achten sollen. Aber wussten Sie auch, dass dies ebenso für Ihre Partnerschaft gilt? Regelmäßig gemeinsam verbrachte Zeit ist der einfachste Weg, das Band zwischen Ihnen und Ihrem Partner zu festigen. Wenn Sie beide nur wenig Zeit für gemeinsame Mußestunden haben, versuchen Sie wenigstens einen Abend pro Woche und vielleicht Teile des Wochenendes füreinander frei zu halten. Selbst eine einzige Stunde, in der Sie sich nur aufeinander konzentrieren, hilft, sich nahe zu bleiben.

Gehen Sie sanft miteinander um, aber sprechen Sie offen über Ihre Gefühle, besonders, wenn Sie sich müde oder gereizt fühlen. Teilen Sie Ihrem Partner Ihre Gedanken und Pläne über die Zukunft mit und hören Sie sich seine Ideen oder Ängste an. Erinnern Sie ihn daran, dass es normal ist, sich über das, was kommt, Sorgen zu machen. Und vergessen Sie nicht, dass Sie beide körperliche Zuwendung brauchen. Eine Umarmung oder eine zärtliche Berührung reichen oft schon aus, um in Zeiten der Anspannung die liebevolle Verbindung zueinander wieder herzustellen.

## OFFEN SPRECHEN

Wir alle haben eine mehr oder weniger vorgefasste Meinung über Elternschaft, die stark von unseren eigenen Kindheitserfahrungen geprägt ist. Was aber, wenn Ihre Vorstellung von Kindererziehung nicht mit der Ihres Partners übereinstimmt? Um zukünftige Streitereien zu vermeiden, sollten Sie schon vor der Geburt anfangen, einige Dinge zu klären. Vielleicht denken Sie ganz anders darüber, wo das Baby schlafen soll, ob und wie man Kleinkinder erzieht oder auch nur, welchen Namen Ihr Kind tragen soll. Welche Art von Mutter möchten Sie sein? Wie stellt sich Ihr Partner seine Vaterrolle vor? Reden Sie darüber. Und legen Sie auch Ihre eigenen Kindheitserfahrungen offen dar. Ob Ihre Eltern liebevoll, autoritär oder nachlässig waren, wie sie es mit der Disziplin hielten und wie sie sich die Kindererziehung teilten.

Ihre eigene Kindheit hat großen Einfluss auf Ihre Vorstellungen von Elternschaft. Doch Sie haben jetzt auch die Möglichkeit, neue Wege zu gehen und eine gemeinsame Erziehungsphilosophie auszuarbeiten. Lesen Sie Erziehungsratgeber und diskutieren Sie über die Ratschläge, die Sie darin finden. Es ist nicht notwendig, sofort Einigkeit zu erzielen. Das Eingeständnis, dass Ihre Meinungen auseinandergehen, ist ein guter Anfang, um zu einem Kompromiss zu kommen.

## VERANTWORTUNG TEILEN

Ein weiteres Thema, das vor der Geburt ausdiskutiert werden sollte, ist die Aufteilung der elterlichen Pflichten und der Haushaltsführung. Berücksichtigen Sie dabei die Anforderungen Ihres Berufes, Ihre Vorlieben und Abneigungen. Vor allem für die ersten Wochen nach der Geburt, wenn Sie selbst viel Zeit im Liegen und mit Füttern verbringen werden, empfiehlt es sich, eine To-do-Liste zu erstellen. Besprechen Sie, wie Ihr Partner Ihnen unter die Arme greifen kann. Etwa, indem Sie sich beim nächtlichen Windelwechseln abwechseln? Und wer geht wann einkaufen oder übernimmt das Kochen und Putzen?

## SICH AUSGESCHLOSSEN FÜHLEN

Ihr Partner gerät während der Schwangerschaft leicht ins Abseits. Tests, Untersuchungen, das Interesse der Leute – alles dreht sich nur um Sie als werdende Mutter. Werdende Väter werden oft eher als Helfer und nicht als vollwertige Partner betrachtet. Besprechen Sie deshalb alles mit Ihrem Partner und treffen Sie gemeinsame Entscheidungen, nehmen Sie Termine gemeinsam wahr und bestehen Sie darauf, dass Ihr Partner auch von den medizinischen Fachleuten in alle Entscheidungsprozesse einbezogen wird.

> »Stellen Sie sich darauf ein, dass sich Ihre Paarbeziehung und Ihr Lebensstil als Eltern ändern werden.«

## Viele Ideen, den Partner einzubeziehen

Mein Partner und ich waren schon lange gute Freunde, ehe wir ein Paar wurden. Als wir heirateten, waren wir bereits aufeinander eingespielt und es fiel uns nicht schwer, Tagesabläufe und Bedürfnisse in Einklang zu bringen. Unser erstes Kind brachte erst einmal alles durcheinander, aber wir haben uns gemeinsam neu organisiert. Das war nicht einfach, denn wir hatten beide lange Arbeitszeiten und jede dritte oder vierte Nacht Bereitschaft oder Dienst im Krankenhaus. LJ

Wir gingen gemeinsam zu den Ultraschall-Untersuchungen und suchten zusammen einen Namen für unsere Kinder aus. Außerdem haben wir einen Hypnogeburtskurs besucht, in dem mein Mann die Geburt visualisieren musste und ein paar hilfreiche Techniken lernte. TL

Mein Mann begleitete mich so oft es ging zu den Vorsorgeuntersuchungen. Wir versuchten auch, so viel Zeit wie möglich miteinander zu verbringen, weil wir wussten, dass sich nach der Geburt alles nur noch um das Baby drehen würde. CH

In einem Geburtsvorbereitungskurs für Paare kann Ihr Partner aktiv an der Schwangerschaft teilnehmen. Je mehr er über Wehen und den Geburtsvorgang weiß, desto sicherer wird er Sie später dabei unterstützen können. FF

Besonders leicht kann der Partner bei Geburtsvorbereitungskursen für Paare mit eingebunden werden. Es wird ihm danach leichter fallen, vor dem medizinischen Fachpersonal als Ihr Fürsprecher aufzutreten, etwa wenn es um Ihren Geburtsplan oder schmerzlindernde Mittel geht.

Es ist gut möglich, dass Ihr Partner Anwandlungen von Eifersucht verspürt, weil sich in der Schwangerschaft Ihre Aufmerksamkeit weg von ihm und zum Baby hin verlagert. Das einzige Mittel dagegen ist, darüber zu reden. Es besteht die Gefahr, dass Sie sich nur noch auf das Baby konzentrieren, wenn Sie nicht aktiv an Ihrer Partnerbeziehung arbeiten. Ebenso kann es sein, dass Sie sich in Ihren neuen Rollen plötzlich nicht mehr so attraktiv wie früher fühlen. Im Still-BH und mit einem spuckenden Baby über der Schulter ist es eher schwer, sich aufreizend und verführerisch zu geben. Männer dagegen spüren die Last der Verantwortung auf ihren Schultern und auch ein wenig Einsamkeit, wenn das Baby auf der Welt ist.

# Sex in der Schwangerschaft

Sex ist ein wichtiger Teil der Paarbeziehung. Wenn sich Ihr Körper während der Schwangerschaft verändert, kann sich Ihre Einstellung zur Intimität – und auch die Ihres Partners – jedoch ändern.

## IHRE LIBIDO

Für gewöhnlich ändert sich der Wunsch nach Nähe zum Partner während der Schwangerschaft nicht, doch nicht immer lässt sich das auch über die Lust auf Sex sagen. Übelkeit, schmerzende Brüste, Müdigkeit und der wachsende Bauchumfang können die Libido stark beeinträchtigen. Dazu kann in Anbetracht der körperlichen Veränderungen noch Unsicherheit über die eigene Attraktivität kommen. Andererseits erleben viele Frauen vor allem im zweiten Trimester Zeiten, in denen das Verlangen nach Sex zurückkehrt oder sich sogar verstärkt. Wegen der vermehrten Durchblutung im Beckenbereich erhöht sich die Empfindungsfähigkeit. Dazu kommt noch, dass Sie sich um Verhütung keine Gedanken machen müssen. Kein Wunder also, dass viele Frauen den Sex in dieser Zeit als den besten ihres Lebens beschreiben!

Bitte sprechen Sie offen mit Ihrem Partner über den Stand Ihres Sexualtriebs. In den Wochen, in denen Sie der Gedanke an Sex nicht so sehr abschreckt, sollten Sie Gelegenheiten schaffen, in denen Sie und Ihr Partner sich nahe sind und über Ihre Gedanken und Zukunftspläne reden können.

Doch wie auch immer Sie Ihr Sexleben in der Schwangerschaft gestalten, denken Sie daran, dass es hier kein richtiges oder falsches Maß gibt. Sie sollten sich niemals dafür schuldig fühlen, dass Sie zu viel oder zu wenig Sex wollen.

## SICHERHEIT

Wenn Sie nicht zu den Risikoschwangeren gehören, brauchen Sie aus Sorge um das Ungeborene keinesfalls auf Sex zu verzichten. Ihr Baby schwimmt perfekt geschützt in seiner mit Wasser

**GEMEINSAME ZEIT**
Intime Momente - auch wenn Sie nur kuscheln oder plaudern - halten die Beziehung während der Schwangerschaft intakt.

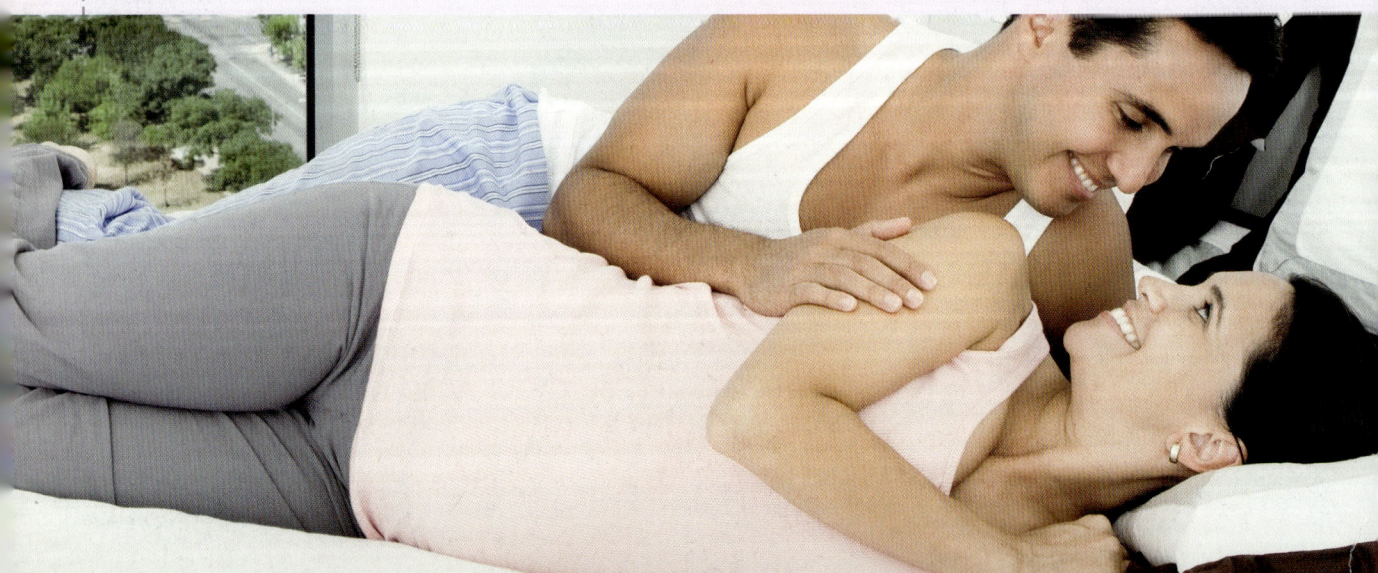

gefüllten Fruchtblase und der Muttermund wird von einem Schleimpfropf fest verschlossen. Die Angst, dem Baby zu schaden, kann sich auf die Libido Ihres Partners auswirken, daher sollten Sie sie ihm nehmen. Gegen Ende der Schwangerschaft kann ein Orgasmus Braxton-Hicks-Kontraktionen (Vorwehen) auslösen (S. 184). Kein Grund zur Panik, entspannen Sie sich und atmen Sie tief durch, bis sie wieder aufhören.

Unter gewissen Umständen ist Sex in der Schwangerschaft nicht ratsam. Schützen Sie sich stets ausreichend vor sexuell übertragbaren Krankheiten und Genitalherpes – fragen Sie Arzt oder Hebamme um Rat, wenn Sie diesbezüglich Sorge haben. Sprechen Sie auch mit Ihrem Arzt, wenn es in der Schwangerschaft Komplikationen gibt oder Sie in vorherigen Schwangerschaften eine Fehlgeburt, Blutungen, Bauchkrämpfe, Muttermundschwäche, vorzeitige Wehen oder Placenta praevia erlebt haben oder wenn Ihre Fruchtblase geplatzt ist.

## STELLUNGEN

Kreativität ist für ein befriedigendes sexuelles Erlebnis nicht ganz unwichtig. Wenn der Bauch größer wird, empfinden Sie es vielleicht angenehmer, beim Sex oben zu sein. Probieren Sie diese Stellung nicht nur im Bett aus, sondern auch, indem sich Ihr Partner auf einen breiten Stuhl oder ein Sofa setzt. In dieser Position können Sie die Stärke der Bewegungen kontrollieren, aber auch, wie tief Ihr Partner eindringt.

Probieren Sie auch die Löffelchen-Stellung, bei der Ihr Partner seitlich hinter Ihnen liegt. Oder knien Sie sich so auf den Boden, dass Sie Ihren Oberkörper auf dem Bett abstützen können. Sparen Sie nicht mit Kissen, die Ihren Bauch bequem in der jeweiligen Position halten. Und ganz wichtig: Haben Sie Spaß! Sexuelle Intimität muss nicht immer Geschlechtsverkehr bedeuten. Wenn die Penetration unangenehm oder gegen Ende der Schwangerschaft anatomisch nicht mehr möglich ist, genießen Sie andere lustvolle Aktivitäten. Duschen oder baden Sie gemeinsam, experimentieren Sie mit Massage-Öl, gegenseitiger Masturbation und Oralsex. Dank der Schwangerschaft erleben Sie möglicherweise ganz neue Freuden, die Ihr Sexleben in Zukunft bereichern werden.

Manchen Paaren ist es aber unangenehm, Sex zu haben oder etwas zu machen, das über Kuscheln hinausgeht. Manche Männer haben das Gefühl, mit dem Baby im Bauch der Partnerin »zu dritt im Bett« zu sein, was ein echter Lustkiller sein kann. Tun Sie einfach das, worauf Sie Lust haben. Intimität ist zwar ein wichtiger Teil der Partnerschaft, aber sie darf nicht erzwungen werden. So lange Sie sich auf andere Weise nahe stehen – etwa indem Sie Zeit miteinander verbringen, sich Zuwendung schenken und miteinander reden –, wird Ihre Beziehung die Zeit verkraften.

## WEHEN FÖRDERN

Paare, bei denen die Geburt überfällig ist, erhalten oft den Tipp, dass sexuelle Penetration und das Stimulieren der Brustwarzen Wehen auslösen kann. Tatsächlich können die im Sperma enthaltenen Prostaglandine einen weichmachenden Effekt auf den Muttermund haben und die Ausschüttung des Hormons Oxytocin beim Stimulieren der Brustwarzen oder des Warzenvorhofs können Kontraktionen auslösen, insbesondere wenn der Muttermund schon angefangen hat sich zu verkürzen. Es gibt aber keine Belege dafür, dass Sex wirklich Wehen auslöst.

## Die Partnerschaft stärken

Vielleicht machen Sie sich Sorgen um Ihre Partnerschaft, wenn ein Baby unterwegs ist. Hier sind ein paar hilfreiche Tipps:

• Bedenken Sie, dass es Zeit braucht, um sich an Veränderungen zu gewöhnen. Erwarten Sie nicht, dass alles perfekt sein muss, auch wenn Sie sich beide nichts mehr wünschen als ein Baby. Bleiben Sie flexibel, reagieren Sie auf Sorgen und Wünsche Ihres Partners und akzeptieren Sie, dass sich Ihre Beziehung in den nächsten Monaten verändern wird.
• Es tut der Beziehung gut, wenn Sie den werdenden Vater in verschiedenen Stadien der Schwangerschaft mit einbeziehen. Lesen Sie gemeinsam nach, welche Veränderungen in Ihrem Körper (und in dem des Babys) vorgehen werden und besuchen Sie einen Geburtsvorbereitungskurs für Paare. Das wird Ihnen das gute Gefühl geben, diese umwälzende Erfahrung nicht alleine durchleben zu müssen, und Ihr Partner wird sich während der Geburt nicht wie ein überflüssiges Anhängsel vorkommen.
• Versuchen Sie, nicht die ganze Zeit nur vom Baby zu sprechen. Sie und Ihr Partner führen eine Beziehung, die von der Beziehung zwischen Ihnen und dem Baby getrennt ist, um die Sie sich aber ebenfalls kümmern müssen. Wie wäre es, wenn Sie sich gegenseitig regelmäßig auf dem Laufenden halten, was in Ihnen vorgeht und wie Sie sich fühlen?
• Planen Sie zusammen Ihre Zukunft. Wo sehen Sie sich in einem, in drei und in fünf Jahren? Möchten Sie weitere Kinder haben? In den Beruf zurückkehren? Ein Unternehmen gründen, mit dem Sie von zu Hause aus Geld verdienen können, während Sie sich um das Baby kümmern? Gemeinsam an der Zukunft zu basteln verbindet und erhöht die Chance, dass Sie beide das bekommen, was Sie sich vom Leben wünschen.

# Das soziale Netzwerk

Manche Frauen bleiben in der Schwangerschaft unabhängig, andere nützen die Gelegenheit, ein soziales Netzwerk aufzubauen, in dem sie während dieser lebensverändernden Zeit tatkräftige und seelische Unterstützung finden.

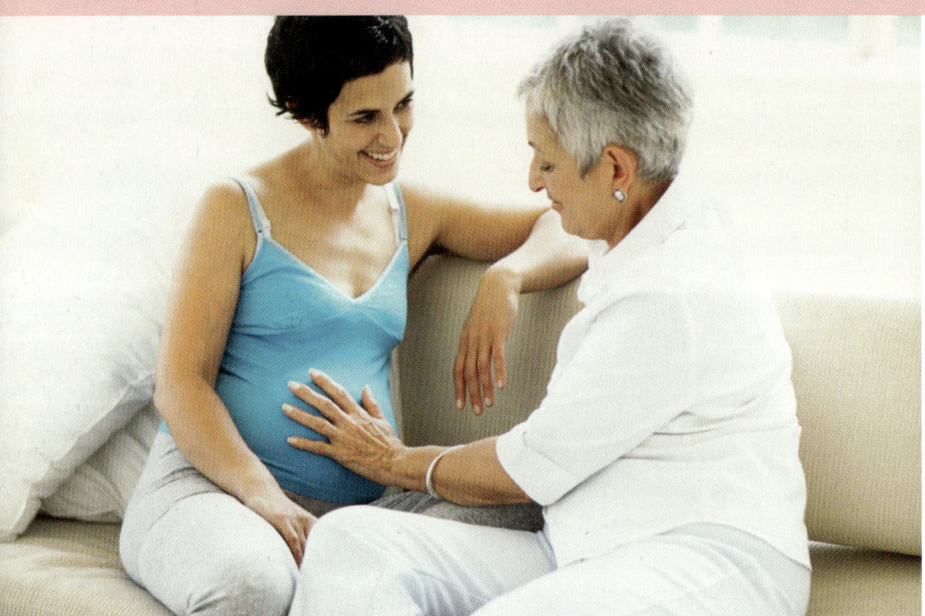

**OMA IN SPE**
Ihre Mutter könnte zum wichtigsten Menschen in Ihrem Leben werden, wenn das Baby da ist. Es lohnt sich, in der Schwangerschaft eine engere Verbindung herzustellen.

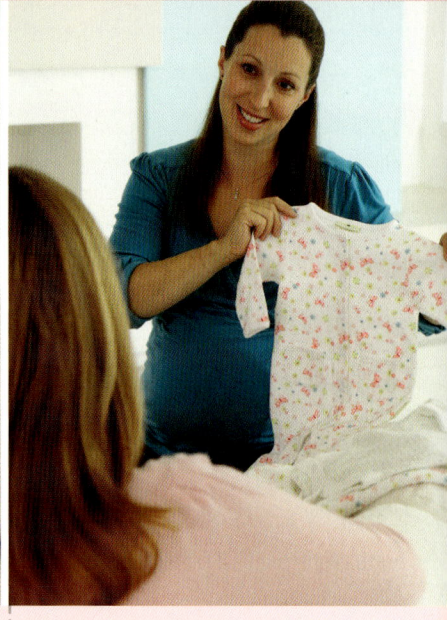

**DAFÜR SIND FREUNDE DA**
Nehmen Sie eine Freundin mit zur Vorsorge oder gehen Sie mit ihr Babykleidung kaufen. So fühlt sie sich Ihnen enger verbunden.

Aufgrund der körperlichen und emotionalen Veränderungen in der Schwangerschaft ist Hilfe für die meisten werdenden Mütter eher eine Notwendigkeit als ein Luxus. Das Wissen, nicht allein dazustehen, gibt Zuversicht und Kraft, die neue Situation zu meistern.

## Hilfe ist wichtig

Mit etwas Hilfe fällt es leichter, auch die Dinge zu tun, die man zwar regelmäßig tun sollte, aber gerne mal unter den Tisch fallen lässt, wie gesund essen, Sport treiben, sich entspannen und ausruhen. Ideal ist Hilfe auf Abruf – etwa die werdenden Großeltern –, die bereit ist, sich um die älteren Kinder zu kümmern oder anstrengende Arbeiten erledigt, wenn Sie gegen Ende der Schwangerschaft nur noch unbeholfen umherwatscheln können. Unschätzbar wertvoll erweist sich auch eine Freundin, die jederzeit Trost spendet, wenn Ihnen zum Heulen zumute ist, und die Sie mit ihrem Optimismus aufbaut, wenn die Angst vor der Zukunft Sie zu überwältigen droht. Nehmen Sie Hilfsangebote dankbar an. Sie können jederzeit »nein« sagen, wenn es Ihnen zu viel wird.

### ALLE HELFEN MIT

Familie und Freunde möchten sicher gerne an Ihrer Schwangerschaft und am Leben Ihres Babys teilhaben, also gewähren Sie ihnen das Privileg helfen zu dürfen. Machen Sie klar, wobei Sie Hilfe benötigen und teilen Sie die Aufgaben auf, damit niemand das Gefühl hat, übergangen zu werden. Scheuen Sie sich aber nicht, freundlich abzulehnen, wenn die Hilfsangebote Sie erdrücken.

### ANDERE WERDENDE MÜTTER

Oft sind andere schwangere Frauen die nützlichste und beruhigendste Stütze.

»Familie und Freunde können in der Schwangerschaft und noch viel mehr nach der Geburt eine unschätzbar wertvolle Hilfe sein.«

Schließlich machen sie gerade dieselbe Erfahrung wie Sie, kämpfen mit denselben Problemen und leiden an denselben Beschwerden. Mütter mit älteren Kindern neigen oft dazu, Sorgen werdender Mütter geringschätzig abzutun, oder sie können sich nicht mehr an Details ihrer Schwangerschaft erinnern. Freunde ohne Kinder dagegen haben schlichtweg keine Ahnung, wovon Sie eigentlich reden.

Wo aber lernt man andere werdende Mütter kennen? In Geburtsvorbereitungskursen und in der Schwangerschaftsgymnastik. Viele Mütter aus solchen Kursen besuchen nach der Geburt zusammen eine Mutter-Kind-Gruppe, sodass sich auch die Kinder anfreunden können.

Internetseiten und Chatrooms zu den Themen Schwangerschaft, Eltern, Geburt oder Baby bieten ebenfalls gute Möglichkeiten, mit Gleichgesinnten Kontakt aufzunehmen. Egal wo Sie wohnen und zu welcher Tages- und Nachtzeit, Sie können sich dort jederzeit mit anderen Frauen austauschen und Rat bei kleineren Problemen suchen. Meist findet man auf diesen Seiten auch viele nützliche Adressen für Müttergemeinschaften, angefangen vom Schwangeren-Yoga über Stillgruppen bis hin zum Babyschwimmen.

## PROFESSIONELLE HILFE
Die Fachleute in Ihrem Leben – Ihre Hebamme und Ihr Arzt – bieten Ihnen während der Schwangerschaft ein beruhigendes Sicherheitsnetz. Sie werden viele bewegende Momente mit Ihnen teilen, etwa wenn Sie zum ersten Mal das Herz Ihres Babys schlagen hören oder auf dem Ultraschall-Monitor sehen, wie es mit seinen winzigen Armen und Beinen rudert. Sie sind gerne bereit, all Ihre Fragen zu körperlichen und seelischen Problemen zu beantworten. Wenden Sie sich an sie, wenn Sie den Rat von Experten brauchen.

## IM ALLEINGANG
Wenn Sie diese Reise ohne einen Partner angetreten haben, ist es für Sie besonders wichtig, Personen um sich zu haben, denen Sie vertrauen – egal ob Familie, Freunde oder Nachbarn. Sie können Sie durch die Schwangerschaft begleiten, die bewegenden schönen Momente mit Ihnen erleben und Ihnen tröstend zur Seite stehen, wenn sich Frust breitmacht. Vor allem werden Sie ihnen in den ersten Tagen nach der Geburt für ihre Hilfe dankbar sein, bis Sie sich in Ihre Rolle als Mutter eingelebt haben.

Kümmern Sie sich rechtzeitig um Unterstützung. Gibt es jemanden, der das Finanzielle mit Ihnen regelt? Der Sie zu Vorsorgeuntersuchungen bringt und danach wieder nach Hause fährt? Wen könnten Sie anrufen, wenn Sie Begleitung beim Einkaufen brauchen oder jemanden, der sich auf Abruf um Ihre älteren Kinder kümmert? Wem würden Sie Ihr Neugeborenes anvertrauen, wenn Sie selbst eine Ruhepause benötigen? Wer könnte sich um die Wäsche kümmern, kochen oder den Abwasch machen? Versuchen Sie so früh wie möglich eine Liste in Frage kommender Helfer zu erstellen.

Von anderen respektiert zu werden bedeutet viel, vor allem in Zeiten emotionaler Unsicherheit wie in der Schwangerschaft. Leider behandelt unsere Kultur Alleinerziehende oft nicht mit der nötigen Achtung. Deshalb ist es besonders wichtig, Personen um sich zu haben, die Sie in Schutz nehmen und zu Ihnen halten. Sie können auch im Internet nach Gruppen für Alleinerziehende suchen.

## Auf wen wir uns verlassen haben

In jeder meiner beiden Schwangerschaften bin ich zwei Wochen vor dem Geburtstermin in eine neue Gegend gezogen. Es hat mich viel Mühe gekostet, Kontakte zu anderen Müttern zu knüpfen. Aber es ist so viel einfacher, mit den täglichen Problemen fertig zu werden, die das Leben mit einem Baby mit sich bringt. Aus diesem Grund rate ich meinen Patientinnen immer dazu, sich solchen Gruppen anzuschließen. VB

Die Beziehung zu meiner Mutter wurde wieder enger. Meine Mutter zeigte mir einen Brief, in dem sie damals meine Geburt beschrieben hatte. Die Geburt meiner Tochter verlief fast genauso. Das war für mich sehr beruhigend. FF

# Schwangerschaftsbeschwerden

Die meisten Frauen verkraften eine Schwangerschaft körperlich sehr gut, allerdings kann es zu Beginn aufgrund der hormonellen Veränderungen zu Übelkeit und in den letzten Wochen zu Wassereinlagerungen oder Sodbrennen kommen.

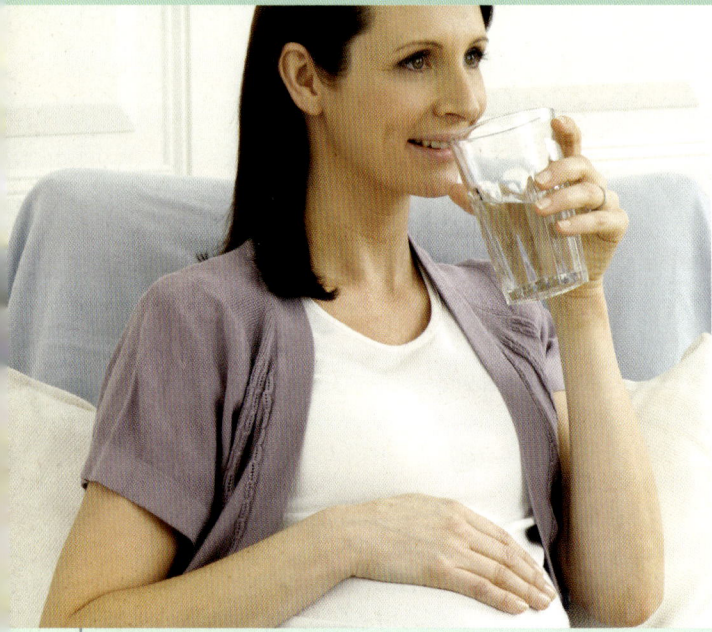

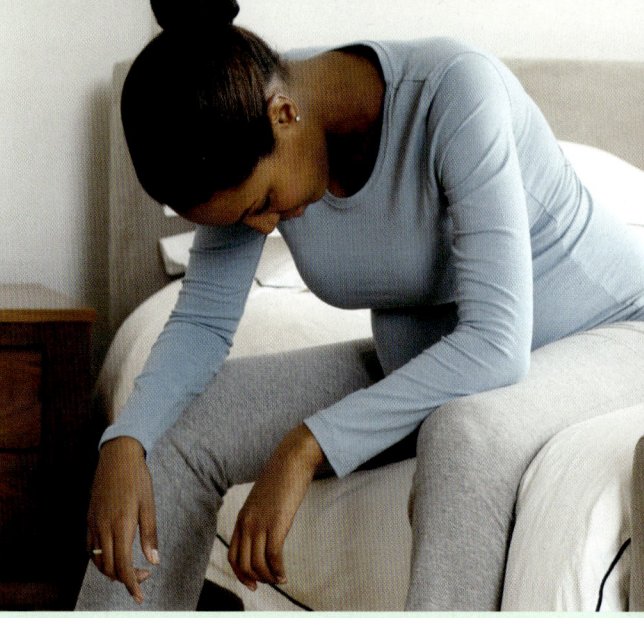

**VIEL TRINKEN**
Trinken Sie den ganzen Tag über ausreichend Wasser. Es verhindert Übelkeit und Verstopfung.

**OHNMACHT**
Bei Schwindel oder dem Gefühl, ohnmächtig zu werden, setzen Sie sich hin und beugen Sie sich mit gesenktem Kopf nach vorne.

Keine Schwangerschaft verläuft völlig beschwerdefrei, doch dies ist kein Grund zur Panik. Es gibt viele Wege, damit umzugehen.

## Häufige Probleme

Die gute Nachricht zuerst: Die meisten Schwangerschatsbeschwerden verschwinden in der Regel nach ein paar Wochen wieder. Wenn Sie unter einigen der hier aufgeführten häufigen Probleme leiden, probieren Sie unsere bewährten Tipps und Tricks.

ÜBELKEIT UND ERBRECHEN
Schwangerschaftsübelkeit (früher nannte man es morgendliche Übelkeit, ein irreführender Name, denn vielen Frauen ist es den ganzen Tag über schlecht) kann Sie sehr schwächen, doch meistens treten die Symptome nur im ersten Trimester auf, bis sich der Hormonspiegel wieder stabilisiert hat. Einige wenige Schwangere leiden so stark an Übelkeit und Erbrechen, dass sie überhaupt nichts mehr bei sich behalten können. Suchen Sie in diesem Fall, oder wenn sich die Symptome nach dem ersten Trimester nicht bessern,

einen Arzt auf. Hier ein paar Tipps gegen Übelkeit, die Ihnen helfen können:
• Wenig aber oft essen. Viele kleine Mahlzeiten halten den Blutzuckerspiegel konstant.
• Ausreichend trinken. Wassermangel verschlimmert die Übelkeit.
• Schon vor dem Aufstehen eine Kleinigkeit essen, am besten trockenen Zwieback.
• Fettes Essen und Junkfood meiden.
• Ein Akupressur-Armband gegen Übelkeit tragen. Legen Sie es nach Vorschrift an, sodass der Plastikknopf auf den Akupressurpunkt am Handgelenk drückt.

>>Gut ausgeruht und entspannt werden Sie weniger stark unter körperlichen Schwangerschaftsbeschwerden zu leiden haben.<<

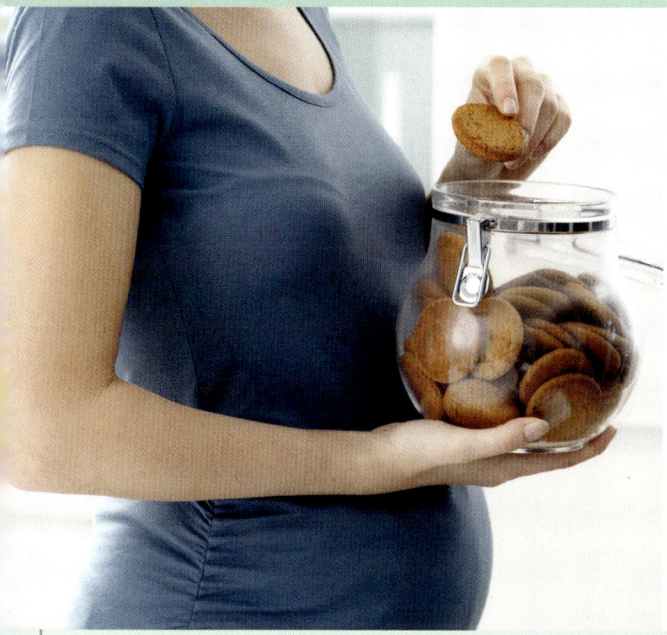

**INGWERPLÄTZCHEN**
Ingwer ist ein bekanntes Heilmittel gegen Übelkeit, denn er wirkt direkt auf das Verdauungssystem.

**GESUNDE SNACKS**
Nehmen Sie viele, aber kleine Mahlzeiten zu sich, damit Ihr Blutzuckerspiegel konstant bleibt. Dies verhindert Übelkeit.

• Vitamin $B_6$ einnehmen. Ein Mangel daran scheint die Übelkeit zu verstärken.
• Ingwer essen – frisch, kandiert oder als Keks. Er beruhigt den Magen.

### OHNMACHT

Durch die Erhöhung der Blutmenge bei gleichzeitigem Absinken des Blutdrucks kann es sein, dass Sie öfter das Gefühl haben, in Ohnmacht zu fallen. Wird Ihnen morgens beim Aufstehen aus dem Bett schwindlig, bleiben Sie erst eine Zeit lang auf der Bettkante sitzen. Tagsüber hilft es, sich mit einem Kissen unter der rechten Hüfte auf den Rücken zu legen und die Füße gegen die Wand zu stemmen oder auf einem Stuhl hochzulagern, bis Sie sich besser fühlen.

### SODBRENNEN

In der Schwangerschaft kann der Schließmuskel der Speiseröhre erschlaffen, sodass Sodbrennen entsteht. Manche Nahrungsmittel, etwa Kaffee, Tomaten, Gewürze, Zitrusfrüchte, ja sogar Schokolade, können die Symptome verschlimmern. Wenn nichts anderes hilft, ist nach Rücksprache mit dem Arzt die Einnahme säurebindender Präparate möglich. Probieren Sie jedoch erst folgende Tipps:

• Wenig aber oft essen belastet den Magen nicht so stark.
• Nach jeder Mahlzeit eine Scheibe frische Ananas essen. Ihre Verdauungsenzyme verhindern die Säurebildung im Magen.
• Nach dem Essen nicht hinlegen. Die Säure könnte sonst in den oberen Verdauungstrakt fließen.
• Nichts Kohlensäurehaltiges trinken und auf Kaffee sowie Tee verzichten.
• Während der Mahlzeiten möglichst nichts trinken. Flüssigkeit füllt den Magen und die Säure wird in die Speiseröhre gedrückt.

## KOPFSCHMERZEN

Schwangere Frauen leiden häufiger unter Kopfschmerzen, insbesondere im ersten und zweiten Trimester. Treten neben anhaltenden Kopfschmerzen auch Sehstörungen und Erbrechen auf (insbesondere im dritten Trimester), gehen Sie sofort zum Arzt! Gegen leichtere Kopfschmerzen kann das hier helfen:

• Wasser trinken. Dehydrierung kann Kopfweh auslösen.
• Leichte Bewegung. Dadurch werden schmerzlindernde Endorphine ausgeschüttet.
• Gesundes, regelmäßiges Essen. Ein labiler Blutzuckerspiegel kann Kopfschmerzen auslösen.
• Eine kalte Kompresse im Nacken.
• Vor der Einnahme von Schmerzmitteln sollten Sie Ihren Arzt um Rat fragen.

## PROBLEME MIT DEN AUGEN

Durch das Absinken der männlichen Hormone (Androgene) in der Schwangerschaft können Ihre Augen sich trockener anfühlen als gewöhnlich, aber auch jucken, tränen oder lichtempfindlich sein. Als Kontaktlinsenträgerin sollten Sie dann vielleicht eine Zeit lang wieder auf die Brille umsteigen. Dies kann bei Augenproblemen helfen:

• Lassen Sie sich von Ihrem Arzt Augentropfen verschreiben, die für Schwangere geeignet sind.
• Probieren Sie eine Yoga-Übung: Reiben Sie die Handflächen aneinander, bis sie sich warm anfühlen, und legen Sie sie über die geschlossenen Augen. Stellen Sie sich vor, wie Ihre Augen in der Wärme baden.

## SCHWELLUNGEN UND ÖDEME

In der Schwangerschaft lagert der Körper mehr Wasser ein, deshalb kommt es (vor allem in Beinen und Füßen) oft zu Schwellungen. Das hier kann helfen:

• Wasser entwässert am natürlichsten. Nehmen Sie deshalb immer eine Flasche zum Trinken mit.
• Regelmäßige Bewegung regt den Kreislauf an, sodass eingelagerte Flüssigkeit schneller abtransportiert wird.
• Regelmäßig die Füße hochlegen. Dies entlastet den Blutkreislauf, sodass Blut und Flüssigkeit besser zu Ihrem Baby gelangen.

• Natürliche Entwässerungsmittel zu sich nehmen. Dazu zählen Spargel, Kürbis, Zwiebeln, Trauben, Rote Bete, grüne Bohnen, Petersilie, Ananas und Knoblauch.
• Die Salzaufnahme reduzieren. Es verhindert nämlich die Entwässerung.
• Mehr Vitamin B zu sich nehmen. Es wirkt ebenfalls leicht entwässernd und ist hauptsächlich in Vollkorn zu finden.

## KRAMPFADERN

Die Venen in den Beinen können in der Schwangerschaft anschwellen oder dunkler werden, weil mehr Blut hindurchfließt und die Gefäßwände ihre Elastizität verlieren. Sie können folgende Präventivmaßnahmen ergreifen:

• Nicht für längere Zeit sitzen oder stehen.
• Die Beine nicht übereinander schlagen, nicht längere Zeit knien.
• Tägliche Bewegung, etwa Yoga oder zügiges Spazierengehen.
• Vor der 28. Schwangerschaftswoche: die Beine an einer Wand hochlegen.
• Nach der 28. Schwangerschaftswoche, wenn die Rückenlage nicht mehr bequem

---

### ENTSPANNENDE MASSAGE
Eine Massage löst Verspannungen und kann besonders bei Rückenschmerzen sehr angenehm sein.

### FÜSSE HOCH
Legen Sie regelmäßig Pausen ein. Bei Krampfadern oder geschwollenen Füßen sollten Sie die Beine stets höher als das Herz lagern.

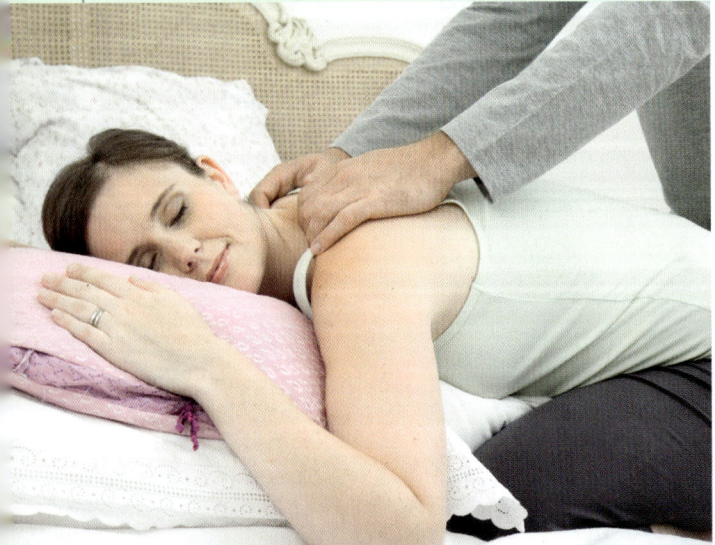

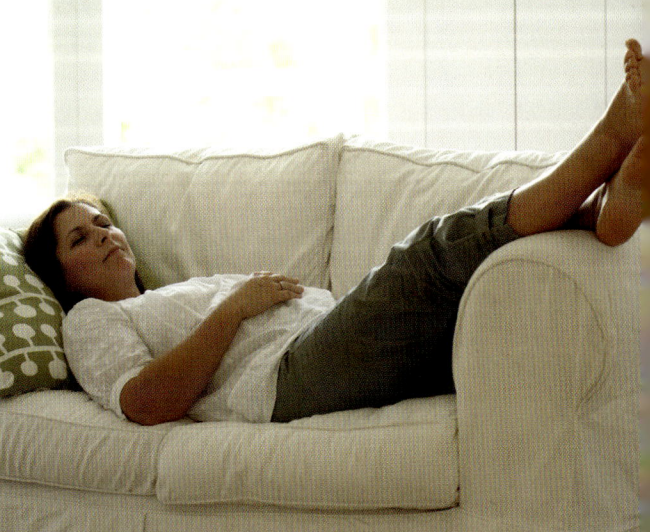

ist: die Beine im Sitzen hochlegen oder im Bett erhöht auf einem Kissen lagern.
● Möglichst oft auf der linken Seite liegen (am besten auch schlafen). Dies entlastet die untere Hohlvene, die große Vene, die auf der rechten Körperseite verläuft.
● Stützstrümpfe tragen. Stütz- oder Kompressionsstrümpfe für Schwangere beugen Krampfadern und Schwellungen vor.

## BEINKRÄMPFE

Krämpfe in Beinen und Füßen treten vor allem nachts auf. Sie werden durch hormonelle Veränderungen und Druck auf die Venen verursacht, können aber auch ein Zeichen für einen Mangel an Kalzium, Magnesium oder Kalium sein. Den meisten Frauen helfen diese Tipps:
● Mehr Wasser trinken, damit der Körper ausreichend mit Flüssigkeit versorgt wird.
● Vor dem Zubettgehen die Wadenmuskeln dehnen. Stützen Sie sich dazu mit den Händen an einer Wand ab, machen Sie mit einem Bein einen Schritt nach hinten und drücken Sie die Ferse in Richtung Boden, bis Sie die Dehnung in der Wade spüren.

### REGELMÄSSIG EINCREMEN
Tragen Sie auf juckende oder trockene Hautbereiche eine beruhigende Hautcreme auf.

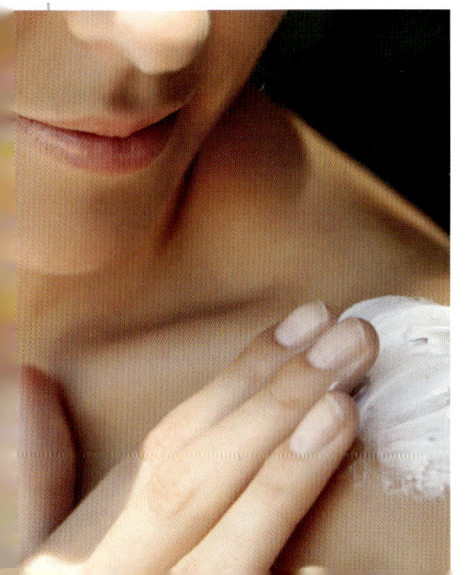

### Das hat uns geholfen

Nachts hatte ich so starke Wadenkrämpfe, dass ich aufstehen musste, um die Muskeln zu dehnen. Mein Mann massierte danach meine Wade, bis sie nicht mehr so stark schmerzte. Ich war außerdem extrem geruchsempfindlich, hatte nur wenig Appetit und litt bis zur 19. Woche unter Brechreiz. Am besten half, die Gerüche zu vermeiden, die bei mir Übelkeit auslösten, wie zum Beispiel Kaffee, Thunfisch oder der Kühlschrank. Auch Schlafmangel spielte bei mir eine Rolle. Oft musste ich mich übergeben, wenn ich vom Nachtdienst nach Hause kam. Ich brauchte 24–48 Stunden, um mich von einer durchwachten Nacht zu erholen. Genau richtig, um den nächsten Nachtdienst anzutreten! LJ

Die Teilnehmerinnen meiner Yogakurse für Schwangere schwören bei nächtlichen Krämpfen auf Bananen, Kuh- oder Kokosnussmilch. Gegen Übelkeit empfehlen sie Mineralwasser mit Kohlensäure und bei Sodbrennen Lassi (ein indisches Joghurtgetränk). Gegen meine schmerzenden Füße half mir eine Fußreflexzonenmassage. TL

Am Ende der Schwangerschaft quälten mich Rückenschmerzen und geschwollene Knöchel. Ein Stützband und das Hochlegen der Füße halfen. CH

● Den Fuß strecken und anziehen, sobald sich ein Krampf ankündigt. Wenn dies nicht hilft, aufstehen und umherlaufen.
● Banane oder Milch (oder gleich einen Bananenmilch-Shake mixen) vor dem Zubettgehen wirkt sich positiv auf den Kalzium- und Kaliumspiegel aus.
● Verstärkt natürliches Magnesium zu sich nehmen (etwa in Datteln, Blattgemüse oder Äpfeln) oder den Arzt um ein Nahrungsergänzungsmittel bitten.

## RÜCKENSCHMERZEN

Das zusätzliche Gewicht und die Lockerung der Bänder können Rückenschmerzen auslösen, insbesondere im Lendenbereich. Probieren Sie auch diese Tipps:
● Verändern Sie oft die Haltung, damit kein Körperteil überlastet wird.
● Stellen Sie im Sitzen die Füße auf einen Schemel und lagern Sie sie im Liegen erhöht auf Kissen.

## HÄMORRHOIDEN

Geschwollene Venen rund um den Anus treten in der Schwangerschaft besonders häufig auf, weil der vergrößerte Uterus vermehrt Druck auf die große Hohlvene ausübt. Sie können jucken, schmerzen und nach dem Stuhlgang auch ein wenig bluten. Dies lindert die Beschwerden:
● Viel Flüssigkeit und ballaststoffreiche Ernährung (Obst, Gemüse, Vollkornprodukte) verhindern Verstopfung und harten Stuhlgang.
● Gegen Schmerzen und Juckreiz sind in der Apotheke Salben und Zäpfchen mit dem natürlichen Wirkstoff Hamamelis erhältlich.
● Bevor Sie chemische Salben und Zäpfchen verwenden, sollten Sie zuerst Ihren Arzt um Rat fragen.

## HAUTVERÄNDERUNGEN

In der Schwangerschaft kann sich die Haut verändern und eventuell mit Pickeln, Pigmentflecken, Juckreiz oder Ausschlag reagieren. Ausreichend trinken hält den Flüssigkeitshaushalt der Haut konstant, Sommersprossen und Muttermale können in der Schwangerschaft größer und dunkler werden. Auch neue Leberflecke können auftreten. Sollten diese Male sehr erhaben, an den Rändern unregelmäßig oder besonders dunkel sein, zeigen Sie sie Ihrem Arzt.

# Schwangerschaftsmythen

Fachleute geben nicht viel auf die Mythen rund um das Thema Schwangerschaft, doch das hält die Leute nicht davon ab, sie weiterzuerzählen. Die meisten davon sind harmlos, aber enthalten sie auch ein Körnchen Wahrheit?

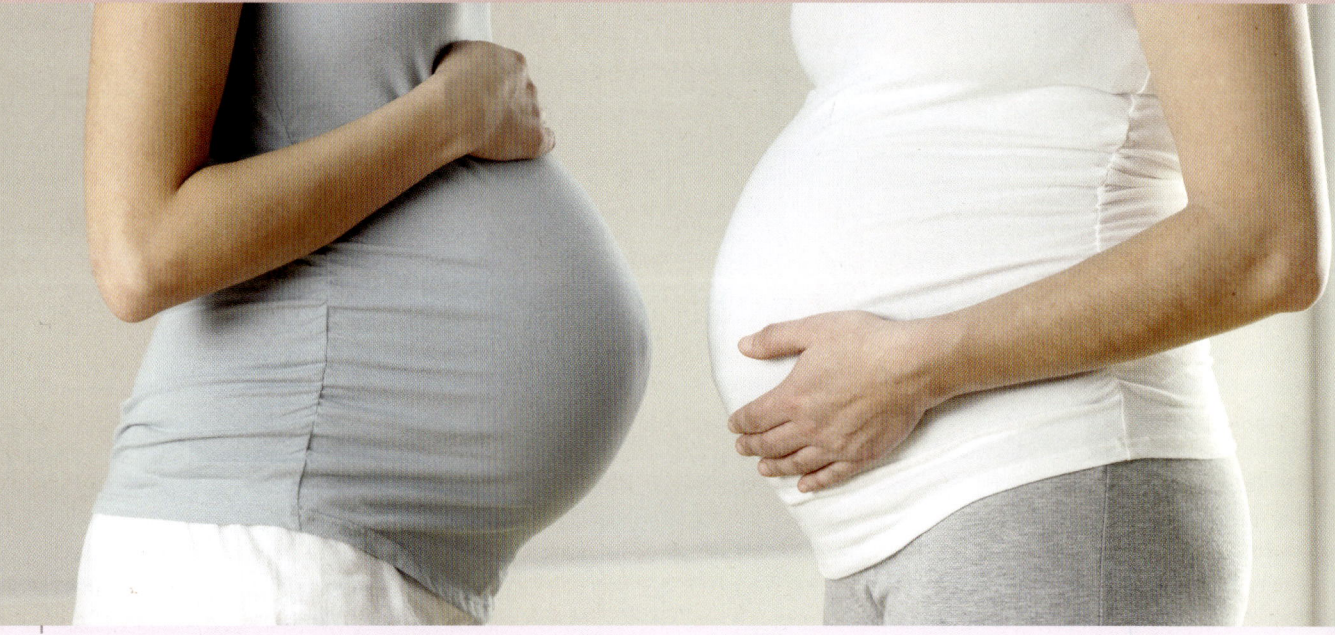

**BAUCHFORM**
Viele Leute glauben, dass man von der Form des Bauches auf das Geschlecht des Kindes schließen kann. Tatsächlich weist sie jedoch eher auf die Lage des Babys im Uterus hin.

Viele Schwangerschaftsmythen sind sehr reizvoll, vor allem, wenn es darum geht, das Geschlecht des Kindes vorherzusagen. Einige können jedoch sogar eine Gefahr für die Gesundheit sein. So glauben die Frauen einer Region in Ghana, der Verzehr von Eiweiß in der Schwangerschaft könne dazu führen, dass die Frau einem Dieb das Leben schenkt.

In unserer westlichen Welt drehen sich die Schwangerschaftslegenden eher darum, dass eine schwangere Frau weiterhin in ihrem Job brilliert, keine Party auslässt, eine perfekte Beziehung und einen perfekten Haushalt führt, ein Genie zur Welt bringt, wieder in ihre hautengen Röhrenjeans steigt und sich ins Berufsleben stürzt. Das sind nur Märchen, die Sie nicht von einem gesunden Lebensstil abhalten sollten: Gute Ernährung, regelmäßig leichte Bewegung sowie sehr viel Ruhe und Schlaf.

## Zum Vergnügen

Die meisten Schwangerschaftsmythen sind Unsinn. Hier einige Kostproben:

SODBRENNEN GIBT
DICHTES HAAR
Viele Frauen haben schon einmal davon gehört: Sodbrennen in der Schwangerschaft bedeutet angeblich, dass ein Kind mit dichtem Haarschopf zur Welt kommen wird. Die meisten Mediziner lachen darüber, aber eine jüngere Studie der britischen Johns Hopkins University (veröffentlicht in der Zeitschrift »Birth«) ergab, dass Frauen mit häufigem Sodbrennen tatsächlich Babys mit mehr Haaren gebären. Die Forscher führten dies auf erhöhte Werte des Hormons Östrogen und anderer

Schwangerschaftshormone zurück, die nicht nur das fetale Haarwachstum beeinflussen, sondern auch das Öffnen des Schließmuskels der Speiseröhre, was wiederum das Sodbrennen auslöst.

## JEDES KIND KOSTET EINEN ZAHN

Man könnte schon glauben, dass daran etwas Wahres ist, wenn man als Schwangere öfter unter Zahnfleischbluten leidet und auch noch zu hören bekommt, dass sich das Baby Kalzium aus den Zähnen und Knochen der Mutter nimmt, wenn diese zu wenig Kalzium mit der Nahrung aufnimmt. Von medizinischer Seite wird zwar nicht bestätigt, dass Schwangerschaft zu verstärktem Kalziummangel oder Zahnausfall führt. Eine Studie der New York University und der Yale School of Medicine (veröffentlicht im »American Journal of Public Health«) stellte jedoch einen auffälligen Zusammenhang zwischen Zahnverlust und Mutterschaft fest. Dies könnte nach Auffassung der Forscher nicht nur damit zusammenhängen, dass in der Schwangerschaft die Wahrscheinlichkeit höher ist, eine Zahnfleischerkrankung zu entwickeln, sondern auch mit den schädlichen Auswirkungen von Depressionen und Ängsten auf die Mundhygiene.

Am besten begegnen Sie diesem Mythos mit einer ausgewogenen Ernährung. Kalzium ist in Käse, Milch und Joghurt enthalten. Es sorgt für die Gesundheit Ihrer Zähne und Knochen und für den Aufbau der Zähne und Knochen Ihres Babys. Zusätzlich empfiehlt es sich, in der Schwangerschaft des öfteren den Zahnarzt aufzusuchen, täglich sorgfältig die Zähne zu putzen und regelmäßig Zahnseide zu benutzen. Sollten Sie unter starkem Erbrechen leiden, putzen Sie anschließend immer die Zähne, da die Säure den Zahnschmelz angreift. Wird Ihnen von der Zahnpasta übel, probieren Sie eine andere Marke aus.

## SÜSS HEISST MÄDCHEN, SAUER HEISST JUNGE

Sie sind verrückt nach Schokolade und Eiscreme? Dann werden Sie dem Mythos nach wohl ein Mädchen bekommen. Steht Ihnen der Sinn eher nach Zitrone und Gurken, wird es ein Junge. Solange Studien nicht das Gegenteil beweisen, steckt in diesem Ammenmärchen so viel Wahrheit wie in dem Kinderreim, der behauptet, Jungen seien gemacht aus »Fröschen und Insekten, Hundeschwänzen und Schnecken«. Und Mädchen aus »Zucker und Zimt und allen schönen Dingen ganz bestimmt«.

Essensgelüste sind vermutlich der Versuch des Körpers, Nährstoffdefizite auszugleichen, obwohl es darüber keine eingehenden Studien gibt. Andere Studien bestätigen jedoch, dass Frauen mit Essensgelüsten eine größere Vielfalt an Nahrungsmitteln konsumieren, was sich günstig auf die Nährstoffaufnahme auswirken kann. Der beste Weg, Ihre Gesundheit und die Ihres Babys zu schützen, ist eine ausgewogene Ernährung (S. 16–21) und regelmäßige Bewegung.

## DIE BAUCHFORM ZEIGT DAS GESCHLECHT AN

Männliche wie weibliche Feten können hoch oder tief getragen werden, auf welche Art und Weise hängt von verschiedenen Faktoren ab. Wenn Sie »hoch« tragen, Ihr Bauch also eher spitz nach oben ragt, dann vielleicht, weil dies Ihre erste Schwangerschaft ist und/oder Ihre Bauchmuskeln sehr kräftig sind. Mit jeder weiteren Schwangerschaft werden diese Muskeln elastischer, der Bauch sinkt tiefer und wirkt runder. Die Lage des Babys beeinflusst ebenso Form und Höhe des Bauchs wie die Länge Ihres Oberkörpers. Wenn Sie groß sind, hat der Uterus mehr Platz, sich nach oben zu dehnen, und Ihr Bauch wächst mehr in die Höhe. Kurz vor dem Geburtstermin rutscht das Baby ins Becken, in diesem Fall ist ein tiefer Bauch auch eher ein Hinweis auf die bevorstehende Geburt als darauf, das Babyzimmer in Blau zu streichen. Die einzig sicheren Methoden, das Geschlecht des Babys zu bestimmen, sind Ultraschall, Chorionzottenbiopsie (S. 87) und Amniozentese.

## AKTIVER FÖTUS IST GLEICH HYPERAKTIVES KIND

An dieser Behauptung ist nichts Wahres, da der Aktivitätslevel des Ungeborenen von Ihren Hormonen, seiner Lage, dem Platz, den es zur Verfügung hat, Ihrem eigenen Verhalten, Ihren Essgewohnheiten und Ihrem Schlaf-wach-Rhythmus abhängt. Wir wissen allerdings, dass Persönlichkeit und Verhalten bereits im Mutterleib entwickelt werden. Wie man herausfand, sind Babys, die im Mutterleib sehr aktiv waren, leichter erregbar als andere. Der Grund dafür ist, dass einige Hormone – insbesondere solche, die bei Stress freigesetzt werden – die Betriebsamkeit erhöhen. Deshalb sind die Babys von Müttern, die stark unter Druck stehen, oft im Bauch aktiver und nach der Geburt reizbarer als andere. Bekannt ist auch, dass Babys mit hoher Herzfrequenz tendenziell launischer und aktiver sind. Testen Sie es selbst aus, aber legen Sie nicht schon vorher fest, welche Art von Baby Sie bekommen werden, sonst wird es Opfer einer sich selbst erfüllenden Prophezeiung.

## DIE WERDENDE SUPERMAMA

Eines der schädlichsten Ammenmärchen überhaupt. Es behauptet, dass das Leben in der Schwangerschaft normal weitergeht, man lediglich eine erstaunliche Oberweite und schimmernde Haut bekommt. Tatsächlich ist Ruhe jetzt besonders wichtig, auch ein Nickerchen bei Tag ist erlaubt. Und nehmen Sie sich Zeit darüber nachzudenken, wie sehr sich Ihr Leben bald verändern wird.

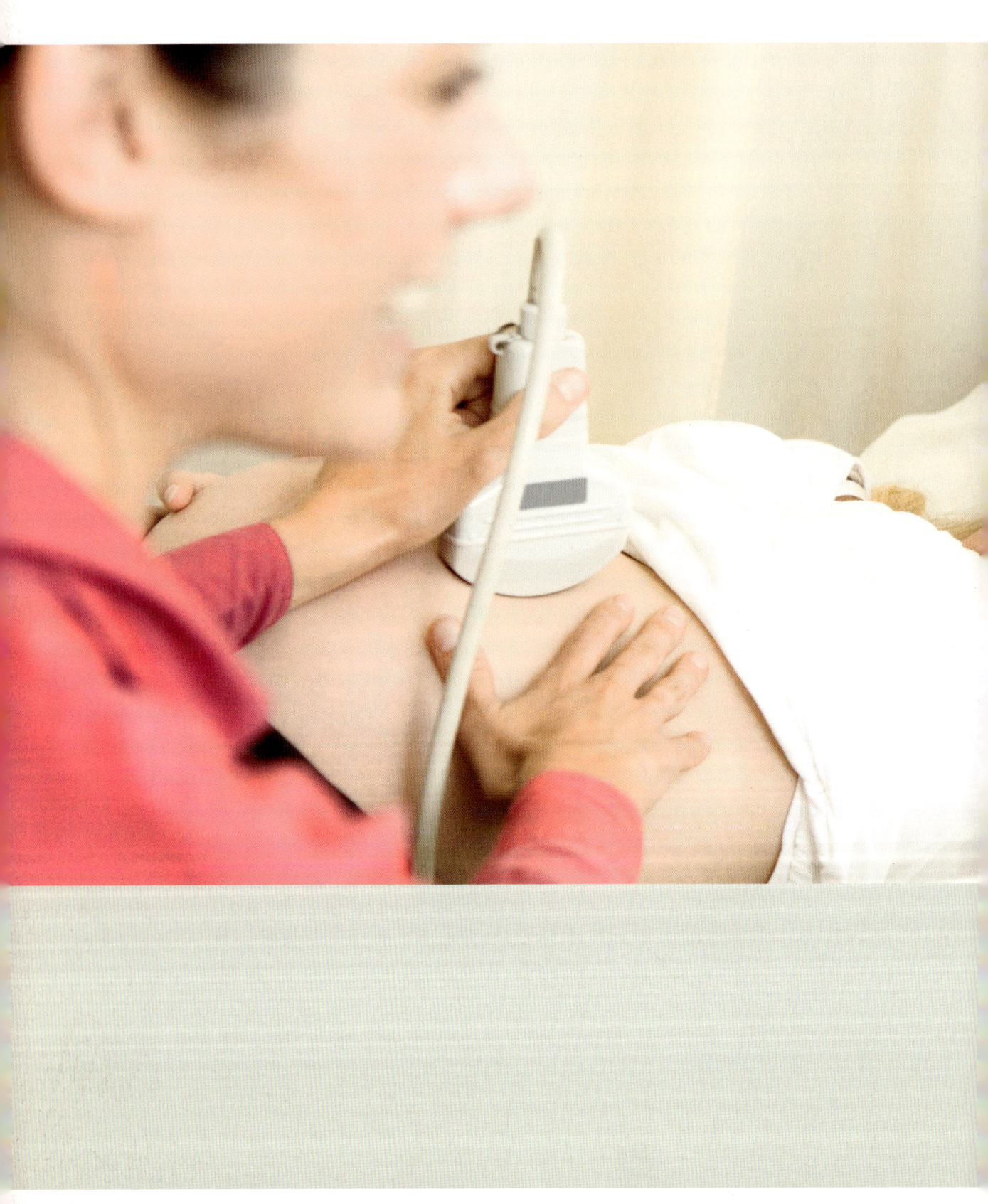

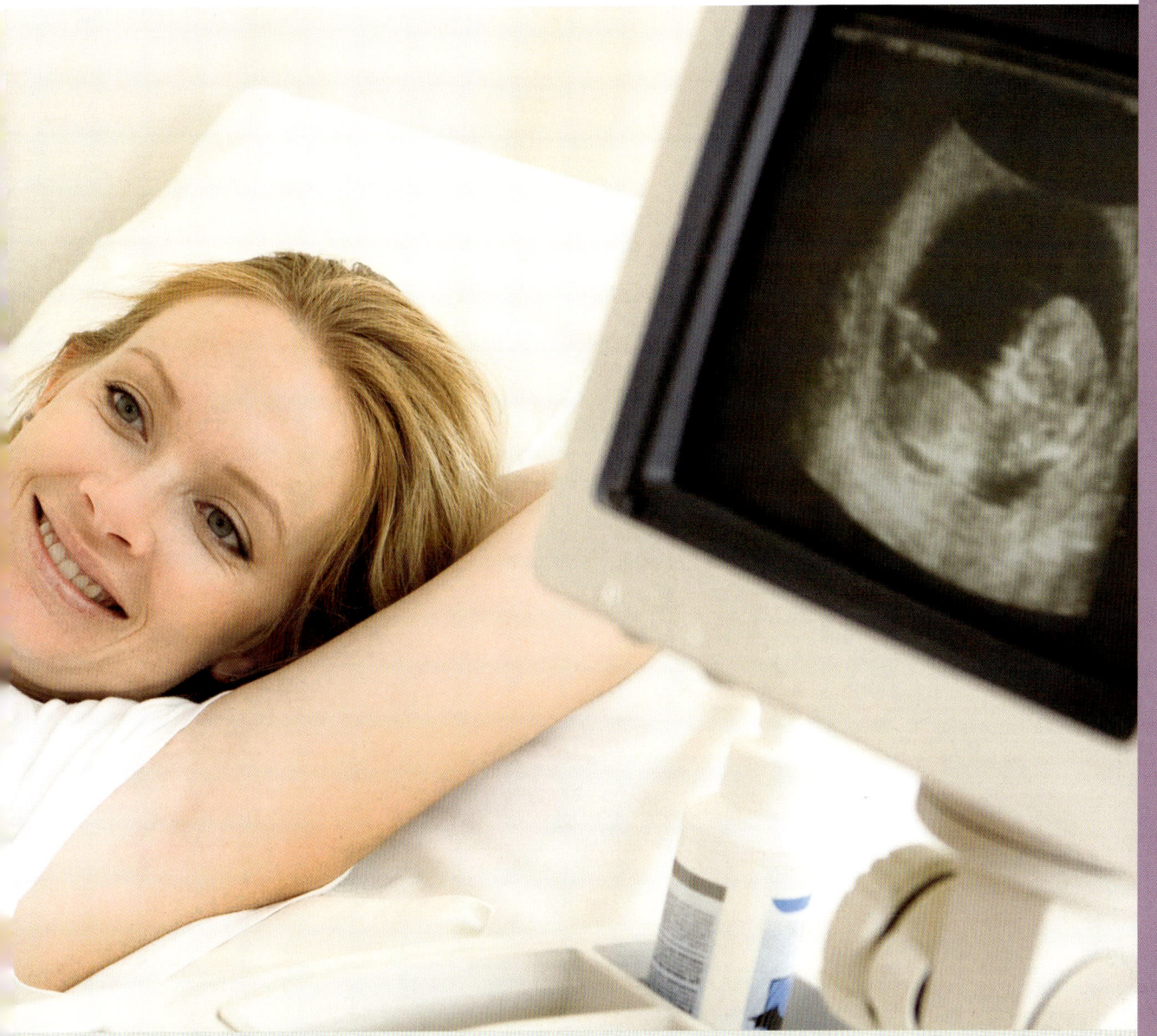

# Geburtsvorsorge

Ein Team aus Fachleuten wird sich um Ihre Gesundheit und die Ihres Babys kümmern und Sie in der Schwangerschaft unterstützen.

# Was erwartet mich?

Stellen Sie sich auf regelmäßige Untersuchungen und Tests zur Überprüfung des Schwangerschaftsverlaufs ein. Dabei werden nicht nur Komplikationen frühzeitig erkannt, Sie erhalten auch viele Informationen zu Mutterschaft und Geburt.

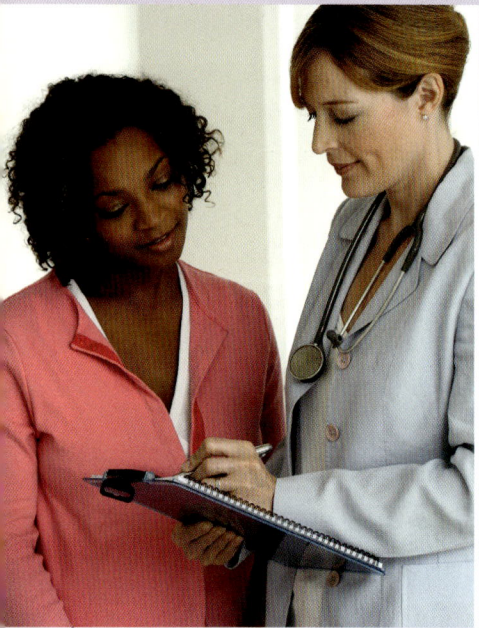

**FRAUENARZT**
Ihr Gynäkologe bzw. Ihre Gynäkologin bestätigt Ihre Schwangerschaft. Sie erhalten dort Adressen von Hebammen, die ebenfalls immer für Sie da sein werden.

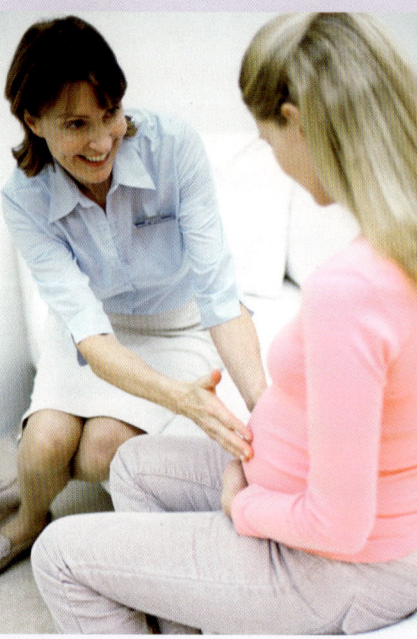

**HEBAMME**
Die Hebamme informiert und berät Sie bei allen Fragen zu einer gesunden und sicheren Schwangerschaft. Sie kann auch Vorsorgeuntersuchungen durchführen.

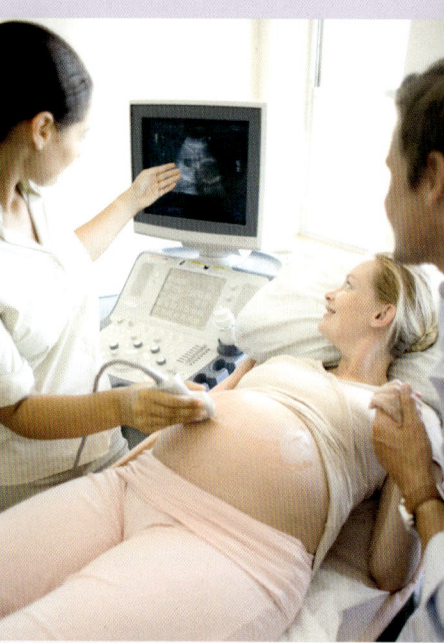

**ULTRASCHALL**
Ihr Gynäkologe führt im Lauf der Schwangerschaft mindestens drei Ultraschalluntersuchungen durch. Sie werden dabei Ihr Baby auf dem Monitor beobachten können.

Ihre Schwangerenvorsorge richtet sich danach, wo Sie leben, ob Sie schon einmal schwanger waren und ob Sie gesundheitliche Probleme haben. Ihnen stehen mindestens zehn Vorsorgeuntersuchungen sowie drei Ultraschalluntersuchungen zu. Diese Leistungen werden von den Krankenkassen übernommen. Unter gewissen Umständen, etwa wenn Sie Zwillinge erwarten, chronisch krank sind oder bei früheren Schwangerschaften Probleme hatten, wird Ihr Untersuchungsplan engmaschiger sein.

## Wer führt die Geburtsvorsorge durch?

Vorsorgeuntersuchungen werden in der Regel an folgenden Orten durchgeführt:
- In der Praxis Ihres Gynäkologen.
- In der Praxis der Hebamme.
- Bei Ihnen zu Hause, wobei Hausbesuche meist nur von Hebammen angeboten werden.

In Krankenhäusern wird normalerweise keine reguläre Vorsorge durchgeführt, sondern nur spezielle Untersuchungen im Rahmen der pränatalen Diagnostik (S. 94–97).

**IHRE WAHL**
Der Fokus bei der Schwangerenvorsorge liegt darauf, den Frauen so viel Wahlfreiheit wie möglich zu geben, ohne dabei die Gewährleistung kontinuierlicher Versorgung und eines leichten Zugangs zu den Untersuchungseinrichtungen zu

vernachlässigen. Den meisten werdenden Müttern ist es wichtig, ein Vertrauensverhältnis zu den Personen aufzubauen, die sich in der Schwangerschaft und während der Geburt um sie kümmern. Dennoch liegt es aufgrund von Schichtwechsel oder Urlaubszeiten im Bereich des Möglichen, dass Sie sich auch unbekannten Personen anvertrauen müssen.

Arzt oder Hebamme werden Ihnen dabei helfen, gut durchdachte Entscheidungen zu treffen. Sie werden zum Beispiel wählen können, welche Art von Screeningtest Sie durchführen lassen möchten, ob Sie an Geburtsvorbereitungskursen teilnehmen wollen, wo Ihr Baby zur Welt kommen soll und welche Mittel zur Wehenunterstützung oder Schmerzlinderung Sie bei der Geburt haben wollen. Sie können auch erwarten, dass Ihre Ansichten, Ihr Glaube und Ihre Prinzipien ebenso berücksichtigt werden wie besondere Bedürfnisse oder kulturelle Eigenheiten.

# Vorsorge

Bei den Vorsorgeuntersuchungen haben Sie die Wahl zwischen drei Möglichkeiten.

### BEI DER HEBAMME
Hebammen sind entweder in Krankenhäusern angestellt oder arbeiten auf selbstständiger Basis. Oft schließen sich mehrere selbstständige Hebammen zu einem Team zusammen. Angestellte Hebammen arbeiten in den Geburtsabteilungen oder auf der Wöchnerinnenstation der Krankenhäuser, wo sie Schwangere vor, während und nach der Geburt betreuen. Viele schwangere Frauen schätzen die Atmosphäre in einer Hebammen-Praxis mit einer überschaubaren Menge an Personal. Selbstständige Hebammen führen neben den Vorsorgeuntersuchungen normalerweise auch Hausgeburten durch und betreuen frisch gebackene Mütter mindestens bis zu zehn Tage nach der Geburt.

»Sie haben ein Recht auf die Betreuung, die Sie brauchen und die Sie sich wünschen.«

## Ihr Vorsorgeplan

Sobald Ihr Arzt bestätigt hat, dass Sie schwanger sind, sollten Sie sich von ihm oder einer Hebamme über Nahrungsergänzungsmittel (zum Beispiel Folsäure), Screeningtests und die Anpassung Ihrer Lebensweise aufklären lassen. Sie erhalten einen Mutterpass, in den fortan alle wichtigen Daten zur Schwangerschaft eingetragen werden und den Sie immer mit sich führen sollten. Die erste Vorsorgeuntersuchung findet meist vor der 10. Schwangerschaftswoche statt

(S. 110). Weitere Untersuchungen folgen im Abstand von vier Wochen (also etwa 12., 16., 20., 24., 28. und 32. Woche) und ab der 32. Woche sogar alle zwei Wochen (34., 36., 38., 40. Woche). Bei einer Risikoschwangerschaft wird Ihr Arzt Sie eventuell bitten, in kürzeren Abständen zur Untersuchung zu erscheinen. Außerdem werden Sie drei Ultraschalluntersuchungen haben, nämlich in der 9. bis 12. Woche, in der 19. bis 22. Woche und in der 29. bis 32. Woche. Im Fall einer Risikoschwanger-

schaft wird der Arzt möglicherweise noch weitere Ultraschalluntersuchungen durchführen. Bluttests erfolgen normalerweise gleich zu Beginn der Schwangerschaft, entweder bei der ersten Vorsorgeuntersuchung oder kurz danach. Ein weiterer Bluttest wird zwischen der 11. und 20. Woche vorgenommen, falls Sie sich für einen Screeningtest entscheiden.

Wenn Sie berufstätig sind, ist Ihr Chef gesetzlich dazu verpflichtet, Ihnen zu den Vorsorgeterminen freizugeben.

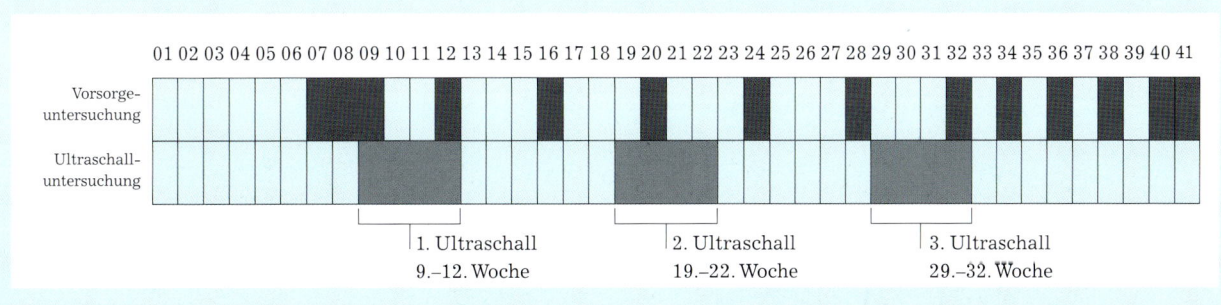

01 02 03 04 05 06 07 08 09 10 11 12 13 14 15 16 17 18 19 20 21 22 23 24 25 26 27 28 29 30 31 32 33 34 35 36 37 38 39 40 41

Vorsorge-untersuchung

Ultraschall-untersuchung

1. Ultraschall
9.–12. Woche

2. Ultraschall
19.–22. Woche

3. Ultraschall
29.–32. Woche

## GETEILTE BETREUUNG

Es ist möglich, die Vorsorge von einem Arzt und einer Hebamme in Zusammenarbeit durchführen zu lassen. Die Ultraschalluntersuchungen werden nur von Ihrem Arzt durchgeführt werden, alle anderen Untersuchungen kann auch Ihre Hebamme übernehmen.

## BEIM ARZT

Falls Sie jedoch gesundheitliche Probleme haben, etwa unter Bluthochdruck oder Diabetes leiden, sollten Sie alle Vorsorgeuntersuchungen beim Arzt durchführen lassen.

# Wo soll das Baby zur Welt kommen?

Schwangere Frauen haben verschiedene Möglichkeiten, Ihr Baby zur Welt zu bringen: im Krankenhaus, im Geburtshaus oder auch zu Hause (S. 100–103).

## GEBURTSBETREUUNG

Die meisten Frauen bringen Ihr Baby in der Klinik zur Welt. Dort kann jederzeit auf die neuesten medizinisch-technischen Errungenschaften zugegriffen werden, es gibt eine Auswahl an Möglichkeiten zur Schmerzlinderung und falls es während der Geburt zu besonderen Problemen kommt, ist stets ein Facharzt zur Stelle. Nicht selten ist auch eine Kinderklinik angeschlossen, was viele werdende Mütter, die sich sicher fühlen wollen, besonders beruhigt. Der Nachteil ist, dass bei Schichtwechseln das Personal ausgetauscht wird und dass manchmal nicht genug Hebammen für eine kontinuierliche Betreuung zur Verfügung stehen.

Einen neuen Weg beschreiten die Hebammenkreißsäle. Hier werden die Gebärenden in der Klinik eigenverantwortlich von Hebammen betreut und im Fall von Komplikationen an den üblichen Kreißsaal übergeben.

Geburtshäuser werden meist von freiberuflichen Hebammen betrieben. Sie bieten eine gemütliche, familiäre Atmosphäre und fast so viel Komfort wie zu Hause. Die Chance, während der Geburt von Anfang bis Ende von derselben Hebamme betreut zu werden, ist im Geburtshaus ungleich höher als in einem Krankenhaus. Allerdings sind Geburtshäuser nur für Frauen geeignet, die eine absolut komplikationslose Schwangerschaft durchlebt haben. Risikoschwangere jeder Stufe sollten zu ihrer Sicherheit und der des Kindes besser im Krankenhaus entbinden. In Geburtshäusern sind weder eine Epiduralanästhesie noch ein Kaiserschnitt möglich. Falls eine dieser Optionen nötig wird, muss die Gebärende ins Krankenhaus gebracht werden.

Beim Thema Hausgeburt verzogen Mediziner früher abschätzig das Gesicht, doch seit einiger Zeit erfreuen sie sich neuer Popularität. Vorausgesetzt, Ihre Schwangerschaft verlief normal, spricht nichts dagegen, dass Sie Ihr Kind in den eigenen vier Wänden zur Welt bringen. Sollten allerdings während der Geburt Komplikationen auftreten, müssen Sie sofort ins Krankenhaus gebracht werden.

### ERFAHRUNGEN AUSTAUSCHEN
Fragen Sie Freundinnen und Verwandte, die vor nicht allzu langer Zeit selbst entbunden haben, nach deren Erfahrungen mit Geburtseinrichtungen und ob sie zufrieden mit der Betreuung waren. Ihre Erlebnisse können für Sie sehr nützlich sein.

### NOTIZEN MACHEN
Wahrscheinlich haben Sie viele Fragen zur Geburtsvorsorge. Schreiben Sie sie auf, so brauchen Sie beim nächsten Arztbesuch keine Angst zu haben, eine Frage zu vergessen.

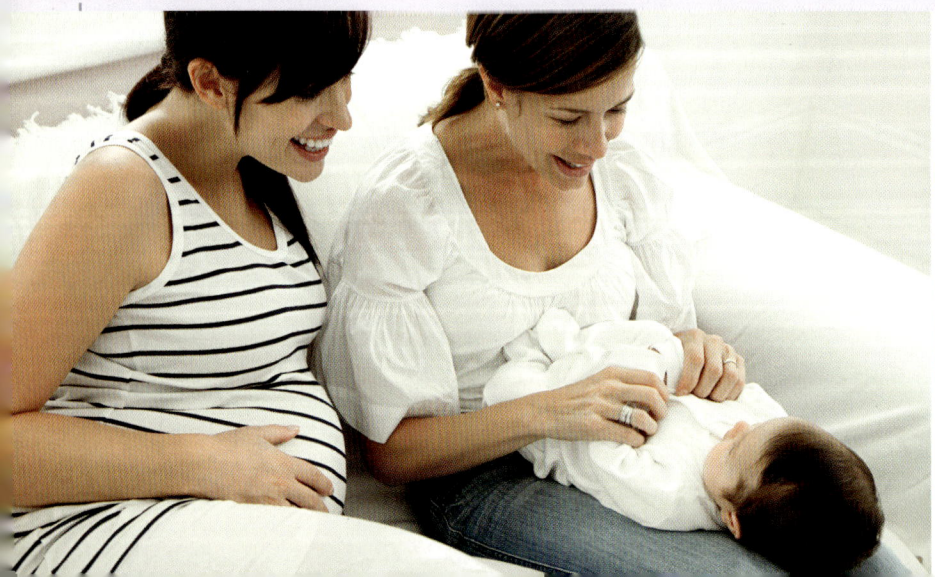

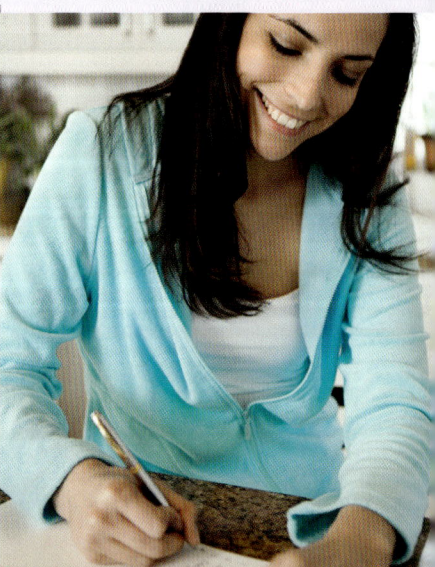

Bei einer Hausgeburt kommt die Hebamme zu Ihnen, sobald die Wehen begonnen haben. In ihrem Koffer hat sie alles dabei, was zur Geburt nötig ist. Falls Sie eine Wassergeburt haben möchten, können Sie sogar ein transportables Becken mieten (S. 274–275). Für den Notfall sollten Sie jedoch auch bei einer Hausgeburt stets eine gepackte Krankenhaustasche bereithalten.

## Freie Hebammen

Freie Hebammen bieten meist Geburtsvorbereitung, Schwangerenvorsorge, Hausgeburt und Nachsorge an. Die Kosten dafür werden von der Krankenkasse übernommen. Die Ultraschalluntersuchungen und andere spezielle pränatale Tests müssen jedoch vom Arzt durchgeführt werden.

Sollte es während einer Hausgeburt nötig werden, ins Krankenhaus zu wechseln, werden Sie dort von einer der Klinikhebammen weiterbetreut. Aus versicherungsrechtlichen Gründen ist es

nicht möglich, dass eine freie Hebamme eine Klinikgeburt leitet. Sie kann allerdings als Geburtsbegleiterin zugelassen werden.

Eine Hausgeburt ist heutzutage eine sichere Angelegenheit. Dennoch sollten Sie Vorbereitungen treffen, dass Sie im Notfall schnell in eine Klinik gebracht werden können.

## Auswählen

Sie sollten allen Geburtseinrichtungen, die eventuell für Sie in Frage kommen, einen Besuch abstatten und sich genau beraten lassen. Machen Sie sich mit Ihrem Partner anschließend Gedanken, wie Ihnen die Atmosphäre gefallen hat, ob Sie sich dort entspannt und sicher fühlten. Sprechen Sie mit möglichst vielen Leuten: Mit Freunden, Verwandten, anderen schwangeren Frauen, Müttern mit Babys, Hebammen und mit Ihrem Arzt. Je mehr Informationen Sie erhalten, desto sicherer werden Sie sich in Ihrer Auswahl fühlen.

»Besichtigen Sie alle infrage kommenden Geburtseinrichtungen. Wo fühlen Sie sich am wohlsten?«

## So erging es uns mit Geburtsvorbereitung und Geburtseinrichtungen

Bei all den Wahlmöglichkeiten kann sich Verwirrung breitmachen. Dagegen hilft nur, viele Fragen zu stellen. Lassen Sie sich Zeit. Sogar ich als Gynäkologin und Geburtshelferin hatte tausend Fragen an meine Hebamme. Und obwohl ich die Antworten schon wusste, tat es mir einfach gut, diese Fragen stellen zu können. MG

Bei der Wahl der Geburtseinrichtung gibt es viele Punkte zu berücksichtigen. Meine Wahl fiel auf die Klinik, in der ich selbst als Hebamme arbeite. Doch diese liegt sehr nahe an einem großen Fußballstadion und bei einem Spiel sind die Straßen rundherum oft verstopft. Mein Mann und ich mussten uns überlegen, wie wir in diesem Fall zu der Klinik kämen.

Bei der Wahl der Geburtseinrichtung ist meiner Ansicht nach die schnelle Erreichbarkeit ein wichtiger Aspekt. NK

Bei der Wahl der Geburtsvorbereitung sollten Sie nicht nur Ihre körperliche Gesundheit im Auge haben, sondern auch die soziale und emotionale Unterstützung, die Sie vielleicht benötigen werden. Die Kurse, die Sie auswählen, sollen Ihnen in Ihrer Schwangerschaft helfen, doch Sie können dort auch Freundschaften schließen, die noch lange nach der Geburt weiterbestehen. CH

Ich finde es hilfreich, wenn man das Krankenhaus, in dem man entbinden will, möglichst gut kennt. Wenn man weiß, wo man hinmuss, wie die Kreißsäle

aussehen und so weiter. Die meisten Geburtskliniken bieten spezielle Führungen an, auf denen man sich über solche Dinge informieren kann. LJ

Bei meinem ersten Kind wollte ich auf keinen Fall eine Hausgeburt, sondern in die Klinik, für den Fall, dass Hilfe notwendig wird. Am liebsten wäre mir eine Wassergeburt gewesen, ich wollte Atemübungen, Bewegungen und Visualisierungen aus dem Yoga einsetzen. Doch es kam ganz anders: Mein Baby lag in Steißlage und wollte sich nicht drehen, sodass ich zum Schluss einen Kaiserschnitt bekam. Mein zweites Kind kam ebenfalls in der Klinik zur Welt. Weil ich bereits einen Kaiserschnitt gehabt hatte, wurde ich streng überwacht. TL

# Die erste Vorsorgeuntersuchung

Sobald Ihre Schwangerschaft festgestellt wurde, können Sie einen Termin für die erste Vorsorgeuntersuchung machen. Dabei können Sie Fragen stellen und bekommen eine Idee, wie sich die folgenden Monate gestalten werden.

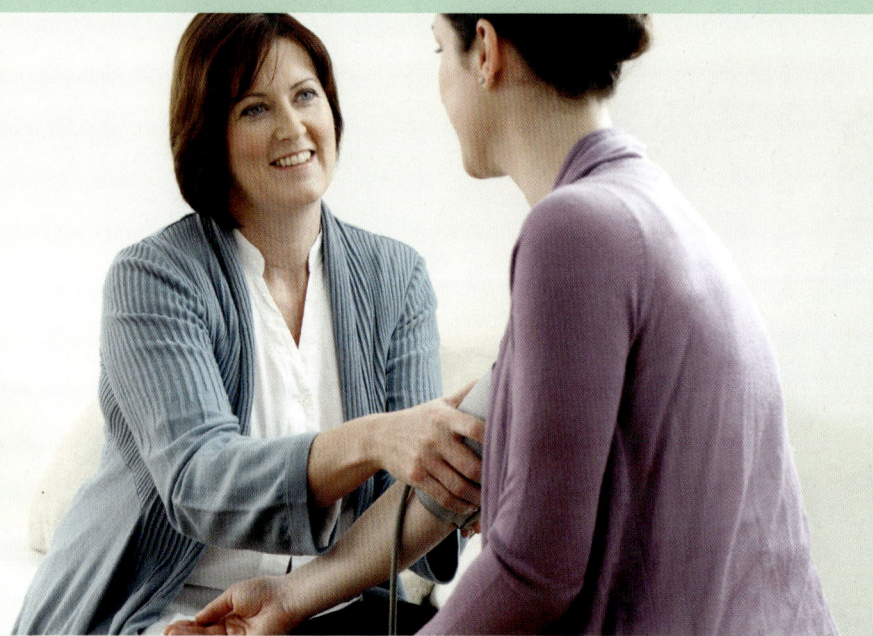

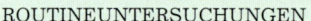

**ROUTINEUNTERSUCHUNGEN**
Der Blutdruck ist während der gesamten Schwangerschaft ein wichtiges diagnostisches Mittel und wird bei jeder Vorsorgeuntersuchung gemessen, sodass Veränderungen schnell bemerkt werden.

**WIEGEN**
Ihr Gewicht und Ihr Body-Mass-Index werden bei jeder Vorsorgeuntersuchung ermittelt.

Die erste Vorsorgeuntersuchung bei Ihrem Arzt oder Ihrer Hebamme sollte vor der 10. Schwangerschaftswoche stattfinden, sodass Ihr Gesundheitszustand festgestellt und eventuelle Risiken erkannt werden können. Diese Vorsorgeuntersuchung wird die längste sein. Man wird Sie über Ihre Krankengeschichte befragen und Routineuntersuchungen durchführen, außerdem erhalten Sie einen Mutterpass, in dem der Verlauf Ihrer Schwangerschaft dokumentiert wird und den Sie zu allen nachfolgenden Untersuchungen mitbringen sollten.

## Das weitere Vorgehen planen

Während des ersten Termins werden nicht nur allgemeine Untersuchungen durchgeführt, Sie bekommen auch die Gelegenheit, über schwangerschaftsrelevante Themen zu reden, wie Folsäure, Nahrungshygiene und Geburtstechniken. Außerdem wird man auf Basis des Zeitpunkts Ihrer letzten Menstruation Ihren Geburtstermin berechnen und das weitere Vorgehen während der Schwan-

gerschaft festlegen. Man wird Ihnen viele detaillierte Fragen über Ihre Gesundheit und Ihren Lebensstil stellen. Scheuen Sie sich nicht, auf sehr persönliche Fragen zu antworten. Es ist wichtig, dass Ihre Ärztin oder Hebamme über alles Bescheid weiß, das möglicherweise Ihre Gesundheit oder die Ihres Babys betreffen könnte. Wichtige Themen bei diesem ersten Gespräch sind:

• **Ernährung und Fitness.** Man wird Ihnen eine gesunde Ernährung nahelegen (S. 16–21) und erklären, welche Nahrungsmittel Sie vermeiden sollten (S. 22–23), und Sie fragen, ob und wie viel Sport Sie treiben, wie oft Sie Alkohol trinken und ob Sie rauchen oder Drogen nehmen. Wenn nötig wird man Ihnen Unterstützung anbieten und Möglichkeiten aufzeigen, das Rauchen oder alles andere, was Ihrem Baby schaden könnte, aufzugeben.

• Ihre Krankheitsgeschichte. Dazu zählen vergangene Operationen, Geschlechtskrankheiten, ob Sie an Asthma, hohem Blutdruck oder Allergien leiden, ob Sie Medikamente nehmen oder psychisch krank sind.

• Die Krankheitsgeschichte Ihrer Familie und der Familie des Vaters. Erwähnt werden sollten Mehrlingsschwangerschaften, Erbkrankheiten wie Mukoviszidose und andere gesundheitliche Probleme wie Diabetes, Herzkrankheiten oder hoher Blutdruck.

• Eventuelle vorherige Schwangerschaften, auch diejenigen, die mit einer Fehlgeburt oder Abtreibung geendet haben. Wenn Sie bereits Kinder haben, wird die Hebamme ihr Geburtsgewicht und Geschlecht notieren.

• Tests zu Diagnostik und Vorsorge (S. 80–91). Man wird Sie über kommende Untersuchungen und optionale zusätzliche Tests informieren.

• Wo Sie Ihr Kind bekommen möchten. Man wird die möglichen Geburtstechniken mit Ihnen besprechen. Tatsächlich ist jetzt ein guter Zeitpunkt, sich nach Kreißsälen, Geburtshäusern und den Möglichkeiten einer Heim- oder Wassergeburt zu erkundigen. Auch wenn es verfrüht erscheinen mag, wird man Sie außerdem bereits jetzt über die Ernährung des Kindes, Stillen oder Fläschchen, informieren.

• Ihre Rechte als werdende Mutter. Die Hebamme wird Ihnen einen Überblick über die Richtlinien des Mutterschutzgesetzes geben, nach denen sich Ihr Arbeitgeber fortan richten muss. Sie wird Sie außerdem nach Ihrem Beruf

und dem Ihres Partners fragen und Sie über eventuelle Risiken informieren.

## KÖRPERLICHE UNTERSUCHUNGEN

Bei der ersten Vorsorgeuntersuchung werden eine Reihe medizinischer Tests durchgeführt. Manche sind nur einmal nötig, andere müssen bei jeder Untersuchung durchgeführt werden.

• Aus dem Verhältnis von Gewicht zu Körpergröße kann der Body-Mass-Index (BMI) berechnet und festgestellt werden, ob Ihr Gewicht in einem für Sie gesunden Bereich liegt.

• Der Blutdruck kann während der Schwangerschaft schwanken, doch wenn die Veränderung gewisse Grenzen überschreitet, kann das ein Warnsignal sein.

• Routinemäßig überprüfte Blut- und Urinwerte (S. 80–81) geben Auskunft über Ihren allgemeinen Gesundheitszustand und mögliche Infektionskrankheiten.

## FRAGEN STELLEN

Sie werden viel Gelegenheit haben, alle Bedenken anzusprechen, die Sie vielleicht haben, und Fragen zu stellen. Ihre Hebamme kann Sie über die meisten Aspekte

von Schwangerschaft und Geburt informieren, zum Beispiel über Geburtsvorbereitungskurse, wie Sie mit Beschwerden umgehen können, wie viele Untersuchungen Ihnen bevorstehen und wen Sie anrufen können, sollte es Probleme geben. Nehmen Sie sich genug Zeit für das Gespräch, damit Sie mit dem Gefühl nach Hause gehen können, alles angesprochen zu haben, was Sie beschäftigt. Wenn Sie wollen, können Sie auch Ihren Partner mitbringen.

> »Jede Information, die Sie Ihrer Hebamme geben, wird ihr helfen, Sie besser zu betreuen.«

## Wie Sie das Beste aus dem Termin machen können

Dies ist Ihre Gelegenheit, sich genau über die Art von Betreuung zu informieren, die Sie während der Schwangerschaft erwarten können. Etwas über die Untersuchungen und Tests zu erfahren, kann sehr beruhigend sein.

• Tragen Sie alle Informationen zusammen, die Ihr Arzt bzw. Ihre Hebamme brauchen könnte, zum Beispiel das Datum des ersten Tages Ihrer letzten Periode und alle relevanten Details über die Krankheitsgeschichte Ihrer Familie und der Familie des Kindsvaters. Eventuell sollten Sie auch mit entfernteren Verwandten sprechen, um etwas über Krankheiten zu erfahren, die in der Familie liegen.

• Fragen Sie Ihren Partner, ob ihm auch etwas auf dem Herzen liegt. Vielleicht ist es etwas, woran Sie selbst noch nicht gedacht hatten.

• Vielleicht fühlen Sie sich nicht wohl dabei, bestimmte persönliche Dinge preiszugeben. Doch auch wenn Ihnen einige der Fragen irrelevant erscheinen, können sie von Bedeutung sein. Der Sinn hinter der Befragung ist herauszufinden, ob irgendwelche Risikofaktoren für Ihre Schwangerschaft vorliegen.

• Sie erfahren jetzt viel Neues, das Sie sich unmöglich alles merken können. Machen Sie sich Notizen.

# Routineuntersuchungen

Blut- und Urinuntersuchungen gehören zum Standard der Schwangerschafts-
vorsorge. Damit wird zum Beispiel Ihre Blutgruppe oder das Vorhandensein
bestimmter Infektionen getestet und Ihr Gesundheitszustand überwacht.

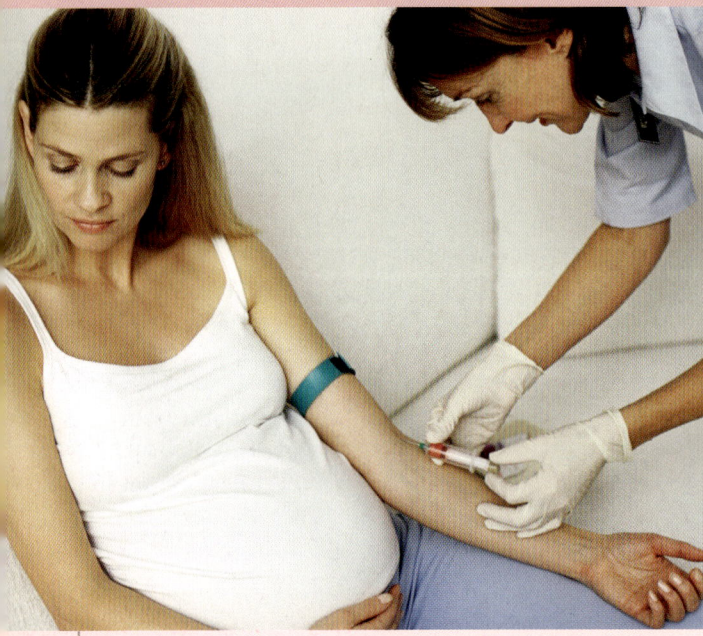

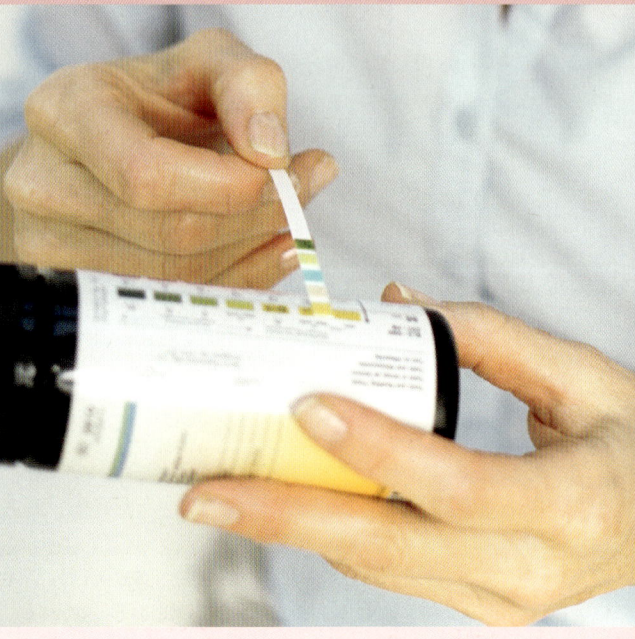

**BLUTPROBEN**
Bevor man Ihnen Blut entnimmt, wird man Ihnen erklären, welche
Tests damit durchgeführt werden, und Ihr Einverständnis einholen.

**URINPROBEN**
Urinproben mithilfe von Teststreifen ermöglichen Ihrer Hebamme,
schnell festzustellen, ob weitere Untersuchungen nötig sind.

Von der ersten Vorsorgeuntersuchung
an werden all Ihre Testergebnisse in
Ihrem Mutterpass notiert, sodass sich ein
detailliertes Bild Ihrer Schwangerschaft
ergibt. Diesen Mutterpass sollten Sie
während der Schwangerschaft immer
in der Handtasche haben. Bei jeder
Untersuchung werden routinemäßig der
Blutdruck gemessen sowie Urinproben
genommen und die Ergebnisse darin
eingetragen. Sollten die Ergebnisse der
Laboruntersuchungen auffällig sein,
werden Ihr Arzt oder Ihre Hebamme sich
mit Ihnen in Verbindung setzen.

## Blutdruck

Es ist wichtig, während der Schwangerschaft den Blutdruck zu überwachen,
da ein zu hoher Wert (Hypertension) das
Wachstum des Babys beeinträchtigen
kann und in der späteren Schwangerschaft ein Zeichen für eine lebensgefähr-
liche Präeklampsie sein kann (S. 338).
Ihre Hebamme wird Ihren Blutdruck bei
jedem Termin überprüfen.

Oft fällt der Blutdruck im ersten
Trimester, steigt im zweiten Drittel etwas
an und normalisiert sich dann wieder.

## Urinproben

Ihre Hebamme wird Ihren Urin bei
jedem Termin auf die folgenden Substanzen testen:
• Eiweiß, das auf eine Harnwegsinfektion hindeuten könnte. Diese kann mit
Antibiotika behandelt werden. Im späteren Schwangerschaftsverlauf kann ein
erhöhter Proteinwert auch ein Zeichen
für eine Präeklampsie sein.
• Glukose, wobei ein erhöhter Wert das
Symptom einer Schwangerschaftsdiabetes sein, aber auch durch den Verzehr

»Vielleicht ist Ihnen nicht wohl bei all den Tests, die durchgeführt werden, doch es soll nur sichergestellt werden, dass es Ihnen und dem Baby gut geht.«

stark zuckerhaltiger Nahrungsmittel hervorgerufen werden kann.
• Bakterien, die ebenfalls auf eine Harnwegsinfektion deuten könnten.
• Gegebenenfalls Ketone, die entstehen, wenn der Körper Fettreserven verbrennt, da ihm möglicherweise nicht genug Energie in Form von Kohlenhydraten zugeführt wird. Ist der Keton erhöht, kann dies auf Schwangerschaftsdiabetes hindeuten.

## Blutproben

Mithilfe einer Blutprobe können Blutgruppe und Rhesusfaktor bestimmt und Infektionskrankheiten erkannt werden.

### BLUTGRUPPE/RHESUSFAKTOR
Für den Fall von Komplikationen ist es wichtig zu wissen, welche Blutgruppe Sie haben. Der Rhesusfaktor ist so wichtig, weil es sein kann, dass Mütter, die Rhesus-negativ sind, Antikörper gegen das Blut ihres Fötus entwickeln, wenn dieser Rhesus-positiv ist. Während der ersten Schwangerschaft führt dies meist nicht zu Komplikationen, es kann jedoch nachfolgende Schwangerschaften mit Rhesus-positiven Babys betreffen. Dann greifen die Antikörper der Mutter möglicherweise die roten Blutkörperchen des Kindes an, was beim Baby zu Anämie führen kann. Falls Sie Rhesus-negativ sind, erhalten Sie in der 28. und 34. Schwangerschaftswoche jeweils eine Injektion, um die Bildung von Antikörpern zu verhindern.

### HÄMOGLOBIN
Hämoglobin befindet sich in roten Blutkörperchen und ist für den Sauerstofftransport im Körper verantwortlich. Für die Produktion von Hämoglobin wird Eisen benötigt und da sich während der Schwangerschaft das Blutvolumen der Mutter erhöht, muss dem Körper mehr Eisen zugeführt werden. Mangelnde Eisenversorgung kann zu Anämie führen. Falls Ihr Hämoglobinwert niedrig ist, sollten Sie Ihrem Speiseplan mehr eisenreiche Nahrungsmittel (S. 17) hinzufügen oder Eisen in Form von Nahrungsmittelergänzungspräparaten zu sich nehmen.

### RÖTELN
Erkrankt die Mutter während der Schwangerschaft an Röteln, kann dies schwere Schäden beim ungeborenen Kind verursachen. Ihre Hebamme oder Ihr Arzt werden Sie fragen, ob Sie bereits früher an Röteln erkrankt waren, und gegebenenfalls überprüfen, ob bei Ihnen ein Impfschutz gegen Röteln besteht. Sollte dies nicht der Fall sein, wird man Sie beraten, was zu tun ist.

### HIV
Der AIDS auslösende HI-Virus kann während der Schwangerschaft von Mutter zu Kind übertragen werden. Durch Medikamente lässt sich das Risiko einer solchen Übertragung jedoch verringern. Ein HIV-Test wird nur auf Wunsch durchgeführt. Sollte er positiv ausfallen, wird man Sie beraten, wie Sie das Risiko einer Ansteckung für Ihr Baby minimieren können.

### HEPATITIS B
Hepatitis B ist ein Virus, das Leberschäden verursachen und während der Geburt von der Mutter an das Kind weitergegeben werden kann. Mithilfe von Medikamenten ist es jedoch möglich eine Ansteckung zu verhindern.

### SYPHILIS
Syphilis ist eine Geschlechtskrankheit, die beim Kind Geburtsdefekte und Entwicklungsstörungen hervorrufen kann. Sie ist allerdings mit Antibiotika behandelbar.

### SICHELZELLENANÄMIE UND THALASSÄMIE
Sichelzellenanämie und Thalassämie sind vererbbare Blutkrankheiten, die häufiger bei Menschen mit afrikanischer und südländischer Abstammung auftreten. Deshalb ist es wichtig, dass Sie Ihrer Hebamme oder Ihrem Arzt mitteilen, ob Sie oder der Vater Ihres Babys möglicherweise Vorfahren einer solchen Herkunft haben (zum Beispiel jemanden aus Italien, Malta, Portugal, Spanien, Indien, China, Afrika oder der Karibik), damit Sie auf eine oder beide dieser Krankheiten getestet werden. Falls Sie Trägerin einer Erbkrankheit sind, sollte auch der Kindsvater getestet werden, sodass die Wahrscheinlichkeit einer Ausprägung der Krankheit beim Ihrem Baby bestimmt werden kann.

# Die erste Ultraschalluntersuchung

Jetzt können Sie Ihr Baby zum ersten Mal sehen. Beim ersten Ultraschall wird der Körper des Babys vermessen, um festzustellen, wann es gezeugt wurde, und um einen genaueren Geburtstermin zu berechnen.

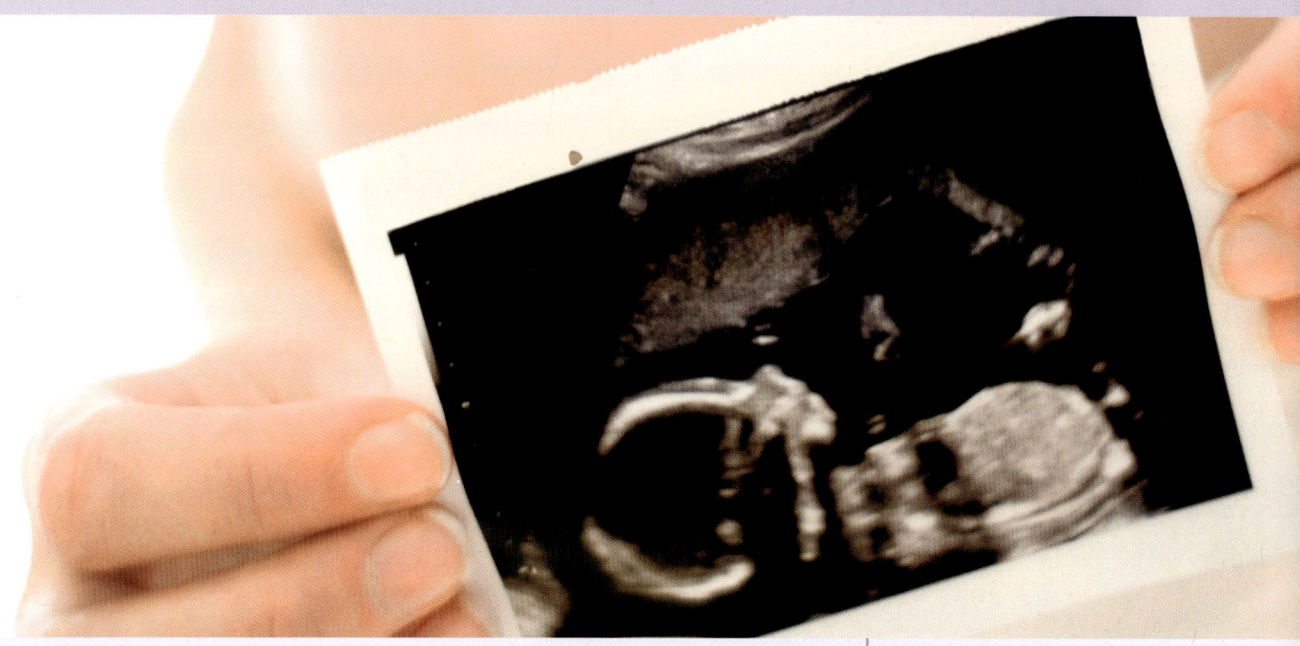

Die erste Ultraschalluntersuchung findet normalerweise zwischen der 9. und 12. Woche statt. Sie ist ein denkwürdiger Moment in Ihrer Schwangerschaft, den Sie vielleicht mit Ihrem Partner oder einer Freundin teilen möchten, denn Sie werden dabei zum ersten Mal Ihr Baby sehen.

Ihr Arzt bittet Sie möglicherweise, vorher viel Wasser zu trinken, da eine volle Blase den Uterus nach oben drückt und er so besser sichtbar wird. Dann wird ein Gel auf Ihren Bauch aufgetragen, das die Schallwellen der Sonde, mit der der Arzt über Ihren Bauch fährt, auf Ihren Körper überträgt.

Bei der Sonografie werden ultrahochfrequente Schallwellen genutzt, um Bilder Ihres Babys sowie von Plazenta, Uterus und Becken zu erzeugen. Das Verfahren ist völlig schmerzfrei und gefahrlos für Mutter und Kind. Das Gestationsalter, also das Alter des Fötus seit der Zeugung festzustellen, dient dazu, einen genaueren Geburtstermin zu berechnen und den Zeitplan für weitere Vorsorgeuntersuchungen festzulegen.

Vor der 13. Woche dient eine Messung der Scheitel-Steiß-Länge zur Beurteilung des Gestationsalters und der Entwicklung des Kindes, später sind eher Kopf- und Brustdurchmesser maßgeblich.

Durch die Ultraschalluntersuchung wird außerdem festgestellt, ob sich der Fötus ordnungsgemäß im Uterus und nicht etwa im Eileiter befindet (man

## DAS ERSTE BILD

Normalerweise erhalten sie einen Ausdruck mit dem Ultraschallbild ihres Babys, etwas woran Sie noch Jahre lang denken werden. Bewahren sie es an einem dunklen Ort auf, da es lichtempfindlich ist und sonst verblassen kann.

nennt dies auch Eileiterschwangerschaft) und ob Sie eventuell sogar mehr als ein Kind erwarten. Darüber hinaus wird die Entwicklung des Fötus beurteilt. Eine genaue Untersuchung der einzelnen Organe des Babys wird jedoch erst bei der zweiten und dritten Ultraschalluntersuchung (S. 88–91) vorgenommen. Beim ersten Scan kann auch bereits ein Nackentransparenztest durchgeführt werden, um das Risiko eines Down-Syndroms zu ermitteln.

# »Ihr Baby zum ersten Mal zu sehen, wird ein besonderer Augenblick sein. Viele Frauen haben erst jetzt das Gefühl, dass die Schwangerschaft real ist.«

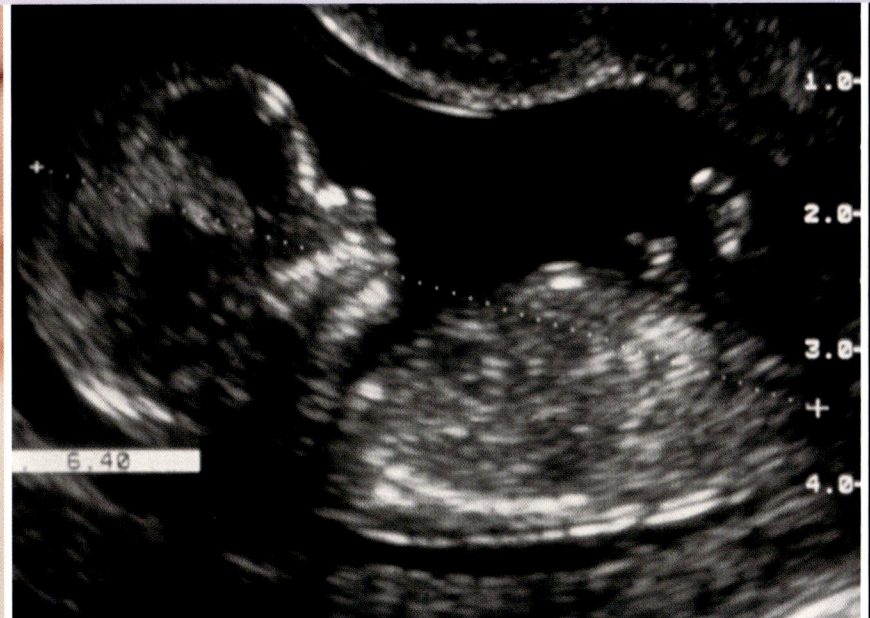

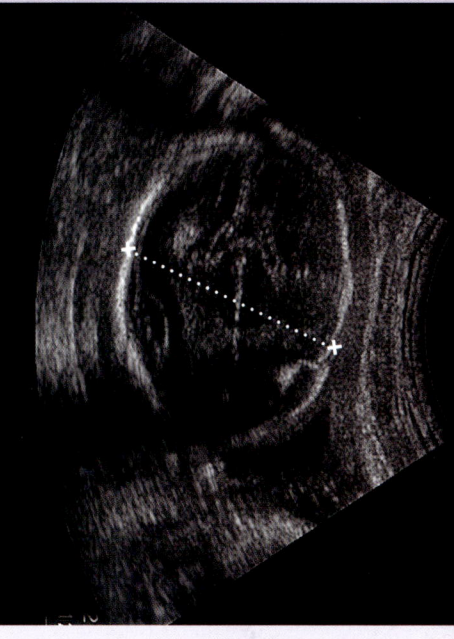

**DAS VERMESSEN DES BABYS**
In den frühen Stadien der Schwangerschaft liegt das Baby in einer sehr gekrümmten Haltung, weshalb es schwierig ist, die Länge der Gliedmaßen abzuschätzen. Um die Entwicklung des Fötus zu beurteilen, misst man deshalb die Länge vom Scheitel bis zum Steiß.

**DER BIPARIETALE KOPFDURCHMESSER**
Der Abstand zwischen den Scheitelbeinen (mit Kreuzen markiert) wird zur Beurteilung des Wachstums hergenommen.

## Unser erster Ultraschallscan

Bei meinem ersten Ultraschall war ich überwältigt von dem Gefühl, dass da wirklich ein so zerbrechliches, kleines Wesen in mir heranwächst. Das hat bei mir sofort Mutterinstinkte geweckt. CH

Bei meinem ersten Ultraschall war ich sehr beunruhigt, weil meine Ärztin während der ganzen Untersuchung kein Wort gesagt hat. Ich konzentrierte mich auf ihr Gesicht, um herauszufinden, ob etwas nicht stimmte. Zum Glück war alles normal und mein Baby war gesund. MG

Zwischen der 6. und 8. Woche hatte ich Schmerzen und Blutungen, weshalb man bei mir eine Eileiterschwangerschaft vermutete. Bei einem Ultraschall im Krankenhaus wurde zum Glück festgestellt, dass das Baby sich doch im Uterus befand. Mein Mann und ich starrten die ganze Zeit auf den Bildschirm und wir sahen das Herz unseres Babys schlagen. Von da an entwickelte ich einen wirklichen Bezug zu meinem Kind. NK

Obwohl ich als Ärztin viele, viele Ultraschallbilder gesehen hatte, war es etwas völlig anderes, als es um mein eigenes Baby ging. Als ich das schlagende kleine Herz meiner Tochter als hellen Punkt sah, wurde meine Schwangerschaft erst real. LJ

# Screening-Tests

Mithilfe dieser Tests wird die Gesundheit von Mutter und Kind überwacht.
Die meisten werdenden Eltern sind froh, Gewissheit zu bekommen, dass
ihr Baby gesund ist und sich normal entwickelt.

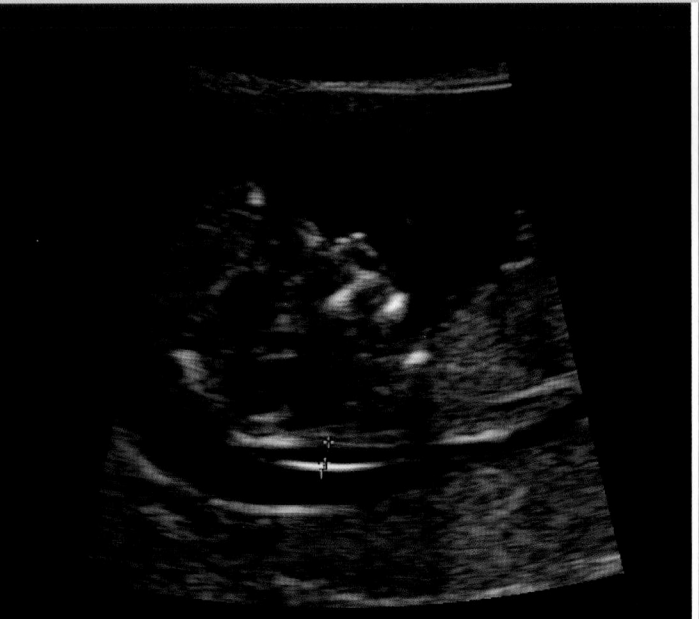

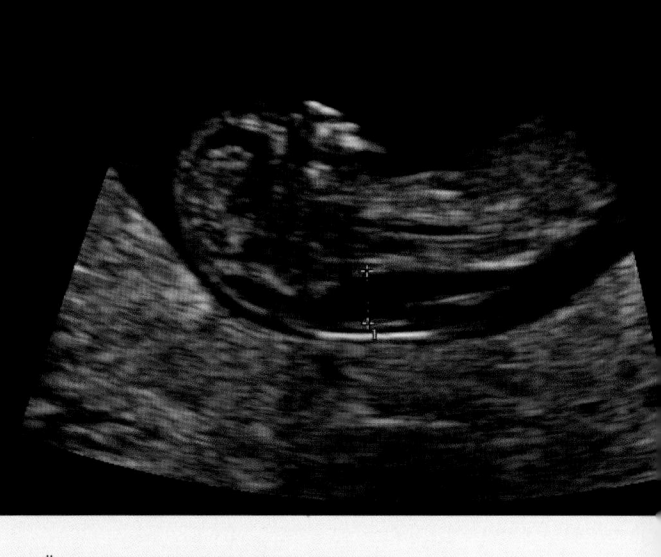

**KLEINE NACKENTRANSPARENZ**
Die Nackentransparenz ist eine Flüssigkeitsansammlung unter der
Haut des Babys. Ein geringes Flüssigkeitsvolumen deutet darauf
hin, dass die Wahrscheinlichkeit eines Down-Syndroms gering ist.

**GRÖSSERE NACKENTRANSPARENZ**
Dieses Bild zeigt eine etwas größere Flüssigkeitsansammlung im
Nacken des Babys, was auf ein größeres Risiko für Down-Syndrom
hindeutet. Dann sind zusätzlich invasive Tests möglich.

Es gibt standardmäßige Screening-Tests,
die normalerweise bei allen Schwangeren durchgeführt werden, und andere,
die nur auf Wunsch geschehen oder
um einen vorhandenen Verdacht zu
überprüfen.

## Mögliche Tests

Die meisten schwangeren Frauen bevorzugen ein kombiniertes Ersttrimesterscreening, das zwischen der 11. und 14.
Schwangerschaftswoche durchgeführt

werden kann. Es besteht aus einem Bluttest und einer Ultraschalluntersuchung,
der sogenannten Nackentransparenz-
Messung (siehe rechts). Ansonsten sind
auch noch Kombinationen aus drei oder
vier Tests möglich, die alle dazu dienen,
chromosomale Abweichungen beim Baby
festzustellen. Sollte durch einen dieser
Tests eine Unregelmäßigkeit festgestellt
werden, können invasive diagnostische Tests (S. 86) durchgeführt werden,
um eine definitive Aussage über den
Gesundheitszustand des Kindes treffen
zu können.

### NACKENTRANSPARENZTEST
Bei dieser Ultraschalluntersuchung wird
die Flüssigkeitstiefe in der sogenannten
Nackenfalte oder -transparenz des Babys
gemessen. Sie kann zwischen der 11. und
14. Woche durchgeführt werden. Eine
größere Flüssigkeitstiefe geht oft mit
Down-Syndrom und anderen chromo-
somalen Abweichungen einher. Um die
11. Woche ist eine Flüssigkeitstiefe von
2 mm normal, die bis zur 14. Woche auf
2,8 mm ansteigen kann. Mit den Ergeb-
nissen der Nackentransparenzmessung
und dem Alter der Mutter kann dann die

Wahrscheinlichkeit einer Chromosomen-veränderung in Relation zum durchschnittlichen Risiko in der Altersgruppe der Mutter errechnet werden. Auch mithilfe einer Nasenbeinmessung kann eine effektive Risikoprognose getroffen werden.

## ERSTTRIMESTERSCREENING

Das Ersttrimesterscreening, das zwischen der 11. und 14. Schwangerschaftswoche durchgeführt wird, besteht aus einem Blut- und einem Nackentransparenztest. Das Blut der Mutter wird auf die Mengen des Schwangerschaftshormons hCG (humanes Choriongonadotropin) und des Proteins PAPP-A untersucht. Dabei deutet ein hoher Wert für hCG in Kombination mit einem niedrigen Wert für PAPP-A auf eine mögliche chromosomale Abweichung beim Baby hin.

Dieser kombinierte Test hat eine Erkennungsrate von 90 Prozent. In etwa fünf Prozent der Fälle zeigt der Test allerdings auch ein positives Ergebnis an, obwohl das Kind keinerlei chromosomale Abweichungen aufweist.

## INTEGRIERTES SCREENING

Beim integrierten Screening werden die Ergebnisse des Ersttrimesterscreenings, das zwischen der 11. und 14. Woche durchgeführt wird, mit denen aus einer weiteren Blutuntersuchung zwischen der 15. und 22. Woche kombiniert. Bei diesem zweiten Bluttest werden die Werte der Schwangerschaftshormone hCG und Estriol und der Proteine Alphafetoprotein (AFP) und Inhibin A gemessen.

Unter Berücksichtigung des mütterlichen Alters kann auf diese Weise eine recht gute Vorhersage des Risikos für ein vorliegendes Down-Syndrom beim Kind getroffen werden. Der Nachteil des integrierten Screenings ist allerdings, dass ein definitives Ergebnis erst nach der zweiten Blutuntersuchung im zweiten Schwangerschaftsdrittel vorliegt.

## TRIPLE- UND QUADRUPLE-TEST

Triple- und Quadruple-Test sind Blutuntersuchungen, bei denen das Blut der Mutter auf drei bzw. vier unterschiedliche Werte getestet wird. Beim Triple-Test, der zwischen der 13. und 22. Schwangerschaftswoche durchge-

führt werden kann, wird eine Risikoeinschätzung für ein Down-Syndrom über die Werte der Schwangerschaftshormone hCG, AFP und Estriol vorgenommen. Der Quadruple-Test schließt zusätzlich die Messung eines vierten Hormons, des Inhibin A, mit ein.

# Die Ergebnisse

Wenn Ihre Screening-Tests auf ein geringes Risiko (weniger als 1:200) für gesundheitliche Beeinträchtigungen des Babys hindeuten, spricht man von einem negativen Screening-Ergebnis. Sollte das Risiko mehr als 1:200 betragen, sind diagnostische Tests zur weiteren Abklärung möglich.

Es besteht kein Grund zur Panik, falls das berechnete Risiko für Ihr Baby höher liegt als erwartet. Ein positives Screening-Ergebnis bedeutet nicht zwangsläufig, dass tatsächlich eine chromosomale Abweichung vorliegt. Lassen Sie sich daher von Ihrem Arzt beraten, ob die Durchführung weiterer Tests (S. 86–87) sinnvoll ist.

## Private Zusatzleistungen

Unter den verschiedenen Screening-Optionen bietet das sogenannte integrierte Screening eine der besten Erkennungsraten für chromosomale Abweichungen und wird im Allgemeinen als die geeignetste Methode zur Risikoermittlung erachtet. Dennoch wird es, ebenso wie das Ersttrimesterscreening und die Triple- und Quadruple-Tests, nicht von den gesetzlichen Krankenkassen übernommen, die nur die Kosten für das Ersttrimesterscreening übernehmen.

Viele Frauenärzte bieten Ihren Patientinnen daher zusätzliche Screening-Tests als private Zusatzleistungen an oder sind zumindest bereit, Sie zum Durch-

führen der Tests an eine Fachklinik zu überweisen.

Die Forschung für pränatale Screening-Tests schreitet stetig voran, doch bevor Sie sich für eine Fachklinik entscheiden, sollten Sie sich genauer über deren derzeitigen Stand der Technik informieren. Nicht immer werden überall die neuesten Scan-Techniken für Erbkrankheiten durchgeführt. Dazu gehört zum Beispiel das Messen des Blutflusses durch Herz und Leber des Babys oder auch das Überprüfen des fötalen Nasenbeins. Ist es nicht darstellbar, kann dies ein Hinweis auf Vorliegen eines Down-Syndroms sein.

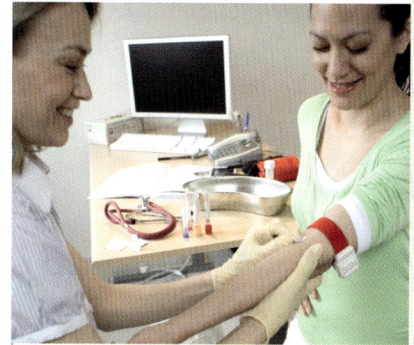

**BERUHIGTER**
Sind Sie gesetzlich versichert, so sind Sie vielleicht beruhigter, wenn Sie auch kostenpflichtige private Zusatzleistungen in Anspruch nehmen.

# Diagnostische Tests

Die wichtigsten Tests, die bei Verdacht auf gesundheitliche Beeinträchtigungen des Fötus angewendet werden, sind die Amniozentese und die Chorionzotten- biopsie. Sie erlauben Aussagen über den Gesundheitszustand des Babys.

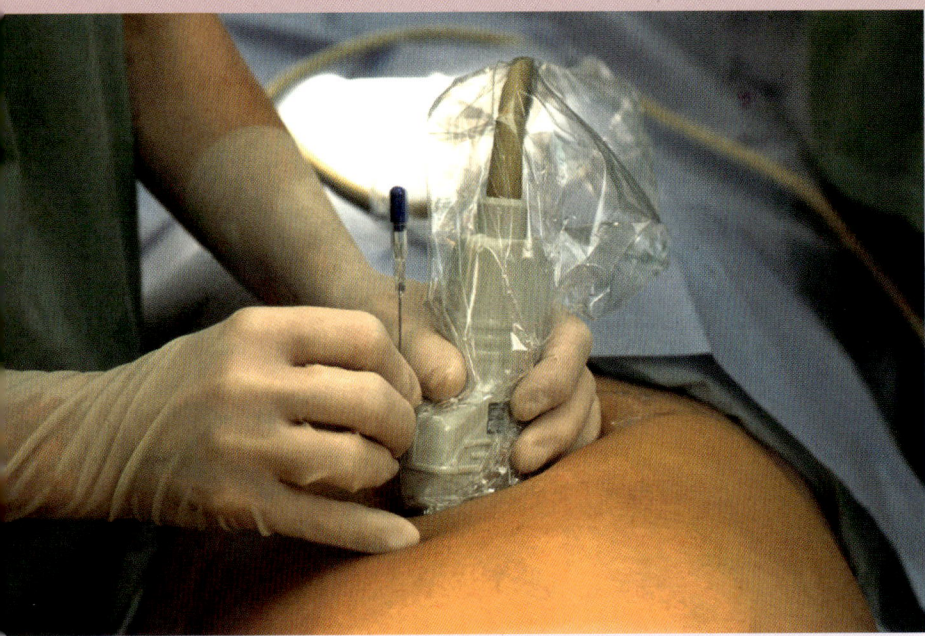

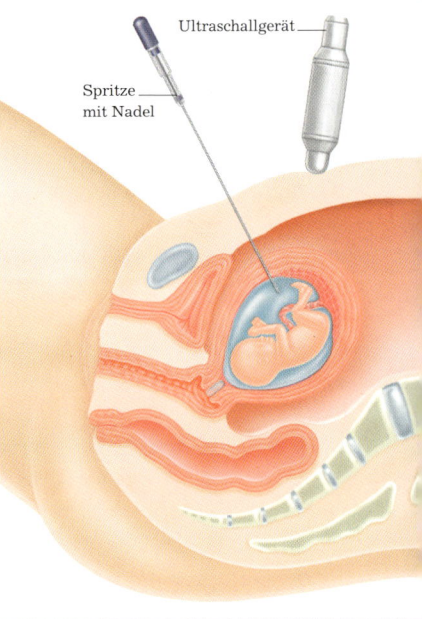

**TREFFSICHER**
Mittels Ultraschallkontrolle kann der Arzt die richtige Stelle für den Einstich ermitteln, sodass das Baby nicht verletzt wird.

**FRUCHTWASSERENTNAHME**
Mit einer Nadel wird durch die Bauch- decke eine Fruchtwasserprobe aus dem Uterus entnommen.

Sollten Ihre Screening-Tests auf ein hohes Risiko für eine chromosomale Abwei- chung bei Ihrem Baby hindeuten, können Sie weitere diagnostische Untersuchungen durchführen lassen. Meist wird dazu eine Probe des Fruchtwassers oder der Pla- zenta entnommen. Diese werden dann auf Chromosomenveränderungen untersucht. Falls Sie das Geschlecht Ihres Kindes nicht erfahren möchten, sollten Sie dies Ihrem Arzt mitteilen. Sollten bei Ihrem Baby Hinweise auf eine Erbkrankheit wie Mukoviszidose oder Thalassämie gefunden werden, kann mittels eines spezifischen

diagnostischen Tests auch das verantwort- liche Gen ermittelt werden.

Ihre Hebamme oder Ihr Arzt werden Sie beraten, welche Untersuchung am besten für Sie geeignet ist. Ein Vorteil der Chorionzottenbiopsie ist, dass sie zu einem früheren Zeitpunkt in der Schwangerschaft durchgeführt werden kann, sodass Sie die Möglichkeit haben, eventuelle schwierige Entscheidungen früher zu treffen. Invasive Tests früh in der Schwangerschaft durchzuführen erhöht jedoch auch das Risiko einer Fehlgeburt. Mit zwei Prozent liegt dieses

Risiko bei der Chorionzottenbiopsie etwas höher als bei der Amniozentese mit etwa einem Prozent. Die meisten Frauen lassen nur dann einen diagnos- tischen Test durchführen, wenn sie in Betracht ziehen, die Schwangerschaft bei einem positiven Ergebnis abzubrechen.

## Amniozentese

Die Amniozentese kann etwa zwischen der 14. und 17. Schwangerschaftswoche durchgeführt werden. Unter örtlicher

> »Meist zeigen diagnostische Tests nur, dass das Baby gesund ist. Der weitere Verlauf der Schwangerschaft ist dann völlig normal.«

Betäubung wird dabei eine Nadel durch die Bauchdecke in den Uterus eingeführt. Im dort enthaltenen Fruchtwasser befinden sich Zellen, welche die gleichen Chromosomen wie das Baby aufweisen. Die Prozedur dauert weniger als 30 Minuten.

### DIE ERGEBNISSE

Die Ergebnisse sind innerhalb von 14 Tagen zu erwarten. Diese Wartezeit kann sich sehr lang anfühlen, zögern Sie also nicht sich jemandem mitzuteilen, falls Sie sich Sorgen machen. Die Auswertung dauert deshalb so lange, weil die entnommenen Zellen so lange aufbewahrt werden müssen, bis sie sich in einem gewissen Maß vermehrt haben. Dann werden sie auf chromosomale und genetische Abweichungen untersucht (siehe »Warum wir uns für eine Amniozentese entschieden haben«, S. 144).

# Chorionzotten-
# biopsie

Bei der Chorionzottenbiopsie, die zwischen der 11. und 13. Woche durchgeführt wird, entnimmt man winzige Proben baumartiger Verästelungen, der Chorionzotten, mit denen die Plazenta besetzt ist. Die Zellen in diesen Proben werden wieder auf die enthaltenen Chromosomen untersucht. Meist wird die Prozedur transabdominal ausgeführt, das heißt, unter lokaler Betäubung wird eine Nadel durch die Bauchdecke bis zur Plazenta

eingeführt. Manchmal ist es aufgrund ihrer Position schwierig, die Plazenta durch die Bauchdecke zu erreichen. Dann kann die Biopsie auch transzervikal erfolgen, also durch den Gebärmutterhals, in den eine kleine Röhre eingeführt wird.

Beide Methoden sind ultraschallkontrolliert, dauern weniger als 30 Minuten und können etwas unangenehm sein.

### DIE ERGEBNISSE

Die Ergebnisse sollten innerhalb von sieben bis zehn Tagen verfügbar sein. Die Untersuchung der Proben auf Erbkrankheiten kann bis zu vier Wochen dauern.

### CHORIONZOTTENBIOPSIE DURCH DIE BAUCHDECKE
Wie bei der Amniozentese wird die Nadel meist durch die Bauchdecke in den Uterus eingeführt. Eine Probe des Plazentagewebes wird anschließend durch die Nadel in die Spritze gezogen.

# Nach der Untersuchung

Nach der Untersuchung kann es zu leichten Schmerzen kommen. Bei manchen Frauen treten sogar leichte Krämpfe wie während der Periode auf. Benachrichtigen Sie Ihren Arzt, falls Sie starke Schmerzen haben oder vaginale Blutungen und Fieber auftreten. Schonen Sie sich für ein oder zwei Tage. Sollte der Test positiv ausfallen, wird Ihr Arzt mit Ihnen das weitere Vorgehen besprechen und Ihnen Unterstützung anbieten.

### PROBENENTNAHME DURCH DEN GEBÄRMUTTERHALS
Sollte der Ultraschall zeigen, dass die Plazenta aufgrund ihrer Position nicht durch die Bauchdecke erreicht werden kann, führt man die Biopsie mittels einer kleinen Röhre durch, die durch den Gebärmutterhals eingeführt wird.

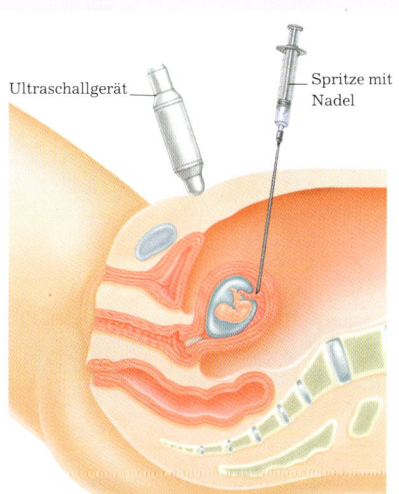

Ultraschallgerät

Spritze mit Nadel

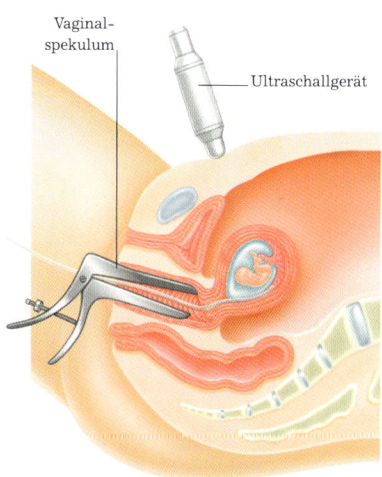

Vaginalspekulum

Ultraschallgerät

# Die zweite Ultraschalluntersuchung

Diese Untersuchung findet zwischen der 19. und 22. Woche statt. Das Baby zu sehen ist einer der schönsten Momente der Schwangerschaft. Der Arzt führt einige Untersuchungen durch, um zu sehen, ob es Ihrem Baby gut geht.

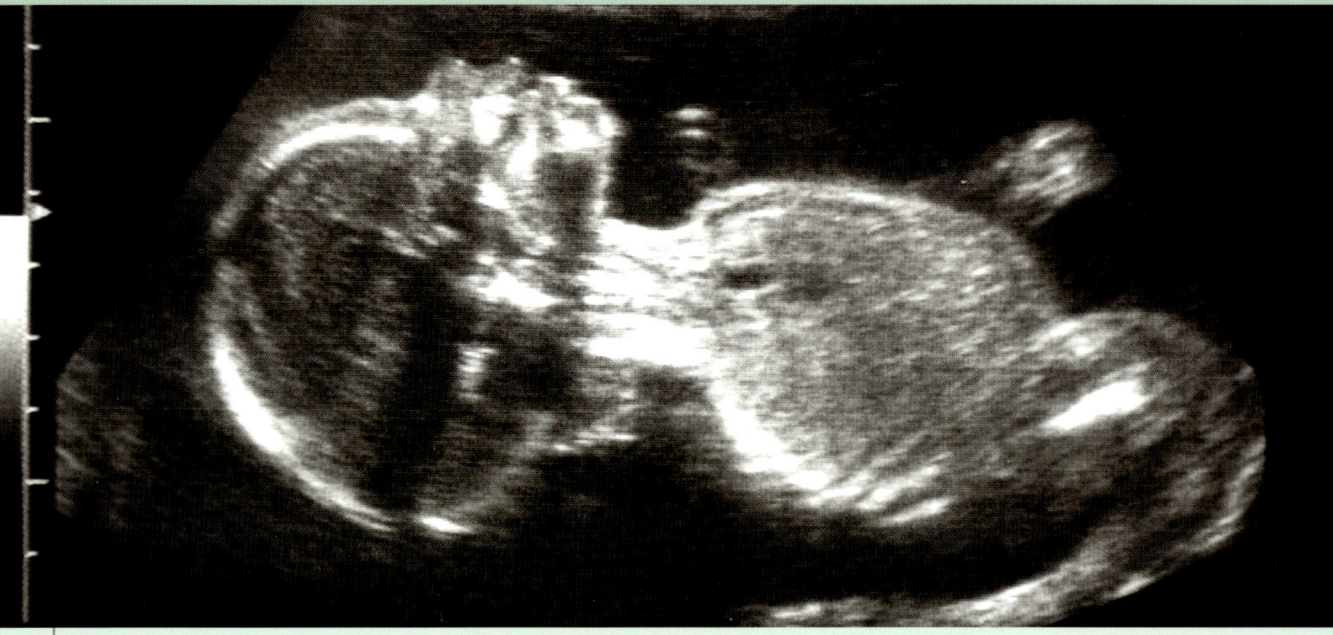

**SO SIEHT IHR BABY JETZT AUS**
Ihr Baby ist enorm gewachsen, seit Sie es das letzte Mal gesehen haben. Wahrscheinlich hat es seine Lage verändert und sich auch etwas »entfaltet«, sodass Sie seine Gliedmaßen nun besser erkennen können. Auch die Gesichtszüge treten nun deutlich hervor. Sie werden staunen, wie viele Details Sie entdecken werden.

Bei der zweiten Ultraschalluntersuchung sind Organe und Körpersysteme des Fötus bereits so weit entwickelt, dass sie auf dem Monitor gut erkennbar sind. Der Arzt kann nun gezielt nach Fehlbildungen suchen. Das hört sich zunächst einmal schlimm an, denn natürlich haben alle werdenden Eltern Angst, dass ihr Baby nicht gesund sein könnte. Lassen Sie sich jedoch gesagt sein, dass die Mehrheit aller Babys ohne jegliche Fehlbildungen auf die Welt kommt. Und es ist auch eine große Beruhigung, wenn der Arzt bei der Untersuchung keinerlei Auffälligkeiten feststellt.

Die zweite Ultraschalluntersuchung dauert wesentlich länger als die anderen beiden, denn der Arzt nimmt sich dieses Mal sehr viel Zeit, jedes Organ und Körperteil ganz genau zu betrachten. Wenn Sie eine volle Blase haben, ist das für die Untersuchung umso besser, denn dann ist das Baby besonders gut zu erkennen.

## Das wird geprüft

Die wichtigen Organe und Körpersysteme des Babys werden auf eine normale Entwicklung hin überprüft. Auch die Lage der Plazenta wird bestimmt, denn sie sollte nach Möglichkeit nicht zu tief im Uterus sitzen (S. 90). Der Arzt stellt fest, wie viel Fruchtwasser vorhanden ist, und wenn Sie wollen, wird er Ihnen während der Untersuchung auch das Geschlecht Ihres Babys mitteilen, allerdings nicht, ohne Sie vorher zu fragen.

## DIE GRÖSSE DES FÖTUS

Ihr Baby ist so sehr gewachsen, dass es nicht mehr ganz auf den Monitor passt. Deshalb kann seine Größe auch nicht mehr mit einer Scheitel-Steiß-Messung bestimmt werden. Stattdessen werden nun der Kopfumfang, der Bauchumfang sowie der Oberschenkelknochen gemessen. So weiß der Arzt genau, ob das Baby sich seinem Alter entsprechend entwickelt. Falls Sie aus irgendwelchen Gründen keine erste Ultraschalluntersuchung hatten, wird bei diesem Scan, wenn auch weniger genau, der voraussichtliche Geburtstermin des Babys bestimmt.

## DAS GESICHT DES FÖTUS

Der Arzt wird überprüfen, ob der Fötus eine Lippenspalte (S. 340) hat, was jedoch nur sehr selten vorkommt. Sie haben inzwischen Zeit, zum ersten Mal das Gesicht Ihres Babys zu sehen. Viele werdende Eltern sind erstaunt, wie deutlich seine Gesichtszüge schon in der 20. Woche zu erkennen sind, und glauben manchmal bereits erste familiäre Ähnlichkeiten ausmachen zu können.

## DAS GESCHLECHT DES FÖTUS

In der 20. Schwangerschaftswoche ist das Geschlecht des Babys gut erkennbar, sofern sich der Fötus beim Ultraschallscan in der richtigen Position befindet. Viele werdende Eltern möchten gerne im Voraus wissen, ob sie ein Mädchen oder einen Jungen bekommen, weil sie die Ungewissheit nicht aushalten oder weil sie Namen, Kleidung oder Zimmereinrichtung darauf abstimmen möchten. Andere dagegen wollen sich lieber überraschen lassen, ob sie einen Jungen oder ein Mädchen bekommen. Der Arzt wird Sie vor dem Ultraschall fragen, ob Sie das Geschlecht Ihres Babys wissen möchten. Beachten Sie jedoch, dass es keine hundertprozentige Gewissheit geben kann.

Manchmal ist es auch erforderlich, so früh wie möglich das Geschlecht des Babys zu erfahren, etwa weil in der Familie geschlechtsspezifische Erbkrankheiten auftreten. Sollte dies der Fall sein, wird der Arzt dies vor der Ultraschalluntersuchung mit Ihnen besprechen und Sie entsprechend beraten.

## IM KÖRPER DES FÖTUS

Jedes Organ und System im Körper des Fötus wird auf seine normale Funktion und Entwicklung hin untersucht.
• Herzschlag sowie Größe und Struktur des Herzens werden geprüft. Manche Probleme, die jetzt entdeckt werden, zum Beispiel ein Loch im Herzen, können nach der Geburt medikamentös oder operativ behandelt werden.
• Der Arzt prüft, ob sich die Lungen schon anfangen zu entwickeln.
• Das Gehirn wird untersucht, seine Form, aber auch die mit Flüssigkeit gefüllten Hohlräume in seinem Inneren.
• Der Arzt sieht nach, ob beide Nieren vorhanden sind und ob es Blockierungen in der Blase gibt.
• Magen und Darm werden auf ihre normale Entwicklung hin untersucht.
• Es wird geprüft, ob die Bauchdecke Defekte aufweist und ob der Darm sich dort befindet, wo er hingehört.
• Jeder einzelne Wirbel des Rückgrats wird auf seine richtige Lage hin überprüft und auch, ob es Anzeichen für Spina bifida gibt.

## Neueste Ultraschalltechnik

Die Ultraschalltechnologie entwickelt sich ständig weiter. In manchen Krankenhäusern und Privatkliniken wird inzwischen 3D- und sogar 4D-Ultraschall angeboten. Diese neuen Scanner liefern unglaublich deutliche Bilder von Ihrem Baby und zeigen auch seine Bewegungen im Mutterleib. Die Scans werden normalerweise ab der 26. Woche angeboten.

3D- und 4D-Scans bieten ein erstaunlich detailgenaues, dreidimensionales Bild des Fötus mit allen Knochen und Organsystemen.

Auf einem 3D-Scan erkennt man genau, wie groß, breit und lang das Baby ist. Auch eine exakte Untersuchung auf Fehlbildungen, wie zum Beispiel Lippen-Gaumenspalten oder das Entdecken von angeborenen Herzfehlern ist möglich. 4D-Scans sind nichts anderes als bewegte 3D-Bilder. Das Baby in Aktion zu sehen, kann ein atemberaubendes Erlebnis sein. Sie sehen, wie es gähnt, sich streckt oder an seinen Fingern saugt.

Manche Kliniken bieten diese Art von Scans an, um frühzeitig die Bindung zwischen Eltern und Kind zu stärken. Dies hat sich vor allem bei Frauen bewährt, die in der Vergangenheit bereits unter Bindungsproblemen oder an postnataler Depression litten. Falls Sie einen solchen Scan nicht aus medizinischen Gründen, sondern aus reiner Neugier buchen, informieren Sie sich vorher, wie die Klinik weiterverfährt, falls dabei etwas Unvorhergesehenes entdeckt werden sollte.

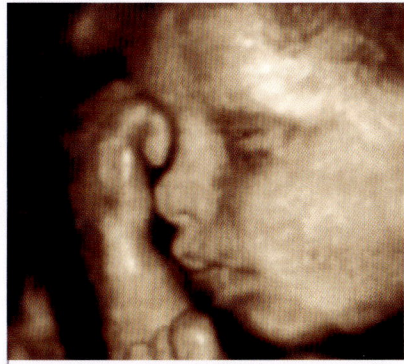

**BEWEGENDER ANBLICK**
Zum ersten Mal das Gesicht Ihres Babys zu sehen, ist ein unvergessliches Erlebnis. Vielleicht entdecken Sie sogar schon eine Familienähnlichkeit!

● Der Arzt untersucht sämtliche Gliedmaßen, Hände und Füße des Fötus nach Fehlbildungen.

## DIE PLAZENTA

Der Arzt wird die Lage der Plazenta überprüfen. Sie sitzt entweder »anterior«, das heißt an der Vorderwand der Gebärmutter, oder »posterior«, also an der Hinterwand. Die Plazenta sollte jedoch in jedem Fall am oberen Gebärmutterende, dem sogenannten Fundus, platziert sein.

Liegt die Plazenta zu tief, das heißt, sie reicht zum Muttermund (Cervix) hinab oder bedeckt ihn sogar, wird der Arzt beim dritten Scan in der 29. bis 32. Woche noch einmal nachprüfen, ob sie inzwischen ihre Lage verändert hat. Fast immer wandert die Plazenta im Lauf der Schwangerschaft nach oben. Sollte dies jedoch nicht geschehen, spricht man von einer Placenta praevia (S. 338). Die Plazenta blockiert dann den Eingang zur Vagina, deshalb wird das Baby in diesem Fall aus sicherheits-technischen Gründen per Kaiserschnitt entbunden werden.

## FRUCHTWASSER

Der Arzt wird bei der Ultraschalluntersuchung auch prüfen, ob genügend Fruchtwasser vorhanden ist, indem er am Monitor die tiefsten Fruchtwasserdepots ausmisst, zusammenzählt und daraus den sogenannten »Fruchtwasserindex« errechnet.

Zu wenig Fruchtwasser im ersten oder zweiten Trimester der Schwangerschaft kann manchmal das Zeichen für ein Nierenleiden des Fötus sein, doch meistens hat es keinen wirklich ernsten Hintergrund.

Zu viel Fruchtwasser kann dagegen auf Schwangerschaftsdiabetes, Fehlbildungen des Verdauungstraktes oder einen Herzfehler hinweisen. Sollte dies der Fall sein, sind weitere Untersuchungen angezeigt.

Abweichungen von der normalen Fruchtwassermenge müssen kein Anlass zur Sorge sein. Dennoch wird man Ihnen als Vorsichtsmaßnahme weitere Untersuchungen anbieten.

## DIE NABELSCHNUR

In den meisten Fällen genügt schon ein kurzer Check, um herauszufinden, dass die Nabelschnur des Babys normal funktioniert.

Manche Ärzte zählen dafür die Blutgefäße an der Nabelschnur. Sind es weniger als drei, werden die Nieren des Fötus untersucht. Arbeiten Sie normal, gibt es keinen Grund zur Sorge. Dennoch wird der Arzt das weitere Wachstum des Babys für den Rest der Schwangerschaft ganz genau im Auge behalten.

## EIN BABY ODER MEHRERE?

Wenn beim ersten Ultraschallscan noch nicht bestätigt wurde, ob Sie ein Baby oder vielleicht sogar Zwillinge oder Drillinge erwarten, wird dies nun nachgeholt. In diesem Stadium der Schwangerschaft besteht ganz gewiss keine Gefahr mehr, dass ein Baby beim Ultraschall übersehen wird.

### DAS HERZ DES BABYS

Auch wenn das Herz in der 20. Woche kaum größer ist als eine Erdnuss, kann man es auf dem Ultraschallmonitor deutlich erkennen. Die vier Herzkammern sind gut sichtbar und der Arzt kann auch prüfen, ob die großen Blutgefäße normal funktionieren.

### DER KOPF DES BABYS

Der Arzt sieht sich das Profil des Babys genau an und prüft, ob sich Schädelknochen und Gehirn normal entwickeln. Er untersucht die mit Flüssigkeit gefüllten Hohlräume, die sogenannten Ventrikel, sowie die Form des hinteren Gehirnbereichs, des Cerebellums.

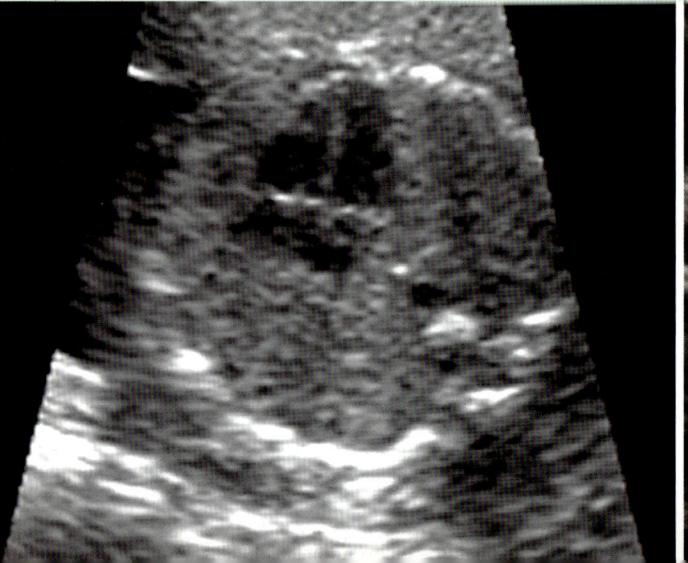

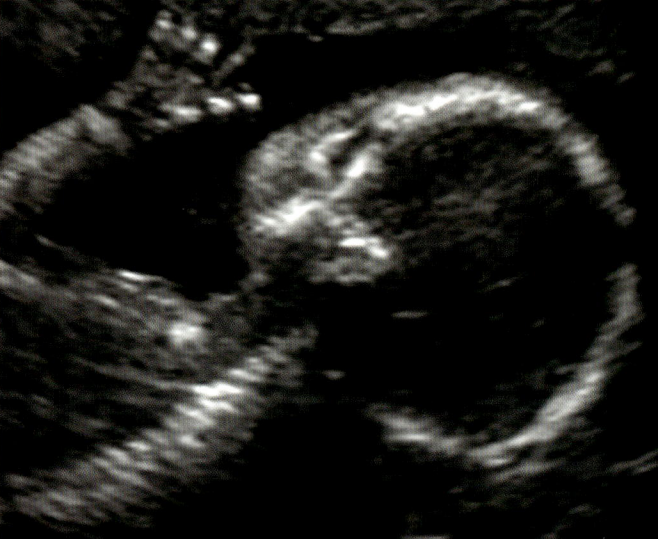

# Wenn ein Problem entdeckt wird

Nur sehr selten wird bei der zweiten Ultraschalluntersuchung etwas entdeckt, das genauer überprüft werden muss. Falls doch, erhalten Sie innerhalb kürzester Zeit einen Termin bei einem Spezialisten für Fetalmedizin. Handelt es sich um Herzprobleme, wird eine fetale Echokardiographie (Herzultraschall) durchgeführt.

Möglicherweise wird man Ihnen weitere Tests, etwa eine Amniozentese (S. 86), empfehlen. Bei extrem schwerwiegenden Problemen wird man Ihnen dazu raten, die Schwangerschaft abzubrechen. Bei behandelbaren Problemen werden Sie an einen Spezialisten überwiesen, der mit Ihnen das weitere Vorgehen bespricht. Ernste Komplikationen treten selten auf, und wenn doch, stehen Ihnen viele Fachleute zur Seite.

## Das Geschlecht des Babys

**Bei meinem ersten Kind** wusste ich vor der Geburt nicht, was es war. Bei meinem zweiten und dritten Kind erhielt ich diese Information im Rahmen zusätzlicher Tests in der Schwangerschaft. Mir war es aber völlig egal, ob es ein Junge oder ein Mädchen werden würde. Ob man das Geschlecht des Babys schon vorher erfahren möchte, bleibt jedem selbst überlassen. Falls man in Sachen Geschlecht jedoch sehr festgelegt ist, hat man, wenn man es schon vor der Geburt erfährt, vielleicht mehr Zeit, sich mit dem Gedanken anzufreunden, dass der Wunsch nach einem Mädchen oder einem Jungen nicht in Erfüllung gegangen ist. CH

**Mein Mann wollte** das Geschlecht unseres Babys schon vor der Geburt wissen. Ich dagegen wollte mich überraschen lassen. Allerdings änderte ich meine Meinung, als der Arzt uns beim Ultraschallscan fragte, ob wir es jetzt wissen möchten. NK

**Mein Mann und ich** planen gern voraus, das ist so unsere Art. Als ich ihn wegen der Geschlechtsbestimmung unseres Babys fragte: »Willst du dich nicht überraschen lassen?«, antwortete er: »Doch, und zwar am Tag des Ultraschallscans.« Ich finde eigentlich auch, dass es genug andere Überraschungen im Kreißsaal gibt – von denen man die wenigsten kontrollieren kann. Beim Ultraschallscan meines ersten Kindes wollte ich unbedingt wissen, welches Geschlecht mein Baby hat, doch es wollte einfach nicht kooperieren. Der Arzt konnte mir erst bei der nächsten Ultraschalluntersuchung sagen, ob es ein Junge oder Mädchen wird. LJ

**Ich wollte nicht wissen**, ob mein Kind ein Junge oder ein Mädchen wird, ich mag Überraschungen. Jemand sagte mir, es gäbe nicht viele echte Überraschungen im Leben. Erst bei der Geburt das Geschlecht des Babys zu erfahren, gehört jedoch definitiv dazu. TL

**DIE WIRBELSÄULE**
Jeder einzelne Wirbel des Rückgrats wird untersucht und gezählt. Der Arzt prüft, ob die Wirbelsäule mit Haut bedeckt ist und ob es Anzeichen für einen Neuralrohrdefekt, wie Spina bifida, gibt.

**DIE GLIEDMASSEN**
Hände und Füße werden untersucht, die Finger gezählt. Die Länge des Oberschenkelknochens ist in diesem Stadium ein guter Indikator für das Wachstum des Babys.

**DIE NABELSCHNUR**
Die drei Blutgefäße der Nabelschnur – zwei Arterien und eine Vene – werden begutachtet. Bei der Sorge, dass das Baby unterversorgt ist, kann der Blutfluss in den Gefäßen mit einer Dopplersonographie dargestellt werden.

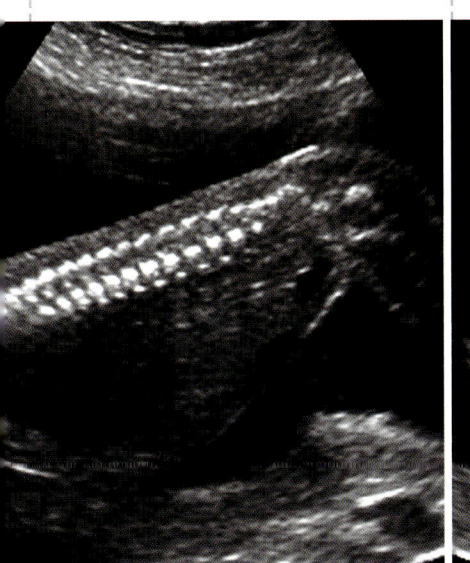

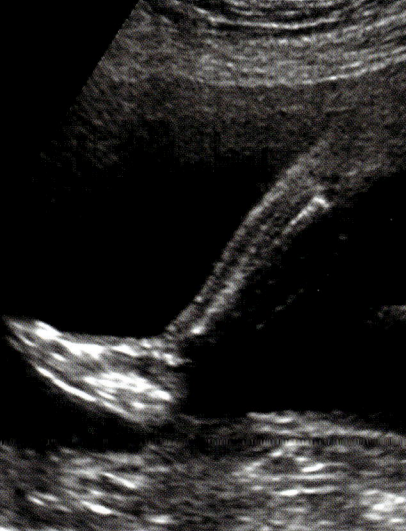

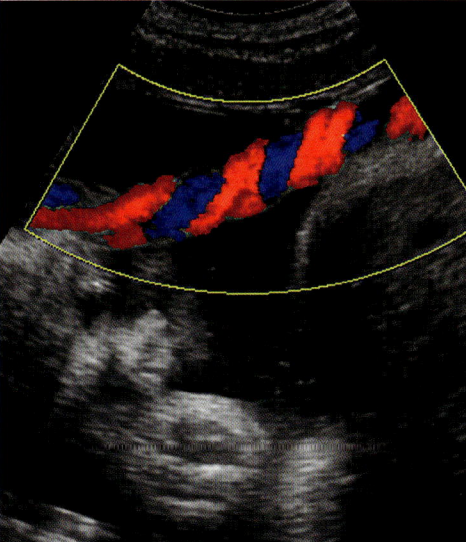

# Ist mehr als ein Baby unterwegs?

Bei einer Mehrlingsschwangerschaft haben Sie mehr Vorsorge- und Ultraschall-untersuchungen, denn Sie gelten dann als Risikoschwangere. Kümmern Sie sich rechtzeitig um Hilfe für die Zeit nach der Geburt.

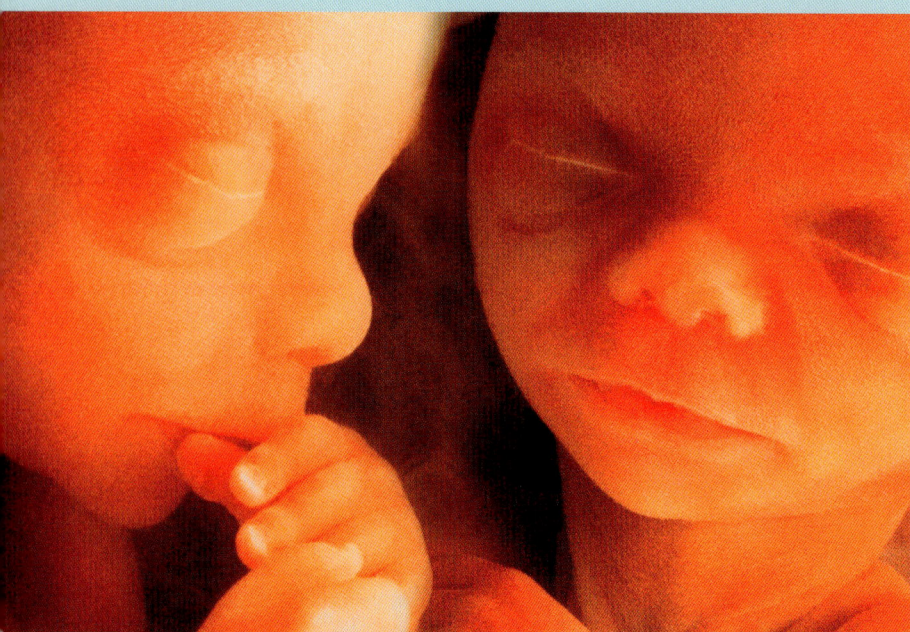

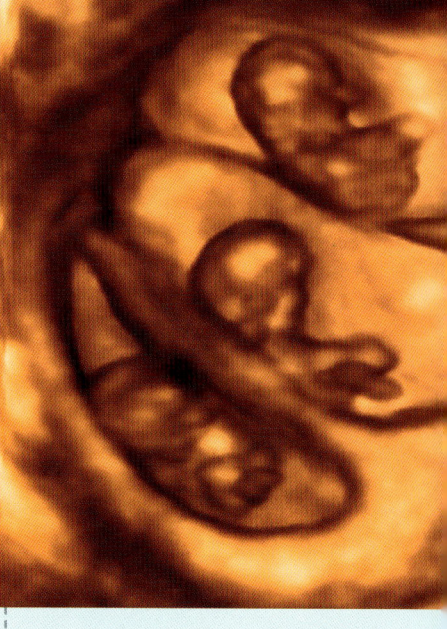

**SEITE AN SEITE**
Zwillinge reagieren im Uterus auf die Bewegungen des anderen, sie berühren und treten einander. Weil am Ende der Schwangerschaft kaum noch Platz im Bauch ist, ist die Aussicht, dass sie sich dann noch drehen oder ihre Lage wechseln, eher gering.

**DRILLINGE**
Die Aufnahme zeigt, dass jedes Baby sicher umgeben von Fruchtwasser in seiner eigenen Fruchtblase schwimmt.

Die Nachricht, dass Sie mehr als ein Baby erwarten, kann ein richtiger Schock sein. Sie werden sich fragen, wie Sie mit der Schwangerschaft, der Geburt und dem Leben nach der Geburt zurechtkommen sollen. Die meisten Zwillingsschwangerschaften verlaufen völlig problemlos, doch weil das Risiko von Komplikationen geringfügig höher ist, werden Sie strenger überwacht werden als andere Schwangere.

Ihr Vorsorge-Team hat ausreichend Erfahrung mit Mehrlingsschwanger-schaften. Sie können also darauf ver-trauen, dass Sie und Ihre Babys während der Schwangerschaft und bei der Geburt fachmännisch betreut werden.

## Vorsorge

Wenn Sie Mehrlinge erwarten, gelten Sie als Risikoschwangere und werden etwa alle zwei bis drei Wochen zur Vorsorge (im letzten Drittel sogar wöchentlich) und etwa vier- bis sechsmal zur Ultra-schalluntersuchung gebeten. Der Arzt prüft nach, ob sich die Babys gesund entwickeln und wie sie im Uterus liegen. Der Intensitätsgrad der Überwachung hängt auch davon ab, ob Sie eineiige oder zweieiige Zwillinge erwarten, da bei eineiigen Zwillingen häufiger Probleme, zum Beispiel am Herzen, auftreten. Des-halb wird meist etwa in der 24. Woche ein Herzultraschall durchgeführt.

Eineiige Zwillinge können sich die Fruchtblase teilen und manchmal sogar die Plazenta. Ist dies der Fall, besteht die Gefahr eines fetofetalen Transfusionssyn-droms. Dabei erhält ein Baby zu viel Blut, das andere zu wenig, sodass sich eines der Babys nicht richtig entwickeln kann. Die gute Nachricht ist jedoch, dass das Transfusionssyndrom schon früh in der Schwangerschaft entdeckt und behandelt werden kann.

# Zwillings- und Mehrlings- geburten

Zwillinge und Mehrlinge kommen häufiger zu früh auf die Welt, weil die Plazenta nicht ausreichend lange effizient arbeitet und weil der Platz im Uterus extrem beschränkt ist. Aus diesem Grund gelten Zwillinge nach der 37. Schwangerschaftswoche als ausgereift, Drillinge nach der 34. Woche. Die Geburtsoptionen sind bei Mehrlingen etwas eingeschränkt. Eine Hausgeburt ist zwar nicht unmöglich, wird aber wegen des erhöhten Komplikationsrisikos und weil sich mehr Personal um Sie kümmern muss nicht empfohlen. Falls Sie also Mehrlinge erwarten, sollten Sie sich besser mit dem Gedanken vertraut machen, Ihre Babys in der Klinik zur Welt zu bringen.

Zwillinge werden häufiger per Kaiserschnitt entbunden, es sei denn, der erste Zwilling befindet sich in Schädellage. Oft gelingt auch eine Spontangeburt auf normalem Weg. Drillinge und Mehrlinge werden sicherheitshalber immer durch Kaiserschnitt geholt.

»Suchen Sie früh Kontakt zu anderen werdenden Mehrlingsmüttern, denn diese haben sicher dieselben Fragen wie Sie.«

## Eineiige oder zweieiige Zwillinge?

Es gibt eineiige und zweieiige Zwillinge. Am leichtesten lässt sich bei einem Ultraschallscan während der ersten drei Schwangerschaftsmonate erkennen, ob sich die Babys eine Plazenta oder eine Fruchtblase teilen.

Eineiige (auch monozygot genannte) Zwillinge entstehen, wenn ein Spermium eine Eizelle befruchtet, diese sich danach jedoch in zwei Hälften teilt. Ein Drittel aller Zwillinge sind Monozygoten: Sie haben dasselbe Geschlecht, dieselben Gene, dieselbe Blutgruppe und sehen gleich aus.

Zweieiige oder dizygote Zwillinge entwickeln sich aus zwei verschiedenen Eizellen, die von zwei verschiedenen Spermien befruchtet werden. Sie können unterschiedlichen Geschlechts sein und sehen sich oft nicht einmal ähnlich. Bei Eltern mit unterschiedlicher Hautfarbe können dizygote Zwillinge sich auch in der Hautfarbe unterscheiden.

Zweieiige Zwillinge kommen in manchen Familien häufig vor, eineiige Zwillinge entstehen jedoch durch Zufall. Weibliche zweieiige Zwillinge haben eine Chance von 1:17, dass sie ebenfalls zweieiige Zwillinge zur Welt bringen,

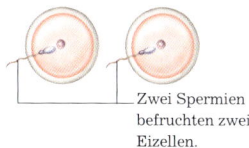

Spermium befruchtet Eizelle.

Eizelle teilt sich in zwei Hälften.

Zwei Spermien befruchten zwei Eizellen.

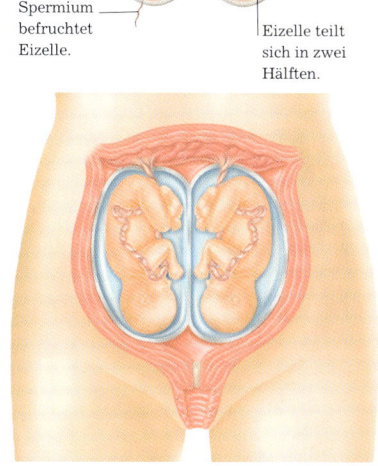

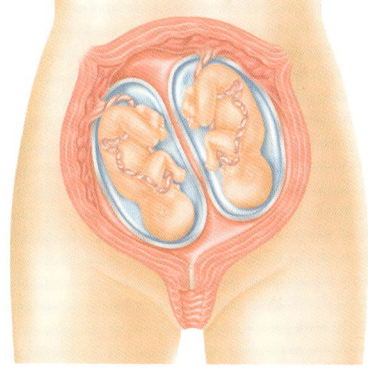

**EINEIIGE ZWILLINGE**
Monozygote oder eineiige Zwillinge entstehen, wenn sich eine Eizelle in zwei Hälften teilt. Manchmal teilen sie sich eine Plazenta (Bild). Die Nabelschnüre der Babys sind an verschiedenen Stellen der Plazenta angewachsen. Die Babys haben eine gemeinsame oder getrennte Fruchtblasen.

**ZWEIEIIGE ZWILLINGE**
Wenn sich zwei Eier zur selben Zeit entwickeln, erhält jedes Baby seine eigene Plazenta und seine eigene Fruchtblase. Bei Zwillingen, die sich nicht die Plazenta teilen müssen, besteht weniger Gefahr, dass es zu Wachstumsproblemen kommt als bei solchen, die eine gemeinsame Blutversorgung haben.

# Besondere Schwangerschaften

Natürlich ist jede Schwangerschaft etwas Besonderes, doch manchmal gibt es Gründe für eine Sonderbehandlung. Dies gilt zum Beispiel für sehr junge oder alte Mütter, bei Über- oder Untergewicht oder bei einer chronischen Erkrankung.

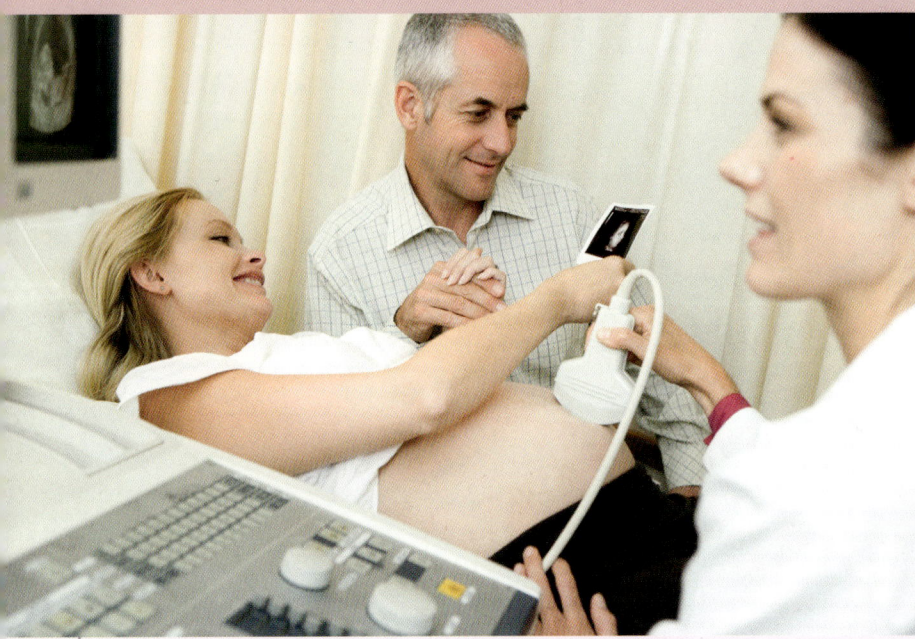

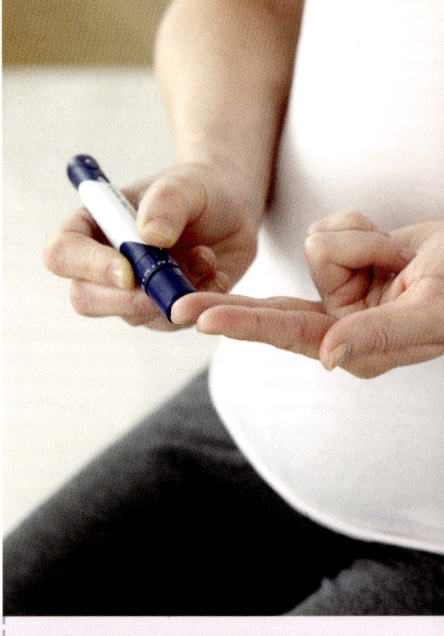

**ALTER**
Wenn Sie über 35 Jahre alt sind, gelten Sie aus medizinischer Sicht als »Spätgebärende«, egal wie jung Sie sich fühlen. Sie werden genauer überwacht, doch wenn Sie gesund sind, besteht nur ein geringes Risiko für Komplikationen.

**DIABETES**
Dank leicht zu bedienender Messgeräte können Diabetikerinnen auch in der Schwangerschaft ihren Blutzuckerspiegel zu Hause kontrollieren.

Schon bei der ersten Vorsorgeuntersuchung werden Ihr Arzt oder Ihre Hebamme alles berücksichtigen, was auf eine notwendige besondere Behandlung schließen lässt. Sie können ganz sicher sein, dass Sie während der Schwangerschaft optimal betreut werden.

## Ältere Mütter

In den letzten Jahrzehnten hat sich die Anzahl der Frauen, die erst mit über 30 Jahren Kinder bekommen, beträchtlich erhöht. Werdende Mütter über 35 gelten als Risikoschwangere und werden oft wenig schmeichelhaft als »Spätgebärende« bezeichnet. Das ist kein Grund zur Sorge, es handelt sich lediglich um medizinische Fachbegriffe für ältere Mütter. Die meisten durchleben eine völlig problemlose Schwangerschaft, auch wenn das Gesundheitsrisiko, etwa die Gefahr von Bluthochdruck oder Diabetes (S. 96) leicht erhöht ist. Dasselbe gilt für mögliche Komplikationen wie Fehlgeburt oder Down-Syndrom (S. 340). Ebenso kann es häufiger zu Problemen mit der Plazenta sowie zu Präeklampsie (S. 338) kommen. Aus diesem Grund werden Sie öfter zur Vorsorge gebeten und erhalten häufiger Ultraschalluntersuchungen. Sie sollten auch damit rechnen, dass Sie aus gesundheitlichen Gründen den Mutterschaftsurlaub schon früher antreten müssen als gewöhnlich.

## Teenager-Mütter

Als Teenager-Mutter haben Sie einen jungen, kräftigen Körper, doch bedenken Sie auch, dass Sie selbst noch im Wachstum und in der Entwicklung begriffen sind. Deshalb ist es besonders wichtig, in der Schwangerschaft auf sich zu achten, damit sich das Baby normal und gesund entwickeln kann. Ernährung spielt dabei eine wichtige Rolle, aber da sich Teenager in der Regel nicht so streng an Diätvorschriften halten wie ältere Mütter, empfiehlt sich die Einnahme von Ergänzungspräparaten wie Eisen, Folsäure und Kalzium.

Es ist außerdem sehr wichtig, dass Sie alle Vorsorgeuntersuchungen wahrnehmen, denn Arzt oder Hebamme können wertvolle Tipps zur gesunden Lebensweise und zur Einnahme von Nahrungsergänzungsmitteln geben.

## GESUNDHEIT VON MUTTER UND KIND

Aufgrund ihrer eigenen körperlichen Unreife oder auch wegen der sozialen Umstände bringen Teenager-Mütter oft kleinere Babys zur Welt. Daher sind viele Ultraschalluntersuchungen nötig, um Wachstum und Entwicklung des Fötus zu beobachten.

Bei Teenager-Schwangerschaften ist das Risiko von Fehlgeburt, vorzeitigen Wehen und Problemen mit dem Blutdruck (siehe Präeklampsie S. 338) erhöht, deshalb werden sehr junge werdende Mütter genau überwacht.

## VOR DER GEBURT

Als Teenager-Mutter sollten Sie unbedingt einen Geburtsvorbereitungskurs besuchen, in dem Sie auf Frauen Ihres Alters treffen, mit denen Sie sich über ähnliche Probleme austauschen können. Auch ein Babypflegekurs ist zu empfehlen, denn dort lernen Sie alles, was Sie als frischgebackene Mutter über Babypflege wissen müssen. Versuchen Sie sich real oder im Internet ein Netzwerk aufzubauen, in dem Sie Unterstützung und Rat bei Fragen und Problemen aller Art erhalten.

# Übergewichtige Mütter

Wenn Sie Übergewicht haben (bei einem Body-Mass-Index über 30), werden Sie aufmerksam überwacht, da sich das Risiko für Komplikationen erhöht, je mehr Gewicht Sie mit sich herumtragen. Man wird Ihr Gewicht in der Schwangerschaft regelmäßig kontrollieren und Sie in Sachen Ernährung gründlich beraten.

Zu den möglichen Problemen gehören ein erhöhtes Risiko für Fehlgeburt, Schwangerschaftsdiabetes (S. 337) oder die Verschlechterung eines bereits bestehenden Diabetes, Bluthochdruck, vorzeitige Wehen, Spätgeburt oder Präeklampsie (S. 338). Es kann auch schwieriger sein, Fehlbildungen bei Ihrem Baby zu erkennen, da Übergewicht eine Ultraschalluntersuchung erschwert.

Bei übergewichtigen Frauen besteht ein erhöhtes Risiko, dass sich in Beinen oder Lunge Blutgerinnsel bilden. Wehen und Geburt können länger dauern und enden häufiger mit einem Kaiserschnitt als bei normalgewichtigen Frauen.

## SPORT UND ERNÄHRUNG

Es ist sehr wichtig, dass Sie während der Schwangerschaft nicht versuchen, eine Diät zu machen. Dies könnte die Nährstoffversorgung des Babys beeinträchtigen und seine Entwicklung gefährden.

Überdenken Sie stattdessen Ihr Essverhalten, wechseln Sie zu einer Ernährung mit viel frischem Obst, Gemüse und Vollkornprodukten (S. 16–20). Streichen Sie Fertigmahlzeiten und Fast Food vom Speiseplan – oder schränken Sie es zumindest stark ein. Wenn Sie einer eher sitzenden Tätigkeit nachgehen, planen Sie regelmäßige Bewegung in Ihren Tagesablauf mit ein. All diese Maßnahmen werden bewirken, dass Sie in der Schwangerschaft nur so viel an Gewicht zunehmen, wie es für Sie und Ihr Baby gesund ist.

»Wenn Sie Übergewicht haben, sollten Sie sich regelmäßig bewegen und Ihre Ernährungsweise umstellen.«

### GEWICHTSKONTROLLE
Wenn Sie übergewichtig sind, wird Ihr Gewicht von Anfang an genauer kontrolliert. Damit Sie in der Schwangerschaft nicht mehr zunehmen als erwünscht, sollten Sie sich vernünftig ernähren und so aktiv wie möglich bleiben.

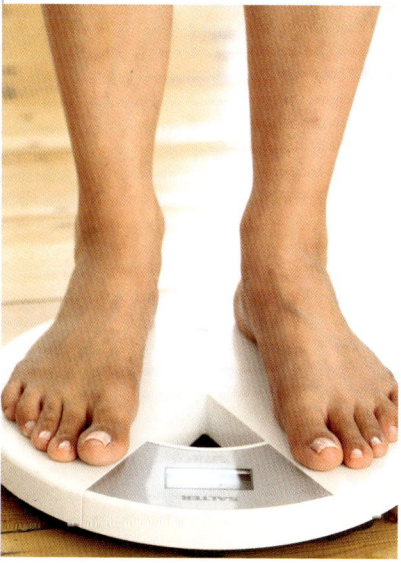

# Untergewichtige Mütter

Ist Ihr BMI niedriger als 19, können Sie Ernährungsratschläge von Arzt, Hebamme oder einem Ernährungsberater einholen. Wahrscheinlich werden Sie auch etwas häufiger zur Ultraschalluntersuchung gebeten, um sicherzustellen, dass Ihr Baby sich richtig entwickelt.

Sie haben ein erhöhtes Risiko, dass Ihr Baby an einer Wachstumsverzögerung (S. 340) leidet und vorzeitig per Kaiserschnitt geholt werden muss.

### KALORIEN UND NÄHRSTOFFE
Nehmen Sie unbedingt nährstoffreiche, vollwertige Nahrungsmittel mit »guten« Fetten (S. 19) in Ihren Speiseplan auf. Auch wenn es schwerfällt, die Essgewohnheiten zu ändern, sollten Sie die Kalorienmenge in Ihrer Nahrung durch gesunde Fette und Proteine erhöhen. Ihr Körper braucht sie als Energiequelle in der Schwangerschaft, damit sich Ihr Baby richtig entwickeln kann.

Sie könnten zum Beispiel täglich zwischen den Mahlzeiten nahrhafte Snacks wie Joghurt, Trockenobst oder Smoothies zu sich nehmen. Eventuell empfiehlt sich auch die Einnahme von Vitamin- und Mineralpräparaten.

Das Ziel ist nicht, überflüssige Pfunde anzusammeln, sondern sicherzustellen, dass Sie und Ihr Baby all die Nährstoffe bekommen, die Sie in der Schwangerschaft und später beim Stillen benötigen werden.

# Chronische Erkrankungen

Falls Sie an einer chronischen Krankheit leiden oder bereits mehrere Fehlgeburten erlitten haben, werden Sie während der Schwangerschaft strenger überwacht, insbesondere, wenn Sie Medikamente einnehmen müssen oder sich Ihre Symptome verschlechtern.

### ASTHMA
Etwa ein Drittel der asthmakranken Frauen stellt fest, dass sich ihre Symptome in der Schwangerschaft verbessern. Ein Drittel merkt keinen Unterschied und ein weiteres Drittel findet, dass ihr Asthma in den neun Monaten schlimmer wird.

Wenn Sie das Gefühl haben, Ihr Asthma wird stärker, sprechen Sie mit Ihrem Arzt darüber. Möglicherweise muss lediglich die Dosierung der Medikamente angepasst werden. Kortisonhaltige Asthmasprays schaden dem Fötus nicht. Im Gegenteil: Der Sauerstoffmangel bei Asthma-Anfällen kann weitaus schlimmere Schäden anrichten.

### DIABETES
Bei dieser Krankheit befindet sich zu viel Glukose (Zucker) im Körper. Das Hormon Insulin, das von der Bauchspeicheldrüse produziert wird, hilft, dass die Glukose zur Energiegewinnung in die Körperzellen gelangt. Wird nicht genug Insulin produziert, steigt der Zuckerspiegel im Blut an und Diabetes kann entstehen.

Es gibt zwei Arten von Diabetes. Bei Typ I wird vom Körper aus unbekannten Gründen überhaupt kein Insulin produziert. Dieser Typ entwickelt sich schon in der Kindheit und muss mit täglichen Insulinspritzen behandelt werden. Typ-II-Diabetes tritt erst später im Leben auf, meist erst jenseits des 40. Lebensjahres. Der Köper produziert Insulin, aber nicht mehr genug. Dieser Typ kann häufig allein durch Diät und Bewegung kontrolliert werden.

Schwangerschaftsdiabetes dagegen tritt, wie der Name schon sagt, nur in der Schwangerschaft auf, meistens im zweiten oder dritten Drittel. Genauere Informationen dazu finden Sie auf S. 337. Ein erhöhter Blutzuckerspiegel kann bewirken, dass Ihr Baby stärker wächst als normal. Der medizinische Fachausdruck dafür heißt Makrosomie. Ein sehr großes Baby kann vorzeitige Wehen auslösen und bei der Geburt Komplikationen verursachen, sodass möglicherweise ein Kaiserschnitt nötig wird.

Wenn der Diabetes in der Schwangerschaft nicht diagnostiziert und behandelt wird, ist das Risiko einer Totgeburt leicht erhöht. Bei Diabetes kann es außerdem häufiger zu Bluthochdruck und Präklampsie (S. 338) kommen.

Wenn Sie bereits vor der Schwangerschaft an Diabetes leiden, sollte er schon vor der Empfängnis gut eingestellt sein und Sie sollten Ihren Blutzuckerspiegel auch während der Schwangerschaft gut kontrollieren. Ihr Arzt wird Sie genau beraten und gegebenenfalls an einen Spezialisten überweisen. Mithilfe der Ultraschalluntersuchungen lässt sich außerdem gut beobachten, ob das Baby auch nicht zu groß wird. Sie werden regelmäßigen Blutzuckertests unter-

### ASTHMA
Während der Schwangerschaft ist es wichtiger denn je, Asthma zu kontrollieren. Die Einnahme der Medikamente verhindert, dass sich die Symptome verschlechtern. Dies wiederum schützt das Baby und reduziert Stress und Sorgen.

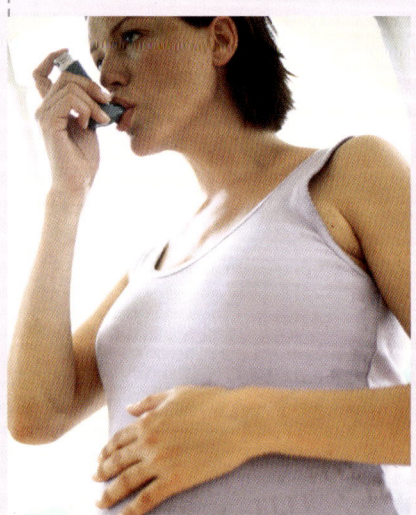

zogen, Ihr Insulinspiegel wird genau überwacht und möglicherweise wird Ihre Medikation geändert. Vielleicht brauchen Sie zusätzliches Insulin zum Ausgleich des Blutzuckerspiegels. Gesunde Ernährung kann sich dabei sehr positiv auf Ihre Gesundheit und die Ihres Babys auswirken. Ihr Arzt wird Sie darin eingehend beraten.

Auch bei Schwangerschaftsdiabetes ist es erforderlich, den Blutzuckerspiegel zu überwachen. Die Behandlung umfasst meist eine spezielle Diät und manchmal Insulintabletten oder -spritzen.

Häufig wird bei Schwangeren mit Diabetes die Geburt schon in der 38. oder 39. Woche eingeleitet, etwa weil das Baby zu groß ist. Auch während der Wehen wird der Blutzuckerspiegel kontrolliert. Sie erhalten intravenös Insulin und Glukose, um ihn stabil zu halten.

## VORANGEGANGENE FEHLGEBURT

Auch wenn Sie vorher schon einmal eine Fehlgeburt erlitten haben, ist dies kein Grund, dass die nächste Schwangerschaft nicht normal verläuft. Sie können beim Arzt eine frühzeitige Ultraschalluntersuchung veranlassen, um sicherzugehen, dass dieses Mal alles in Ordnung ist.

Bei drei oder mehr Fehlgeburten oder einer vorangegangenen Fehlgeburt nach dem fünften Monat wird sich der Arzt verstärkt um Ihre Gesundheit und die Ihres Babys kümmern und Sie vermutlich häufiger zur Vorsorge und zu Ultraschalluntersuchungen bitten. Wenn sich herausstellt, dass der Muttermund zu schwach ist, wird er mit einem Band verschlossen. Doch Sie können auch selbst etwas tun: Achten Sie auf sich, essen Sie gesund, sorgen Sie für Stressreduktion durch ausreichend Schlaf und Ruhe.

## HERZLEIDEN

Falls Sie ein Herzleiden haben, etwa einen Herzklappenfehler, werden Sie die Folgen einer Schwangerschaft vermutlich schon vorher mit Ihrem Kardiologen besprochen haben. Manche Frauen müssen Ihr Baby in einer Klinik mit einer speziellen Fachabteilung zur Welt bringen. Vermutlich wird man Ihnen zu einer Epiduralanästhesie raten und außerdem dafür sorgen, dass Sie in der Endphase der Geburt nicht zu lange pressen, um Ihr Herz zu entlasten.

Manchmal werden während der Schwangerschaft kleine Herzgeräusche entdeckt, die jedoch kaum ein Problem darstellen. Wenn Sie an einer erblichen Herzkrankheit leiden, wird man bei Ihrem Baby eine genaue Ultraschalluntersuchung des Herzens vornehmen.

## EPILEPSIE

Frauen mit Epilepsie haben in der Schwangerschaft ein erhöhtes Komplikationsrisiko. Es ist jedoch schwer vorherzusagen, wie sich eine Schwangerschaft auf die Epilepsie auswirkt. Manche Frauen berichten von einer Verbesserung ihres Zustands, andere leiden an häufigeren oder schwereren Anfällen. Grund dafür könnte der erhöhte physische und psychische Stress in der Schwangerschaft sein.

Bei Frauen, die Medikamente gegen Epilepsie einnehmen, besteht ein erhöhtes Risiko, dass das Baby einen Geburtsfehler hat, wie etwa Spina bifida oder eine Lippen-Gaumenspalte (S. 340). Aus diesem Grund ist es wichtig, dass Sie sich sehr früh in der Schwangerschaft oder am besten schon vor der Empfängnis von einem Gynäkologen beraten lassen.

Während der Schwangerschaft wird möglicherweise häufiger die Konzentration Ihres Medikaments im Blut gemessen. Außerdem wird schon vor der Empfängnis zur Einnahme von Vitamin- und Folsäurepräparaten geraten. Eine gesunde Ernährung, ausreichend Schlaf und regelmäßige Bewegung tragen ebenfalls zu einer gesunden und sicheren Schwangerschaft bei (siehe Kapitel 1).

## Leben mit einer besonderen Schwangerschaft

Neun Monate erscheinen einem zunächst ziemlich lang, doch sie gehen schnell vorbei. Bleiben Sie ruhig und vertrauen Sie auf die Spezialisten, die sich um Sie kümmern. Dies ist die beste Methode, mit Ihrer Krankheit umzugehen, ganz gleich, um was für eine es sich handelt.

• Versuchen Sie, andere Frauen mit derselben Krankheit kennenzulernen. Ideen und Erfahrungen auszutauschen kann sehr hilfreich sein (siehe S. 343–344 für nützliche Adressen).

• Eine Schwangerschaft ist ein völlig natürlicher Vorgang. Auch wenn Sie gesundheitliche Probleme haben, dürfen Sie auf die regelmäßige Überwachung durch Spezialisten vertrauen und sich freuen, dass Sie ein Baby bekommen.

• Hören Sie auf Ihren Körper, bleiben Sie zuversichtlich und entspannen Sie sich so oft es geht. Atemtechniken und Entspannungsübungen aus dem Yoga können helfen, in Stresssituationen ruhig zu bleiben. Ein gesunder Optimismus kann einer gesunden Schwangerschaft sehr förderlich sein.

• Egal welcher Art Ihre gesundheitlichen Probleme sind, versuchen Sie nicht, alleine damit klärzukommen. Partner, Freunde und Familie sind bestimmt nur allzu gern bereit, sich um Sie zu kümmern, egal ob es um tatkräftige Hilfe oder ein offenes Ohr geht. Medizinisches Fachpersonal steht Ihnen, auch telefonisch, zur Seite. Zögern Sie deshalb nicht, den Arzt anzurufen, wenn Sie wegen irgendetwas besorgt sind.

# Geburtsvorbereitung

In speziellen Kursen können Sie sich auf die Geburt und die Ankunft Ihres Babys vorbereiten und Kontakte zu anderen werdenden Müttern oder Eltern knüpfen, die häufig auch nach der Geburt weiterbestehen.

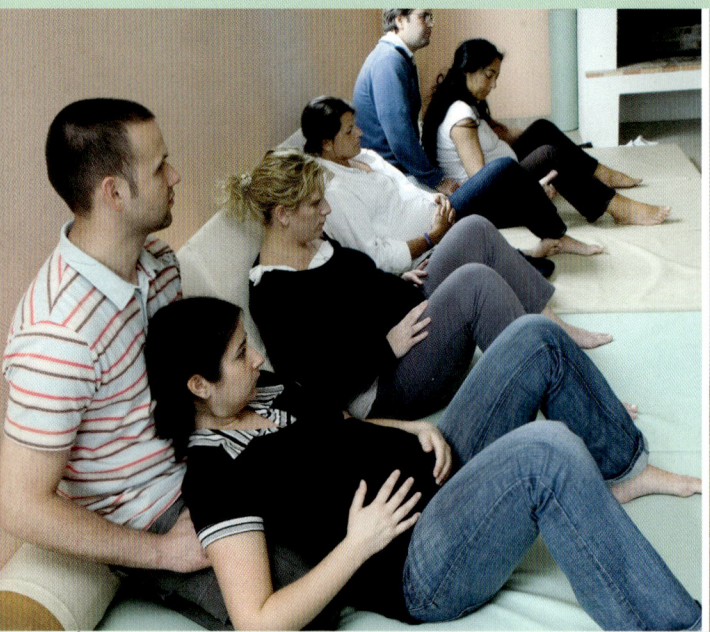

**GEBURTSVORBEREITUNG**
Wenn Ihr Partner zum Geburtsvorbereitungskurs mitkommt, lernen Sie beide, den Geburtsvorgang zu verstehen, sodass Sie sich austauschen können, wie Sie bei der Geburt zusammenarbeiten.

**SCHWANGERSCHAFTSGYMNASTIK**
Ein Schwangerschaftsgymnastikkurs hilft Ihnen, fit zu bleiben und Kondition zu erwerben. Sie lernen die Gebärpositionen kennen. Fitness beschleunigt die Erholungsphase nach der Geburt.

Bevor Sie sich für die Geburtsvorbereitung anmelden, sollten Sie sich Gedanken über Ihre Einstellung zu Wehen und Geburt machen und darüber, was Sie sich von dem Kurs erhoffen. Eines der Hauptziele solcher Kurse ist, die Vorgänge bei der Geburt und während der Wehen sowie die Möglichkeiten von Schmerzlinderung und Intervention zu erklären.

Informieren Sie sich, ob der gewünschte Kurs alle Ihre Vorstellungen erfüllt. Idealerweise entbinden die Frauen in Ihrem Kurs alle etwa um dieselbe Zeit. So können Sie Erfahrungen austauschen und sich gegenseitig Ratschläge geben. Nicht selten bilden sich in solchen Kursen Freundschaften, die auch nach der Geburt weiterbestehen.

Wenn Sie nicht die Zeit haben, im dritten Trimester einen ganzen Kurs zu besuchen, der in der Regel sechs bis acht Wochen dauert, können Sie es auch mit einem eintägigen Workshop oder mit einem Wochenend-Seminar versuchen, bei denen es hauptsächlich um bestimmte Themenbereiche wie Stillen oder Schmerzlinderung geht. Versuchen Sie einen Kurs zu finden, zu dessen Lehrerin Sie Vertrauen haben und die Ihnen viel Zeit zum Fragenstellen einräumt. Wichtig ist auch, dass Ihr Geburtspartner mindestens eine Stunde mitmacht, denn das Verstehen des Geburtsvorgangs macht es ihm wesentlich leichter, damit umzugehen.

Melden Sie sich frühzeitig für den Kurs an, denn wenn er gut ist, ist er auch schnell ausgebucht. Falls Sie Mehrlinge erwarten, empfiehlt es sich, schon etwa um die 24. Woche mit der Geburtsvorbereitung zu beginnen, da Mehrlinge oft früher geboren werden.

# Verschiedene Kurse

Die Auswahl an Kursen zur Geburtsvorbereitung ist groß. Normalerweise werden sie von öffentlichen Einrichtungen oder von Privatpersonen angeboten. Es gibt Kurse nur für Frauen oder nur für Männer, Kurse für Ausländer und Kurse für Teenager-Mütter oder -Paare. Die meisten Kurse finden abends oder an den Wochenenden statt. Rein rechtlich gesehen muss Ihnen jedoch Ihr Arbeitgeber für den Besuch eines solchen Kurses freigeben, wenn er in die Arbeitszeit fällt. Die Krankenkasse übernimmt in der Regel die Kosten für sieben Doppelstunden.

## KURSE IN DER KLINIK

In den meisten Kliniken mit einer Geburtshilfeabteilung werden auch Kurse zur Vorbereitung auf Geburt und Elternschaft abgehalten. Meistens ist dabei auch eine Kreißsaalführung eingeschlossen und Sie werden genau darüber informiert, was Sie nach Ihrer Ankunft im Krankenhaus erwarten wird. Der Kurs klärt auf, was während der Wehen und der Geburt geschieht, welche Arten der Schmerzlinderung und welche Formen der Geburt (zum Beispiel Wassergeburt, Hausgeburt) möglich sind. Außerdem werden Sie auch erfahren, wie Sie mit dem Neugeborenen umgehen und wie Sie es stillen sollen.

## PRIVATE KURSE

Traditionell werden Geburtsvorbereitungskurse von Hebammen veranstaltet, aber auch Krankengymnastinnen oder speziell ausgebildete Geburtsvorbereiterinnen bieten solche Kurse an. In den Kursen werden alle Aspekte der Wehen, der Geburt und der Zeit mit dem Baby danach behandelt. Sie erlernen dort verschiedene hilfreiche Atemtechniken und Gebärpositionen.

## AKTIV-KURSE

Unter diesem Begriff wird eine Reihe von Kursen zusammengefasst, deren Ziel es ist, Ihren Körper auf Wehen und Geburt vorzubereiten. Dazu zählen Entspannungs-, Yoga- und Meditationskurse, aber auch Hypnotherapie (S. 105), sanftes Stretching oder Kurse zur Wassergeburt.

In den meisten Fällen richtet sich das Hauptaugenmerk dieser Kurse darauf, Körper und Geist so vorzubereiten, dass die Geburt für alle Beteiligten ein positives und aktives Erlebnis wird.

## SCHWANGERSCHAFTSBEGLEITUNG

Eine ganzheitliche Schwangerschaftsbegleitung beginnt bereits in der Frühschwangerschaft. Sie wird in der Regel von Hebammen, Heilpraktikern oder privaten Schwangerschaftsbegleiterinnen (sogenannten Doulas) angeboten und berücksichtigt nicht nur den physischen, sondern auch den psychischen Aspekt von Schwangerschaft und Geburt.

## AUFFRISCH-KURSE

Diese Kurse richten sich an Frauen, die bereits Kinder haben. Sie informieren über die neuesten Theorien und Techniken, frischen alte Kenntnisse auf und zeigen neue Möglichkeiten.

## SPORT FÜR SCHWANGERE

Viele Sportkurse sind auf die Gesundheit während der Schwangerschaft fokussiert und so konzipiert, dass sie den Frauen die Möglichkeit bieten, in allen Stadien der Schwangerschaft aktiv zu bleiben.

Sie können wählen zwischen Pilates, Schwimmen oder Wassergymnastik, Yoga, Aerobic und vielem mehr. In manchen dieser Sportkurse erfahren Sie, welche Positionen während der Wehen optimal sind und wie Sie nach der Geburt schnell wieder fit werden.

> »Melden Sie sich für den Kurs so früh an wie möglich. Gute Kurse sind oft lange im Voraus ausgebucht.«

## MEHRLINGE

Manchmal werden Kurse speziell für Mütter angeboten, die mehr als ein Baby erwarten. Sie werden dort darauf vorbereitet, früher als erwartet zu entbinden, wie ein Kaiserschnitt und eine Spontangeburt ablaufen, wie man mehr als ein Kind stillt und wie das Leben mit den Babys nach der Geburt bewältigt werden kann. Werdende Mehrlings-Eltern treffen dort auf Gleichgesinnte, mit denen sie sich zu einem hilfreichen Netzwerk auch für die Zeit nach der Geburt zusammenschließen können.

## ONLINE

Wenn Sie nur wenig Zeit haben, können Sie sich auch im Internet über alle wichtigen Fragen zur Geburt informieren. Sie finden dort zahllose Webseiten, die sich mit dem Thema Schwangerschaft, Wehen, Geburt und die Zeit mit dem Baby danach befassen, und Sie haben die Gelegenheit, sich in Foren mit anderen werdenden Müttern oder Vätern auszutauschen.

# Wo soll das Baby zur Welt kommen?

Bei der Wahl des Geburtsortes gibt es viele Faktoren zu berücksichtigen. Ihre Hebamme oder Ihr Arzt können Sie zu allen Möglichkeiten beraten, doch letztendlich bleibt die Entscheidung Ihnen überlassen.

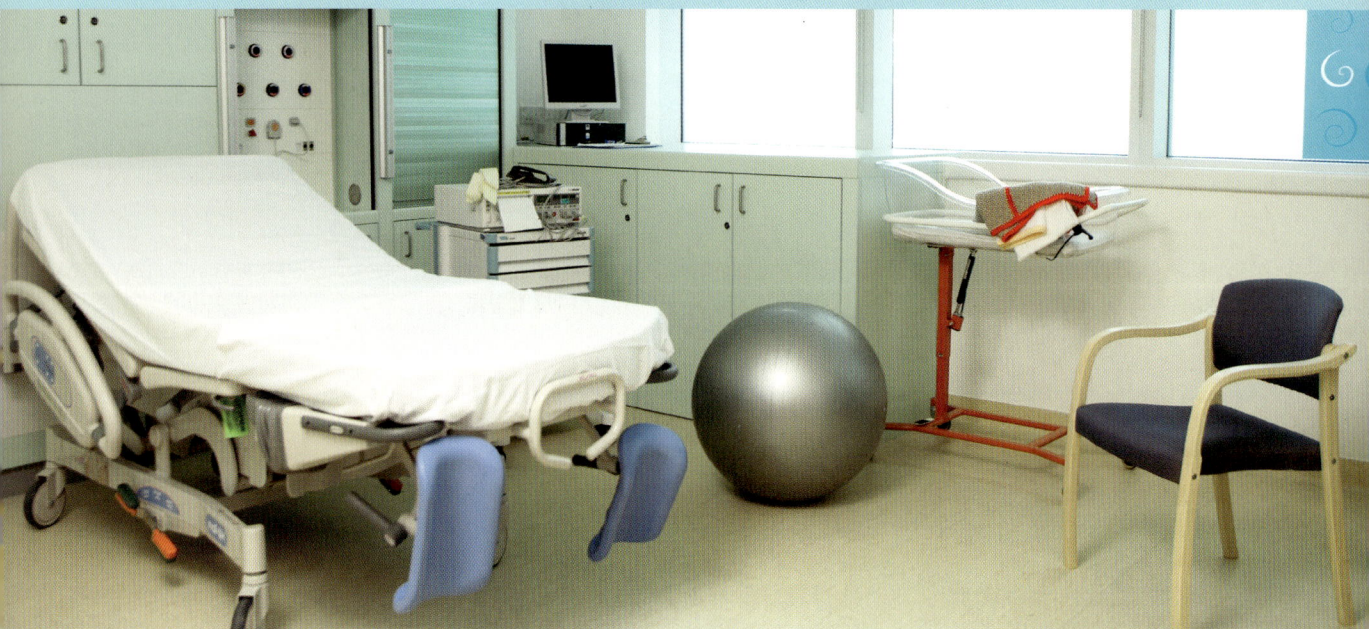

### DER KREISSSAAL

Geburtskliniken bieten in der Regel Kreißsaalführungen an, sodass Sie sehen können, was Sie dort erwartet. Die Räume sind mit Entbindungsbetten, Hilfsmitteln und allen nötigen technischen Geräten ausgestattet. Oft ist daran auch ein eigenes Badezimmer angeschlossen.

Bei der Wahl des Geburtsortes – Klinik, zu Hause oder in einem Geburtshaus – werden Arzt und Hebamme Ihre Gesundheit und die Ihres Babys berücksichtigen. Die meisten Schwangerschaften und Geburten verlaufen völlig problemlos, doch einige Faktoren können sich auf die zur Verfügung stehenden Optionen auswirken.

Arzt oder Hebamme werden Sie nach Komplikationen in vorangegangenen Schwangerschaften fragen. Wenn Sie bereits einmal per Kaiserschnitt entbunden haben oder nach einer Geburt starke Blutungen hatten, werden sie Ihnen vermutlich eine Entbindung in der Klinik empfehlen. Ihre allgemeine Verfassung und eine eventuell vorliegende Krankheit, die eine spezielle Behandlung

während der Geburt erfordert, spielen eine Rolle. Ebenso werden die Lage des Babys, die Anzahl der Babys, die Sie bekommen, und natürlich Ihre persönlichen Wünsche Berücksichtigung finden.

Jeder Geburtsort hat seine Vor- und Nachteile, deshalb sollten Sie alles genau durchdenken, ehe Sie eine endgültige Entscheidung treffen. Selbstverständlich können Sie Ihre Meinung auch noch zu einem späteren Zeitpunkt ändern. Die meisten Frauen finden es jedoch beruhigend, die Geburt so weit wie möglich durchzuplanen, sodass sie sich darauf einstellen können.

Sie sollten jedoch immer im Hinterkopf behalten, dass nicht immer alles nach Plan läuft. Manchmal müssen Arrangements ganz kurzfristig geändert werden. Legen Sie sich deshalb nicht allzu sehr fest. Betrachten Sie Ihre Pläne hinsichtlich Wehen und Geburt eher als Leitfaden, dann sind die Enttäuschung und der Stress nicht so groß, wenn die Umstände es erfordern, dass Sie Ihr Kind an einem anderen Ort oder auf andere Weise zur Welt bringen müssen.

# In der Klinik

In Deutschland kommen die meisten Babys unter Anleitung einer Hebamme und eines Arztes in der Klinik zur Welt. Viele Frauen empfinden es als beruhigend zu wissen, dass eine große Auswahl schmerzlindernder Mittel verfügbar ist und High-Tech-Equipment für den Notfall bereitsteht. In der Regel können Sie sich Ihre Geburtsklinik aussuchen. Sie sollten daher unbedingt mindestens zwei im Voraus besichtigen, um sich die örtlichen Gegebenheiten anzusehen und Fragen zu stellen (siehe Kasten unten).

In einer Klinik ist die Auswahl an Fachpersonal in der Regel groß. Neben der Hebamme und dem Gynäkologen stehen meist ein Kinderarzt, ein Anästhesist und manchmal auch weitere Fachärzte bereit. Wer sich tatsächlich während der Wehen und der Geburt um Sie kümmert, hängt von Ihrem Zustand und dem Ihres Babys sowie dem Geburtsverlauf ab.

In manchen Kliniken gibt es heute einen sogenannten Hebammenkreißsaal. Hier betreut eine Hebamme die gesamte Entbindung. Im Falle von Komplikationen wird die Gebärende an den normalen Kreißsaal übergeben.

### VOR- UND NACHTEILE

Bevor Sie entscheiden, ob Sie Ihr Kind in der Klinik zur Welt zu bringen, sollten Sie über Ihre eigenen Wünsche nachdenken und wie Sie mit den Wehen umgehen wollen.

In manchen Fällen ist eine Klinikgeburt ratsam, etwa bei einer Risikoschwangerschaft, die eine sehr genaue Überwachung erfordert, oder wenn der Verdacht besteht, dass mit Ihrem Baby etwas nicht in Ordnung sein könnte.

»Legen Sie sich nicht zu sehr fest. Wenn die Geburt nicht nach Plan verläuft, müssen Sie vielleicht in der letzten Minute noch umdisponieren.«

## Die Kreißsaalführung

Unabhängig von der Geburtsvorbereitung bieten fast alle Entbindungskliniken für werdende Mütter oder Eltern regelmäßig Kreißsaalführungen an. Sie dürfen die Räume der Geburtsabteilung besichtigen und haben die Gelegenheit, Fragen wie diese zu stellen:

• Wie läuft die Aufnahmeprozedur ab, was muss ich mitbringen und was stellt die Klinik?

• Wann sind Besuchszeiten, wie viele Besucher gleichzeitig sind erlaubt, dürfen auch Kinder in die Wochenstation?

• Wie viele Frauen teilen sich ein Zimmer, gibt es einen gesonderten Raum für die Stunden nach der Geburt? Gibt es Familienzimmer?

• Hält sich die Klink an Geburtspläne und wann wird interveniert? Die Kaiserschnitt- und Interventionsrate der Klinik gibt Ihnen einen Eindruck von ihrer Einstellung dazu.

• Wer betreut Sie bei der Geburt und wie lang sind die Schichten?

• Wie steht es mit natürlicher Schmerzlinderung? Gibt es Geburtswannen, Duschen oder TENS-Geräte? Darf man Naturheilmittel benutzen oder einen Alternativ-Therapeuten mitbringen?

• Wie lange muss man auf den Anästhesisten warten?

• Wie werden die Wehen überwacht? Wird dies die Möglichkeit beeinträchtigen,

während der Wehen umherzulaufen und aktiv zu bleiben?

• Welche Hilfsmittel gibt es beim Stillen? Stellt die Klinik Milchpumpen, falls Sie über längere Zeit nicht selbst stillen können?

• Verfügt die Klinik über eine spezielle Abteilung für Neugeborene? Manche Kliniken sind nicht auf Säuglinge eingerichtet.

• Notieren Sie alle Fragen, die Ihnen in den Sinn kommen, egal wie lächerlich Sie Ihnen erscheinen. Dies ist Ihr persönliches Geburtserlebnis und Sie haben das Recht zu erfahren, was Sie erwartet, damit Sie sich entsprechend darauf einstellen können.

Kliniken verfügen in der Regel über die erforderlichen Fachärzte und speziellen Abteilungen, die im Notfall sofort Hilfe leisten können. In einer Klinik ist außerdem eine Epiduralanästhesie zur Schmerzlinderung möglich. Bei der Geburt können, wenn nötig, Glocke oder Zange eingesetzt werden (S. 278–279). Ist ein Kaiserschnitt erforderlich (S. 284–285), stehen Geburtshelfer und Anästhesisten bereit.

Auf der anderen Seite ergaben Studien, dass die Wahrscheinlichkeit einer Intervention in Kliniken höher ist. Außerdem kann nicht garantiert werden, dass Sie, insbesondere wenn die Geburt sehr lange dauert, die ganze Zeit über von denselben Hebammen betreut werden. Viele Frauen empfinden auch die Atmosphäre einer Klinik als zu kalt und steril, was die Geburt möglicherweise unnötig verlängern kann.

## Im Geburtshaus

Geburtshäuser werden im Allgemeinen von einer Hebammengemeinschaft geführt. Adressen von Einrichtungen in Ihrer Nähe erhalten Sie bei Ihrem Arzt, der Hebamme oder im Internet.

Geburtshäuser sind ideal für Frauen mit einer komplikationslosen Schwangerschaft, die gerne eine natürliche Geburt in einer nicht-klinischen und wenig technisierten Atmosphäre erleben möchten. Wenn eine solche Geburt für Sie in Frage käme, sollten Sie sich mehrere dieser Einrichtungen ansehen, falls das in Ihrer Region möglich ist. Achten Sie dabei darauf, ob eine Klinik in der Nähe ist, falls bei Komplikationen ein rascher Transport dorthin nötig werden sollte.

### VOR- UND NACHTEILE

In einem Geburtshaus kümmert sich ein Team erfahrener Hebammen um Sie. Für viele Frauen, die bereits die Vorsorgeuntersuchungen dort durchführen ließen, steht es außer Frage, dass sie auch von demselben vertrauten Team bei der Geburt begleitet werden möchten.

Der Nachteil eines Geburtshauses ist, dass nicht die ganze Palette an schmerzlindernden Mitteln zur Verfügung steht. So ist dort zum Beispiel eine Epiduralanästhesie nicht möglich. Auch wenn in einem Geburtshaus durchaus einiges an technischer Ausstattung zur Verfügung steht, kann es passieren, dass Sie mit der Ambulanz ins nächstgelegene Klinikum transportiert werden müssen, falls ein Kaiserschnitt erforderlich wird, wenn die Geburt nicht voranschreitet oder wenn andere schwerwiegende Komplikationen eintreten, die Sie oder Ihr Baby betreffen.

## Zu Hause

Bei einer problemlosen Schwangerschaft und wenn Sie in guter gesundheitlicher Verfassung sind, haben Sie die Option, Ihr Baby zu Hause in Ihrer vertrauten Umgebung zur Welt zu bringen. Frauen, die zu Hause geboren haben, berichten oft, dass ihre Wehen wesentlich produktiver und weniger belastend waren, weil sie sich entspannter und weniger eingeschränkt fühlten. Tatsächlich bestätigen Studien, dass die familiäre Umgebung den Schmerz – oder zumindest die Schmerzwahrnehmung – reduzieren kann.

---

IM GEBURTSHAUS
Für manche Frauen ist eine wenig technisierte Entbindung unter der Leitung erfahrener Hebammen die perfekte Wahl.

HAUSGEBURT
In Ihren eigenen Vier Wänden können Sie die Geburtsumgebung selbst gestalten. Die vertraute, entspannte Atmosphäre kann dazu beitragen, dass die Geburt schneller und einfacher verläuft und Interventionen nicht nötig werden.

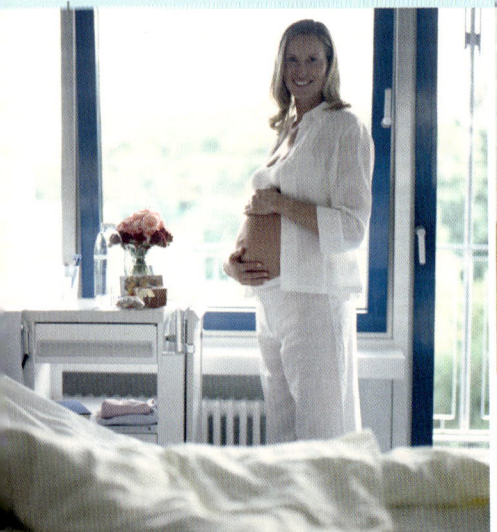

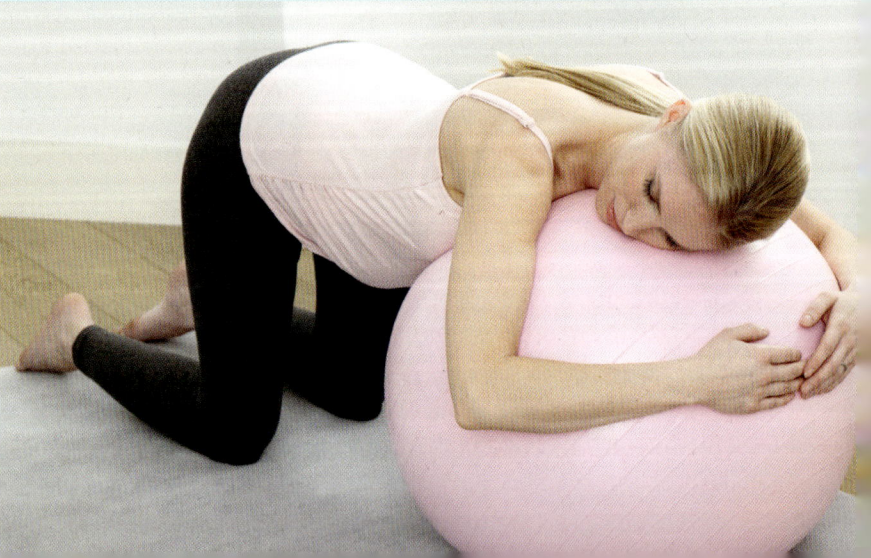

Sie müssen eine Hausgeburt im Voraus mit Ihrer Hebamme planen. Sie wird Ihnen mitteilen, was Sie schon vorher besorgen sollen, und später in einem Koffer alles mitbringen, was sie für die Entbindung benötigt (S. 274–275).

## VOR- UND NACHTEILE

Genau wie bei der Klinikgeburt sollten Sie Ihre Wünsche und Vorlieben genau erforschen, ehe Sie sich für eine Hausgeburt entscheiden. Wenn Ihre Schwangerschaft ohne Komplikationen verlaufen ist, werden Sie eine Geburt in einer vertrauten Umgebung vielleicht wesentlich entspannter und aktiver erleben. Sie können auf diese Weise besser mit Schmerz umgehen, die Wehen sind effektiver und die Geburt geht schneller. Sie erhalten eine kontinuierliche Betreuung von ein bis zwei Hebammen und Ihre Familie kann sich während der Geburt ebenfalls um Sie kümmern.

In einigen Fällen ist jedoch von einer Hausgeburt abzuraten. Dies trifft zu, wenn Sie beispielsweise an Diabetes oder Bluthochdruck leiden, denn dadurch steigt die Wahrscheinlichkeit, dass medizinische Intervention nötig wird. Auch sehr große oder überfällige Babys sollten besser in einer Klinik entbunden werden.

Die Schmerzlinderung ist bei einer Hausgeburt in der Regel auf natürliche Mittel oder TENS-Geräte beschränkt. Eventuell ist die Gabe leichter Schmerzmittel möglich. Eine Epiduralanästhesie kommt jedoch auf keinen Fall in Frage. Sollten während der Wehen oder bei der Geburt Komplikationen auftreten, müssen Sie mit der Ambulanz ins Krankenhaus transportiert werden.

## So haben wir unsere Babys zur Welt gebracht

Unsere Tochter wurde in der Klinik geboren, in der ich auch arbeitete. Ich kannte fast alle Hebammen und Ärzte, deshalb fühlte ich mich dort geborgen. Die Geburt musste eingeleitet werden, weil mein Baby an einer intrauterinen Wachstumsretardierung (S. 340) litt und nicht mehr weiterwuchs. Aufgrund meines Alters (40) und wegen des Zustands meines Babys war das Komplikationsrisiko stark erhöht, deshalb riet man uns zu einer Klinikgeburt. Mein Baby wurde schließlich mit der Saugglocke geholt und kam für kurze Zeit auf die Neugeborenen-Intensivstation, wo sie optimal versorgt wurde. NK

Ich wählte für meine erste Geburt eine Klinik. Da ich große Angst vor den Wehen hatte, wollte ich unbedingt die ganze Palette an schmerzlindernden Möglichkeiten zur Verfügung haben. Letztendlich benötigte ich zwar kaum etwas davon, doch allein die Aussicht, dass ich alles hätte haben können, war mir ein großer Trost. CH

Ich bekam innerhalb von dreieinhalb Jahren drei Kinder und habe alle in der Klinik zur Welt gebracht. Bei meiner ersten Schwangerschaft waren mein Mann und ich noch mitten in der ärztlichen Weiterbildung. Wir wohnten in der Nähe der Klinik, in der mein Mann arbeitete. Die Kinderklinik, in der ich beschäftigt war und in der ich auch entbinden wollte, lag etwa 45 Minuten entfernt. Meine Wehen setzten fünf Tage zu früh ein, mein Mann und ich hatten bis dahin Vollzeit gearbeitet. Ich wollte während der Wehen so lange wie möglich zu Hause bleiben, deshalb beschlossen wir, mit der Fahrt ins Krankenhaus zu warten. Die Wehen hielten den ganzen Abend lang an, wurden jedoch gegen 22 oder 23 Uhr wieder schwächer. Wir beschlossen zu duschen und ins Bett zu gehen. Ich duschte zuerst und erfuhr am eigenen Leib, was alle Geburtshelfer wissen: Warmes Wasser kann die Geburt beschleunigen. Die Wehen wurden plötzlich sehr heftig und sie kamen in kürzeren Abständen. Ich wollte mich ins Bett legen, während mein Mann noch duschte, doch stattdessen musste ich mich übergeben. Nach einer langen und extrem ungemütlichen Fahrt in die Klinik brachte man mich in ein Untersuchungszimmer und stellte fest, dass mein Muttermund schon 5 cm geöffnet war. Nach einigen weiteren Kontraktionen platzte die Fruchtblase und nur wenige Minuten später kam meine Tochter auf die Welt. Auch bei den weiteren Geburten erfüllte sich mein Wunsch nach einer natürlichen Entbindung. Die Geburten meines zweiten und dritten Kindes dauerten ebenfalls weniger als fünf Stunden. LJ

Nachdem ich mein erstes Kind per Kaiserschnitt entbinden musste, wünschte ich mir bei meinem zweiten unbedingt eine vaginale Geburt. Zunächst lief alles sehr gut. Ich hatte von Anfang an alle drei Minuten Wehen und als ich in der Klinik ankam, war mein Muttermund schon 5 cm geöffnet. Die Wehen kamen immer schneller und nach ein oder zwei Stunden war der Muttermund fast vollständig offen. Doch dann verlangsamte sich der Herzschlag meines Babys plötzlich dramatisch. Es war keine Zeit mehr für eine Epiduralanästhesie. Deshalb erhielt ich eine Vollnarkose. Zum Glück war sie nicht zu stark dosiert, sodass ich schon nach 20 Minuten wieder aufwachte und mit ansehen konnte, wie mein Mann unseren kleinen Jungen in den Armen hielt. TL

Ich brachte mein Kind in der Klinik zur Welt. Nachdem ich mit so vielen Ärzten bei der Geburtshilfe zusammengearbeitet hatte, erschien mir das nur natürlich. Außerdem waren wir kurz zuvor in ein wunderschönes altes Haus gezogen, das wir renovierten. Wir hatten noch nicht einmal eine Zentralheizung und da meine Tochter im November zur Welt kommen sollte, war mir klar, dass eine Hausgeburt oder eine ambulante Entbindung im Geburtshaus nicht in Frage käme. FF

# Wie kommt das Baby zur Welt?

Sie können nicht nur auswählen, wo Sie Ihr Baby zur Welt bringen möchten, sondern auch wie. Informieren Sie sich frühzeitig über verschiedene Geburtsmethoden.

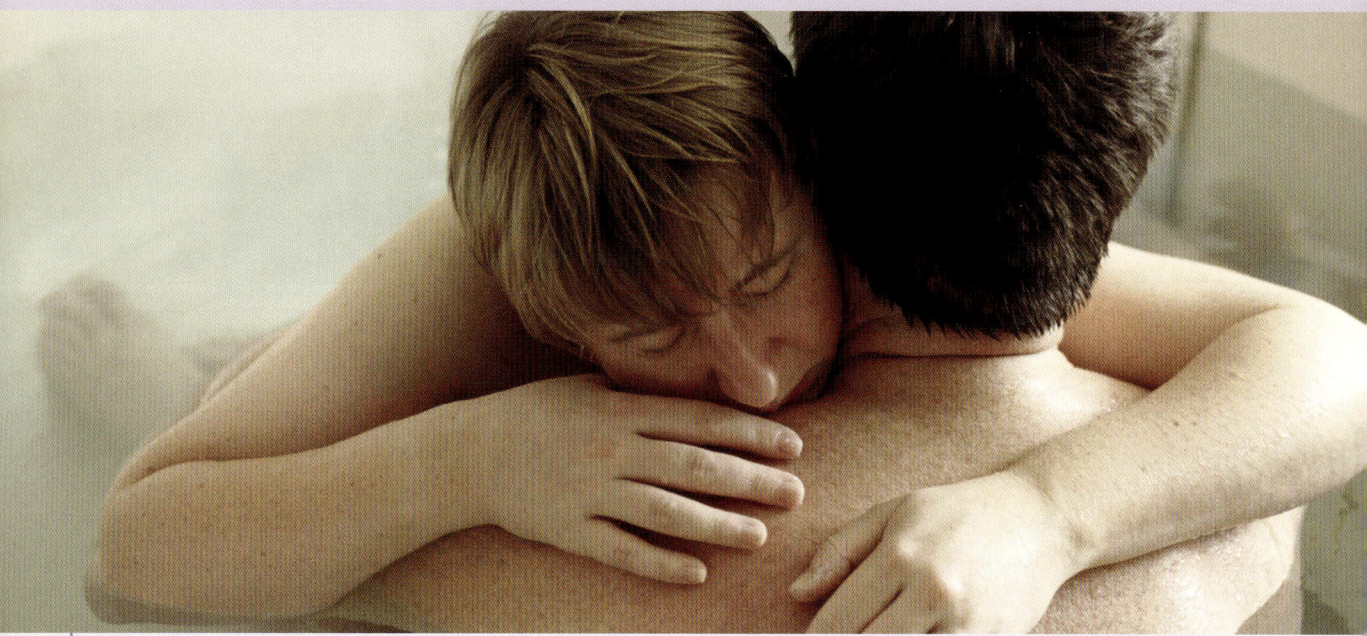

**GEBURT IM WASSER**
Unter Anleitung einer erfahrenen Hebamme kann eine Wassergeburt für Mutter und Kind ein sehr positives Erlebnis sein und außerdem die Notwendigkeit einer Intervention reduzieren.

Während die Wahl des Geburtsortes vom Verlauf der Schwangerschaft abhängt und bis zum Schluss das Risiko besteht, dass Sie eventuell noch ganz kurzfristig Ihre Pläne ändern müssen, schadet es nicht, sich schon frühzeitig mit verschiedenen Geburtstechniken vertraut zu machen.

Falls Sie keinesfalls auf medikamentöse Schmerzlinderung verzichten möchten, können Sie sich bei Ihrer Hebamme oder im Geburtsvorbereitungskurs über die zur Auswahl stehenden Optionen beraten lassen.

Alternative Geburtstechniken, wie Wasser- oder Hypnogeburt, erfordern dagegen etwas mehr Planung. Sie müssen Informationen einholen, sich darum kümmern, dass Ihnen die nötige Ausstattung zum Geburtstermin zur Verfügung steht, oder auch spezielle Kurse besuchen. Nehmen Sie sich Zeit, alles genau zu prüfen und dann die für Sie richtige Wahl zu treffen.

## Wassergeburt

Diese Form der Geburt erfreut sich zunehmender Beliebtheit und ist für Sie und Ihr Baby absolut sicher, sofern eine Hebamme dabei ist, die Erfahrung mit Wassergeburten hat. Viele Kliniken und Geburtshäuser sind inzwischen mit einem Geburtsbecken ausgestattet, das Sie sowohl während der Wehen als auch zur Geburt nutzen können. Für die Wassergeburt in den eigenen vier Wänden können sogar transportable Becken gemietet werden.

Das warme Wasser wirkt entspannend und wie ein natürliches Schmerzmittel, sodass die Wehen als weniger belastend empfunden werden. Außerdem können Sie während der ganzen Zeit über aktiver bleiben, denn durch den Auftrieb des Wassers ist es viel einfacher, sich zu bewegen oder die Lage zu verändern. Die Wehen verlaufen dadurch meist wesentlich effektiver.

Studien zeigen, dass sich das Wasser vor allem im zweiten Wehenstadium,

»Suchen Sie nach geeigneten Entspannungstechniken, denn wenn Sie sich zu stark auf den Schmerz konzentrieren, verkrampfen Sie sich noch mehr.«

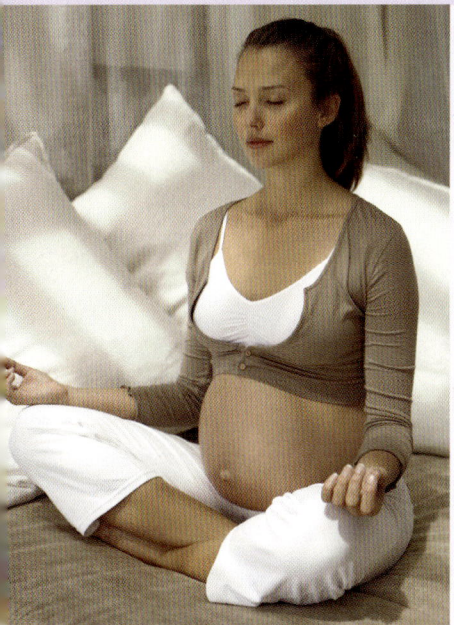

**RUHEPUNKT**
Bei einer Hypnogeburt kann auf Schmerzmittel verzichtet werden, doch man muss die notwendigen Techniken erlernen und üben.

also während der Austreibungsphase (S. 268–270), als sehr nützlich erweist. Bei Frauen, die im Wasser gebären, muss seltener eine Episiotomie (ein Schnitt, der die Scheidenöffnung vergrößert) vorgenommen werden und es kommt auch nicht so häufig zu Scheidenrissen, das heißt, sie müssen nicht so oft genäht werden. Außerdem soll eine Wassergeburt dem Neugeborenen den Eintritt in die Welt angenehmer machen, denn das Becken mit warmem Wasser ähnelt der Umgebung, die es vom Mutterleib her kennt. Die meisten Frauen, die sich für

eine Wassergeburt entschieden hatten, beschreiben diese als ein äußerst positives Erlebnis.

## DIE PLANUNG

Wenn Sie eine Wassergeburt wünschen oder zumindest einen Großteil der Wehen im Wasser hinter sich bringen möchten, sprechen Sie schon frühzeitig mit Ihrem Arzt oder Ihrer Hebamme darüber. Sie werden Ihnen sagen können, welche Kliniken oder Geburtshäuser mit Geburtsbecken ausgestattet sind, und Sie auch entsprechend beraten, falls Sie vorhaben, ein Becken für die Hausgeburt zu mieten. Wenn es in der Klinik oder dem Geburtshaus Ihrer Wahl ein Geburtsbecken gibt, fragen Sie das Personal, wie oft es zur Schmerzlinderung eingesetzt wird, wie viele Frauen darin entbunden haben und wie viele der Hebammen für eine Wassergeburt ausgebildet sind.

Ihre Hebamme wird Ihnen auch sagen, wo Sie ein transportables Becken für eine Wassergeburt zu Hause mieten können. Überlegen Sie sich vorher genau, wo Sie das Becken aufstellen möchten und welche Form und Größe es haben soll. Manche sind aufblasbar, andere nicht. Manche haben eingebaute Heizelemente, bei anderen muss immer wieder warmes Wasser nachgefüllt werden. Fast alle haben jedoch eines gemeinsam: Sie sind in gefülltem Zustand extrem schwer.

Vielleicht können Sie andere Frauen über deren Erfahrungen mit einer Wassergeburt befragen. Empfanden sie das Wasser als wohltuend? War es

schwer, während der Wehen aus dem Wasser zu steigen, und wie fühlte es sich an, im Wasser zu entbinden? Eventuell sollten Sie auch einen Geburtsvorbereitungskurs in Ihrer Nähe besuchen, der sich auf natürliche Geburtstechniken konzentriert.

# Hypnogeburt

Um 1920 erkannte Dr. Grantly Dick-Reid, dass Angst und Panik während der Wehen die Schmerzen verstärken. Er setzte Atem- und Entspannungstechniken ein, die den Frauen halfen, die Angst vor den Schmerzen zu fokussieren und zu überwinden.

Heute wird Frauen beigebracht, während der Kontraktionen rhythmisch zu atmen. Sie können außerdem spezielle körperliche und mentale Techniken erlernen, die sie so tief entspannen, dass sie durch diese Art der Selbsthypnose in der Lage sind, das »Angst-und-Schmerz«-Syndrom zu verringern. Studien ergaben, dass sich unter Hypnotherapie die Wehenzeit verkürzt, es zu weniger Komplikationen und Interventionen kommt und seltener schmerzlindernde Medikamente eingesetzt werden müssen.

## VORBEREITUNGEN

Sie können sich die Techniken mithilfe einer CD selbst beibringen oder einen Kurs besuchen. Die ideale Zeit dafür ist ab der 25. Woche.

# Geburtsbegleitung

Eine Entbindung zählt zu den einschneidendsten Erlebnissen Ihres Lebens. Umso wichtiger ist es, sich dabei mit Leuten zu umgeben, die Ihnen helfen, daraus eine positive Erfahrung zu machen.

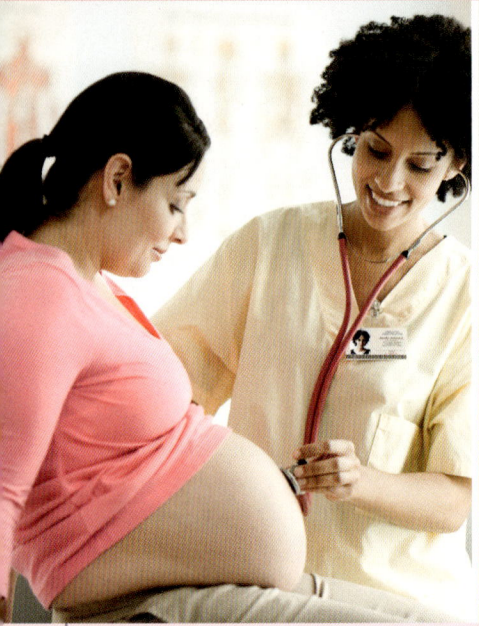

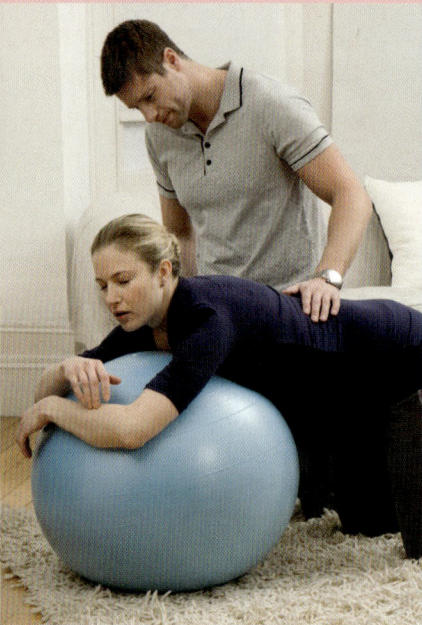

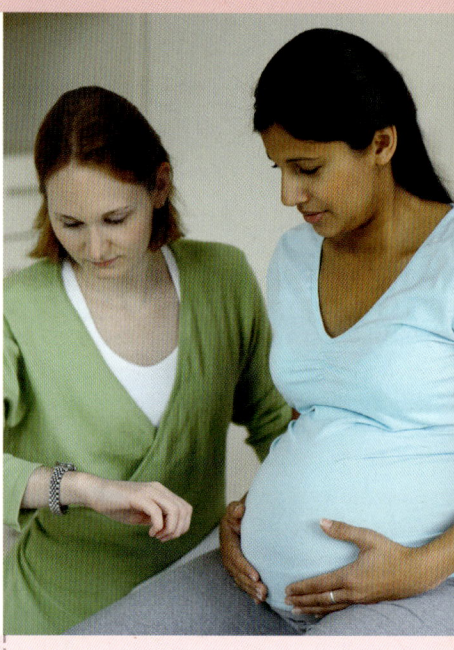

**DIE HEBAMME**
Sie ist die wichtigste Person, denn sie wird Sie durch die Geburt führen und dafür sorgen, dass es Ihnen und dem Baby gut geht.

**DER PARTNER**
Wenn der Kindsvater sich ruhig, hilfsbereit und aufgeschlossen für Ihre Bedürfnisse zeigt, ist er ein ausgezeichneter Geburtsbegleiter.

**DIE DOULA**
Eine Geburtsbegleiterin an Ihrer Seite kann sich als wertvolle Hilfe erweisen und Ihr Vertrauen auf Ihre Gebärfähigkeit stärken.

Ob Sie nun der Kindsvater, ein Verwandter, die beste Freundin oder eine Kombination aus allen dreien während der Geburt begleiten sollen: In erster Linie müssen Sie sich mit dieser Person oder diesen Personen wohlfühlen und sicher sein, dass sie Ihnen während der Wehen die seelische und körperliche Unterstützung geben können, die Sie brauchen.

In jedem Fall soll Ihre Begleitung den Vorgang der Geburt zumindest theoretisch kennen und dafür sorgen, dass Ihr Geburtsplan respektiert und befolgt wird. Aus diesem Grund muss auch er oder sie sich auf dieses Ereignis vorbereiten.

## Unterstützung tut gut

Es gibt jede Menge Hinweise darauf, dass eine aufmunternde und hilfsbereite Geburtsbegleitung sich extrem positiv auf die Wehen und den Umgang mit dem Wehenschmerz auswirkt. Studien zeigen, dass Frauen, die sich während der Wehen körperlich und seelisch gut betreut fühlen, weniger Schmerzen haben und oft auch nicht so lange in den Wehen liegen. Außerdem deutet alles darauf hin, dass sie seltener eine Epiduralanästhesie brauchen oder Interventionen wie Kaiserschnitt, Zangen- oder Glockengeburt nötig werden.

Ihre wichtigste Geburtsbegleiterin ist natürlich die Hebamme, die nicht nur medizinische Hilfe leistet, sondern Sie während Wehen und Geburt anleitet und führt. Wenn Sie Ihre Hebamme bereits kennen und eine Vertrauensbasis zwischen Ihnen besteht, wird Sie vermutlich für Sie während der Geburt die wichtigste Person sein. Viele Frauen möchten jedoch noch zusätzliche Unterstützung dabei haben. Bei einer Klinikgeburt kann es sein, dass Sie nicht von Anfang bis Ende von derselben Hebamme betreut werden.

Ihre Geburtsbegleitung sollte vor allem zwei Eigenschaften besitzen, nämlich Ruhe und Kraft. Sie sollten sich nämlich bei der Geburt auf sich selbst konzentrieren können und nicht ständig sorgen müssen, ob und wie Ihre Begleitung mit dem Ereignis klarkommt.

## IHR PARTNER

Für viele Frauen ist der Vater Ihres Kindes die erste Wahl und tatsächlich ist er oft derjenige, der Ihre Bedürfnisse am besten versteht und Sie ausdauernd unterstützen kann. Für viele Männer ist die Teilnahme an der Geburt selbstverständlich, denn sie möchten Ihrer Partnerin helfen und erleben, wie ihr Kind auf die Welt kommt.

Doch nicht immer ist der Kindsvater tatsächlich der optimale Geburtsbegleiter. Manche Männer möchten den Vorgang der Geburt nicht hautnah erleben. Da sie jedoch denken, es sei ihre Pflicht teilzunehmen, haben sie deshalb ein schlechtes Gewissen. Es ist wirklich wichtig, dass Sie und Ihr Partner offen und ehrlich über die Geburt sprechen. Ihr Partner soll die Gelegenheit haben, seine Empfindungen mitzuteilen und Sie sollten sich seine Ansichten und Sorgen genau anhören. Wenn er glaubt, er sei nicht in der Lage, die Geburt durchzustehen oder ruhig zu bleiben, sollten Sie sich eventuell nach einer anderen Begleitung umsehen. Oder Sie vereinbaren, dass er nur am Anfang, aber nicht beim tatsächlichen Geburtsvorgang dabei ist, falls ihm dieser Punkt Sorgen bereitet.

## FAMILIE UND FREUNDE

Vielleicht möchten Sie anstelle Ihres Partners (oder auch zusätzlich) jemanden aus Ihrer Familie zur Geburt mitnehmen, etwa Ihre Mutter oder Schwester. Wenn Sie mehr als einen Geburtsbegleiter dabei haben wollen, fragen Sie vorher in der Klinik nach, ob dies erlaubt ist.

## DOULAS

Manche Frauen entschließen sich für eine professionelle Geburtsbegleiterin, eine sogenannte Doula. Der Name kommt aus dem Griechischen und bedeutet »Dienerin«. Doulas sind erfahrene Frauen, die emotionale und psychische Unterstützung vor, während und nach der Geburt anbieten. Eine Doula als Geburtsbegleitung ist eine gute Wahl, wenn der Kindsvater Sie nicht selbst unterstützen will oder kann.

Eine Doula hat selbst bereits geboren und eine spezielle Ausbildung hinter sich. Sie kennt sich mit der weiblichen Physiologie und dem Geburtsvorgang aus. Sie und Ihr Partner können Sie schon vor der Geburt kennenlernen, denn sie begleitet Frauen auf Wunsch auch durch die Schwangerschaft.

Während der Wehen bietet die Doula körperliche und seelische Unterstützung. Sie vermittelt zwischen Ihnen und dem medizinischen Personal und sorgt dafür, dass auf Ihre Wünsche und Bedürfnisse so weit wie möglich Rücksicht genommen wird. Nach der Geburt hilft sie beim Stillen und kommt, wenn Sie das möchten, noch einige Wochen lang zu Ihnen nach Hause.

Es ist wichtig, dass Sie sich bei Ihrer Doula richtig wohlfühlen und dass sie zur Zeit Ihres Geburtstermins auf Abruf bereitsteht.

## Welche Geburtsbegleitung ist am besten?

Die ideale Geburtsbegleitung ist jemand, den Sie mögen und der einiges über Wehen und Geburt weiß. Er oder sie muss als Ihr Fürsprecher agieren und Sie gut genug kennen, um Ihr Leistungsvermögen einschätzen zu können. Auch Geduld ist sehr wichtig. Passive Personen sollten hingegen nicht Ihre erste Wahl sein.

• Sie müssen sich bei Ihrer Begleitung darauf verlassen können, dass sie Ihren Geburtsplan befolgt, dem Personal Ihre Bedürfnisse mitteilt und sich vollkommen auf Sie einstellt. Ideal ist jemand, dem Sie vertrauen und der Sie, je nach Bedarf, beruhigt oder anspornt. Vielleicht ist dazu sogar mehr als eine Person nötig. Sollte dies der Fall sein, wählen Sie unbedingt Personen aus, die sich gut verstehen! Sie wollen schließlich Harmonie und keine Streitereien.

• Die meisten Kindsväter wollen bei der Geburt unbedingt dabei sein. Manchen Frauen ist jedoch nicht sehr wohl bei diesem Gedanken, denn sie befürchten, danach nicht mehr sexuell anziehend auf ihre Männer zu wirken. Teilen Sie ihm Ihre Ängste mit und sprechen Sie darüber, bevor Sie Ihre Wahl treffen.

• Manchmal gibt es für den Begleiter nicht sehr viel zu tun, etwa wenn Sie einen Kaiserschnitt bekommen. Dennoch spielt er (oder sie) auch dann eine wichtige Rolle. Er kann sie beruhigen und Ihnen immer wieder versichern, dass alles gut geht.

• Vielleicht finden Sie, dass Ihre Hebamme als Begleitung ausreicht. Bei guter und liebevoller medizinischer Betreuung ist es Ihnen egal, ob sonst noch jemand anwesend ist. Manche Frauen möchten bei der Geburt nur diese einzige Person dabei haben, die weiß, was zu tun ist.

# Der Geburtsplan

Wenn Sie einen Geburtsplan aufstellen, weiß das medizinische Personal in jedem Stadium der Geburt, welche Wünsche und Bedürfnisse Sie haben, sodass alles so reibungslos wie möglich vonstattengeht.

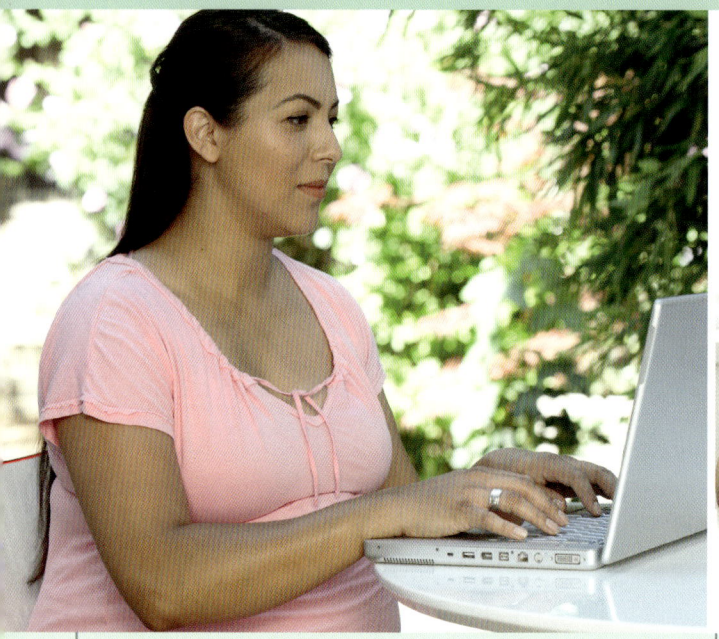

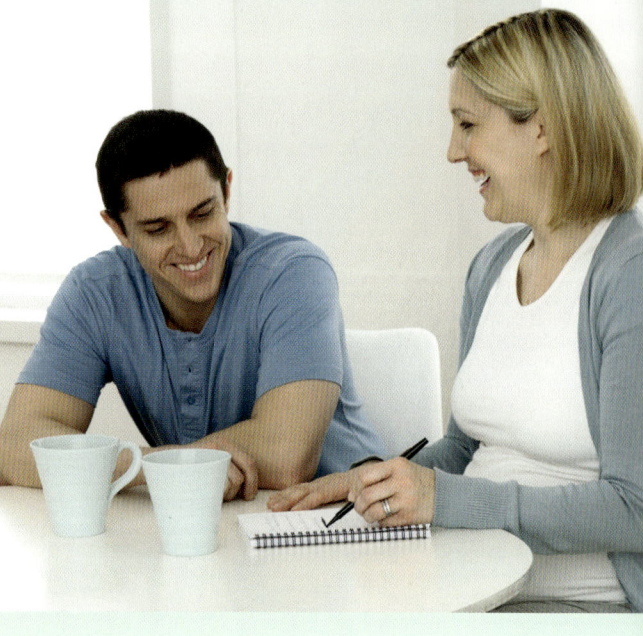

**RECHERCHE**
Es empfiehlt sich, vor Aufstellen des Geburtsplans den Ort der Geburt auszusuchen und mit anderen Frauen über deren Erfahrungen zu sprechen. Online-Foren sind dafür sehr gut geeignet.

**DEN PARTNER EINBEZIEHEN**
Besprechen Sie Ihren Geburtsplan mit dem Partner, vor allem, wenn dieser bei der Geburt dabei sein soll. Nichts ist dabei in Stein gemeißelt, Sie können den Plan bis zum Beginn der Geburt immer wieder überarbeiten.

Vielleicht möchten Sie einen Geburtsplan aufstellen, in dem Sie alle Wünsche und Vorlieben zum Thema Wehen und Geburt festhalten. Der Geburtsplan ist eine gute Möglichkeit, Arzt oder Hebamme mitzuteilen, wie Sie nach Möglichkeit gerne behandelt werden möchten. Die Betonung liegt dabei auf Wunsch, denn eine gewisse Flexibilität ist dabei unerlässlich. Niemand weiß im Voraus, wie Ihre Geburt ablaufen wird. Halten Sie fest, was Sie gerne vermeiden würden, wenn es nicht unbedingt erforderlich ist.

## Wie stelle ich einen Plan auf?

Bevor Sie Ihren Geburtsplan aufstellen, sprechen Sie als Erstes mit Arzt oder Hebamme, um herauszufinden, was unter Berücksichtigung Ihrer Gesundheit und der Ihres Babys überhaupt machbar ist. Erkundigen Sie sich in der Klinik (oder wo Sie entbinden wollen) nach den üblichen Gepflogenheiten, wenn Sie zum Beispiel gerne eine Wassergeburt hätten, sowie nach deren Interven-

tionsrate – also wie viele Frauen dort einen Kaiserschnitt oder Dammschnitt erhalten. Fragen Sie andere Frauen nach deren Erfahrungen. Auch die Leiterin Ihres Geburtsvorbereitungskurses, Ihr Arzt und Ihre Hebamme sind eine gute Anlaufstelle für Fragen aller Art.

Bei einem Geburtsplan geht es darum, die Details eines für Sie idealen Geburtserlebnisses zu notieren: von der Umgebung über Schmerzmittel, Wehenpositionen, Interventionen (zum Beispiel eine Infusion, wenn die Wehen nicht voranschreiten), Naturheilmittel, wer bei der Geburt dabei sein soll, wie das Baby überwacht werden soll, ob der Partner die Nabelschnur durchtrennen soll oder nicht und wann oder wie Ihnen das Baby nach der Geburt übergeben werden soll.

## WICHTIGE PUNKTE

Einige Punkte sollten Sie auf jeden Fall in Ihren Geburtsplan aufnehmen. Dazu gehören:
• Angaben über Ihre Geburtsbegleitung und dessen oder deren Rolle.
• Die Positionen, die Sie während der Wehen und bei der Geburt ausprobieren möchten.
• Welches Mittel zur Schmerzlinderung Sie bevorzugen.
• Wie das Baby überwacht werden soll.
• Ob die Nachgeburt (das Ausstoßen der Plazenta) natürlich erfolgen oder eingeleitet werden soll (S. 272–273).
• Wer die Nabelschnur durchtrennen soll.
• Ob Sie gleich nach der Geburt Hautkontakt mit Ihrem Baby herstellen und es anlegen wollen.
• Ob Sie ein Geburtsbecken benutzen wollen und wenn ja, ob Sie darin entbinden oder es nur zur Schmerzlinderung einsetzen möchten.
• Wie Sie auf unvorhergesehene Situationen reagieren würden, zum Beispiel, wenn die Wehen nicht voranschreiten oder im Fall der Notwendigkeit eines Notkaiserschnitts.

## FLEXIBEL BLEIBEN

Sie müssen sich im Klaren sein, dass Dinge sich jederzeit ändern können. Es kann auch gut sein, dass Sie selbst während der Wehen Ihre Meinung ändern. Händigen Sie Ihrem Partner und der Hebamme, die die Geburt leitet, jeweils eine Kopie Ihres Plans aus. Unterstreichen Sie alles, was Ihnen besonders wichtig erscheint, wie zum Beispiel der Hautkontakt zu Ihrem Baby nach der Geburt.

Als sehr hilfreich kann sich auch eine Liste mit möglichen Alternativen erweisen, falls Sie etwa bei der Entbindung feststellen sollten, dass Ihnen eines der Schmerzmittel in Ihrem Plan nicht so gut bekommt oder nicht so wirkt, wie Sie gedacht hatten.

»Sicherheit und Gesundheit von Mutter und Kind haben bei der Geburt Vorrang. Bleiben Sie deshalb flexibel und realistisch.«

## Gedanken zum Geburtsplan

Geburtspläne sind bei der Entbindung sehr nützlich, denn möglicherweise sind Sie dann nicht in der Lage, der Hebamme Ihre Wünsche verbal mitzuteilen. Es ist wichtig, vor Aufstellen des Plans alle Fakten zu kennen und sich gut zu informieren.

• Das Aufstellen eines Geburtsplans ermöglicht Ihnen, genau abzuwägen, was Sie in jedem Stadium der Geburt wünschen oder brauchen. Denken Sie an die praktischen Aspekte, wie Geburtsort, Untersuchungen, bevorzugte Methoden der Schmerzlinderung und Interventionen, und wie Ihnen das Baby nach der Geburt übergeben werden soll. Berücksichtigen Sie auch alles, was Ihnen psychisch und emotional hilft, zum Beispiel welche Musik oder welche Art von Berührung Sie gerne hätten. Notieren Sie ebenfalls, was Sie auf keinen Fall haben möchten, damit Ihr Partner sich darauf einstellen kann. In Ihrem Geburtsplan sollten Ihre Wünsche klar und deutlich beschrieben sein, damit er für Sie sprechen kann.

• Verfassen Sie Ihren Geburtsplan in Stichpunkten. Vielleicht möchten Sie, dass das Personal mit Ihrem Begleiter statt mit Ihnen spricht, damit Sie sich ganz auf sich selbst konzentrieren können. Auch dies gehört in den Geburtsplan.

• Bleiben Sie so flexibel wie möglich. Es kann gut sein, dass Ihre Hebamme Sie bei der Entbindung bittet, eine andere als die gewünschte Position einzunehmen, um dem Baby die Geburt zu erleichtern. Oder Ihr Arzt empfiehlt Ihnen eine bestimmte Art von Schmerzlinderung, wie etwa eine Epiduralanästhesie. Wenn Sie zu stark auf Ihren Geburtsplan fixiert sind, erleben Sie womöglich eine Enttäuschung, wenn er nicht eingehalten werden kann. Ihr Plan sollte realistisch und sicher sein, doch Sie sollten sich selbst auch die Möglichkeit einräumen, wenn nötig davon abzuweichen.

• Reichen Sie jeweils eine Kopie Ihres fertigen Geburtsplans an Ihre Begleitung und an die Hebamme weiter, die Ihre Entbindung leiten wird, oder bitten Sie in der Klinik darum, dass er zu Ihrer Patientinnenakte gelegt wird. Stecken Sie noch eine weitere Kopie in die Tasche, die Sie zur Entbindung mitnehmen werden.

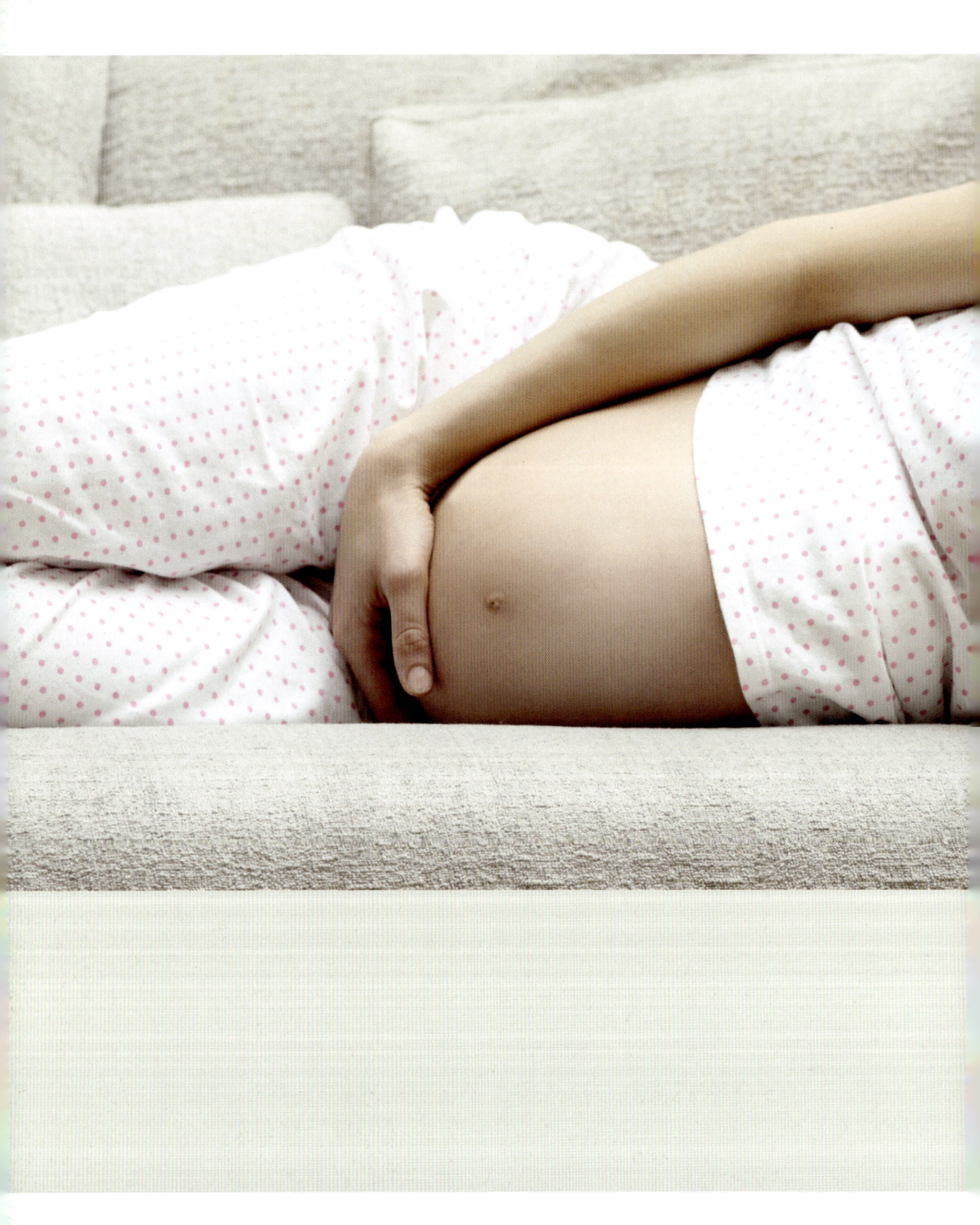

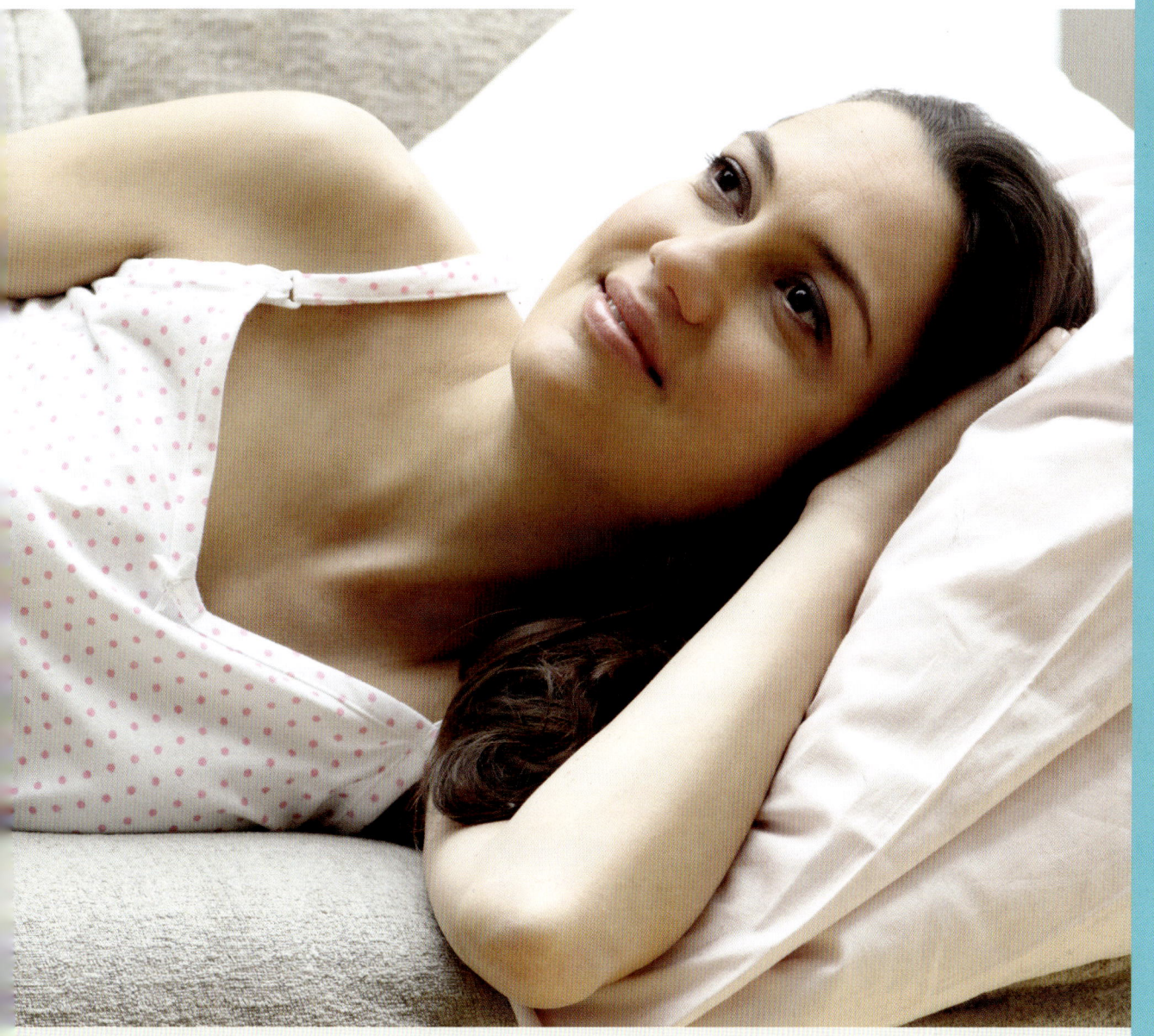

# Schwangerschaftskalender

Es ist faszinierend, die Entwicklung des Babys und die Vorgänge in Ihrem Körper in jeder Woche Ihrer Schwangerschaft mitzuverfolgen.

# Das erste Trimester

Im ersten Trimester, das die Zeit zwischen Ihrem positiven Schwangerschaftstest bis zur 13. Woche umfasst, werden Sie große körperliche und emotionale
Veränderungen erleben.

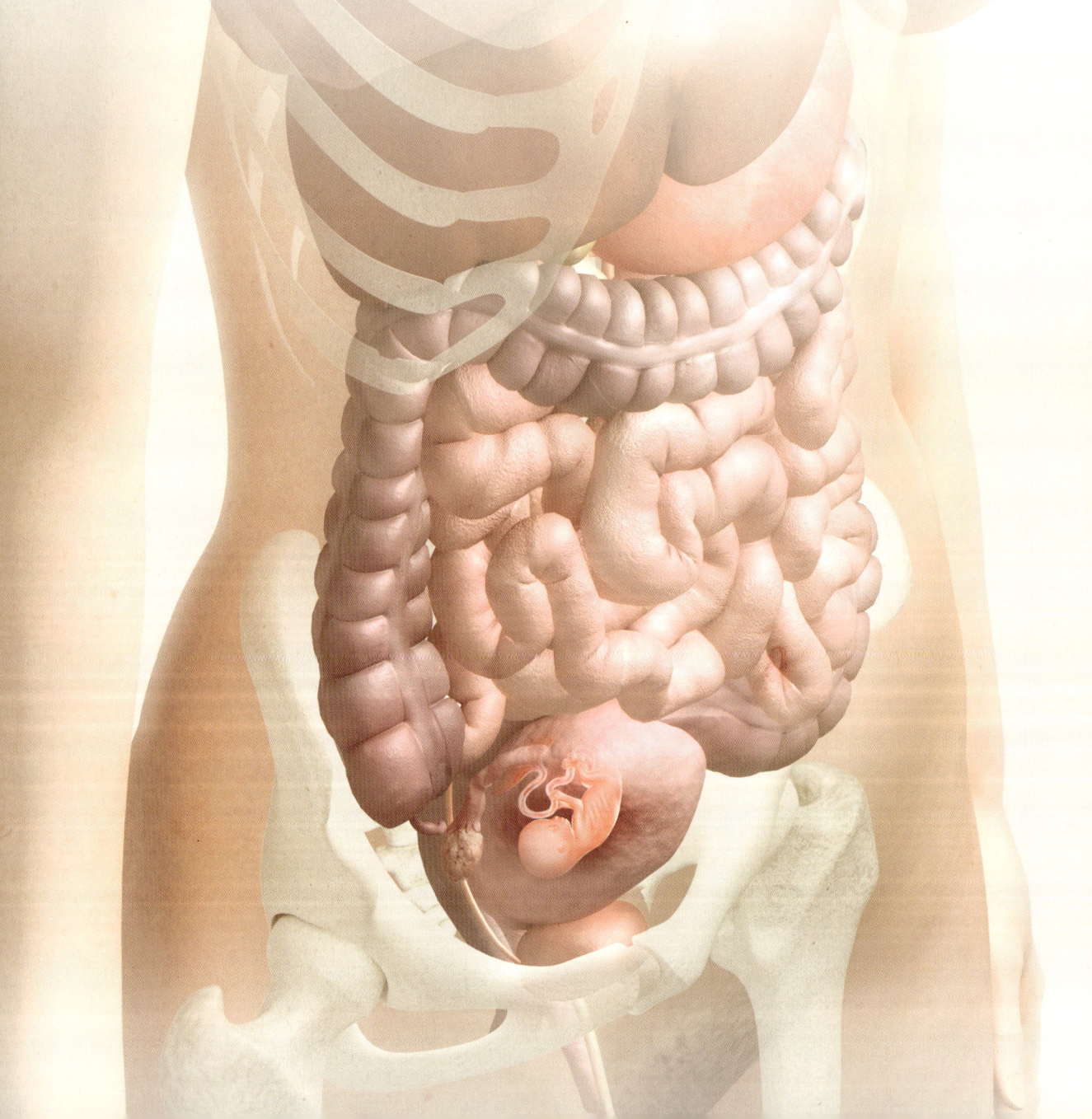

»Während Ihr Baby von einer einzigen Zelle zu einem winzigen menschlichen Wesen wird, verändert sich auch Ihr Körper, um diese Entwicklung zu ermöglichen.«

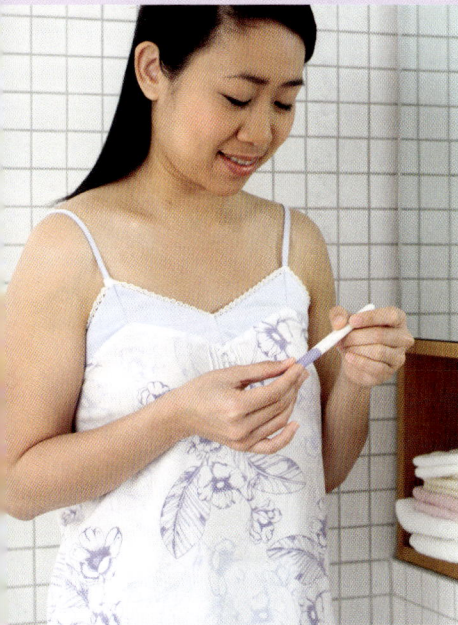

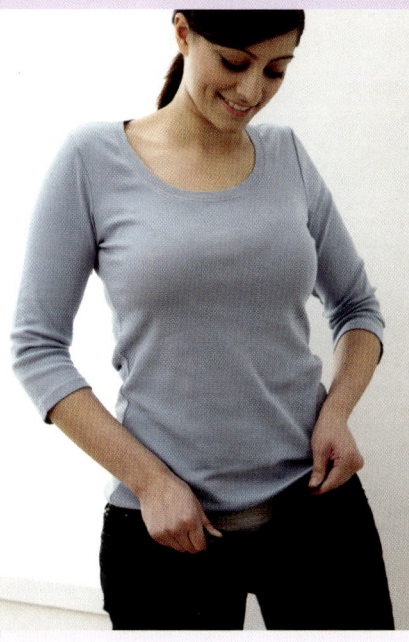

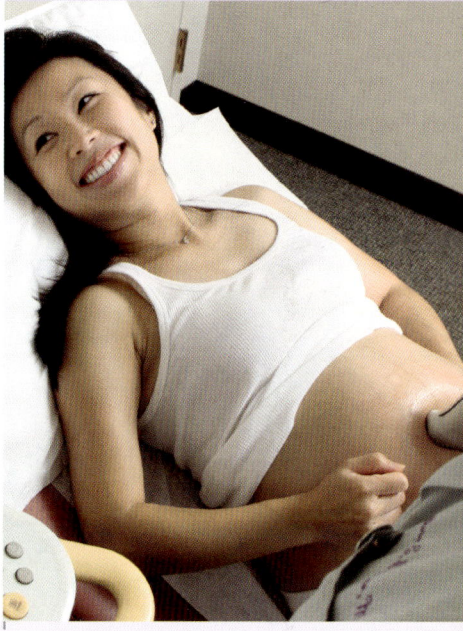

### ER IST POSITIV!
Es ist normal, dass ein positiver Schwangerschaftstest gemischte Gefühle hervorruft, auch wenn ein Baby geplant war.

### ENGERER SITZ
Ein frühes Zeichen der Schwangerschaft ist ein leicht aufgeblähter Unterleib, ein Hinweis, dass sich der Körper vorbereitet.

### ICH KANN ES SEHEN!
Bei Ihrem ersten Ultraschall während des ersten Trimesters können Sie Ihr Baby schon sehen.

### ERSTAUNLICHE VERÄNDERUNGEN
Man wird es Ihnen während der ersten Monate noch nicht ansehen, aber tief in Ihrem Unterleib macht Ihr Baby während des ersten Trimesters eine rasante Entwicklung durch.

Das erste Trimester ist der Beginn einer Zeit, in der Ihr Körper über die nächsten 40 Wochen hinweg erstaunliche Veränderungen erfahren wird, während sich in Ihnen das Wunder der Entstehung eines neuen Lebens vollzieht.

Zu Beginn der Schwangerschaft ist Ihr Baby noch kleiner als ein Mohnsamen, dennoch werden schon im ersten Trimester all seine Organe entstehen. In der 13. Schwangerschaftswoche wird es dann schon etwa 35 g wiegen und vom Scheitel bis zum Steiß 5,5 cm messen. Dann wird es Fingernägel und Zahn-

knospen haben und auch sein Herz wird schon angefangen haben zu schlagen.

Durch die Hormone, die von jetzt an ausgeschüttet werden, werden sich auch Ihr Körper und Ihre Gefühlswelt dramatisch verändern. Vielleicht wird sich Begeisterung mit Unbehagen abwechseln und Sie erleben unangenehme Symptome wie zum Beispiel Übelkeit, empfindliche Brüste und Erschöpfung. Aber seien Sie unbesorgt, zum Ende des ersten Schwangerschaftsdrittels hin werden Sie Ihr Gleichgewicht sehr wahrscheinlich wiederfinden.

# 3. Woche

Frühe Symptome, die sich etwa wie die Beschwerden vor der Menstruation anfühlen, sind Zeichen der hormonellen Veränderungen, die die Schwangerschaft einläuten.

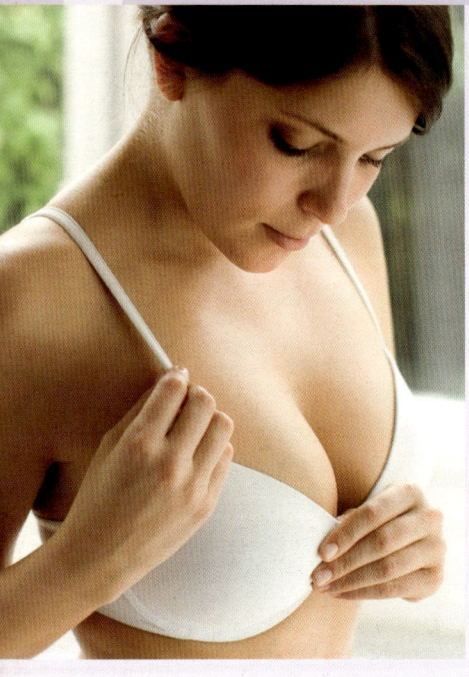

## Empfindliche Brüste

Schon bevor Sie auf die Idee kommen, einen Schwangerschaftstest zu machen, bemerken Sie vielleicht die ersten Veränderungen an Ihrem Körper. Möglicherweise verspüren Sie eine emotionale Unruhe, neigen zu Tränen und fühlen sich unbehaglich. Außerdem können sich Ihre Brüste voller als gewöhnlich anfühlen. Es ist normal, etwas Übelkeit, Kopfschmerzen oder auch Heißhunger zu verspüren, schon bevor zum ersten Mal Ihre Periode ausbleibt. Manche Frauen berichten zudem von dem Gefühl, außer Atem zu sein. Außerdem leiden Sie vielleicht unter Erschöpfung. Kurze Zeit, nachdem Ihre Eizelle befruchtet wurde, beginnt der Teil des Keimlings, aus dem sich die Plazenta entwickelt, das Schwangerschaftshormon hCG (humanes Choriongonadotropin) auszuschütten. Dieses verhindert, dass die Eierstöcke weiterhin Eizellen freisetzen, und regt die Produktion von Östrogen und Progesteron an. Östrogen erhöht die Blutzufuhr zu den Organen und kurbelt eine Vergrößerung des Uterus und der Brüste an. Progesteron ist wichtig, um den Uterus auf den Embryo vorzubereiten. Diese Hormone sind die Auslöser der ersten Symptome. Wenn sich der Embryo in die Schleimhaut des Uterus einnistet (Nidation, s. u.), kann es zu leichten Blutungen und Krämpfen kommen und Sie fühlen sich vielleicht etwas aufgebläht.

## Was passiert bei der Nidation?

Wenn eine Eizelle befruchtet ist, wird sie zu einer Blastozyste, einer winzigen Ansammlung von Zellen, die sich rasant vermehren, während sie durch den Eileiter zum Uterus wandern und sich dort in die Schleimhaut einnisten (Nidation).

Die Nidation findet gewöhnlich zwischen sechs und zwölf Tage nach dem Eisprung statt. Sobald die Blastozyste zwischen die Oberflächenzellen der Gebärmutterschleimhaut eingedrungen ist, wird sie als Embryo bezeichnet und ist mit dem Blutkreislauf der Mutter verbunden.

ZEICHEN DER NIDATION
Die Nidation kann begleitet sein von einer kurzen, leichten Blutung, leichten Krämpfen und einer Verringerung der Körpertemperatur, die etwa einen Tag andauert. Danach steigt die Körpertemperatur etwas über den normalen Wert und bleibt so, bis die Nidation abgeschlossen ist. Manche Frauen erleben keines dieser Symptome, es ist also nicht ungewöhnlich, die Nidation gar nicht zu bemerken.

Danach sammelt sich Fruchtwasser um den Embryo und es entsteht eine Fruchthöhle, die das Baby bis zur Geburt beherbergt. Dann bildet sich auch die Plazenta (S. 126), die den Embryo mit Sauerstoff und Nährstoffen versorgt.

In seltenen Fällen kann es passieren, dass sich die befruchtete Eizelle im Eileiter oder, noch seltener, in der Bauchhöhle einnistet. Im ersten Fall ist der Eileiter nach kurzer Zeit zu eng für den Embryo. Dann kann der Eileiter reißen und es kann zu unregelmäßigen, vaginalen Blutungen und starken Unterleibsschmerzen kommen. Diese Erscheinung wird als Eileiterschwangerschaft bezeichnet und ist ein medizinischer Notfall.

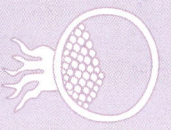

# 3. Woche

Noch ist Ihr Baby eine winzige Ansammlung von Zellen, doch es finden bereits erstaunliche Entwicklungen statt. Schon bald werden Gehirn, Wirbelsäule und Herz entstehen.

## Von der Eizelle zur Blastozyste

Während des Eisprungs wird aus einem Follikel im Eierstock eine Eizelle ausgestoßen. Der Rest des Follikels wird dann als Gelbkörper (Corpus luteum) bezeichnet. Er beginnt Progesteron zu produzieren, das die Abstoßung der Gebärmutterschleimhaut verhindert und es so der befruchteten Eizelle ermöglicht, sich im Uterus einzunisten.

Wenn die Eizelle auf ihrem Weg durch den Eileiter auf ein gesundes Spermium trifft, findet die Befruchtung statt. Die befruchtete Eizelle, die sogenannte Zygote, wird von winzigen Flimmerhärchen (Zilien) zum Uterus bewegt. Bis sie dort drei bis fünf Tage nach der Befruchtung ankommt, teilt sie sich mehrmals, wobei aus einer Zelle zwei werden, aus zwei werden vier, dann acht, dann sechzehn und so weiter. Dieser als Furchung bezeichnete Prozess hat zur Folge, dass die Zellen bei jedem Teilungsschritt kleiner werden. Während ihrer Teilung befinden sich die Zellen immer noch innerhalb der ursprünglichen Eihülle, die als Schutzhülle dient.

Sobald die Zellkugel im Uterus angekommen ist, verweilt sie dort für etwa drei Tage, bis sich in ihrem Zentrum ein mit Flüssigkeit gefüllter Raum entwickelt. Jetzt ist aus der Zygote eine Blastozyste geworden, die Zellmasse, aus der sich ein kompletter Mensch entwickeln wird. Die Blastozyste nistet sich nun in der Gebärmutterschleimhaut ein und wird dort über den Blutkreislauf der Mutter mit Sauerstoff und Nährstoffen versorgt.

Danach entwickeln sich zwei Arten von Zellen in der Blastozyste, wobei aus der einen die Plazenta hervorgeht. Aus der anderen entwickelt sich das Baby. In dieser frühen Phase der embryonalen Entwicklung wird die Nährstoffversorgung der Blastozyste von einem ballonartigen Dottersack übernommen, bis die Plazenta diese Aufgabe erfüllen kann.

An diesem Punkt spricht man von einem Embryo und es bildet sich bereits das Neuralrohr, eine längliche Ansammlung von Zellen, aus denen später Gehirn und Rückenmark hervorgehen (S. 119).

»Wenn die Eizelle auf ihrem Weg durch den Eileiter auf ein gesundes Spermium trifft, kommt es zur Befruchtung.«

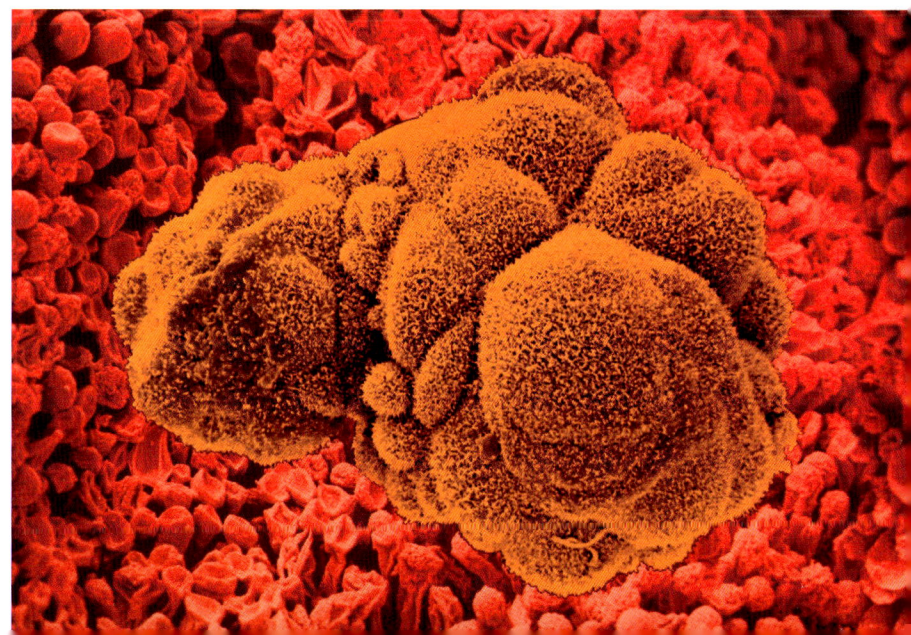

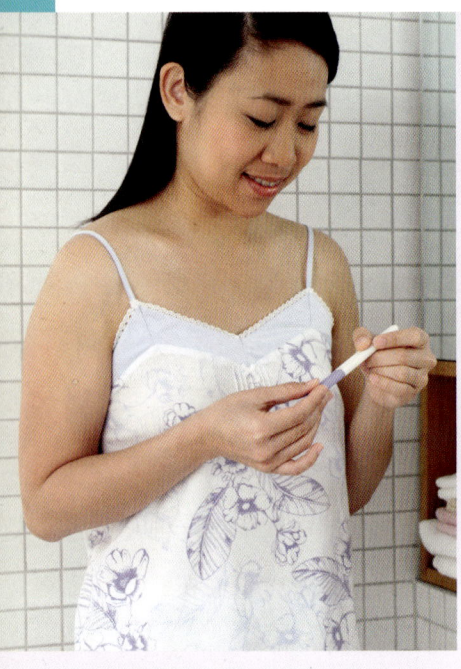

# Schwanger-schaftstest

Viele Frauen machen erst dann einen Schwangerschaftstest, wenn ihre Periode ausgeblieben ist. Heutige Schwangerschaftstests sind jedoch so sensibel, dass Sie schon einige Tage oder sogar eine Woche vor Ihrer erwarteten Periode ein positives Ergebnis erhalten können. Schwangerschaftstests messen den Spiegel des Hormons hCG (humanes Choriongonadotropin), das ausgeschüttet wird, sobald sich die befruchtete Eizelle (Blastozyste) in die Gebärmutterschleimhaut eingenistet hat (siehe S. 115). Normalerweise ist das Hormon schon zwei Wochen nach der Empfängnis im Urin nachweisbar, bei manchen Frauen auch schon nach einer Woche. Machen Sie sich keine Sorgen, wenn Ihr erster Test negativ ausfällt. Testen Sie nach ein oder zwei Tagen noch einmal, am besten morgens, wenn Sie das erste Mal auf die Toilette gehen. Es ist wahrscheinlich, dass Ihr erster Urin am Morgen die höchste hCG-Konzentration enthält.

Es kommt kaum vor, dass ein positives Testergebnis falsch ist, jedoch ist ein negatives Resultat kein eindeutiger Beweis, dass Sie nicht schwanger sind. Es kann vorkommen, dass es länger dauert, bis sich die Eizelle eingenistet hat, und damit die Ausschüttung von hCG verzögert wird. Nach vier Wochen ist das Resultat jedoch sehr verlässlich. Herzlichen Glückwunsch!

## So erging es uns, als wir feststellten, dass wir schwanger sind

Ich fühlte mich ziemlich erschöpft und mir war etwas übel. Außerdem bemerkte ich ein Kribbeln in meinen Brüsten und meine Brustwarzen waren etwas schmerzempfindlich. MG

Ich war erleichtert und aufgeregt, da ich mich schon gefragt hatte, ob es je passieren würde. Jetzt konnte ich mich kaum beherrschen, es nicht sofort in die Welt hinauszuschreien. Als ich es meinem Mann erzählte, hatte ich das Gefühl, dass wir zusammen etwas wirklich Bedeutsames erlebten. CH

Ich war überrascht, dass ich schwanger war. Keine meiner beiden Schwangerschaften war geplant gewesen, trotzdem war ich überglücklich! FF

Ich war bei jedem meiner drei Kinder aufs Neue aufgeregt, als ich erfuhr, dass ich schwanger war. Ich konnte die Geburt kaum erwarten! LJ

Im ersten Trimester litt ich unter extremer Erschöpfung, die sich bis zur 12. Woche hinzog. Zu diesem Zeitpunkt wusste ich noch gar nicht, dass ich schwanger war. Es war eine wundervolle Überraschung, als ich es erfuhr. NK

Schon eine Woche nach der Empfängnis fiel mir auf, dass ich öfter zur Toilette gehen musste, deshalb war ich nicht überrascht, als mein Test eine Woche später positiv war. Ich war überwältigt von der Vorstellung, schwanger zu sein! VB

Etwa bis zur 12. Woche litt ich ziemlich unter Übelkeit und starker Erschöpfung. Nachmittags und abends konnte ich kaum vom Sofa aufstehen. TL

# 4. Woche

Schon jetzt entwickeln sich lebenswichtige Organe Ihres Babys, deshalb ist es wichtig, auf eine ausgewogene Ernährung zu achten und Ihren Bedarf an Folsäure zu decken.

# Frühe Embryonal-entwicklung

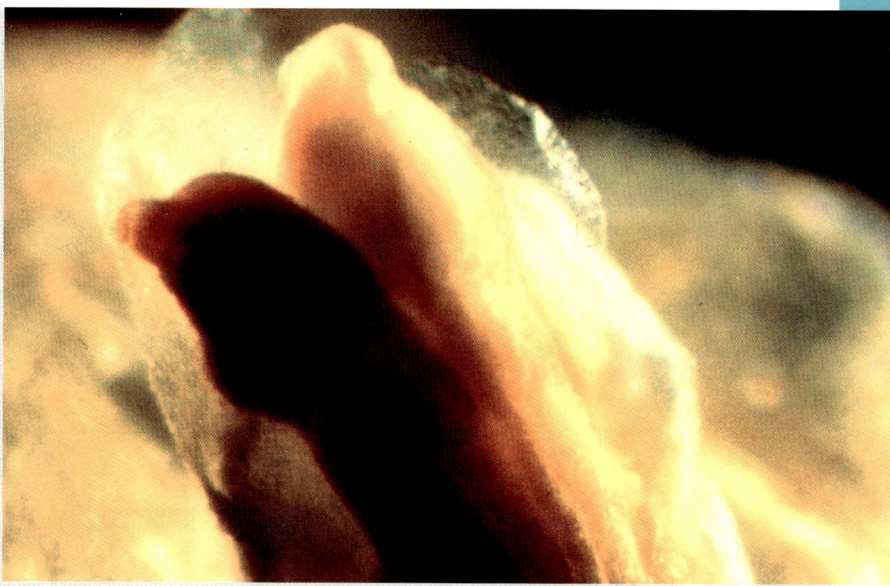

Um die 3. bis 4. Schwangerschaftswoche wird der Zellhaufen, der sich in die Gebärmutterschleimhaut eingenistet hat, zu einem Embryo. In der darauf folgenden Embryonalphase bilden sich Gehirn, Rückenmark, Herz und andere wichtige Organe des Babys. In der 3. bis 4. Woche besteht der Embryo aus zwei Zellschichten, dem »Epiblast« und dem »Hypoblast«, aus denen sich später alle Körperteile entwickeln.

In der Zeit um die 4. bis 5. Woche sind es schon drei Zellschichten, von denen die oberste als »Ektoderm« bezeichnet wird. Aus ihm entwickeln sich Haut, zentrales und peripheres Nervensystem, Augen, Innenohr, Schweißdrüsen und Zahnschmelz.

Etwa 28 Tage nach der Empfängnis entsteht außerdem das Neuralrohr, indem sich das Ektoderm nach innen wölbt und sich innerhalb von ungefähr einer Woche über der gebildeten Einsenkung wieder schließt. Aus dem Neuralrohr werden Gehirn, Wirbelsäule, Rückenmark (der Nervenstrang, der durch die Wirbelsäule verläuft und den Rest des Körpers mit dem Gehirn verbindet) und Nerven (S. 119).

In der mittleren Zellschicht, dem »Mesoderm«, bilden sich das Herz und ein sehr einfaches Kreislaufsystem. Die Zellen des Mesoderms sind außerdem die Grundlage für Knochen, Muskeln, Knorpel, Nieren und die Fortpflanzungsorgane.

Die innerste Schicht des Embryos, das »Endoderm«, bildet später eine Röhre, die im Inneren mit Schleimhäuten bedeckt ist. Aus ihr entwickeln sich Lungen, Därme und Blase sowie Schilddrüse, Leber und Bauchspeicheldrüse.

Zu Beginn der 5. Woche ist der Embryo als kleiner Knubbel auf dem Ultraschall erkennbar. Obwohl man ihn kaum sehen kann, sind schon die Grundbausteine für alle lebenswichtigen Organe des Babys vorhanden.

Die Zeit zwischen der 4. und 10. Woche ist für die Entwicklung des Embryos außerordentlich wichtig und er ist sehr anfällig für Schädigungen durch Drogen, Alkohol, Rauchen, gefährliche Strahlung und auch Viren.

In der 10. Woche sind schon fast alle Organe des Babys ausgebildet und einige haben bereits ihre Funktion aufgenommen. Gehirn und Rückenmark entwickeln sich jedoch noch die ganze Schwangerschaft über weiter.

Zu diesem Zeitpunkt ist die Plazenta, die dem Embryo einigen Schutz vor Giften und Krankheitserregern bietet, noch nicht vollständig entwickelt, weshalb es besonders wichtig ist, sich von derartigen Gefahren fernzuhalten.

Auch Ihre Ernährung spielt eine große Rolle, da Nährstoffe wie essentielle Fettsäuren (S. 18–19) und Folsäure für die Entwicklung der Organe Ihres Babys von wesentlicher Bedeutung sind.

# 4. Woche

Der Embryo ist nun etwa so groß wie ein Mohnsamen. Jetzt beginnt bereits die Entwicklung der Nabelschnur und der Plazenta, die den Embryo mit Nährstoffen und Sauerstoff versorgen.

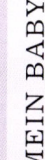

MEIN BABY

# Sich aufgebläht fühlen

Es ist normal, sich während der ersten Schwangerschaftswochen, lange bevor man es Ihnen ansieht, aufgebläht zu fühlen. Dies hat zwei hauptsächliche Ursachen. Erstens kann es daran liegen, dass das Hormon Progesteron dazu führt, dass sich die glatte Muskulatur im Unterleib entspannt, um dem Baby Platz zu machen. Dies wirkt sich auch auf den Darm aus, indem der Durchfluss von Nahrung verlangsamt wird, was zu Verstopfung führen kann. Sie können dem entgegenwirken, indem Sie vor dem Frühstück warmen Pfefferminztee oder heißes Wasser mit Zitrone trinken, um ihre Verdauung anzukurbeln. Es kann auch helfen, ein ballaststoffreiches Frühstück (S. 19) zu sich zu nehmen. Viel Wasser ohne Kohlensäure zu trinken und weniger, aber dafür öfter etwas zu essen ist ebenfalls gut bei Verstopfung.

Die zweite häufige Ursache für ein aufgeblähtes Gefühl ist Wassereinlagerung, ähnlich wie beim PMS. Auch dies hat hauptsächlich hormonelle Ursachen, dennoch kann es helfen, weniger Salz und mehr Wasser zu sich zu nehmen.

Natürlich gibt es eine Vielzahl anderer Gründe, warum sich Ihr Bauch aufgebläht anfühlen kann, darunter die zunehmende Vergrößerung der Gebärmutter und der erhöhte Blutfluss im Unterleib.

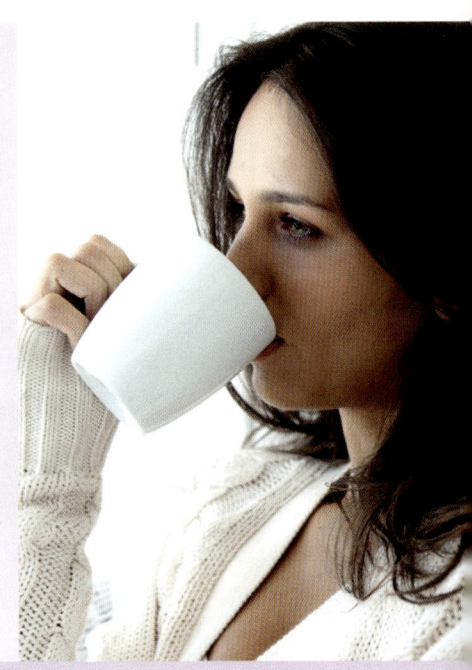

# 5. Woche

Manche Frauen bemerken in der 5. Woche noch kaum Symptome der Schwangerschaft, während andere bereits stark unter Übelkeit und Erschöpfung leiden. Beides ist normal.

## Frühe Schwangerschaftssymptome

Schon früh fühlten sich meine Brüste größer an und waren sehr empfindlich. Außerdem war ich sehr müde. TL

Ich war vor meiner Schwangerschaft keine Kaffeetrinkerin, habe aber recht viel Cola Light getrunken. Ich kann mich noch erinnern, dass mir irgendwann um die 6. Woche Cola plötzlich überhaupt nicht mehr geschmeckt hat. Das hat für den Rest meiner Schwangerschaft angehalten. LJ

Die Morgenübelkeit kam ziemlich plötzlich. Ich dachte allerdings, es wäre nur morgens, daher der Name. Dass mir aber einen Großteil des Tages übel war, fand ich sehr lästig, von der ständigen Gier nach Keksen und Ginger Ale ganz zu schweigen. CH

Zu Beginn meiner Schwangerschaft litt ich hauptsächlich unter Müdigkeit und Kopfschmerzen. Ich wollte schlafen, wann immer ich mich irgendwo hinlegen konnte, und die Kopfschmerzen haben mich wirklich fertiggemacht. Ich wollte aber keine Medikamente nehmen. Akupressur stellte sich als sehr hilfreich heraus. NK

Manchmal war ich so müde, dass ich nach einem Tag in der Arbeit mitten in einem Satz einschlief. VB

Das erste Anzeichen, das ich bemerkte, war Atemlosigkeit. Ich konnte nicht durchatmen und schnappte bei der kleinsten Anstrengung nach Luft. Dadurch fand ich heraus, dass ich mit meiner Tochter schwanger war. Danach kam die Übelkeit. Außerdem konnte ich den Geruch und den Geschmack von Kaffee nicht mehr ertragen und ich war morgens immer sehr müde. All diese Symptome verschwanden etwa in der 12. Woche. MG

## Herzwachstum

In dieser Woche entwickelt sich das Herz des Babys aus der mittleren Zellschicht des Embryos, des Mesoderms. Es beginnt als einfaches Rohr, das einen Prozess erfährt, der als »Schlaufenbildung« bezeichnet wird, und entwickelt dann vier getrennte Kammern, mit deren Hilfe es Blut durch den Körper pumpt. Im Herzen des Embryos gibt es eine Öffnung und eine spezielle Klappe, die das Blut an den Lungen vorbei leiten, da er nicht selbst atmet, sondern den Sauerstoff über die Plazenta oder, in diesem Entwicklungsstadium, aus Ihrem Blut erhält. Die Öffnung schließt sich kurz vor der Geburt.

Diese erstaunlichen Entwicklungen passieren innerhalb von nur einer Woche. Gegen Ende dieser Woche beginnt das Herz des Embryos dann zu schlagen, was man bei einem Ultraschallscan bereits sehen würde. Nur eine Woche später ist das Herz vollständig entwickelt und schlägt hundertfünfzigmal in der Minute, doppelt so oft wie das eines Erwachsenen. Diese hohe Pulsfrequenz sinkt jedoch im Lauf des embryonalen Wachstums.

Die ersten Wochen hindurch macht das Herz einen großen Teil des gesamten Embryos aus. Im Vergleich zur Größe des Embryos ist das Herz in dieser Phase ganze neunmal größer als zum Zeitpunkt der Geburt.

> »Gegen Ende dieser Woche beginnt das Herz Ihres Babys zu schlagen und ist auf dem Ultraschall sichtbar.«

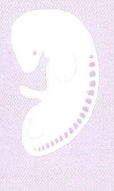

# 5. Woche

Der Embryo wächst schnell und gegen Ende der 5. Woche ist er etwa 4–6 mm groß, etwa so wie ein kleiner Apfelkern. Er ähnelt allerdings noch eher einer Kaulquappe als einem Baby.

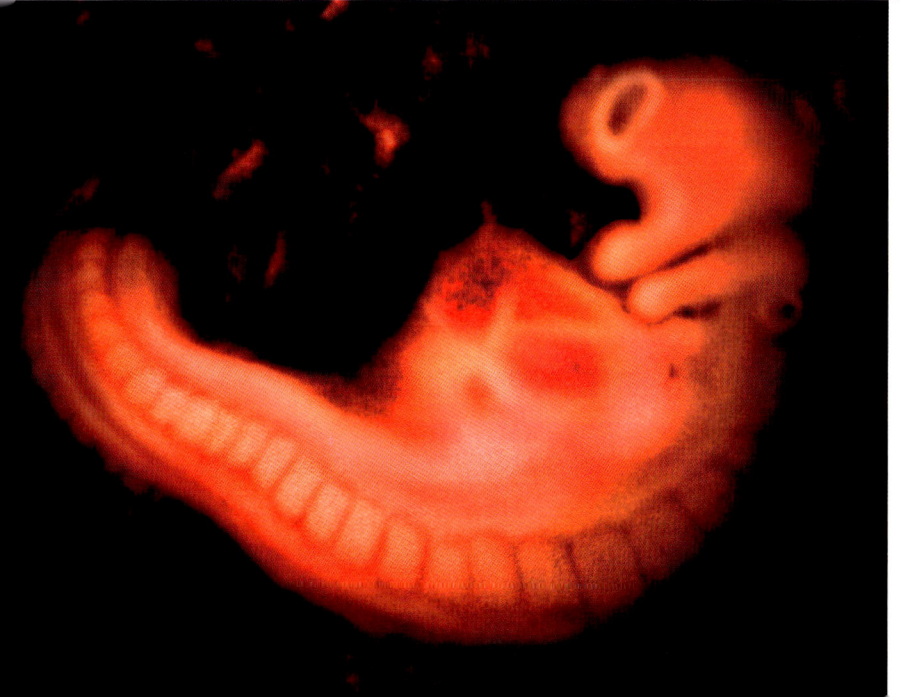

## Das Neuralrohr

Etwa zu diesem Zeitpunkt schließt sich das Neuralrohr des Embryos, das die Basis für Gehirn und Rückenmark bildet. An einem Ende des Neuralrohrs bildet sich später das Gehirn des Babys, während aus dem Rest das Rückenmark entsteht. Wenn sich das Neuralrohr nicht vollständig schließt, können Neuralrohrfehlbildungen wie die Spina bifida auftreten. Solche Fehlbildungen sind selten, dennoch sind sie für die meisten Anomalitäten des Gehirns und des Rückenmarks bei Babys verantwortlich. Folsäure (S. 17) ist unerlässlich für die Entwicklung des Neuralrohrs Ihres Babys.

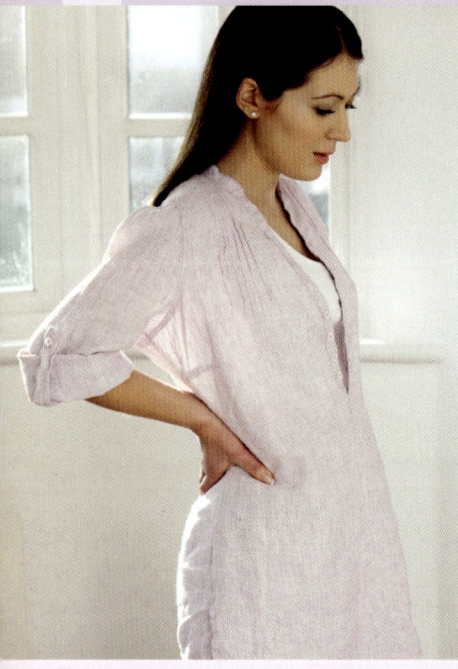

# 6. Woche

Schwangerschaftssymptome wie Übelkeit, Stimmungsschwankungen und Erschöpfung können sich jetzt verstärkt
bemerkbar machen, da die Hormonspiegel weiter steigen.

## Rückenschmerzen

Rückenschmerzen gehören zu den am frühesten auftretenden Schwanger-schaftssymptomen und können bis zur Geburt mehr oder weniger stark vorhanden sein. Während der gesamten Schwangerschaft wird ein Hormon namens Relaxin ausgeschüttet, welches die Aufgabe hat, die Gelenke zu lockern, sodass das Baby bei der Geburt durch das Becken treten kann. Außerdem kann der sich zunehmend vergrößernde Uterus einen unangenehmen Druck auf die Lendenwirbelsäule ausüben, was auch zu Ischialgie (eine Entzündung des Ischiasnervs) führen kann. Diese macht sich als stechender Schmerz in Po und Oberschenkel bemerkbar und kann ein- oder beidseitig auftreten. Darüber hinaus kann auch der erhöhte Blutfluss für den Schmerz und das Druckgefühl im unteren Rückenbereich verantwort-lich sein.

Gegen Rückenschmerzen kann es hel-fen, auf eine richtige Haltung zu achten und plötzliche Bewegungen zu vermeiden. Außerdem sollten Sie Ihren Arbeits-platz unter die Lupe nehmen (S. 28–29). Darüber hinaus sollten Sie flache, bequeme Schuhe tragen, da die Bänder in Ihrem Rücken durch High Heels noch mehr belastet werden. Auch wenn Ihre Schwangerschaft erst begonnen hat, soll-ten Sie es vermeiden, schwer zu heben, und sich oft ausruhen. Ein regelmäßiges, sanftes Sportprogramm ist eine gute Methode, um Beschwerden zu vermeiden.

## Schwangerschaftshormone und ihre Aufgaben

Hormone sind chemische Stoffe, die ins Blut abgegeben werden und verschie-dene Effekte auf den Körper haben. Die Veränderungen im Hormonhaushalt, die Sie während der Schwangerschaft erleben, bereiten Ihren Körper darauf vor, ein Baby zu erschaffen und auf die Welt zu bringen.

Zu den betreffenden Hormonen zählt hCG (humanes Choriongonadotropin), das die Eierstöcke dazu anregt, mehr Progesteron zu produzieren, welches die Periode ausbleiben lässt. Progesteron ist in fast jeden Aspekt der Schwangerschaft involviert, unter anderem entspannt es die Muskeln des sich vergrößernden Uterus, erhält die Plazenta, aktiviert das Wachstum von Brustgewebe und stärkt die Muskeln des Beckenbodens. Später in der Schwangerschaft erhöht es die Dehn-barkeit der Blutgefäße.

Östrogen kurbelt die Milchproduktion in der Brust an, reguliert die Produk-tion von Progesteron, verhindert die Abstoßung der Gebärmutterschleimhaut und regt den Blutkreislauf an. Außerdem wirkt es regulierend auf die Knochen-dichte des Babys.

Oxytocin stimuliert die Milchdrüsen der Brust in Vorbereitung auf das Stillen. Endorphine erleichtern den Umgang mit Stress und Schmerzen. Relaxin macht Gewebe und Bänder dehnbarer, um die Geburt zu ermöglichen und zu erleich-tern. Thyroxin ist in die Entwicklung des Nervensystems und die Sauerstoffversor-gung des Babys eingebunden.

Es gibt noch viele weitere Hormone, die wichtige Aufgaben übernehmen. Dies betrifft die Entwicklung Ihres Babys, aber auch die Vorbereitung Ihres Körpers auf die Geburt.

# 6. Woche

Dort, wo Augen und Nasenlöcher des Babys sich entwickeln, sind dunkle Flecken zu erkennen. Es hat jetzt die Größe eines Maiskorns und nimmt langsam eine menschlichere Gestalt an.

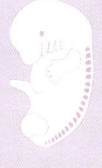

## Entwicklung der Augen

Schon zwei Wochen nach der Empfängnis beginnt die Entwicklung der Augen des Babys. Die Augen entstehen aus drei verschiedenen Gewebearten: dem Neuralrohr (aus welchem Netzhaut und Iris hervorgehen), dem Mesoderm, das die Hornhaut bildet, und dem Ektoderm, aus welchem die Linse entsteht.

Die Entwicklung von Linse, Horn- und Netzhaut beginnt in der 6. oder 7. Woche. Auf dem Ultraschall sind die Netzhäute der Augen als dunkle Flecke auf beiden Seiten des Kopfes des Babys erkennbar. Etwa eine Woche später schließt sich die Haut über den Augen und bildet so die Lider, die während der restlichen Entwicklung der Augen über die kommenden Monate hinweg geschlossen bleiben (S. 165). Der Sehnerv entwickelt sich innerhalb der letzten sieben Schwangerschaftsmonate.

Die grundlegenden Strukturen der Augen bilden sich in einem sehr frühen Stadium der Schwangerschaft, ein Prozess, der gegenüber schadhaften Einflüssen sehr anfällig ist. Alkohol, Tabakrauch, Drogen und einige Viren, wie zum Beispiel Rötelnviren, können zu Missbildungen der Augen führen. Sobald man sich entscheidet, ein Baby zu bekommen, sollte man sich daher ausgewogen ernähren und einen gesunden Lebensstil pflegen.

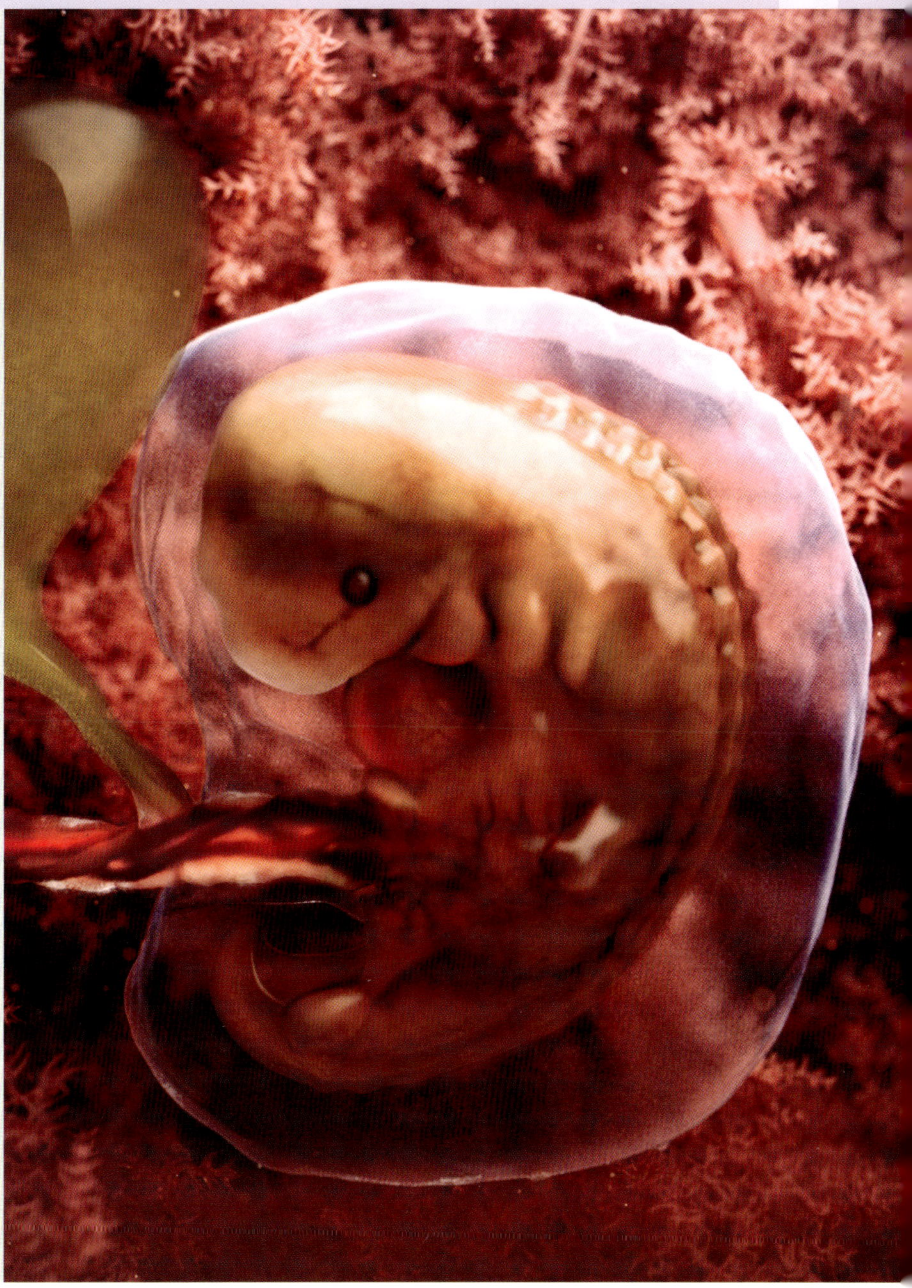

# Übelkeit und Erbrechen

Das Schwangerschaftserbrechen, welches oft fälschlicherweise als Morgenübelkeit bezeichnet wird, jedoch zu jeder Tageszeit auftreten kann, geht normalerweise gegen Ende des ersten Trimesters (14. Woche) zurück. Die Ursache der Übelkeit ist unklar, man vermutet jedoch einen Zusammenhang mit den steigenden Östrogen- und Progesteronwerten, einem verstärkten Geruchssinn und gesteigerter Magensäureproduktion. Auch Schwankungen des Blutzuckerspiegels, Stress und Erschöpfung können eine Rolle spielen. Des Weiteren könnte das Hormon hCG (S. 120) der Grund sein. Die gute Nachricht ist, dass Frauen, die während der Schwangerschaft von Übelkeit und Erbrechen geplagt sind, weniger häufig Fehlgeburten erleiden.

Möglicherweise ist es hilfreich, pro Mahlzeit weniger und dafür öfter etwas zu essen, sowohl um die überschüssige Magensäure abzubauen als auch um den Blutzuckerspiegel in Waage zu halten. Kohlenhydrate aus Vollkorn und etwas Eiweiß sind am bekömmlichsten, Fett kann die Symptome manchmal noch verschlimmern. Versuchen Sie, morgens schon im Bett einen Happen zu essen. Ingwerplätzchen oder Ginger Ale können für Besserung sorgen. Auch Yogaübungen und genug Schlaf können helfen.

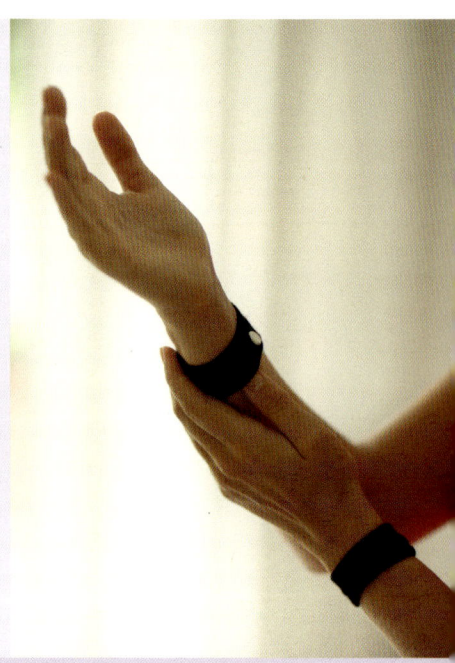

MEIN KÖRPER

# 7. Woche

Ihr Uterus hat jetzt die Größe einer kleinen Grapefruit und Sie bemerken vielleicht leichte Krämpfe, während er weiterwächst. Es ist normal, im ersten Trimester etwa 2 kg zuzunehmen.

## Wie wir mit der Übelkeit umgegangen sind

**Meine Morgenübelkeit** war glücklicherweise nicht so schlimm und ich habe selbst einige Dinge entdeckt, die vielleicht geholfen haben. Ich hatte immer Cracker dabei und aß alle zwei oder drei Stunden ein paar, auch wenn ich keinen Hunger hatte. Vor dem Zubettgehen aß ich immer einen kohlenhydratreichen Snack, damit mein Blutzuckerspiegel über Nacht nicht absackte, was auch ein Grund für Übelkeit sein kann. Ich versuchte außerdem, nach dem Essen immer etwa eine Stunde aufrecht zu sitzen, da die Schwangerschaftshormone die Verdauung verlangsamen. NK

**Während meiner ersten** Schwangerschaft litt ich den Tag hindurch mal mehr, mal weniger unter Übelkeit, bis etwa in die 12. Woche. Bei meinem zweiten Kind dauerte sie ungefähr bis in die 14. Woche an. Ich hatte riesigen Appetit auf Kohlenhydrate, wie Brot, Kartoffeln und Pizza! TL

**Die ersten drei Monate** hindurch war mir morgens, mittags, nachts und auch dazwischen übel. Das Einzige, was half, war regelmäßig Cracker zu knabbern. Zwischen den Malzeiten nichts zu essen machte es definitiv schlimmer. Zum Glück verschwand die Übelkeit immer zum Ende des dritten Monats. CH

**Eine Schwangere** litt sehr unter Morgenübelkeit. Am besten halfen ihr Akupressurbänder für das Handgelenk, die einen bestimmten Punkt stimulieren (siehe Bild). Man zieht sie morgens an und drückt abwechselnd auf die Knöpfe an den Handgelenken, etwa 20- bis 30-mal im Abstand von einer Sekunde. MG

**Ich war sehr froh,** dass mir während meiner beiden Schwangerschaften nie übel gewesen ist. VB

# Entwicklung von Armen und Beinen

Etwa in der 4. Schwangerschaftswoche beginnen die Ansätze der Gliedmaßen des Babys sich als kleine Ausbeulungen auf beiden Seiten des Körpers zu zeigen, zuerst die der Arme und ein paar Tage später die der Beine. In den folgenden Wochen gehen daraus kleine Hände und Füße hervor, die zunächst aussehen wie Paddel, bevor die Finger und Zehen beginnen, Form anzunehmen.

In der 7. Woche sind Hände, Arme und Schultern klar zu erkennen, und auch die Beine sind schon in Oberschenkel-, Unterschenkel-, Knie- und Fußsegmente unterteilt. Die Ansätze der Zehen sind zuerst sehr dünn, ebenso wie die Beine. Zwischen Zehen und Fingern befinden sich kleine Schwimmhäute, die dem Baby ein beinahe amphibienartiges Aussehen verleihen.

In der 8. Woche sind auch die Ellenbogen ausgebildet, sodass die Hände vor Brust und Gesicht gelegt werden können, wo sie sich von da an für einen Großteil der Entwicklung des Babys befinden.

Mit Voranschreiten der Schwangerschaft werden Arme und Beine länger, die Schwimmhäute bilden sich zurück und Finger sowie Zehen werden klar unterscheidbar und spreizen sich, wenn sich das Baby streckt. In den kommenden Monaten entwickeln sich Muskeln und Knochen. Um die 18. Woche ist schon ein großer Teil des Muskelgewebes vorhanden und auch die Knochen werden langsam härter. In der 20. Woche etwa beginnen die Finger- und Zehennägel zu wachsen. Um die 26. Woche besitzt das Baby schon seine einzigartigen Linienmuster auf Händen und Füßen.

Das dritte Schwangerschaftsdrittel hindurch wachsen das Muskelgewebe und die Knorpel weiter und auch die Härte der Knochen nimmt zu. Kalzium ist für die Knochenentwicklung überaus wichtig, stellen Sie also sicher, dass Sie genug davon aufnehmen (S. 19), ebenso wie Vitamin D.

# 7. Woche

Noch besitzt das Baby einen kleinen Schwanz, der sich in den folgenden Wochen zurückbildet. Auch Finger und Zehen entwickeln sich jetzt, genauso wie die Zahnwurzeln.

MEIN BABY

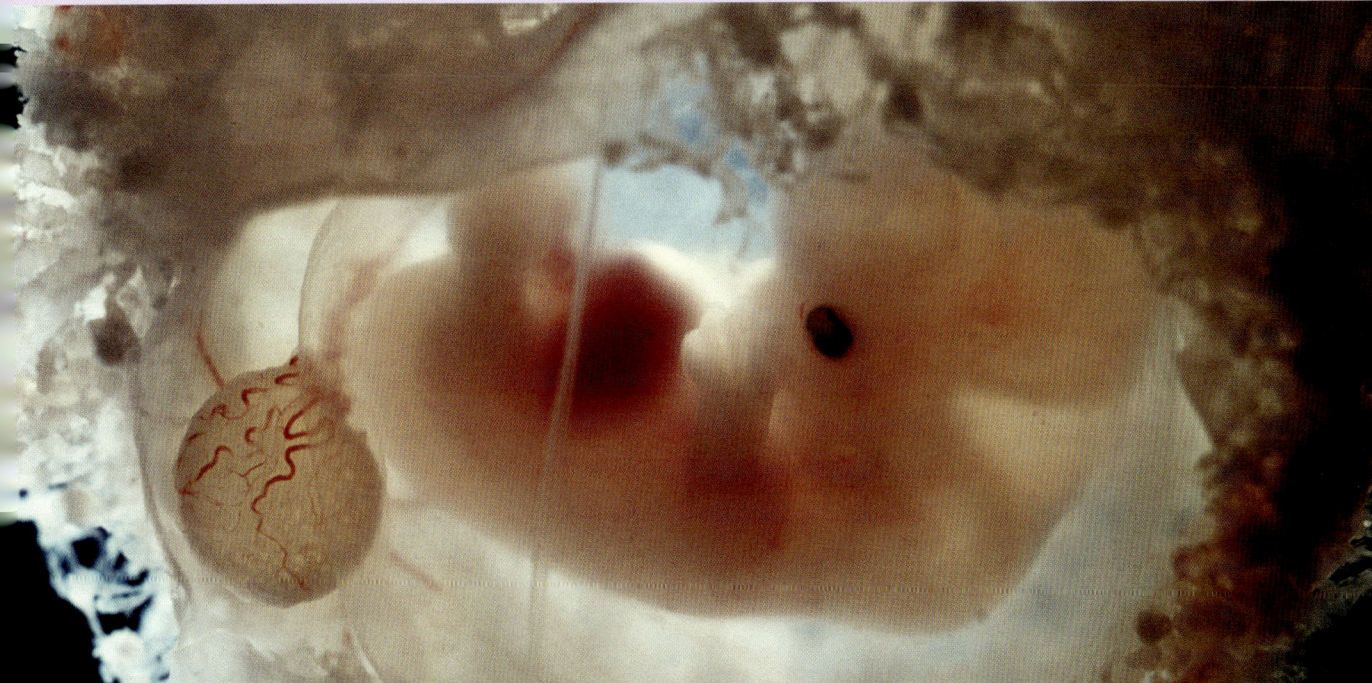

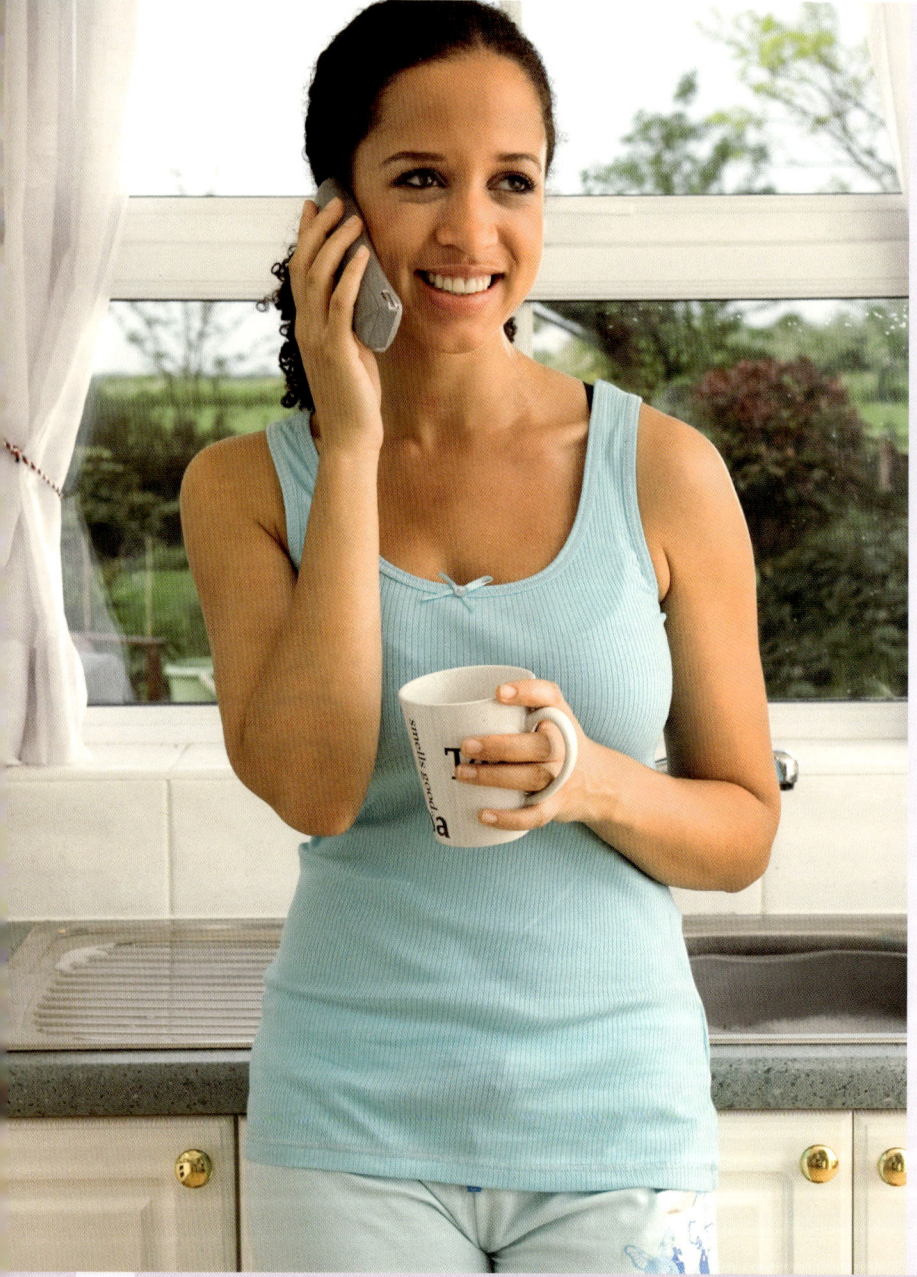

# Stimmungsschwankungen

Die Schwangerschaft ist eine Zeit großer Veränderungen, die nicht nur körperlicher, sondern auch emotionaler Natur sind. Möglicherweise wechseln sich Euphorie und Freude innerhalb kurzer Zeit mit Tränen und Niedergeschlagenheit ab.

Der Grund für diese emotionalen Zustände ist mit den hormonellen Veränderungen leicht auszumachen, dennoch kann es schwer sein, sich den eigenen Gefühlen nicht ausgeliefert zu fühlen.

Erklären Sie Ihrem Partner und Ihren Arbeitskollegen, dass Sie zurzeit eine Geisel Ihrer Hormone sind und so gut es geht versuchen, sich zu beherrschen. Nehmen Sie sich aus einer Situation heraus, wenn Sie das Gefühl haben, kurz vor einem Wut- oder Tränenausbruch zu stehen. Vielleicht hilft Ihnen ein Spaziergang oder ein Gespräch mit einer Freundin dabei, sich zu beruhigen.

Versuchen Sie, regelmäßig etwas zu essen, da Schwankungen im Blutzuckerspiegel dazu beitragen können, dass Sie sich noch weniger gefestigt fühlen. Sehr wichtig ist es, genug zu schlafen. Denken Sie daran, dass das, was Sie erleben, völlig normal ist. Wenn Sie allerdings unter Phasen von Depressivität leiden, die nicht nachzulassen scheinen, sollten Sie mit Ihrem Arzt sprechen, er kann Ihnen helfen (S. 59).

MEIN KÖRPER

# 8. Woche

Symptome wie empfindliche Brüste, Stimmungsschwankungen und Übelkeit halten noch an oder Sie gehören vielleicht zu den glücklichen Frauen, die von nichts dergleichen geplagt werden.

## Wie sich die Gesichtszüge entwickeln

In der 6. Woche zeichnen sich beim Baby bereits grundlegende Gesichtszüge ab. Innerhalb der folgenden Woche werden Ansätze von Kiefern, Mund und Zunge sichtbar und die Augen verfügen über Netzhaut und Linse. Auch Nase und Ohren nehmen langsam Gestalt an. In der 8. Woche hat das Baby schon winzige Nasenflügel und die Nasenspitze ist klar erkennbar, ebenso wie die Oberlippe. In den Kieferknochen bilden sich Zahnknospen und das Kinn kommt langsam zum Vorschein.

Die Entwicklung der Ohren geht nun rasant voran. In der 8. Woche beginnt die Bildung der Ohrmuschel. Das Innenohr, das sowohl für den Gleichgewichtssinn als auch für das Gehör verantwort-lich ist, ist bereits in der 10. Woche vorhanden.

Bis zum Ende des ersten Trimesters bewegen sich die Augen des Babys von den Seiten des Kopfes nach vorne, allerdings stehen sie immer noch weit auseinander. Dann sind auch die Lider ausgebildet und bleiben ungefähr bis in die 30. Woche verschlossen. Noch ist die Haut durchsichtig und man kann im Gesicht deutlich ein Netz von Venen erkennen. In der 20. Woche hat das Baby Augenbrauen und Wimpern und sieht dem Kind, das Sie später bekommen werden, schon sehr ähnlich. Auf den Ultraschallbildern aus der 20. Woche bekommen Sie einen ersten Eindruck, wie Ihr Baby einmal aussehen wird.

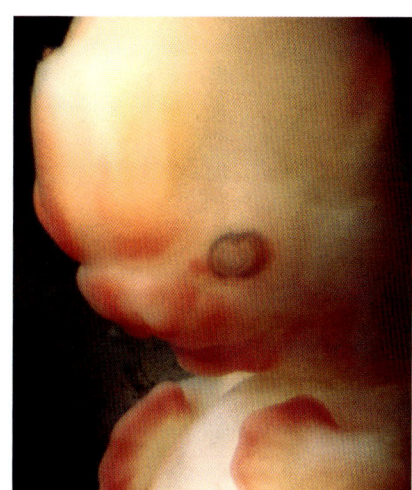

# Erste Sinne

In der 8. Woche erinnert das Baby mit seinen ausgeformten Gliedmaßen sowie Händen, Füßen, Fingern, Zehen und den feineren Gesichtszügen bereits mehr an ein kleines menschliches Wesen. Jetzt beginnen die Nervenzellen im Gehirn, das noch sehr einfach aufgebaut ist, sich zu verzweigen und die Grundlage für das Netzwerk zu schaffen, das später die Impulse aus dem ganzen Körper empfängt. Zu diesem Zeitpunkt sind die Nerven so weit entwickelt, dass das Baby seine Muskeln zu einem gewissen Grad bewegen kann und auch sehr

einfache Sinneswahrnehmungen sind schon möglich. So kann es zum Beispiel auf Berührungen reagieren. Manche Wissenschaftler vermuten, dass sich in der nächsten Zeit auch eine Fähigkeit zur Wahrnehmung von Schmerzreizen entwickelt. Fast alle Organe des Babys sind schon vorhanden. Im weiteren Verlauf der Schwangerschaft reifen sie weiter aus und werden immer komplexer.

### RÜCKBILDUNG DES SCHWANZES

Bis zur 8. Woche etwa hat das Baby einen Schwanz, der ungefähr ein Sechstel seiner Gesamtlänge ausmacht. Zwischen der 4. und 8. Woche bildet er sich zurück und aus seinem Gewebe entwickelt sich das Steißbein (Coccyx). Es ist unklar, warum dieser Schwanz überhaupt entsteht, man nimmt an, dass es sich um ein Rudiment handelt. Das bedeutet, dass der Schwanz beim Menschen im Lauf der Evolution unnötig geworden ist und sich über Jahrmillionen zurückgebildet hat. Das Steißbein dient als Ansatzpunkt einiger Muskeln und Bänder und als Stütze beim Sitzen.

In seltenen Fällen kann bei der Geburt noch ein kleiner Teil des Schwanzes vorhanden sein. Dieser kann jedoch operativ entfernt werden.

# 8. Woche

Ihr Baby ist 1,6 cm groß und Nerven, Muskeln und Organe beginnen, Aufgaben zu übernehmen. Die Lider bedecken die Augen und Geschmacksknospen der Zunge entwickeln sich.

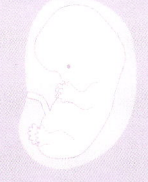

MEIN BABY

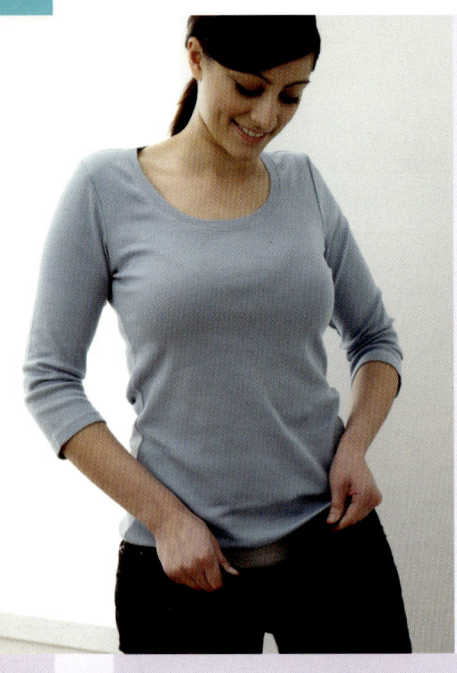

# Wachsender Taillenumfang

Mit Verlauf der Schwangerschaft erweitert sich der Uterus, um dem wachsenden Baby, der Plazenta, der Nabelschnur, 500 bis 1000 ml Fruchtwasser und der Fruchtblase Platz zu bieten. Mittlerweile hat Ihre Gebärmutter etwa die Größe einer kleinen Melone und passt genau in Ihre Beckenhöhle. Bei sehr schlanken werdenden Müttern zeichnet sich vielleicht langsam auch schon eine kleine Ausbeulung des Unterleibs ab.

Viele Frauen sind überrascht, dass sie, schon bevor der Uterus beginnt sich auszudehnen, auf einmal viel rundlicher aussehen. Dies wird durch die Aufschwemmung des Darms und des umliegenden Gewebes (S. 118) sowie durch die leichte Gewichtszunahme verursacht, die zu Beginn der Schwangerschaft normalerweise auftritt. Geraten Sie deshalb nicht in Panik, sie ist ein notwendiger Bestandteil der Schwangerschaft. Im Durchschnitt nehmen Frauen während der Schwangerschaft 12,5 kg zu, allerdings variiert diese Gewichtszunahme von Frau zu Frau.

Vielleicht brauchen Sie ja etwas Zeit, bis Sie sich damit angefreundet haben, dass Ihre Hosen nun enger werden. Es gehört jedoch dazu, denn nur so können Sie ein positives Bild von sich selbst als schwangerer Frau aufbauen.

# 9. Woche

Die Schwangerschaftshormone wirken weiter in Ihrem Körper. Sie spüren vielleicht zunehmend Kopfschmerzen, Rückenprobleme und vaginalen Ausfluss, der Pilzinfektionen begünstigt.

## Die Aufgabe der Plazenta

Die Plazenta ist die ganze Schwangerschaft hindurch mit der Gebärmutterschleimhaut verbunden und versorgt das Baby über die Nabelschnur mit Sauerstoff und Nährstoffen. Abfallprodukte aus dem Körper des Babys gelangen ebenfalls mittels der Nabelschnur zur Plazenta und werden von dort über den mütterlichen Blutkreislauf entsorgt. Mithilfe der Plazenta tauschen sich die Kreislaufsysteme der Mutter und des Babys aus, ohne direkt verbunden zu sein.

Darüber hinaus produziert die Plazenta Hormone, welche die Entwicklung des Babys steuern. Außerdem schützt sie es vor einigen Arten von Infektionskrankheiten, da sie von den meisten Bakterien nicht überwunden werden kann. Allerdings stellt sie kein Hindernis für Viren, beispielsweise das Rötelnvirus, sowie Alkohol, Drogen und Nikotin dar. Gegen Ende der Schwangerschaft gelangen Antikörper über die Plazenta aus dem Blutkreislauf der Mutter in den des Babys, die das Neugeborene vor gewissen Erkrankungen schützten. Dieser Nestschutz hält ungefähr drei Monate an, bis das Baby selbst Antikörper bildet.

BILDUNG DER PLAZENTA
Die Plazenta entsteht aus Zellschichten, die gebildet werden, wenn sich der Embryo in die Gebärmutterschleimhaut einnistet. Bei ihrer Entwicklung wachsen kleine, haarartige Strukturen (Zotten) aus der Plazenta in die Gebärmutterschleimhaut und bilden dort ein kompliziertes Netz aus Verästelungen, über das Nährstoffe und Abfallprodukte ausgetauscht werden. Die Plazenta ist ab der 18. bis 20. Woche funktionstüchtig, wächst aber für den Rest der Schwangerschaft weiter. Zum Zeitpunkt der Geburt wiegt sie etwa 400 g und hat einen Durchmesser von ungefähr 22 cm.

Vermutlich sind Abweichungen in der Entwicklung der Plazenta für Schwangerschaftskomplikationen wie Präeklampsie (S. 338) verantwortlich.

# Entstehung der inneren Organe

Etwa drei Wochen nach der Befruchtung der Eizelle wird der Embryo allmählich länglich und beginnt eine etwas menschlichere Gestalt anzunehmen. Auch die Entstehung der inneren Organe fällt in diesen Zeitraum. Als erstes entsteht der Bereich, aus dem sich Gehirn und Rückenmark entwickeln (das Neuralrohr). Etwa in der 4. Woche bildet sich das Herz des Babys sowie seine wichtigsten Blutgefäße. Zwischen der 4. und 5. Woche beginnt das Herz sogar schon damit, Flüssigkeit durch die Gefäße zu pumpen, von denen sowohl im Körper des Embryos als auch in der Plazenta immer neue gebildet werden.

In der 9. Schwangerschaftswoche sind bereits fast alle inneren Organe des Babys vorhanden, darunter Nieren, Leber, Bauchspeicheldrüse, Darm, Gallenblase sowie die Fortpflanzungsorgane. Die meisten dieser Organe entwickeln sich während der gesamten Schwangerschaft hindurch noch weiter und sind erst zum Zeitpunkt der Geburt in der Lage, ihre endgültige Funktion zu übernehmen.

Dies ist eine äußerst kritische Phase in der Entwicklung des Fötus, denn er ist nun extrem anfällig für Schädigungen durch Drogen, Viren und andere Umwelteinflüsse. Nur sehr selten kommt es vor, dass Fehlbildungen sich noch nach diesem Zeitraum entwickeln.

Im dritten Monat nehmen viele der Organe des Babys zumindest bis zu einem gewissen Grad ihren Dienst auf. Andere, wie das Herz (S. 119), sind bereits voll funktionsfähig. Gegen Ende des fünften Monats arbeiten die meisten Organe bereits selbstständig, mit Ausnahme der Nieren, die erst im 8. Monat vollständig entwickelt sind, und der Lungen, die bis zum Ende der Schwangerschaft (um die 37. Woche) reifen müssen, ehe sie funktionstüchtig sind. Auch wenn die Fortpflanzungsorgane schon jetzt vorhanden sind, dauert es noch bis zur 20. Woche, bis sie auf dem Ultraschall deutlich zu erkennen sind.

# 9. Woche

Das Baby ist jetzt etwa 2,5 cm groß und wächst stetig weiter. Seine Gesichtszüge, wie Nase und Mund, und auch die Finger und Zehen sind auf dem Ultraschall schon gut zu erkennen.

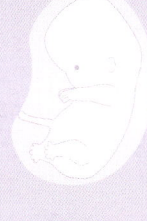

MEIN BABY

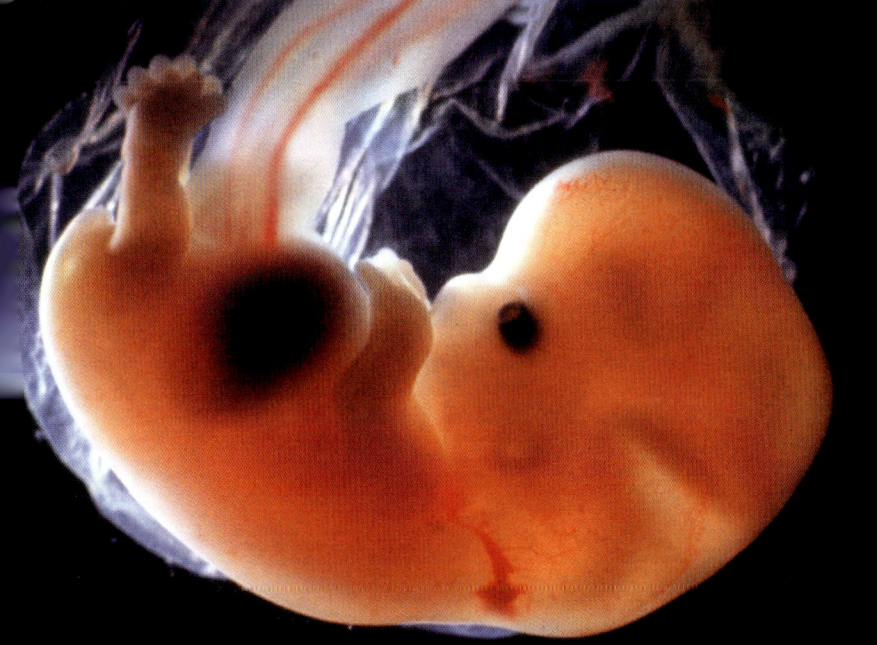

## Kleiner Mensch

Obwohl die folgenden Monate noch viele Fortschritte mit sich bringen, besitzt das Baby schon jetzt alle wichtigen Körperteile, darunter Finger, Zehen, Handgelenke, Knöchel und sogar winzige Ohrläppchen. Die Organe sind vorhanden und viele nehmen bald ihre Funktion auf. Der Kopf macht die Hälfte der Körpergröße aus.

Der Embryo verbringt noch viele Wochen in seiner jetzigen Position, mit dem Kinn auf der Brust, und bewegt sich frei im Fruchtwasser der Gebärmutter umher.

# 10. Woche

Der Uterus hat jetzt das Volumen einer großen Grapefruit und Sie fühlen ihn vielleicht über Ihrem Schambein. Außerdem können Sie den Herzschlag Ihres Babys hören.

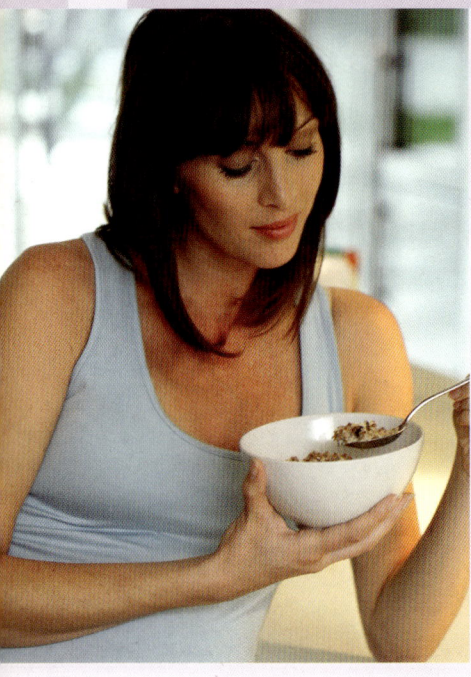

## Träge Verdauung

Eine der unangenehmen Nebenwirkungen des erhöhten Progesteronspiegels ist eine trägere Verdauung. Dies kann sich durch Verstopfung, Aufschwemmung, Blähungen und Völlegefühl bemerkbar machen. Es ist wichtig, dem früh entgegenzuwirken, da es nicht ungewöhnlich ist, dass sich an wunden Stellen Hämorrhoiden (S. 69) bilden.

Ballaststoffreiche Kost, wie frisches Obst und Gemüse, Vollkorn, Hülsenfrüchte, Sprossen und brauner Reis, kann den Stuhlgang erleichtern. Dies funktioniert aber nur in Verbindung mit einer ausreichenden Flüssigkeitsaufnahme, weshalb es wichtig ist, genug zu trinken. Etwa 20 bis 30 Minuten Sport ungefähr dreimal pro Woche regen die Verdauung ebenfalls an.

Wenn Sie Eisentabletten zur Nahrungsergänzung einnehmen, sollten Sie mit Ihrem Arzt darüber sprechen, ob es möglich ist, die Dosis anzupassen oder sie für eine Weile wegzulassen, da sie bestehende Verstopfungen verschlimmern können.

Falls Ihre Verstopfung sehr unangenehm ist, kann Ihr Arzt Ihnen auch ein sanftes Abführmittel empfehlen. Meist fällt die Wahl auf Laktulose-Sirup, manchmal reicht es jedoch auch schon, Pflaumen oder Pflaumensaft zu sich zu nehmen. Greifen Sie nicht zu Abführmitteln, ohne Rücksprache mit Ihrem Arzt zu halten, da manche von ihnen frühzeitige Wehen auslösen können.

## Nahrungsmittel für die Schwangerschaft

Eine gesunde, ausgewogene Ernährung ist während des ersten Trimesters sehr wichtig. Sie sollten genug Eiweiß, Kohlenhydrate und Milchprodukte zu sich nehmen. Hier einige Empfehlungen:

● Essenzielle Fettsäuren sind wichtig für die Entwicklung von Gehirn, Augen und Nervensystem des Babys. Diese sind unter anderem in Nüssen, Sprossen und Fisch wie Lachs und Makrelen enthalten.

● Die Leber des Babys beginnt nun, rote Blutkörperchen zu produzieren, wofür sie Eisen benötigt. Es ist in magerem rotem Fleisch, Fisch, Brot und Cerealien sowie Bohnen und Linsen enthalten. Folsäure, ein B-Vitamin, ist während des ersten Trimesters ebenfalls von besonderer Bedeutung. Sie können sie in Tablettenform zu sich nehmen. Sie ist auch in Linsen, Kichererbsen, braunem Reis, Weizenkeimen und Zitrusfrüchten enthalten.

● Vermeiden sollten Sie Nahrungsmittel mit einer hohen Konzentration an Vitamin A (zum Beispiel Leber), da zu viel Vitamin A Fehlbildungen beim Baby verursachen kann, ebenso wie unpasteurisierte Milch und Käse, die möglicherweise Listerien enthalten.

● Anders als häufig angenommen brauchen Sie in der Schwangerschaft nicht »für zwei« zu essen. 200 zusätzliche Kalorien pro Tag genügen, im ersten Trimester sind es noch weniger.

● Versuchen Sie, auf eine gesunde Ernährung zu achten, und konzentrieren Sie sich auf vollwertige Lebensmitteln, die alle wichtigen Nährstoffe enthalten.

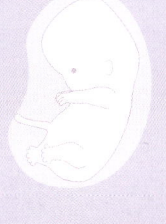

# 10. Woche

Das Baby misst vom Scheitel bis zum Steiß nun 3,1 cm und wird zunehmend aktiver. In den kommenden Wochen verdreifacht sich seine Größe!

## Beginn der Fötalperiode

Während der gesamten Schwangerschaft hindurch erhält das Baby Nährstoffe und Sauerstoff aus dem mütterlichen Blut, welches von der Plazenta gefiltert wird. Viren, Giftstoffe aus Tabakrauch, Alkohol und Drogen können allerdings dennoch in den Kreislauf des Babys gelangen und sich schädlich auf die Entwicklung des Babys auswirken. Dies gilt besonders in der Phase, bevor die Plazenta vollständig ausgebildet ist (bis zur 17. oder 18. Woche). Am verwundbarsten ist der Embryo jedoch zwischen der Empfängnis und der 10. Woche. In diesem Zeitraum entstehen nämlich

seine inneren Organe, darunter Gehirn, Herz und Nervensystem, und die Weichen für seine weitere Entwicklung werden gestellt.

Diese Woche markiert den Abschluss der ersten Entwicklungsphase des Babys. Von nun an ist es weniger anfällig gegenüber Umwelteinflüssen, was für die meisten Frauen eine enorme Erleichterung und Beruhigung ist. Das bedeutet allerdings nicht, dass Giftstoffe dem Baby nun für den Rest der Schwangerschaft nichts mehr anhaben können. Das Risiko für die Entstehung schwerer Fehlbildungen ist jedoch tatsächlich von nun an weitaus geringer. Der Embryo ist jetzt ein Fötus. Dies ist nun bis zur Geburt die korrekte medizinische Bezeichnung für Ihr Baby.

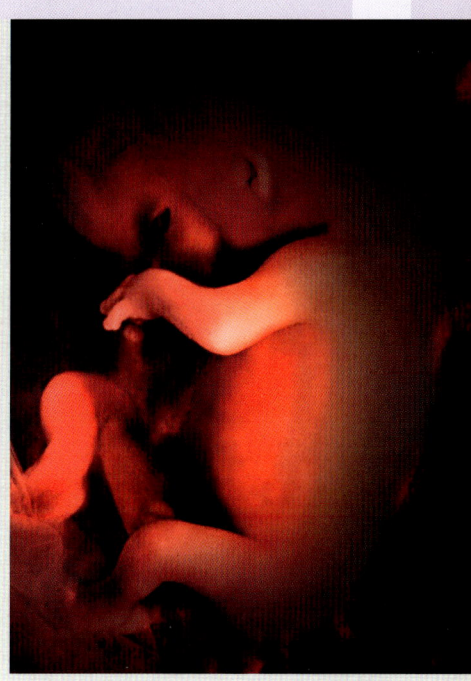

## Frühe Gehirnentwicklung

Einige Wochen nach der Empfängnis beginnt die Entwicklung des Gehirns Ihres Babys. Sie nimmt ihren Anfang mit der Bildung des Neuralrohrs (S. 119). Danach entstehen die drei Bereiche Vorderhirn, Mittelhirn und Rautenhirn. Um die 5. Woche kann man in Teilen des Gehirns bereits den Beginn einer Aufteilung in die rechte und linke Hemisphäre erkennen und es sind zu einem gewissen Grad schon Gehirnströme nachweisbar. In der folgenden Woche nähert sich die Bildung des Gehirns der Fertigstellung.

In der 7. Woche ist das Rautenhirn, welches für die Regulierung von Herzschlag, Atmung und Muskelbewegungen verantwortlich ist, schon aktiv. Ab der 9. Woche bilden sich im Gehirn 250 000 Nervenzellen (Neuronen) pro Minute!

Um die 18. Woche entstehen Millionen von Motoneuronen, die willkürliche Muskelbewegungen ermöglichen. Das Vorderhirn bildet Nervenzellen aus, die die Sinneswahrnehmungen verarbeiten. Einige Wochen später ist das Gehirn fähig, komplizierte Reizmuster zu verstehen und verschiedene Geräusche zu unterscheiden.

Etwa in der 24. Woche reguliert das Gehirn alle Körperfunktionen. Die Wirbelsäule beginnt, sich aufzurichten und härter zu werden, das Nervensystem hat sich weiterentwickelt. Um die 28. bis 29. Woche steuert das Gehirn die Sauerstoffversorgung und regelt die Körpertemperatur. In den nächsten Wochen bilden sich weiterhin Verbindungen zwischen den Gehirnzellen aus. Bei der Geburt beträgt die Größe des Gehirns eines Babys etwa ein Viertel der Größe eines erwachsenen Gehirns. Es ist vollständig entwickelt und sofort bereit zum Lernen.

# Der erste Ultraschallscan

Dies ist die Zeit, in der Sie Ihren ersten Ultraschallscan bekommen (S. 82–83), der es Ihnen ermöglicht, Ihr Baby zum ersten Mal zu sehen. Herzschlag, Kopf, Gliedmaßen, Hände, Füße und einige andere Organe sind wahrscheinlich gut zu erkennen. Ihr Arzt wird anhand des Scans Ihren erwarteten Geburtstermin überprüfen.

Viele Paare finden, dass es gut ist, gemeinsam zum ersten Ultraschallscan zu gehen, da er eine überaus wichtige Gelegenheit für beide Eltern darstellt, schon früh eine Beziehung zu ihrem Kind aufzubauen. Außerdem ist es ein gutes Gefühl, wenn man die Gewissheit bekommt, dass das Baby gesund ist.

Es besteht die Möglichkeit, einen Nackentransparenztest (S. 84) machen zu lassen, um das Risiko für Down-Syndrom beim Kind einschätzen zu können. Sie können selbst entscheiden, ob Sie diesen Test durchführen lassen möchten oder nicht.

Zögern Sie nicht, Ihren Arzt zu bitten, Sie genau über den Entwicklungsstand Ihres Babys zu informieren und Ihnen die Ergebnisse des Scans verständlich zu erklären. Es ist auch völlig normal, beim ersten Ultraschallscan nervös zu sein und ihm mit gemischten Gefühlen entgegenzublicken.

## ERHÖHTES BLUTVOLUMEN

Ab der 6. bis 8. Schwangerschaftswoche erhöht sich das Blutvolumen der Mutter geradezu dramatisch. In der 32. Woche ist die Blutmenge bereits auf das Eineinhalbfache des normalen Werts gestiegen. Der größte Anstieg findet jedoch im zweiten Schwangerschaftsdrittel statt. Dafür gibt es zwei Gründe. Einer davon ist, dass mehr Blut im Kreislauf benötigt wird, um das Baby mit genügend Nährstoffen und Sauerstoff zu versorgen und um seine Stoffwechselprodukte abzutransportieren. Der zweite Grund für die erhöhte Blutmenge ist, dass der Körper damit einen starken Blutverlust während der Geburt kompensieren könnte.

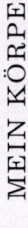

MEIN KÖRPER

# 11. Woche

Die Schwangerschaftshormone führen bei manchen Frauen zu stärkeren und gesünderen Haaren und Nägeln. Andere haben jedoch in dieser Zeit auch etwas Haarausfall.

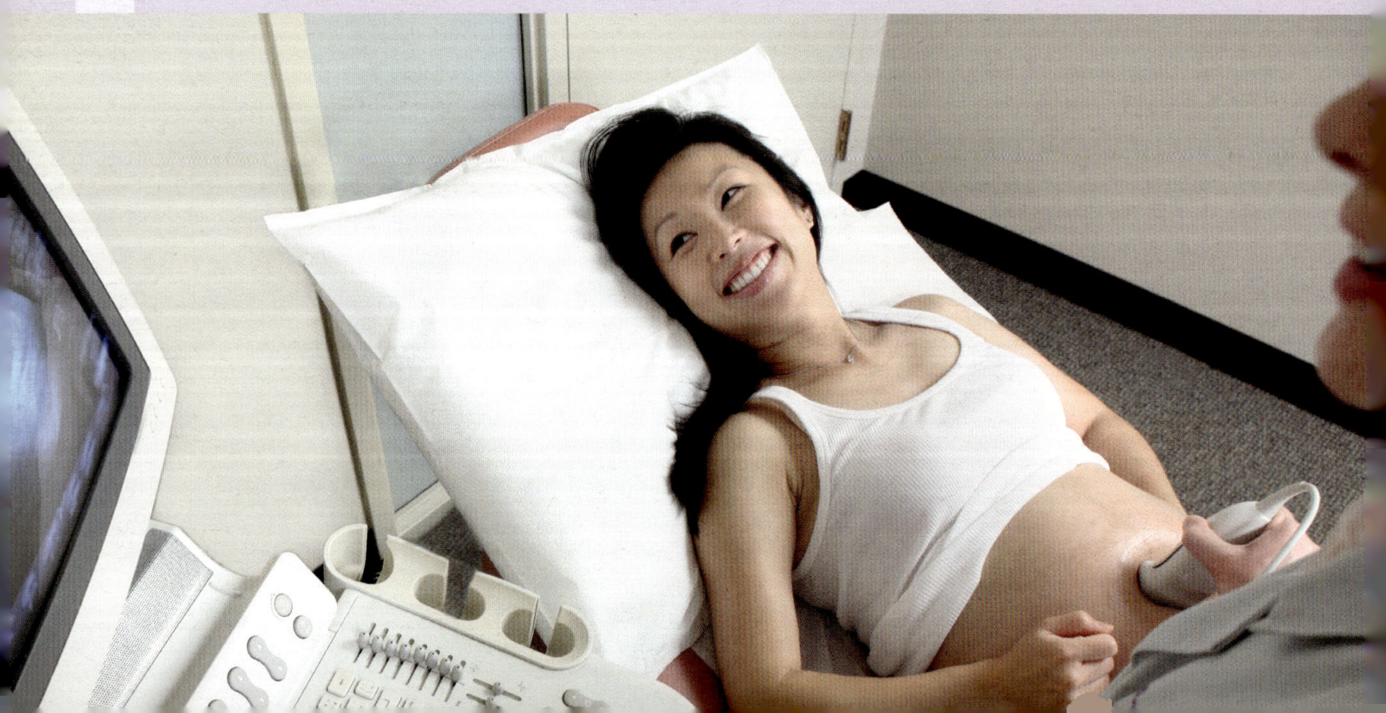

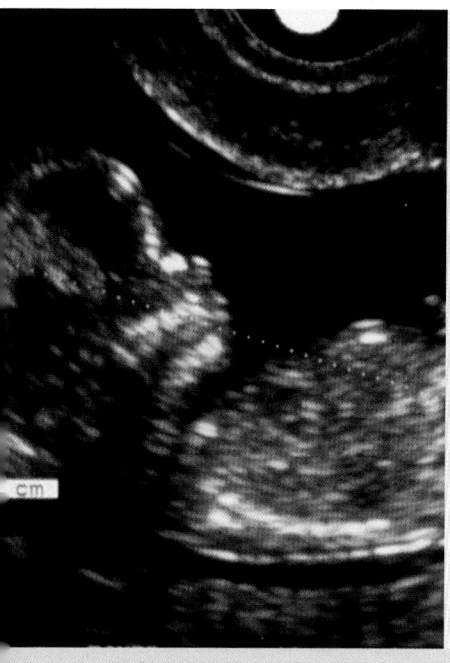

# Erste Bewegungen

Auch wenn es noch zu früh ist, um die Bewegungen des Babys zu spüren, tritt und streckt es sich bereits in Ihrem Uterus. Da es von Fruchtwasser umgeben ist, sind die Bewegungen langsam und sanft. In der 7. oder 8. Woche beginnt es, seinen Körper seitwärts zu beugen. Etwa eine Woche später kann es Arme und Beine bewegen sowie saugen und schlucken. Außerdem bekommt es Schluckauf. In der 10. Woche fängt es an, die Arme zu strecken, sein Gesicht zu berühren und den Kopf zu drehen. Einige seiner Knochen werden nun langsam härter, es dauert allerdings noch lange, bis ihre Entwicklung abgeschlossen ist.

In dieser Woche fängt Ihr Baby an zu gähnen und vielleicht haben Sie das Glück, es auf dem Ultraschall dabei zu beobachten. In der Tat sind auf dem Ultraschall schon viele Bewegungen erkennbar. In der 10. Woche zählen dazu das Öffnen der Kiefer, Bewegungen der Zunge, Strecken und Greifen. Das Baby hat minutenlange Phasen, in denen es sich sehr viel bewegt, anschließend folgen Ruheperioden. Doch es ist noch viel zu klein, als dass seine Bewegungen zu spüren wären, machen Sie sich also keine Sorgen. Die meisten Frauen fühlen erst nach der 16. Woche ein Zucken und manche noch viel später.

# 11. Woche

Das Baby misst jetzt etwa 4 cm vom Scheitel bis zum Steiß, was etwa der Länge Ihres Daumens entspricht. Es besitzt schon 20 Zahnknospen sowie Finger- und Zehennägel.

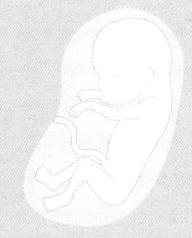

MEIN BABY

## Die Aufgabe der Nabelschnur

Die Nabelschnur verbindet das Baby mit der Plazenta. Sie ist etwa 50 cm lang und ihre Hauptaufgabe besteht darin, das Baby mit Nährstoffen und Sauerstoff aus dem Blutkreislauf der Mutter zu versorgen. Die Nabelschnur pulsiert mit jedem Herzschlag des Babys.

Die Nabelschnur enthält drei Blutgefäße. Eine Vene transportiert sauerstoffreiches Blut und Nährstoffe von der Mutter zum Kind, während zwei Arterien Stoffwechselprodukte wie Kohlendioxid und sauerstoffarmes Blut vom Baby zurück zur Plazenta führen. Die Blutgefäße sind von einer klebrigen Substanz,

der Wharton-Sulze, und schließlich von einer Membran, dem Amnion, umgeben. Im späteren Verlauf der Schwangerschaft werden durch die Nabelschnur auch Antikörper von der Mutter zum Kind übertragen.

Die Nabelschnur ist spiralförmig gewunden, sodass sie die Bewegungen des Babys nicht behindert. Meist besteht diese Windung schon in der 9. Woche und verläuft gegen den Uhrzeigersinn. Ab und zu windet sie sich auch später auf, manchmal erst bis zur 20. Woche. Die Bewegungen des Babys scheinen das Aufwinden zu begünstigen.

### DAS DURCHTRENNEN DER NABELSCHNUR

Das Baby bleibt mit der Nabelschnur verbunden, bis es seinen ersten Atemzug macht und das Blut, das sich in ihr befindet, in den Körper des Babys zurückfließt. Dann hört die Nabelschnur auf zu pulsieren und kann durchtrennt werden. Da sie keine Nerven enthält, ist das Durchschneiden schmerzlos. Manche Wissenschaftler glauben, dass es für das Kind von Vorteil ist, die Nabelschnur länger bestehen zu lassen, da das Blut, das aus ihr in den Körper des Babys zurückfließt, reich an roten Blutkörperchen ist.

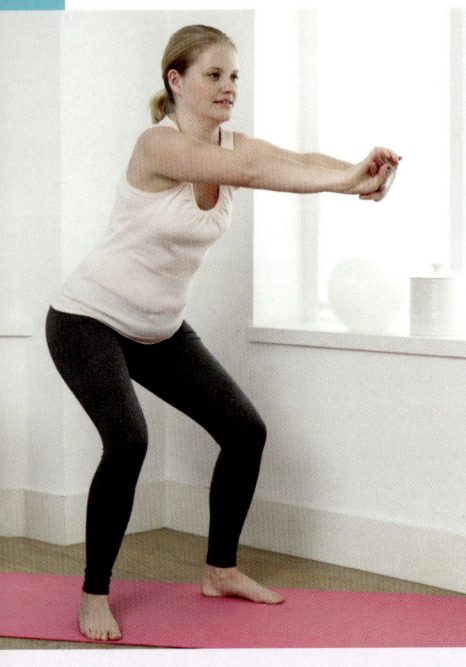

# Mehr Sauerstoff

In der Schwangerschaft benötigt Ihr Körper mehr Sauerstoff, um sich und das Baby zu versorgen. Aus diesem Grund veranlasst das Hormon Progesteron durch direktes Einwirken auf die Lunge, dass Sie schneller und tiefer atmen, stärker ausatmen und dass der Kohlendioxidspiegel niedrig bleibt. Schon in der Frühschwangerschaft beginnt sich Ihr Brustkorb zu erweitern, damit die Lungen an Kapazität zulegen können. Wenn der Uterus größer wird, drückt er jedoch gegen das Zwerchfell – ein breiter, flacher Muskel unterhalb der Lungen –, sodass sich die Lungenkapazität (die Menge an Luft, die die Lunge mit jedem Atemzug aufnimmt) wieder reduziert.

Das klingt beunruhigend, aber das Progesteron sorgt dafür, dass Sie durch tiefes Atmen ausreichend Luft aufnehmen. Da sich die Menge an sauerstoffreichem Blut in Ihrem Blutkreislauf erhöht hat, können Sie sicher sein, dass Sie und Ihr Baby auch genug davon erhalten.

Trotzdem kann es sein, dass Sie sich manchmal kurzatmig und schwindelig fühlen. Dagegen hilft sanftes Ausdauertraining, denn es senkt den Puls. Das bedeutet, Ihr Herz muss nicht mehr so hart arbeiten, um das zusätzliche Blut durch den Körper zu pumpen. Auch eine gute Haltung erleichtert die Atmung. In den letzten Wochen des dritten Trimesters wird das Baby tiefer ins Becken rutschen und das Atmen wird Ihnen wieder leichter fallen.

## Wie sich der Uterus in der Schwangerschaft verändert

Der Uterus ist ein Hohlorgan aus glatter Muskulatur. Er ist sowohl in der Lage sich zu dehnen als auch sich während der Wehen und der Geburt zusammenzuziehen. Bei der Empfängnis ist der Uterus etwa so groß wie eine Pflaume. In der 12. Schwangerschaftswoche reicht er bereits über das Schambein hinaus. Seit der 6. Woche wurde er immer weicher, veränderte seine Lage und im vierten Monat beginnt er in den Bauchraum hinaufzuwachsen. Am Ende des zweiten Trimesters (etwa um die 27. Woche) hat er Ihre Rippen erreicht. Gegen Ende der Schwangerschaft hat sich der Uterus in Ihren Brustkorb hinein ausgedehnt, die Oberseite liegt nun etwa 13 bis 18 cm oberhalb des Bauchnabels. Der Uterus hat sein Volumen vertausendfacht und wiegt 20-mal so viel wie im Normalzustand.

Auch die Form des Uterus ändert sich im zweiten Monat von länglich zu oval. In der Mitte der Schwangerschaft wird er zunächst rund und um die 38. Woche wieder oval, wenn das Wachstum des Babys seinen Höhepunkt erreicht. Rückt der Geburtstermin näher, senkt sich der Uterus leicht in die Beckenhöhle hinab, um das Baby in eine günstige Geburtsposition zu bringen.

Durch die Ausdehnung werden die Wände des Uterus dünner und beginnen sich etwa ab Ende des zweiten Schwangerschaftsdrittels zusammenzuziehen. Diese »Übungswehen«, auch Braxton-Hicks-Kontraktionen genannt, sind harmlos und Sie werden sie auch erst viel später in der Schwangerschaft spüren (S. 184). Die Hebamme orientiert sich an der Höhe des Uterus (Fundusstand), um das Wachstum des Babys zu überprüfen (S. 168).

# 12. Woche

Das Risiko einer Fehlgeburt ist nun sehr gering. Wenn Sie es noch nicht getan haben, können Sie jetzt ruhig die gute Nachricht mitteilen. Übelkeit und Müdigkeit sollten nachlassen.

## Die Entwicklung des Ohrs

Die Ohren Ihres Babys entwickeln sich schon ab der 6. Woche. Es beginnt mit ein paar kleinen Beulen, den sogenannten Kiemenbögen, und Taschen, aus denen sich das Innenohr entwickelt. Im zweiten Schwangerschaftsmonat wandern die Ohren auf ihre endgültigen Positionen links und rechts vom Kopf. Sie erscheinen jetzt als kleine Hautfalten. Das Innenohr ist noch nicht voll entwickelt.

In der 19. Woche sind die Knochen des Innenohrs vollständig geformt und die Ohren als kleine Erhebungen sichtbar. Das Gehirn ist bereits über Nerven mit den Ohren verbunden, sodass das Baby schon Ihren Herzschlag, die Geräusche in Ihrem Bauch und das Blut, das durch die Nabelschnur rauscht, hören kann.

Manche Fachleute glauben, der Fötus sei schon viel früher in der Lage zu hören, etwa ab der 16. Woche. Die medizinische Forschung bestätigt, dass der Fötus bei sehr lauten Geräuschen außerhalb des Mutterleibs erschrocken zusammenzuckt. Allerdings wirkt das viele Fruchtwasser, das ihn umgibt, wie ein Schalldämpfer.

Zwischen der 26. und 28. Woche sind die Nerven im Ohr des Fötus fast vollständig entwickelt und er wird auf vertraute Geräusche außerhalb des Bauches reagieren. Es ist durchaus möglich, dass er die Titelmelodie Ihrer Lieblingsserie wiedererkennt! Das Gehör wird danach noch etwas verfeinert, doch die überwältigende Mehrheit der Babys wird mit voll entwickeltem Gehör geboren.

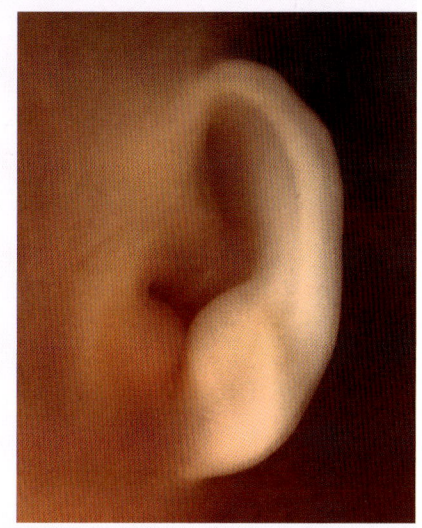

## Vorsprung

Vielleicht sind Sie überrascht, wenn Sie zum ersten Mal auf dem Ultraschall-Monitor sehen, wie groß der Kopf Ihres Babys ist. Mit etwa 13 Wochen ist der Kopf im Vergleich zum Körper wirklich riesig: Von Kopf bis Steiß gemessen, nimmt er etwa die Hälfte der Länge ein. In diesem Stadium entwickelt das Gehirn sehr schnell alle Funktionen, mit denen es später den Körper und dessen Aktivitäten steuern wird.

Um die 20. oder 21. Woche beträgt die Größe des Kopfes nur noch etwa ein Drittel der Gesamtgröße, denn der Körper holt nun auf. Bei der Geburt ist der Kopf des Babys ein Viertel so groß wie der ganze Körper, was immer noch ziemlich groß ist, wenn man von den Maßen eines Erwachsenen ausgeht. Das Gehirn des Babys wird bis zum Ende der Kindheit noch weiterwachsen und sich entwickeln.

Die Größe des Kopfes Ihres Babys ist nur dann relevant, wenn sie die Norm über- oder unterschreitet. Ist der Babykopf im Vergleich zu Ihrem Becken sehr groß, könnte es bei einer vaginalen Geburt Probleme geben. Der Kopf Ihres Babys wird bei den Ultraschalluntersuchungen vermessen und Ihr Arzt wird Auffälligkeiten mit Ihnen besprechen.

»Um die 13. Woche ist der Kopf des Babys im Vergleich zum Körper sehr groß.«

# 12. Woche

Ihr Baby wächst und wiegt nun schon etwa 14 g! Seine Reflexe entwickeln sich und es kann sein, dass es bereits reagiert, wenn Sie fest auf Ihren Bauch drücken.

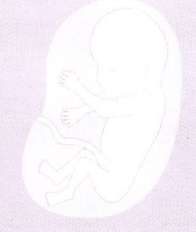

MEIN BABY

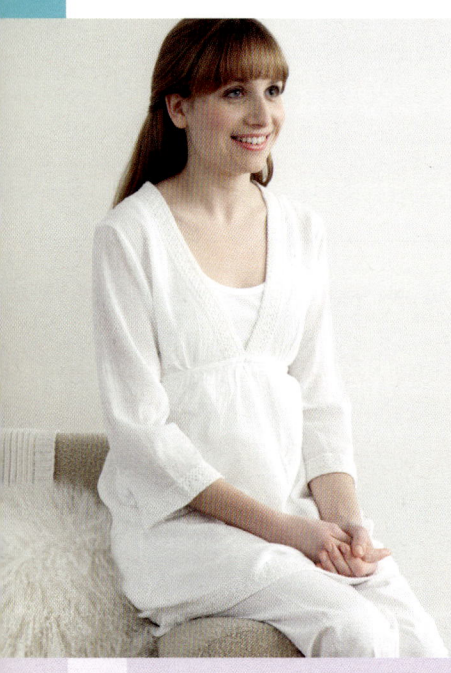

## Energieschub

Das Ende des ersten Trimesters ist ein Wendepunkt in Ihrer Schwangerschaft. Die Hormone beginnen endlich, sich zu beruhigen (vor allem das hCG, das vermutlich für die unangenehmsten Symptome wie Übelkeit und Erbrechen verantwortlich war) und Sie gewinnen spürbar an Energie. Dies ist genau der richtige Zeitpunkt, um wieder mit regelmäßigem leichtem Training zu beginnen. Sie können damit Ihren Körper auf die Geburt vorbereiten und sich bis zum Ende der Schwangerschaft gesund und fit halten. Fachleute raten, im ersten Schwangerschaftsdrittel nicht zu viel Sport zu treiben und die Energie besser für die wichtigen ersten Entwicklungsstadien des Fötus zu sparen. Sollten Sie bisher zu erschöpft für regelmäßiges Training gewesen sein, wird sich das nun ändern.

Auch emotional werden Sie einen spürbaren Aufschwung erleben. Das Risiko von Komplikationen oder einer Fehlgeburt ist nun bedeutend geringer. Sie kommen nun vielleicht besser mit den Veränderungen Ihres Körpers klar, was sich positiv auf Ihre Libido auswirken kann (S. 148). Bei vielen Frauen zeigt sich bereits eine kleine Wölbung, die die meisten stolz zur Schau stellen. Trotz all der wiedergewonnenen Energie sollten Sie jedoch nicht vergessen, dass Ihr Körper auch Zeit zum Ausruhen braucht!

MEIN KÖRPER

# 13. Woche

Progesteron wirkt sich oft positiv auf Haut und Haare aus und kann für »strahlendes Aussehen« sorgen. Ihre Brüste können bereits Kolostrum oder Vormilch produzieren.

## So versorgt das Fruchtwasser Ihr Baby

Die klare, gelbliche Flüssigkeit, die den Fötus umgibt, heißt Fruchtwasser. Sie wird vom Gewebe der Fruchtblase produziert und, etwa ab der 12. Woche, auch vom Fötus selbst, nämlich durch dessen Urin. Die Menge des Fruchtwassers steigt mit fortschreitender Schwangerschaft. Es erreicht zwischen der 34. und 36. Woche seinen »Höchststand« und beginnt dann sich wieder zu verringern.

Zum Zeitpunkt des Höchststandes ist der Fötus von etwa 800 bis 1000 ml Fruchtwasser umgeben, das von Ihrem Körper ständig erneuert wird. Etwa bis zur 14. Woche absorbiert der Fötus das Fruchtwasser durch die Haut. Sobald seine Nieren anfangen zu arbeiten, beginnt er das Wasser zu trinken und wieder auszuscheiden, was die Entwicklung der inneren Organe fördert.

Fruchtwasser erfüllt mehrere Funktionen: Es ermöglicht dem Baby, sich zu bewegen und so das Knochen- und Muskelwachstum zu unterstützen. Es hält das Baby warm wie in einem Brutkasten und schützt es vor Verletzungen durch Stöße von außen. In jedem Stadium der Schwangerschaft gelten bestimmte Mengen von Fruchtwasser als »normal«. Zu viel Fruchtwasser, auch bekannt als Polyhydramnion, tritt häufig bei Mehrlingsschwangerschaften, bei Schwangerschaftsdiabetes und bei fötalen Fehlbildungen auf.

Ein sehr niedriger Fruchtwasserstand, eine sogenannte Olygohydramnie, kann gegen Ende der Schwangerschaft eintreten, wenn die Fruchtblase undicht wird oder bei Fehlfunktionen der Plazenta, aber auch bei fötalen Fehlbildungen. Die Fruchtwassermenge wird bei den Ultraschalluntersuchungen geprüft. Sollten sich dabei Probleme andeuten, werden Sie fortan besonders genau überwacht.

## Handarbeit

In der 13. Woche hat das Baby gelernt, seine Hände zu benutzen. Es hebt sie hoch an sein Gesicht und kann vielleicht sogar schon den Daumen in den Mund stecken. Allerdings ist es noch nicht in der Lage, richtig daran zu saugen. Die Entwicklung des Saugreflexes ist von Fötus zu Fötus verschieden. Manche beginnen schon in der 14. oder 15. Woche zu saugen, andere später. Viele Studien zeigen jedoch, dass sich die meisten Föten schon ab dem vierten Monat im Mutterleib mit Daumenlutschen beschäftigen.

Etwa um die 25. oder 26. Woche sind die Hände des Fötus entwickelt. Er ist bereits erstaunlich geschickt. Zum Beispiel macht er eine Faust, als wolle er etwas umklammern. Er benutzt seine Hände zum Erkunden seiner Umgebung, jedoch nicht nur zum Vergnügen, sondern um seinen Tastsinn zu entwickeln. Zwillinge beginnen damit, eine frühe Bindung zueinander herzustellen, indem sie sich gegenseitig berühren, über das Gesicht des anderen streichen und nach dessen Händen oder Füßen greifen.

Ihr Baby hat jetzt übrigens schon Fingernägel und bald wird auch sein einzigartiger Fingerabdruck angelegt sein. Um die 20. Woche entwickelt seine Haut vier Schichten, in denen die Linien der Fingerkuppen, der Handflächen und der Fußsohlen enthalten sind.

> »Studien zeigen, dass sich Föten ab dem vierten Monat mit Daumenlutschen beschäftigen.«

# 13. Woche

Ihr Baby ist nun etwa so groß wie ein Pfirsich und mit feinem Flaum bedeckt. Sein Saugreflex ist noch nicht voll entwickelt, aber es kann schon den Daumen in den Mund stecken.

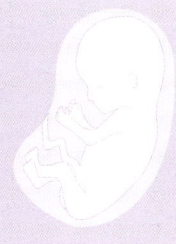

MEIN BABY

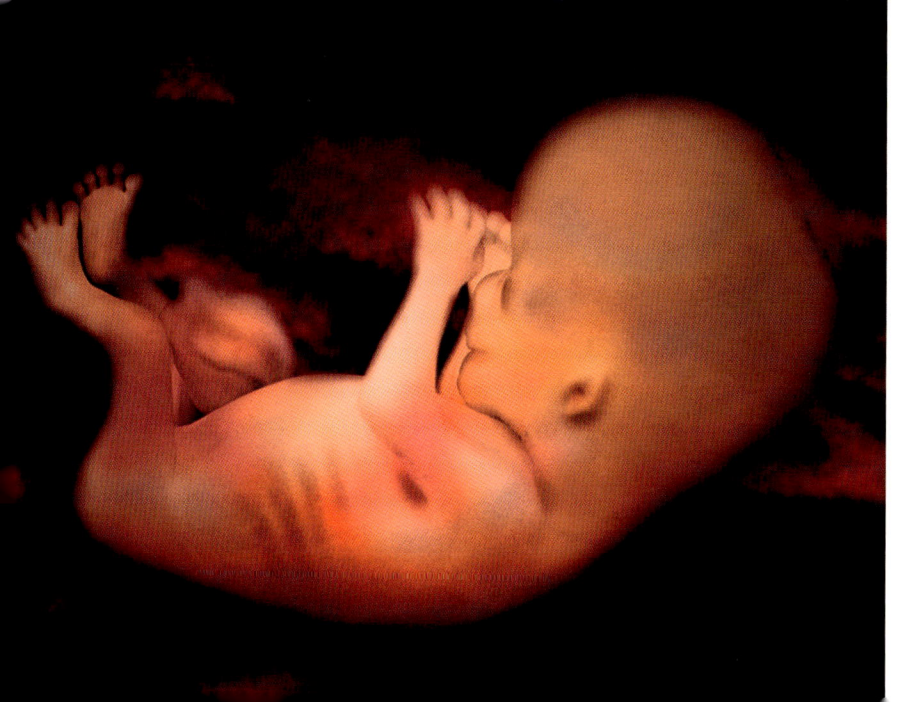

## Geschlechtsorgane

Obwohl Ihr Baby noch winzig klein ist – etwa 5,5 cm von Kopf bis Steiß – sind seine inneren Geschlechtsorgane schon entwickelt. Mädchen haben bereits etwa zwei Millionen Eizellen in den Eierstöcken, eine Zahl, die sich bis zur 20. Woche auf sechs bis sieben Millionen erhöht, dann wieder absinkt, sodass bei der Geburt etwa ein bis zwei Millionen Eizellen vorhanden sind. Beim Eintritt in die Pubertät sind davon rund 300 000 übrig, was für ein fruchtbares Leben noch immer mehr als genug ist. Auch die äußeren Geschlechtsorgane beginnen sich nun zu entwickeln und sind etwa bis zur 20. Woche voll angelegt.

# Das zweite Trimester

Im zweiten Schwangerschaftsdrittel erleben die meisten Frauen einen wahren Energieschub, der nicht nur für gute Laune sorgt, sondern ihnen auch den nötigen Schwung gibt, alles für die Ankunft des Babys vorzubereiten.

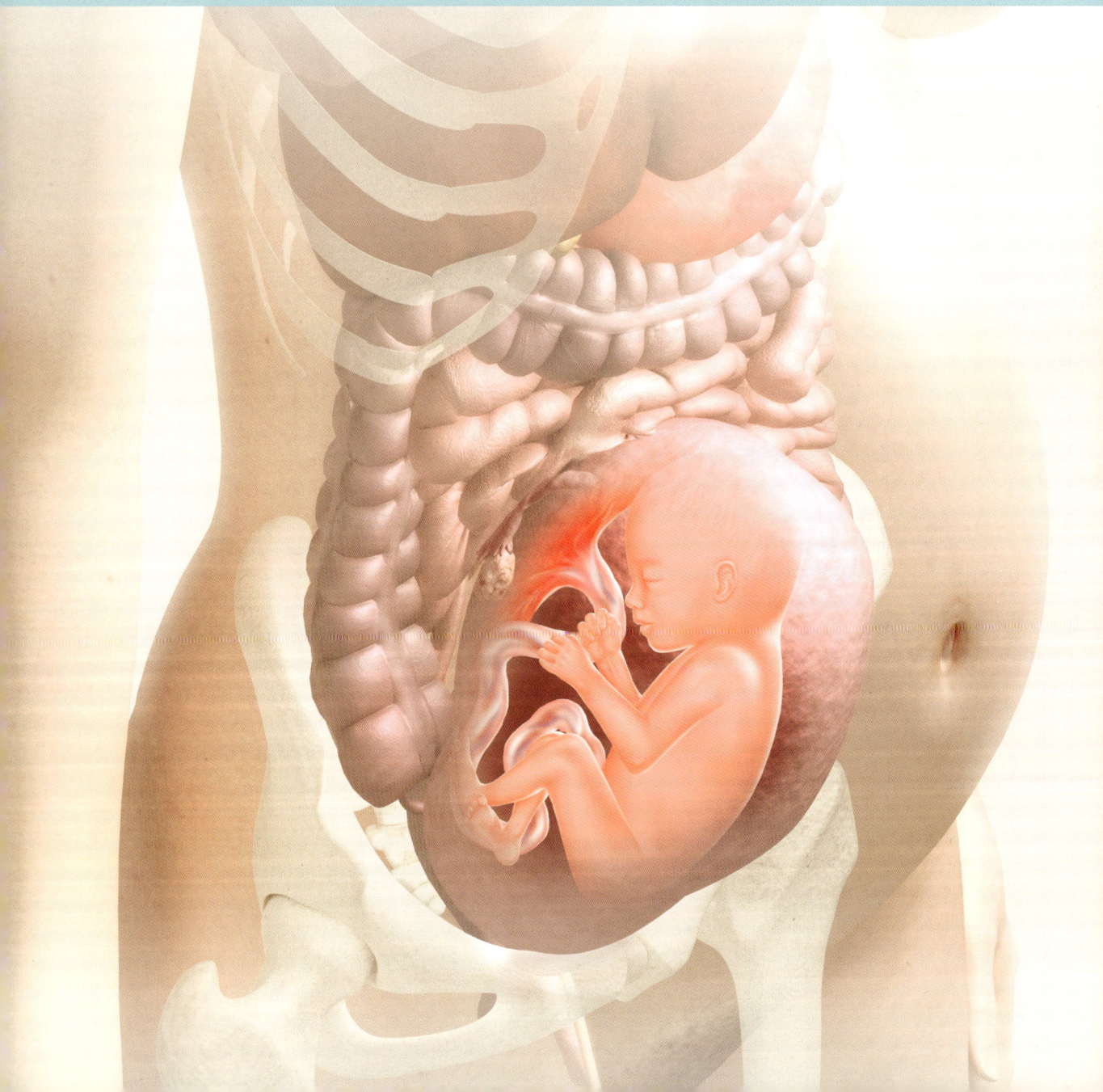

»Die Entwicklung des Fötus ist so gut wie abgeschlossen. Er beginnt nun rasant zu wachsen und Sie werden bald spüren, wie er sich bewegt.«

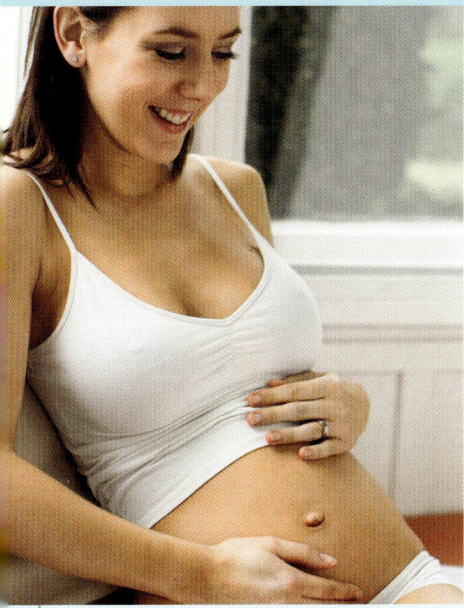

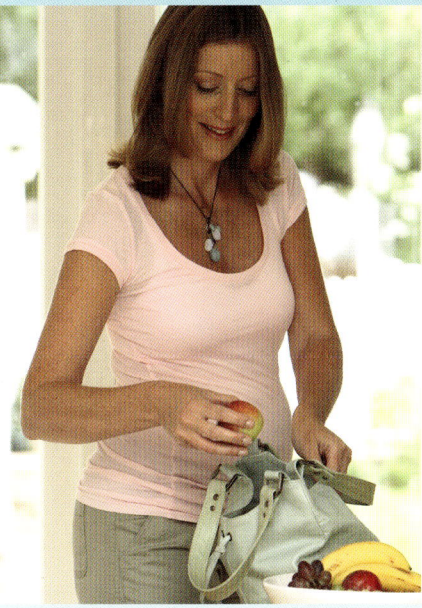

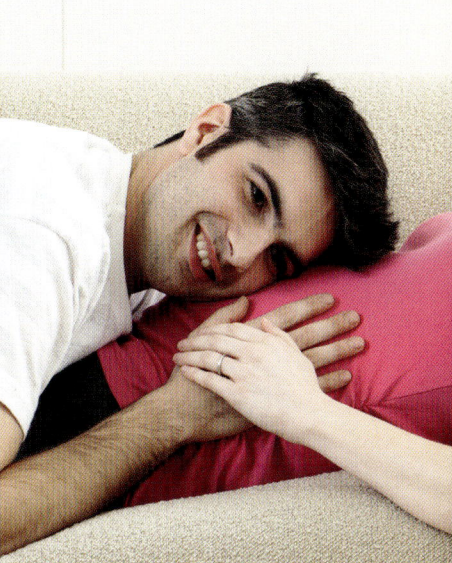

**FRÜHE BINDUNG**
Spätestens sobald Sie die ersten Kindsbewegungen spüren, werden Sie mit dem Baby reden und eine Verbindung zu ihm herstellen.

**KRAFT SCHÖPFEN**
Das schnelle Wachstum des Babys kann Sie hungriger machen. Mit gesunden Snacks halten Sie Ihren Blutzuckerspiegel konstant.

**WERDENDE ELTERN**
Ihr Partner wird sich einbezogen fühlen, wenn Sie ihn an den Momenten teilhaben lassen, in denen sich das Baby bewegt.

**DIE ERSTE WÖLBUNG**
Wenn das Baby wächst, vergrößert sich auch Ihr Uterus nach oben und nach außen. In Verbindung mit der normalen Gewichtszunahme sieht man nun ganz eindeutig, dass Sie schwanger sind!

Ihr zweites Schwangerschaftstrimester dauert von der 14. bis zur 27. Woche. Da sich die Hormone inzwischen beruhigt haben, sollten auch die lästigen Beschwerden der ersten Monate verschwinden. Nutzen Sie die Zeit, um alles für die Geburt und den Neuankömmling vorzubereiten, und für sportliche Aktivitäten. Regelmäßiges Training setzt Hormone frei, die das Wohlbefinden steigern, und bereitet den Körper auf die Geburt vor.

Ihr Baby turnt schon seit einiger Zeit in Ihrem Bauch herum, aber Sie haben bisher nichts davon gemerkt. Nun wächst es sehr schnell, sodass Sie zwischen der 16. und 20. Woche zum ersten Mal Bewegungen spüren werden. In diesem Trimester wird das Baby »realer«, denn es macht sich bemerkbar. Sie werden es bei der Ultraschalluntersuchung um die 20. Woche sehen können.

Durch die Blutversorgung von Haut und Haaren werden Sie sehr wahrscheinlich das »blühende Aussehen« einer Schwangeren erhalten. Durch das Wachstum des Babys wird sich Ihr Uterus von unterhalb der Hüftknochen bis etwa 7 cm oberhalb des Nabels ausdehnen.

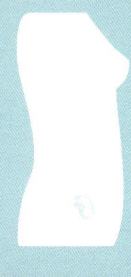

# 14. Woche

Viele Frauen sagen, dies sei das schönste Stadium der Schwangerschaft. Die Übelkeit lässt nach, der Schlaf wird besser, Sie haben mehr Energie und die Bindung zu Ihrem Baby wird enger.

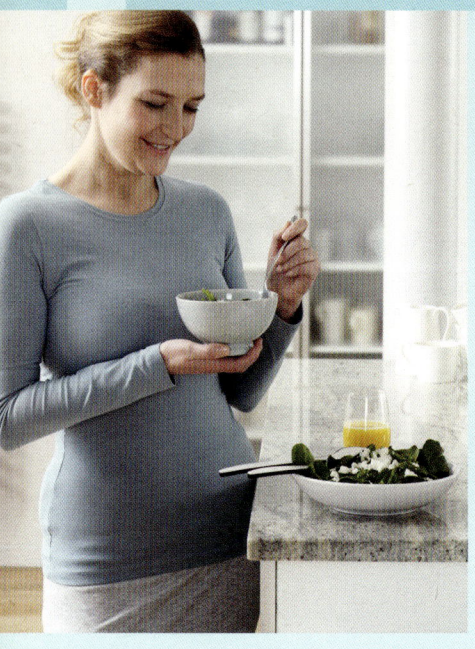

## Die Eisenaufnahme erhöhen

Da Ihr Körper nun mehr Blut produziert, um Sie und Ihr Baby mit Sauerstoff und Nährstoffen zu versorgen, steigt Ihr Eisenbedarf dramatisch an. Fachleute geben an, dass Schwangere fast doppelt so viel Eisen benötigen wie Nichtschwangere, deshalb sollten Sie möglichst eisenhaltige Nahrungsmittel bevorzugen.

Gute Eisenquellen sind Fleisch, Blattgemüse, Vollkornprodukte und angereicherte Cerealien und Getränke. Ihr Körper kann das Eisen aus der Nahrung leichter aufnehmen, wenn Sie es in Verbindung mit Vitamin C in Form von Obst oder Ergänzungsmitteln zu sich nehmen. Sie sollten außerdem keinen Tee zu den Mahlzeiten trinken, da er Tannin enthält, eine Substanz, die die Aufnahme von Eisen verhindert.

Falls Sie sich auch jetzt noch ungewöhnlich müde und kraftlos fühlen, sollten Sie mit Hebamme oder Arzt darüber sprechen und Ihr Blut auf Anämie (S. 336) testen lassen. Ein weiteres Anzeichen für Blutarmut außer Müdigkeit wäre auch eine ungewöhnliche Blässe der Haut und insbesondere der Augenbindehaut. Der Arzt wird Ihnen, wenn nötig, ein Präparat verschreiben, das allerdings Nebenwirkungen wie Verstopfung haben kann.

## Wie sich die Haut in der Schwangerschaft verändern kann

Der veränderte Hormonhaushalt während der Schwangerschaft wirkt sich auf die Haut aus. Der Anstieg von Östrogen und dem melaninkonzentrierenden Hormon MCH kann eine Dunklerfärbung der Haut und ein Hervortreten der Venen verursachen. Wenn der Bauch größer wird und sich die Haut immer weiter dehnen muss, können außerdem Schwangerschaftsstreifen entstehen, die zunächst rot sind und später verblassen. Diese Dehnungsstreifen sind teilweise genetisch bedingt und haben teilweise damit zu tun, wie schnell Sie an Gewicht zulegen. Leider sind 75 bis 90 Prozent aller schwangeren Frauen davon betroffen. Sie können versuchen vorzubeugen, indem Sie Nahrungsmittel bevorzugen, die reich an den Vitaminen B und C, an Zink und Silicium sind.

NORMALE VERÄNDERUNGEN
Die Hautveränderungen treten bei Schwangeren in unterschiedlichen Formen auf. Üblich sind: die Dunkelfärbung von Muttermalen, Brustwarzen und Schambereich; eine Linea nigra (eine dunkle Linie am Bauch, die vom Nabel abwärts verläuft); Dehnungsstreifen an Bauch, Brüsten, Oberschenkeln, Hüften und am unteren Rücken; Besenreiser im Gesicht; braune Flecken im Gesicht (auch Melasma genannt); Fibrome (harmlose Hautauswüchse); Krampfadern sowie eine Verschlimmerung von Akne oder Rosacea. Ebenfalls normal sind leichte Hautausschläge und Juckreiz. Ist der Juckreiz jedoch intensiv und tritt kein Hautausschlag auf, sollten Sie den Arzt aufsuchen. Die gute Nachricht ist, dass die Hormone trotz all der Unannehmlichkeiten, die sie verursachen, durch die verbesserte Durchblutung Ihnen auch ein wunderbar frisches, blühendes Aussehen verleihen. Bedenken Sie jedoch, dass Ihre Haut gut gepflegt werden möchte (S. 44).

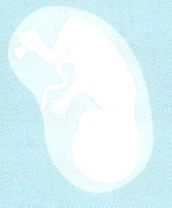

# 14. Woche

Vom Scheitel bis zum Steiß ist Ihr Baby etwa 8 cm lang und wiegt ungefähr 40 g. Die Augen stehen näher zusammen und die Reflexe entwickeln sich für das Leben nach der Geburt.

## Reaktion auf Licht

Eine der interessantesten Entwicklungen in dieser Woche ist die neue Fähigkeit des Fötus, Licht zu erkennen. Seine Augen sind zwar noch fest verschlossen – und bleiben es auch bis zum Ende der 30. Woche –, aber dennoch reagiert er, wenn Sie ein helles Licht nahe an Ihren Bauch halten. Dies wurde in einer Studie bewiesen, in der der Bauch schwangerer Frauen mit blinkendem Licht bestrahlt wurde. Als Reaktion darauf veränderte sich der Herzschlag der Föten.

Da Ihr Baby noch sehr klein und tief im Uterus eingebettet ist, wird es vermutlich noch nicht allzu stark auf Lichtveränderungen außerhalb des Bauches reagieren. Doch dies ändert sich, je größer es wird, denn dann werden auch die Uteruswände dünner und lassen mehr Licht hinein. Manche Frauen berichten, dass bei einem Sonnenbad ihre Babys in der fortgeschrittenen Schwangerschaft häufiger zappeln und treten.

### GESCHMACKSSINN

Ihr Baby beginnt schon in der 7. Woche einen Geschmackssinn zu entwickeln. Zwischen der 13. und 15. Woche ist er bereits so ausgereift wie bei einem Erwachsenen. Die Forschung ergab, dass das Fruchtwasser den Geschmack der Nahrung annehmen kann, die Sie häufig essen, insbesondere starke Gewürze, Knoblauch und Zwiebeln. Wir wissen nicht, ob Föten wirklich schon etwas schmecken können. Tatsache ist jedoch, dass sie nach der Geburt die Geschmäcker bevorzugen, die sie bereits im Mutterleib »kennengelernt« haben. Ähnlich verhält es sich auch mit der Muttermilch, die ebenfalls den Geschmack der bevorzugten Nahrungsmittel annimmt.

Nach der Geburt wird Ihr Baby zunächst süßliche Geschmacksrichtungen bevorzugen. Die Natur hat dies so eingerichtet, um es auf das Trinken der Muttermilch vorzubereiten. Typischerweise mögen Neugeborene nichts, was sauer schmeckt. Auf Salziges reagieren sie erst im Alter von etwa vier Monaten.

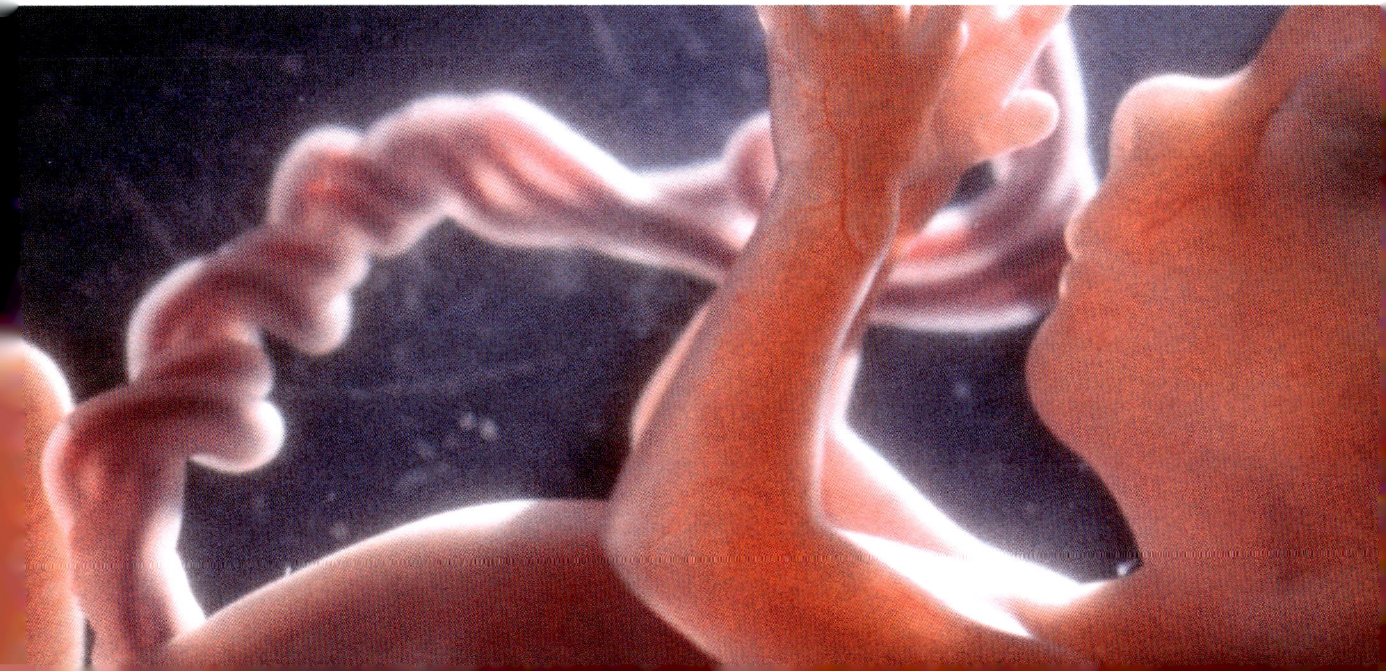

# Vorsicht beim Training

Eines der Schwangerschaftshormone heißt Relaxin. Es erleichtert den Geburtsvorgang, indem es den Gebärmutterhals mit dem Muttermund (Cervix uteri) und die Schambeinfuge (die Stelle, an der die Schambeinknochen aufeinandertreffen) weicher und länger macht.

Relaxin unterdrückt Uteruskontraktionen und spielt vermutlich auch eine Rolle beim Auslösen der Wehen. Dies alles gelingt ihm, indem es die Produktion von Collagen (die Hauptkomponente des Bindegewebes in Knorpeln, Sehnen und Bändern) hemmt und den Wasseranteil des Bindegewebes erhöht. So werden die Fasern länger und elastischer. Relaxin wird schon im Frühstadium der Schwangerschaft produziert und im ersten Trimester in großem Umfang freigesetzt. Danach reduziert sich zwar die Menge, aber es wird bis zum Ende der Schwangerschaft weiterhin gebildet.

Je elastischer und lockerer die Bänder werden, desto mehr steigt die Gefahr, dass Sie sich verletzen. Die Dehnung der Bänder im Schambeinbereich kann zudem Schmerzen verursachen. Aus diesen Gründen sollten Frauen in der Schwangerschaft unbedingt sehr vorsichtig trainieren. Übertreiben Sie vor allem alle Dehnbewegungen nicht, wie zum Beispiel bei Gymnastikübungen mit Ausfallschritt. Ebenfalls vermeiden sollten Sie alle Aktivitäten, bei denen längere Zeit Druck auf den unteren Rücken und das Becken ausgeübt werden, wie etwa lange Strecken laufen, Treppensteigen und langes Stehen.

Auch wenn die Bänder im Bereich des Beckens und des unteren Rückens am stärksten betroffen sind, macht sich das Relaxin auch im restlichen Körper bemerkbar. Eine ungewöhnliche Bewegung kann schon zu Schmerzen und Entzündungen führen. Eine kräftige Rückenmuskulatur gibt den Gelenken und Wirbeln Halt, doch Sie sollten Muskelaufbau nur unter Aufsicht eines ausgebildeten Trainers betreiben, der auf schwangere Frauen spezialisiert ist. Eine kontrollierte gute Haltung und das bewusste Einlegen von Ruhepausen kann ebenfalls helfen.

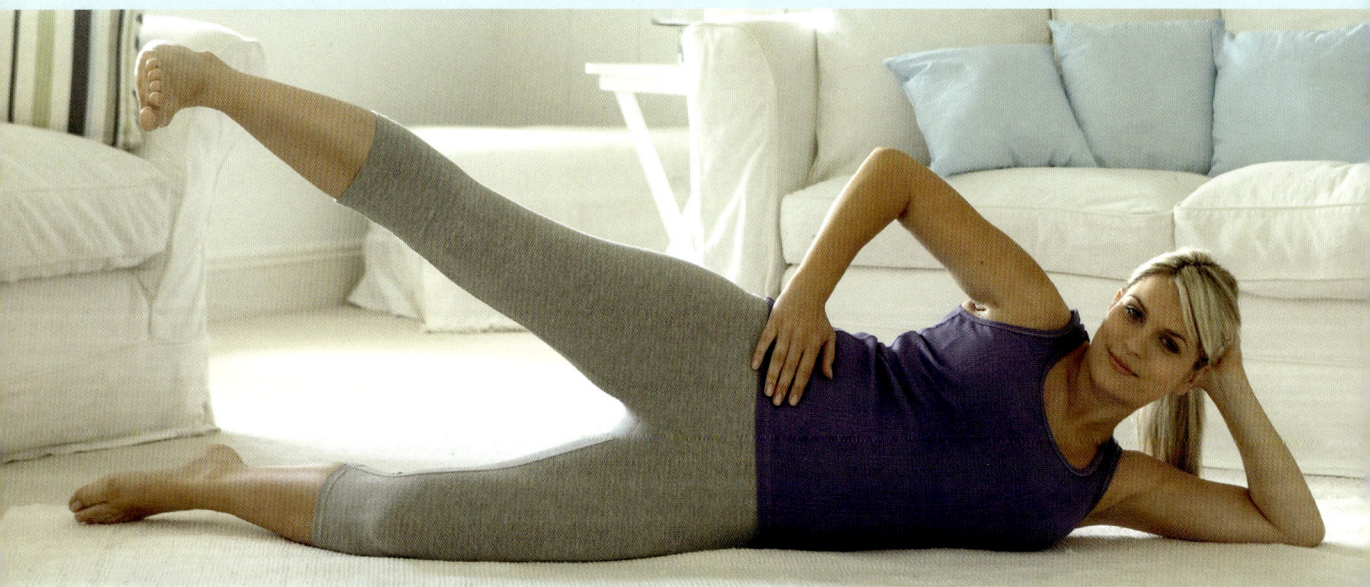

MEIN KÖRPER

# 15. Woche

Wenn bei Ihnen bis jetzt noch kein Bäuchlein sichtbar ist, wird dies nun bald geschehen. Der Uterus steht nun etwa in Höhe Ihrer Hüftknochen und beginnt sich nach außen zu wölben.

# Schnelle Wachstumsphase

In den nächsten Wochen wird Ihr Baby einen Wachstumsspurt hinlegen. Es wird sein Gewicht verdoppeln und einige Zentimeter länger werden. Sie werden vermutlich feststellen, dass Ihr Bauch plötzlich deutlich sichtbar hervortritt. Durch das schnelle Wachstum des Fötus muss der Uterus mit immer mehr Blut versorgt werden. Am Ende der Schwangerschaft erhält er etwa ein Fünftel der vorschwangerschaftlichen Blutmenge.

In dieser Wachstumsphase braucht das Baby mehr Sauerstoff und Nährstoffe. Sie werden sich möglicherweise müder fühlen als sonst, denn Ihr Körper muss schwer arbeiten, um die Bedürfnisse des Fötus zu erfüllen. Es ist nun wichtiger denn je, dass Sie sich eisenreich ernähren (S. 19) und sehr viel trinken.

### WO GEHT DAS BLUT HIN?

Ihr Blut gelangt durch die Venen der Nabelschnur in den Körper des Babys. Es kommt zur Leber, teilt sich dann in drei Verästelungen auf und erreicht eine der Hauptvenen, die mit dem Herzen verbunden ist. Von dort aus fließt es in die oberen Extremitäten und den Kopf, zirkuliert dort und kehrt zum rechten Vorhof im Herz zurück. In dem Moment, wenn das Baby anfängt zu atmen, verändert sich sein Blutkreislauf. Das Blut fließt dann in die Lungen und wird dort mit Sauerstoff angereichert.

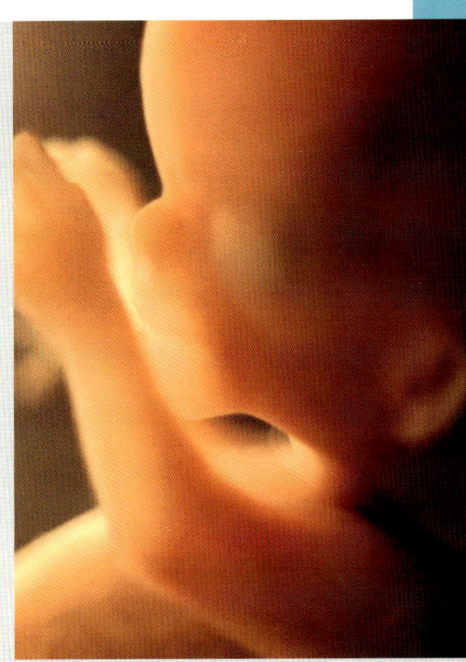

## So entwickeln sich die Knochen des Babys

In der Frühschwangerschaft werden die Knochen des Fötus in Form von Knorpel- und Bindegewebe angelegt. Dieser Prozess ist etwa um die 14. oder 15. Woche abgeschlossen. Danach beginnt die »Verknöcherung«. Im wahrsten Sinne des Wortes ist damit die Umwandlung des Knorpelgewebes in harten Knochen gemeint. Dieser Prozess ist etwa in der 31. oder 32. Schwangerschaftswoche abgeschlossen, doch die Knochen wachsen noch bis zum Ende der Schwangerschaft – und bis Ihr Kind erwachsen ist – weiter. Man kann die Knochen bei der Ultra-schalluntersuchung sehen, deshalb lassen sich Probleme bei der Skelettbildung schon vor der Geburt feststellen.

### FLEXIBEL BLEIBEN

Bei der Geburt hat Ihr Baby ungefähr 300 Knochen, die noch miteinander verwachsen und verschmelzen, sodass am Ende 206 Knochen übrig bleiben. Bei einigen dieser ersten Knochen bleibt sehr viel elastisches Knorpelgewebe erhalten, sodass das Baby beim Krabbeln und Laufen vor Knochenbrüchen geschützt ist. Die Schädelknochen des Babys weisen zwei weiche Stellen auf, die sogenannten Fontanellen. Durch sie ist es möglich, dass sich die Schädelknochen bei der Geburt im Geburtskanal verschieben können. Die Fontanelle am Hinterkopf schließt sich mit etwa vier Monaten, die an der Oberseite des Kopfes zwischen neun und achtzehn Monaten.

Damit die Knochenbildung möglich ist, benötigen Sie viel Kalzium (S. 17) und Vitamin D. Letzteres wird unter Sonneneinstrahlung gebildet. Babys von Müttern, die viel Zeit im Freien verbrachten, haben nachweislich stärkere Knochen.

# 15. Woche

Ihr Baby entwickelt Lanugo, einen feinen Flaum, der den ganzen Körper bis kurz vor der Geburt bedeckt. Es beginnt auch schon mit Atemübungen und davon kann es Schluckauf bekommen!

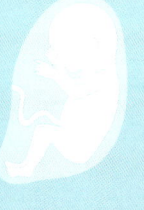

MEIN BABY

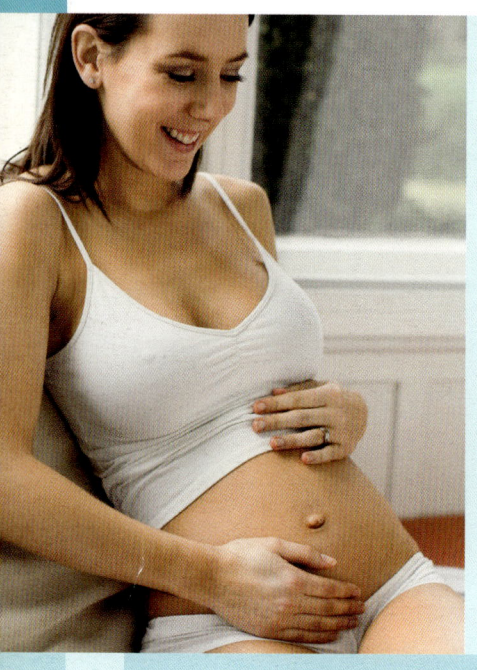

## Das Baby bewegt sich

Ihr Baby ist zwar schon seit einigen Wochen aktiv, doch nun wird es größer, es nimmt mehr Platz im Uterus ein und dessen Wände werden durch das Ausdehnen immer dünner. Etwa um diese Zeit werden Sie zum ersten Mal seine Bewegungen wie ein Flattern wahrnehmen.

Erfahrene Mütter werden dieses Flattern früher spüren als Frauen, die zum ersten Mal schwanger sind. Es lässt sich nämlich leicht als Blähung oder eine der seltsamen Empfindungen missdeuten, die eine Schwangerschaft so mit sich bringt. Manche Frauen spüren die Kindsbewegungen sogar erst um die 26. Woche.

Das Gefühl der Kindsbewegung nehmen Frauen unterschiedlich wahr. Einige sagen, es fühle sich an wie ein Goldfisch, der im Bauch umherzappelt, andere berichten von einem sanften Flattern oder Klopfen. Zeiten starker Aktivität werden lange Perioden folgen, in denen Sie überhaupt nichts fühlen. Auch der Ort der Empfindung lässt sich nicht eindeutig festlegen, denn er hängt von der Lage des Kindes ab. Es kann sein, dass sich Ihr Baby mehrere Tage lang überhaupt nicht bemerkbar macht, doch es gibt Wege, es dazu zu ermuntern (S. 176).

MEIN KÖRPER

# 16. Woche

Allmählich werden Hosen- und Rockbünde zu eng und Sie werden bald Schwangerschaftskleidung benötigen. Der vergrößerte Uterus kann Rückenschmerzen auslösen.

## Eine Verbindung zum Ungeborenen herstellen

Jedes Mal, wenn Sie an Ihr Baby denken oder über es sprechen, verstärkt sich die Bindung zu ihm. Egal, ob Sie über einen passenden Namen diskutieren oder Fragen aufschreiben, die Sie Ihrer Hebamme stellen wollen: Ihr Baby ist dabei immer in Ihren Gedanken.

Es gibt aber auch direkte Wege, die Bindung zum Baby zu stärken. Zum Beispiel, indem Sie Ihren Bauch reiben, dem Baby etwas vorsingen oder mit ihm sprechen. Das Baby weiß dann, dass Sie da sind. Es kann auch mit Ihnen in Kontakt treten, sobald seine Tritte so kräftig sind, dass Sie sie spüren.

Wir wissen, dass Ungeborene auf Stress, Ärger und Angst der Mutter mit erhöhtem Herzschlag reagieren und sich entspannen, wenn Ihre Mutter ruhig ist. Versuchen Sie also, eine friedliche Atmosphäre zu schaffen, in der Sie mit Ihrem Baby kommunizieren können.

SO STELLEN SIE EINE BINDUNG HER
Nehmen Sie Rücksicht auf das Ruhe- und Aktivitätsmuster Ihres Babys. Sprechen Sie mit leiser Stimme, wenn es ruhig ist und singen Sie fröhliche Lieder, wenn es aktiv ist. Falls Sie bereits ein Ultraschallfoto von Ihrem Baby besitzen, postieren

Sie es so, dass Sie immer wieder an den kleinen Menschen erinnert werden, der in Ihnen heranwächst. Am allerwichtigsten ist, dass Sie und Ihr Baby miteinander Spaß haben.

Studien zeigen, dass Frauen, die schon während der Schwangerschaft eine Bindung zu Ihrem Baby herstellen, seltener unter postnataler Depression leiden und nach der Geburt sofort eine engere Beziehung zu Ihrem Baby haben. Auch Ihr Partner kann daran teilhaben, indem er ebenfalls mit dem Ungeborenen spricht (so nahe an Ihrem Bauch wie möglich) und es durch den Bauch streichelt.

# Wie viel hört der Fötus?

Noch immer herrscht Unklarheit darüber, ab wann der Fötus Geräusche außerhalb des Bauches wahrnehmen kann. Viele Eltern und Fachleute berichten, dass Babys nicht nur laute Geräusche wie Musik oder Geschrei hören, sondern auch durch bestimmte Bewegungen darauf reagieren. Wir wissen, dass die kleinen Knöchelchen in den Ohren des Fötus in dieser Woche schon an Ort und Stelle sind und dass er auf jeden Fall Geräusche innerhalb des Bauches hören kann. Das sind zum Beispiel der mütterliche Herzschlag, das Rauschen des Blutes und Verdauungsgeräusche. Dies ist einer der Gründe, warum Babys sich nach der Geburt von »weißem Rauschen« so leicht beruhigen lassen: Es erinnert sie an die Geräusche, die ihnen aus dem Mutterleib vertraut sind. Verschiedene Studien ergaben, dass nicht nur Neugeborene das Rauschen lieben. Menschen aller Altersklassen erleben es als stressreduzierend und als Einschlafhilfe. Sie können weißes Rauschen auf CDs kaufen und Ihrem Baby nach der Geburt vorspielen.

Eine irische Studie belegt, dass Föten normalerweise bereits ab der 16. Woche mit Bewegungen auf Geräusche reagieren. Das ist viel früher, als man bisher annahm, und etwa zwei Monate vor der vollständigen Entwicklung der Ohren (um die 24. bis 26. Woche). Besonders stark sprechen Föten auf die Stimmen ihrer Eltern an. Deshalb ist es sehr wahrscheinlich, dass Ihr Baby Ihre Stimme hört und vermutlich auch die von anderen Personen, wenn sie sich nur nahe genug an Ihrem Bauch befinden. Wenn der Fötus bei einem lauten Geräusch erschrickt, werden Sie das als eine Abfolge flatternder Bewegungen spüren. Allerdings ist Ihr Baby zum jetzigen Zeitpunkt überall von Fruchtwasser umgeben und seine Ohren sind oft voll Vernix (Käseschmiere), jener cremeartigen Fettschicht, die seine Haut schützt, sodass auch laute Geräusche stark gedämpft bis zu ihm durchdringen. Fangen Sie jetzt an, mit Ihrem Baby zu sprechen, und singen Sie ihm etwas vor.

# 16. Woche

Wirbelsäule und Rückenmuskulatur werden stärker. Ihr Baby kann nun den Hals strecken und den Kopf heben. Es wiegt etwa 100 g und hat die Größe einer großen Avocado.

MEIN BABY

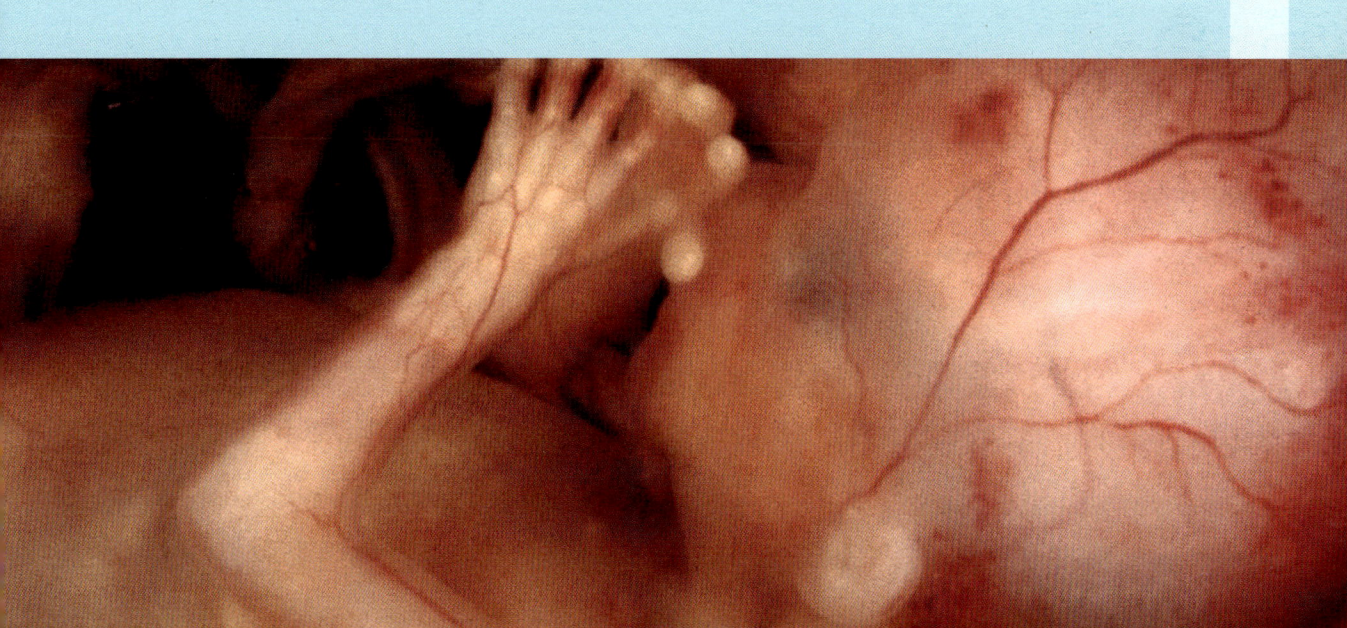

MEIN KÖRPER

# 17. Woche

Das zusätzliche Blut in Ihrem Körper lässt Ihre Venen stärker hervortreten und kann zu vermehrtem Nasenbluten führen. Ein schöner Nebeneffekt sind strahlende Haut und glänzendes Haar.

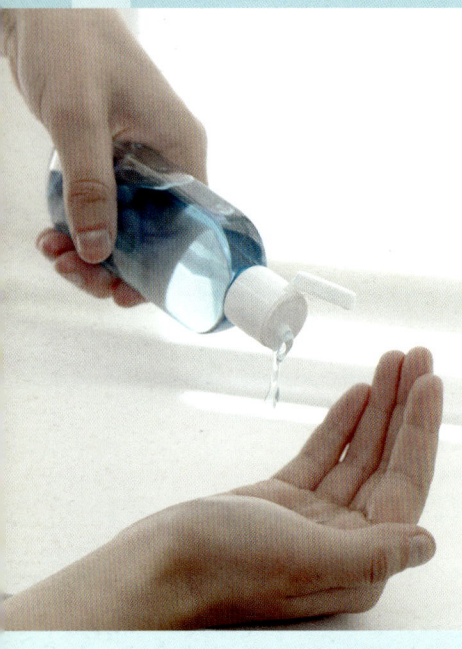

## Krankheitsanfällig

Während der Schwangerschaft ist das Immunsystem geschwächt, um zu verhindern, dass der Körper der Mutter das Baby als Fremdkörper ansieht und Antikörper dagegen produziert. Dies hat den Nebeneffekt, dass Sie anfälliger für Viren und Bakterien sind. Vielleicht stellen Sie also fest, dass Sie eine Erkältung nach der anderen bekommen.

Auch hormonelle Veränderungen können dabei eine Rolle spielen. Besonders die Harnwege, die durch Progesteron geweitet und durch die zunehmende Größe des Uterus zusammengepresst werden, sind gegenüber Krankheitserregern schlechter geschützt. Ein erhöhter Östrogenspiegel in den Fortpflanzungsorganen kann zudem zu Pilzinfektionen führen.

Der beste Schutz dagegen sind viel Ruhe und eine gesunde Ernährung. Besonders die Aufnahme von genug Vitamin C ist für das Immunsystem sehr wichtig. Essen Sie viel frisches Obst und Gemüse. Auch einfache Hygienemaßnahmen wie häufiges Händewaschen, besonders vor und nach dem Toilettengang, sowie der Einsatz von Desinfektionsmitteln können helfen, Infektionen zu vermeiden.

Falls Sie eine Fruchtwasseruntersuchung durchführen lassen wollen, findet sie meist um diesen Schwangerschaftszeitpunkt herum statt (S. 86–87).

## Warum wir uns für eine Amniozentese entschieden haben

Nachdem mein erstes Kind mit einer Behinderung auf die Welt gekommen ist, wurde mir bei meinem zweiten zu einer Fruchtwasseruntersuchung geraten. Im Hinblick auf das Risiko einer Fehlgeburt war es eine schwierige Entscheidung, doch ich wollte wissen, worauf ich mich gefasst machen muss. CH

Eine werdende Mutter ließ eine Fruchtwasseruntersuchung machen, als sie mit ihrem dritten Kind schwanger war. Sie war damals 40 und wollte nur eine Fehlbildung ausschließen. Es stellte sich heraus, dass das Kind unter Down-Syndrom litt. Sie und ihr Mann hatten wirklich nicht damit gerechnet und waren sehr schockiert. So hatten sie jedoch die Möglichkeit, sich rechtzeitig beraten zu lassen, sodass sie die Entscheidung treffen konnten, die richtig für sie war. NK

Nachdem bei einer Vorsorgeuntersuchung während meiner dritten Schwangerschaft ein erhöhtes Risiko auf eine schwere chromosomale Fehlbildung festgestellt wurde, entschloss ich mich zu einer Amniozentese, da mein Mann und ich glaubten, es sei besser und sicherer, früh über mögliche Probleme mit dem Fötus Bescheid zu wissen, unabhängig davon, was wir dann im Fall der Fälle unternehmen wollten. Die Prozedur war nicht angenehm, weil ich keine örtliche Betäubung bekam und weil ich obendrein die Anweisung, dass meine Blase möglichst voll sein sollte, etwas zu wörtlich genommen hatte. Über eine Woche auf die Ergebnisse warten zu müssen, machte es auch nicht besser. Glücklicherweise war der Test negativ und außerdem wussten wir jetzt mit Gewissheit, dass wir einen Jungen erwarteten. LJ

# 17. Woche

Ihr Baby ist jetzt etwa so groß wie Ihre offene Hand. Langsam bildet sich eine Fettschicht an seinem Körper, die es warm hält und seinen Stoffwechsel unterstützt.

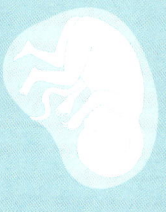

**MEIN BABY**

## Mädchen oder Junge?

Welches Geschlecht das Baby hat, ist für viele Paare eine wichtige Frage. Ab der 16. Woche ist es, in Abhängigkeit von der Position des Babys, oft schon möglich, das Geschlecht des Babys auf dem Ultraschall zu erkennen, da die Entwicklung der äußeren Genitalien jetzt beinahe abgeschlossen ist.

In der 6. oder 7. Woche bildet sich an der Stelle des Geschlechtsteils der sogenannte »Genitalhöcker«, der sich bis zur 9. oder 10. Woche bei Mädchen und Jungen gleich entwickelt. Durch den Einfluss männlicher Hormone verlängert

sich dieser Höcker zu einem Penis. Die Hoden befinden sich noch im Inneren des Unterleibs und kommen nicht vor dem siebten bis achten Monat zum Vorschein.

Die Entwicklung der weiblichen Genitalien wird unter anderem vom Hormon Östrogen gesteuert. Dabei entstehen aus dem Genitalhöcker die Klitoris und die Schamlippen. Oft sind die Geschlechtsteile aber bis zur 20. Woche noch zu klein, als dass man sie sehen könnte. Mithilfe von 3D-Scans ist die Geschlechtsbestimmung früher möglich.

Jetzt entwickeln sich auch die Schweißdrüsen und Linien auf der Haut von Händen und Füßen des Babys und die Augen wandern zur Vorderseite des Kopfes.

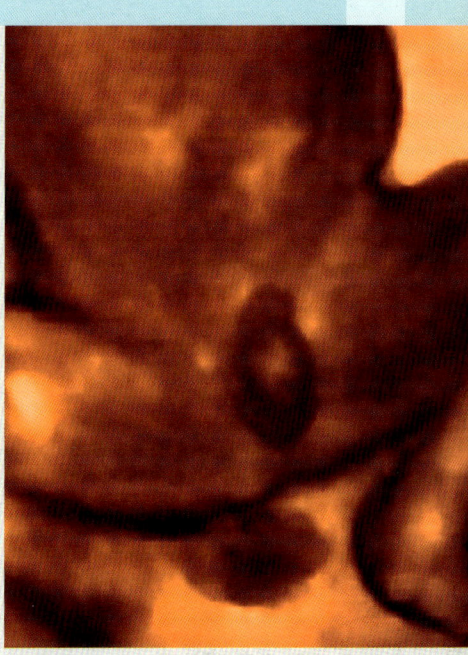

## Die Myelinisierung

Als Myelin bezeichnet man die weiße Schutzhülle aus Eiweiß und Fetten, welche die Nervenfasern im menschlichen Körper ummantelt. Um die 16. Woche bildet sich bei dem Prozess der Myelinisierung diese Hülle um die Nervenfasern des Babys.

Myelin ist für die Übertragung von elektrischen Signalen über die Nerven von großer Bedeutung. Das Gehirn besteht aus der sogenannten »grauen Substanz« (Gehirnzellen) und der »weißen Substanz« (Nervenfasern und das sie umgebende Myelin). Wissenschaftler haben entdeckt, dass die Myelinisierung

bei der Entwicklung von Talenten eine Rolle spielen könnte. Wenn wir unser Gehirn durch Nachdenken, Lesen, Rechnen oder Bewegung anstrengen, bilden sich Verbindungen zwischen den Nervenzellen. Durch häufige Nutzung dieser Verbindungen kommt ein Prozess in Gang, der dazu führt, dass diese Verbindungen von Myelin umwickelt werden und so ihre Effizienz gesteigert wird.

### GUTE VERBINDUNG
Die Fähigkeit, neue Verbindungen zwischen Gehirnzellen auszubilden und diese zu verstärken, entsteht schon früh

in unserem Leben, weshalb es wichtig ist, das Baby schon in den ersten Jahren geistig zu stimulieren und es zu ermutigen, Fähigkeiten zu erlernen und diese anzuwenden.

Durch eine gesunde Ernährung können Sie sicherstellen, dass Ihr Körper alle Nährstoffe bekommt, die er für die Myelinisierung benötigt. Rauchen während der Schwangerschaft kann dazu führen, dass die Bildung des Myelins beeinträchtigt wird, was psychische Probleme wie das Aufmerksamkeitsdefizit-Hyperaktivitäts-Syndrom (ADHS), Depression und Autismus zur Folge haben kann.

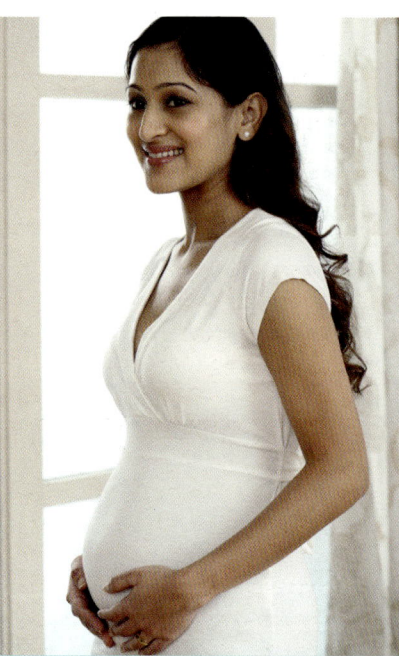

## Man sieht es!

Obwohl man manchen Frauen, besonders denen, die schon ihr zweites oder drittes Kind oder Mehrlinge bekommen, die Schwangerschaft schon nach zehn oder zwölf Wochen ansieht, wird der Großteil der Erstschwangerschaften erst im zweiten Trimester offensichtlich. Mittlerweile ist Ihr Bauch wahrscheinlich jedoch nicht mehr nur offensichtlich, sondern schon ziemlich ausgeprägt.

Zu diesem Zeitpunkt hat Ihr Uterus etwa den Durchmesser einer großen Honigmelone und hat sich bis unter Ihren Nabel ausgedehnt. In den kommenden Wochen wölbt sich Ihr Nabel wahrscheinlich etwas nach außen. Keine

Sorge, er wird einige Wochen nach der Geburt Ihres Babys wieder seine normale Form annehmen.

Es ist normal, dass Sie jetzt zunehmen, da das Wachstum Ihres Babys und Ihrer Gebärmutter Sie möglicherweise sehr hungrig macht. Bis jetzt sollten Sie etwas mehr als 4 kg zugenommen haben. Auch wenn Sie wegen Ihres Gewichts besorgt sind: Bitte versuchen Sie nicht, eine Diät zu machen. Meistens reichen eine gesunde Ernährung aus frischen Zutaten und der Verzicht auf Junkfood und Fertiggerichte aus, um Ihr Gewicht im Rahmen zu halten. Die Schwangerschaft verlangt Ihrem Körper sehr viel ab und daher ist gesunde, nährstoffreiche Kost unabdingbar.

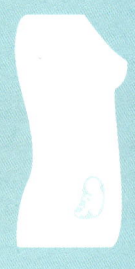

**MEIN KÖRPER**

# 18. Woche

Ihr Herz hat als Folge der erhöhten Blutmenge während der Schwangerschaft im Vergleich zu vorher 50 Prozent mehr Arbeit zu leisten. Regelmäßige Bewegung kann helfen, es zu stärken.

## Reaktionen auf unsere Bäuche

Zu diesem Zeitpunkt hatte ich schon einen sehr deutlichen Bauch. Meine Kollegen sahen mich komisch an. Sie rangen mit sich, ob sie nachfragen sollten – vielleicht hatte ich ja nur Gewicht zugelegt. Es wurde viel geflüstert und als ich dann die Wahrheit verkündete, waren alle erleichtert. Ich bekam viel Aufmerksamkeit und Zuwendung. Ich wollte aber nicht behandelt werden, als sei ich krank. Es ist wichtig, offen zu sagen, wie man sich fühlt, da viele, die nicht damit vertraut sind, nicht wissen, wie sie sich gegenüber einer schwangeren Frau verhalten sollen. MG

Als mein Bauch sichtbar wurde, waren die Leute viel zuvorkommender und rücksichtsvoller. Ständig wollte jemand meinen Bauch anfassen, was mich zuerst sehr überraschte. CH

Ich sah bis in dritte Trimester bei meinen Schwangerschaften kaum schwanger aus. Wenn ich es ihnen also nicht sagte, merkten die meisten Leute nichts. Das frustrierte mich, da ich es so aufregend fand, schwanger zu sein. Auf der anderen Seite ermahnte man mich in der Familie auch bei ganz alltäglichen Dingen zu übertriebener Vorsicht. LJ

Ich glaube, die Leute behandelten mich nicht anders, bis meine Schwangerschaft sehr offensichtlich wurde, etwa so um die 34. Woche. Ich mochte es nicht, von Fremden darauf angesprochen zu werden, da ich es für eine sehr private Angelegenheit hielt. FF

Eine sehr erfahrene Hebamme in der Arbeit sah mich sehr genau an, als ich etwa in der 7. Woche war, und sagte: »Du bist schwanger, oder?« Das fand ich unglaublich! Sie passte auf mich auf und mein Zustand blieb eine Zeit lang unser Geheimnis. VB

# Bildung des Körperfetts

Obwohl Sie schon beinahe die Hälfte der Schwangerschaft hinter sich haben, hat Ihr Baby erst einen Bruchteil seines Geburtsgewichts erreicht und sieht auf dem Ultraschall sehr zierlich aus. Das wird sich bald ändern! Ab der 18. Woche etwa nimmt das Baby durch die Bildung von Muskelgewebe, Bändern und Fett pro Woche ungefähr 50 bis 60 g an Gewicht zu. Die Fettschicht, die langsam am ganzen Körper entsteht, ist ab jetzt für einen großen Teil der Gewichtszunahme verantwortlich, besonders im letzten Schwangerschaftsdrittel.

Fett ist für die Entwicklung des Babys sehr wichtig, nicht nur weil es Wärme spendet und eine Schutzschicht zwischen Muskelgewebe und Haut darstellt, sondern auch, weil es die Energie speichert, um sein Wachstum bis zur Geburt aufrechtzuerhalten. Ihre Gewichtszunahme dient einem ähnlichen Zweck. Die vermehrte Bildung von Körperfett in diesem Stadium der Schwangerschaft gibt Ihnen die Energiereserven, die Sie benötigen, um Ihr Baby mit dem zu versorgen, was es braucht.

Beim Baby beginnt die Entstehung der Fettschicht zuerst im Nacken und am Brustbein und setzt sich entlang des Rumpfes und der Gliedmaßen fort. Fett ist außerdem wichtig für die Entwicklung der Nerven und des Gehirns, da jede Nervenfaser im Körper mit einer Schicht aus 80 Prozent Fett und 20 Prozent Eiweiß umgeben ist, dem sogenannten Myelin (S. 145), die sie gegenüber anderen Nerven isoliert und die Signalübertragung beschleunigt.

Deshalb ist es wichtig, dass Ihre Ernährung genügend gesunde Fettsäuren enthält. Etwas gesättigte Fette sind in Ordnung (S. 19), Fettsäuren aus Nüssen, Sprossen, Avocados, Oliven, Milchprodukten und fettarmem Fleisch sind jedoch gesünder. Nehmen Sie genügend essentielle Fettsäuren (S. 19) zu sich, indem Sie pro Woche zwei Portionen Fisch, wie Lachs oder Makrele, und ein paar Handvoll Nüsse essen.

# 18. Woche

Das Baby ist jetzt zum ersten Mal größer als die Plazenta und bis zur Geburt wird es noch um einiges wachsen. Es hat nun in etwa die Länge einer mittelgroßen Karotte.

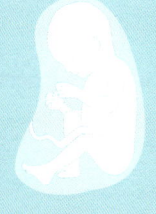

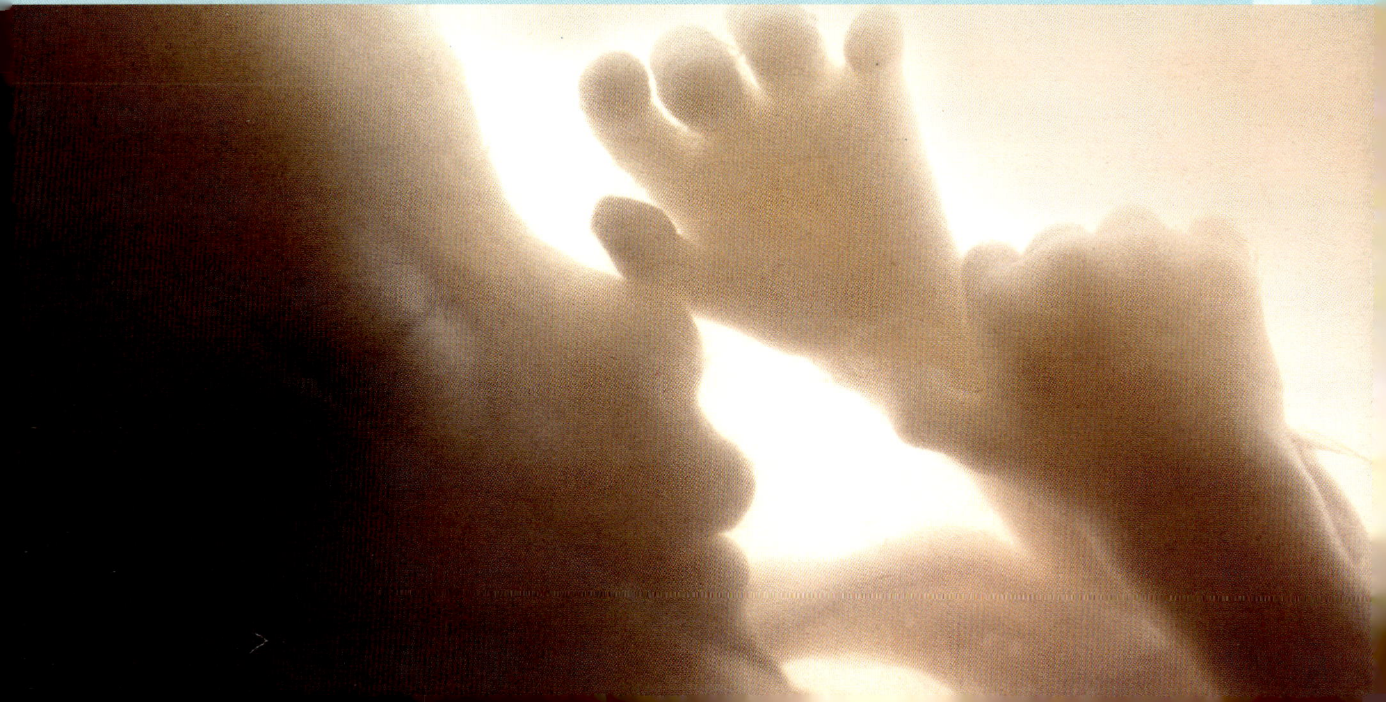

MEIN BABY

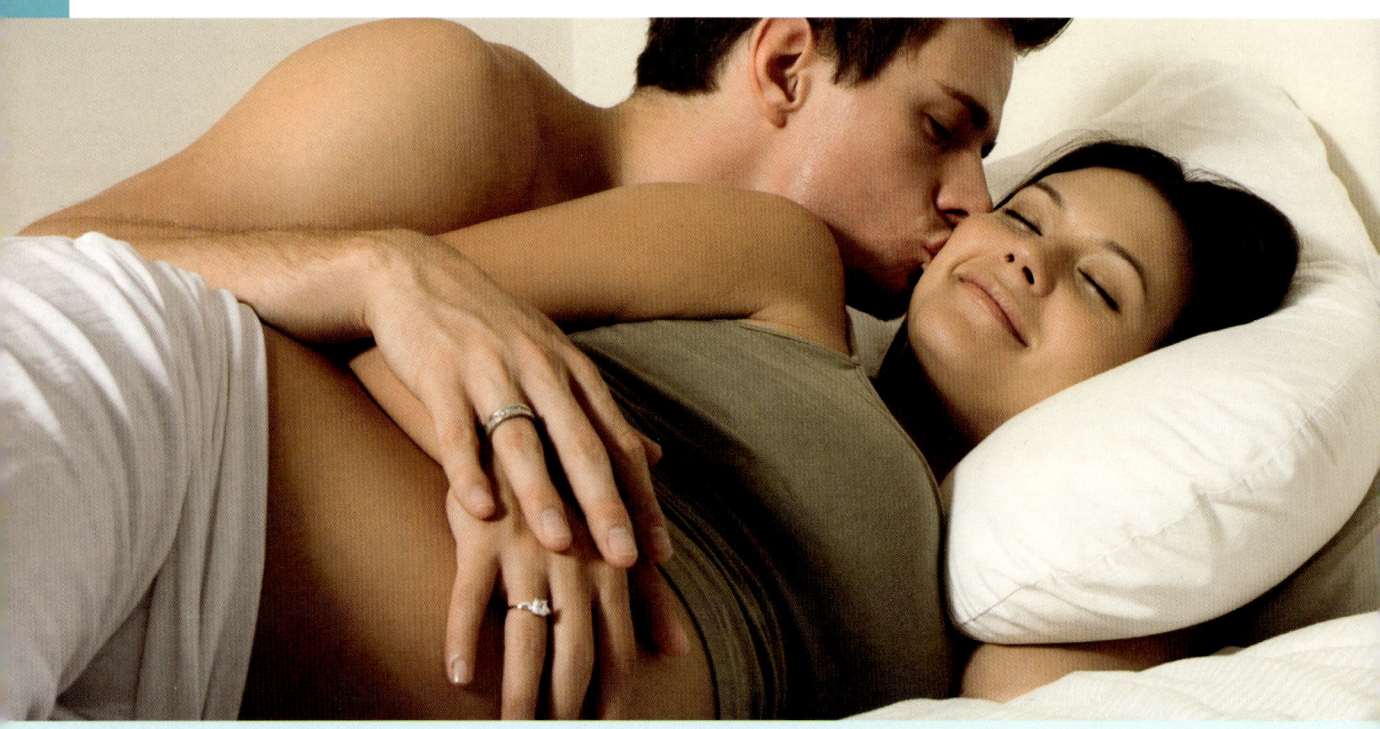

## Mehr Energie, stärkere Libido

Viele Frauen bemerken um die 19. Woche einen deutlichen Energieschub. Diesen können Sie nutzen, um schon einmal einige Mahlzeiten zuzubereiten und sie für die ersten Wochen nach der Geburt einzufrieren. Vielleicht wollen Sie auch ihr Fitnessprogramm erweitern und öfter Yoga machen oder schwimmen gehen.

Die vermehrte Ausschüttung von Östrogen und Progesteron sorgt nun dafür, dass Ihr sexuelles Verlangen mit ungewohnter Stärke wiederkehrt. Erhöhte vaginale Schleimbildung und verstärkte Durchblutung des Beckenbereichs sowie die größere Sensitivität der Brüste können Intimität zudem besonders angenehm machen.

Möglicherweise macht die Idee, während der Schwangerschaft mit Ihnen Sex zu haben, Ihren Partner etwas nervös. Versichern Sie Ihm, dass der Geschlechtsverkehr Ihrem Baby keinesfalls schaden kann. Manche Frauen erleben während ihrer ganzen Schwangerschaft jedoch überhaupt keine sexuelle Begierde und auch das ist völlig normal.

Vielleicht möchten Sie sich einfach nur nah sein und miteinander kuscheln.

Halten Sie jedoch Rücksprache mit Ihrem Arzt, falls Sie während vergangener Schwangerschaften späte Fehlgeburten hatten oder unter einem Symphysensyndrom (S. 339) oder einer Placenta praevia (S. 338) gelitten haben. In diesen Fällen kann es sein, dass Sex mit Penetration vermieden werden sollte. Seien Sie nicht überrascht, wenn Ihr Baby nach Ihrem Orgasmus sehr bewegungsfreudig ist. Dies ist eine Folge der erhöhten Durchblutung des Unterleibs und Ihres schnelleren Herzschlags.

MEIN KÖRPER

# 19. Woche

Ihr Bauch wird stetig größer und Ihr Körperschwerpunkt verschiebt sich. Es ist völlig normal, zu diesem Zeitpunkt um die 7 kg mehr zu wiegen als zu Beginn der Schwangerschaft.

# Aus Knospen werden Lungen

Um die 4. bis 5. Schwangerschaftswoche bilden sich in der Brust des Babys kleine Knospen, aus denen kurz danach Atemwege, die Bronchien, erwachsen. Am Ende der Bronchien entstehen zwei Säcke, aus denen sich schließlich die beiden Lungenflügel bilden. Bis zum ersten Atemzug des Babys nach der Geburt sind die Lungenbläschen mit Flüssigkeit gefüllt. Zwischen Lungenfell und -flügeln bildet sich später eine Flüssigkeit namens »Surfactant«, die dafür sorgt, dass die Lungenbläschen sich nicht berühren und zusammenkleben können, und so das Atmen ermöglicht (S. 171).

Ab der 19. Woche kann man auf dem Ultraschall sehen, wie das Baby immer wieder Fruchtwasser in seine entstehenden Lungen saugt.

Bis zur Geburt ist es für das Baby nicht nötig, aktiv zu atmen. Ungefähr bis zur 25. Woche bleiben seine Nasenlöcher verschlossen. Im Falle einer drohenden Frühgeburt (S. 283) erhalten Sie daher wahrscheinlich eine Kortison-Injektion (meist Betamethason oder Dexamethason), um die Lungenentwicklung derart zu beschleunigen, dass das Baby nach der Geburt selbstständig atmen kann. Studien deuten darauf hin, dass sich die Lunge bei weiblichen Babys schneller entwickelt als bei männlichen und dass Mädchen bei einer Frühgeburt deshalb weniger Atemschwierigkeiten haben.

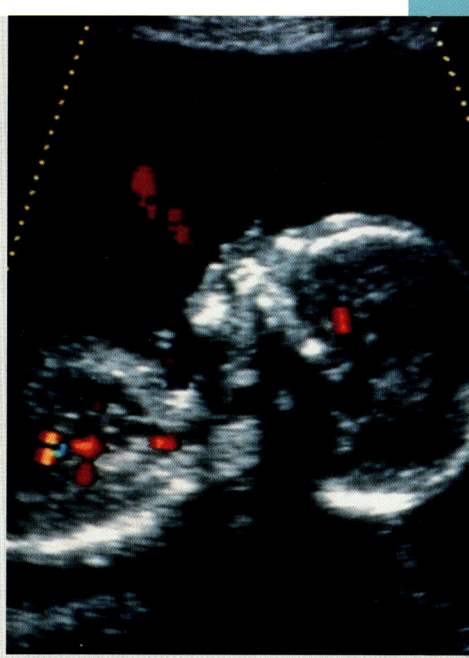

## Entstehung von Leber und Nieren

Die Entwicklung der Leber dauert über die ganze Schwangerschaft hinweg an. Da das Baby während der Schwangerschaft über die Plazenta mit Nährstoffen versorgt wird und Abbauprodukte wieder zu ihr zurückgeleitet werden, besteht kein Bedarf für dieses Organ, das das Blut filtert und darin enthaltene Stoffe abbaut. Stattdessen setzt die Leber des ungeborenen Babys Stammzellen ins Blut frei, die beispielsweise für die Entwicklung des Immunsystems verantwortlich sind. Ab der 9. Woche produziert die Leber des Babys eigene rote Blutkörperchen und ab der 22. Woche ist sie in den Stoffwechsel der roten Blutkörperchen eingebunden und verarbeitet das Bilirubin, das bei ihrem Abbau entsteht (S. 341). Die Leber ist zum Zeitpunkt der Geburt vollständig entwickelt, dennoch kann es sein, dass sie zu Beginn noch mit ihren Aufgaben überfordert ist, sodass es beim Baby zu Gelbsucht kommen kann (S. 341).

### ENTWICKLUNG DER NIEREN

Die Anlagen der Nieren sind schon früh in der Schwangerschaft vorhanden. Sie befinden sich ab dem zweiten Monat am richtigen Ort im Körper des Babys. Um die 14. Woche nehmen die Nieren ihre Funktion auf und produzieren von da an Urin, jedoch erledigt die Plazenta bis in die letzten Wochen der Schwangerschaft einen Großteil ihrer Arbeit. Bis zur Geburt gelangen die Stoffwechselprodukte des Babys über die Nabelschnur in den Blutkreislauf der Mutter und werden dort abgebaut. Sein Urin wird in die Fruchtblase freigesetzt und dort zu Fruchtwasser, welches eine wichtige Rolle in der Entwicklung der Lunge und des Darms des Babys spielt.

# 19. Woche

Im Gehirn Ihres Babys bilden sich die neuralen Vernetzungen, die für die Ausbildung des Gehörs sowie des Seh-, Tast-, Geruchs- und Geschmackssinns verantwortlich sind.

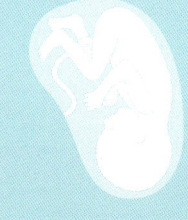

MEIN BABY

# Die zweite Ultraschall- untersuchung

Jetzt ist die Zeit für Ihren zweiten Ultraschallscan gekommen, der eine wunderbare Möglichkeit darstellt, die Fortschritte in der Entwicklung Ihres Babys mit eigenen Augen zu sehen. Zu diesem Zeitpunkt sieht das Baby schon aus wie ein vollständiger, kleiner Mensch, der da auf dem Bildschirm des Ultraschallgeräts lebhafte Wasserakrobatik vollführt.

Bei dieser Ultraschalluntersuchung geht es darum, mögliche Fehlbildungen des Babys zu erkennen und Position sowie Zustand der Plazenta und die Menge an Fruchtwasser zu überprüfen. Sie sollten sich vor Augen halten, dass es am besten ist, Probleme möglichst früh zu erkennen. Nur dann ist es möglich, sofort oder gleich nach der Geburt etwas dagegen zu unternehmen, um sowohl Sie als auch Ihr Baby zu schützen.

Vielleicht möchten Sie Ihren Partner oder einen Freund zu der Untersuchung mitbringen. Scheuen Sie sich nicht, Ihrem Arzt Fragen zu stellen. Außerdem sollten Sie sich im Vorfeld überlegen, ob Sie das Geschlecht Ihres Babys erfahren wollen. Falls nicht, warnt Ihr Arzt Sie an den Stellen, an denen Sie wegschauen müssen, damit Sie es nicht unfreiwillig zu sehen bekommen.

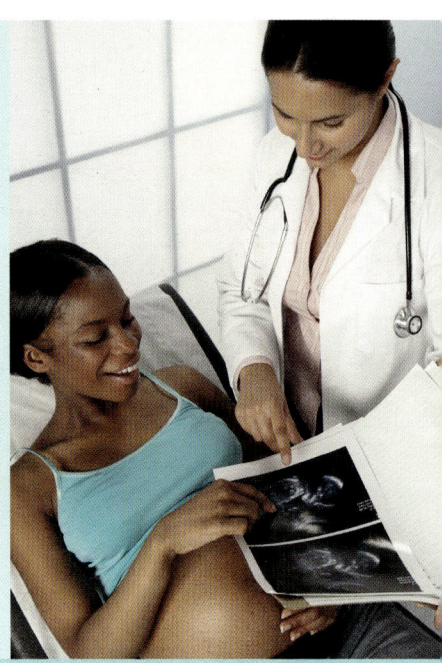

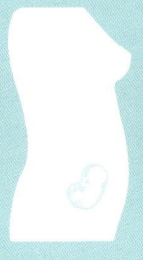

MEIN KÖRPER

# 20. Woche

Herzlichen Glückwunsch, Sie haben die Hälfte der Schwangerschaft hinter sich und man sieht sie Ihnen nun deutlich an. Sie werden bis zur Geburt pro Woche um 500 g zunehmen.

## Unser zweiter Ultraschall

In allen meiner drei Schwangerschaften war ich nach der Untersuchung sehr erleichtert. Es war so ein tolles Gefühl zu wissen, dass es gesund und munter ist. LJ

Mir war klar, dass kein Befund beim zweiten Ultraschall keine Garantie dafür war, dass nicht noch Probleme auftreten würden, trotzdem war ich froh zu wissen, dass es meinem Baby gut ging. CH

Mein Mann und ich hatten uns entschieden, niemandem, nicht einmal unseren Familien, vor dem zweiten Ultraschall von meiner Schwangerschaft zu erzählen. Zum Glück versteckte sich unser Baby bis dahin in einem kleinen Bäuchlein. Erst jetzt begannen wir, die Schwangerschaft so richtig zu genießen. NK

Auch wenn ich nach der Untersuchung erleichtert war, nagte immer noch ein kleiner Zweifel an mir, ob nicht irgendetwas übersehen worden war und ob mit meinem Baby bei der Geburt wirklich alles in Ordnung sein würde. TL

Der Arzt konnte bei meinem zweiten Ultraschall zuerst gar keine Aussage machen, da Herz und Gesicht meines Sohnes wegen einer ungünstigen Lage nicht sichtbar waren. Ich bekam dann einen zweiten Termin eine Woche später, um die Untersuchung abzuschließen. Ich vermutete, dass da ein Problem war, das der Arzt mir verschwieg. Ich zerbrach mir den Kopf über alle möglichen Szenarien. Doch meine Sorge war überflüssig, der zweite Scan war völlig in Ordnung. Ich denke, es ist wichtig, sich daran zu erinnern, dass bei jeder Untersuchung Probleme auftreten können. Doch die Wahrscheinlichkeit, dass alles in Ordnung ist, ist wesentlich höher. MG

# Organe reifen aus

Während des ersten Trimesters sind die Anlagen für die Organe des Babys entstanden. Das zweite Schwangerschaftsdrittel ist eine Zeit der Verfeinerung und des fortwährenden Wachstums, außerdem werden die Verbindungen zwischen Organen und Gehirn zunehmend ausgeprägter und verzweigter. Die Wachstumsrate des Babys sinkt jetzt etwas, sodass größere Ressourcen für die Entwicklung von Organen sowie Immun- und Verdauungssystem zur Verfügung stehen.

Ab der 20. Woche sind alle Organe des Babys vorhanden und einige davon tun sogar schon ihren Dienst. Die Nieren produzieren jetzt Urin, der ins Fruchtwasser freigesetzt wird. Die Entwicklung der Lungen schreitet fort (S. 149), auch wenn es noch einige Monate dauert, bis sie ganz ausgebildet sind.

Die Fortpflanzungsorgane und die Genitalien sind nun vollständig entwickelt und das Nervensystem fängt an zu funktionieren. Auch die Verdauung des Babys setzt einige Wochen nach Beginn des zweiten Trimesters ein, wodurch sich in seinem Darm Mekonium (der erste Stuhl eines Neugeborenen) ansammelt. Das Gehirn reift über die nächsten Wochen rapide und beginnt, die Steuerung von Körperfunktionen und die Verarbeitung von Reizen zu übernehmen. In der Folge macht auch die Entwicklung der Fähigkeiten zur Wahrnehmung von Berührung, Geruch, Geräuschen, Geschmack sowie des Sehens einen Sprung nach vorne. Das Baby kann damit auch schon Ihre Stimme und wahrscheinlich die Ihres Partners hören. Darüber hinaus machen sich Leber und Bauchspeicheldrüse daran, ihre Aufgaben zu erfüllen und lebenswichtige Stoffe zu produzieren.

Auch wenn trotzdem noch viele giftige Stoffe wie Nikotin, Drogen, Alkohol oder auch Viren die Plazenta überwinden und dem Baby schaden können, sind seine Organe in ihrem jetzigen Entwicklungsstadium gegenüber solchen Einflüssen nicht mehr so verwundbar wie zuvor, was für viele werdende Mütter eine große Erleichterung ist.

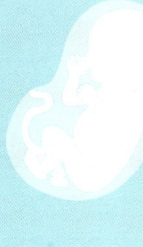

# 20. Woche

Langsam wird das Baby in der Gebärmutter sehr aktiv und beginnt, seine Umgebung zu entdecken. Manche seiner Bewegungen sind von außen sichtbar. Es schläft jedoch noch viel.

MEIN BABY

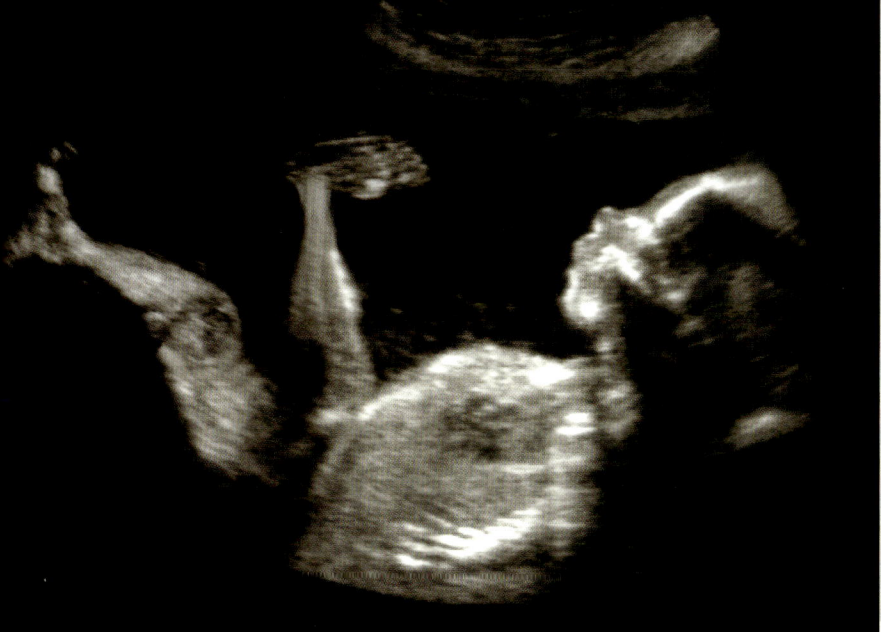

## Langsamer wachsen

Das Baby misst jetzt vom Scheitel bis zum Steiß etwa 16,5 cm und da es nun anfängt, seine Gliedmaßen auszustrecken, wird es zum ersten Mal möglich, seine Größe vom Scheitel bis zur Sohle festzustellen. Im Moment würde das Baby gut in Ihre Handfläche passen und wiegt etwa 300 g. Von jetzt an verlangsamt sich sein erstaunliches Wachstum etwas, um Ressourcen für die Entwicklung von Organen, insbesondere der Haut, und Körperfunktionen, wie dem Immun- und Verdauungssystem, bereitzustellen.

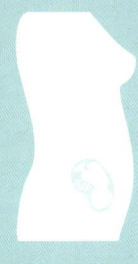

MEIN KÖRPER

# 21. Woche

Möglicherweise stellen Sie fest, dass Ihr größer werdender Bauch Sie nun öfter aus dem Gleichgewicht bringt. Gehen Sie die Dinge langsam an, da Sie schneller außer Atem geraten.

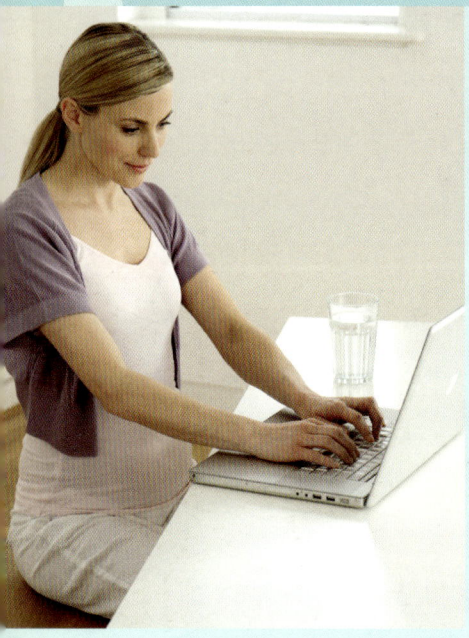

## Vergesslichkeit

Sind Sie vergesslicher, als sonst? Schweifen Sie mitten in einem Satz ab und können sich nicht mehr erinnern, was Sie sagen wollten? Eine solche Geistesabwesenheit tritt in den letzten sechs Monaten der Schwangerschaft in der Tat sehr häufig auf. Spätestens drei Monate nach der Geburt ist aber alles wiederhergestellt.

Das oft als »Schwangerschaftsdemenz« bezeichnete Phänomen wird möglicherweise durch einen erhöhten Spiegel des Hormons Progesteron hervorgerufen, der auch für die während der Schwangerschaft häufig auftretenden Kopfschmerzen, Stimmungsschwankungen und Erschöpfungszustände mitverant-

wortlich ist. Darüber hinaus vermutet man, dass die rechte Gehirnhälfte zunehmend dominanter wird, da diese den Geburtsvorgang steuert. Auch die veränderte Lebenssituation, Sorgen und Ängste, Schlafmangel sowie eine erhöhte Neigung zum Grübeln tragen ihren Teil dazu bei.

Daher sind genug Schlaf und eine ausgewogene, gesunde Ernährung das beste Mittel. Sanfte, regelmäßige Bewegung verbessert zudem die Durchblutung in jedem Teil des Körpers, auch des Gehirns, und mindert so Gefühle von Erschöpfung. Ferner sollten Sie genug Wasser trinken, da Flüssigkeitsmangel das Gleichgewicht der Elektrolyte stören kann.

## Schwangerschaft und Vergesslichkeit

**Ich war definitiv vergesslicher.** Ich vergaß Dinge, an die ich sonst auf jeden Fall gedacht hätte. Zum Beispiel habe ich vergessen, mich um eine Vertretung zu kümmern, als ich meinen Yoga-Kurs nicht mehr unterrichten konnte. Also standen meine Schüler eines Tages einfach vor verschlossener Tür. TL

**Ich verlegte Dinge** und vergaß Telefonnummern und andere Kleinigkeiten. Wenn man dann erst einmal ein Baby hat, ist man mit so vielen Dingen auf einmal beschäftigt, dass das Gedächtnis gar keine Zeit hat, sich zu erholen. MG

**Während der Schwangerschaft** hatte ich keine Probleme mit dem Gedächtnis, danach allerdings hatte ich den Eindruck, mein Gehirn hätte sich in Brei verwandelt. Einmal war ich mit meinem Baby einkaufen und als ich es danach ins Auto lud, ließ ich den leeren Kinderwagen stehen und merkte es erst zu Hause! CH

**Ich arbeitete Vollzeit** als Assistenzärztin im Krankenaus und soweit ich weiß, schaffte ich das während meiner Schwangerschaft immer noch. Es ist eben bei jeder Frau anders. LJ

**Mein Gedächtnis war** während der Schwangerschaft zweifellos schlechter. Ich fand, dass es eine große Hilfe war, Listen zu machen, was ich zu erledigen hatte, und wen ich anrufen musste, zumindest dann, wenn ich die Liste nicht irgendwo vergaß. Die Angewohnheit mit den Listen behielt ich nach der Geburt bei und finde sie immer noch hilfreich. NK

**Bei der Arbeit** lief alles gut, aber daheim wurde ich ziemlich zerstreut. Listen helfen wirklich sehr und auch nach der Geburt, wenn man Kind und Arbeit unter einen Hut bringen muss. VB

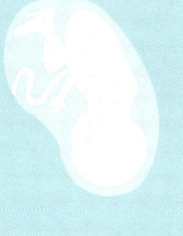

# 21. Woche

Das Baby ist jetzt ein vollständiges menschliches Wesen. Seine Bewegungen sind stärker zu spüren und es hat vielleicht Phasen, in denen es sehr aktiv ist. Es hat bereits Schluckauf.

## Die Haut wird dicker

Die Haut des Babys ist das größte Organ seines Körpers. Ihre Entwicklung beginnt schon sehr früh, sodass sie mit der Zeit immer dicker und komplexer wird. Um die 5. Woche besteht die Haut aus nur einer Schicht, welche später die Epidermis (die oberste Hautschicht) bildet. Ungefähr in der 8. Woche ist diese Schicht gut entwickelt und winzige Haarfollikel sind dabei, sich in ihrem Inneren zu bilden.

Zwischen der 17. und 20. Woche werden Wimpern, Augenbrauen, Fingernägel und die Haarwurzeln auf der Kopfhaut des Babys sichtbar. Die Haut ist zu diesem Zeitpunkt noch sehr durchsichtig und tiefrot und auch die Adern darunter sind erkennbar. Das Fehlen einer Fettschicht lässt das Baby noch magerer aussehen.

Die Schweiß- und Talgdrüsen entwickeln sich zwischen der 20. und 24. Woche. Die obere Hautschicht wird undurchsichtiger und dicker, da die Epidermis drei Unterschichten ausbildet. Ab der 31. bis 33. Woche ist die Haut dann schon dick und stark genug, um dem Körper effektiven Schutz zu bieten.

In der Gebärmutter ist das Baby mit einer weißlichen, wachsartigen Substanz bedeckt, die eine Schutzwirkung erfüllt und als »Käseschmiere« (S. 155) bekannt ist. Sie bleibt bis nach der Geburt erhalten. Um die 21. Woche entsteht ein Flaum aus feinen, weichen Haaren, der das Baby bedeckt, das Lanugo, nach dem lateinischen Wort für Wolle. Das Lanugo hat eine isolierende Wirkung und hilft dem Baby, seine Körpertemperatur zu regulieren. Außerdem bietet sie der Käseschmiere Halt, welche ein Durchweichen der Haut des Babys verhindert. Die meisten Babys verlieren diese Behaarung in der Woche vor der Geburt, manche kommen jedoch damit auf die Welt. Dann fällt sie in den Tagen nach der Geburt aus und das kaum sichtbare Vellushaar kommt zum Vorschein. Im letzten Schwangerschaftsmonat wird unter der Haut Fett eingelagert, was das Baby rundlicher und weicher aussehen lässt.

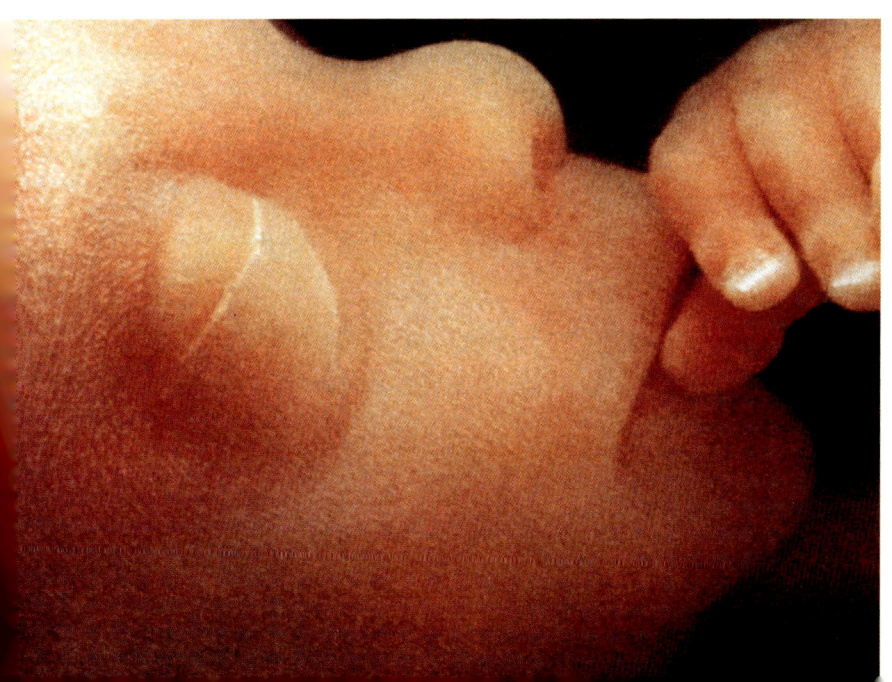

»Die Haut des Babys ist sehr durchsichtig, dunkelrot und von Adern durchzogen.«

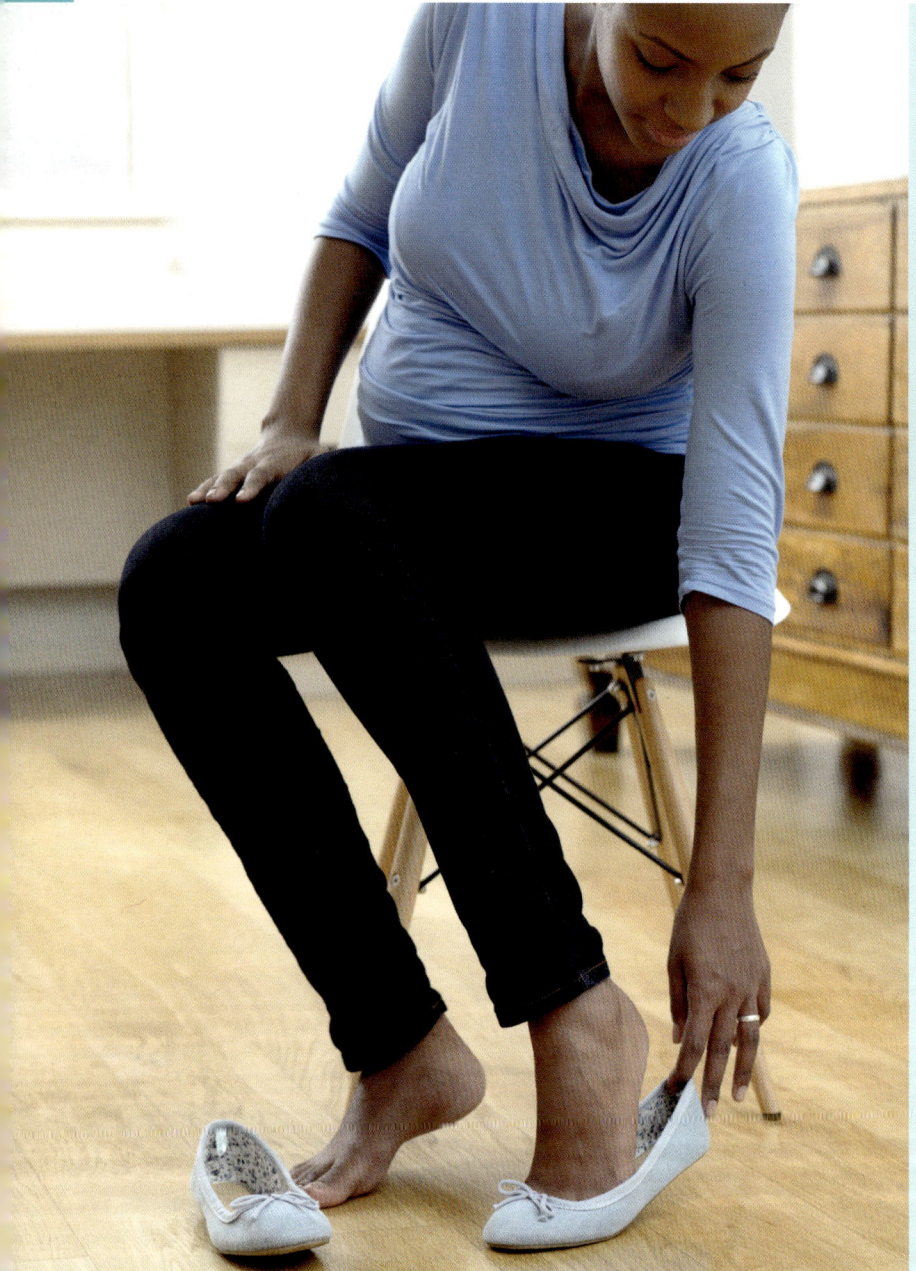

## Der Schwerpunkt verschiebt sich

Mit fortschreitender Schwangerschaft verlagert sich durch das zunehmende Gewicht des Babys Ihr Schwerpunkt immer weiter nach vorne. Um dies auszugleichen, schieben die meisten Frauen ihr Becken vor, sodass sich der untere Teil der Wirbelsäule stärker krümmen muss – manchmal um mehr als 28 Grad. Darunter leiden auch Haltung und Balance.

Auch wenn Mutter Natur (oder vielleicht auch die Evolution) dafür gesorgt hat, dass wir als Schwangere nicht irgendwann vornüber kippen, sollten wir uns langsamer bewegen und schnelle Richtungsänderungen vermeiden. Vorsicht auch bei unebenem Boden!

Yoga wirkt sich positiv auf Haltung und Balance aus, sodass Sie sich dem veränderten Schwerpunkt besser anpassen können. Eine gute Haltung ist enorm wichtig, weil sie nicht nur den Druck auf die Wirbelsäule und andere Gelenke verringert, sondern weil das Hormon Relaxin (S. 120) Sie im Ringen um eine aufrechte Haltung zu den seltsamsten Posen verleiten könnte!

Am besten tragen Sie nur flache Schuhe, denn sie fördern eine gute Haltung und verhindern Unfälle. Je größer der Bauch, desto wichtiger wird es, dass Sie sich beim Anziehen der Schuhe hinsetzen.

MEIN KÖRPER

# 22. Woche

Spätestens jetzt wird sich Ihr Nabel etwas nach außen wölben. Ihr Schwerpunkt verändert sich. Sie merken das daran, dass Sie im Stehen Ihr Gewicht auf die Fersen verlagern.

# Das Baby schluckt

Am Anfang des zweiten Trimesters beginnt das Ungeborene Fruchtwasser zu trinken. Es passiert seine Nieren und wird als Urin wieder ausgeschieden. Auf diese Weise »recycelt« der Fötus alle paar Stunden sein Fruchtwasser. Das Trinken von Fruchtwasser unterstützt die Entwicklung des fötalen Verdauungssystems und bereitet es auf seine Funktion vor.

Bereits in der 11. Woche beginnt der Dünndarm zu kontrahieren und sich zu entspannen und dadurch Substanzen vorwärts zu befördern. Babys sind sogar schon in der Lage, Zucker an den Körper abzugeben. In der 21. oder 22. Woche

kann das Verdauungssystem Wasser aus dem verschluckten Fruchtwasser absorbieren und alle Stoffe, die es nicht braucht, zum Dickdarm weiterleiten. Letztere werden Mekonium oder »Kindspech« genannt. Es handelt sich dabei um eine schwarzgrüne, klebrige Masse, die das Baby nach der Geburt ausscheidet, manchmal jedoch auch während der Geburt oder sogar schon davor (S. 183).

Fruchtwasser ist normalerweise klar, manchmal enthält es etwas weiße Käseschmiere. Wenn es verfärbt ist, hat der Fötus das Mekonium schon ausgeschieden. Falls etwas davon in seine Lunge gelangt ist, muss das Baby nach der Geburt wegen der Infektionsgefahr möglicherweise mit Antibiotika behandelt oder maschinell beatmet werden.

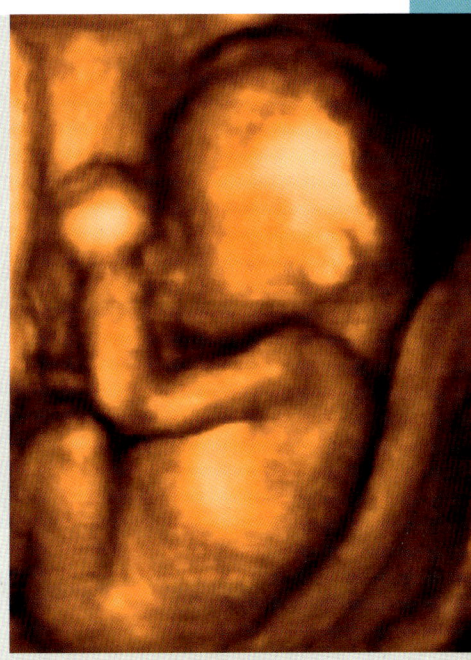

## Warum das Baby mit Käseschmiere bedeckt ist

Um die 19. Woche beginnen die Talgdrüsen des Fötus eine weiße, wachsartige Substanz, die sogenannte Vernix oder »Käseschmiere« zu produzieren. Sie besteht hauptsächlich aus Sebum (eine ölige Substanz) und wird von den Talgdrüsen des Babys gebildet. Sie bedeckt die gesamte Haut des Babys, um diese vor dem Aufweichen im Fruchtwasser zu schützen. Außerdem fördert sie die Bildung der verschiedenen Hautschichten. Die Vernix hält das Baby warm, bis seine Fettschicht dick genug ist, und hilft ihm, bei der Geburt leichter durch den

Geburtskanal zu gleiten. Man nimmt auch an, dass sie eine Art natürliche Schutzbarriere gegen Infektionen bildet und die Besiedlung der Haut mit gesunden Mikroorganismen, der Hautflora, fördert.

Die meisten Babys kommen mit Käseschmiere bedeckt zur Welt, vor allem, wenn sie schon kurz vor dem offiziellen Geburtstermin, also zwischen der 37. und 40. Woche geboren werden. Früher wurde sie sofort abgewaschen, doch inzwischen weiß man, dass es dem Neugeborenen gut tut, wenn die Vernix einziehen kann.

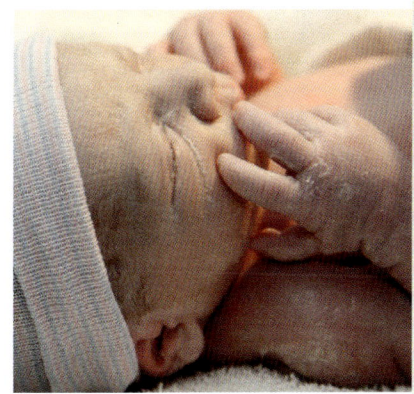

# 22. Woche

Das Baby hat noch Platz, um seine Arme und Beine auszustrecken. Die Nervenenden in seinen Fingern werden empfindlicher. Es kann nun sein Gesicht berühren und am Daumen lutschen.

MEIN BABY

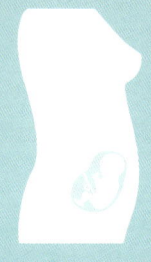

# 23. Woche

Sie werden feststellen, dass das verstärkte Haarwachstum nicht auf den Kopf beschränkt ist. Es kann auch an ungewöhnlichen Stellen, etwa im Gesicht, am Rücken oder am Hals sprießen.

## Stetige Gewichts- zunahme

Viele Frauen sind verständlicherweise von der plötzlichen Gewichtszunahme, die im zweiten Trimester typisch ist, alarmiert. Aber das Baby wächst nun sehr stark und der Bauch muss sich ihm anpassen. Die meisten Frauen legen in den ersten zwölf Wochen nur etwa 1,8 kg zu, in den nächsten drei Monaten etwa 500 g pro Woche (etwa 5,5 bis 6,4 kg insgesamt) und in den letzten 12 Wochen weitere 4,6 kg. Diese Zahlen können von Frau zu Frau variieren. Allerdings sollte sich die Gewichtszunahme auf das Gewicht beziehungsweise den BMI beziehen, den Sie vor der Schwangerschaft hatten. Das bedeutet, wenn Sie übergewichtig sind, sollten Sie etwa nur 6 kg zunehmen, bei Normalgewicht etwa 12 und bei Untergewicht etwa 18 kg.

Gesunde Ernährung und regelmäßige Bewegung sorgen für eine planmäßige Gewichtszunahme. Dreimal wöchentlich eine halbe Stunde leichter Sport (etwa Schwimmen, Walking oder Yoga) beschleunigt den Stoffwechsel, erhöht die Kalorienverbrennung und macht den Körper fit für die Geburt. Studien zeigen, dass Frauen, die regelmäßig Sport treiben, gesündere Babys mit kräftigerem fetalem Herzschlag zur Welt bringen und dass die Zeit, in der sie in den Wehen liegen, um bis zu 30 Prozent verkürzt wird.

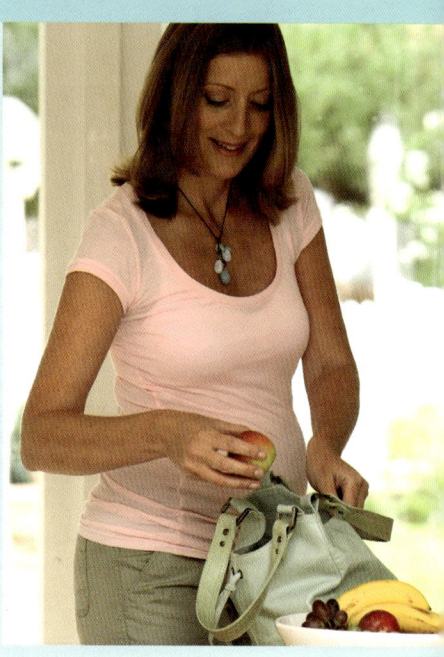

## Schwangerschaftsgelüste

Im ersten Trimester hatte ich wahnsinnig Appetit auf Kohlenhydrate. Danach normalisierte sich mein Verlangen und ich konnte wieder gesund essen. Ich versuchte mich an ein Programm zu halten, das die Einschränkung von Weizen und Zucker vorschrieb. In meiner ersten Schwangerschaft ging das prima, aber in meiner zweiten klappte es nicht so gut, weil ich ständig die Essensreste meines Erstgeborenen vor der Nase hatte. TL

Ich hatte keine speziellen Gelüste, entwickelte dafür aber Aversionen – und einen wahrhaft gesunden Appetit! Am frühen Nachmittag hatte ich immer Hun-

ger und daher aß ich zwischen Mittag- und Abendessen ein Sandwich. So fühlte ich mich weniger müde und mir war auch nicht so schlecht. MG

Ich war verrückt nach Milch, Bananenmilchshakes und Mandarinen. Das ist zwar nicht so ungesund, aber sicher ein Hinweis auf irgendetwas! NK

Ich liebte Sandwiches mit Käse und Preiselbeersauce über alles. CH

Seltsamerweise hatte ich ein übermäßiges Verlangen nach Karotten. Ich setzte mir daher ein Limit von

einem Pfund Karotten pro Tag. Meine Kinder wurden aber weder orange noch mit außergewöhnlich guter Nachtsicht geboren! FF

Ich hatte zunächst kaum Appetit und musste mich zum Essen zwingen. Nach 19 Wochen anhaltender Morgenübelkeit gab es jedoch ein paar Dinge, die ich gern mochte, ganz besonders Bagel mit geschmolzenem Cheddarkäse. LJ

In meiner ersten Schwangerschaft aß ich zum Schluss den ganzen Tag Eis! Heute weiß ich, dass das ein häufiges Schwangerschaftsverlangen ist. VB

# 23. Woche

Die Haut des Babys wird undurchsichtiger, ist aber noch immer rot und runzlig. Sie wird schneller gebildet als die neuen Fettschichten, deshalb sitzt sie noch etwas locker.

## Aktivitätsmuster

Vielleicht spüren Sie die Tritte Ihres Babys nun zum ersten Mal. Sie werden rhythmischer und langsamer, je weniger Platz ihm im Bauch zur Verfügung steht. Der Fötus tritt nun kräftig zu, denn er bewegt und trainiert seine Muskeln. Das Gehirn ist so weit vernetzt, dass die Bewegungen nicht mehr zufällig, sondern gezielt ausgeführt werden können.

Manche werdenden Mütter sorgen sich, dass ihre Babys »zu aktiv« sind, vielleicht in Anlehnung an den Mythos, dass sich aus einem aktiven Fötus ein hyperaktives Kind entwickelt. Dafür gibt es jedoch keinerlei Beweise, ebenso wenig lässt sich das Geschlecht des Kindes an dessen Bewegungen im Mutterleib erkennen. Und ein ruhiges Ungeborenes wird ganz sicher auch nicht zwangsläufig zu einem braven Kind! Jedes Baby hat sein eigenes Aktivitätsmuster und solange das konstant bleibt, gibt es keinen Grund zur Sorge.

Ihr Baby entwickelt nun eine Art Schlaf- und Wachrhythmus (S. 163). Möglicherweise ist es aktiv, wenn Sie schlafen möchten, und schläft ein, wenn Sie tagsüber aktiv sind. Bald werden Sie Ihr Baby zu Aktivitäten anregen können, indem Sie auf Ihren Bauch klopfen oder etwas Kaltes trinken (S. 177). Andere Personen werden Ihr Baby jedoch erst etwa ab der 28. bis 32. Woche von außen spüren können.

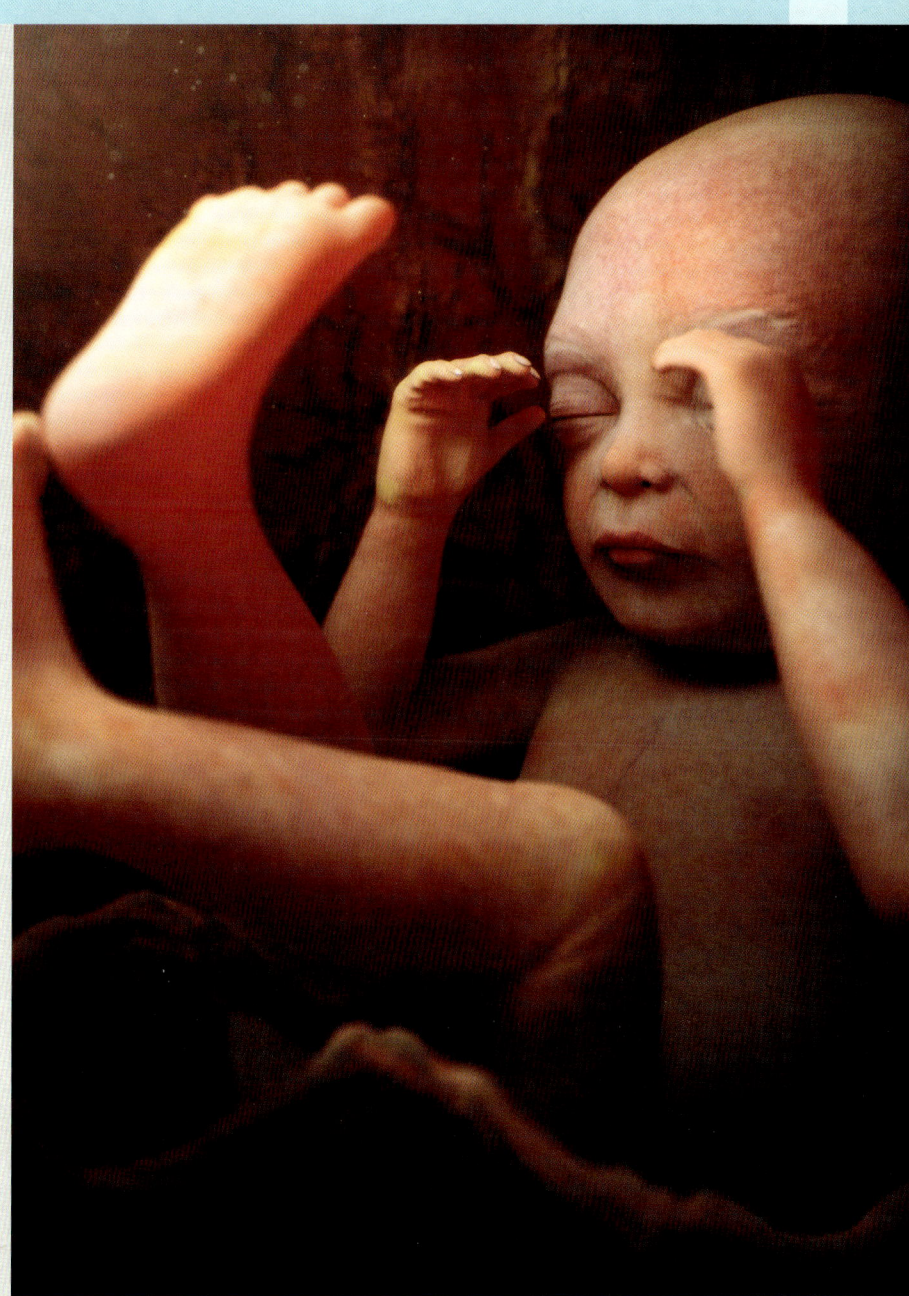

# Kindsbewegungen

In der 24. Woche fühlt sich das Baby in Ihrem Uterus pudelwohl und es gibt kaum noch Zweifel daran, dass das Stoßen und Stupsen in Ihrem Bauch von ihm kommt. Es hat inzwischen Fettpolster angelegt und wächst immer weiter, sodass der Platz für seine akrobatischen Kunststücke bald eng werden wird. Seine Tritte werden härter und Sie werden vielleicht sogar spüren, wie es sich dreht und rollt. Man kann nun auch sehen, wie sich Ihr Bauch leicht bewegt, wenn Ihr Baby »umherturnt«.

Wenn Sie vorher noch nie schwanger waren, kann es sein, dass Sie Ihr Baby erst jetzt zum ersten Mal spüren, weil die kräftige Uterusmuskulatur sich zu dehnen beginnt und dadurch dünner wird. Doch wie fühlen sich Kindsbewegungen an? Die Beschreibungen reichen von »hüpfendem Popcorn« über »kitzeln«, »flattern« bis hin zu »blubbernden Blasen«.

Machen Sie sich keine Sorgen, wenn Sie Ihr Baby bisher nicht gespürt haben, obwohl manche Frauen davon schon in der 16. Woche berichten. Wann Sie Ihr Baby spüren, hängt von Ihrem Gewicht, der Lage des Babys und der Position der Plazenta ab, aber auch davon, wie schnell Ihr Baby wächst. Um sich bemerkbar zu machen, muss es so groß sein, dass es von innen gegen etwas treten kann.

Wenn sich Ihr Baby bewegt, spüren Sie es nicht an den Uteruswänden, denn diese haben keine Sinnesrezeptoren. Wenn das Baby tritt, stößt der Uterus gegen die Bauchwand oder gegen Organe (etwa die Blase) und das löst die Empfindung einer Kindsbewegung aus.

Keine Angst, wenn Ihr Baby nicht sehr aktiv erscheint. Nach den ersten Tritten erwarten Sie vielleicht, dass Sie es regelmäßig spüren. Doch das ist erst ab der 26. oder 28. Woche der Fall.

Wenn Sie Ihr Baby überhaupt nicht spüren, sprechen Sie darüber mit Ihrem Arzt oder der Hebamme. Ist der Herzschlag kräftig und sind auch alle anderen Vitalzeichen stabil, ist mit großer Wahrscheinlichkeit alles in Ordnung.

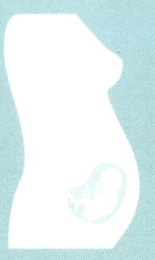

**MEIN KÖRPER**

# 24. Woche

Ihr Partner sollte nun spüren können, wie sich das Baby in Ihrem Inneren bewegt. Vielleicht kann man auch schon sehen, wie sich Ihr Bauch dabei verformt.

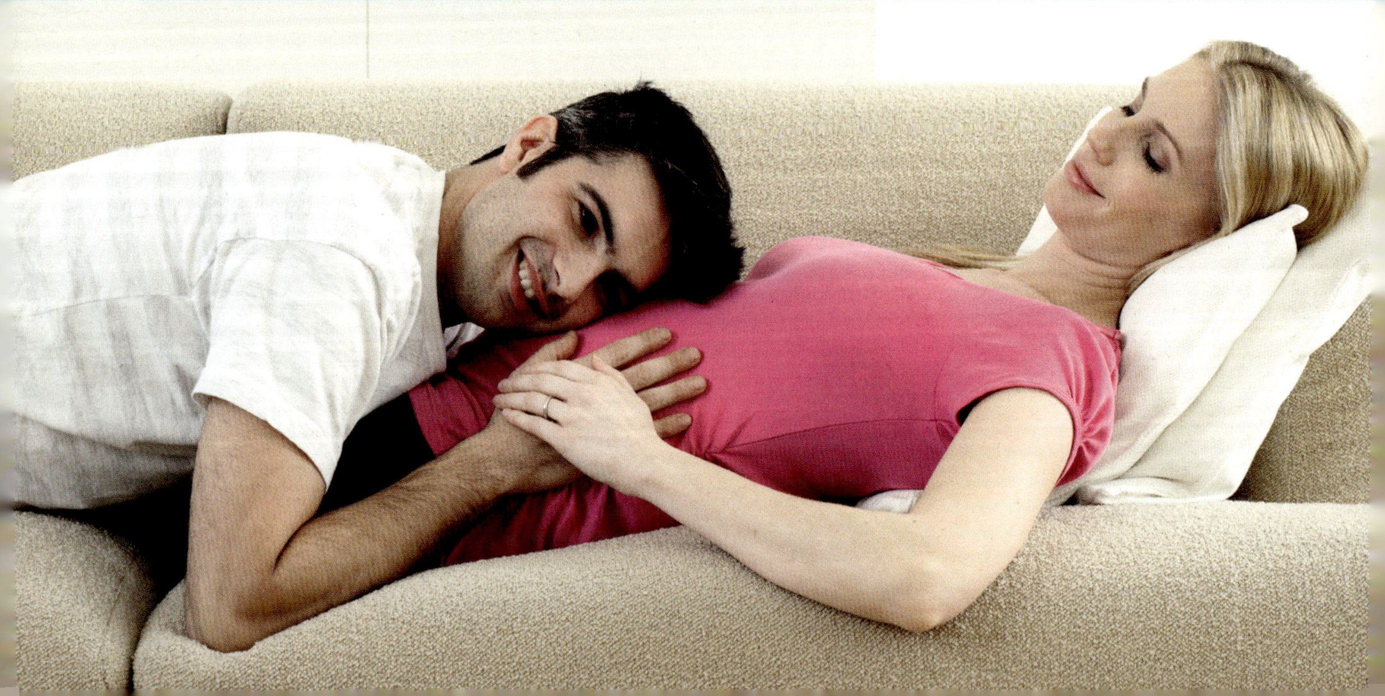

## Überlebensfähig

Kaum zu glauben, aber bereits jetzt, etwa nach der Hälfte der Schwangerschaft, wäre Ihr Baby außerhalb des Mutterleibs lebensfähig. Würde es dagegen in der 23. Woche geboren, stünden seine Chancen zu überleben und sich später gut zu entwickeln, sehr viel schlechter. Die 24. Woche gilt allgemein als der früheste Zeitpunkt, zu dem ein Baby geboren werden und außerhalb des Mutterleibs überleben kann. Seine unteren Atemwege sind allerdings noch nicht voll entwickelt, es bildet keinen Schutzfilm, der nötig ist, um auch die kleinsten Luftwege offen zu halten und den Übertritt des Sauerstoffs ins Blut zu ermöglichen. Doch wenn der

Arzt die Geburt so lange hinauszögern kann, dass es gelingt, die Lungenreifung mit Hilfe von Kortisoninjektionen zu beschleunigen (S. 283), hat das Baby eine Überlebenschance von 10 bis 70 Prozent.

Die Lebensfähigkeit des Babys hängt von seinem Geburtsgewicht ab. 500 g gelten dabei als Schwellenwert. Je weiter er überschritten wird, desto besser. Man darf nicht vergessen, dass es wirklich noch sehr früh für eine Entbindung ist. Das Baby wird vermutlich lange Zeit auf der Frühgeborenenstation versorgt werden müssen. Trotzdem ist es beruhigend zu wissen, dass es überleben könnte, wenn jetzt etwas schiefgehen würde. Mit jedem Tag, den es länger in Ihrem Bauch verbringt, steigt seine Überlebenschance

um etwa drei Prozent. Bis zur 30. Woche ist allerdings das Risiko für eine geistige oder körperliche Behinderung stark erhöht. Nach der 26. Woche springen die Überlebenschancen auf 80 bis 90 Prozent, da nun die Lungen viel reifer sind und die Gefahr für andere Komplikationen nicht mehr so hoch ist.

Außer dem Geburtsgewicht gibt es noch einige andere Faktoren für die Überlebensfähigkeit des Babys. Platzt zum Beispiel die Fruchtblase vor der 24. Woche, sind seine Chancen geringer, als wenn sie intakt bleibt. Auch Bluthochdruck und Diabetes können für das Baby während der Geburt zusätzlichen Stress erzeugen und somit das Risiko für Komplikationen erhöhen.

# 24. Woche

Das Gesicht des Babys ist fast fertig. Augen und Ohren liegen an den endgültigen Positionen. Sein Haar beginnt zu wachsen, doch es ist weiß, weil sich noch keine Pigmente gebildet haben.

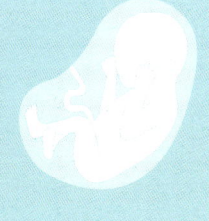

MEIN BABY

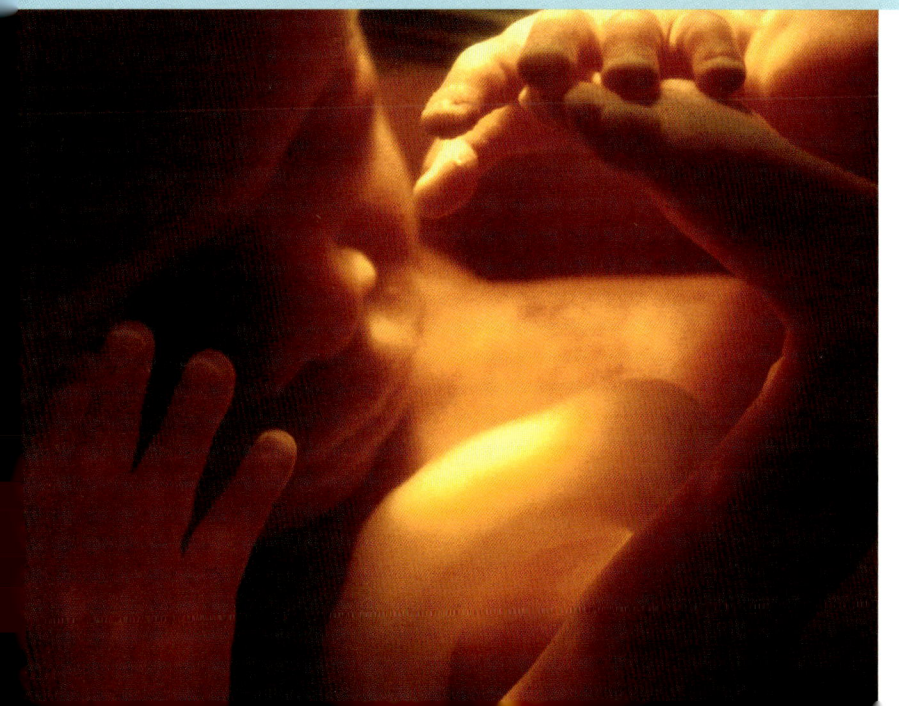

»Die Lebensfähigkeit hängt vom Geburtsgewicht ab. 500 g gelten als Schwellenwert.«

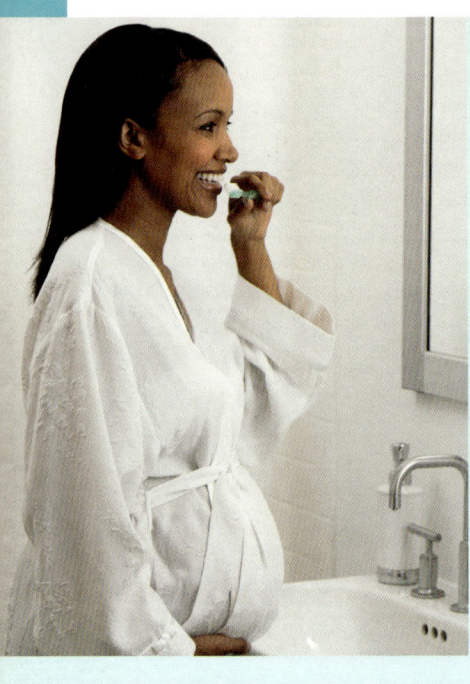

# Zahnfleisch- und Zahnhygiene

Beim Zähneputzen stellen Sie vielleicht fest, dass Ihr Zahnfleisch druckempfindlich ist und blutet. Die Schwangerschaftshormone verursachen eine Schwellung des Zahnfleisches, die zu Entzündungen führt, und sie machen die Mundhöhle anfälliger für Bakterien und Plaque. Ein altes Sprichwort lautet: »Jedes Kind kostet einen Zahn.« Dank verbesserter Zahnpflege und -hygiene muss dies heute jedoch nicht mehr zutreffen.

Bürsten Sie mit einer nicht allzu harten Zahnbürste nicht nur die Zähne, sondern auch das Zahnfleisch. Benutzen Sie mindestens zweimal täglich Zahnseide, aber gehen Sie vorsichtig damit um, sonst entzündet sich das Zahnfleisch noch stärker. Eine Mundspülung mit Fluor verhindert Zahnsteinbildung und bekämpft Bakterien.

Blutet das Zahnfleisch sehr häufig, sollten Sie den Zahnarzt aufsuchen und Ihre tägliche Vitamin-C-Zufuhr erhöhen (S. 17), das die Heilung des Zahnfleisches unterstützt.

Vernachlässigen Sie Ihre Zähne nicht, denn die relativ harmlose Zahnfleischentzündung kann sich zu einer ernsteren Parodontitis entwickeln und dadurch erhöht sich das Risiko, verfrüht ein untergewichtiges Baby zur Welt zu bringen oder sogar an Präeklampsie zu erkranken (S. 338).

## Warum eine Kräftigung des Beckenbodens so wichtig ist

Die Beckenbodenmuskeln halten Blase, Uterus und Gedärme an Ort und Stelle. In der Schwangerschaft kann der Beckenboden durch das Gewicht des Uterus stark gedehnt werden, sodass die Blase nach unten sinkt. Dazu kommt noch, dass die Bänder zwischen den Muskeln von dem Schwangerschaftshormon Relaxin (S. 120) gelockert werden. Das Resultat kann zeitweilige Inkontinenz sein (S. 339). Wenn Sie beim Niesen, Husten, Lachen, Hüpfen oder Rennen unwillkürlich Urin verlieren (seien es auch nur wenige Tropfen), ist es höchste Zeit, dass Sie Ihren Beckenboden trainieren. Dreimal täglich fünf Minuten Beckenbodentraining reichen völlig aus, um die Kontrolle über die Blase wiederzuerlangen. Außerdem wird sich vermutlich die zweite Geburtsphase, in der Sie das Baby herauspressen, verkürzen.

Regelmäßiges Beckenbodentraining (auch Kegelübungen genannt) senkt das Risiko eines Dammrisses (der Bereich zwischen Vagina und Anus) bei der Geburt und fördert die Heilung durch eine verbesserte Durchblutung des Beckenbereichs. Zum Durchführen der Kegelübungen müssen Sie zunächst Ihre Beckenbodenmuskeln lokalisieren. Es handelt sich dabei um die Muskeln, mit denen Sie den Urinstrahl anhalten können. Spannen Sie die Muskeln an, zählen Sie bis fünf und lassen Sie langsam wieder locker. Wiederholen Sie diese Übung mehrmals täglich. Sie können wirklich überall üben: beim Essen, im Liegen oder im Aufzug.

Sie schützen den Beckenbereich und kräftigen noch Ihre Beckenbodenmuskeln, wenn Sie diese beim Niesen, Husten, Heben oder Springen fest anspannen.

# 25. Woche

Der Uterus hat nun in etwa die Größe eines Fußballs. Seine Oberseite liegt im Bereich zwischen Bauchnabel und Brustbein. Dies kann zu Atemlosigkeit und Verdauungsbeschwerden führen.

# Die Entwicklung des Nervensystems

Das Nervensystem Ihres Babys besteht aus einem Netzwerk spezialisierter Zellen, sogenannter Neuronen, die seine Handlungen koordinieren und Signale zwischen verschiedenen Körperteilen übermitteln.

Es gibt zwei Hauptsysteme, einmal das Zentrale Nervensystem (ZNS), zu dem Gehirn, Rückenmark und die Netzhaut der Augen (Retina) gehören, und zum anderen das Periphere Nervensystem (PNS). Dieses besteht aus sensorischen Neuronen und aus kleinen Neuronenhaufen, sogenannten Ganglien, die eine Verbindung zwischen den beiden Nervensystemen und anderen Nerven herstellen.

Die Grundlage für das Nervensystem Ihres Babys ist das Neuralrohr (S. 119), das sich etwa in der 3. Schwangerschaftswoche zu bilden beginnt. Ein bis zwei Wochen später besitzt der Fötus bereits ein rudimentäres Gehirn und Nervensystem. Ab der 24. Woche sind Gehirnströme messbar.

Um die 12. Woche erleben Nervensystem und Gehirn des Babys eine rasante Entwicklung. Unter anderem beginnen sich die beiden Gehirnhälften miteinander zu verbinden und sensomotorische Fasern entstehen, die jede Bewegung kontrollieren. Aus diesem Grund kann der Fötus mit seinen Gliedmaßen immer komplexere Bewegungen ausführen. Ab der 16. Woche überziehen sich die Nerven mit Myelin (S. 145), einer isolierenden Schutzschicht, die zugleich die Reizleitung beschleunigt. Kurz darauf reifen die sensorischen Nerven. Sie kontrollieren Empfindungen und erscheinen zuerst an den Händen, danach im Mund des Fötus. In der 24. Woche ähneln die Muster der Gehirnströme, gemessen mit einem Elektroenzephalogramm (EEG), denen eines Neugeborenen. Auch die Gehirnzellen, die für bewusstes Denken zuständig sind, beginnen zu reifen. Man nimmt deshalb an, dass dadurch ein primitives Gedächtnis entsteht. Das Baby reagiert nun auf Geräusche sowie auf Ihre Bewegungen. Sein Gehirn ist zwischen der 22. und 24. Woche ausgereift, das Zentrale Nervensystem erst in der 36. Woche.

## Bewusstsein und Gedächtnis

Wir wissen, dass Föten im Mutterleib sehen, hören, empfinden, schmecken und – auf sehr primitiver Stufe – lernen. Studien zeigten, dass Babys etwa ab der 24. Woche bewusst auf Reize reagieren und auch Gefühle erleben.

Ab dem zweiten Trimester erkennt das Baby Licht und ab dem vierten Monat beginnt es, grundlegende Reflexe und Gesichtsausdrücke zu entwickeln. Im fünften oder sechsten Monat ist es genauso berührungsempfindlich wie ein Neugeborenes, und etwa ab der Hälfte des zweiten Trimesters kann es hören.

Klinische Studien mit Frühgeborenen und Föten im Mutterleib ergaben, dass die Nervenkreisläufe genauso weit entwickelt sind wie die eines Neugeborenen und dass das Gehirn reif genug ist für die Ausbildung eines Bewusstseins.

Ab der 30. Woche beginnen Föten intensiv zu träumen. Tatsächlich werden ihre Traumphasen nie wieder so lang sein wie vor der Geburt. Das ist deshalb interessant, weil Träumen definitiv eine kognitive Aktivität ist, eine Kreativübung des Geistes, und weil es spontan und persönlich ist. Noch erstaunlicher ist die Tatsache, dass der Erwerb der Sprache schon im Mutterleib beginnt, wenn der Fötus seine Mutter sprechen hört. Studien mit einem akustischen Spektrographen, mit dem die ersten Schreie von Babys aufgenommen und analysiert wurden, zeigen, dass ein Baby schon im Alter von 25 Wochen Sprachrhythmen und -muster besitzt, die genau denen seiner Mutter entsprechen.

Bereits im Mutterleib sind Babys in der Lage, auf vertraute Stimmen zu hören und auf Lieder, Reime und Sprachmuster zu reagieren.

# 25. Woche

Das Baby greift nach seinen Füßen und zupft an der Nabelschnur. Vielleicht hat es sogar schon eine »Lieblingshand«, ein früher Hinweis auf spätere Rechts- oder Linkshändigkeit.

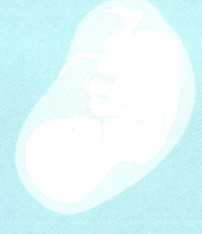

MEIN BABY

## Rückenschmerzen

Eine der häufigsten Beschwerden in der Schwangerschaft sind Rückenschmerzen. Das Baby wird immer größer und Ihr Uterus dehnt sich auf das tausendfache seines normalen Volumens aus. Die Bänder im gesamten Unterleib werden gedehnt und in ihrer Ausrichtung verschoben. Ihr Schwerpunkt verändert sich und Sie müssen Ihre Haltung den neuen Bedingungen anpassen, was wiederum mehr Arbeit für die Rückenmuskulatur bedeutet.

Auch die Schwangerschaftshormone können Rückenschmerzen begünstigen. Relaxin (S. 120) lockert die Bänder zwischen den Gelenken, um diese flexibler für die Geburt zu machen. Doch diese neue (Über-)Beweglichkeit sorgt häufig für Beschwerden im unteren Rücken. Für Schmerzen im Beckenbereich ist häufig das Schambein verantwortlich. Das sogenannte Symphysensyndrom (S. 339) tritt auf, wenn die Fuge zwischen den beiden Schambeinknochen zu breit wird und es dadurch zu Entzündungen kommt. In diesem Fall ist eine spezielle Behandlung erforderlich. Deshalb sollten Sie bei Schmerzen im Beckenbereich Arzt oder Hebamme aufsuchen.

Auch eine gute Haltung (Kinn hoch, Schultern zurück und Gesäßmuskeln anspannen) und richtiges Bücken (immer in die Knie gehen, nie die Wirbelsäule beugen) können Rückenschmerzen vorbeugen.

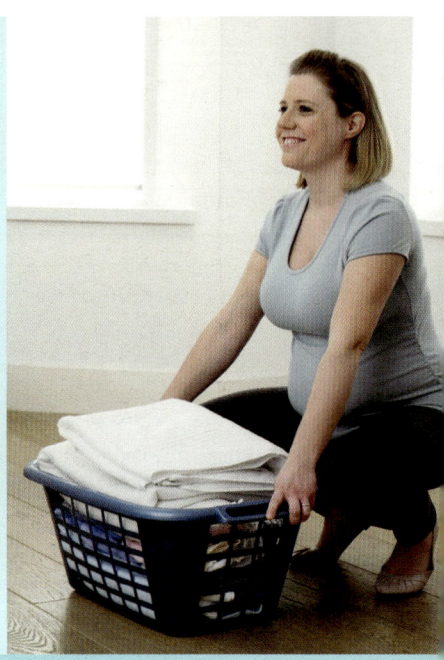

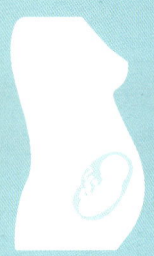

# 26. Woche

Vielleicht leiden Sie manchmal unter Schmerzen im Rücken oder im Bereich der Bänder rund um den Uterus. Es können auch Kopfschmerzen und Beinkrämpfe auftreten.

## Das hilft gegen Rückenschmerzen

Rückenschmerzen in der Schwangerschaft müssen nicht sein. Probieren Sie folgende Tipps aus:

• Treten leichte Beschwerden im Rückenbereich auf, machen Sie auf allen vieren einen »Katzenbuckel«, indem Sie den Rücken abwechselnd nach oben und unten durchdrücken.

• Stellen Sie sich in einigem Abstand mit dem Gesicht zur Wand. Lehnen Sie sich nach vorne und stützen Sie sich mit Ihren Händen in Schulterhöhe an der Wand ab. Schieben Sie nun die Hüften nach hinten, bis Ihr Gewicht auf den Fersen ruht.

• Prüfen Sie, ob Ihr Arbeitsplatz noch Ihren veränderten Ansprüchen gerecht wird. Vielleicht brauchen Sie einen neuen Stuhl oder der Schreibtisch muss in der Höhe verstellt werden. Heben Sie unter keinen Umständen schwere Lasten. Bei starken Rückenschmerzen kann Ihr Arzt Ihnen Krankengymnastik verschreiben. Manche Frauen schwören auf TENS-Geräte, die auch während der Wehen eingesetzt werden können (S. 253).

• Achten Sie darauf, dass Ihre Matratze die Wirbelsäule optimal stützt, und schlafen Sie immer mit leicht angezogenen Knien auf der Seite.

• Legen Sie sich zum Schlafen ein Kissen zwischen die Knie. Rückenschwimmen und Akupunktur können ebenfalls Rückenschmerzen lindern.

• Stress und schlechter Schlaf können zu Verspannungen führen. Schlafen Sie, wann immer möglich, auch tagsüber und probieren Sie verschiedene Entspannungstechniken aus (S. 56–57).

• Achten Sie auch im Sitzen auf Ihre Haltung. Schieben Sie notfalls ein Kissen oder ein zusammengerolltes Handtuch in den Hohlraum zwischen dem unteren Rücken und der Stuhllehne.

# Regelmäßiger Schlafzyklus

In diesem Stadium der Schwangerschaft beginnt das Baby einen Schlaf-wach-Rhythmus zu entwickeln. Er kann so regelmäßig sein, dass Sie genau wissen, wann Ihr Baby sich das nächste Mal bewegen wird. Die meisten Föten schlafen 20 Minuten und sind danach 20 Minuten wach. Man weiß nicht, warum sich fast immer genau dieser Rhythmus entwickelt. Vielleicht wird das Baby von Ihrem Rhythmus beeinflusst oder es entwickelt seine eigene innere Uhr. Eindeutig erkennbar sind Zeiten der Ruhe mit Schlaf- und REM-Phasen (schnelle Augenbewegungen im Schlaf), Zeiten, in denen der Fötus wach und aktiv ist (ohne Augenbewegungen), und Zeiten großer Aktivität mit Augenbewegungen. Ihr Baby verbringt weniger als zehn Prozent der Zeit im echten Wachzustand, doch das heißt nicht, dass es sich dazwischen nicht bewegt oder tritt.

## NACHTAKTIV

Viele Babys sind nachts aktiver als tagsüber. Das liegt daran, dass sie bei Tag von den Aktivitäten Ihrer Mütter in den Schlaf geschaukelt werden. Sie werden erst wach und aktiv, wenn Ihre Mütter nachts still im Bett liegen.

Wenn das Baby Ihren Schlaf stört, können Sie versuchen, es mit einem warmen Bad oder leiser, sanfter Musik zu beruhigen.

Doch egal, ob das Baby nun wach ist oder schläft, es bewegt sich pro Stunde um die 50-mal. Es streckt und beugt seinen Körper, bewegt Kopf und Gliedmaßen. Forscher beobachteten auch sehr ungewöhnliches Verhalten: Föten, die im Uterus »umherspazieren«, indem sie sich immer wieder mit den Füßen abstoßen. Diesen Zeiten großer Aktivität folgen Ruheperioden mit unterschiedlich tiefen Schlafphasen sowie einer Art Traumzustand. Wenn Sie merken, dass Ihr Baby aufwacht und sich bewegt, sprechen Sie mit ihm. Viele Studien deuten darauf hin, dass es Sie hört und sich von Ihrer Stimme beruhigen lässt.

# 26. Woche

Die Nerven im Ohr des Fötus sind komplett ausgebildet und es ist nun geräuschempfindlicher. Kann sein, dass es bei Lärm erschrickt und einschläft, wenn es beruhigende Musik hört.

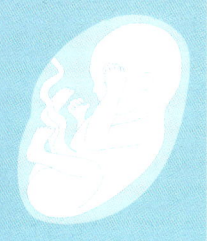

MEIN BABY

## So entstehen die Zähne des Babys

Etwa in der 6. Woche hat der Fötus schon Zahnknospen an der Stelle, wo später der Mund sein wird. Ihre Ernährung und die darin enthaltenen Nährstoffe spielen eine große Rolle bei der Entwicklung seiner Zähne. Achten Sie darauf, ausreichend Kalzium und Phosphor zu sich zu nehmen. Durch das Blut werden alle Nährstoffe an Ihr Baby weitergegeben. Etwa ab der 15. Woche beginnen sich die Zähne des Fötus zu »mineralisieren«, das heißt, sie werden hart und der Zahnschmelz entsteht. Allerdings dauert es bis zu neun Monate nach der Geburt, ehe der Zahnschmelz vollständig entwickelt ist. Die ersten Milchzähne, die hart werden, sind die vorderen Schneidezähne, die letzten die hinteren Backenzähne. Die endgültigen »zweiten« Zähne beginnen sich ab dem sechsten oder siebten Monat zu entwickeln. Zum Zeitpunkt der Geburt ist also sowohl die Entwicklung der Milchzähne als auch die der zweiten Zähne in vollem Gange.

Bei der Geburt sind alle 20 Milchzähne im Kiefer angelegt und werden im Lauf der folgenden Jahre durchbrechen. Den Anfang macht meist ein unterer Schneidezahn im Alter zwischen vier und neun Monaten. Eines von 2000 Babys wird übrigens schon mit einem sichtbaren Milchzahn geboren.

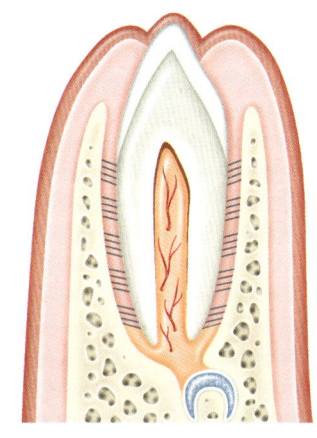

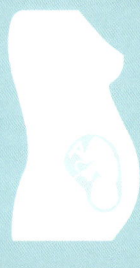

# 27. Woche

Das Hormon Progesteron macht die Venen flexibler, deshalb kann es zu Krampfadern kommen. In den meisten Fällen bilden sie sich jedoch nach der Geburt von selbst zurück.

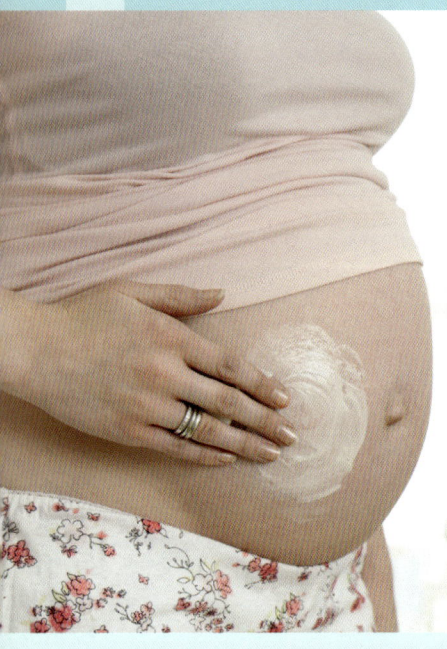

## Dehnungsstreifen

Die sogenannten Schwangerschaftsstreifen entstehen, wenn die Haut bis zum Limit gedehnt wird und es in der Unterhaut zu kleinen Rissen kommt. Diese erscheinen zunächst als rote Striemen, doch mit der Zeit werden sie immer heller und verblassen schließlich zu silbrigen Linien. Bei etwa 75 bis 90 Prozent aller schwangeren Frauen kommt es zu solchen Dehnungsstreifen an Bauch, Brüsten, Oberschenkeln und/oder Gesäß. Sie können schon früh in der Schwangerschaft auftreten, sobald Sie anfangen, an Gewicht zuzulegen, doch meistens entstehen sie erst im zweiten oder dritten Trimester, wenn die Haut die größte Dehnung erfährt.

Manche Frauen sind geradezu prädestiniert für Dehnungsstreifen. Bei Frauen mit dunklerer Haut treten sie seltener auf. Eine sehr schnelle und starke Gewichtszunahme begünstigt die Entstehung, deshalb sollten Sie unbedingt auf Ihre Ernährung und auf viel Bewegung achten, damit die Haut Zeit hat sich anzupassen. Es gibt kein wissenschaftlich erprobtes Mittel zur Verhinderung von Dehnungsstreifen. Einschlägige Cremes und Öle halten die Haut geschmeidig.

In den meisten Fällen verblassen Dehnungsstreifen etwa sechs Monate nach der Geburt. Falls nicht, kann der Arzt Cremes zur Nachbehandlung verschreiben oder Sie können sich einer Laserbehandlung unterziehen.

## So haben wir unsere Schwangerschaftsstreifen behandelt

Ich hatte nur drei Dehnungsstreifen und zwar mitten auf dem Bauch. Meine Mutter bekam keine, obwohl sie sieben Kinder hatte. Im Prinzip kann man nur versuchen, nicht zu schnell an Gewicht zuzulegen und die Haut so geschmeidig wie möglich zu halten. FF

Ich bekam überhaupt keine Dehnungsstreifen. Ich massierte Bauch, Hüften und Brüste täglich mit Ölen aus dem Ayurveda und aus der Aromatherapie. Man sollte die Ölmassage unbedingt von Anfang bis Ende der Schwangerschaft durchhalten, denn Dehnungsstreifen können jederzeit auftreten. TL

Abgesehen von ein paar kleinen Streifen am Bauch, die von selbst wieder verschwanden, hatte ich keine Dehnungsstreifen. LJ

Eine Kollegin schenkte mir eine sehr teure, wohlriechende Lotion, die ich täglich auftragen sollte, um Dehnungsstreifen zu verhindern. Daraufhin gewöhnte ich mir an, jeden Abend warm zu baden und danach meinen ganzen Körper mit der Lotion einzureiben. Leider bekam ich trotzdem Dehnungsstreifen. Heute sind sie aber lieb gewordene Erinnerungen an die schönen Zeiten meiner Schwangerschaften. MG

Ich bekam in keiner meiner Schwangerschaften Dehnungsstreifen. Das muss wohl an den guten Genen liegen. CH

Zum Glück bekam ich überhaupt keine Dehnungsstreifen. Vielleicht half es, dass ich so viel Wasser trank und meinen Bauch täglich mit Feuchtigkeitscreme einrieb. NK

Da ich in meiner ersten Schwangerschaft keine Dehnungsstreifen bekam, war ich in der zweiten mit dem Auftragen von Hautöl nachlässig und habe nun ein paar kleine Streifen auf dem Bauch. VB

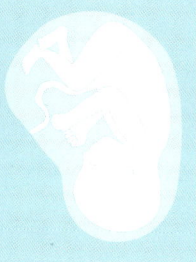

# 27. Woche

Ihr Baby ist nun vom Scheitel bis zur Sohle zwischen 36 und 37 cm lang und wiegt fast 900 g. Käme es jetzt auf die Welt, hätte es sehr große Überlebenschancen (etwa 85 Prozent).

## Licht sehen

Zwischen der 26. und 30. Woche öffnen sich die Augen des Fötus. Sie waren bis jetzt geschlossen, damit sie keinen Schaden nehmen und sich in Ruhe entwickeln konnten. Allerdings wird der empfindliche Augapfel auch bei geöffneten Lidern noch immer von einer dünnen Membran geschützt, die erst im letzten Schwangerschaftsmonat verschwindet. Die Augen Ihres Babys sind nun fast vollständig entwickelt und es kann sehen.

Es ist noch zu früh für Ihr Baby, um koordiniert auf Licht zu reagieren. Sehr starkem Licht wird es sich jedoch zuwenden und bei lauten Geräuschen kneift es manchmal erschrocken die Augen zu. Studien ergaben, dass sich bereits in diesem Stadium der Schwangerschaft der Herzschlag des Ungeborenen erhöht, wenn es helles Licht sieht. Wenn Sie Ihren Bauch mit einer hellen Lampe bescheinen, wird Ihr Baby darauf vermutlich mit einem Tritt oder einer plötzlichen Bewegung reagieren. Führen Sie diesen Versuch jedoch nicht zu oft aus, vor allem nicht gegen Ende der Schwangerschaft, denn das Licht kann die Netzhaut des Babys schädigen.

Das Sehvermögen entwickelt sich als letzte Sinneswahrnehmung. Ihr Baby kann zwar Licht sehen und Formen erkennen, aber seine volle Sehkraft erhält es erst im Alter von etwa zwei Jahren. In der 27. Woche beginnt sich die Iris des Fötus schon leicht zu färben, doch dieser Vorgang ist erst in ein oder zwei Monaten abgeschlossen. Alle Babys werden mit blauen Augen geboren. Ihre wirkliche Augenfarbe entwickelt sich erst ein paar Monate nach der Geburt.

Das Baby öffnet und schließt seine Augen jetzt regelmäßig, allerdings hat das nichts mit schlafen oder wach sein zu tun. Erst in der 32. oder 33. Schwangerschaftswoche beginnt es beim Schlafen die Augen zu schließen und sie im Wachzustand offen zu halten. Es »verfolgt« dann sogar seine eigenen Bewegungen oder ein Licht außerhalb des Mutterleibs. Es dauert nun nicht mehr lange und Sie werden sich endlich gegenseitig in die Augen sehen können.

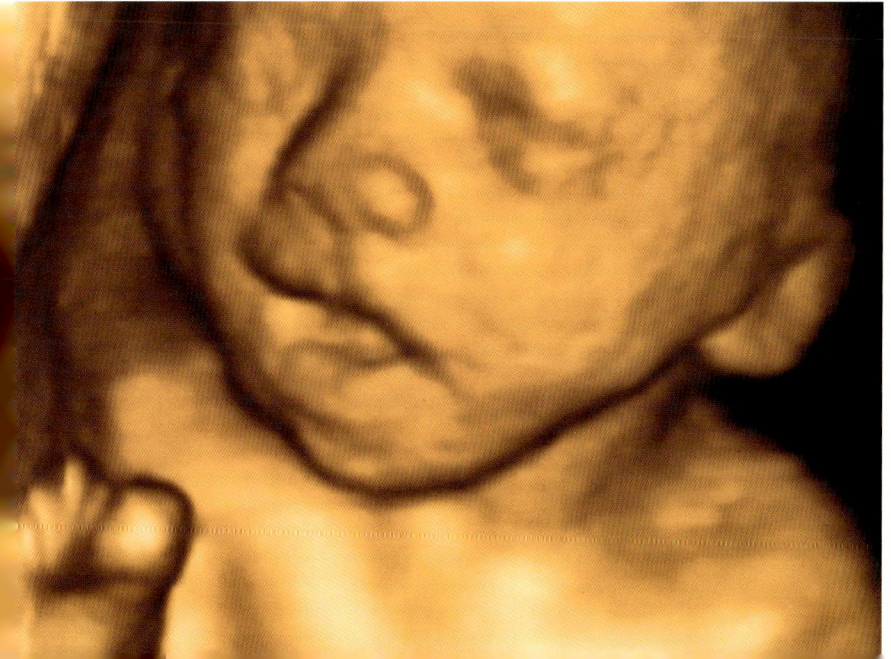

»Die Augen Ihres Babys sind nun fast vollständig entwickelt und es kann sehen.«

# Das dritte Trimester

Im dritten Schwangerschaftsdrittel wächst das Baby enorm und Sie werden sich allmählich immer schwerfälliger fühlen. Der Countdown für die Geburt und Ihre bevorstehende Mutterschaft hat begonnen.

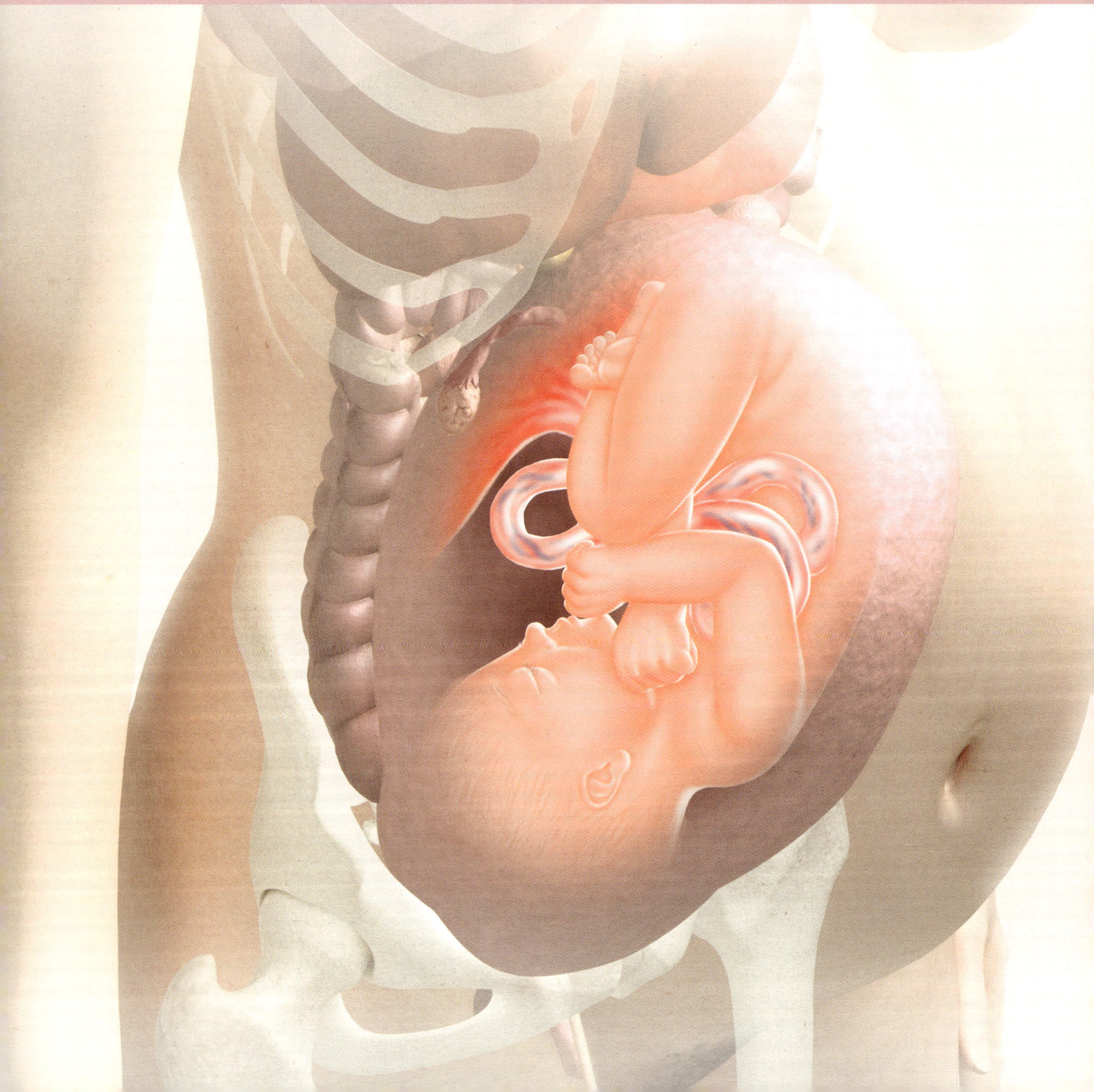

# »Genießen Sie die letzten Wochen der Schwangerschaft und freuen Sie sich auf die Ankunft Ihres Babys.«

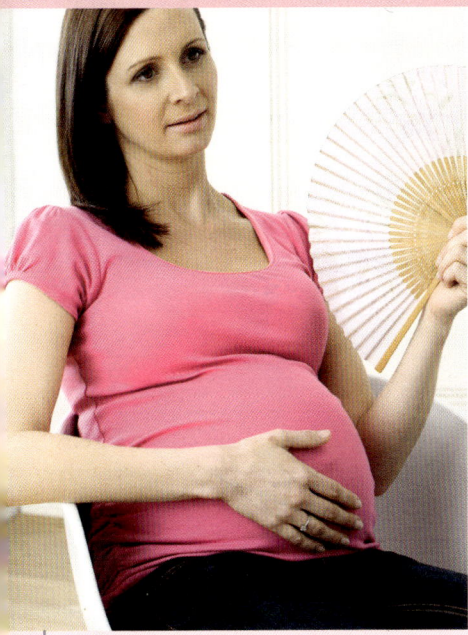

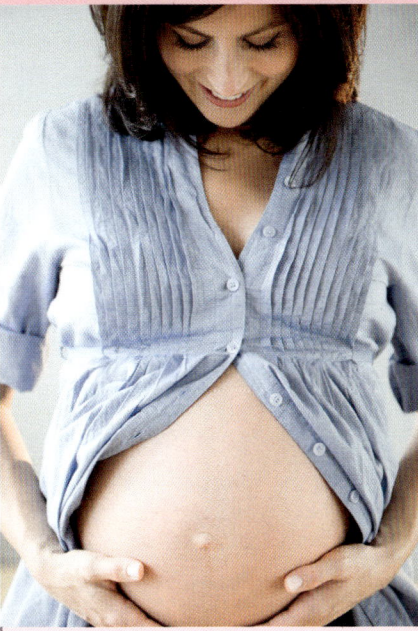

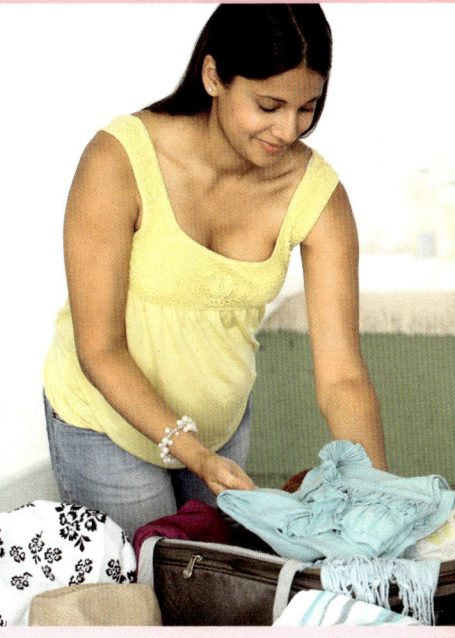

**ZEIT ZUM ENTSPANNEN**
Zur Vorbereitung auf die Geburt und die Zeit danach gehört auch sich auszuruhen. Gehen Sie alles etwas ruhiger an.

**DER BAUCH WÄCHST**
Falls Sie jetzt schon denken, Ihr Bauch kann unmöglich noch größer werden: Das Baby erlebt nun einen weiteren Wachstumsschub.

**VORBEREITUNGEN TREFFEN**
Im Lauf des letzten Trimesters sollten Sie alles für die Geburt und das Leben mit dem Baby vorbereiten.

**DAS BABY MACHT SICH BEREIT**
Im letzten Trimester nimmt das Baby in der Regel seine Geburtsposition ein und rutscht tiefer ins Becken. Es hat nun kaum noch Platz, um sich zu bewegen.

Im letzten Drittel der Schwangerschaft wächst die Aufregung und die Ungeduld. Sie machen sich vielleicht Sorgen wegen der Geburt, Ihr dicker Bauch geht Ihnen auf die Nerven und Sie wünschen sich, die Zeit würde schneller vergehen. Neue Beschwerden können auftreten, weil das Baby immer mehr Druck auf alle möglichen Körperteile ausübt.

Die Entwicklung des Babys ist größtenteils abgeschlossen, seine Organe und Sinne benötigen nur noch etwas Feinabstimmung. Es ist eifrig dabei, sich auf das Leben vorzubereiten, indem es an Gewicht zulegt, das Atmen übt, seine Muskeln kräftigt und den Geräuschen der Außenwelt zuhört. Sprechen Sie mit ihm, singen Sie ihm vor und streicheln Sie es durch Ihren Bauch. Es wird auf vertraute Handlungen und Geräusche reagieren.

Die meisten Frauen fühlen sich im letzten Drittel müde, deshalb sollten Sie auch tagsüber immer wieder ruhen. Sie werden nun nicht mehr so viel zunehmen, dafür aber etwas kurzatmig werden, weil das Zwerchfell vom Uterus nach oben gedrückt wird.

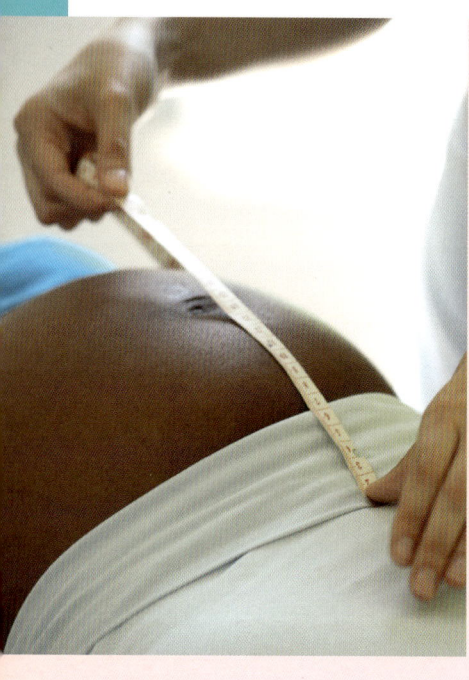

# Das Wachstum des Babys

Im letzten Schwangerschaftsdrittel nehmen Sie nicht mehr so stark an Gewicht zu, doch das Baby wächst trotzdem weiter. Arzt oder Hebamme werden regelmäßig Ihren Bauch abmessen, um das Wachstum des Fötus zu kontrollieren (siehe Kasten unten). Die meisten Frauen nehmen jetzt noch etwa 4 kg zu. Es ist völlig normal, wenn Sie sich nun »wie ein Elefant« fühlen: Das Baby wächst, Ihr Uterus dehnt sich immer weiter aus und Ihr Körper legt Fettreserven für die Geburt und die Stillzeit an. Denken Sie immer daran, dass die Gewichtszunahme nicht völlig aus Fett besteht, sondern auch andere Ursachen hat. Am Ende der Schwangerschaft wird das Baby im Durchschnitt 3,5 kg wiegen. Dazu kommen noch die Plazenta, die erhöhte Blutmenge, das Fruchtwasser, der vergrößerte Uterus, das zusätzliche Brustgewebe sowie die Fettdepots. Insgesamt macht dies etwa ein Plus von 9 kg aus, wobei das meiste nach der Geburt schnell wieder verschwindet.

Achten Sie auf gesunde Ernährung. Weil der Uterus auf das Verdauungssystem drückt, ist es ratsam, weniger, doch dafür öfter zu essen. Tappen Sie aber bitte nicht in die Falle, nur noch Snacks anstelle frischer, nährstoffhaltiger Kost zu sich zu nehmen. Sie benötigen nach wie vor viel Eisen, gesunde Fette, Protein und komplexe Kohlenhydrate.

## Der Fundusstand

Ihr Bauch wird gemessen, um das Wachstum des Fötus zu kontrollieren. Als Maßstab dient der Abstand von der Oberseite des Schambeins bis zum höchsten Punkt des Uterus (dies ist der sogenannte Fundus). Die gemessene Zahl (in Zentimetern) sollte in etwa der Schwangerschaftswoche entsprechen, in der Sie sich gerade befinden. Die Messergebnisse werden auf einer Skala eingetragen (rechts), aus der sich das Gewicht des Fötus ablesen lässt. Liegen die Messergebnisse im Bereich zwischen den beiden Linien, verläuft das Wachstum des Babys normal.

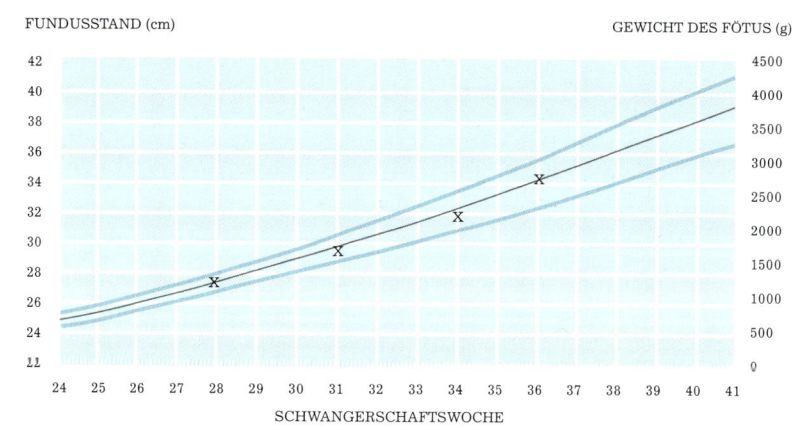

MEIN KÖRPER

# 28. Woche

Achten Sie darauf, körperlich fit und gesund zu bleiben. Dann sind Sie optimal auf die Geburt und die Zeit danach mit Ihrem Baby vorbereitet.

## Muskelkraft

Im dritten Trimester entwickeln sich die Muskeln und Knochen des Babys immer weiter. Schon zwischen der 8. und 16. Woche sind sehr dünne Muskeln unter seiner Haut erkennbar. Der Prozess der Muskelentwicklung beschleunigt sich danach und ist etwa in der 36. Woche abgeschlossen. In dieser Zeit ist das Baby sehr aktiv, denn die Muskulatur will gestärkt werden. Arm- und Handmuskeln entwickeln sich zunächst schneller als Bein- und Fußmuskeln, erst etwa in der 32. Woche kehrt sich dieser Prozess um. Durch die Aktivitäten des Fötus steigen Kraft und Spannung der Muskulatur, sodass geschmeidigere und kompliziertere Bewegungen möglich

werden. Um ein optimales Wachstum der Muskeln zu gewährleisten, sollten Sie ausreichend hochwertiges Protein zu sich nehmen (S. 18). Um die 9. Woche besitzen die Knochen des Fötus noch einen Kern aus weichem Knorpelgewebe, der jedoch in den folgenden Wochen in harte Knochen umgewandelt wird. (S. 141). Die Verknöcherung beginnt im Inneren des Knochens und dauert etwa fünf Wochen. Für diesen Vorgang und eine optimale Knochendichte sind sehr viel Kalzium und Vitamin D nötig. Achten Sie deshalb bei der Ernährung auf eine ausreichende Kalziumzufuhr und auf eine tägliche Dosis Sonnenschein, denn er regt Ihren Körper zur Produktion von Vitamin D an. Dies gilt vor allem für die Wintermonate.

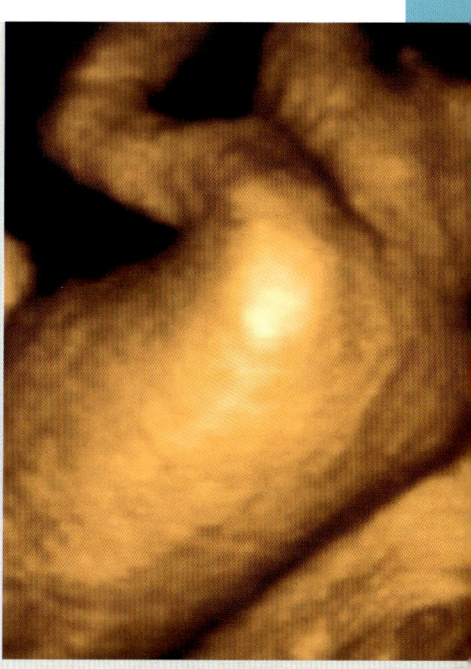

## Rhesus negativ?

Wenn Sie selbst keinen Rhesusfaktor haben (Rhesus-negativ) und Ihr Baby ist Rhesus-positiv, spricht man von einer sogenannten Rhesusunverträglichkeit. Wenn rote Blutkörperchen des Fötus in Ihren Blutkreislauf gelangen, reagiert dieser nämlich mit der Bildung von Antikörpern gegen die »Eindringlinge«. Diese Antikörper können über die Plazenta in den Blutkreislauf des Ungeborenen eindringen und dessen rote Blutkörperchen zerstören.

In den allermeisten Fällen gelangt das Blut Ihres Babys während der Schwangerschaft nicht in Ihren Blutkreislauf. Bei

der Geburt ist das Risiko dafür jedoch deutlich erhöht. Das bedeutet, dass zwar nicht Ihr Erstgeborenes, dafür aber Ihre weiteren Kinder davon betroffen sein werden. Ihr Erstgeborenes ist jedoch dann gefährdet, wenn Sie bereits eine Fehlgeburt oder starke Blutungen während der Schwangerschaft erlebt haben, ebenso wenn Sie eine Amniozentese (S. 86) oder eine Chorionzottenbiopsie (S. 87) haben machen lassen.

WAS KANN MAN DAGEGEN TUN?
Wenn Sie Rhesus-negativ sind, wird Ihr Arzt feststellen, ob Sie bereits Antikörper

entwickelt haben. Ist dies nicht der Fall, erhalten Sie in der 28. Woche und innerhalb von 72 Stunden nach der Geburt eine »Anti-D-Immunglobulin-Spritze«. Sie erhalten die Injektion auch nach einer Fehlgeburt oder nach invasiven Tests (etwa nach einer Amniozentese). Sie enthält Antikörper, die alle roten Blutkörperchen des Babys in Ihrem Blutkreislauf zerstören.

Haben Sie bereits Antikörper entwickelt, wird Ihr Baby eventuell schon vorzeitig per Kaiserschnitt geholt und erhält möglicherweise nach der Geburt eine Bluttransfusion.

# 28. Woche

Die Nasenlöcher Ihres Babys sind nun offen und die Entwicklung der Lungenbläschen schreitet voran. Ihr Baby ist jetzt etwa 38 cm lang und wiegt zum ersten Mal mehr als 1 kg!

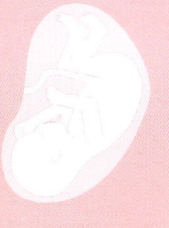

MEIN BABY

# Die Brüste verändern sich

Einer der ersten Hinweise auf eine Schwangerschaft, den viele Frauen an sich selbst beobachten, ist eine Veränderung des Brustgewebes, die sich durch eine besondere Empfindlichkeit der Brüste äußert. Im Lauf der Schwangerschaft werden die Brustwarzen zudem größer und dunkler. Einige Wissenschaftler glauben, dass dies möglicherweise dem Baby beim Stillen dabei hilft, die Brustwarzen zu finden. Außerdem entstehen auf den Warzenhöfen manchmal kleine Erhebungen, die als Montgomery-Drüsen bezeichnet werden.

Über das erste und zweite Trimester hinweg nimmt die Größe der Brüste in Vorbereitung auf das Stillen meist um mehrere Körbchengrößen zu, außerdem beginnen sie das sogenannte Kolostrum (siehe unten) abzusondern. Dabei handelt es sich um die Erstmilch, die besonders reich an Antikörpern und Nährstoffen ist, um das Baby in den ersten Tagen nach der Geburt optimal zu versorgen. Es kann als gelbliche Verkrustung an den Brustwarzen sichtbar werden. Manche Frauen dagegen erleben in der Schwangerschaft keine nennenswerte Veränderung ihrer Brüste, was allerdings überhaupt kein Grund zur Sorge ist und die Fähigkeit zum Stillen nicht beeinträchtigt.

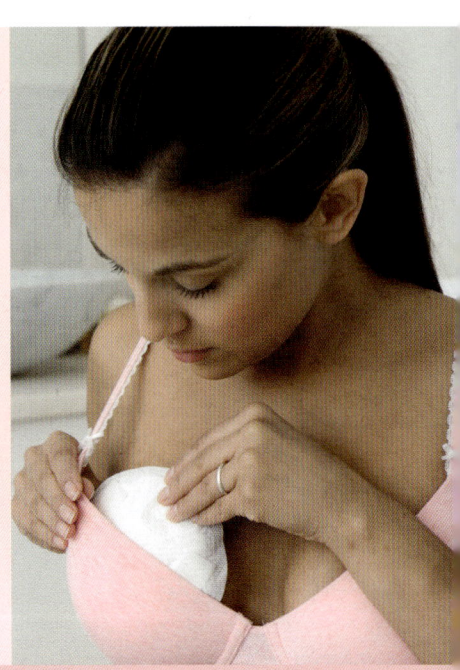

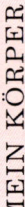
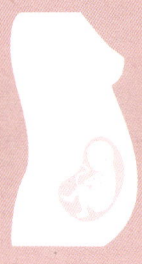

MEIN KÖRPER

# 29. Woche

Da Ihr Baby gerade einen Wachstumsschub erlebt, sind Sie zurzeit vielleicht besonders hungrig und frustriert, weil Sie wegen dem Druck auf Ihren Magen nicht so viel essen können.

## Was ist Kolostrum?

Die Schwangerschaftshormone bewirken, dass sich das Brustgewebe in Vorbereitung auf das Stillen verändert. Solange sich die Plazenta im Uterus befindet, blockieren hohe Spiegel an Östrogen und Progesteron die Wirkung der Hormone, die für die Milchabsonderung verantwortlich sind. Dennoch kann es sein, dass bereits Flüssigkeit aus den Brustwarzen austritt.

Bevor die Brüste normale Milch erzeugen, produzieren sie Kolostrum, eine gelbliche Flüssigkeit, die besonders reich an Eiweiß, Kohlenhydraten, ungesättigten Fettsäuren und Antikörpern ist. Außerdem ist es sehr leicht zu verdauen,

also die perfekte erste Mahlzeit für das Neugeborene. Einige Teelöffel Kolostrum versorgen das Baby bereits mit hochkonzentrierten Nährstoffen, bis einige Tage später die normale Milch folgt. Zudem hat es eine abführende Wirkung, sodass das Baby leichter seinen ersten Stuhlgang (Mekonium) abgeben kann, was wichtig ist, um überschüssiges Bilirubin (S. 302) auszuscheiden, das sonst Gelbsucht verursachen kann.

SCHUTZWIRKUNG
Zu den Antikörpern, die im Kolostrum enthalten sind, zählt Immunglobulin A (IgA). Es bedeckt die Schleimhäute von

Magen und Darm mit einem schützenden Film, der mögliche Krankheitserreger abwehrt. Ein Neugeborenes, das in den ersten Tagen nach der Geburt Kolostrum bekommt, ist weit besser vor Bakterien und Viren geschützt und durch das IgA hat es ein geringeres Risiko, Allergien zu entwickeln. Dem Baby zu Beginn seines Lebens diesen Schutz bieten zu können, bis es fähig ist, eigene Antikörper zu produzieren, ist einer der wichtigsten Gründe, die für das Stillen sprechen. Auch wenn Sie nicht vorhaben länger zu stillen, sollten Sie Ihrem Baby die erste Milch nicht vorenthalten, um ihm einen optimalen Start zu ermöglichen.

## Die Atmung des Fötus

Auch wenn das Baby seinen ersten Atemzug erst nach der Geburt und dem Durchschneiden der Nabelschnur macht, sind seine Lungen bereits jetzt fähig, ihre Arbeit aufzunehmen. Das Baby übt schon eifrig für die Zeit nach der Geburt, indem es Fruchtwasser in seine Lungen saugt. Sie erleben seine Versuche häufig mit, denn nicht selten bekommt es davon Schluckauf.

Zudem bildet sich jetzt eine Substanz in seinen Lungen, die in der medizinischen Fachsprache als »Surfactant« bezeichnet wird. Surfactant wird von bestimmten Zellen in der Lunge produziert. Es dient als Schmierstoff für die Lungenbläschen und ist von seifiger Konsistenz. Beim Ausatmen kollabieren die Lungenbläschen und öffnen sich beim Einatmen wieder. Ohne das Surfactant würde dieser Vorgang aufgrund der Reibung sehr erschwert werden.

Käme das Baby jetzt schon zur Welt, könnte es höchstwahrscheinlich bereits aus eigener Kraft atmen. Um kein unnötiges Risiko einzugehen, bekommen Frauen bei einer drohenden Frühgeburt (S. 283) trotzdem eine Kortison-Injektion (meist Betamethason oder Dexamethason). Das Kortison beschleunigt die Reifung der Lungen und erleichtert dem Baby nach der Geburt das Atmen.

> »Würde es jetzt geboren werden, könnte das Baby bereits aus eigener Kraft atmen.«

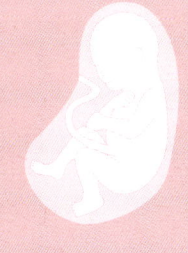

**MEIN BABY**

# 29. Woche

Muskeln und Lungen des Babys entwickeln sich stetig, zudem wird sein Kopf größer, um dem wachsenden Gehirn Platz zu bieten, in dem sich jeden Tag Milliarden von Neuronen bilden.

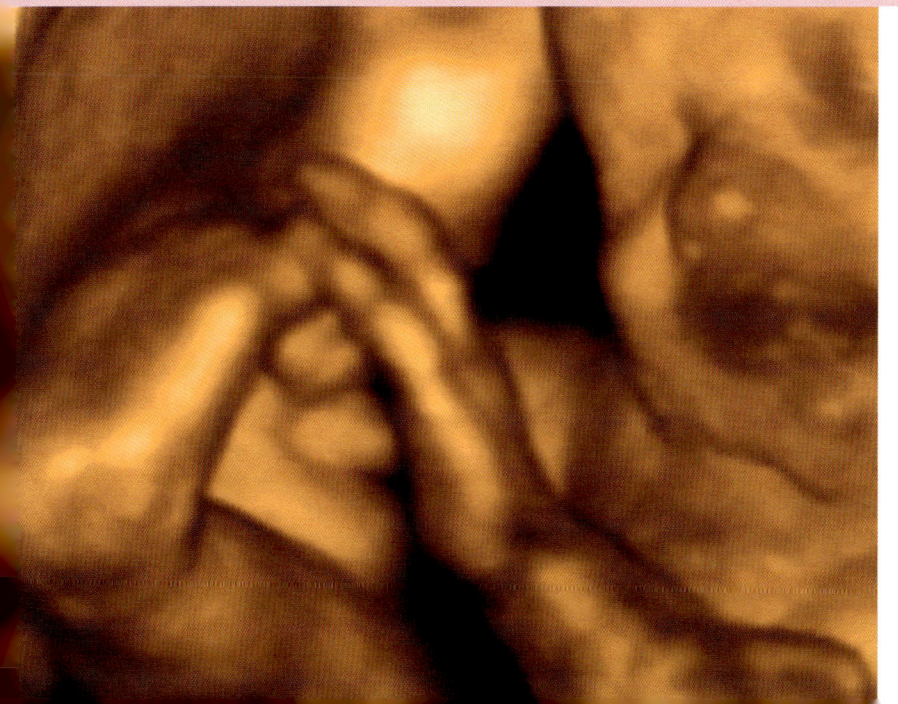

## Die besten Nährstoffe

Das Baby wächst schnell und benötigt alle Nährstoffe, die es kriegen kann. Es misst jetzt vom Scheitel bis zum Steiß bereits 39 cm und wiegt etwa 1,15 kg. Sowohl tierisches Eiweiß aus Milchprodukten und magerem Fleisch, als auch pflanzliches Eiweiß aus Hülsenfrüchten und Vollkornprodukten fördern das gesunde Wachstum des Babys und die Entwicklung seines Gehirns. Zudem sind ungesättigte Fettsäuren aus Fisch, Nüssen, Sprossen und deren Ölen jetzt besonders wichtig, da sie ebenfalls wesentlich am Wachstum und der Entwicklung des Gehirns beteiligt sind (S. 19)

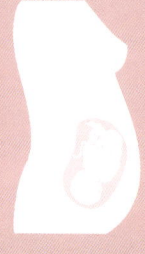

# 30. Woche

Je größer der Bauch, desto schwieriger wird es, eine angenehme Schlafposition zu finden. Zudem kann es sein, dass Sie plötzlich sehr lebhafte Träume haben.

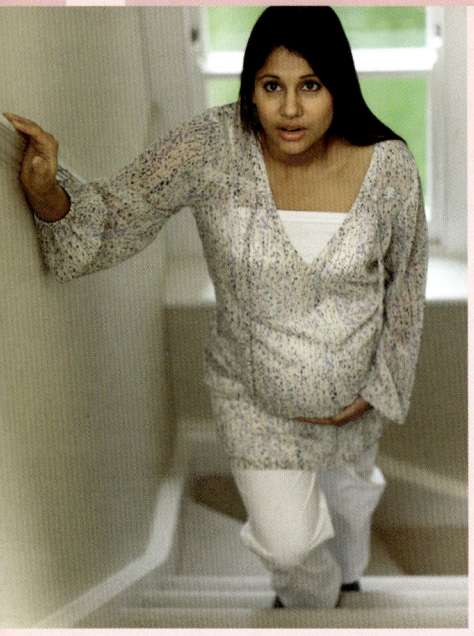

## Schnell außer Atem

Der sich vergrößernde Uterus übt großen Druck auf die umgebenden Organe aus. Einige müssen sich sogar verschieben, um dem Baby Platz zu machen. Mittlerweile hat der Durchmesser der Gebärmutter von 6,5 cm auf 30 cm zugenommen und ihr Gewicht geht auf 1000 g zu. Da ist es nicht überraschend, dass Dick- und Dünndarm nach oben und der Blinddarm nach rechts weggedrückt werden.

Auch die Blase bewegt sich nach oben und wird etwas zusammengepresst. Das Zwerchfell verschiebt sich bis zu 4 cm nach oben, wodurch die Kapazität der Lungen vermindert und auch das Herz nach links oben verschoben wird. Die Herzfunktion wird dadurch jedoch nicht beeinträchtigt, es muss aufgrund des zusätzlichen Blutvolumens sogar mehr arbeiten als sonst. Zusätzlich weitet sich der Brustkorb und der Magen wird etwas zusammengepresst.

Natürlich wirken sich diese Veränderungen auch auf viele Körperfunktionen aus und sind für einen Teil der Symptome verantwortlich, die leider in der späteren Schwangerschaft auftreten. Dazu zählen unter anderem Sodbrennen, Kurzatmigkeit, häufiges Wasserlassen, Verstopfung, Herzklopfen sowie leicht stechende Schmerzen in den betroffenen Organen.

## Wie wir als Hochschwangere mit unserer Figur klarkamen

Zu diesem Zeitpunkt konnte ich noch immer nicht glauben, dass ich schwanger war, und bekam jedes Mal einen Schreck, wenn ich mich im Spiegel sah. Zum Ende der Schwangerschaft hin fühlte ich mich wie ein Elefant. Als ich zum dritten Mal größere Schwangerschafts-BHs brauchte, konnte ich es wirklich nicht mehr erwarten, meine normale Figur wiederzubekommen. MG

Ich fand die Veränderung meines Körpers wunderschön und ich konnte die Hände nicht von meinem Bauch lassen, um eine engere Verbindung zu meinem Baby zu haben. Eine tolle Entdeckung, die ich machte, waren Schwangerschaftsgürtel, die sehr gut gegen meine Rückenschmerzen halfen. Was mir weniger gefiel, waren meine schlechte Balance und mein watschelnder Gang. CH

Ich liebte meinen schwangeren Körper. Während der ersten Schwangerschaft wollte ich jedem meinen Bauch zeigen. Beim zweiten Mal war es etwas lästiger, besonders wenn ich dem anderen Kind hinterherrennen musste. TL

Ich fand es nicht schön, schwanger zu sein. Es fühlte sich wie ein Eingriff in meinen Körper an und ich war einfach nicht mehr ich. Als mein Kind geboren wurde, hätte ich das alles jedoch um nichts in der Welt missen wollen. Beim Betrachten der Fotos fällt mir heute auf, dass ich gar nicht so ein Koloss war, wie ich dachte. FF

Ich nannte meine Kleine das »Undercover-Baby«, weil bis in die 24. Woche nicht einmal meine Schwester etwas bemerkte. Erst als das Baby in mein Becken rutschte, war es beim Laufen etwas unangenehm. Besonders in der Leistengegend hatte ich Schmerzen, die mich bestimmt daran erinnern sollten, alles etwas langsamer anzugehen! NK

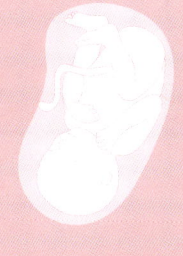

# 30. Woche

Der Verdauungstrakt des Babys ist beinahe vollständig entwickelt und es beginnt auch schon zu blinzeln. Das Knochenmark produziert nun rote Blutkörperchen.

## Es wird eng im Bauch

Die Gebärmutter kann sich im Körper natürlich nicht unbegrenzt ausdehnen, weshalb das Baby irgendwann seine Position wechseln muss, um den Platz bestmöglich auszunutzen. Weil es nun im Uterus immer enger wird, sind Tritte, Stöße und andere Bewegungen des Babys jetzt viel mehr zu spüren und manchmal sind sie vielleicht sogar so stark, dass es wehtut oder Ihnen die Luft weg bleibt. Sobald der Platz jedoch zu begrenzt ist, werden die Bewegungen des Babys sanfter. Die meisten seiner Tritte und Purzelbäume bekommen Sie wahrscheinlich in der Nacht ab, da die meisten Babys ausgerechnet dann am aktivsten sind!

Einige Wissenschaftler vermuten, dass die Bewegungsfreudigkeit des Babys zu diesem Zeitpunkt ein Zeichen dafür ist, dass die Schwangerschaft normal verläuft, was allerdings nicht bedeutet, dass es unbedingt ein bestimmtes Aktivitätsniveau erreichen muss. Sie sollten nur darauf achten, ob das Baby sein Bewegungsmuster beibehält, und es Ihrer Hebamme mitteilen, falls seine Aktivität plötzlich nachlässt. Es kann wunderschön sein, sich jeden Tag für einige Zeit zu entspannen und sich nur auf die Bewegungen des Babys zu konzentrieren und somit eine engere Bindung zu ihm aufzubauen.

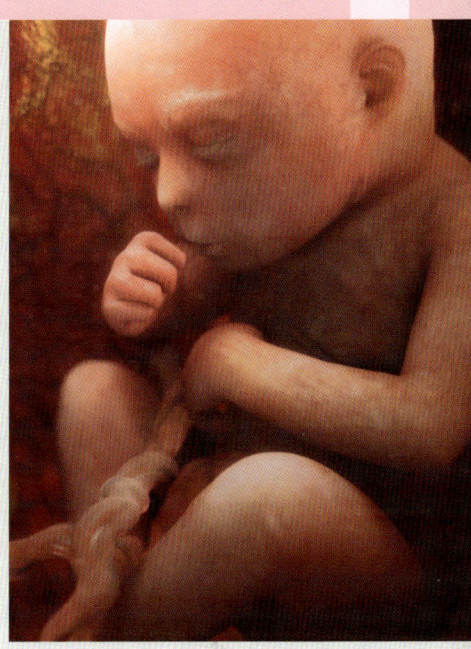

## Unterschiede zwischen Einlings- und Mehrlingsschwangerschaften

Zwillinge und andere Mehrlinge sind für gewöhnlich etwas kleiner als »Einlinge« und wiegen jetzt jeweils etwa 800 g, anders als die 1,3 kg, die einzelne Babys zu diesem Zeitpunkt normalerweise auf die Waage bringen. Meist wiegt bei Zwillingen oder Drillingen ein Kind mehr als die anderen.

Zunächst wachsen Mehrlinge ungefähr genauso schnell wie Einlinge, im dritten Trimester verlangsamt sich ihr Wachstum jedoch etwas, da sich die Gebärmutter irgendwann nicht mehr weiter ausdehnen kann. Die körperliche Entwicklung der Mehrlinge geht jedoch unverändert weiter.

Mehrlinge werden normalerweise früher geboren als Einlinge. Bei Mehrlingsschwangerschaften ist die Plazenta gegen Ende mit der Versorgung der Babys oft überfordert, sodass die Schwangerschaft insgesamt meist kürzer ist.

Falls Sie einen Kaiserschnitt planen, kann eine Kortison-Injektion notwendig werden, um die Entwicklung der Lungen der Babys zu beschleunigen. Dies ist jedoch nur erforderlich, wenn die Geburt unbedingt vor der 34. Woche erfolgen muss. Die Babys nehmen früher ihre endgültige Position in der Gebärmutter ein, da sie nicht so viel Bewegungsspielraum haben wie Einlinge.

ERHÖHTER DRUCK

Frauen, die Mehrlinge erwarten, erleben oft stärkere Schwangerschaftssymptome, da die Hormonspiegel noch höher sind und der mütterliche Kreislauf stärker belastet wird. Werdende Mütter von Mehrlingen leiden wegen der starken Beanspruchung des Herz-Kreislauf-Systems besonders oft unter hohem Blutdruck und Atemlosigkeit. Zudem kann es beinahe unmöglich werden, eine komfortable Schlafposition zu finden. Manche Frauen müssen im Sitzen schlafen, um überhaupt etwas Ruhe zu finden. Sie werden vielleicht auch hungriger sein als Mütter, die nur ein Kind erwarten.

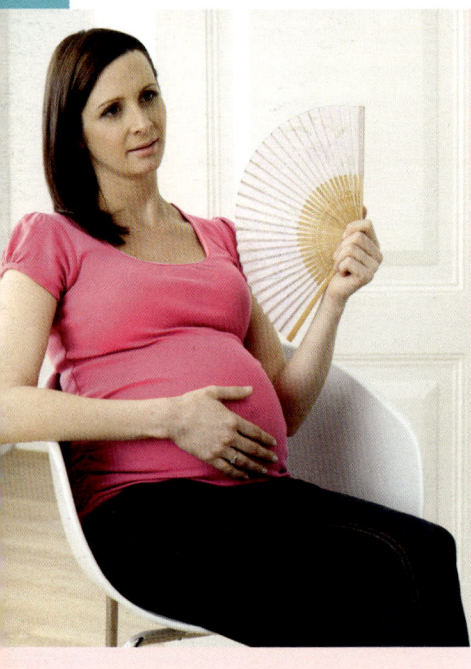

# Hitzewallungen

Über die Schwangerschaft hinweg nimmt Ihr Blutvolumen um 40 bis 50 Prozent zu, damit sowohl Sie als auch Ihr Baby gut versorgt sind. Als Folge leiden Sie vielleicht unter Hitzewallungen, Schwindel oder Erschöpfung.

Die Produktion von roten Blutkörperchen kann mit der Zunahme des Blutvolumens nicht mithalten, sodass die Hämoglobinkonzentration in Relation zur Blutmenge abnehmen kann. Hämoglobin ist ein Protein in den roten Blutkörperchen, das für den Sauerstofftransport verantwortlich ist. Ein Mangel an Hämoglobin wird als Anämie bezeichnet, die sich unter anderem durch Erschöpfung bemerkbar macht (S. 336).

Eisenhaltige Nahrungsergänzungspräparate und eisenhaltige Nahrungsmittel (S. 17) können die Hämoglobin-Produktion ankurbeln.

Das erhöhte Blutvolumen stellt auch eine größere Belastung für Ihr Herz-Kreislauf-System dar. Die Pulsfrequenz steigt um 10 bis 15 Schläge pro Minute und das Herz muss während der Schwangerschaft um 30 bis 50 Prozent mehr arbeiten. Weil das Herz ein Muskel ist, kann es durch sanftes Training gestärkt werden, sodass es effizienter arbeitet. Für die Produktion des zusätzlichen Blutes benötigt Ihr Körper viel Flüssigkeit und zudem Eisen, Folsäure und Vitamin $B_{12}$, welches besonders in Fisch und Meeresfrüchten, rotem Fleisch, Tofu und Seetang enthalten ist.

## Messen des Blutdrucks

Während Ihres ersten Termins bei Arzt oder Hebamme wird Ihr Blutdruck gemessen, um eine Referenz für spätere Messungen zu haben. Danach wird Ihr Blutdruck bei jedem weiteren Termin gemessen, um zu überprüfen, ob er innerhalb des normalen Spektrums bleibt. Üblicherweise nimmt der Blutdruck im zweiten Schwangerschaftsdrittel etwas ab, normalisiert sich im dritten Trimester allerdings wieder.

Bei gesteigertem Blutdruck vor der 20. Woche handelt es sich meist um erhöhten Blutdruck ohne feststellbare Ursache. Nach der 20. Woche kann es zu einer »Gestationshypertonie« kommen, einem durch die Schwangerschaft verursachten Blutdruckanstieg. Schwankungen des Blutdrucks während der Schwangerschaft kommen häufig vor, sollte es jedoch zu einem bedenklichen Anstieg kommen, sind manchmal Medikamente nötig.

Ein hoher Blutdruck kann ein Anzeichen von Präeklampsie sein, welche infolge einer gestörten Funktion der Plazenta zu Leber- und Nierenschäden führen kann (S. 338). In der Tat erkrankt eine von vier Frauen mit Gestationshypertonie während ihrer Schwangerschaft an Präeklampsie. Bei Verdacht auf diese Erkrankung kann mittels eines Urintests eine Diagnose gestellt werden.

Aber auch wenn eine von zehn Frauen in der Schwangerschaft unter Bluthochdruck leidet, kommt eine schwere Präeklampsie nur selten vor. Viele Frauen, die unter Gestationshypertonie leiden, entwickeln nur eine leichte Form der Erkrankung, die meist erst kurz vor dem Geburtstermin auftritt (nach der 37. Woche). Falls Sie zu dieser Kategorie gehören sollten, kann es sein, dass die Geburt künstlich etwas früher eingeleitet wird oder ein Kaiserschnitt durchgeführt werden muss.

# 31. Woche

Sie nehmen jetzt etwa 500 g pro Woche zu und fühlen sich vielleicht manchmal etwas atemlos und schwach, wenn Blutdruck und Blutzuckerwerte sinken.

# Geschmackssinn

Man nimmt an, dass die Geschmacksknospen des Babys schon um die
15. Woche ausgebildet sind und dass es
damit sogar den Geschmack von einigen
Dingen, die Sie essen, wahrnehmen kann,
besonders diejenigen mit einem starken
Eigengeschmack, wie Knoblauch oder
Gewürze.

Geschmacksstoffe gelangen über den
mütterlichen Blutkreislauf zur Plazenta
und von dort durch die Nabelschnur in
den Körper des Babys. Seine Ausscheidungen lassen das Fruchtwasser
etwas von dem Aroma annehmen und
so bekommt das Baby die Möglichkeit,
dieses Aroma zu schmecken, wenn es
Fruchtwasser hinunterschluckt.

Da das Baby mittlerweile schon
fleißig das Atmen übt, wird es auch mit
immer mehr Geschmäckern konfrontiert.
Studien zeigen, dass die Schluckfre-
quenz des Babys zunimmt, wenn es von
süßen Geschmäckern im Fruchtwasser
umgeben ist, und dass sie bei bitteren
und sauren Geschmäckern abnimmt. Der
Geschmack des Fruchtwassers ändert
sich von Tag zu Tag und daher kann eine
abwechslungsreiche Ernährung zusätzliche Vorteile haben. Forscher haben nämlich herausgefunden, dass Kinder nach
dem Abstillen mehr Appetit auf Nahrung
haben, deren Geschmack ihnen noch aus
dem Fruchtwasser bekannt ist.

Zu diesem Zeitpunkt entwickelt das
Baby eine dickere Fettschicht und sieht
jetzt viel rötlicher aus.

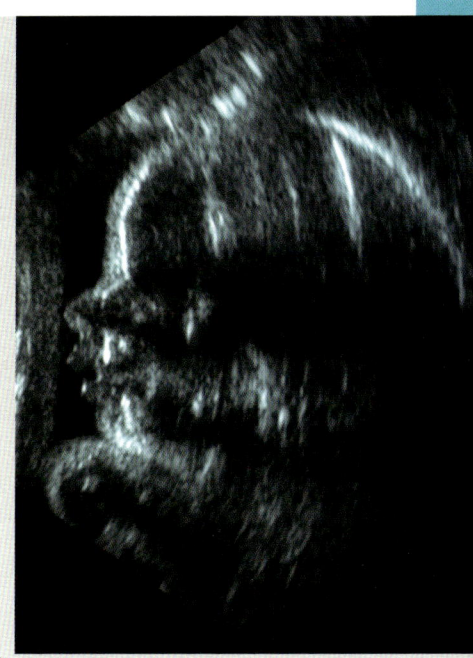

## Die Entstehung der Augenfarbe

Die Augenfarbe eines Menschen hängt
von der Menge eines Pigments namens
»Melanin« in der Iris ab. Blaue Augen
enthalten relativ wenig Melanin, braune
Augen dagegen sehr viel.

Vor der Geburt haben alle Babys
blaue Augen, die je nach ethnischem
Hintergrund etwas heller oder dunkler
sind. Hellhäutige Babys werden oft mit
hellblauen Augen geboren, dunkelhäutige
Babys kommen häufig mit dunkelgrauen
Augen auf die Welt. Nach der Geburt
nehmen die Augen des Babys langsam ihre
endgültige Farbe an, was zwischen sechs
Monaten und drei Jahren dauern kann.

Bestimmt wird die endgültige Augenfarbe des Babys von seinen Genen. Blaue
Augen entspringen einem rezessiven Gen,
während das für braune Augen dominant
ist. Sind Mutter und Vater beide blauäugig, ist es ihr Kind ebenfalls. Hat ein
Elternteil blaue Augen und der andere
braune oder schwarze, werden die Augen
ihres Kindes wahrscheinlich entweder
blau- oder braunäugig sein, oder etwas
dazwischen, wie grün oder grau. Ein Kind
von braunäugigen Eltern könnte nahezu
jede Augenfarbe besitzen!

Dies mag verwirrend erscheinen, aber
man kann es sich etwa so vorstellen:

Blauäugige Menschen haben immer zwei
Gene für blaue Augen, da diese rezessiv
sind. Braunäugige Menschen können
ein Gen für blaue Augen und eines für
braune besitzen (da braun dominant ist),
oder auch zwei Gene für braune Augen.
Das Baby erhält von jedem Elternteil
jeweils ein Gen für die Augenfarbe. So
bekommt das Kind zweier blauäugiger
Eltern jeweils eines ihrer beiden Gene für
blaue Augen. Braunäugige Eltern könnten
allerdings auch jeweils ein Gen für blaue
und für braune Augen besitzen. Erhält ihr
Kind dann von beiden Eltern das Gen für
blaue Augen, wird es blauäugig.

# 31. Woche

Die Ohren des Babys sind nun fast vollständig entwickelt und
das Baby nimmt schon Geräusche wahr. Es bewegt sich nicht
mehr so viel, aber seine Bewegungen sind deutlich zu spüren.

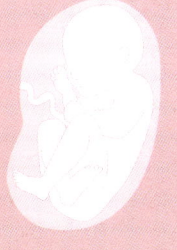

MEIN BABY

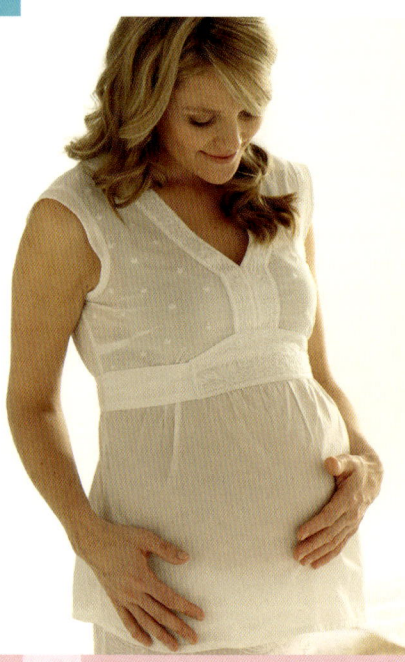

## Ruhephasen

Der Fötus folgt einem bestimmten Schlaf-Wach-Rhythmus. Sie bemerken vielleicht, dass Ihre Tätigkeiten und Bewegungen während des Tages ihn in einen tieferen, länger anhaltenden Schlaf schaukeln. Normalerweise ruht das Baby mittlerweile bis zu 45 Minuten am Stück, die Ihnen allerdings länger vorkommen können, da Sie nicht jede Bewegung des Babys spüren. Dagegen werden viele Babys aktiver, wenn die Schwangeren nachts versuchen zu schlafen, wobei es sicher nicht darum geht, ihre Aufmerksamkeit zu erregen. Es ist nicht bekannt, was genau das Baby dazu anregt, sich zu bewegen. Möglicherweise spielt dabei auch der Umstand eine Rolle, dass Frauen in ihren Ruhephasen sensibler gegenüber den Bewegungen des Babys sind und diese vermehrt wahrnehmen.

Von der 28. oder 29. Woche an sollten Sie ein Auge auf das Aktivitätsniveau des Babys haben, denn regelmäßige Bewegung zeigt an, dass alles in Ordnung ist. Deshalb wollen Sie Ihr Baby vielleicht manchmal dazu anregen, sich zu bewegen, wenn es sich einmal länger nicht bemerkbar macht (s. nächste Seite). Eine Möglichkeit dazu ist, sich hinzulegen und sich zu entspannen. Es kann nämlich sein, dass Sie nur zu geschäftig waren, um die Bewegungen des Babys zu spüren, oder dass es durch Ihre Bewegungen in den Schlaf geschaukelt wurde.

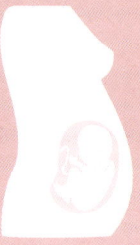

# 32. Woche

Der Druck des Uterus auf die Blase kann zu vorübergehender Inkontinenz führen, sodass beim Niesen oder Husten etwas Urin entweicht. Dagegen hilft Beckenbodengymnastik.

## Wie wir unsere Babys dazu gebracht haben, sich zu bewegen

**Meine beiden Babys** hatten ihre aktiven Phasen am Abend, wenn ich mich nach einem langen Arbeitstag entspannte. Wenn sie sich einmal länger nicht bewegten, drückte ich leicht mit dem Finger auf meinen Bauch, besonders da, wo sich ein Fuß durchdrückte. Damit konnte ich sie immer aufwecken! MG

**Kaltes Wasser** zu trinken oder etwas zu essen, regt das Baby meistens an. Während meiner Zeit als Hebamme in Saudi-Arabien fasteten viele schwangere Frauen im Ramadan, was zu einer verringerten Aktivität ihrer Föten und sehr »stillen« CTG Aufzeichnungen (S. 261) führte.

Sobald sie jedoch etwas aßen, bewegten sich ihre Babys wieder verstärkt und die CTGs normalisierten sich. NK

**Ich drückte sanft** auf die Seite meines Bauches und oft reagierte mein Baby dann mit einer Bewegung. Gegen Ende meiner Schwangerschaft war ich besorgt, weil sich mein Baby kaum noch rührte. Meine Hebamme schlug mir vor, einen Schokoriegel zu essen. Der Zuckerstoß führte wirklich dazu, dass mein Baby aktiver wurde. Man sollte das aber nicht zur Gewohnheit machen, da zu viel Zucker in der Schwangerschaft nicht gut ist. CH

**Viele Frauen sagen**, dass sie ihre Babys besser gespürt haben, nachdem sie Yoga-Übungen gemacht hatten. TL

**Kaum versuchte ich** zu schlafen, wurde mein Baby aktiv! FF

**Wenn ich auf** eine Seite meines Bauches drückte, konnte ich fast immer einen Fuß auf der anderen Seite herausstehen sehen! LJ

**Immer wenn ich** in die Sonne ging, wurde mein Sohn sehr aktiv. Beide meiner Babys reagierten außerdem auf die Stimme ihres Vaters. VB

## Weniger Aktivität

Die Bewegungen des Babys lassen allmählich nach, weil es im Uterus immer enger wird. In dieser und der nächsten Woche erreicht seine Bewegungsfreudigkeit ein Maximum. Solange Sie innerhalb eines Zweistunden-Intervalls zehn Bewegungen wahrnehmen, brauchen Sie sich jedoch keine Sorgen zu machen. Vielleicht haben Sie auch ein sehr schläfriges Baby, das von Zeit zu Zeit einen kleinen Stupser braucht, um diese Zahl zu erreichen.

Studien zeigen, dass ab der 24. Woche die Herzfrequenz des Babys steigt, wenn die Mutter ihren Bauch streichelt. Auch laute Musik sollte das Baby aufwecken,

vielleicht reagiert es sogar mit einem empörten Tritt. Positionswechsel, zum Beispiel sich von der linken auf die rechte Seite zu drehen, führen dazu, dass das Baby seine Position ebenfalls verändert, um sich wieder in eine gemütliche Lage zu bringen.

Genauso wie Sie sich wacher fühlen, wenn Sie etwas Süßes essen, reagiert das Baby ebenfalls auf einen Anstieg des Blutzuckerspiegels. Viele Frauen berichten, dass ihre Babys nach einer süßen Mahlzeit wesentlich aktiver sind.

Natürlich verändern sich die Bewegungen des Babys, wenn es immer weniger Platz zur Verfügung hat. Anstelle dass Sie Tritte und Drehungen nur spüren, sehen Sie jetzt vielleicht öfter einen her-

ausstehenden Ellbogen oder Ihr ganzer Bauch bewegt sich auf und ab. Je nachdem, wie es in der Gebärmutter liegt, ist meist entweder der Kopf oder das Hinterteil des Babys zu ertasten, auch wenn es in diesem Stadium noch schwierig ist, eines vom anderen zu unterscheiden.

Es ist gut, sich ab und an auf die Bewegungen Ihres Kindes zu konzentrieren, sodass Sie eventuelle Probleme möglichst früh erkennen können. Übertreiben Sie dabei aber nicht. Falls Sie sich dennoch einmal ernsthafte Sorgen wegen dem Aktivitätsniveau Ihres Babys machen, reden Sie mit Ihrer Hebamme. Sie kann dann den Herzschlag des Babys abhören oder falls nötig ein CTG (S. 261) veranlassen.

# 32. Woche

Das Baby hat einen Meilenstein seiner Entwicklung erreicht. Es ist fähig zu saugen, das heißt, dass es gestillt werden oder aus einer Flasche trinken könnte, wenn es jetzt geboren würde.

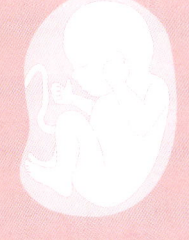

MEIN BABY

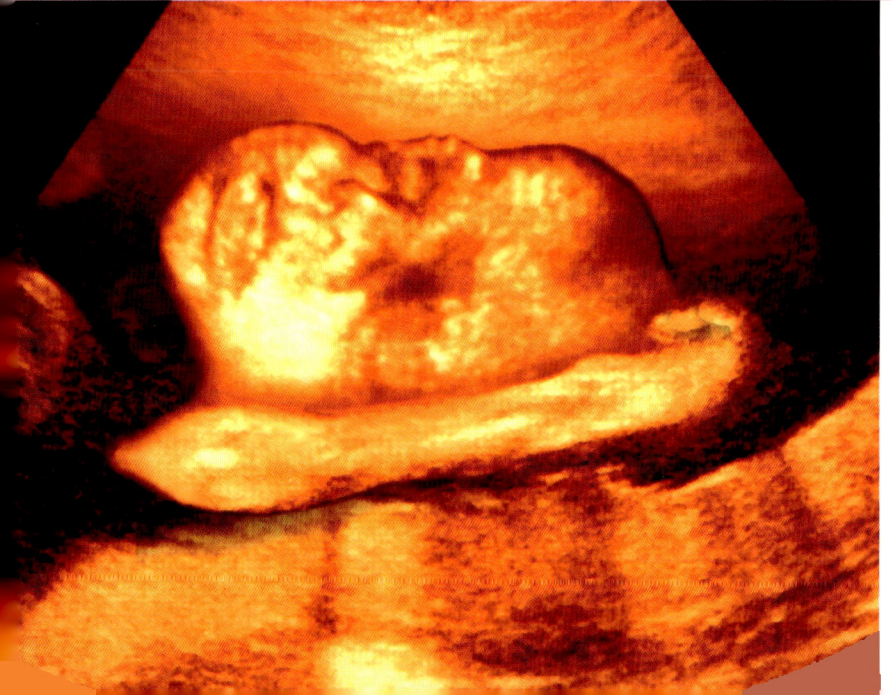

## Der Suchreflex

Zu diesem Zeitpunkt wiegt das Baby im Durchschnitt 1,7 kg und misst vom Scheitel bis zum Steiß etwas mehr als 42 cm. Es kann jetzt saugen und besitzt auch bereits den »Suchreflex«, der ihm hilft, nach der Geburt die Brust der Mutter zu finden. Wenn der Mund (oder die Wange) des Babys berührt wird, öffnet es ihn und bewegt sich in die Richtung der Berührung. Dadurch findet Ihr Baby schon innerhalb einer Stunde, nachdem es nach der Geburt auf Ihre Brust gelegt wird, selbstständig Ihre Brustwarze. Auch wenn es hungrig ist, zeigt es den Suchreflex, ein klares Zeichen, dass es gestillt werden will

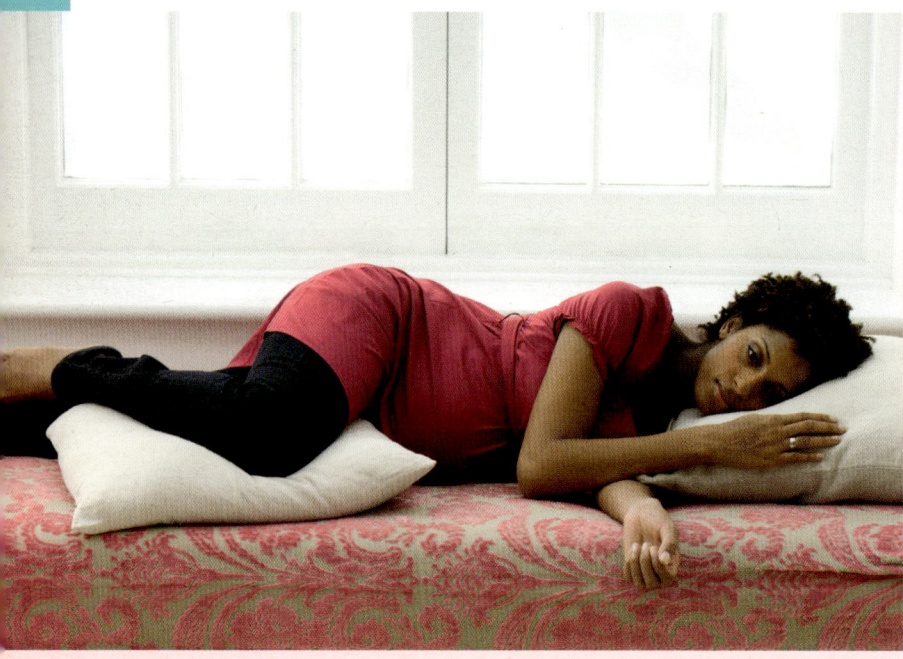

## Schlafstörungen

Schlafstörungen sind ein typisches Symptom im dritten Trimester. Es wird immer schwieriger im Bett eine bequeme Position zu finden, Sie müssen häufig aufstehen und zur Toilette gehen oder Sie werden vom Restless-Legs-Syndrom (S. 54) heimgesucht. Vielleicht werden Sie auch nachts von Hunger geplagt.

Achten Sie darauf, dass Sie insgesamt genug Schlaf bekommen, indem Sie den verlorenen Schlaf der Nacht am Tag nachholen. Schwimmen, Yoga oder Spazierengehen sind gute Möglichkeiten, sich körperlich abzureagieren und sich zu entspannen. Nehmen Sie vor dem Zubettgehen Tryptophan zu sich, eine Aminosäure, die das Einschlafen erleichtert und die in Truthahn, Ei und Käse enthalten ist. Hochwertige Kohlenhydrate, die vom Körper langsam aufgenommen werden, halten zudem den Blutzuckerspiegel konstant. Falls Sie unter Stress stehen, versuchen Sie einige Entspannungstechniken (S. 57).

Schließlich sollten Sie noch versuchen, Ihr Bett so bequem wie möglich zu machen. Legen Sie mehrere dünnere Decken bereit, sodass Sie sich mit entsprechend mehr oder weniger Schichten zudecken können, wenn Ihnen warm oder kalt ist. Benutzen Sie genügend Kissen, um Rücken, Bauch und andere Körperteile abzustützen, wenn Sie auf der Seite liegen

### Schlaf im letzten Trimester

Mehr als alles andere brachte mich um den Schlaf, dass mir so warm war. Ein feuchtes Handtuch im Nacken und ein Ventilator halfen am besten. CH

Auf dem Rücken zu schlafen war unglaublich unbequem und ist auch nicht zu empfehlen, also entschied ich mich für die Seitenlage. Ich nahm ein Seitenschläferkissen zwischen die Knie und unter meinen Bauch. Ich schlafe jetzt immer noch so. LJ

Ich konnte ausschließlich auf der Seite mit einem Kissen zwischen Knien schlafen, doch auch so dauerte das Einschlafen sehr lange, auch nachdem ich ein warmes Bad genommen und eine warme Milch getrunken hatte. Ich rumorte ich im Bett so lange herum, dass mein Mann irgendwann im Gästezimmer schlief. Eigentlich half das, da ich so mehr Platz hatte, um eine angenehme Position zu finden. MG

Ich wachte oft gegen drei Uhr morgens auf und konnte nicht wieder einschlafen. Ich fand heraus, dass Atemübungen mir dann sehr dabei halfen, wieder einzudösen. TL

MEIN KÖRPER

# 33. Woche

Sie stellen vielleicht fest, dass Sie mehr Ruhe brauchen, da normale Tätigkeiten aufgrund der Größe Ihres Bauchs anstrengender werden.

# Kopfunter

Jetzt ist die optimale Zeit für das Baby, sich mit dem Kopf nach unten zu drehen. Für eine natürliche Geburt ist es besser, wenn das Baby sich möglichst früh in die sogenannte Schädellage wechselt, da es sonst vielleicht zu groß dafür wird. Es kann zwar sein, dass das Baby sich in die Schädellage dreht und seine Position dann bis in die letzten Phasen der Schwangerschaft noch einmal wechselt, aber wahrscheinlicher ist, dass es so verbleibt, sobald es den Kopf in Ihrem Becken hat.

Ihre Hebamme wird sich vermutlich noch nicht mit der Position Ihres Babys beschäftigen, es sei denn, Sie erwarten Mehrlinge (S. 280) oder denken über einen Kaiserschnitt nach (S. 284). Da das Baby sich häufig erst in der 35. oder 36. Woche dreht, besteht noch kein Grund zur Sorge. Es kann sein, dass Sie die Drehung des Babys als eine langsame, rutschende Bewegung spüren, wobei sich die Form Ihres Bauchs stark verändert. Für manche Babys ist es ein mühsamer Vorgang, in die richtige Position zu kommen. Sie selbst leiden dabei vielleicht unter schmerzhaften Krämpfen, die sich wie Kontraktionen anfühlen können, jedoch nur von kurzer Dauer sind.

Wenn Sie Ihr Baby dabei unterstützen wollen, sich möglichst bald umzudrehen, können Sie sich für etwa 15 Minuten täglich vorwärts über einen Gymnastikball legen oder regelmäßig etwas Zeit auf allen vieren verbringen (S. 241).

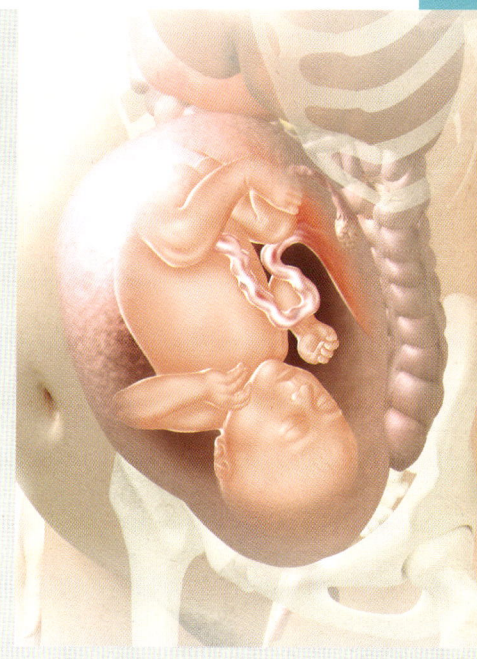

## Die Nebennieren des Babys

Im Verhältnis zu seiner Körpergröße sind die Nebennieren des Babys jetzt etwa 20-mal so groß wie die eines Erwachsenen. Sie befinden sich am oberen Pol beider Nieren und bestehen zu einem Teil aus einer Rinde (»Cortex«), die für die Freisetzung von Steroidhormonen (Steroide, die als Hormone wirken, zum Beispiel Cortisol) verantwortlich ist. Die Cortisolausschüttung erfolgt als Reaktion des Körpers auf Stress und bei niedrigem Blutzuckerspiegel. Es ist auch am Abbau von Fett, Kohlenhydraten und Eiweiß beteiligt und unterdrückt die Ausschüttung von Stoffen, die Entzündungen hervorrufen. Die Nebennierenrinde produziert zudem Hormone, die Wachstum und Entwicklung des Babys koordinieren, den Kalium- und Natriumspiegel im Blut regulieren sowie die Verbrennung von Zucker, Fett und Aminosäuren kontrollieren. Darüber hinaus wird in der Nebennierenrinde das männliche Sexualhormon Testosteron gebildet.

Der Cortex macht in diesem Stadium den größten Teil der Nebenniere aus. Es gibt Hinweise darauf, dass Hormone, die in der Nebenniere des Babys entstehen, sozusagen den Startschuss für die Geburt geben und die Wehen in Gang setzen.

ADRENALIN
Die wichtigste Aufgabe der Nebennieren ist die Produktion von Adrenalin. Adrenalin ist sehr wichtig für das Baby, da es ihm hilft, mit dem Stress der Geburt und des weiteren Lebens umzugehen.

Adrenalin löst die »Kampf-oder-Flucht-« Reaktion des Körpers aus: Es führt zur Bereitstellung von Glukose für die Energieproduktion, erhöht die Pulsgeschwindigkeit und den Blutdruck. Menschheitsgeschichtlich gesehen diente dieser Mechanismus einmal dazu, Reserven für den Kampf gegen eine Bedrohung oder für die Flucht zu mobilisieren.

# 33. Woche

Die meisten Knochen des Babys werden langsam härter, die Knochenplatten des Schädels bleiben jedoch noch sehr weich und verschiebbar, damit er durch den Geburtskanal passt.

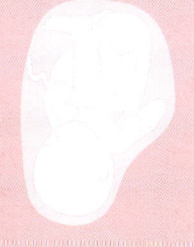

MEIN BABY

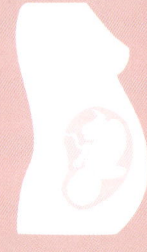

MEIN KÖRPER

# 34. Woche

Das Gewicht das Babys in Ihrem Bauch wird allmählich unbequem. Außerdem kann es immer mehr zu Wassereinlagerungen kommen, sodass Knöchel, Füße und Gesicht anschwellen.

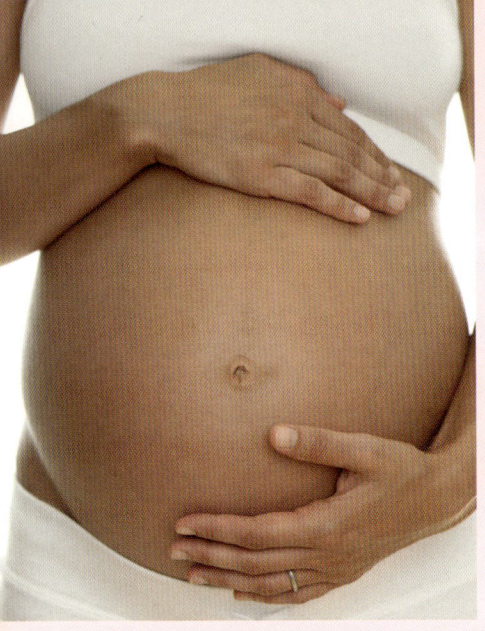

## Die Haut beginnt zu spannen

Jetzt, da sich Ihre Schwangerschaft langsam dem Ende zuneigt und Ihr Bauch immer größer wird, spüren Sie vielleicht, dass sich Ihre Haut einfach nicht mehr weiter dehnen kann. Außerdem kann sie beginnen zu jucken und sehr empfindlich sein, sodass sie auch durch lockere Kleidung schnell wund gescheuert wird. Dies ist völlig normal, dennoch kann es sehr unangenehm und sogar schmerzhaft sein. Es kann helfen, eine sanfte, hypoallergene Feuchtigkeitscreme (ohne chemische Zusatzstoffe) mehrmals am Tag auf Ihren Bauch und andere schmer-

zende Hautstellen aufzutragen. Es gibt leider kein Mittel gegen das Gefühl, dass die Haut überdehnt wird, doch sobald das Baby in die Beckenhöhle rutscht, verändert sich die Form Ihres Bauchs, sodass die Haut vielleicht etwas weniger beansprucht wird.

Zu diesem Zeitpunkt wird Ihr Bauchnabel durch die Größe des Babys eventuell nach außen gedrückt oder ist flach und straff gespannt. Auch hier können Schmerzen und Reizungen durch das Reiben der Kleidung auftreten. Gegen wunde Haut und Jucken im Bereich des Nabels kann Vaseline helfen. Denken Sie daran, dass all diese Beschwerden vorüber sein werden, sobald Ihr Baby geboren ist.

## Gruppe B Streptokokken

Streptokokken der Gruppe B sind Bakterien, die bei Neugeborenen eine Reihe von lebensbedrohlichen Infektionen auslösen und auch die Mutter krank machen können. In den ersten Wochen nach der Geburt können sie beim Kind zu Sepsis (Blutvergiftung), Meningitis (Hirnhautentzündung) und Lungenentzündung führen. Etwa 20 Prozent der Frauen haben diese Art von Streptokokken von Natur aus in ihrer Vagina, ohne irgendwelche Symptome zu erleben. Auch im Verdauungs- und Genitaltrakt und in den Harnwegen kann das Bakterium vorkommen. Während der Geburt kann es an das Baby weitergegeben werden und

dort Krankheiten auslösen. Da solche Infektionen relativ selten sind, werden schwangere Frauen und ihre ungeborenen Kinder allerdings nicht routinemäßig auf das Bakterium untersucht. Es wird jedoch empfohlen, am Ende der Schwangerschaft ein B-Streptokokken-Screening durchführen zu lassen, besonders wenn Risikofaktoren vorliegen, zum Beispiel die frühere Geburt eines Kindes mit einer Streptokokkeninfektion oder das Auftreten von Infektionssymptomen wie Fieber während der Schwangerschaft.

Falls bei der Untersuchung Gruppe B Streptokokken auf vaginalen Abstrichen oder in Urinkulturen festgestellt werden,

erhalten Sie intravenös Antibiotika, sobald die Wehen beginnen oder Ihre Fruchtblase platzt (je nachdem, was zuerst passiert). Falls keine Gabe von Antibiotika erfolgt oder nicht mindestens vier Stunden vor der Geburt damit begonnen wird, muss ihr Neugeborenes 48 Stunden zur Beobachtung im Krankenhaus bleiben. Mithilfe von Blut- und Urinproben kann dann ermittelt werden, ob Ihr Baby mit Streptokokken infiziert ist. Es gibt keine Hinweise darauf, dass es sinnvoll ist, die Streptokokken schon während der Schwangerschaft zu behandeln, da sie meist zurückkehren, sobald die Behandlung beendet wird.

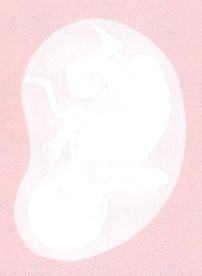

# 34. Woche

Würde es jetzt geboren, hätte Ihr Baby eine Überlebenschance von 99 Prozent und könnte aus eigener Kraft atmen. Vielleicht hat es inzwischen auch schon die Schädellage eingenommen.

## Entwicklung des Immunsystems

Während der Schwangerschaft werden Antikörper aus Ihrem Blutkreislauf über die Plazenta an Ihr Baby weitergegeben. Sie sind ein wichtiger Teil seines Immunsystems, denn sie binden sich an schädliche Eindringlinge wie Viren und Bakterien und veranlassen deren Zerstörung. Die Antikörper, die das Baby über die Plazenta erhält, werden als Immunglobulin G (IgG) Antikörper bezeichnet. Sie gehören zu den kleinsten und mit einem Anteil von 75 bis 80 Prozent an der Gesamtmenge zu den am reichlichsten vorhandenen Antikörpern im menschlichen Körper. Sie sind das wichtigste Glied im Kampf gegen Viren und Bakterien und halten das Baby in der Gebärmutter gesund.

Gegen Ende der Schwangerschaft entwickelt das Kind ein eigenes rudimentäres Immunsystem, das zusammen mit den Antikörpern der Mutter fähig ist, außerhalb des Mutterleibs Viren und Bakterien abzuwehren.

Gleich nach der Geburt verfügt das Baby immer noch über einen hohen Spiegel an IgG Antikörpern in seinem Blutkreislauf. Babys, die gestillt werden, bekommen über die Muttermilch noch zusätzliche Antikörper, da es einige Wochen dauert, bis das körpereigene Immunsystem des Babys in Aktion tritt.

»Ihr Baby kann Sie nun deutlich hören, erkennt Ihre Stimme und liebt es, wenn Sie mit ihm sprechen.«

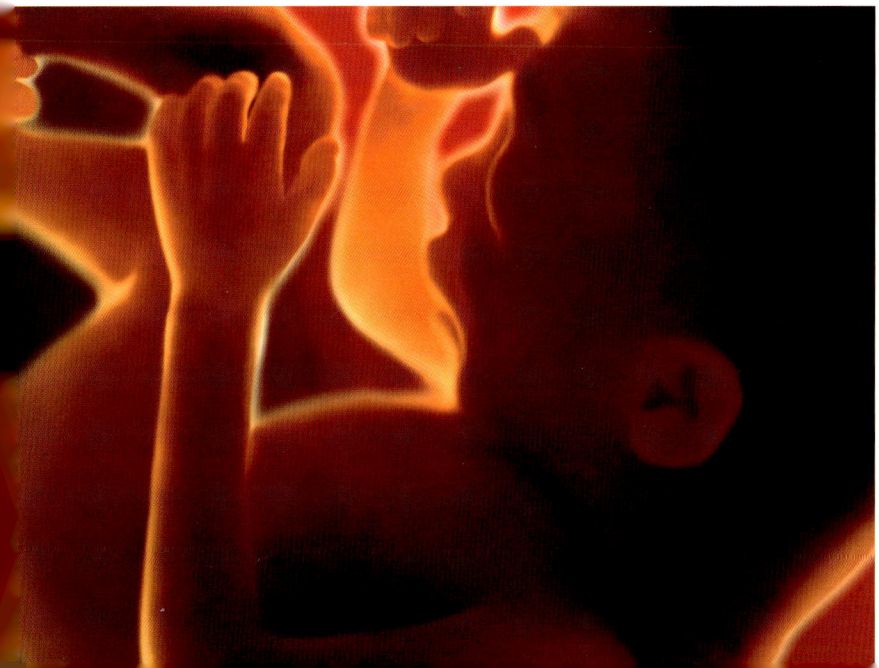

### Gewichtszunahme

Das Baby misst jetzt etwa 44 cm vom Scheitel bis zum Steiß und wiegt beinahe 2,2 kg. Es erreicht damit langsam sein Geburtsgewicht und nimmt bis zum Ende der Schwangerschaft weiterhin ungefähr 500 g pro Woche zu. Somit legt es jetzt die Fettreserven an, die es zum Überleben braucht, und es ist nicht verwunderlich, wenn Sie das Baby als ziemlich schwer empfinden.

Auch wenn Sie selbst in diesem Trimester nicht viel mehr an Gewicht zunehmen, wächst Ihr Baby weiter und nimmt immer mehr Platz in Ihrem Brustkorb ein, wodurch Sie sich zunehmend atemloser fühlen.

## Bauchprobleme

Der immer größer werdende Bauch kann bei allem, was Sie tun, zum Störfaktor werden und auch ganz normale Tätigkeiten anstrengend und frustrierend machen. Sie sollten darauf achten, sich möglichst vorsichtig zu verhalten, da das Baby trotz der guten Polsterung durch das Fruchtwasser bei einem Sturz verletzt werden kann.

Auch wenn Sie sich mittlerweile an die Verschiebung Ihres Körperschwerpunktes durch das zusätzliche Gewicht gewöhnt haben, können Sie trotzdem leicht das Gleichgewicht verlieren, besonders weil Sie Ihre Füße und den Boden nicht mehr sehen. Deshalb sollten Sie in den letzten Schwangerschaftswochen im Alltag besondere Vorsicht walten lassen, sich langsam und methodisch bewegen und stehen bleiben, wenn Sie Schmerzen in Gelenken oder Unterleib verspüren oder das Gefühl haben, das Gleichgewicht zu verlieren.

Zu diesem Zeitpunkt der Schwangerschaft haben Sie sicher den Kopf voll mit anderen Dingen, deshalb ist es wichtig, sich aktiv daran zu erinnern, vorsichtig zu sein. Lassen Sie eine Hand am Geländer, wenn Sie Treppen steigen, kleben Sie die Ränder Ihrer Teppiche am Boden fest, lassen Sie keine Gegenstände in Gängen oder auf Treppen liegen, gehen Sie in die Knie, wenn Sie etwas aufheben wollen, rollen Sie sich zum Rand des Bettes, bevor Sie aufstehen, damit Ihnen dabei nicht schwindlig wird und Sie das Gleichgewicht verlieren. Denken Sie daran, den Sicherheitsgurt nicht über Ihren Bauch zu führen, damit Ihr Baby bei einem Unfall nicht verletzt wird. Setzen Sie sich hin, wenn Sie sich anziehen, vermeiden Sie aber sehr tiefe Sitzgelegenheiten, da Sie sonst vielleicht nicht mehr hochkommen!

Schämen Sie sich nicht, um Hilfe zu bitten, wenn es nötig ist. Die meisten Leute sind überaus erfreut, wenn sie einer hochschwangeren Frau zur Seite stehen können. Denken Sie daran, dass es nicht mehr lange dauern wird, bis mit Ihrem Körper wieder alles so ist wie vorher.

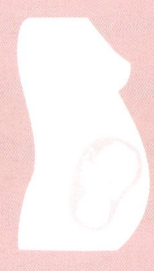

**MEIN KÖRPER**

# 35. Woche

Sie selbst nehmen nun entweder langsamer oder gar nicht mehr zu. Manche Frauen nehmen gegen Ende des letzten Trimesters sogar etwas ab.

## Launische Zeiten

Stimmungsschwankungen können zu diesem Zeitpunkt aufgrund von hormonellen Veränderungen, Schlafmangel und Angst vor der Geburt verstärkt auftreten. Versuchen Sie sich zu entspannen und teilen Sie Ihre Sorgen Ihrem Partner oder einer engen Freundin mit. Um sich auf den großen Tag vorzubereiten und besser mit der Angst umzugehen, ist es gut, sich regelmäßig ruhige Momente zu gönnen und die Atemtechniken zu üben. Reizbarkeit kann auch durch Dehydration verstärkt werden. Deshalb sollten Sie darauf achten, immer genug zu trinken.

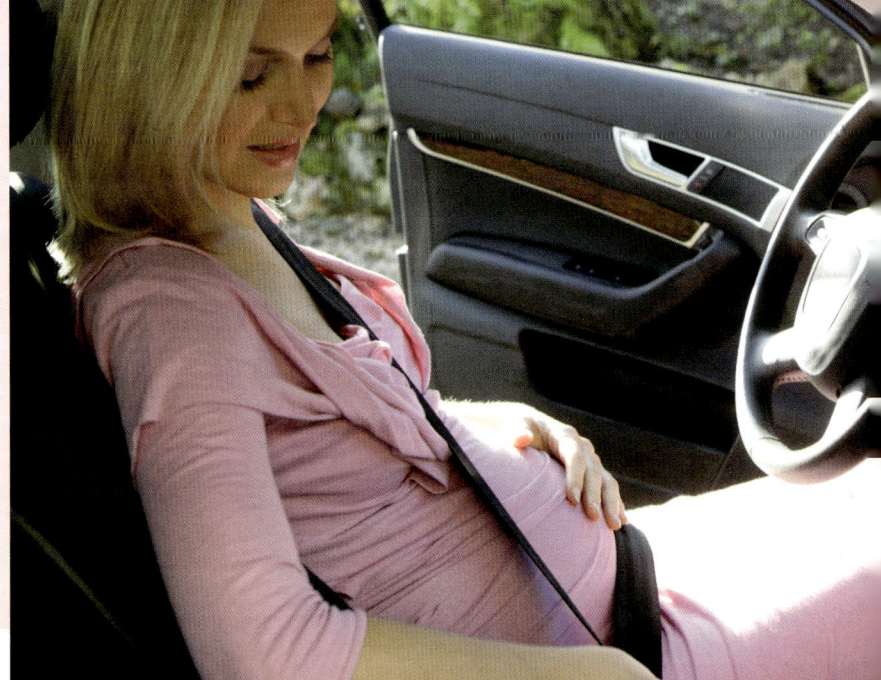

# Grimassen

Von der 16. Woche an ist das Baby imstande, mit einer Reihe von Gesichtsausdrücken auf Reize in seiner Umgebung oder Vorgänge in seinem kleinen Gehirn zu reagieren. Mittlerweile ist sein Repertoire stark gewachsen und es kann Grimassen schneiden, gähnen, die Lippen spitzen, die Augenbrauen hochziehen, schielen, die Stirn runzeln und im Schlaf selig lächeln.

Studien mithilfe von Ultraschallscans haben gezeigt, dass Babys auch auf Reize von außerhalb des Mutterleibs und auf eigene Emotionen mit verschiedenen Gesichtsausdrücken reagieren. Babys von Müttern, die unter großem Stress stehen oder in einer angespannten Situation leben, sehen oft ernst oder ängstlich aus. Auf laute Geräusche reagieren Babys mit sichtbarem Erschrecken, heben ihre Augenbrauen und reißen die Augen auf.

Eine aktuelle Studie hat gezeigt, dass Mehrlinge in der Gebärmutter ab der 18. Woche die Arme ausstrecken, um gegenseitig ihre Gesichter und Körper zu berühren. Ab dem fünften Monat zeigen sie außerdem verschiedene Gesichtsausdrücke als Reaktion auf die Berührungen ihrer Geschwister, zum Beispiel lächeln sie bei einem sanften Streicheln. Darüber hinaus scheint es, als würden Mehrlinge die Gesichtsausdrücke ihrer Geschwister im Mutterleib spiegeln.

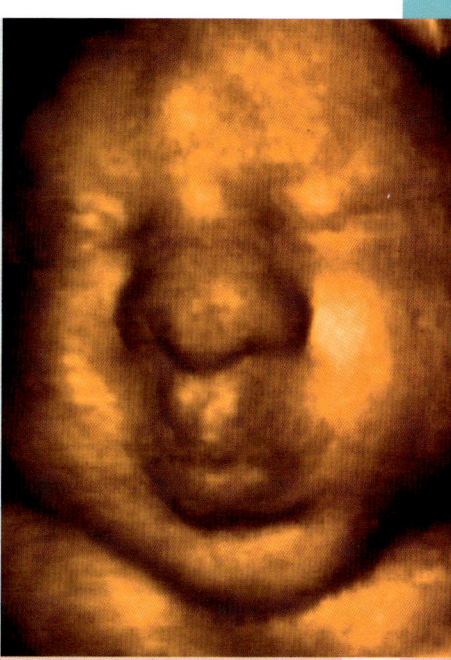

# 35. Woche

Babys wachsen unterschiedlich schnell. Ihre Hebamme kann Ihnen eine grobe Auskunft über die Größe Ihres Babys geben, indem sie Ihren Bauch abtastet.

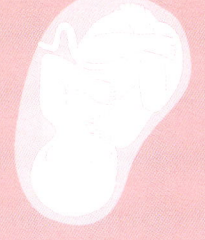

MEIN BABY

## Mekonium, der erste Stuhlgang des Babys

Der Darm des Babys ist mit einer dickflüssigen, schwarzgrünen, teerartigen Substanz, dem Mekonium oder Kindspech angefüllt. Es besteht aus abgestoßenen Zellen, Lanugo (S. 153) und anderen Stoffen wie Sekret und Schleim. Normalerweise wird das Mekonium erst nach der Geburt abgegeben. Es kommt allerdings vor, dass sich bei überfälligen Babys etwas davon im Fruchtwasser befindet. Bei sehr frühgeborenen Babys kann dies ein Zeichen einer Listerieninfektion (S. 22) sein. Wenn Ihre Fruchtblase zu Hause platzt, achten Sie darauf, ob die Flüssigkeit grünlich verfärbt ist, und setzen Sie Ihre Hebamme davon in Kenntnis. Ist dies der Fall, wird man Ihnen empfehlen, für eine Untersuchung ins Krankenhaus zu kommen. Mithilfe eines CTGs (S. 261) kann festgestellt werden, ob ein Grund zur Sorge besteht.

Während der Wehen überprüft die Hebamme regelmäßig das Vorhandensein von Mekonium und veranlasst besondere Maßnahmen, sollte sie welches feststellen. Falls vor der Geburt Mekonium sichtbar wird, werden möglicherweise Kinderärzte hinzugezogen, besonders dann, wenn sich Probleme abzeichnen. Manchmal keuchen Babys vor und während der Geburt aufgrund schlechter Sauerstoffversorgung und atmen dabei Mekonium ein, wodurch es beim Neugeborenen zu einer Lungenentzündung kommen kann. Hat das Kind vor der Geburt Mekonium abgegeben, sind Haut und Fingernägel vielleicht grünlich verfärbt.

In den meisten Fällen zeigt sich das Mekonium während der ersten Tage nach der Geburt in der Windel des Babys. Es ist sehr klebrig und Sie werden froh sein, sobald der normale Stuhlgang (S. 318) des Babys einsetzt. Allerdings ist es ein gutes Zeichen dafür, dass der Darm des Kindes normal funktioniert.

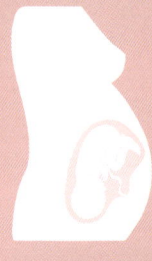

# 36. Woche

Ihre Brüste sind vielleicht besonders empfindlich, da sie durch Hormone zur Milchproduktion angeregt werden. Manchmal kann auch ein wenig Vormilch (Kolostrum) austreten.

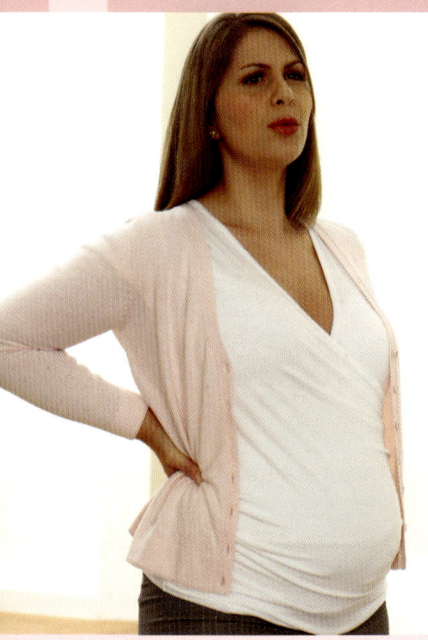

## Übungswehen

Übungswehen, die zur Reifung der Gebärmutter beitragen, werden als »Braxton-Hicks-Kontraktionen« bezeichnet (siehe unten). Sie treten einen Großteil der Schwangerschaft hindurch auf, werden jedoch erst zum Ende hin zunehmend spürbarer. Sehr häufig werden diese Übungskontraktionen des Uterus mit dem Beginn der eigentlichen Wehen verwechselt. Sie unterscheiden sich von diesen jedoch darin, dass sie in unregelmäßigen Abständen vorkommen, meist nicht sehr schmerzhaft sind und nicht zunehmend kürzer hintereinander oder mit steigender Intensität auftreten. Falls Sie Zweifel haben, ob Ihre Geburts- wehen doch bereits begonnen haben, lesen Sie auf den Seiten 244–245 weiter. Es kommt jedoch weit seltener vor, dass die Wehen vor dem berechneten Geburts- termin einsetzen als danach! Wenn die Übungswehen unangenehm werden, kön- nen Sie Ihre Atemtechniken nutzen oder einen Spaziergang oder ein Nickerchen machen, bis sie vorbei sind. Auch ein warmes Bad kann helfen. In vielen Fällen handelt es sich bei solchen Kontraktio- nen auch um eine Mahnung des Körpers, es ruhiger angehen zu lassen. Falls die Wehen jedoch in regelmäßigen Abstän- den erfolgen, die zudem immer kürzer werden und zunehmend schmerzhaft sind, fragen Sie Ihre Hebamme oder die Geburtsklinik um Rat.

## Braxton-Hicks-Kontraktionen

Braxton-Hicks-Kontraktionen machen sich als eine Verhärtung der Gebärmutter- muskeln bemerkbar, die etwa ein bis zwei Minuten anhält. Sie bereiten den Uterus auf die Geburtswehen vor, haben jedoch keine Weitung des Muttermunds zur Folge. Braxton-Hicks-Kontraktionen sind nicht Teil des Geburtsvorgangs und auch nicht für alle Schwangeren spürbar. Den- noch kommen sie bei den meisten Frauen in unterschiedlicher Intensität bereits ab der 7. Woche vor, bleiben aber bis zum Ende der Schwangerschaft sehr unregel- mäßig und meist schmerzfrei. Benannt sind sie nach dem britischen Arzt John

Braxton Hicks, der sie erstmals 1872 beschrieb. Die Kontraktionen können durch Dehydration, die Muskelkrämpfe hervorrufen kann, sowie durch Über- anstrengung, Stress und Erschöpfung entstehen. Entspannung, rhythmische Atmung und leichtes Stretching können dem entgegenwirken. Darüber hinaus begünstigt eine volle Blase das Auftreten von Kontraktionen, da der Druck auf den Uterus ihn zum Verkrampfen animiert.

FALSCHE WEHEN
Gegen Ende der Schwangerschaft kann es vorkommen, dass Braxton-Hicks-

Kontraktionen in rhythmischer Folge auftreten. Diese werden als »falsche Wehen« bezeichnet (S. 244). Durch die zunehmende Häufigkeit der Kontrak- tionen sowie die wachsende Schmerz- intensität können sie fälschlicherweise als Geburtswehen eingestuft werden. Anders als die Geburtswehen führen sie jedoch nicht zu einer Weitung des Mutter- munds, zudem werden sie nicht kontinu- ierlich kraftvoller. Es kann schwierig sein, diese Vorwehen von den Geburtswehen zu unterscheiden. Ihre Hebamme kann jedoch durch eine Untersuchung feststel- len, worum es sich handelt.

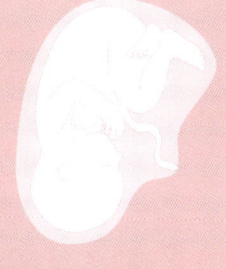

# 36. Woche

Das Baby kann den Kopf voller Haare haben oder ganz kahl sein, wobei die Farbe der Haare nicht unbedingt der entsprechen muss, die es später einmal haben wird.

## Fötusausreifung

Am Ende dieser Woche ist die normale Schwangerschaftsdauer erreicht. Nur Babys, die vor der 37. Woche geboren werden, sind als Frühgeburten einzustufen. Obwohl die Lungen des Kindes nun schon gut entwickelt sind, liegt das Risiko, dass es bei einer Geburt in dieser Zeit unter einem Atemnotsyndrom (ANS) leidet, noch bei 5 bis 10 Prozent. Je später daher eine künstliche Weheneinleitung oder ein Kaiserschnitt stattfinden, desto besser.

Auch das Fettgewebe des Babys ist bereits genug ausgeprägt, sodass es sehr gute Chancen hat, mithilfe weniger oder gar keiner medizinischer Unterstützung

außerhalb der Gebärmutter zu überleben. Falls dies Ihre erste Schwangerschaft ist, kann es sein, dass das Baby sich noch nicht in die Schädellage begeben hat, die für eine vaginale Geburt am vorteilhaftesten ist. Etwas zusätzliche Zeit in der Gebärmutter erhöht dann die Chance, dass es diese Position noch von selbst einnimmt. Ist der Kopf des Babys bereits in die Beckenhöhle gerutscht, hat es mehr Platz für seine Beine, was wiederum deren Wachstum begünstigt.

Da im Uterus jetzt nur noch sehr wenig Platz für das Baby ist, liegt es dort die meiste Zeit eng zusammengerollt mit angezogenen Beinen. Sie haben vielleicht schon eine Veränderung seiner Bewegungsaktivität festgestellt.

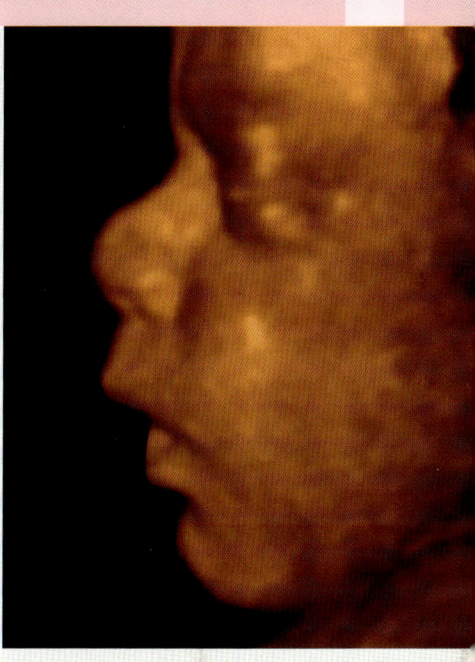

## Atemübungen

Man weiß nicht genau, wann das Baby in der Gebärmutter mit Atemübungen beginnt, doch man vermutet, dass dies bereits ab der 15. Woche geschieht. Zuerst saugt es durch Auf- und Abbewegen der Brust das Fruchtwasser nur ein bisschen ein, um die 20. Woche lernt es nach und nach richtig zu inhalieren und ab der 33. Woche hat es diese Fähigkeit gemeistert und übt in Vorbereitung auf die Geburt, nun regelmäßig zu atmen.

Die Atemübungen tragen zur Lungenreifung bei und stärken die Muskeln, die nötig sind, um die Lungen zu blähen und zusammenzuziehen, indem Fruchtwasser

inhaliert und dann wieder ausgestoßen wird. Einiges davon wird zudem von den Lungen absorbiert und dann mit den Ausscheidungen des Babys wieder abgegeben. Bei den Atemübungen findet kein Austausch von Sauerstoff statt, da das Baby diesen über die Plazenta und die Nabelschnur aus dem Blutkreislauf der Mutter bekommt und umgekehrt auch das entstehende Kohlendioxid wieder an diesen abgibt.

### DER ERSTE ATEMZUG

Nach der Geburt muss das Baby zum ersten Mal Luft atmen. Dies kann sehr

schwierig und belastend für das Kind sein, da seine Lungen oft noch mit Flüssigkeit gefüllt sind. Trotzdem muss es sofort nach Durchschneiden der Nabelschnur damit beginnen, seinen Sauerstoff selbst aus der Umgebung aufzunehmen, da es ihn nicht mehr aus dem Blutkreislauf der Mutter erhält.

Wenn das Baby durch den Geburtskanal geschoben wird, wird die Flüssigkeit aus seinen Lungen gedrückt. Die Sinneseindrücke und der Kontakt mit der neuen Umgebung führen außerdem zur Ausschüttung von Adrenalin, das die Atmung zusätzlich ankurbelt.

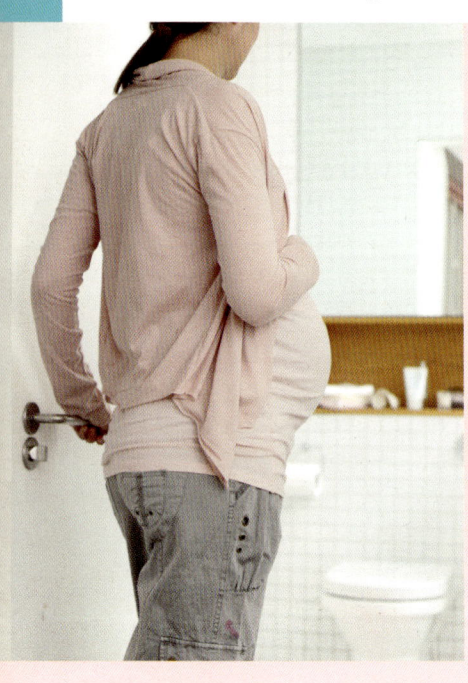

# Wo ist das Klo?

Eines der störendsten Symptome der späteren Schwangerschaft ist der häufige Harndrang, der dadurch hervorgerufen wird, dass der Uterus und auch der Kopf des Babys auf die Blase drücken. Gut möglich ist auch, dass Sie durch das Gewicht des Babys ständig das Gefühl haben, Sie müssten zur Toilette, obwohl Ihre Blase gar nicht voll ist.

Während der Schwangerschaft dehnen sich durch den Einfluss von Progesteron und Relaxin die Muskeln im Beckenboden. Dadurch wird es schwieriger, den Harndrang zu kontrollieren. Viele Frauen leiden daher in diesem Schwangerschaftsstadium unter »Belastungsinkontinenz«. Sie ist zeitlich begrenzt und äußert sich durch Entweichen von etwas Urin bei Druck auf die Blase, zum Beispiel durch Springen oder Rennen oder wenn sich die Muskeln des Unterleibs zusammenziehen, etwa beim Lachen, Husten oder Niesen.

Zur Besserung können Beckenbodenübungen beitragen. Es kann auch helfen, sich beim Urinieren nach vorne zu lehnen, sodass die Blase komplett entleert wird. Falls regelmäßig Urin austritt, denken Sie daran, dass das Fruchtwasser nach dem Platzen der Fruchtblase ebenso wie Urin heraustropfen kann und manchmal mit diesem verwechselt wird. Fruchtwasser ist jedoch klar und geruchlos und fließt ziemlich kontinuierlich, während Urin strohfarben ist und einen charakteristischen Geruch hat.

## Die Alterung der Plazenta während der Schwangerschaft

Die Plazenta wird während der Schwangerschaft immer wieder untersucht, um den Grad ihrer Alterung festzustellen. Die weißlichen Stellen, nach denen dabei gesucht wird, sind Verkalkungen, die dazu führen, dass die Plazenta undurchlässiger wird und ihre Aufgaben weniger effektiv erfüllt. Die verkalkten Stellen sterben irgendwann ab, was die Gesundheit des Babys beeinträchtigen kann, falls die Plazenta dann nicht mehr fähig ist, es mit ausreichend Sauerstoff und Nährstoffen zu versorgen und seine Stoffwechselprodukte abzuführen.

Bei einer normalen Schwangerschaft wird die Plazenta fortwährend mit Nährstoffen und Sauerstoff aus dem Blutkreislauf der Mutter versorgt, sodass sie bis zur Geburt des Kindes durchgehend mit der gleichen Effektivität arbeiten kann.

VORZEITIGES ALTERN
Manchmal altert die Plazenta frühzeitig und kann das Baby nicht mehr richtig ernähren. Dies kann sich in einem verlangsamten Wachstum des Kindes äußern oder darin, dass es sich immer weniger bewegt. In diesem Fall ist es vielleicht notwendig, das Baby verfrüht auf die Welt zu holen, um seine Gesundheit zu schützen. Meist sind von dieser Erkrankung Frauen betroffen, die während der Schwangerschaft rauchen oder unter Diabetes oder Bluthochdruck leiden. Manche Experten glauben, dass Antioxidantien eine frühzeitige Alterung der Plazenta verhindern können. Sie sind in Vitaminergänzungsmitteln und in Obst und Gemüse enthalten.

Falls Sie zu einer Risikogruppe gehören, wird der Arzt Ihre Plazenta regelmäßig mit dem Ultraschall untersuchen.

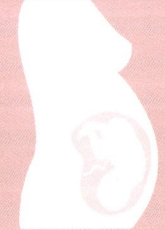

# 37. Woche

Ihr Uterus hat nun schon eine Höhe von 16 cm oberhalb des Nabels erreicht. Wenn das Baby kopfunter liegt, spüren Sie seine Tritte gegen Ihre Rippen.

## Tolle Reflexe

Das Baby übt ständig wichtige Fähigkeiten, die es für sein Leben außerhalb der Gebärmutter braucht. Auch seine Reflexe zählen dazu. Dabei handelt es sich um angeborene, unwillkürliche, rasche Reaktionen, die dem Schutz und der Überlebensfähigkeit des Babys dienen. Zu den entscheidenden Reflexen zählt unter anderem der Moro-Reflex (auch Klammerreflex), der ein ruckartiges Strecken der Arme nach vorne und ein Öffnen der Finger auslöst, gefolgt von der Bildung einer Faust, wenn der Säugling überraschend nach hinten fällt oder zurückgeneigt wird. Sehr wichtig ist außerdem der Greifreflex, bei dem das Baby mit den Fingern zugreift oder die Zehen und Fußsohlen beugt, wenn man die Innenflächen seiner Hände beziehungsweise seiner Füße berührt.

Saug- und Schluckreflex stellen sicher, dass das Baby sich an der Brust ernähren kann. Sie sorgen dafür, dass es saugt, wenn etwas seinen Gaumen berührt, und schluckt, wenn Nahrung in seinen Mund gelangt. Für die Nahrungsaufnahme ist auch der Suchreflex wichtig, der das Neugeborene bei einer Berührung der Wangen dazu bringt, den Kopf in Richtung der Berührung zu drehen. Er wird auch als »Brustsuchen« bezeichnet. Der Schreitreflex veranlasst das Neugeborene zu »laufen«, wenn es so gehalten wird, dass seine Füße eine flache Oberfläche berühren, indem es einen Fuß vor den anderen stellt.

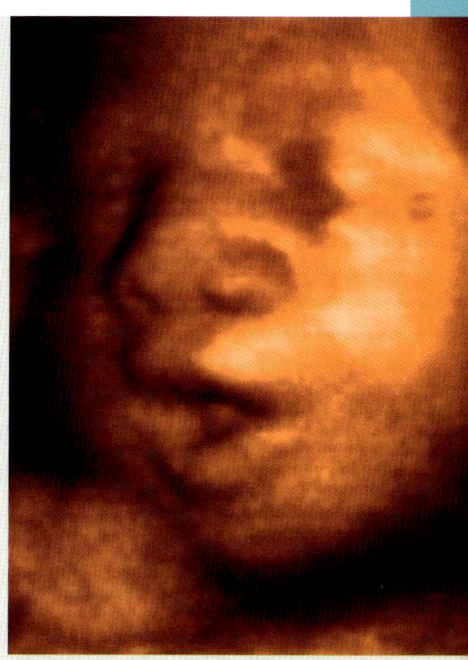

## Die Zwillinge sind bereit für die Geburt

Für die Ausreifung werden bei Zwillingen 37 Wochen angesetzt, wenn die Lungen der Babys fast vollständig ausgebildet sind. Viele Frauen (etwa die Hälfte) bekommen ungefähr zu oder bereits vor diesem Zeitpunkt ihre Wehen. Falls die Schwangerschaft länger andauert, kann es sein, dass der Arzt, abhängig vom Zustand der Zwillinge, in der 38. Woche entscheidet, die Wehen einzuleiten, um Komplikationen zu vermeiden. Lange Zeit glaubte man nämlich, dass eine längere Schwangerschaftsdauer ein erhöhtes Risiko birgt, dass die Babys sterben. Eine neuere Studie aus Kanada zeigt jedoch, dass ein Austragen bis zur 40. Woche das Risiko, dass die Babys sterben, zwar um das 2,5-fache erhöht ist, aber dass die Überlebenschance bei einer Geburt in der 37., 38. oder 39. Woche nahezu gleich ist.

In vielen Fällen beginnen die Wehen bei Zwillingsschwangerschaften jedoch bereits vor der 37. Woche. Dann sind die Ärzte bestrebt, die Geburt der Babys so lange wie möglich hinauszuzögern und die Entwicklung ihrer Lungen mithilfe von Steroiden zu beschleunigen (S. 283).

Zwillinge sind bei der Geburt meist etwas leichter als Einlinge und wiegen im Durchschnitt etwa 2,7 kg.

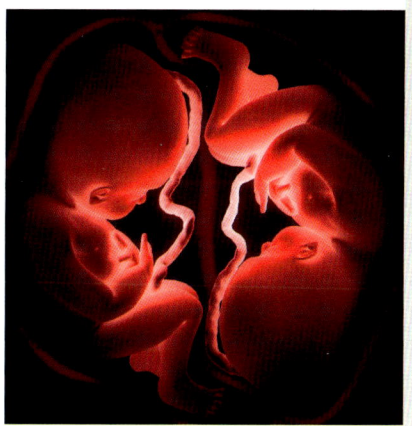

# 37. Woche

Das Wachstum des Babys verlangsamt sich etwas, dennoch nimmt es bis zu Geburt weiterhin an Gewicht zu. Sein Gesicht wird fülliger, der Hals dicker und es besitzt jetzt Wimpern.

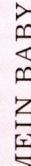

MEIN BABY

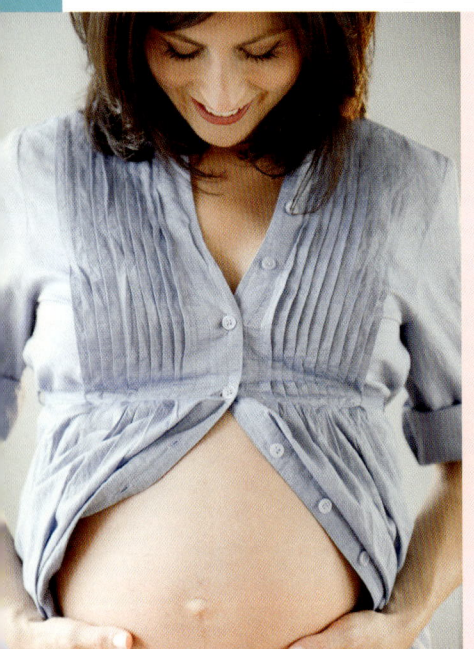

## Den Bauch messen

Gegen Ende der Schwangerschaft untersuchen Hebamme oder Arzt den Wachstumsstand Ihres Babys, um zu ermitteln, ob seine Entwicklung normal verläuft. Das Wachstum des Kindes wird ab der 28. Woche regelmäßig durch die Hebamme festgestellt (S. 168) und mit Durchschnittswerten verglichen. Bei größeren Abweichungen von den normalen Werten, die darauf hindeuten könnten, dass das Baby nicht mit der erwarteten Geschwindigkeit wächst, wird eine Ultraschalluntersuchung empfohlen, bei der das Baby exakt gemessen und

sein Entwicklungszustand festgestellt werden kann. Falls weiterhin Zweifel an der Entwicklung oder dem Zustand des Babys bestehen, können ein Ruhe-CTG oder ein biophysikalisches Profil (BPP) erstellt werden, wobei untersucht wird, wie das Baby auf verschiedene Reize reagiert. Beim Ruhe-CTG wird mithilfe eines Ultraschallscans des Unterleibs die Herzfrequenz des Babys gemessen und jeder Anstieg der Pulsrate registriert, der länger als 15 Sekunden anhält. Der Test deutet auf eine normale Entwicklung hin, wenn der Puls des Babys in einem Zeitraum von 20 bis 30 Minuten mindestens zweimal ansteigt und keine länger anhaltenden Verlangsamungen des Herzschlags gemessen werden.

MEIN KÖRPER

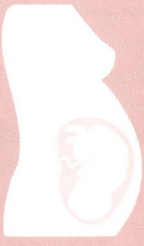

# 38. Woche

Ihr Uterus steht nun etwa 18 cm oberhalb Ihres Bauchnabels. Sie spüren davon nicht so viel, weil das Baby bereits mit dem Kopf ins Becken gerutscht ist.

## Die letzten Wochen überstehen

Wenn der Bauch schon so groß ist, können die letzten paar Wochen der Schwangerschaft ziemlich unangenehm und anstrengend sein. Hier einige Tipps, um sie zu meistern:

• Packen Sie eine Kliniktasche für sich und Ihr Kind und stellen Sie sie neben der Haustür bereit. Legen Sie ein wasserdichtes Betttuch auf für den Fall, dass die Fruchtblase in der Nacht platzt. Beschäftigen Sie sich, indem Sie einkaufen, Mahlzeiten einfrieren, die Route zum Krankenhaus planen und das Auto volltanken. Sie sollten unbedingt immer Ihren Mutterpass

dabei haben, falls die Wehen einsetzen, während Sie unterwegs sind. Übertreiben Sie Ihre Aktivitäten aber nicht und ruhen Sie sich zwischendurch aus!

• Machen Sie mit Ihrem Partner noch einmal all die schönen Dinge, die man am liebsten nur zu zweit macht, bevor Sie dann bald zu dritt (oder zu noch mehreren) sind.

• Lassen Sie sich ein wenig verwöhnen und gönnen Sie sich viel Entspannung. Wenn Sie ruhig und guten Mutes sind, wird die Geburt um einiges leichter sein.

• Auch wenn Sie gern aufräumen und Dinge im Haushalt erledigen möchten, sollten Sie sich lieber ausruhen, solange Sie noch können, und die Kräfte sammeln, die Sie für die Wehen brauchen.

• Machen Sie noch einige Male Ihre Atemübungen und spielen Sie Ihren Geburtsplan durch, damit Sie die Gewissheit haben, gut vorbereitet zu sein.

• Wenn Sie bereits Kinder haben, stellen Sie einen Notfallplan für ihre Betreuung auf für den Fall, dass Sie unerwartet Wehen bekommen.

## Verlangsamter Herzschlag

Die Herzfrequenz des Babys verändert sich während der ganzen Schwangerschaft immer wieder und wird von Ihrer Hebamme und Ihrem Arzt sorgfältig überwacht. Haben Sie sich je gefragt, welche Werte als »normal« gelten?

Wenn das Herz des Babys etwa in der 7. Woche anfängt zu schlagen, ist dessen Frequenz ungefähr identisch mit der Ihres Herzens, nämlich 80 bis 85 Schläge pro Minute (BPM). Den Rest dieses Monats hindurch steigt die Herzfrequenz des Babys um etwa 3 BPM pro Tag. In der 10. bis 11. Woche hat sie um

die 175 BPM erreicht. Von da an erreicht sie bis zur Hälfte des zweiten Trimesters einen Wert zwischen 120 und 180 BPM.

In den letzten zehn Wochen der Schwangerschaft pendelt sich die Herzfrequenz dann langsam zwischen 120 und 160 BPM ein, auch wenn dieser zu verschiedenen Tageszeiten sowie im Schlaf oder in Phasen starker Aktivität schwanken kann. Eine Abnahme der Herzfrequenz deutet oft darauf hin, dass der Beginn der Wehen kurz bevorsteht, und ist meist kein Grund zu Sorge. Steigt sie zu irgendeiner Zeit jedoch dramatisch an, kann das ein Zeichen einer Komplikation sein, sodass das Baby möglicherweise schnell durch einen Notfallkaiserschnitt zur Welt gebracht werden muss.

> »Ein Absinken der Herzfrequenz des Babys ist oft ein Signal, dass bald die Wehen einsetzen.«

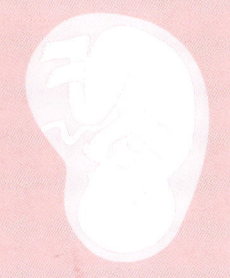

## 38. Woche

Mit ein bisschen Glück hat Ihr Baby im Uterus nun die Kopflage eingenommen und sein Kopf befindet sich in Ihrer Beckenhöhle. Es wiegt jetzt etwa 3 kg.

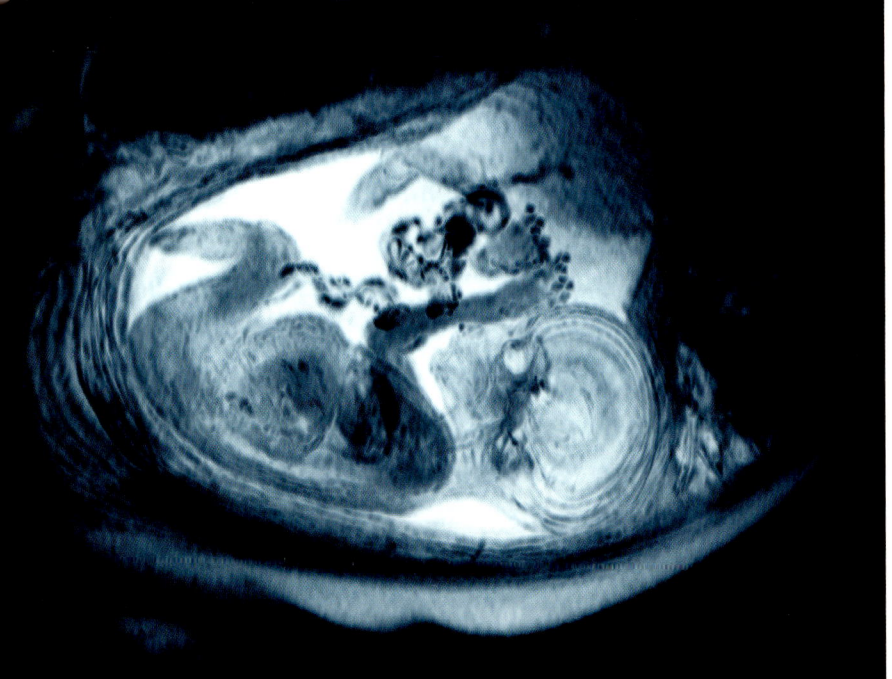

### Keine Tränen

Das Baby ist jetzt völlig ausgereift und bereit für die Welt. Eine Sache, die es jedoch noch nicht kann, ist Tränen zu weinen. Die meisten Babys weinen, wenn sie auf die Welt kommen, und werden sogar dazu angeregt, um ihre Atmung anzukurbeln. Die Tränenkanäle entwickeln sich allerdings erst einige Wochen nach der Geburt, sodass seine Schreie noch nicht von Tränenausbrüchen begleitet werden.

Möglicherweise weinen Babys auch schon vor der Geburt. Ein Wissenschaftler will bei Föten bereits ab der 18. Woche weinende Gesichtsausdrücke beobachtet haben.

MEIN KÖRPER

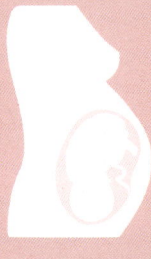

# 39. Woche

Sparen Sie sich, die Tage zu zählen. Nur fünf Prozent der Babys werden am berechneten Geburtstermin geboren. Falls dies Ihr erstes Kind ist, wird es wahrscheinlich später geboren.

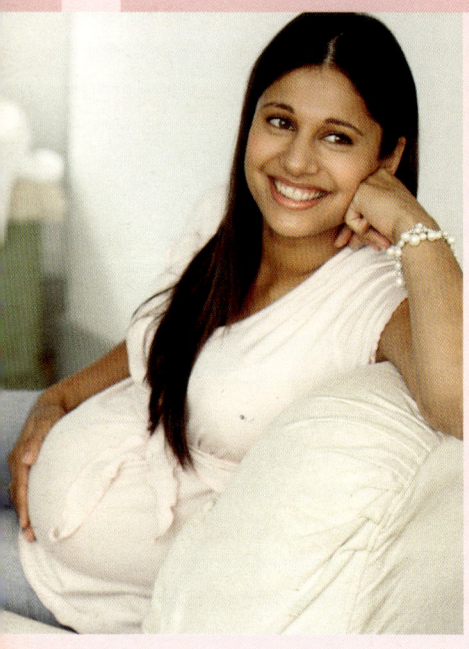

## Ich bin aufgeregt und ängstlich!

Es ist völlig normal, wenn Sie zu diesem Zeitpunkt der Schwangerschaft aufgeregt sind. Sie fühlen sich vielleicht nicht nur unvorbereitet auf die Ankunft Ihres Babys und Ihre Zukunft mit einem Kind, sondern sind auch nervös wegen den bevorstehenden Wehen. Ein Teil von Ihnen wünscht sich vielleicht, dass die Schwangerschaft endlich vorbei ist, während sich der andere dagegen sträubt, von Ihrem großen Bauch Abschied zu nehmen, der die letzten neun Monate Ihr treuer Begleiter war. Gemischte Gefühle kommen zum Ende der Schwangerschaft

sehr häufig vor und sind teilweise durch hormonelle Veränderungen und durch natürliche Furcht bedingt.

Das Beste, was Sie tun können, ist Ihr Schicksal einfach in die Hände von Mutter Natur zu legen und sie ihre Arbeit machen zu lassen. Ihr Baby wird kommen, wenn es soweit ist, und Sie werden die Mutterschaft bewältigen, genauso wie Sie jede andere Herausforderung in Ihrem Leben bewältigt haben. Sie haben das größte aller Wunder vollbracht und ein neues Leben erschaffen. Ihre Instinkte werden Ihnen helfen, den Neuankömmling zu versorgen, ihn zu lieben und sich um ihn zu kümmern. Sie werden feststellen, dass er Ihr Leben auf allen Ebenen bereichert.

## Wie wir uns die Wehen vorstellten

Mein erstes Baby lag in Beckenendlage und kam mit einem Kaiserschnitt auf die Welt, was nicht annähernd so schlimm war, wie ich gedacht hatte. Mein zweites Kind wurde vaginal geboren. Es war ungefähr so, wie ich es mir vorgestellt hatte, aber es gab wegen des Kaiserschnitts einige Komplikationen. Insgesamt bin ich jetzt viel aufgeschlossener gegenüber dem Geburtsvorgang und ermutige meine Kursteilnehmerinnen, für alle Eventualitäten offen zu sein. TL

Mit am schlimmsten an den Wehen ist, dass man vorher nicht weiß, wie es

sein wird. Das heißt nicht, dass Vorbereitung nicht hilft, doch beim ersten Mal war ich viel beunruhigter als bei den späteren beiden Malen. Einfach weil ich nicht wusste, wie lange die Wehen dauern würden und wie stark die Schmerzen sein würden und ich mich fragte, ob ich es aushalten würde. Am Ende ging es dann ganz schnell vorwärts und ganz unvermittelt stand ich kurz davor, mein Kind auf die Welt zu bringen. LJ

Als Geburtshelferin bemühte ich mich, optimistisch zu bleiben, doch das ist schwer, wenn man weiß, was alles

passieren kann. Insgesamt empfand ich meine Wehen als weniger schlimm als erwartet. Ich hatte eine Saugglockengeburt und wurde einen Tag später mit meinem kleinen Jungen entlassen. MG

Meine Wehen setzten viel schneller als erwartet und sofort in voller Stärke ein. Das war ein Schock für mich, für meinen Mann und für mein Baby. Es gab einige Komplikationen und an einem Punkt befürchteten wir schon, wir hätten es verloren. Doch heute ist meine Tochter eine gesunde Vierjährige ohne Beeinträchtigungen. NK

# 39. Woche

Das Baby ist nun weniger aktiv und schläft bis zu 95 Prozent der Zeit. Es wacht jedoch mehrmals pro Stunde auf, um sich zu recken und zu strecken.

## Geschwollene Genitalien

Seien Sie nicht überrascht, wenn Ihr Baby mit enorm großen Genitalien geboren wird. Dies ist völlig normal und hat verschiedene Gründe. Zum einen werden Babys wegen der Menge an Fruchtwasser, das sie in der Gebärmutter inhaliert haben, mit sehr großen Einlagerungen an Flüssigkeit geboren, die sie in den ersten Tagen nach der Geburt ausscheiden. Dabei verliert das Baby etwa zehn Prozent seines Geburtsgewichts, hauptsächlich Wasser. Dieses Wasser wurde an bestimmten Stellen im Körper eingelagert, insbesondere in den Genitalien.

Kurz vor der Geburt erhält das Baby über die Plazenta und die Nabelschnur eine große Menge an Hormonen aus dem Blutkreislauf der Mutter, die den Geburtsprozess unterstützen sollen. Diese Hormone verursachen aber außerdem das vorübergehende Anschwellen der Genitalien. Ein Zustand, der anhalten wird, bis die Hormone wieder ausgeschieden sind.

Des Weiteren kann es bei männlichen Babys zur Entstehung einer »Hydrozele« kommen, einer Flüssigkeitsansammlung in den Hodenhüllen. Dieser Zustand kann etwas länger anhalten, sollte sich jedoch innerhalb einiger Monate bis zu einem Jahr nach der Geburt zurückgebildet haben.

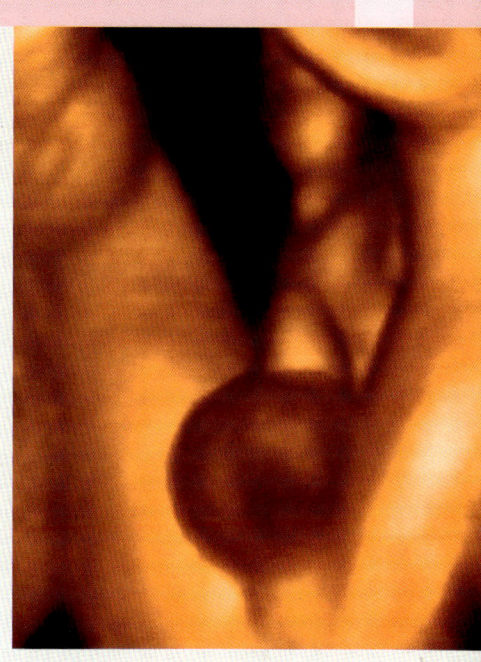

## »Verformungen« des Schädels

Der Kopf des Babys hat in diesem Stadium eine ungewöhnliche Form. Die Schädelknochen des Kindes liegen aneinander, ohne miteinander verbunden zu sein. Außerdem hat es am Schädel zwei weiche Stellen, die Fontanellen, die eine Deformation des Kopfes erlauben und damit den Durchtritt durch den engen Geburtskanal erleichtern.

Wenn das Baby seine endgültige Position in der Gebärmutter eingenommen hat, meist mit dem Gesäß nach oben und dem Kopf im Becken der Mutter, verschieben sich die Schädelknochen, um sich der Beckenhöhle anzupassen.

Das bedeutet, dass der Kopf des Kindes jetzt auf einer Seite flacher als auf der anderen sein kann oder spitz zuläuft. Die Wangenknochen und Ohren können ebenfalls schief sein. Falls das Baby durch eine vaginal-operative Geburt zur Welt kommt, kann sein Kopf noch ungewöhnlichere Formen annehmen. Solche Verformungen bilden sich jedoch innerhalb einer Woche zurück. Die Fontanellen schließen sich erst später, um das Wachstum des Gehirns im ersten Lebensjahr zu erleichtern. Sie sollten daran denken, dass die Schädelknochen des Babys auch nach der Geburt noch dünn und flexibel

sind und dass sein Schädel seine Form verändern kann, wenn über längere Zeit Druck auf ihn ausgeübt wird. Weil Babys zwangsweise viel Zeit auf dem Rücken liegend verbringen, zum Beispiel während sie schlafen, spielen oder essen, kann sich hinten und manchmal auch seitlich auf ihrem Kopf eine abgeflachte Stelle bilden, die als Plagiocephalie bezeichnet wird.

Deshalb sollten Sie Ihr Baby nicht länger als einige Stunden in der gleichen Position liegen lassen, etwa in seinem Autositz. Drehen Sie es stattdessen immer mal wieder für einige Zeit auf den Bauch oder auf die Seite.

## Allzeit bereit

Viele werdende Eltern sind überrascht, wenn ihr Baby am berechneten Geburtstermin noch nicht auf der Welt ist. Tatsächlich werden die meisten Babys erst nach dem Termin geboren. Dennoch sollten Sie auf alle Eventualitäten vorbereitet sein.

Halten Sie die gepackte Kliniktasche und den Geburtsplan bereit. Auch wenn die Geburtswehen bei den meisten Frauen nicht völlig überraschend einsetzen (S. 262–265), kann es auch ganz plötzlich passieren, sodass keine Zeit mehr bleibt, Vorbereitungen zu treffen. Kümmern Sie sich auch um flexible Notfallbetreuung für mögliche weitere Kinder. Zudem sollte Ihr Geburtspartner jederzeit bereit und erreichbar sein. In letzter Minute noch Dinge erledigen zu müssen sorgt für Stress und zusätzliche Aufregung, die das Fortschreiten der Wehen verlangsamen und den Vorgang unangenehmer machen können.

Allerdings brauchen Sie auch nicht mit Ihrer Kliniktasche auf dem Schoß neben der Tür sitzen. Essen und schlafen Sie genug und seien Sie so aktiv, wie Sie möchten. Bewegung wirkt wehenfördernd und hilft, das Baby in die richtige Position zu bringen. Lenken Sie sich ab, indem Sie sich mit Freunden treffen, einkaufen gehen oder sich eine entspannende Massage gönnen, bevor sich Ihr Leben für immer verändert.

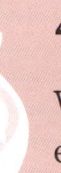

MEIN KÖRPER

# 40. Woche

Wenn Wehen und Geburt näher rücken, ist Ihr Uterus vielleicht etwas kleiner geworden, da das Baby die Position gewechselt und sich in die Beckenhöhle bewegt hat.

## Die Geburtstermine unserer Babys

Mein drittes Kind kam genau an seinem Termin und überraschte mich mehr als die anderen beiden, die jeweils eine Woche Verspätung hatten. Die Wehen kamen so plötzlich, dass wir es kaum rechtzeitig zum Krankenhaus schafften. Ich weiß noch, wie ich zwischen den Kontraktionen meinem Mann zurief, den Babysitter für unsere zwei anderen Kinder anzurufen. Als wir in der Klinik ankamen, dauerte es nur noch 26 Minuten bis zur Geburt. CH

Meine Wehen begannen in der Nacht vor meinem geplanten Kaiserschnitt. Mein Sohn hatte Beckenendlage und so bekam ich den Kaiserschnitt etwas früher als geplant. Bei meiner zweiten Schwangerschaft kam meine Tochter schon nach 34 Wochen, auch durch Kaiserschnitt. VB

Ich war so gespannt auf die Ankunft meiner Erstgeborenen, dass ich in der 36. Woche schon ganz ungeduldig wurde. Zum Glück wurde sie dann fünf Tage vor ihrem Termin geboren. Das weckte in mir natürlich die falsche Erwartung, dass mein zweites Kind auch früher dran sein würde. Nach zwei Fehlalarmen kam er dann drei Tage zu spät auf die Welt und das dritte genau an seinem Termin. LJ

Beim ersten Baby setzten die Wehen schon zwei Tage vor dem errechneten Termin ein. Bei der zweiten Schwangerschaft hatte meine Tochter keine Eile, geboren zu werden. Drei Tage nach dem errechneten Geburtstermin trat etwas Flüssigkeit aus, aber 24 Stunden später gab es immer noch kein Zeichen von Wehen. Im Krankenhaus wurde die Geburt dann künstlich eingeleitet, was noch einmal 24 Stunden dauerte. Erst dann platzte endlich meine Fruchtblase. Zwölf Stunden später war meine Tochter auf der Welt. Im Nachhinein muss ich sagen, dass sich das Warten wirklich gelohnt hat! MG

# Das Baby ist bereit

Alle Sinne, Organe und Körpersysteme des Babys sind nun ausgereift. Im Durchschnitt ist es vom Scheitel bis zum Steiß jetzt 51 cm lang und wiegt 3,4 kg. Es hat einen rundlichen Körper und füllige Wangen. Alle kleinen Details wie Wimpern, Augenbrauen, Fingernägel und vielleicht auch etwas Haar befinden sich an Ort und Stelle. Es kann atmen und seine Mutter erkennen, auch wenn sein Sehsinn noch etwas Zeit braucht, um sich zu entwickeln. Es kann sich bewegen, essen, reagieren und es kann eine Bindung zu seinen Eltern aufbauen.

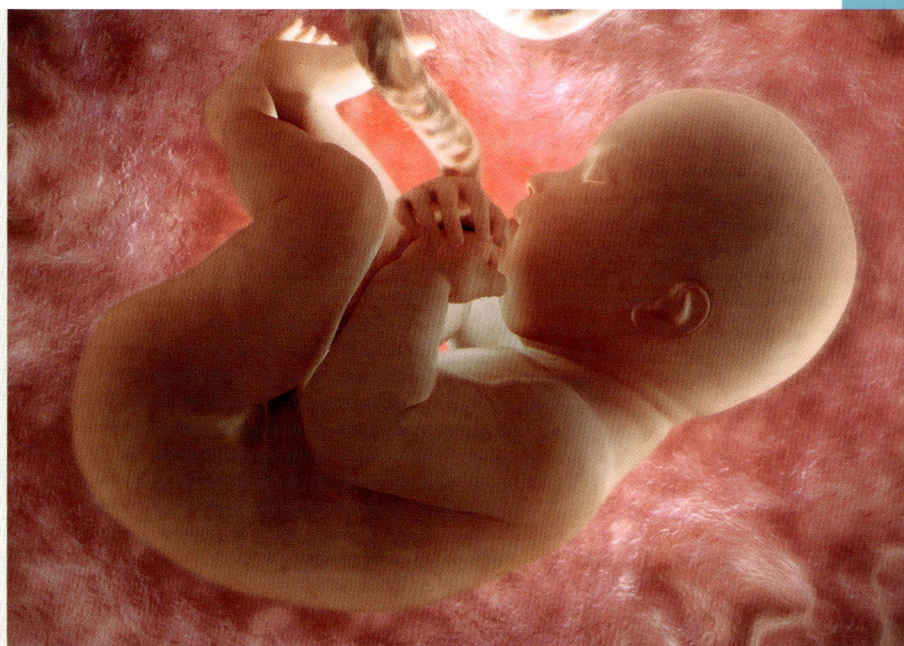

# 40. Woche

Das Baby ist bereit für die Geburt. Es hat eventuell etwas an Länge und Gewicht zugenommen, dennoch hat sich sein Wachstum in Vorbereitung auf die Geburt stark verlangsamt.

MEIN BABY

## Wie das Baby seine ersten Atemzüge nimmt

Innerhalb von einer oder zwei Minuten muss sich das Baby von einer flüssigkeitsgefüllten Umgebung auf eine Welt umstellen, in der es nötig ist, Luft zu atmen. Obwohl es bereits in der Gebärmutter Atemübungen gemacht hat, wurde dabei kein Sauerstoff ausgetauscht, da die Lungen nicht in den Kreislauf des Babys eingebunden waren und das Baby mit Sauerstoff aus dem Blutkreislauf der Mutter versorgt wurde.

Diese plötzliche Umstellung erscheint uns wie ein Wunder. In einer unglaublich kurzen Zeit müssen sich die Organe des Kreislaufs, darunter das Herz, auf eine neue Situation einstellen, die Flüssigkeit muss aus den Lungen gepresst werden und dann müssen diese sofort damit beginnen, Sauerstoff aufzunehmen.

WIE DIESER VORGANG ABLÄUFT
Das Baby wird durch den sinkenden Sauerstoffspiegel in seinem Blut zum Atmen animiert. Die Brust wird im Geburtskanal zusammengedrückt, was den ersten Atemzug erleichtert. Babys, die durch einen Kaiserschnitt zur Welt kommen, wird die Flüssigkeit nicht nach und nach aus den Lungen »massiert«, weshalb sie oft einen Moment länger brauchen, um sie herauszupressen. Von da ab ist der Ablauf jedoch derselbe. Wenn das Baby einatmet, blähen sich seine Lungen beinahe zu voller Größe auf und es ändert sich das Zusammenspiel der Organe in seiner Brust. Zur gleichen Zeit werden die Blutgefäße der Nabelschnur überflüssig und wenn sie sich nicht schon zusammengezogen haben, tun sie dies mit dem ersten Atemzug des Babys. Sein erstes Schreien ist der Beweis, dass es den Übergang vom Uterus in die Außenwelt erfolgreich hinter sich gebracht hat. Sie können also erleichtert sein, wenn Sie es hören, und vielleicht geht es Ihrem Baby auch so!

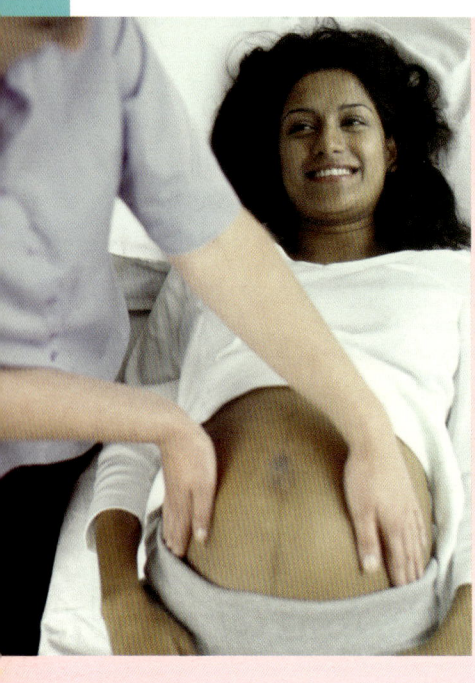

# Wöchentliche Untersuchungen

Wenn Sie den berechneten Geburtstermin überschreiten, werden Hebamme oder Arzt Sie mindestens einmal wöchentlich untersuchen, um Ihren und den Gesundheitszustand des Babys zu überwachen. Es wird festgestellt, ob die Plazenta noch in gutem Zustand ist und das Baby mit ausreichend Nährstoffen und Sauerstoff versorgen kann, und der Herzschlag und die Bewegungen des Babys werden im Auge behalten. Mithilfe eines Kardiotokographen (CTG, S. 261) wird die Herztätigkeit des Babys untersucht, während Ultraschallscans dazu dienen, unter anderem das Wachstum des Babys, sein Aktivitätsniveau, die Position der Plazenta und die Menge an Fruchtwasser festzustellen. Falls es Hinweise auf Komplikationen gibt, schlägt Ihr Arzt möglicherweise vor, künstlich die Wehen einzuleiten. In den meisten Fällen wird er damit jedoch bis zur 42. Woche warten.

Auch wenn es darüber Kontroversen gibt, deutet einiges darauf hin, dass die Plazenta nach 42 Schwangerschaftswochen weniger effektiv arbeitet (Plazentainsuffizienz). Wenn Ihr Arzt eine künstliche Einleitung der Geburt vorschlägt, wird diese Aussicht Sie vielleicht freuen, wenn Sie der Schwangerschaft überdrüssig sind. Dann heißt es, höchstens noch eine Woche zu warten, bis Sie Ihr Baby endlich in die Arme schließen dürfen.

## Die künstliche Geburtseinleitung (Induktion)

Hier ein paar Tipps, falls Sie sich wegen einer Geburtseinleitung Sorgen machen:

• Machen Sie sich mit allen Fakten über die Geburtseinleitung vertraut und lassen Sie Ihre Wünsche in den Geburtsplan aufnehmen. Informieren Sie auch Ihre Geburtsbegleitung über den Prozess. Stellen Sie Fragen, bis Sie alles verstehen.

• Manche Frauen glauben, dass alles außer einer natürlichen Geburt ohne jeden Eingriff ein Fehlschlag ist und ein schlechtes Licht auf sie wirft. Denken

Sie jedoch daran, dass das, was Sie am meisten wollen, ein gesundes, glückliches Baby ist. Ein Übertragen birgt ein weit größeres Risiko für Komplikationen und eine Geburtseinleitung ist der richtige Weg zum Auslösen der Wehen.

• Gehen Sie einige Male tief in die Knie, sodass der Kopf des Babys auf den Gebärmutterhals drückt. Dies kann das Startsignal für die Wehen sein.

• Der Schlüssel ist Geduld. Die Geburtseinleitung kann lange dauern. Wenn Ihr

Körper darauf nicht vorbereitet ist, sogar mehrere Tage. Kaufen Sie sich ein paar Bücher zur Ablenkung und bitten Sie Freunde und Familie, auf Neuigkeiten zu warten, anstatt ständig danach zu fragen. Machen Sie Ihre Taschen fertig, halten Sie Ihr TENS-Gerät bereit und versuchen Sie positiv zu denken!

• Eine Geburtseinleitung muss nicht immer ein großer medizinischer Eingriff sein. Manchmal genügt auch so etwas Simples wie eine Eipollösung (S. 249), um die Wehen in Gang zu bringen.

MEIN KÖRPER

# 41. Woche

Vieles deutet darauf hin, dass die Plazenta nach der 42. Woche nicht mehr richtig arbeitet. Ihr Arzt möchte deswegen vielleicht die Geburt einleiten, um das Baby nicht zu gefährden.

# Verspätung

Babys, die nach der Fötusausreifung in der 37. bis 40. Woche geboren werden, sind überfällig. Nach der 42. Woche handelt es sich dann um Spätgeburten (siehe unten). Wenn Sie vielleicht wegen der Gesundheit Ihres Babys besorgt sind oder die Geburt nicht mehr erwarten können, sollten Sie daran denken, dass alle Babys einzigartig sind und ihren eigenen Zeitplan haben. In diesem Schwangerschaftskalender haben wir Woche für Woche die physischen und kognitiven Veränderungen beschrieben, die sich in Ihrer Schwangerschaft vollzogen haben. In Wirklichkeit ist Ihr Kind allerdings diesem Plan voraus oder auch etwas hinterher. In den meisten Fällen kommt ein Baby dann, wenn sein Körper hinreichend ausgereift dafür ist. Auch wenn Sie es nicht mehr erwarten können, es in die Arme zu schließen, kommt es dann, wenn die Zeit dafür reif ist.

Einen »Nachzügler« zu haben, muss nichts Schlechtes sein. Die meisten überfälligen Babys, bei denen die Plazenta noch gut funktioniert, wiegen mehr und sind damit oft widerstandsfähiger und den Herausforderungen der Außenwelt gegenüber belastbarer. Sie sind zudem manchmal aufgeweckter als früher geborene Kinder und haben höhere Apgar-Werte (Punkteschema, mit dem Neugeborene beurteilt werden, S. 293). Ihre Lungen sind voll ausgereift und sie sind länger gut genährt worden. Meist haben sie auch mehr Haare und sind rundlicher als ein Kind, das an oder kurz nach seinem Termin auf die Welt gekommen ist. Wenn Ihr Baby nach 42 Wochen noch nicht da ist, werden meist Maßnahmen zur Geburtseinleitung getroffen. Die erste davon ist normalerweise eine Eipollösung (S. 249), wobei die Hebamme einen Finger in die Vagina einführt und das Gewebe zwischen Gebärmutterhals und Fruchtblase löst.

Sie können die Einleitung natürlich ablehnen, aber denken Sie daran, dass Komplikationen nach der 42. Woche sehr viel häufiger auftreten (siehe unten) und dass es sich dabei um ein unnötiges Risiko für Sie und Ihr Baby handelt. Es gibt jedoch Mittel und Wege, mit denen Sie versuchen können, die Dinge selbst anzukurbeln (S. 243).

## Übertragung und was sie für das Baby bedeutet

Weniger als sechs Prozent der Babys sind Spätgeburten, wobei man nicht weiß, warum manche Schwangerschaften länger dauern als andere. Eine Spätgeburt ist wahrscheinlicher, wenn Sie bereits ein- oder mehrmals eine hatten, oder wenn sie in Ihrer Familie häufiger vorkommt. Man nimmt zudem an, dass Spätgeburten eher bei gut genährten Frauen vorkommen und dass Schwangerschaften im Sommer meist länger dauern als im Winter.

Eine Spätgeburt kann Probleme mit sich bringen, da die Menge an Fruchtwasser abnehmen kann, das Baby möglicherweise kein Gewicht mehr zunimmt und die Plazenta aufgrund ihres Alters die Sauerstoffversorgung während der Wehen eventuell nicht aufrecht erhalten kann (S. 186). Das Baby könnte einen niedrigen Blutzuckerspiegel (Hypoglykämie) haben, da seine Vorräte nicht ausreichen, und es besteht ein größeres Risiko, dass es Mekonium einatmet (S. 183). Ab der 42. Woche erhöht sich auch das Risiko einer Totgeburt.

### NACH DER GEBURT
Spätgeborene Babys haben oft trockene, durch Mekonium gelbgrün verfärbte Haut, überlange Nägel, volles Kopfhaar, rissige Handflächen und Fußsohlen sowie geringe Fettspeicher.

Aber auch wenn das Baby später kommt als erwartet, muss es deshalb keine Beeinträchtigungen haben. Bei einer Untersuchung wird seine körperliche Erscheinung im Hinblick auf die Schwangerschaftslänge untersucht. In den meisten Fällen ist keinerlei Behandlung nötig, auch wenn vielleicht wegen des niedrigen Blutzuckerspiegels etwas unternommen werden muss und ein Absaugen des Mekoniums aus den Lungen notwendig sein kann.

# 41. Woche

In der 41. Woche wiegt das Baby im Durchschnitt 3,5 kg, manchmal auch etwas mehr oder weniger. Es ist nun ungefähr 52 cm groß.

MEIN BABY

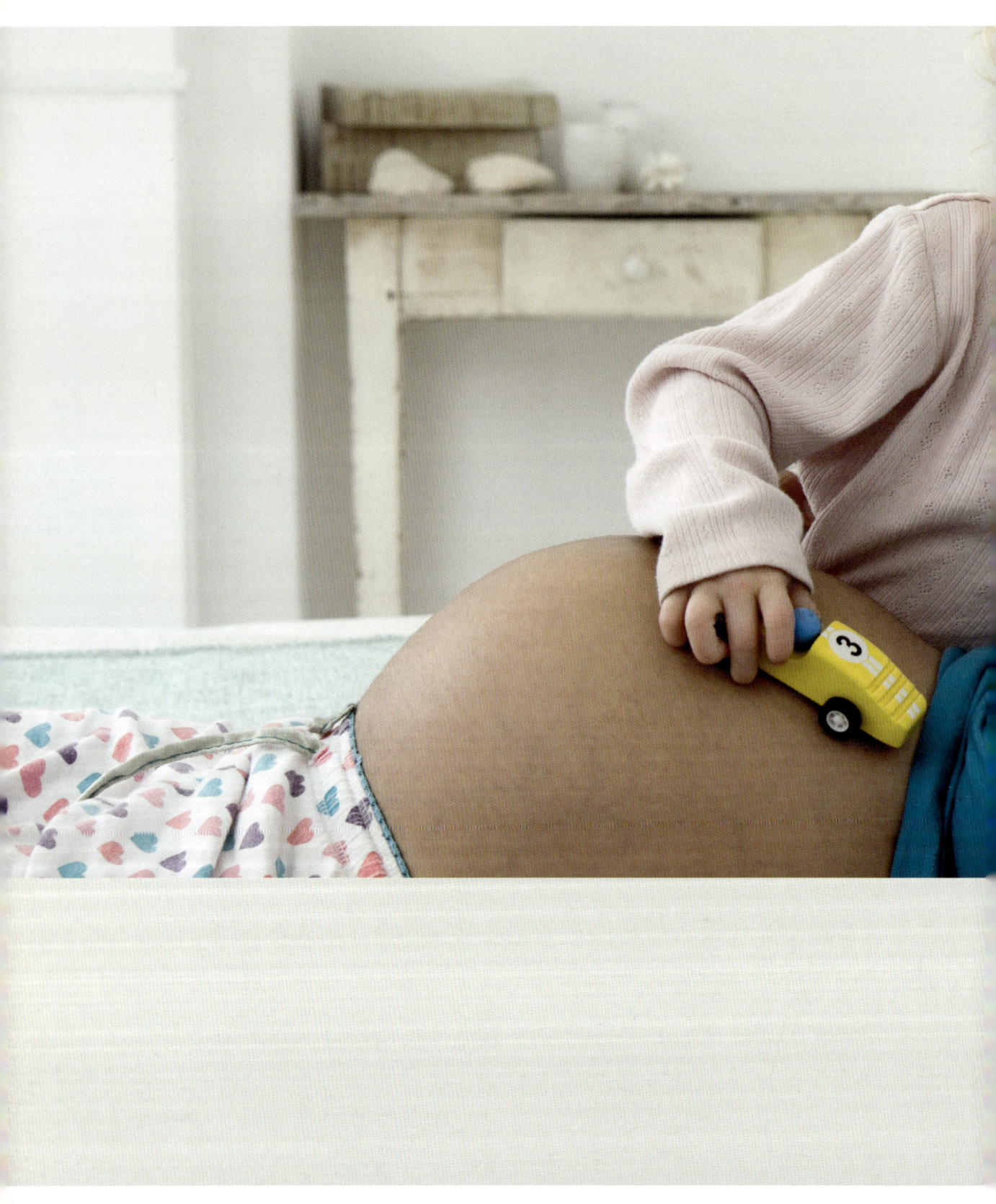

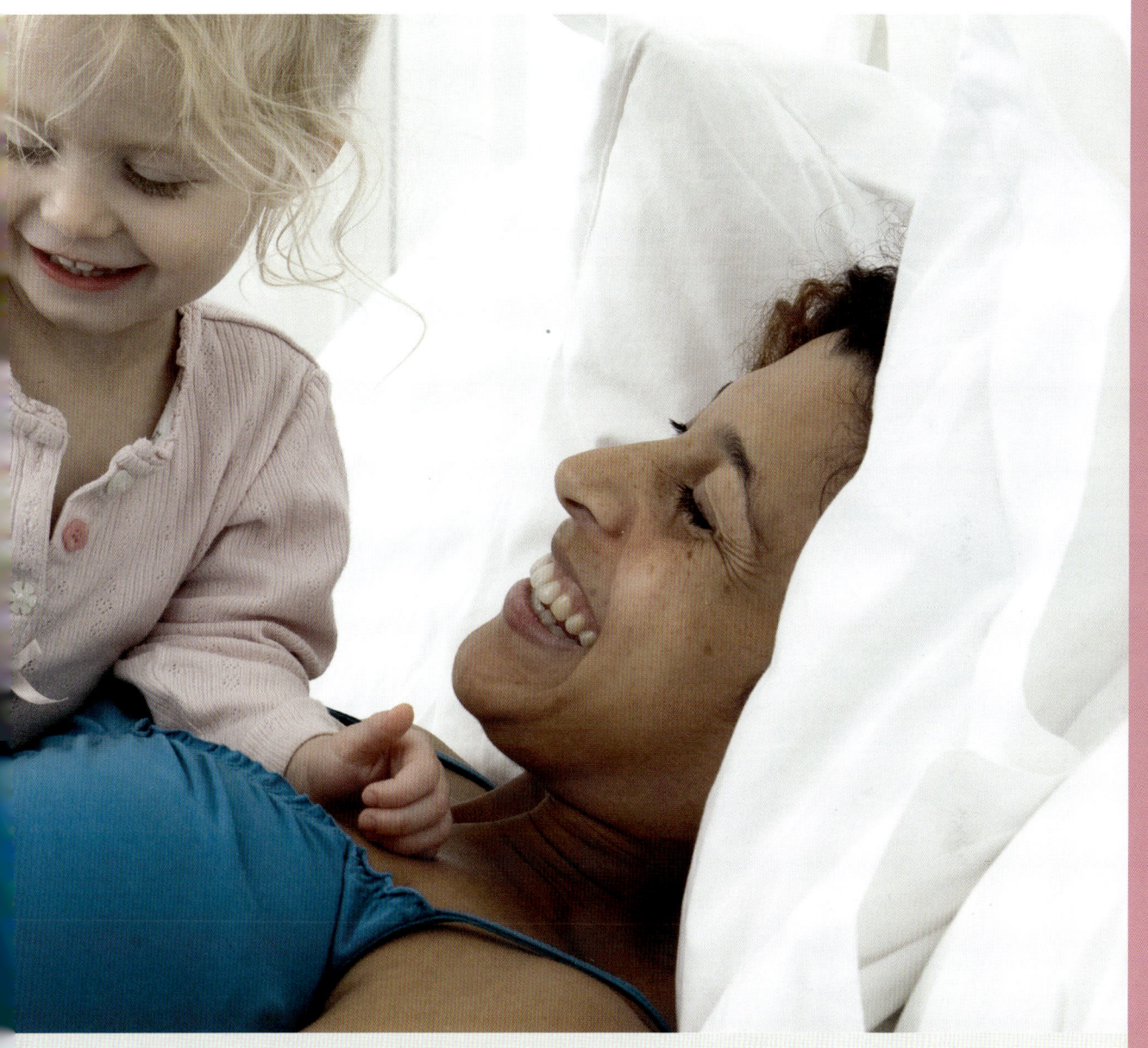

# Bald kommt das Baby

Alles für die Geburt und für die erste Zeit mit dem Baby vorzubereiten ist notwendig, macht aber werdenden Müttern auch viel Spaß.

# Schwangerschaft und Beruf

Beruf und Schwangerschaft unter einen Hut zu bringen, ist nicht immer einfach. Informieren Sie Ihren Chef, bereiten Sie alles für Ihren Mutterschaftsurlaub vor und achten Sie darauf, dass Ihr Arbeitsplatz sicher und bequem ist.

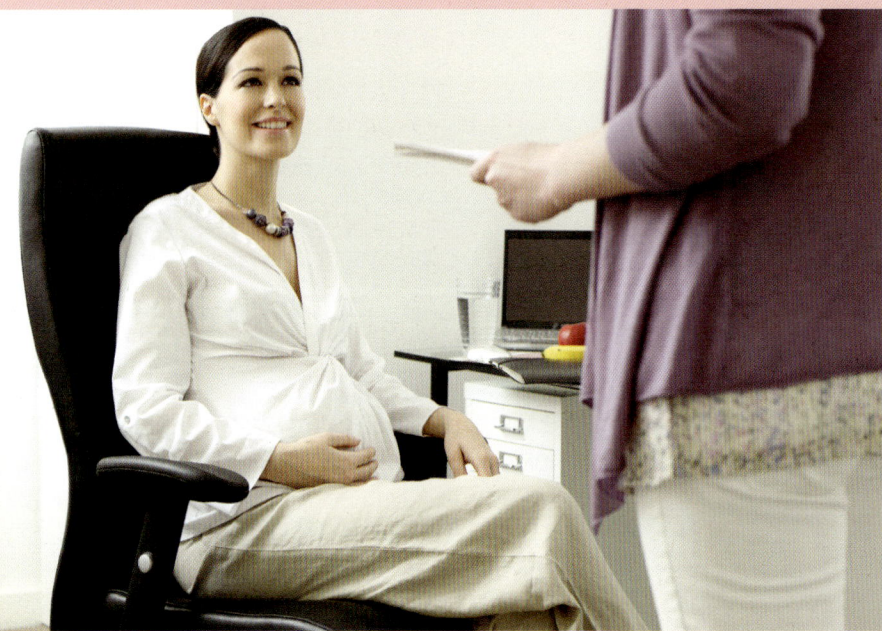

**DEN BEDÜRFNISSEN ANPASSEN**
Ihr Arbeitsplatz sollte bequem, sicher und nicht gesundheitsschädlich sein. In der Schwangerschaft müssen Sie vielleicht ein paar Dinge ändern. Achten Sie zum Beispiel darauf, dass unter dem Schreibtisch Platz ist, um die Beine zu strecken.

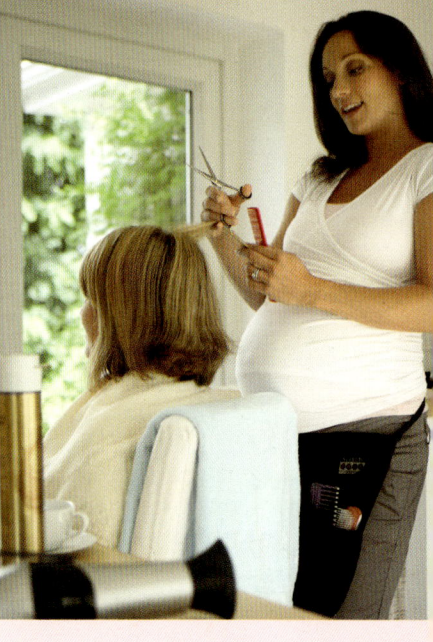

**WENIGER ANSTRENGEND**
Wenn Sie viel stehen müssen, fragen Sie Ihren Chef, ob Sie andere Aufgaben im Sitzen übernehmen können.

Eine der ersten Fragen, die Sie sich vielleicht gestellt haben, war, wie die Schwangerschaft wohl Ihr Berufsleben beeinflussen wird. Informieren Sie sich bereits jetzt über Ihre Rechte, dann müssen Sie sich nicht weiter sorgen und können einiges im Voraus planen.

## Mutterschutz

Als werdende Mutter gelten für Sie die Gesetze des Mutterschutzes, die Ihnen unabhängig von Ihrer Stellung in der Firma etliche Rechte und Vergünstigungen einräumen.

So sind Sie beispielsweise berechtigt, sich für Vorsorgeuntersuchungen während der Arbeitszeit freizunehmen, ohne dass es für Sie zu einem Lohnausfall kommt. Vorsorgeuntersuchungen dienen dem Schutz Ihrer Gesundheit und der Ihres Babys, deshalb sollten Sie Ihrem Chef gegenüber kein schlechtes Gewissen haben.

Das Mutterschutzgesetz soll Schwangere vor dem Verlust ihrer Arbeitsstelle und vor ungerechter Behandlung schüt-

zen. So darf man Ihnen in der Schwangerschaft und bis vier Monate nach der Entbindung nicht kündigen. Außerdem dürfen Sie nicht mit Mehrarbeit, Nachtarbeit oder mit Sonn- und Feiertagsarbeit beschäftigt werden.

### IHRE ARBEITSUMGEBUNG

Das Mutterschutzgesetz fordert die Einhaltung bestimmter Regeln und Sicherheitsvorschriften zum Schutz Ihrer Gesundheit und der Ihres Babys. Ihr Arbeitgeber trägt die Verantwortung für das Einschätzen aller Risiken (S. 28), die im Lauf der Schwangerschaft immer wieder neu taxiert werden sollten. Zu den Hauptrisiken zählt unter anderem das Heben oder Tragen schwerer Lasten, das Stehen oder Sitzen über einen längeren Zeitraum sowie der Umgang mit giftigen Substanzen jeglicher Beschaffenheit.

## MUTTERSCHUTZFRIST

Als werdende Mutter dürfen Sie in den letzten sechs Wochen vor der Entbindung und bis zum Ablauf von acht Wochen (bei einer Früh- oder Mehrlingsgeburt sogar bis zum Ablauf von zwölf Wochen) nach der Geburt nicht beschäftigt werden. Bei einer vorzeitigen Entbindung verlängert sich die Mutterschutzfrist nach der Geburt um die Tage, die Sie vor der Entbindung nicht in Anspruch nehmen konnten.

## MUTTERSCHAFTSGELD

Während der Mutterschutzfrist erhalten Sie das sogenannte Mutterschaftsgeld, das von Ihrer Krankenkasse und Ihrem Arbeitgeber gezahlt wird. Es richtet sich in der Höhe in etwa nach Ihrem Durchschnittsgehalt der letzten drei Monate. Falls Sie nicht gesetzlich versichert sind, können Sie Ihr Mutterschaftsgeld beim Bundesversicherungsamt beantragen.

## MUTTERSCHUTZLOHN

Außerhalb der allgemeinen Schutzfristen sieht das Mutterschutzgesetz auch generelle und individuelle Beschäftigungsverbote vor (siehe Seite gegenüber). Zum Ausgleich für finanzielle Einbußen während eines solchen Beschäftigungsverbots erhalten betroffene Frauen den sogenannten Mutterschutzlohn. Er entspricht in etwa dem Durchschnittsverdienst der letzten drei Monate vor Beginn der Schwangerschaft.

## ELTERNZEIT

Wenn Sie sich nach der Geburt ausschließlich um Ihr Kind kümmern möchten, können Sie bei Ihrem Arbeitgeber Elternzeit beantragen. Darauf haben Sie in Deutschland einen Rechtsanspruch. Ihr Arbeitgeber kann Ihnen in dieser Zeit nicht kündigen und die Elternzeit darf auch nicht im Arbeitsvertrag ausgeschlossen werden.

Elternzeit gilt für Mütter und für Väter, sie kann auch von beiden Elternteilen gleichzeitig beantragt werden.

Die Elternzeit können Sie bis zum 36. Lebensmonat des Kindes in Anspruch nehmen. Wenn Ihr Arbeitgeber einverstanden ist, können Sie jedoch auch einen Teil der Elternzeit aufsparen und zu einem späteren Zeitpunkt neh-

men. Dies ist bis zum achten Lebensjahr des Kindes möglich.

In einem größeren Betrieb haben Sie Anspruch darauf, auch während der Elternzeit zwischen 15 und 30 Stunden pro Woche beschäftigt zu werden, wenn Sie das möchten.

## ELTERNGELD

Das Elterngeld wird in Deutschland bis zu 14 Monate lang bezahlt. Es soll Väter und Mütter, die sich entschieden haben, vorübergehend auf ihre Berufstätigkeit zu verzichten und sich ganz der Betreuung ihres Babys zu widmen, vor finanziellen Einbußen schützen. Der Betrag orientiert sich am durchschnittlichen Monatseinkommen, ist jedoch nach oben und unten begrenzt.

In der Schweiz besteht kein Anspruch auf Elterngeld. Stattdessen erhalten Eltern eine monatliche Kinderzulage, bis ihr Kind das 16. Lebensjahr vollendet hat. Über die Höhe der Kinderzulage entscheiden die Kantone.

Frisch gebackene Eltern in Österreich können Kinderbetreuungsgeld beantragen und nach persönlicher Lebenssituation zwischen fünf Varianten wählen. Das Kinderbetreuungsgeld wird maximal bis zum 36. Lebensmonat des Kindes bezahlt.

## So haben wir Schwangerschaft und Beruf miteinander vereinbart

Bei meiner ersten Schwangerschaft war ich im letzten Jahr meiner Ausbildung zur Fachärztin. Ich konnte weder die Anzahl meiner Arbeitsstunden noch meiner nächtlichen Bereitschaftsdienste kürzen. Tatsächlich arbeitete ich exakt bis zum Tag meiner Entbindung. In den ersten 19 Wochen meiner Schwangerschaft habe ich mich ständig übergeben. Ich glaube, das lag am Nachtdienst, in dem oft Eile geboten ist und man hektisch durch die Krankenhausflure rennt. Da bleibt keine Zeit, langsam aufzustehen und erst einen Happen zu essen. Wenn ich

nachts von einer Entbindung zurückkam, übergab ich mich oft erst einmal, bevor ich mich wieder hinlegte und auf meinen nächsten Einsatz wartete. LJ

Ich war Assistenzärztin in meinen beiden Schwangerschaften. In der ersten arbeitete ich Vollzeit und mir war vor allem morgens entsetzlich übel. Weil ich schon eine Fehlgeburt gehabt hatte, habe ich meinen Kollegen lange nicht erzählt, dass ich schwanger bin. Aber zum Glück lief dann doch alles gut und ich arbeitete bis zur 36. Schwangerschaftswoche. MG

Ich achtete viel mehr auf meine Sicherheit bei der Arbeit, als ich schwanger war, und ich passte auch auf, dass ich nicht mehr als acht Stunden täglich arbeitete. CH

Mir ging es prima in meinen Schwangerschaften und daher arbeitete ich genauso viel wie vorher. Erst als ich frühzeitige Wehen bekam, wusste ich, dass ich kürzertreten musste und dann habe mich dementsprechend geschont. VB

# Geschwister

Der Gedanke, dass ein neues Geschwisterchen unterwegs ist, kann für Ihre älteren Kinder Anlass zur Sorge sein. Es ist nun wichtig, dass Sie sie in ihrer Position bestätigen, sodass sie sich ebenfalls auf den Neuankömmling freuen.

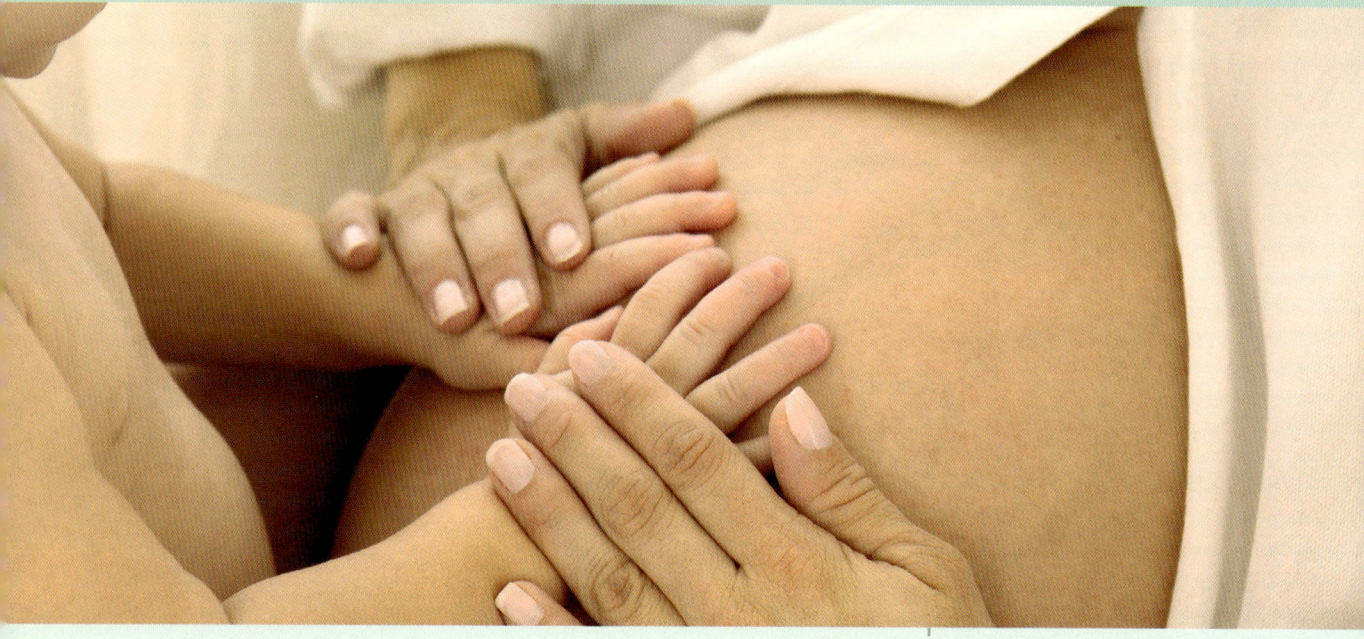

Bevor Sie Ihrem älteren Kind sagen, dass Sie schwanger sind, sollten Sie darüber nachdenken, wie Sie es am besten auf die Ankunft seines Geschwisterchens vorbereiten können. Bedenken Sie, dass es vielleicht Angst um seine Stellung in der Familie hat – schließlich hat die Aufmerksamkeit der Eltern bisher immer nur ihm gegolten.

## Der richtige Zeitpunkt

Sie sollten mit dem Überbringen der guten Neuigkeiten mindestens bis nach der ersten Ultraschalluntersuchung warten, denn dann ist ziemlich sicher, dass die Schwangerschaft fortbesteht. Wann genau der richtige Zeitpunkt dafür ist, hängt vom Alter Ihres Kindes ab. Sehr kleine Kinder haben noch kein Zeitgefühl und verstehen nicht, dass ihr neues Geschwisterchen erst in acht oder neun Monaten erscheinen wird. Andererseits braucht Ihr Kind Zeit, um sich auf die neue Situation einzustellen. Sie könnten den Geburtstermin mit einem anderen wichtigen Ereignis verbinden, das zur selben Zeit stattfindet, etwa ein Geburtstag oder ein Feiertag, sodass Ihr Kind besser versteht, dass es noch eine Weile warten muss.

Erklären Sie Ihrem Kind mit einfachen Worten, dass in Ihrem Bauch ein Baby heranwächst und zu einem bestimmten Zeitpunkt da sein wird.

### EINE VERBINDUNG HERSTELLEN
Lassen Sie Ihr Kind Ihren Bauch streicheln, seine Tritte fühlen und mit dem Baby sprechen, damit das Ungeborene realer wird.

Sagen Sie ihm, dass Ihr Bauch sehr dick werden wird und Sie manchmal müde sein werden. Versichern Sie ihm, dass Sie genug Zeit und Liebe für mehr als ein Kind haben und dass es Ihnen helfen kann, sich um das Baby zu kümmern.

### GESCHWISTER EINBEZIEHEN
Lassen Sie Ihr Kind an Ihrer Schwangerschaft teilhaben. Zeigen Sie ihm die Ultraschallbilder und Ihren wachsenden Bauch. Lesen Sie ihm Geschichten vor, in denen ein Baby in die Familie kommt, und beantworten Sie all seine Fragen,

# »Ältere Kinder brauchen genug Zeit, um sich mit dem Gedanken an ein Geschwisterchen anzufreunden.«

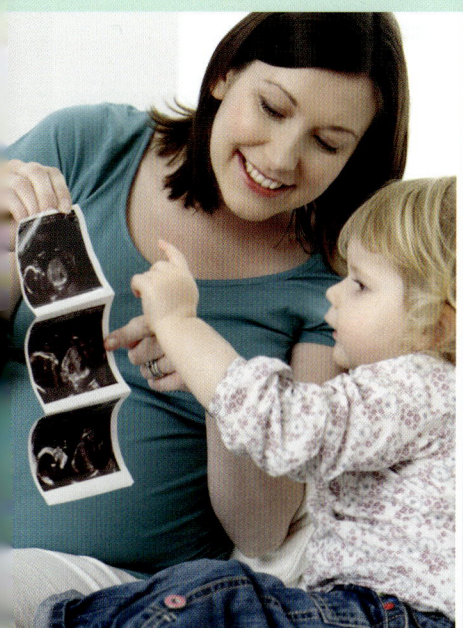

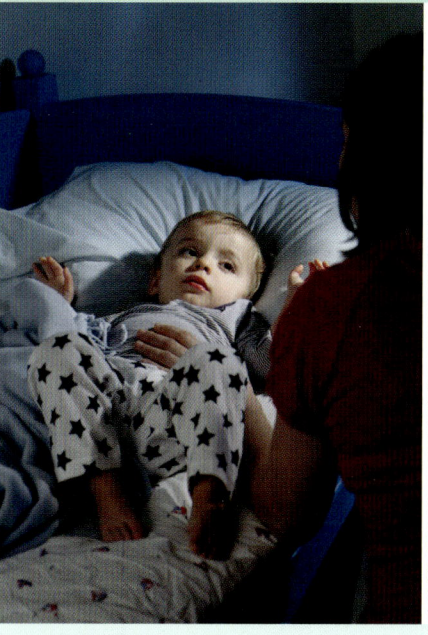

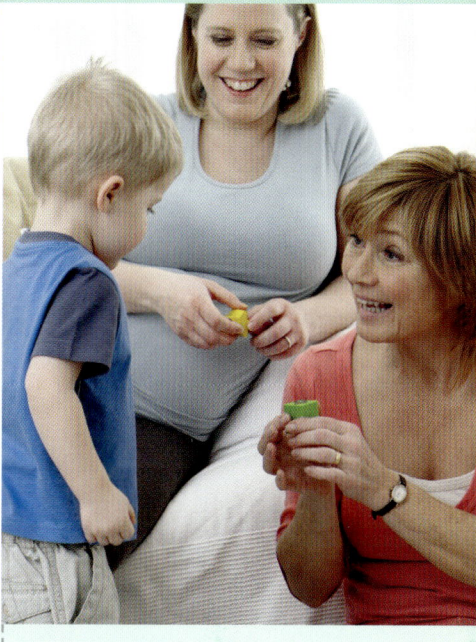

### DIE NEUIGKEIT MITTEILEN
Zeigen Sie Ihrem Kind die Ultraschallbilder und lassen Sie es bei einer Untersuchung den Herzschlag des Babys hören.

### VERÄNDERUNGEN
Wenn Ihr Kind in einem anderen Bett oder Zimmer schlafen soll, lassen Sie ihm Zeit sich vor Ankunft des Babys daran zu gewöhnen.

### HILFREICHE HÄNDE
Lassen Sie Ihr Kind schon vor der Geburt Zeit mit den Personen verbringen, die es betreuen werden, wenn Sie in der Klinik sind.

damit es besser versteht, wie sich das Familienleben verändern wird.

Beziehen Sie Ihr Kind mit ein, wenn es darum geht, Kleidung und Möbel für das neue Baby zu kaufen, aber geben Sie ihm eine begrenzte Anzahl an Optionen zur Wahl, mit denen alle zufrieden sind!

Rückt der Zeitpunkt der Geburt näher, sprechen Sie mit ihm darüber, wer auf es aufpasst, wenn Sie selbst in der Klinik sind. Stellen Sie ihm für die Zeit Ihrer Abwesenheit eine kleine Belohnung in Aussicht, damit es etwas hat, worauf es sich freuen kann.

## Nach der Geburt

Kaufen Sie ein kleines Geschenk, dass Ihr Kind dem Baby schenken kann, und eines, das Ihr Kind vom Baby erhält. Vielleicht halten Sie auch ein paar Geschenke bereit, damit Ihr Kind sich nicht ausgeschlossen fühlt, wenn Familie und Freunde nach der Geburt das Baby beschenken.

Zeigen Sie ihm, wie es das Baby streicheln kann. Halten Sie Ihr Kind, während es das Baby hält, und helfen Sie ihm, seinen Kopf zu stützen. Stellen

Sie Regeln auf, etwa, das Baby nicht am Haar zu ziehen, nichts auf sein Gesicht zu legen, es nicht hochzuheben und ihm nichts zu essen oder zu trinken zu geben.

Lassen Sie keine Eifersucht aufkommen, indem Sie Ihrem Kind bei der Babypflege kleine Aufgaben übertragen, wie Ihnen die Windeln zu reichen. Reservieren Sie Zeit, in der Sie sich ausschließlich mit Ihrem Kind beschäftigen. Wenn Sie sich auf das Baby konzentrieren müssen, etwa beim Füttern, geben Sie auch Ihrem Kind einen Snack oder ein Spielzeug zur Beschäftigung.

# Was braucht das Baby?

In den Wochen nach der Geburt werden Sie damit beschäftigt sein, Ihr Baby zu füttern, zu baden, zu beruhigen und es kennenzulernen. Kaufen Sie alles Notwendige zu seiner Pflege schon im Voraus, damit Sie Zeit für Ihr Baby haben.

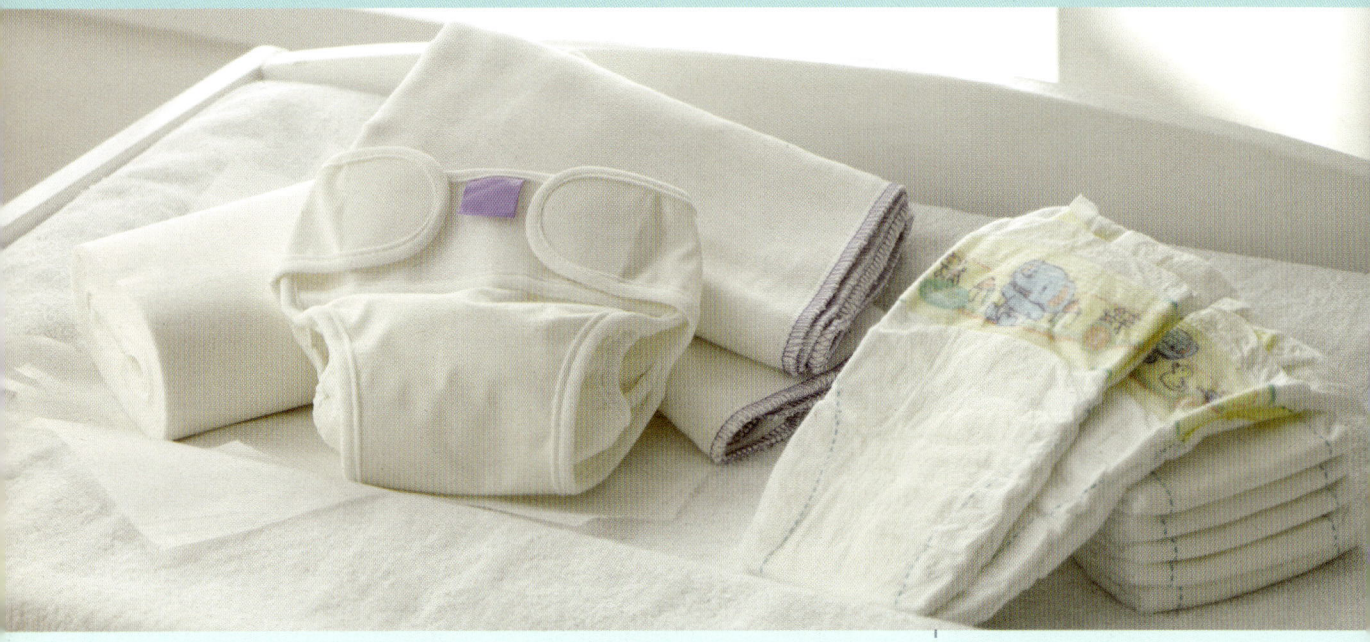

Versuchen Sie, alles fürs Baby einzukaufen, solange Sie noch die Energie dazu haben. Überlegen Sie, was zu kaufen ist und was Sie sich leihen oder sich schenken lassen könnten.

## Windeln

Eines der wichtigsten Dinge, die Ihr Baby kurz nach der Geburt bis zum Alter von zwei oder drei Jahren benötigen wird, sind Windeln. Es gibt zwei Systeme, Wegwerf- und Mehrwegwindeln, wobei jedes seine Vor- und Nachteile hat. In den ersten Wochen wird das Baby pro Tag sechs bis acht Windeln brauchen. Kaufen Sie aber nicht zu viele von der kleinsten Größe auf Vorrat, weil sie dem Baby schnell zu klein werden oder weil sie ihm überhaupt nicht passen werden, falls es schon bei der Geburt sehr groß ist.

### MEHRWEGWINDELN
Mehrwegwindeln werden nicht mehr mit Sicherheitsnadeln, sondern mit Klettverschlüssen geschlossen. Sie benötigen einen Vorrat an 20 bis 24 Windeln, weil sie gewaschen und getrocknet werden müssen. Sie brauchen auch einen Windeleimer mit Deckel für die schmutzigen Windeln, etwa sechs wasserdichte Überziehhosen sowie Einlagen, die die Feuchtigkeit von der Haut fernhalten und mit denen sich Stuhlgang leichter entfernen lässt. Benutzen Sie keine Waschmittel, die die Haut des Babys reizen.

### WELCHE WINDELN?
Wenn Sie sich für ein System entschieden haben, kaufen Sie genug für die ersten Wochen nach der Geburt.

### WEGWERFWINDELN
Kaufen Sie sie nach der Größe Ihres Babys. Zwischen den Marken gibt es kaum Unterschiede, manche enthalten weniger Chemikalien als andere. Spezielle Neugeborenen-Windeln lassen sich am oberen Rand umklappen, sodass der Nabelschnurstumpf unbedeckt bleibt.

### TÜCHER UND MEHR
Zum Windelwechseln benötigen Sie noch Folgendes:
• Kochfeste, dünne Waschlappen aus Baumwolle zum Säubern des Babypos sowie Wegwerftücher für unterwegs.

»Keine Sorge, wenn Sie vor der Geburt noch nicht alles eingekauft haben. Sie werden auch danach noch zum Shoppen kommen.«

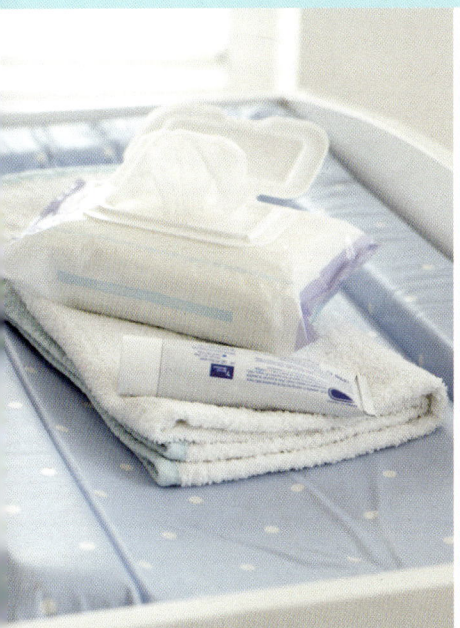

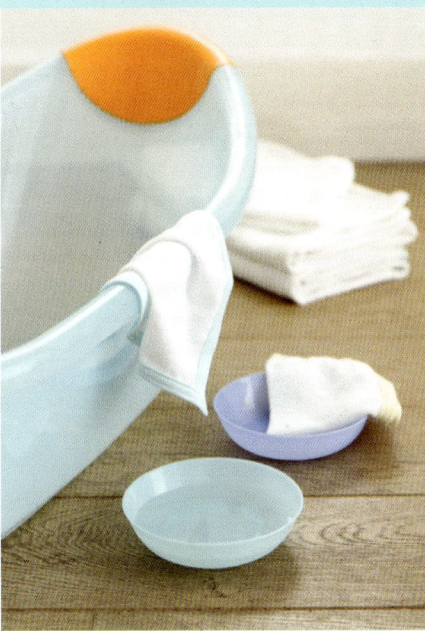

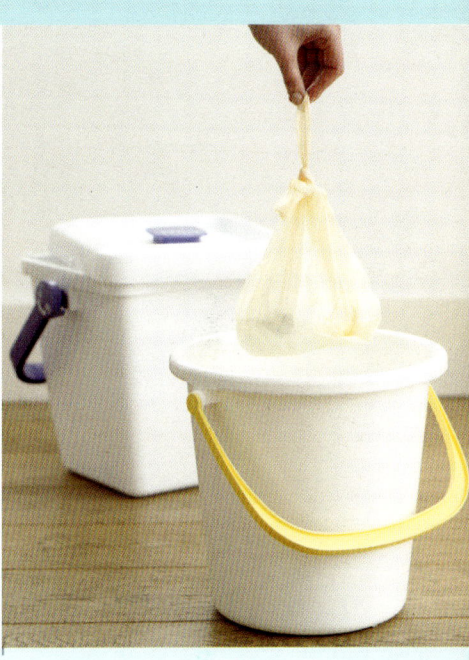

**WINDELWECHSEL-STATION**
Suchen Sie sich einen Platz, an dem Sie das komplette Zubehör zum Windelwechseln aufbewahren.

**BADEZUBEHÖR**
In einer Babybadewanne lässt sich das Baby am einfachsten baden. Halten Sie weiche Waschlappen und Handtücher parat.

**WINDELEIMER**
In einem Windeleimer mit Deckel sind schmutzige Windeln – egal ob Mehrweg- oder Wegwerfsystem – am besten aufgehoben.

## Umweltschutz

Der Wille war da, aber ich kam mit den waschbaren Mehrwegwindeln überhaupt nicht klar. Als Alternative wählte ich umweltfreundliche Öko-Wegwerfwindeln. Außerdem nahm ich, so weit es möglich war, nur Naturprodukte zur Babypflege und vermied Waschmittel, Seifen, Pflegetücher und Öle mit chemischen Zusätzen. Als meine Kinder schließlich auf feste Nahrung umgestellt wurden, kaufte ich nach Möglichkeit nur Bioprodukte. TL

Ich muss zugeben, dass ich beim ersten Baby umweltbewusster war und nur Stoffwindeln benutzte. Beim zweiten und dritten Baby wuchs mir die Arbeit jedoch über den Kopf und ich stieg um auf Öko-Wegwerfwindeln. CH

Als meine Kinder vor zehn und fünfzehn Jahren zur Welt kamen, war das Umweltbewusstsein noch nicht so groß wie heute. Ich weiß, dass Umweltschutz eine wichtige Sache ist, aber wenn es

darum geht zu beurteilen, ob nun Mehrweg- oder Wegwerfwindeln umweltfreundlicher sind, glaube ich, dass der Unterschied zwischen beiden Systemen nicht allzu groß ist. LJ

Wahrscheinlich habe ich mich nicht genug angestrengt, um umweltbewusst zu handeln. Ich gebe zu, dass ich heute ein etwas schlechtes Gewissen habe, weil ich keine umweltfreundlichen Windeln benutzt habe. NK

- Windelcreme als Schutz vor Hautausschlag, am besten mit Zinkoxid.
- Tüten für schmutzige Windeln, wenn Sie unterwegs sind.
- Eine Wickeltasche mit Wickelauflage.
- Eine Wickelauflage für zu Hause.

## Badezubehör

Sie benötigen ein paar grundlegende Dinge zum Baden des Babys:

- Eine robuste Babybadewanne ist eine gute Investition, wenn Sie Platz dafür haben. Ansonsten tun es auch das Waschbecken in Bad oder Küche oder die normale Badewanne.
- Ein Badethermometer.
- Ein mildes Kombiprodukt aus Badezusatz und Shampoo für Babys.
- Dünne Waschlappen, mit denen Sie die Hautfalten des Babys säubern können.
- Drei oder vier Babybadehandtücher mit Kapuze, die das Baby vor und nach dem Bad warm halten.

- Eine rutschfeste Einlage für die Badewanne. Vor allem, wenn das Baby in der großen Wanne gebadet wird.

## Babykleidung

Babys wachsen sehr schnell aus ihren Sachen heraus. Kaufen Sie deshalb nicht im Voraus zu viel Kleidung in der kleinsten Größe und bedenken Sie, dass Babykleidung auch ein beliebtes Geschenk zur Geburt ist. Sie sollten daher Familie und Freunden schon vorher mitteilen, dass Sie sich über Babykleidung in größeren Größen sehr freuen würden, und in der kleinen Größe nur die Grundausstattung kaufen. Kaufen Sie nichts, was kompliziert anzuziehen ist. Für die ersten Wochen sind Bodys und Strampelanzüge für das Baby am bequemsten und sie machen das Windelwechseln wirklich sehr einfach. Kaufen Sie Kleidung aus weichem, kochfestem Material ohne störende oder kratzende Ränder und

Aufnäher. Bedenken Sie, dass Kleidung nach Saison verkauft wird. Es nutzt also nichts, einen Badeanzug zu kaufen, wenn das Baby die richtige Größe dafür erst im Winter haben wird.

Babykollektionen haben aus gutem Grund ähnliche Farben: So kann ein Teil schnell ausgetauscht werden, ohne dass das Baby komplett umgezogen werden muss. Mehrere Socken in derselben Farbe ersparen Ihnen die Suche nach einem farblich passenden Gegenstück. Selbst kleinste Babys neigen nämlich bereits dazu, Socken und Mützen zu verlieren.

Zur Grundausstattung gehören:
- 1 warmer Anorak oder Overall.
- 5–8 Bodys aus Baumwolle mit kurzen Ärmeln und Druckknöpfen im Schritt. Im Winter werden sie unter der Kleidung getragen, im Sommer braucht das Baby nichts darüber.
- 5–8 lockere Strampler und Schlafanzüge mit Druckknöpfen.
- 1–2 Westen und Jäckchen. Sie sollten nicht zu schwer und warm sein. Vermei-

### BODYS
Sie sind das vielseitigste Kleidungsstück in der Garderobe Ihres Babys. Im Winter werden sie unter der Kleidung getragen, an warmen Tagen auch gerne mal solo. Wenn das Baby älter wird, können Sie langärmelige Bodys mit Hosen kombinieren.

### STRAMPLER
Strampler sind perfekt für kleine Babys. Sie sind warm, bequem und machen den Windelwechsel ganz einfach. In den ersten Monaten wird Ihr Baby Tag und Nacht kaum etwas anderes tragen. Kaufen Sie Strampler, die sich vorne und im Schritt öffnen lassen.

### WESTEN UND JACKEN
Mehrere Kleidungsschichten sind ideal. Westen und Jacken können im Winter zu Hause und an nicht ganz so kühlen Tagen auch draußen getragen werden. Kaufen Sie Jacken aus leichtem, weichem Material mit kuscheligen Kapuzen für zusätzliche Wärme.

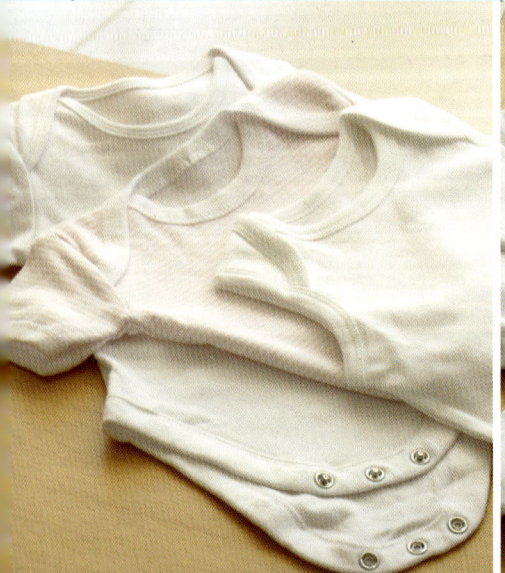

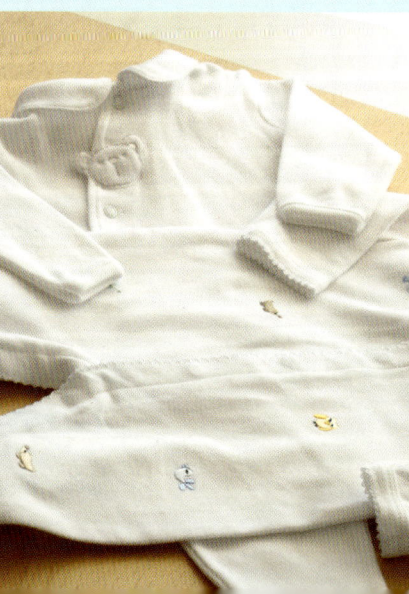

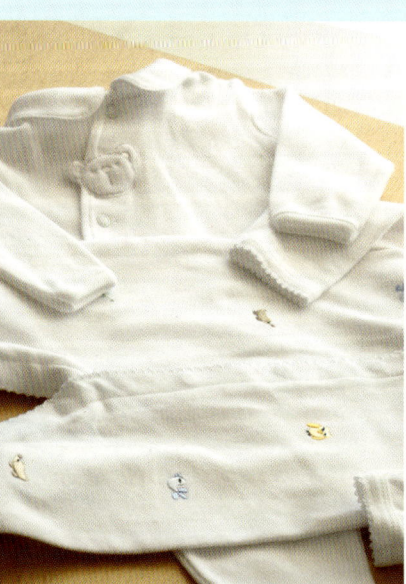

## Das fanden wir wichtig

**Wenn Sie genug** Platz haben, ist eine große Wickelkommode mit genug Stauraum für die Bekleidung einfach ideal und schont obendrein Ihren Rücken. Ich selbst hatte außerdem einen mobilen Wickeltisch mit Rädern, dessen weich gepolsterte Platte sich hochklappen ließ. Darunter befand sich die Babywanne. Ich habe den Tisch jeden Abend ins Bad gerollt und mein Baby in der Babybadewanne gebadet. Sehr empfehlenswert ist meiner Meinung nach auch ein wirklich bequemer und kuscheliger Sessel im Kinder- oder Schlafzimmer, in dem Sie vor allem nachts das Baby füttern oder stillen können. MG

**Bodys in allen** Formen und Farben dominierten die Garderobe meines Babys. Ich habe meinem Baby immer mehrere Kleiderschichten angezogen. So konnte ich der Wetterlage und Zimmertemperatur entsprechend Jacken und Westchen an- oder ausziehen. CH

**Ich würde Fäustlinge** empfehlen, die das Baby davon abhalten, sich selbst zu kratzen. Auch ein Overall für draußen ist wichtig, am besten einer mit angenähten Fäustlingen und einer wärmenden Kapuze. Im ersten Jahr sind feste Schuhe und Kleider für Mädchen definitiv noch nicht nötig. NK

**Meine beiden Kinder** wurden in der heißen Jahreszeit geboren, deshalb habe ich kaum etwas anderes als Windeln und kurzärmelige Bodys und Hemdchen benötigt. TL

**Mützen sind für** Neugeborene sehr wichtig, denn sie verlieren viel Körperwärme über den Kopf. Die beste Säuglingskleidung ist weich und gemütlich, ohne Knöpfe und Firlefanz. Praktisch sind Druckknöpfe und babyfreundliche Reißverschlüsse, insbesondere für die Nacht, wenn weder das Baby noch die Mutter große Lust auf Windel- oder Kleiderwechsel haben. LJ

---

den Sie außerdem alles, was über den Kopf des Babys gezogen werden muss.
• 5–8 Paar Socken oder weiche Schuhe. Wenn das Baby Strampler mit Füßlingen anhat, benötigt es nicht unbedingt Socken. Sie sollten dennoch ab und zu

### WARM EINGEPACKT
Ein warmer Overall aus Fleece ist für Winterbabys ein Muss. Bei manchen sind die Schuhe gleich mit angenäht, ansonsten benötigen Sie zusätzlich warme Socken und Fäustlinge. Ziehen Sie warme Sachen im Haus aus, sonst schwitzt das Baby.

prüfen, ob seine Zehen warm sind und ihm gegebenenfalls Socken überziehen.
• 1–2 Mützen. Im Sommer benötigt das Baby eine Krempe, die es vor der Sonne schützt. Im Winter sollten unbedingt die Ohren bedeckt sein.

### ACCESSOIRES FÜR JEDES WETTER
Mützen, Fäustlinge und Socken braucht jedes Baby. Weiche, warme Mützen und Fäustlinge halten es im Winter warm, im Sommer schützt eine Mütze mit breiter Krempe vor der Sonne. Socken und weiche Stoffschuhe verhindern kalte Füße.

## Was braucht das Baby noch?

Ob Sie nun vorhaben zu stillen oder das Baby mit der Flasche füttern wollen, Sie benötigen dafür eine kleine Grundausstattung (S. 210) sowie ein Bett, Bettzeug (S. 212) und vielleicht auch einen Wickeltisch.

Spielzeug ist am Anfang noch nicht so wichtig, aber ein paar Sachen regen die Sinne des Babys an:
• Ein buntes Mobile, das man über dem Wickeltisch oder über dem Bett aufhängen kann.
• Eine leichte Rassel. Manche sind fürs Handgelenk oder als Socke erhältlich.
• Weiches Spielzeug, das beim Berühren raschelt, klingelt oder sich knautschen lässt.
• Ein weiches, waschbares Kuscheltier. Babys können schon in den ersten Wochen eine Bindung dazu herstellen.
• Spielzeug, das Musik macht.
• Decken und Tücher zum Trösten und Kuscheln.

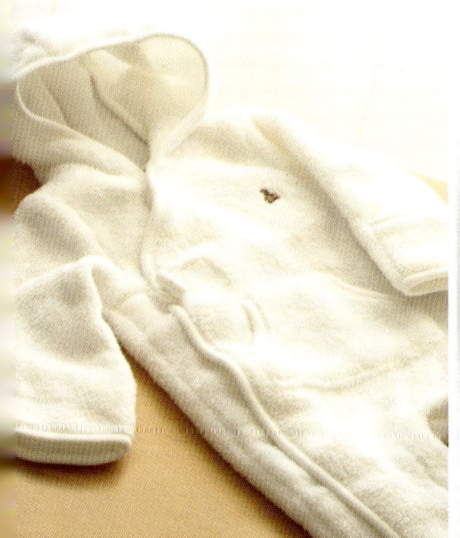
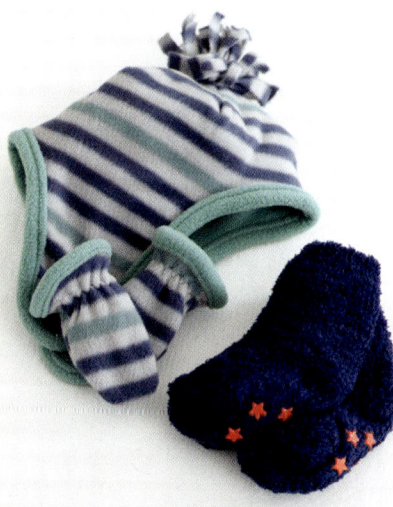

# Wie füttere ich mein Baby?

Muttermilch ist die ideale Nahrung für Säuglinge. Mit etwas Anleitung gelingt es fast allen Müttern, Ihr Baby zu stillen. Doch auch gekaufte Babymilch enthält alle Nährstoffe, die das Baby zum Wachsen und Gedeihen braucht.

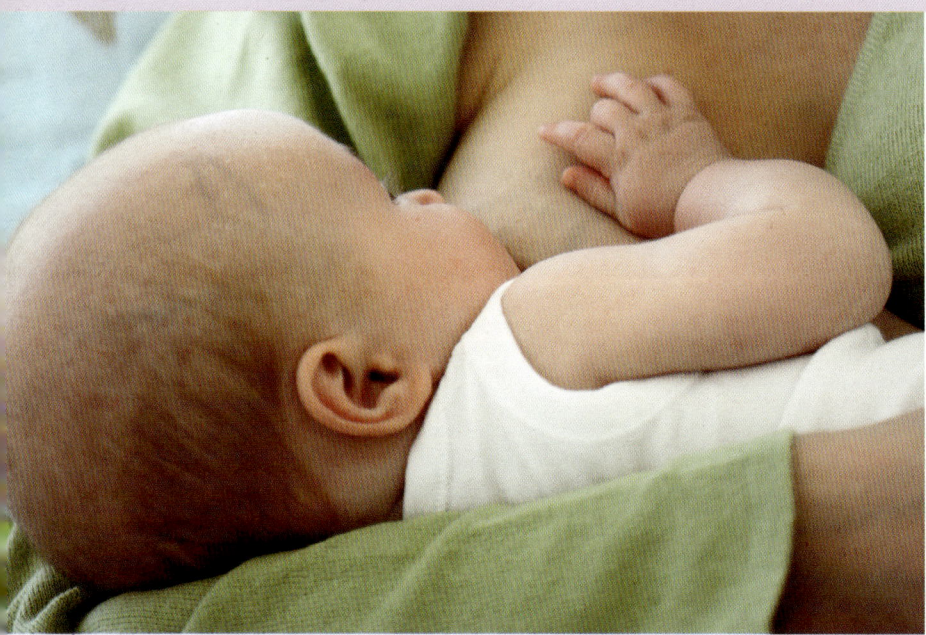

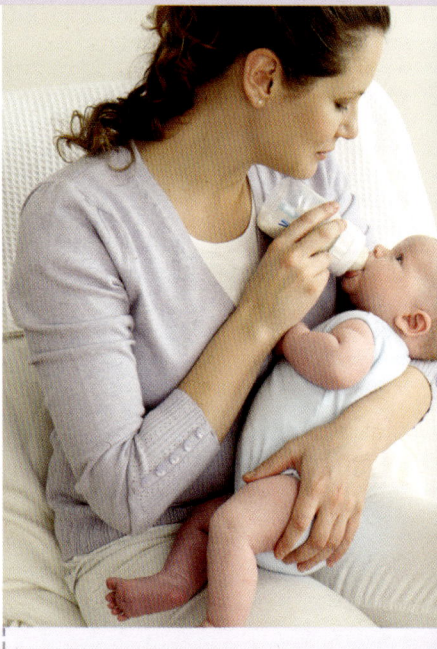

**DIE VORZÜGE DES STILLENS**
Wenn Sie sich ans Stillen gewöhnt haben, werden Sie merken, wie praktisch es ist: Wenn Ihr Baby Hunger hat, haben Sie immer und überall die richtige Menge an Nahrung in der richtigen Temperatur zur Hand.

**FLASCHENFÜTTERUNG**
Auch Babymilch enthält alle wichtigen Nährstoffe für Ihr Kind. Sie werden schnell lernen, wie die Milch angerührt wird und wie man das Zubehör sterilisiert.

Es lohnt sich, darüber nachzudenken, wie Sie Ihr Baby füttern möchten. Wenn Sie es stillen wollen, können Sie sich schon vor der Geburt darauf vorbereiten, etwa indem Sie Ratgeber lesen oder im Geburtsvorbereitungskurs Fragen dazu stellen. Es gibt sogar extra Kurse zu diesem Thema, in denen Sie manchmal auch mit stillenden Müttern diskutieren und diese beim Stillen beobachten können. Wenn Sie Flaschenfütterung bevorzugen, können Sie schon vor der Geburt die nötige Ausrüstung kaufen.

## Stillen

Stillen ist nicht nur kostenlos, äußerst praktisch und die natürlichste Art, das Baby zu füttern. Es schützt und nährt das Baby und hat auch für Sie einige Vorteile.

### MUTTERMILCH IST AM BESTEN

Die Zusammensetzung der Muttermilch ändert sich ständig, um sich an das Wachstum des Babys und an seine jeweiligen Nährstoffbedürfnisse anzupassen. Abgesehen von der Ernährung hat

Muttermilch noch weitere Vorzüge. Studien zeigten, dass gestillte Kinder weniger häufig an Erbrechen und Durchfall leiden. Muttermilch schützt vor Gastroenteritis, Ohrenentzündung, Atemwegsinfektionen, Lungenentzündung, Bronchitis, Nierenentzündung und Blutvergiftung. Gestillte Kinder haben zudem ein geringeres Risiko für chronische Verstopfung und andere Verdauungsprobleme.

Im Vergleich zur Kuhmilch ist Muttermilch besser verdaulich, sodass fettlösliche Vitamine besser ins Blut gelangen. Das ist deshalb wichtig, weil gesunde Fette (darunter auch essentielle Fettsäuren, S. 19) für eine optimale Entwicklung inbesondere des Gehirns notwendig sind. Auch Kalzium und andere Nährstoffe werden besser verarbeitet, wenn sie aus der Muttermilch stammen.

In der Kuhmilch enthaltene Antikörper können im Körper des Neugeborenen Abwehrreaktionen auslösen, was bei Muttermilch seltener der Fall ist. Die Hormone der Muttermilch fördern darüber hinaus das gesunde Wachstum des Babys.

Auch langfristig bietet Muttermilch einige Vorteile. So ist bei gestillten Babys das Risiko, in der Kindheit an Diabetes und Fettleibigkeit zu erkranken, deutlich geringer. Man nimmt auch an, dass Muttermilch einen Schutz vor Allergien, Asthma und Ekzemen bietet.

Sehr wichtig ist auch die Tatsache, dass gestillte Kinder seltener den plötzlichen Kindstod (SIDS, S. 325) erleiden.

Eine Studie zeigte, dass von 87 an SIDS verstorbenen Kindern nur drei gestillte Säuglinge waren.

Es gibt noch viele weitere Hinweise für die Vorzüge von Muttermilch. So unterscheidet sich die Art, an der Mutterbrust zu saugen, vom Nuckeln an der Flasche. Dies soll für geradere Zähne sorgen und das Ausbilden der Gesichtszüge fördern. Studien deuten darauf hin, dass gestillte Kinder später einen höheren Intelligenzquotienten haben, weil Muttermilch die Entwicklung von Gehirn und Nervensystem in besonderer Weise fördert.

In gleicher Weise gut dokumentiert sind die positiven Auswirkungen des Stillens auf die Psyche. Gestillte Kinder genießen eine warme, emotionale Beziehung zu ihren Müttern und der Hautkontakt verstärkt die Bindung zwischen Mutter und Kind. Bei so vielen offensichtlichen Vorteilen lohnt es sich wirklich, dem Stillen nach Möglichkeit den Vorzug zu geben.

DAS BENÖTIGEN SIE

Obwohl Muttermilch immer verfügbar ist und keine besondere Ausstattung benötigt, gibt es ein paar Dinge, die das Stillen noch bequemer machen. Dazu gehören ein bequemer Sessel, eventuell ein Stillkissen, zwei oder drei Still-BHs, die sich mit einer Hand öffnen lassen, Stilleinlagen gegen Flecken sowie eine Pflegecreme für die Brustwarzen. Manche Frauen bevorzugen Brusthütchen zum Schutz der Brustwarzen. Wenn Sie vorhaben, Ihre Milch abzupumpen (S. 315), benötigen Sie außerdem:

- Eine Milchpumpe (elektrisch, batterie- oder handbetrieben). Elektrische Pumpen kann man oft mieten.
- 2–4 Fläschchen zum Aufbewahren der abgepumpten Milch (S. 208).
- Passende Sauger (siehe S. 209).
- Ein Sterilisiergerät (S. 209) und eine Bürste zum Reinigen von Pumpe, Flaschen und Saugern.
- Beutel oder Gefäße zum Einfrieren und Lagern der Muttermilch.

## Unsere Erfahrungen mit dem Stillen

Als Kinderärztin war ich über die Vorzüge des Stillens bestens informiert und hatte obendrein noch den Vorteil, in der Klinik jederzeit tatkräftige Unterstützung von Fachpersonal zu erhalten. So lernte ich, meine Kinder korrekt anzulegen, und blieb von schmerzenden wunden oder blutenden Brustwarzen verschont. Mein Erstgeborenes saugte nur sehr schwach und musste daher öfter und länger angelegt werden. Aber ich wollte es so lange wie möglich stillen, damit es an Gewicht zulegt. LJ

Ich wollte die ersten paar Monate ausschließlich stillen, doch wie sich herausstellte, war mein Baby nach jedem Anlegen noch hungrig und es nahm auch nicht ausreichend an Gewicht zu. Ich musste also etwa ab der 6. Woche mit der Flasche zufüttern, damit mein Baby satt wurde. Ich denke, es ist wichtig, dass

man sich dabei nicht selbst unter Druck setzt oder als Versagerin fühlt, wenn es mit dem Stillen nicht so klappt, wie man es sich wünscht. Wenn die eigene Milch nicht reicht und man zufüttern muss, sollte man dabei allein das Wohl des Kindes im Auge haben. TL

Mein Plan war, beide Kinder zu stillen, weil ich mir über die Vorzüge der Muttermilch sehr wohl im Klaren bin. Der Anfang war schwer: Ich hatte schlaflose Nächte, wunde Brustwarzen und ein ewig hungriges Baby. Trotzdem gelang es mir, meine beiden Babys zu stillen, und ich glaube, Durchhaltevermögen ist der Schlüssel zum Erfolg. MG

Ich habe alle meine Kinder gestillt, doch es erforderte reichlich Willenskraft. Ich musste mich ständig daran erinnern, dass ich diese Erfahrung nicht auslassen

wollte. Die ersten Tage waren ziemlich schmerzhaft und ich war froh, dass mir die Hebammen so viel halfen. CH

Obwohl mein Baby in den Wochen nach der Geburt zunächst über zehn Prozent seines Geburtsgewichtes verlor, habe ich es geschafft, mehr als ein Jahr lang ohne Zufüttern von Flaschenmilch zu stillen. Da ich nach vier Monaten wieder anfing zu arbeiten, pumpte ich meine Milch ab, damit mein Mann unsere Tochter füttern konnte. Ich achtete darauf, immer ausreichend zu trinken, damit meine Milch nicht versiegt. Mein Geheimtipp ist Fencheltee, denn er soll die Milchproduktion steigern. NK

Es kostete mich viel Kraft weiterzustillen, da es in den ersten Wochen sehr unangenehm war und das Baby in den Wachstumsphasen endlos lange trank. VB

»Informieren Sie sich über alle Fütterungsmethoden, bevor Sie eine Entscheidung treffen, die für Sie und für Ihr Baby optimal ist.«

# Füttern mit der Flasche

Manche Frauen können sich mit dem Stillen einfach nicht anfreunden oder es aus anderen Gründen nicht praktizieren. Glücklicherweise liefern auch moderne Babymilchprodukte alle essentiellen Nährstoffe in exakt der Zusammensetzung, die das Baby braucht. Alle führenden Marken haben ähnliche Inhaltsstoffe. Als Grundlage dient Kuhmilch, die jedoch so modifiziert wurde, dass sie Muttermilch so nahe wie möglich kommt. Sie enthält zum Beispiel dieselben Mengen an Protein, Fetten, Kohlenhydraten, Vitaminen und Mineralien. Sie müssen lediglich darauf achten, dass das Milchprodukt dem Alter Ihres Babys angemessen ist und sich bei der Zubereitung streng an die Vorgaben halten. Seien Sie vorsichtig beim Aufwärmen der Flasche und halten Sie das Zubehör hygienisch sauber, dann ist Flaschenfüttern ein gesunder, unkomplizierter Weg, das Baby zu ernähren.

Neugeborene Flaschenkinder werden in der Regel sechs- bis achtmal am Tag gefüttert. Das entspricht einer Gesamtmenge von etwa 900 ml täglich. Es empfiehlt sich, neben dem Milchpulver auch ein paar Packungen mit bereits fertig angerührter Milch (möglichst vom selben Hersteller) für Notfälle im Schrank zu haben.

Zum Zubehör für die Flaschenfütterung gehören auch ein Sterilisiergerät und Sauger in verschiedenen Größen. Am besten, Sie kaufen alles schon rechtzeitig, sodass Sie sich mit der Zubereitung der Milch bereits vor der Geburt vertraut machen können.

## BABYFLASCHEN

Für ein Neugeborenes benötigen Sie sechs bis acht kleinere Flaschen, da es vermutlich nicht allzu viel Milch auf einmal trinken wird. Die Auswahl an Flaschen ist enorm, darunter sind auch Anti-Kolik-Flaschen und Einwegflaschen. Informieren Sie sich gründlich und wählen Sie dann das Produkt, das Sie am geeignetsten für das Baby und für

### FLASCHEN
Abgesehen von den Standardflaschen aus Plastik sind auch sogenannte Anti-Kolik-Flaschen erhältlich. Sie verhindern, dass das Baby beim Trinken zu viel Luft verschluckt. Außerdem gibt es Flaschen aus Glas und Flaschen, die in der Mikrowelle sterilisiert werden können.

### MILCHPULVER
Halten Sie sich beim Anrühren immer exakt an die Vorgaben und verwenden Sie den beigefügten Messlöffel. Kaufen Sie nur Pulver, das dem Alter des Babys entspricht.

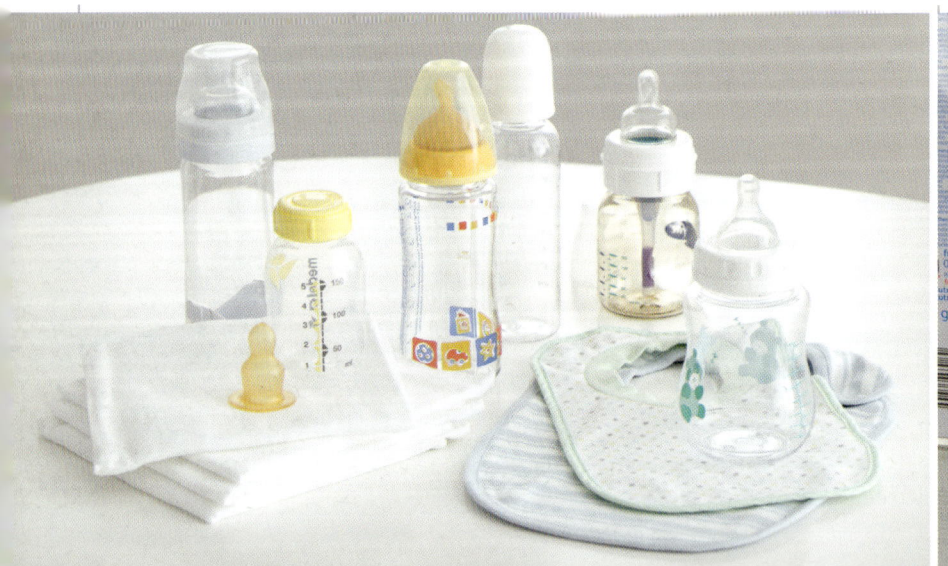

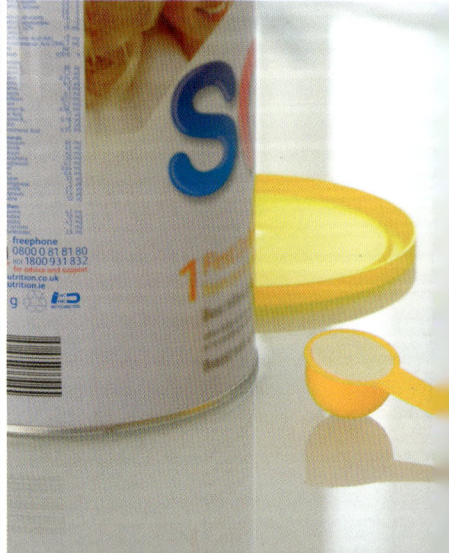

## Babymilchprodukte

Die Produktion von Babymilch ist reglementiert, damit sie exakt die Zutaten enthält, die das Baby für Wachstum und Entwicklung benötigt. Aus diesem Grund sind fast alle Babymilchprodukte von der Zusammensetzung her gleich. Sie enthalten Fett, Proteine (Eiweiß), Kohlenhydrate, Vitamine und Mineralstoffe, manchmal auch Zusätze wie Omega-Fettsäuren für Gehirn und Nerven. Oder sie sind pre- oder probiotisch, um die Anzahl nützlicher Bakterien im Darm zu steigern.

Wählen Sie die Babymilch in einer Zusammensetzung, die dem Alter Ihres Babys entspricht. Nur sie enthält die richtige Menge und Art von Protein, die Ihr Baby braucht. In der Milch sind zwei Sorten von Proteinen enthalten, nämlich Kasein und Molkenprotein. Babymilch für Neugeborene besteht zu 60 Prozent aus Molkenprotein und zu 40 Prozent aus Kasein, was in etwa der Zusammensetzung der Muttermilch entspricht. Molkenprotein scheint einen höheren Schutz vor Infektionen zu bieten und ist daher für Neugeborene ideal.

Manche Milchprodukte sind speziell für »hungrige« Babys gedacht. Ihr Anteil an Kasein ist höher. Da es jedoch schwerer zu verdauen ist, sollten Sie diese Produkte ausschließlich auf Anweisung des Arztes benutzen. Kaufen Sie nach Möglichkeit auch keine Produkte, die wenig Eisen enthalten. In der Regel brauchen Babys sehr viel davon, um sich gut zu entwickeln.

Einige Babys können Milchzucker (Laktose) oder Milchproteine nur schwer verdauen. Für solche Fälle gibt es laktosereduzierte oder hydrolysierte Produkte. Nicht zu empfehlen sind Ziegen-, Schafs-, Reis- oder Nussmilch. Auch Sojamilch sollten Babys erst ab etwa sechs Monaten trinken.

Ihren Lebensstil halten. Sie benötigen für die Flaschen in etwa dieselbe Anzahl an Saugern. Auch hier wird wieder nach Alter des Säuglings unterschieden: Sauger für Neugeborene haben wesentlich kleinere Löcher als die für ältere Babys. Am haltbarsten sind Sauger aus Silikon, allerdings vermitteln Latexsauger wohl eher das Gefühl, an einer echten Brust zu

### STERILISIERGERÄT
Mit einem Sterilisiergerät lassen sich Babyflaschen und Sauger am effizientesten keimfrei machen. Der Vorgang dauert 10 Minuten plus Abkühlzeit.

saugen. Sie können außerdem zwischen traditionell und orthodontisch geformten Saugern wählen, die der Form der Brustwarze nachgebildet sind. Vermutlich wird diese Entscheidung jedoch Ihr Baby treffen.

### REINIGEN UND STERILISIEREN
Hygiene ist beim Flaschenfüttern äußerst wichtig. Sie müssen nach jeder Mahlzeit alle verwendeten Teile reinigen und im ersten Jahr auch sterilisieren. Zunächst werden Flasche, Sauger und Deckel in heißem Wasser mit Spülmittel gesäubert. Dazu empfiehlt sich die Anschaffung einer guten Flaschenbürste, mit der Sie auch an schwer zugängliche Stellen gelangen. Meist besitzt sie an einem Ende noch eine kleinere Bürste zum Reinigen der Sauger. Verwenden Sie diese Bürste bitte nur für die Flaschen des Babys.

Als Nächstes werden die frisch gespülten Teile keimfrei gemacht. Im Fachhandel finden Sie dafür eine große Auswahl an Sterilisiergeräten. Einige Modelle eignen sich neuerdings zum Sterilisieren in der Mikrowelle. Natürlich können Sie das Zubehör auch einfach auskochen, allerdings verschleißen die Sauger

dann schneller. Es ist sogar möglich, die Flaschen in der Spülmaschine zu sterilisieren, sofern diese Temperaturen von mindestens 80° C erreicht.

### WAS WIRD NOCH BENÖTIGT?
Sie brauchen einen Messlöffel (liegt der Milchpulverpackung bei) sowie ein gewöhnliches Messer zum Glattstreichen der abgemessenen Pulvermenge. Beides sollte ebenfalls regelmäßig sehr heiß gespült werden.

Eventuell sollten Sie jetzt schon ein paar Lätzchen besorgen, unabhängig davon, ob Sie stillen oder mit der Flasche füttern. Babys können beim Trinken ziemlich kleckern und Ihr Baby fühlt sich vielleicht wohler, wenn das Lätzchen die Feuchtigkeit von ihm abhält. Auch sogenannte Spucktücher sind eine gute Idee. Sie bestehen meist aus leichtem Musselin und man legt sie sich über die Schulter (oder auf den Schoß), wenn das Baby nach der Mahlzeit aufstoßen soll. Falls dabei etwas Milch mit hochkommt, wird sie vom Spucktuch aufgefangen und landet nicht auf Ihrer Kleidung. Außerdem kann man damit prima Milchspritzer von Hals und Gesicht des Babys wischen.

# Weiteres Zubehör

Außer dem unverzichtbaren Zubehör zum Füttern und Stillen gibt es noch einige praktische Utensilien und Hilfsmittel, die Ihnen die tägliche Routine im Umgang mit dem Baby beträchtlich erleichtern können.

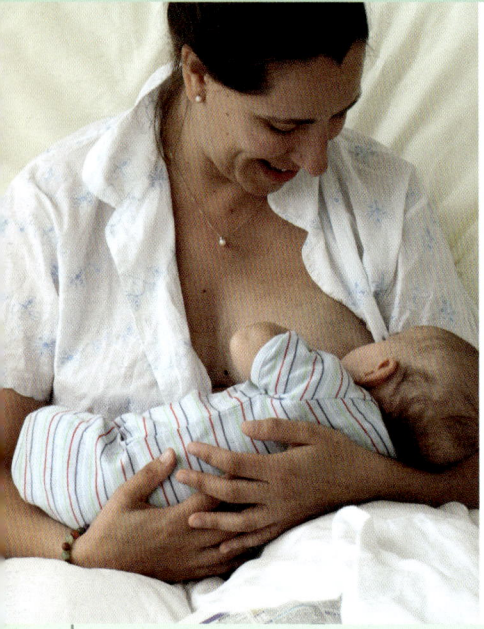

**SCHNELLER ZUGANG**
Bequeme, lockere Kleidung bei Tag und Nacht, die sich leicht öffnen oder hochschieben lässt, ist während der Stillzeit ein Muss.

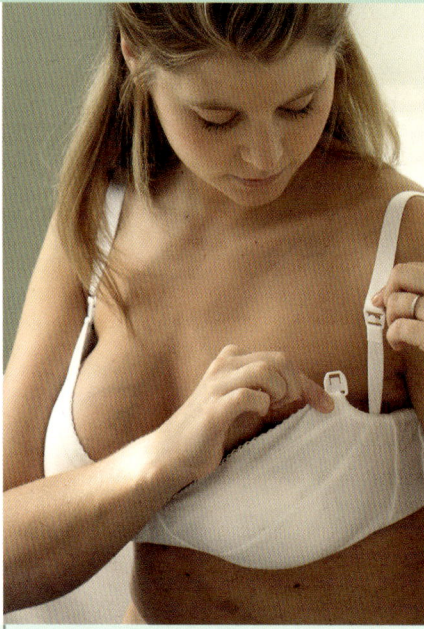

**EIN STÜTZENDER STILL-BH**
In der Stillzeit sind Ihre Brüste größer und schwerer als normal. Ein Still-BH wirkt entlastend und fördert den Milchfluss.

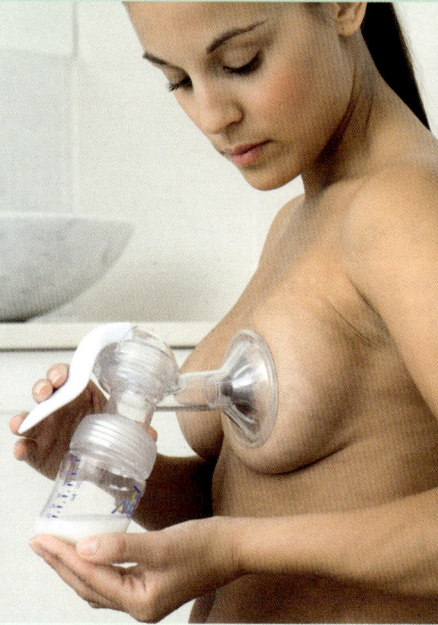

**MILCHPUMPE**
Wenn Sie Ihre Milch per Hand oder mit einer Pumpe (Foto) abpumpen und kühl stellen, haben Sie immer einen Milchvorrat parat.

Sie brauchen nicht viele Hilfsmittel, um sich um Ihr Baby zu kümmern, aber ein paar Kleinigkeiten können den Alltag ungeheuer erleichtern.

## Für stillende Mütter

Sie werden sich fragen, was man als stillende Mutter noch braucht außer sich und das Baby, doch es gibt einige Dinge, deren Anschaffung sich durchaus lohnt. Am wichtigsten ist ein gemütlicher Stuhl, der Arme und Rücken stützt. Ideal wäre noch ein Schemel für die Füße. Ein paar Kissen oder ein spezielles, längliches Stillkissen (besonders gut geeignet zum Füttern von Zwillingen) helfen Ihnen, sich und das Baby in eine möglichst bequeme Position zu bringen. Stellen Sie den Stuhl dort auf, wo Sie Radio hören oder fernsehen können, und halten Sie dort auch immer etwas zu trinken bereit.

Natürlich brauchen Sie einen schnellen Zugriff auf Ihre Brust, deshalb sollten Sie lockere, bequeme Tages- und Nachtbekleidung mit leicht zu öffnenden Knöpfen oder Verschlüssen bevorzugen.

Ein wesentliches Zubehör ist der Still-BH, der sich mit einer Hand öffnen lässt (S. 51). Auch hier ist Komfort das Schlüsselwort, denn Sie werden ihn vielleicht sogar in der Nacht tragen, falls Ihre Brüste sehr schwer werden. Gegen Milchflecken in der Kleidung helfen Stilleinlagen, die es als Einweg- oder Mehrwegpads gibt.

Wenn Sie vorhaben, Ihre Milch abzupumpen, empfiehlt sich die Anschaffung

> »Richten Sie sich einen Stillplatz mit weichen Kissen, einer Fußstütze und einem Tisch mit Getränken, Snacks und Lektüre ein.«

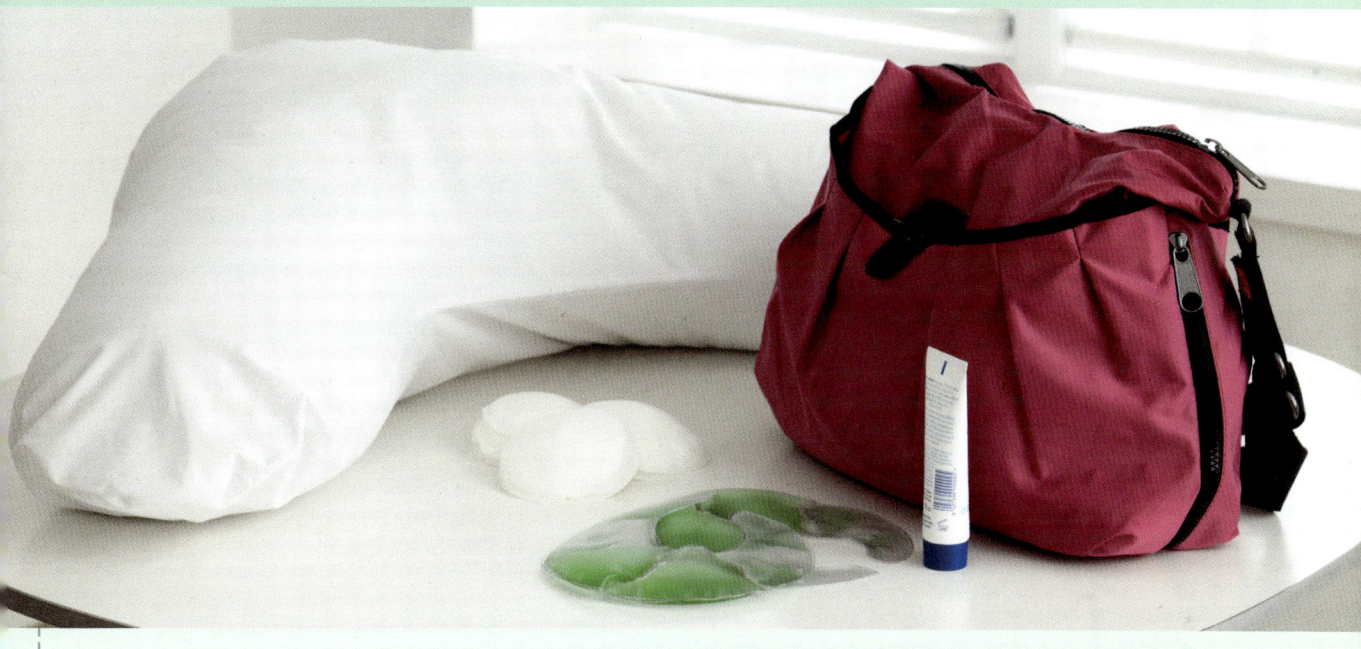

**ETWAS KOMFORT**
Wenn Sie von der Geburt etwas mitgenommen sind oder die Milch noch nicht richtig fließt, erleichtern weiche Gelpads zum Sitzen, ein Stillkissen zum Halten des Babys sowie Stilleinlagen und Brustwarzencreme das Füttern des Neugeborenen.

einer Milchpumpe und anderen Zubehörs (S. 315).

# Fläschchen

Sie brauchen kein weiteres Zubehör als Milchpulver, Flaschen und ein Sterilisiergerät, wie bereits auf Seite 209 erwähnt. Ein bequemer Stuhl und mehrere Kissen oder ein Stillkissen verhindern, dass Ihre Arme und Ihr Rücken beim Füttern des Babys überanstrengt werden.

# Wickeltasche

Sobald Sie die ersten Ausflüge mit Ihrem Baby unternehmen, werden Sie die Bedeutung dieser Tasche schätzen lernen. Die Wickeltasche sollte alles enthalten, was das Baby unterwegs braucht. Am besten eignen sich waschbare Modelle mit vielen Fächern und breitem Tragegurt, denn die Tasche wird ziemlich schwer werden. Sorgen Sie dafür, dass sie immer gut bestückt ist, damit Sie jederzeit ohne große Vorbereitungen das Haus verlassen können. Außer dem

Zubehör zum Wechseln von Windeln und Kleidung sowie Milchpulver, falls Sie mit der Flasche füttern, sollte die Tasche auch folgende Dinge für Sie beinhalten:
• Ein sauberes Shirt, falls Milch ausläuft oder das Baby spuckt.
• Eine kleine Flasche Wasser und einen Snack.
• Eine Packung Taschentücher.
• Schal oder Tuch zum Wärmen oder Abschirmen beim Stillen.
• Eine Kamera für unwiederbringliche Momente.
• Stilleinlagen und Brustwarzencreme.
• Binden (vor allem für die ersten Wochen nach der Geburt).
• Ihr Handy und etwas Geld, falls Sie im Notfall schnell nach Hause fahren müssen

# Wo wird das Baby schlafen?

Überlegen Sie in aller Ruhe, wo Ihr Baby schlafen soll. In den ersten Monaten ist es in Ihrem Schlafzimmer am besten aufgehoben. Sorgen Sie dafür, dass sein Schlafplatz warm, sicher und kuschelig ist.

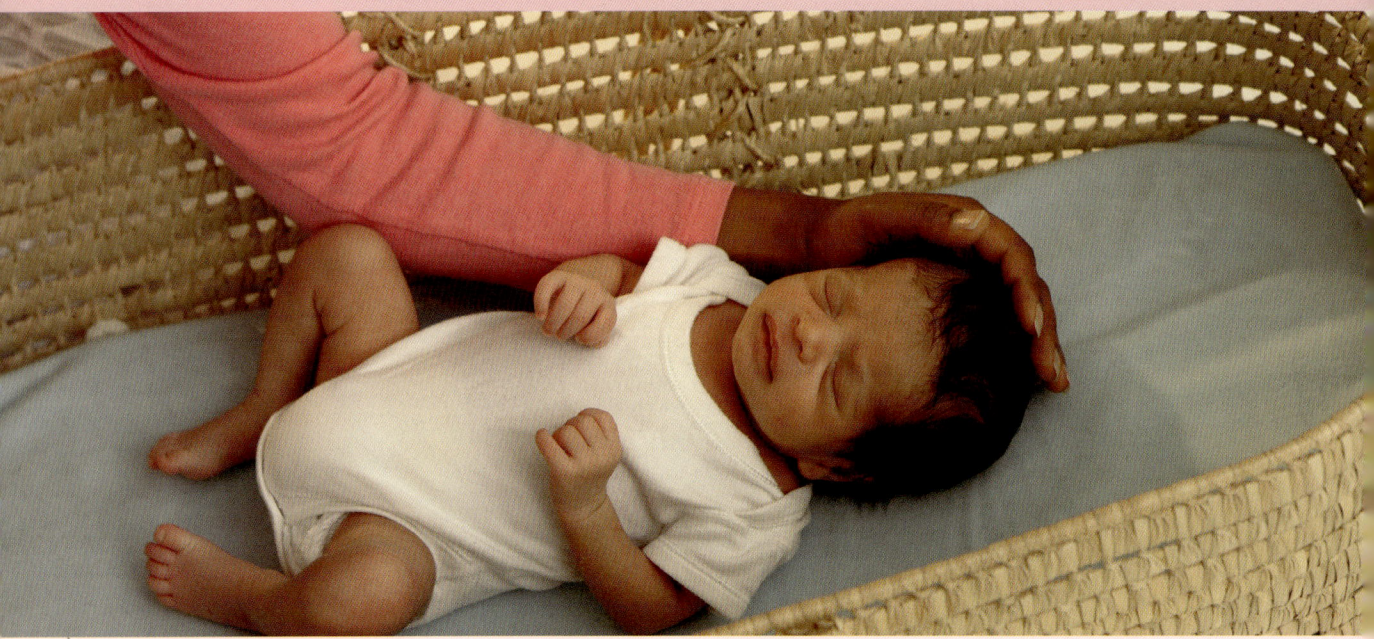

**KUSCHELIGES KÖRBCHEN**
Ein Babykorb oder eine Tragetasche lässt sich leicht transportieren und Ihr Baby ist darin gut aufgehoben. Sie haben es so tagsüber immer in Ihrer Nähe und nachts kann der Korb direkt neben Ihrem Bett stehen.

Schlaf ist für frischgebackene Eltern ein wichtiges Thema. Sicher möchten auch Sie, dass Ihr Kind in einer angenehmen Atmosphäre und Umgebung einschläft, sodass es Schlafen als angenehmen und willkommenen Teil des Tagesablaufs kennenlernt.

Neben Bequemlichkeit und der Wahl der richtigen Matratze ist es auch wichtig, dass das Baby während des Schlafs sicher ist. Experten empfehlen, das Baby während der ersten sechs Monate im Zimmer der Eltern schlafen zu lassen, weil dies erwiesenermaßen das Risiko des plötzlichen Kindstods (SIDS) senkt. Wenn Sie auch nachts in seiner Nähe sind, merken Sie sofort, wenn irgendetwas mit ihm nicht stimmt und können entsprechend reagieren.

## Körbe, Wiegen und Taschen

Die meisten Babys schlafen während der ersten zwei bis drei Monate besser, wenn ihr Bett nicht so riesig ist. Körbe, Wiegen oder Tragetaschen sind für diese Zeit ideal, doch leider werden sie schnell zu klein und müssen durch eine größere Schlafstätte ersetzt werden.

Die meisten Babykörbe haben Rollen, sodass Sie Ihr Kind, während es schläft, in alle Räume mitnehmen können. Das tut nicht nur dem Baby gut, sondern ist auch für die Eltern beruhigend. Entscheiden Sie sich für ein robustes Modell, das jedoch nicht zu sperrig und unhandlich sein sollte.

> »Das Baby wird am Anfang zwei- bis dreimal pro Nacht wach. Es macht also Sinn, es nahe bei sich schlafen zu lassen.«

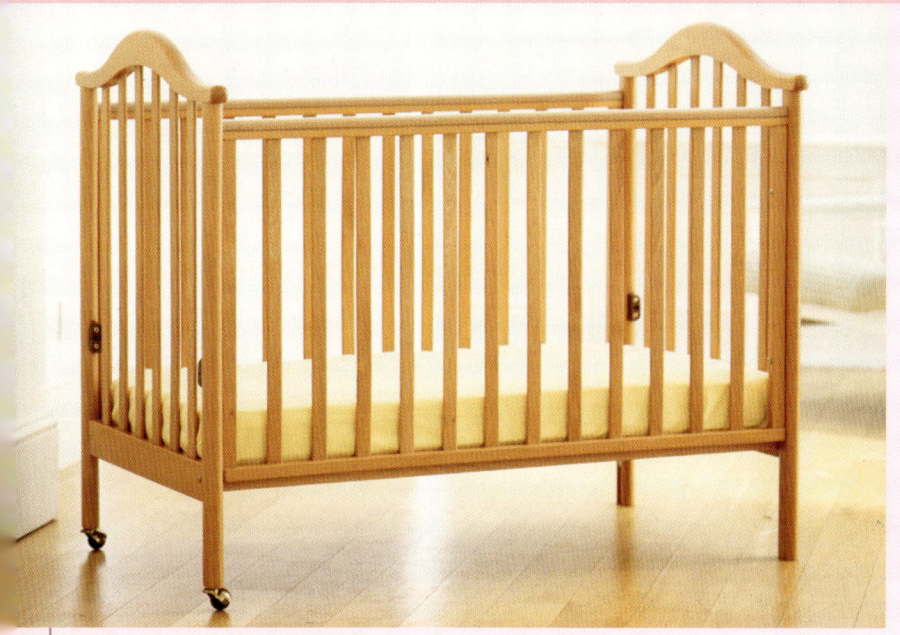

**BABYBETTEN**
Es gibt keinen Grund, das Neugeborene nicht von Anfang an in ein Babybett zu legen. Kaufen Sie eines mit einem höhenverstellbaren Lattenrost, sodass Sie sich nicht bücken müssen.

Auch Tragetaschen sind für Neugeborene geeignet. Oft sind sie Teil eines Kinderwagensystems und lassen sich auf ein Fahrgestell montieren, sodass Sie Ihr Baby auch nach draußen mitnehmen können, ohne es aufwecken zu müssen. Eventuell ist es jedoch nötig, für die Nacht eine hochwertigere Matratze zu benutzen.

Babywiegen schaukeln das Baby in den Schlaf. Oft kann man sie länger benutzen als eine Tragetasche, doch sie haben erstens den Nachteil, dass sie keine Rollen haben, und zweitens besteht die Gefahr, dass sich das Baby so daran gewöhnt, in den Schlaf gewiegt zu werden, dass es ohne nicht mehr einschlafen kann.

## Gitterbetten

Ein gutes, robustes Gitterbett ist eine lohnende Investition, denn das Baby kann bis zum Alter von zwei oder drei Jahren darin schlafen. So muss es seinen vertrauten Schlafplatz nicht wechseln, hat genug Platz und kann darin sogar spielen, wenn es etwas älter wird. Am Anfang wird das Baby etwas verloren in dem großen Bett wirken. Dem können Sie abhelfen, indem Sie es zunächst mitsamt der Tragetasche darin schlafen lassen, sodass es sich an seine neue Umgebung gewöhnen kann. Manche Betten haben Räder, was für eine gewisse Mobilität sorgt. Allerdings sollten die Rollen auf jeden Fall arretierbar sein, weil das Baby schneller, als Sie jetzt glauben, anfangen wird, darin herumzuturnen. Absenkbare Gitter und ein höhenverstellbarer Lattenrost ersparen Ihnen Rückenschmerzen beim Heraus- und Hineinheben des Babys. Kaufen Sie unbedingt ein Modell, das mit ungiftiger Farbe oder Bienenwachs gestrichen wurde. Wichtig ist auch, dass das Bett dem allgemeinen Sicherheitsstandard (DIN EN 716) entspricht. Dazu gehört unter anderem, dass die Gitterstäbe maximal 45-65 mm voneinander entfernt sein dürfen.

### DIE BABYMATRATZE

Auch wenn das Bett aus »zweiter Hand« ist, sollten Sie unbedingt eine neue Matratze dafür kaufen. In der alten stecken zu viel Staub und Feuchtigkeit, die das Risiko für plötzlichen Kindstod (S. 325) erhöhen. Schaumstoffmatratzen sind am billigsten und absolut sicher fürs Baby, aber die aus Naturfasern halten in der Regel etwas länger. Ideal sind Matratzen mit biologischer Baumwoll- oder Wollfüllung. Meiden sollten Sie dagegen solche mit schädlichen, feuerhemmenden PDBE-Stoffen. Die Matratze sollte außerdem relativ fest sein und genau ins Bett passen, damit das Baby nicht zwischen sie und den Rahmen rutscht.

# Hängematte

Eine weitere Option ist eine Babyhängematte. Sie ist in einem stabilen Gestell aufgehängt, sodass Sie Ihr Baby sanft in den Schlaf schaukeln können. Die Hängematte umgibt das Baby und verschafft ihm so ein Gefühl von Geborgenheit. Fast immer ist auch eine Matratze für die Nacht dabei.

Der Nachteil der Hängematte ist, dass das Baby bereits in wenigen Monaten zu groß für sie sein wird.

# Im Elternbett

Vielleicht entscheiden Sie sich, Ihr Baby während der ersten Monate bei sich im Bett schlafen zu lassen. Wenn Sie stillen, können Sie das Baby nachts mit einem Minimum an Aufwand anlegen. Studien ergaben, dass Mütter, deren Babys bei ihnen im Bett schlafen dürfen, in der Regel länger stillen. Abgesehen vom nächtlichen Stillen hat das Elternbett

noch weitere Vorteile. Man nimmt an, dass das Baby seine Temperatur besser regeln kann, wenn es nicht allein im Bett liegt. Es schwitzt oder friert also seltener. Nicht zuletzt stärkt die gemeinsame Schlafstätte die Bindung zwischen Eltern und Baby und hilft dem Kind, unabhängig und selbstsicher zu werden. Das Risiko für plötzlichen Kindstod (S. 325) sinkt vermutlich deshalb, weil Babys unbewusst das Atemmuster der Eltern nachahmen.

Ein paar Risiken sind jedoch auch aufzuzählen. Das größte ist die Gefahr, dass Sie nachts im Schlaf auf Ihr Kind rollen. Beachten Sie daher unbedingt die Sicherheitsrichtlinien (S. 325). Sie können das Risiko verringern, indem Sie ein Babynest benutzen oder den Schlafplatz fürs Baby auf andere Weise abteilen.

Eine Alternative wäre ein niedriges Kinderbett mit absenkbarem Gitter neben Ihrem eigenen Bett, sodass Sie sich immer noch ganz leicht um das Baby kümmern können.

Sie sollten ebenfalls eine feste Matratze benutzen und darauf achten, dass keine Lücken oder Ritzen entstehen und keine Kissen in der Nähe des Babys liegen. Das Baby braucht lediglich eine leichte Fleecedecke (siehe rechts), die nicht über sein Gesicht rutschen darf.

# Bettwäsche

Sie werden zwei bis drei Nässeschutzauflagen für die Matratze benötigen, drei passende Betttücher und zwei bis drei Bettbezüge für die Babydecken. Dünne Baumwoll- oder Fleecedecken sind am besten geeignet. Sie können hinzugefügt oder weggenommen werden, damit dem Baby nicht zu kalt oder zu heiß wird.

Bauschige Federbetten sind zumindest im ersten Lebensjahr nicht geeignet. Oft sind sie zu schwer oder es besteht die Gefahr, dass das Baby darin erstickt. Ebensowenig benötigt das Baby vor Ende des ersten Lebensjahres ein Kopfkissen. Bettgurte sollen verhindern, dass die Bettdecke verrutscht. Sie sind aber nicht notwendig und auch nicht zu empfehlen, weil sich bei wachsender Mobilität des Babys auch die Gefahr erhöht, dass es sich in den Gurten verwickelt.

# Was sonst noch?

Es gibt noch ein paar Dinge, mit denen Sie den Schlafplatz Ihres Babys sicher und so bequem wie möglich machen können. Außer dem Bett und der Bettwäsche sollten Sie die Anschaffung folgender Gegenstände erwägen:

## Wo unsere Babys geschlafen haben

**Mein Baby schlief** die ersten Monate in unserem Bett. Erst dann zog es in ein eigenes Zimmer um. Eigentlich wollte ich das nicht, aber mein Mann und meine Mutter machten mir Angst, schlechte Gewohnheiten einzuführen. Tatsächlich schlief mein Kind im eigenen Zimmer viel besser – genauso wie mein Mann und ich! TL

**Mein erstes Kind** schlief nachts nur drei Stunden am Stück. Obwohl es

ein eigenes Zimmer mit Babybett hatte, schlief es die ersten Monate in einem Babykorb im Elternschlafzimmer. Zum Stillen nahm ich mein Baby mit in mein Bett und legte es danach zurück in seinen Korb. Ich hatte nämlich zu große Angst, es im Schlaf zu erdrücken. MG

**Mit all den** Sicherheitsempfehlungen im Hinterkopf sorgten wir dafür, dass unsere Kinder in ihren eigenen, sicheren Kinderbetten schliefen – allerdings stan-

den diese im Elternschlafzimmer. Das ging einige Monate lang so, bis wir die Betten in die Kinderzimmer schoben. LJ

**Mein Baby schlief** bei mir im Bett, da ich mich noch von einem Kaiserschnitt erholte, aber auch stillte. Ich sorgte dafür, dass zwischen uns und dem Baby genug Platz war, außerdem schob ich alle Kissen an den äußersten Bettrand und das Baby selbst lag mit dem Kopf oben am Kopfteil des Bettes. VB

• Ein Babyfon. Die neuesten Modelle ermöglichen es Ihnen, das Baby nicht nur zu hören, sondern auch mit ihm zu sprechen.

• Ein buntes Mobile, das über dem Bettchen aufgehängt werden kann.

• Ein CD-Player für beruhigende Musik.

• Eine schwache Lampe, sodass Sie das Baby nachts ohne grelles Licht wickeln oder füttern können.

• Ein sanftes Deckenlicht, eventuell mit einem Dimmer für das Babyzimmer.

• Ein bequemer Stuhl zum Füttern oder wenn Sie sich nachts um das Baby kümmern müssen.

• Aufbewahrungsmöglichkeiten für Babybettwäsche, falls die Windel undicht wird und Sie nachts schnell die Laken wechseln müssen.

• Eine Verdunkelungsjalousie, damit das Baby morgens oder beim Mittagsschlaf nicht vom Tageslicht gestört wird.

• Ein Thermometer, um die Zimmertemperatur konstant bei etwa 18° C zu halten.

• Eine Wickelkommode. Sie ist zwar nicht unbedingt nötig, aber praktisch, denn sie schont Ihren Rücken, wenn Sie dem Baby die Windeln wechseln. Wickelkommoden haben hohe Ränder, damit das Baby nicht herunterrollt, sowie viel Stauraum für Windeln und anderes Wickelzubehör.

• Ein Windeleimer für schmutzige Windeln und ein Abfalleimer für benutzte Reinigungstücher – beide vorzugsweise mit einem Deckel!

Wenn Sie ein neues Zimmer für Ihr Baby einrichten und dekorieren, gibt es ein paar Dinge, die Sie beachten sollten. Streichen Sie die Wände nur mit ungiftigen, lösemittelarmen oder -freien Farben. Teppichböden können ebenfalls schädliche Stoffe absondern und sind obendrein noch Staub- und Schmutzfänger. Wenn Sie die Gelegenheit dazu haben, sollten Sie alte Teppichböden entfernen und stattdessen schadstoffarmes Parkett verlegen. Wenn das Baby anfängt zu krabbeln, sind einzelne Teppiche aus Naturfasern sinnvoll.

Die Möbel fürs Baby sollten aus Vollholz sein und mit ungiftigen Farben oder Lasuren behandelt worden sein. Möbel aus Sperrholz oder mit Furnier können schädliches Formaldehyd absondern.

»Das Babybett sollte an einem Ort ohne Zugluft stehen, möglichst mit Abstand zu Heizkörpern, Fenstern und direktem Sonnenlicht.«

**BETTWÄSCHE**
Decken aus Baumwolle und Fleece mit passenden Bezügen sind alles, was das Baby im ersten Jahr braucht.

**LAUSCHANGRIFF**
Ein Babyfon ist eine lohnende Anschaffung und sorgt für Entspannung, denn es alarmiert Sie sofort, wenn Ihr Baby weint.

**SCHLAFSACK**
Schlafsäcke sind sehr beliebt. Wenn Sie einen für Ihr Neugeborenes benutzen möchten, achten Sie auf die passende Größe.

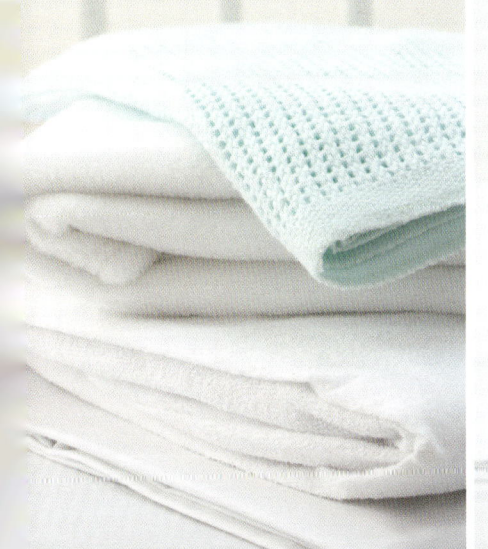

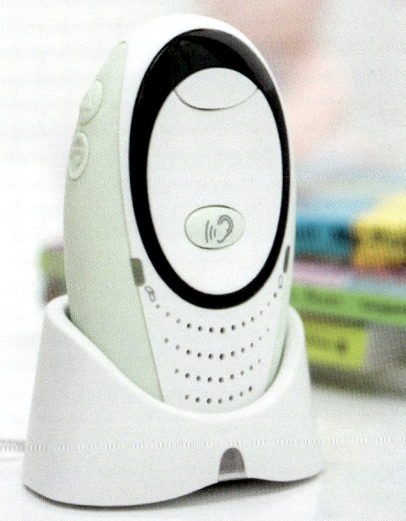

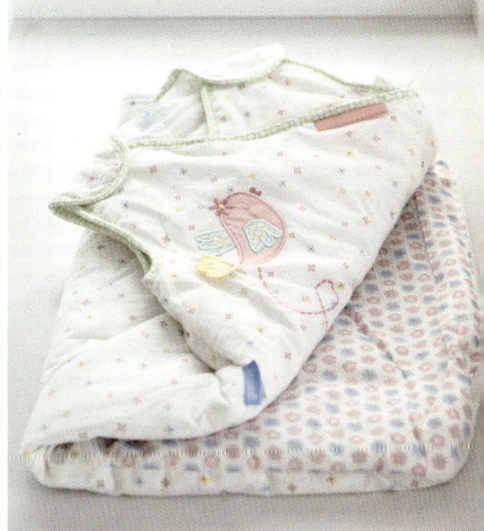

# Mit dem Baby unterwegs

Tägliche Ausflüge mit dem Baby gehören zum Alltag, deshalb lohnt es sich, etwas Zeit und Energie für die Suche nach Reise- und Transport-Equipment aufzuwenden, das zu Ihrem Lebensstil passt.

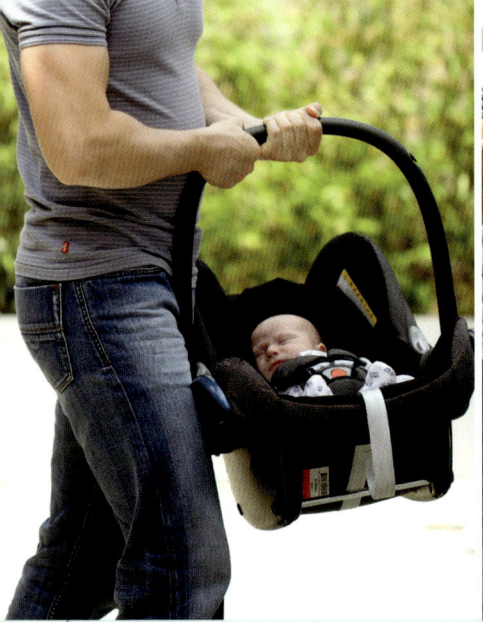

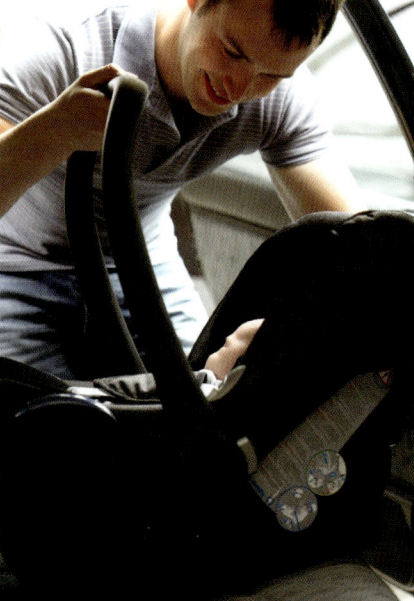

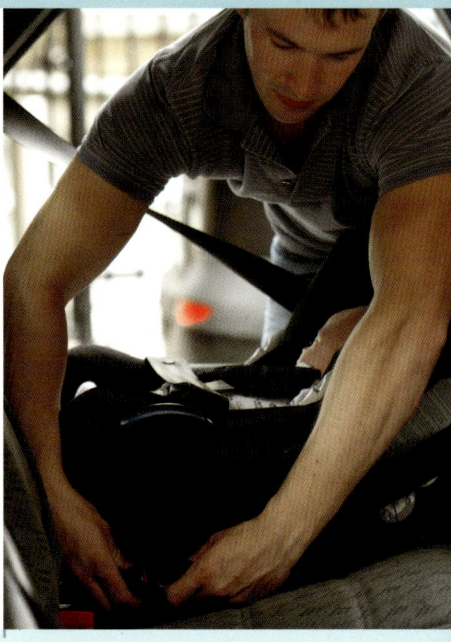

**DAS BABY TRAGEN**
In einem Autositz mit robustem Griff lässt sich das Baby gut tragen. Achten Sie darauf, dass das Baby immer angegurtet ist.

**RÜCKWÄRTS**
Autositze für Babys sollten mit dem Rücken zur Fahrtrichtung befestigt werden. Bei einem Unfall ist dies die sicherste Position.

**SICHERHEITSGURTE**
Der Babysitz wird mit den Sicherheitsgurten des Autos befestigt. Lassen Sie sich vom Verkäufer zeigen, wie man sie anlegt.

Die Transportausrüstung fürs Baby ist eine größere Anschaffung und bei so viel Auswahl verliert man leicht den Überblick bei der Entscheidung, was nun für Ihr Baby, für Sie, für Ihren Geldbeutel und für Ihren Lebensstil am besten geeignet ist.

Überstürzen Sie nichts. Sie werden diese Dinge eine lange Zeit fast täglich benutzen, deshalb sollten Sie mit Ihrer Wahl völlig zufrieden sein. Sehen Sie sich die Produkte im Internet an, lesen Sie Testberichte und sprechen Sie mit anderen Eltern über deren Erfahrungen.

## Autositze

Selbst wenn Sie nicht sehr viel Auto fahren, benötigen Sie einen Autositz, um das Baby von der Klinik nach Hause zu transportieren. Beim Kauf eines Sitzes sollten Sie in erster Linie darauf achten, dass er sicher für das Baby und kompatibel mit Ihrem Auto ist. Der Kauf eines Autositzes aus zweiter Hand ist nicht zu empfehlen, insbesondere, wenn Sie dessen Vorgeschichte nicht kennen. Möglicherweise hat er bereits einen Unfall hinter sich und sollte danach eigentlich

nicht mehr benutzt werden. Wichtig ist auch, dass der Autositz beziehungsweise die Babyschale den europäischen Sicherheitstandards entspricht. Sie erkennen dies an den Prüfsiegeln mit den Nummern ECE 44-03 oder 44-04.

### EIGENSCHAFTEN

• Die Babyschale kann unterwegs und für kurze Zeit auch im Haus als Sitz dienen, deshalb muss sie nicht nur robust, sondern auch bequem gepolstert sein und den Rücken des Babys stützen. Der Griff sollte leicht zu bedienen sein und zuverlässig in den verschiedenen Positionen einrasten. Babys bis 10 kg oder zwischen sechs und neun Monaten müssen im Auto gegen die Fahrtrichtung transportiert werden.

• Ein Fünf-Punkte-System mit Gurten über Schultern, Bauch und zwischen den Beinen bietet optimale Sicherheit. Gewöhnen Sie sich an, den Gurt immer anzulegen, auch wenn Sie zu Hause sind. Es wird leicht vergessen, insbesondere, wenn das Baby mit einer Decke zugedeckt ist. Dies kann Unfälle verhindern, vor allem, wenn das Baby später beweglicher wird.

• Probieren Sie das Öffnen und Schließen der Gurte vor dem Kauf aus. Manche Systeme sind kniffliger als andere und sicher möchten Sie das Baby schnell und ohne große Störungen in und aus dem Sitz befördern. Waschbare Bezüge sind ebenfalls von Vorteil.

• Einen zusätzlichen Nutzen bieten Vorrichtungen zum Befestigen von Spielsachen, die das Baby auf längeren Fahrten unterhalten.

• Kindersitze mit ISOFIX-System werden direkt an der Karosserie verankert. Prüfen Sie vor dem Kauf, ob der Sitz in Ihrem Auto eingesetzt werden kann.

• Wenn Sie Schalensitze im Auto haben, benötigen Sie eventuell einen Keil aus Styropor oder ähnlichem Material, um dem Sitz einen festen Stand zu geben.

## WELCHE ART VON SITZ?

Babyschalen sind im Handel entweder einzeln oder als Teil eines Kombi-Systems erhältlich. In letzterem Fall kann der Autositz auch auf ein fahrbares Untergestell montiert werden, sodass Sie Ihr Baby nicht stören müssen. Der Nachteil ist jedoch, dass das Baby eventuell zu lange in einer bestimmten Position sitzen muss, und das ist nicht gut für seinen Hals und Rücken.

Wenn Sie ein Kombi-System kaufen möchten, lassen Sie sich im Laden sämtliche Funktionen erklären und vorführen. Üben Sie das Befestigen der Einzelteile, bevor Ihr Baby zur Welt kommt, bis es Ihnen leicht von der Hand geht. Nichts ist nervenaufreibender als verzweifelt an einer Befestigung herumzuhantieren, während das Baby immer unleidlicher und quengeliger wird.

Lassen Sie sich vom Verkäufer zeigen, wie die Babyschale sicher im Auto befestigt wird. Üben Sie auch das mehrere Male vor der Geburt, bis Sie damit völlig vertraut sind.

# Tragehilfen

Tragehilfen sind äußerst praktisch. Sie tragen das Baby am Körper und haben dabei trotzdem die Hände frei.

Tragehilfen sind ideal für Schreibabys, denn der Körperkontakt und das Hören des mütterlichen Herzschlags wirken auf sie beruhigend. Wählen Sie eine Tragevorrichtung, die den Rücken des Babys stützt und breite Träger hat, damit sie auch für Sie bequem ist. Bedenken Sie, dass eventuell auch Ihr Partner die Tragehilfe benutzen möchte, und probieren Sie verschiedene Modelle aus, bis Sie eines gefunden haben, das für Sie beide ideal ist. Bitten Sie den Verkäufer um eine Demonstration, wie sie angelegt wird und wie leicht das Baby hineingesetzt und herausgenommen werden kann.

• Sehr beliebt sind Bauchtragen. In den ersten Wochen können Sie das Baby mit Ihnen zugewandtem Gesicht hineinsetzen. Wenn es seinen Kopf besser halten kann und neugierig auf seine Umgebung wird, können Sie es einfach umdrehen.

• Wenn Sie stillen, möchten Sie das Baby vielleicht in einem Tuch tragen, in dem Sie ihm auch leicht die Brust geben

## Gemeinsam unterwegs

Die Auswahl an Babyzubehör ist riesig und verwirrend. Konzentrieren Sie sich auf die Dinge, die das Leben mit dem Baby leichter, sicherer und schöner machen.

• Autositz oder Babyschale sollten vom Sicherheitsgurt an Ort und Stelle gehalten werden und nicht zu sehr wackeln, sonst sind sie nicht sicher. Überlegen Sie vor dem Kauf eines Kinderwagens, ob Sie mit ihm oft Treppen oder öffentliche Verkehrsmittel benutzen müssen. Es gibt leichtere Modelle zum Zusammenklappen, mit denen Sie eventuell besser zurechtkommen.

• Tragehilfen können zu Rückenschmerzen führen, wenn sie längere Zeit benutzt werden, vor allem, wenn das Baby größer und schwerer wird. Regelmäßige Yogaübungen kräftigen Bauch- und Rückenmuskeln. Tragetücher verteilen das Gewicht des Babys gleichmäßiger und entlasten so den Rücken.

• Die Auswahl an Kinderwagen ist enorm. Nehmen Sie sich viel Zeit, um das Modell zu finden, das für Sie am besten passt. Fachgeschäfte haben ausgebildete Verkäufer, die Sie ausgiebig beraten, welcher Wagen und welche Ausstattung am geeignetsten für Sie sind.

• Ein Kinderwagensystem, auf dem sich eine Auto-Babyschale befestigen lässt, ist extrem praktisch, wenn Sie sowohl mit dem Auto als auch zu Fuß unterwegs sind.

• Denken Sie darüber nach, einen rückwärts gerichteten Kinderwagen zu kaufen. Studien zeigen, dass Babys, die unterwegs der Mutter zugewandt sind, schneller und besser kommunizieren lernen als Babys, die im Kinderwagen nach vorne schauen.

können. Das Baby lässt sich zum Windelwechseln leicht herausnehmen.

### SICHERHEIT

Die Sicherheit darf auch bei Tragehilfen nicht zu kurz kommen. Das Gesicht des Babys muss zu jeder Zeit frei sichtbar sein, Sie müssen dies immer wieder nachprüfen. Wenn Sie Ihr Baby in einem Tragetuch stillen, drehen Sie das Baby danach so, dass sein Gesicht nach oben schaut und weder vom Tuch noch von Ihrem Körper bedeckt wird. Weiche Tragehilfen sollten der europäischen Norm EN 13209-2:2005 entsprechen.

# Kinderwagen und Buggys

Ein leicht zu handhabender und bequemer Kinderwagen ist für alle Eltern ein Muss. Die Auswahl an Kinderwagen, Sportwagen und Buggys ist jedoch so groß, dass der Kauf eines für Sie geeigneten Modells zur Herausforderung werden kann. Grundsätzlich sollten Sie jedoch eines mit robusten Rädern, einer leichtgängigen Bremse, einem gut bedienbaren Fünf-Punkte-Gurt und bequemer, waschbarer Polsterung wählen.

Lassen Sie sich vom Verkäufer zeigen, wie der Kinderwagen geöffnet wird, wie die Bremse funktioniert, wie er zusammengeklappt wird, und bitten Sie dann darum, es selbst ausprobieren zu dürfen. Achten Sie vor allem darauf, dass die Bremse gut funktioniert, sonst verwandelt sich der Kinderwagen auf abschüssigem Gelände schnell in einen Rennwagen!

Denken Sie vor dem Kauf über Ihre Lebensweise nach. Wenn Sie zum Beispiel vorhaben, viel spazieren zu gehen, wählen Sie ein Modell mit Stauraum für Wickeltasche, Spielzeug und Einkäufe. Benutzen Sie häufig öffentliche Verkehrsmittel, wäre ein leichter Wagen ideal. Es gibt auch Modelle speziell zum Joggen oder zum Wandern auf unebenem Terrain, die über eine besonders gute Federung verfügen. Generell gilt außerdem, dass hohe Schiebestangen oder -griffe den Rücken schonen.

Weitere Modelle im umfassenden Angebot an Kinderwagen, Sportwagen und Buggys sind solche, deren Sitze bei Bedarf nach vorne oder nach hinten gerichtet werden können, und solche mit einem schmalen, hohen Gestell, das sich sehr leicht manövrieren lässt und dem Baby einen besseren Blick auf Sie bietet. Sehr praktisch sind auch Kombi-Sys-

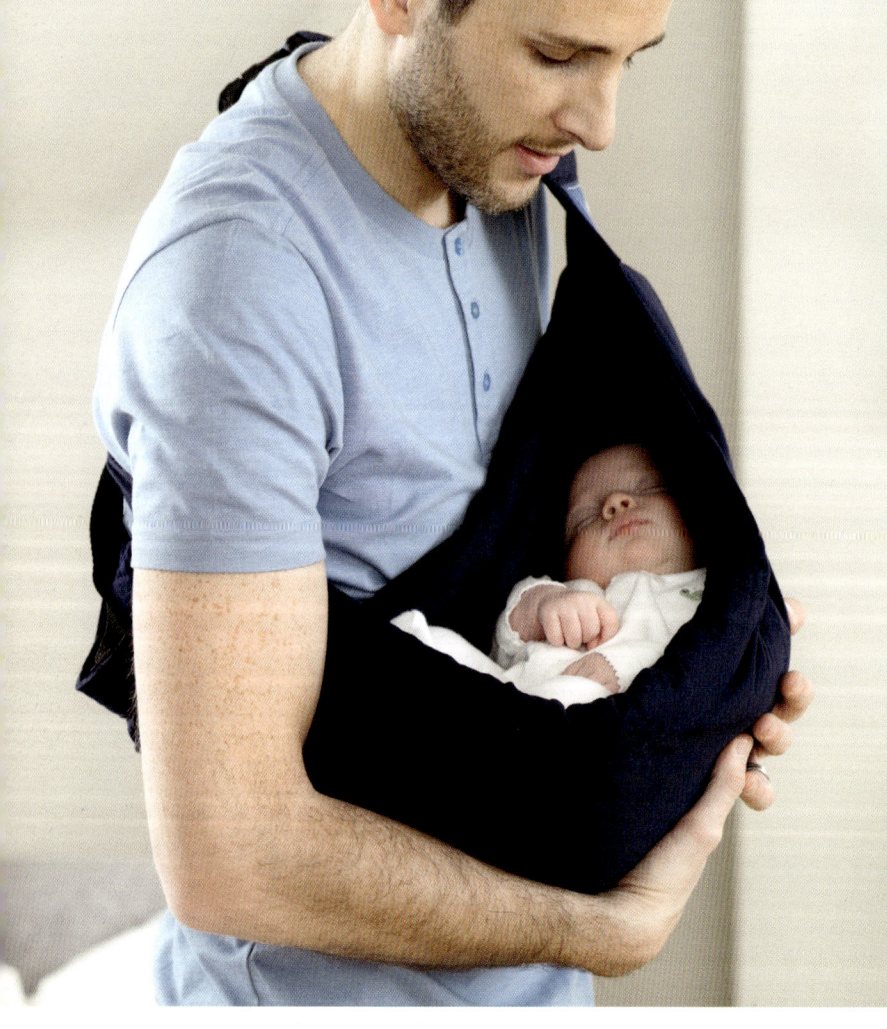

### HÄNGEMATTE
In einer hängemattenartigen Tragehilfe lässt sich ein Neugeborenes bequem herumtragen. Achten Sie darauf, dass sein Gesicht immer frei bleibt. Sie müssen es jederzeit sehen und prüfen können, ob es richtig atmet.

teme, bei denen sich die Transportschale auf das Fahrgestell montieren lässt. Allerdings sind die Gestelle oft schwer und umständlich zu bedienen. Vergessen Sie beim Kinderwagenkauf nicht, dass das Modell Ihrer Wahl auch in den Kofferraum Ihres Autos passen muss.

Alle Kinderwagen, Sportwagen und Buggys müssen mit der europäischen Normnummer EN 1888 gekennzeichnet sein.

## DOPPELWAGEN

Wenn Sie Zwillinge erwarten oder ein Kleinkind und Ihr Baby transportieren müssen, benötigen Sie einen Doppelwagen. Es gibt sie in zwei Ausführungen, nämlich mit den Sitzen nebeneinander als »Zwillingswagen« oder hintereinander als »Tandemwagen«. Beide haben Vor- und Nachteile. Im Zwillingswagen sehen sich die Kinder und können sich später gegenseitig unterhalten. Tandemwagen lassen sich leichter über schmale Gehsteige manövrieren, dafür sind Treppen nur schwer zu überwinden.

Überlegen Sie, ob Sie ein Modell benötigen, bei dem sich beide Sitze in Liegestellung bringen lassen. Achten Sie auch darauf, dass der Wagen sich leicht zusammenklappen und aufstellen lässt.

## TRADITIONELLE MODELLE

Viele Eltern bevorzugen das traditionelle Kinderwagenmodell, dessen Oberteil zugleich als Tragetasche benutzt werden kann. Sie lässt sich leicht abmontieren und mitnehmen, ohne dass das Baby aufgeweckt werden muss. Auch im Haus ist ein Kinderwagen ideal für kleine Schläfchen zwischendurch. Neugeborenen kann die Tragetasche außerdem als praktisches Reisebett dienen.

## KLAPPBARE BUGGYS UND SPORTWAGEN

Leichte Buggys und Sportwagen zum Zusammenklappen sind erst für Babys ab mindestens sechs Monaten geeignet, die ohne Hilfe sitzen können. Allerdings gibt es inzwischen auch Modelle mit einer gut gepolsterten, stabilen Liegefläche, die sich für Neugeborene komplett zurückklappen lässt und die sich dem Baby, wenn es größer wird und sitzen lernt, entsprechend anpassen lässt.

»Der Kinderwagen ist eine der wichtigsten Anschaffungen fürs Baby. Sehen Sie sich in Ruhe alle Modelle an und wählen Sie eines, das Ihrer Lebensweise entspricht.«

### KINDERWAGEN
Das traditionelle Modell mit einer Tragetasche, die auf ein Gestell montiert wird, ist für Neugeborene optimal.

### SPORTWAGEN UND BUGGYS
Die Liegefläche muss sich komplett zurückklappen lassen, sonst sind diese Modelle für Neugeborene noch nicht geeignet.

### DOPPELWAGEN
Ein Zwillingswagen sollte trotz seiner Ausmaße einigermaßen leicht zu handhaben sein und vor allem durch die Eingangstür passen!

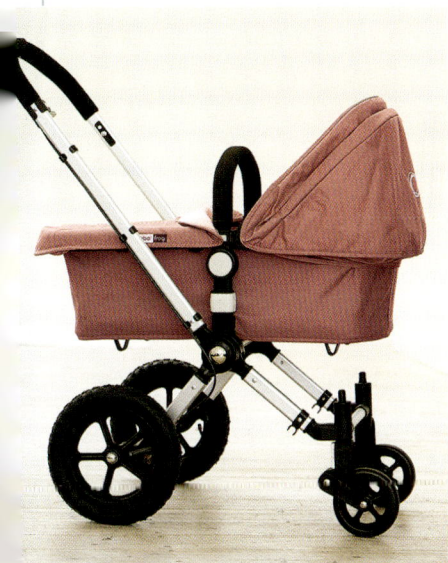

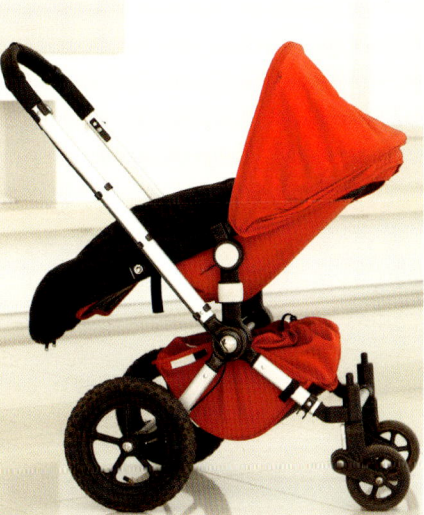

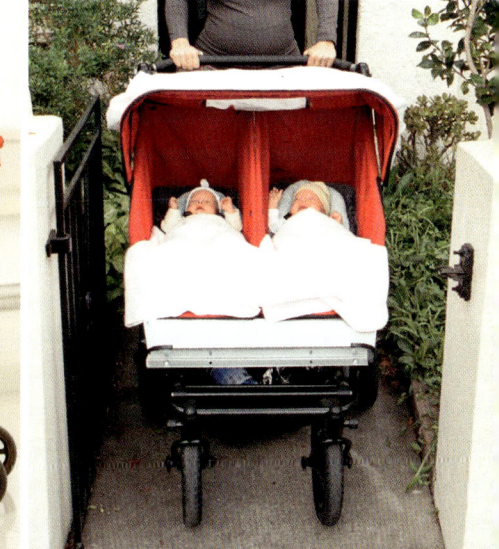

# Die häufigsten Fragen

Es ist natürlich, wenn Sie sich Sorgen um die Gesundheit des Babys machen, um Ihre Fähigkeiten als Eltern oder ob es mit dem Stillen klappen wird. Ein Baby bedeutet Verantwortung und Sie brauchen Gewissheit, das alles in Ordnung ist.

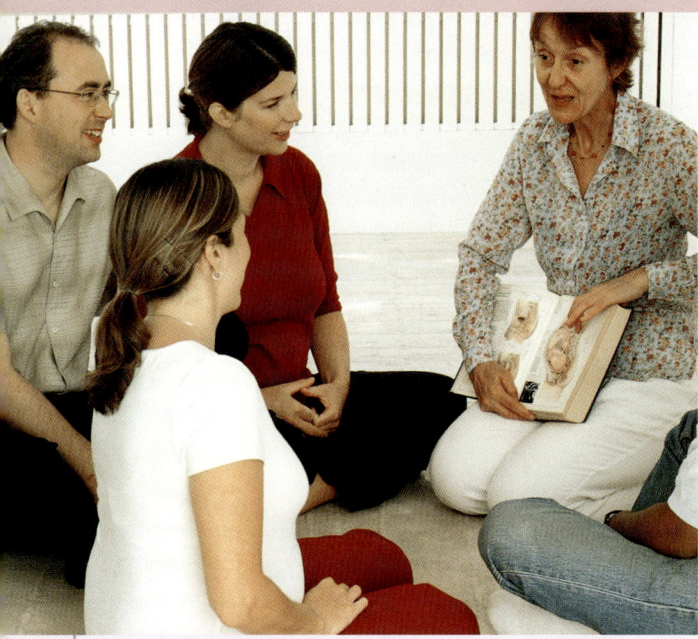

**INFORMATIONEN SAMMELN**
In Geburtsvorbereitungskursen erfahren Sie alles, was Sie über Wehen und Geburt wissen müssen. Je besser Sie informiert sind, desto entspannter werden Sie bei der Geburt sein.

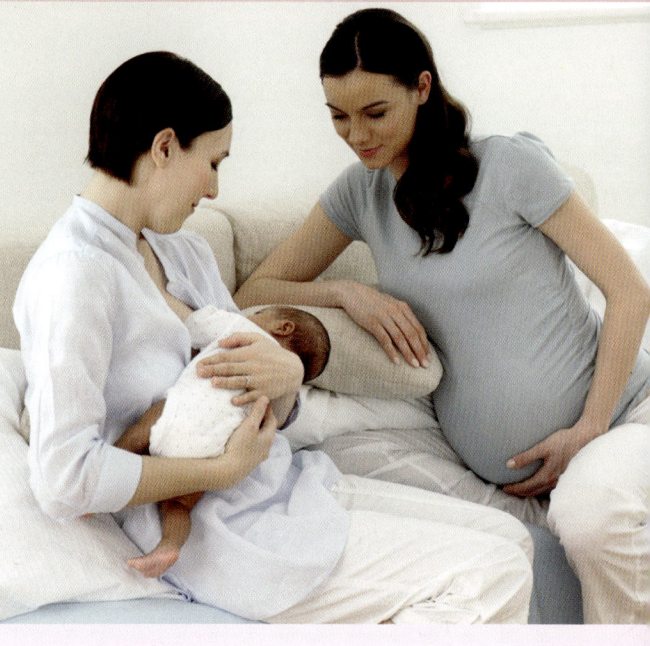

**VORAUSDENKEN**
Anderen Müttern beim Stillen zuzusehen und sie über deren Erfahrungen zu befragen, wird Ihnen helfen, sich auf das Stillen Ihres eigenen Kindes vorzubereiten.

Vielleicht tröstet es ein bisschen zu wissen, dass fast alle schwangeren Frauen von denselben Sorgen geplagt werden. Unterdrücken Sie Ihre Ängste nicht, sondern fragen Sie Ihre Hebamme um Rat.

## Werde ich stillen können?

Viele Frauen bekommen kurz vor der Geburt Angst, dass Sie mit dem Stillen nicht zurechtkommen könnten. Vielleicht haben Sie von Frauen gehört, die es auch nicht schafften oder für die das Stillen sehr unangenehm war. Oder Sie befürchten, nicht genug Milch zu produzieren, um Ihr Baby satt zu bekommen.

Früher erhielten Frauen nur wenig Informationen über die beste Methode, das Baby zu ernähren. Man hielt Babymilchprodukte sogar für gesünder als Muttermilch. Milchprodukte galten als fortschrittlich, Stillen hielt man dagegen für altmodisch. Kein Wunder also, dass man Frauen damals beim Stillen kaum unterstützte. Viele junge Mütter gaben vorschnell auf oder probierten es gar nicht erst. Heute wissen wir jedoch, dass Muttermilch die beste Nahrung für Ihr Baby ist (S. 206–207). Die Natur hat es obendrein so eingerichtet, dass Ihre Brüste genau die Menge an Milch produzieren, die Ihr Baby braucht.

Heutzutage wird Ihre Hebamme (oder auch Stillberaterin, wenn Sie es wünschen) alles tun, damit Sie lernen, Ihr Baby erfolgreich zu stillen (S. 311–313) und ihm damit genau die Nahrung zu geben, die es in den ersten sechs Monaten braucht.

»Ihr Verantwortungsgefühl motiviert Sie zu einer gesunden Lebensweise, damit das Baby wachsen und gedeihen kann.«

# Wird mein Baby gesund sein?

Die überwältigende Mehrheit von Schwangeren – mehr als 95 Prozent – bringt ein gesundes Baby zur Welt. Trotzdem gibt es Gelegenheiten, bei denen die Gesundheit oder Entwicklung des Babys im Uterus Anlass zur Sorge sind. Dank moderner Scanning- und Screening-Methoden werden die meisten Probleme jedoch schon früh erkannt und können behandelt werden. Haben Sie ganz bestimmte Befürchtungen, sprechen Sie mit Arzt oder Hebamme darüber. Sie können, wenn nötig, weitere Untersuchungen veranlassen.

### HABE ICH MEINEM BABY GESCHADET?

Dies ist vermutlich die häufigste Sorge werdender Mütter, die in den ersten Wochen weiterhin rauchten, tranken oder verschreibungspflichtige Medikamente nahmen, weil sie noch nicht wussten, dass sie schwanger sind.

Zwar stimmt es, dass gerade die ersten Wochen für die Entwicklung des Babys wichtig sind – vor allem auch für die Bildung der Plazenta, die das Baby schützen soll (S. 126). Dennoch übersteht die Mehrheit der Babys kleine Sünden der Mutter während der Frühschwangerschaft unbeschadet.

Früher wusste man nur wenig über die Einflüsse von Alkohol, Medikamenten, Nikotin und schlechter Ernährung in der Schwangerschaft. Unsere Eltern und Großeltern haben vermutlich Dinge gegessen und getrunken, die wir heute als schädlich einstufen und unbedingt vermeiden würden. Und dennoch wurden auch damals die meisten Babys gesund geboren.

Sobald Sie wissen, dass Sie schwanger sind, sollten Sie natürlich aufpassen, dem Kind nicht zu schaden (siehe Kapitel 1). Machen Sie sich aber nicht so viele Sorgen über Ihre Verfehlungen, sondern versuchen Sie ab sofort durch eine gesunde Lebensweise die bestmöglichen Voraussetzungen für das Wachsen und Gedeihen Ihres Babys zu schaffen.

### WÄCHST MEIN BABY NOCH?

Hebamme oder Arzt werden das Wachstum des Babys überwachen (S. 168) und immer wieder seine Herztöne abhören. Sie erhalten außerdem in der Schwangerschaft mindestens drei Ultraschalluntersuchungen, sodass Probleme schon frühzeitig erkannt werden.

Bei der intrauterinen Wachstumsretardierung IUWR (S. 340), die beim Ultraschallscan diagnostiziert wird, ist der Fötus kleiner als 10 Prozent der gleichaltrigen Föten. Eine besorgniserregende IUWR tritt allerdings nur bei etwa drei Prozent aller Schwangerschaften auf. Auslöser können Fehlbildungen, übermäßiger Alkoholkonsum, Rauchen, schlechte Ernährung, Plazentaprobleme oder eine Mehrlingsschwangerschaft sein. Wird IUWR diagnostiziert, werden Sie noch sorgfältiger überwacht werden,

und wenn der Arzt der Ansicht ist, dass es außerhalb des Mutterleibs besser versorgt werden kann, wird das Baby schon vorzeitig auf die Welt geholt.

### SCHADET SEX MEINEM BABY?

Sie können Ihr Baby beim Sex nicht verletzen. Einige Stellungen können in der Schwangerschaft lediglich etwas unbequem sein. Solange Sie keine außergewöhnlichen Blutungen in der Schwangerschaft hatten oder Ihre Cervix schwach ist (S. 336) und deshalb die Gefahr einer Fehlgeburt besteht, spricht nichts gegen regelmäßigen Sex. Tatsächlich fördert ein Orgasmus die Durchblutung im Beckenbereich und sorgt für die Ausschüttung von Wohlfühlhormonen. Beides kommt sowohl Ihnen als auch Ihrem Baby zugute.

# Ich habe Angst vor der Geburt

Vielleicht fragen Sie sich, wie sich Ihre Vagina so weit dehnen kann, dass ein quicklebendiges Baby hindurchpasst. Die meisten Frauen finden diesen Gedanken beängstigend. Auch die Vorstellung, stundenlang Schmerzen zu haben, selbst wenn es darum geht, das Wunschkind auf die Welt zu bringen, ist nicht gerade verlockend. In Wirklichkeit sind Wehen und Geburt jedoch ein völlig natürlicher Vorgang, den Frauen schon seit Anbeginn der Menschheit erfolgreich meistern.

Es ist richtig, dass man dabei Schmerzen hat, doch gründliches Informieren über alle Methoden zur Schmerzlinderung (S. 252–259) wird Ihnen sicher einen Großteil der Angst nehmen. Selbst wenn Sie eine natürliche Geburt geplant haben, ist es keine Schande, sich umzuentscheiden, wenn es so weit ist. Letztendlich geht es nur darum, ein gesundes Baby zur Welt zu bringen. Wie Sie dieses Ziel erreichen, ist völlig irrelevant.

Hören Sie nicht auf all die Horrorgeschichten, die über Wehen und Geburt kursieren. Manche Frauen erleben wirklich Schlimmes, aber das sind Ausnahmen, die der Mehrheit der Gebärenden erspart bleiben. Eine Studie zeigte, dass von den 137 Faktoren, die die Zufriedenheit mit dem Geburtserlebnis beeinflussten, vier ganz besonders wichtig waren. Es handelte sich dabei um die persönlichen Erwartungen der Gebärenden, die Unterstützung durch das Pflegepersonal, die Beziehung zwischen Personal und Gebärenden sowie die Beteiligung der Gebärenden an Entscheidungen.

Mit anderen Worten, die Geburt liegt nicht völlig außerhalb Ihrer Kontrolle.

Bleiben Sie zuversichtlich und vertrauen Sie auf Ihre Fähigkeiten, so wird das Geburtserlebnis nicht nur positiver, sondern, wie Studien zeigten, auch wesentlich leichter.

## WERDE ICH RECHTZEITIG IN DIE KLINIK KOMMEN?

Wenn der Geburtstermin näherrückt, wird es Zeit sich zu überlegen, was geschehen soll, wenn die Wehen einsetzen, und vor allem, wann und wie Sie in die Klinik fahren. Falls Sie sich darüber Sorgen machen, es nicht rechtzeitig zu schaffen, seien Sie versichert, dass sogenannte Sturzgeburten, bei denen das Baby innerhalb weniger Minuten zur Welt kommt, extrem selten sind (weniger als ein Prozent aller Geburten). Sie werden also mit großer Wahrscheinlichkeit genug Zeit haben, in die Klinik zu fahren, insbesondere, wenn Sie Ihr erstes Kind erwarten.

Beim ersten Kind dauern die Wehen im Durchschnitt etwa acht bis zwölf Stunden. Sie können sich während der ersten Stadien noch zu Hause entspannen, bevor Sie zur Klinik aufbrechen

müssen. Erstgebärenden wird dies auch empfohlen, weil die vertraute Atmosphäre beruhigend wirkt. Es gibt klare Hinweise darauf, wann es Zeit wird, ins Krankenhaus zu fahren (S. 263–265). Wenn Sie sich daran halten und solange der Kopf des Babys nicht schon zu sehen ist, werden Sie es rechtzeitig schaffen. Trotzdem sollten Sie auch immer auf Unvorhergesehenes vorbereitet sein. Lesen Sie auf Seite 286, was zu tun ist, wenn es das Baby extrem eilig hat.

Statt sich zu ängstigen, sollten Sie sich im Anfangsstadium der Wehen besser auf die Entspannungstechniken konzentrieren, die Sie gelernt haben.

## HERRSCHT IN DER KLINIK AUCH AUSREICHENDE HYGIENE?

Es besteht immer ein kleines Risiko, dass Ihr Baby in der Klinik eine Infektion aufschnappt, und es gibt nicht viel, was Sie dagegen tun können. Sie sollten auf jeden Fall die Hygienestandards der Klinik prüfen, die regelmäßig veröffentlicht werden. Sie können auch einen besonderen Vermerk in Ihrem Geburtsplan machen, dass Sie den

---

LIEBEVOLLE BEZIEHUNG
Haben Sie keine Angst davor, dass Sex dem Baby schaden könnte, im Gegenteil. Die Entspannung und Zuwendung in intimen Momenten kann Stress reduzieren und sich positiv auf das Baby auswirken.

FORTSCHRITTE BEOBACHTEN
Wenn die Geburt beginnt, kann der Partner den Fortschritt der Wehen überwachen und Ihnen beim Entspannen helfen.

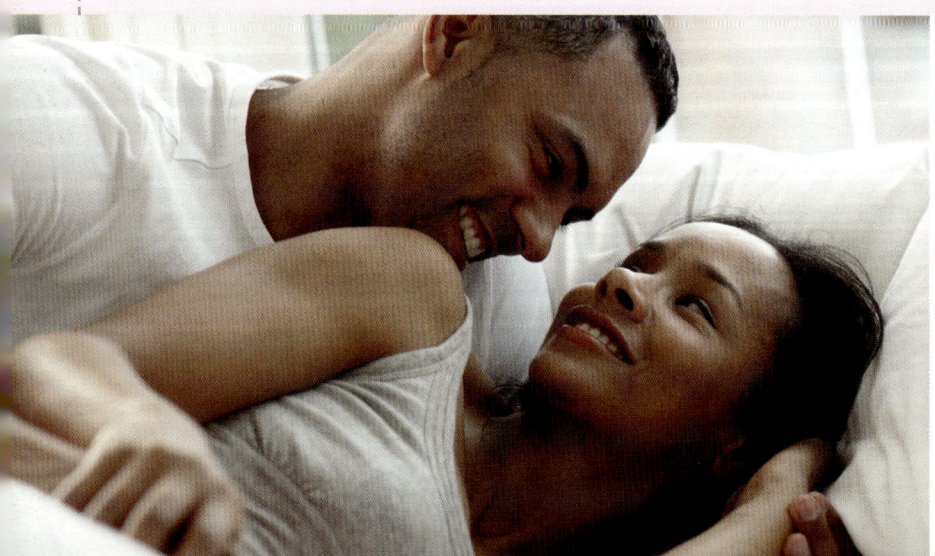

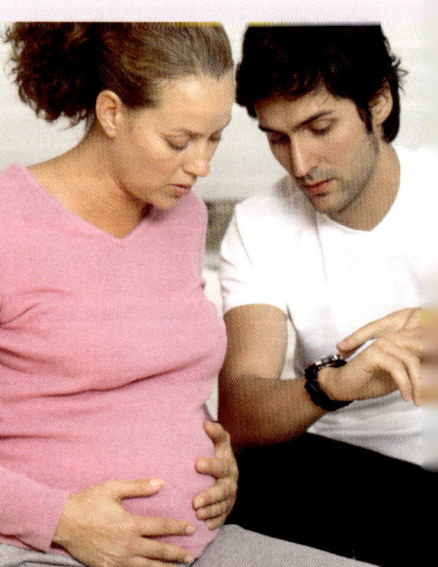

Einsatz von antibakteriellen Handgels und häufiges Händewaschen wünschen. Seien Sie sich darüber bewusst, dass Sie damit vielleicht vom Personal etwas belächelt werden, da es ja gewohnt ist, so zu handeln. Aber Sie machen damit Ihre Ängste deutlich und erreichen Aufmerksamkeit.

Sie und Ihr Partner können jedoch, was die persönliche Hygiene im Krankenhaus betrifft, Ihren eigenen Weg gehen. Sie können eigene Handtücher, Waschlappen und Bettwäsche benutzen. Tatsächlich ist das Infektionsrisiko jedoch so gering, dass Sie sich deshalb keine Sorgen machen müssen. Wenn Sie oder Ihr Baby doch eine Infektion bekommen sollten, werden Sie entsprechend dagegen behandelt.

# Werde ich eine gute Mutter sein?

Vermutlich werden Sie sich zum jetzigen Zeitpunkt nur schwer ausmalen können, wie es ist, für ein Neugeborenes zu sorgen und all seine Bedürnisse zu erfüllen, wenn es größer wird. Tatsächlich ist Elternsein etwas, das man nur durch Erfahrung lernt. Sie werden feststellen, dass Sie die meisten Bedürfnisse Ihres Babys spontan richtig erfüllen, auch wenn manches vielleicht noch nicht so klappt, wie Sie es sich wünschen. Das ist normal, denn Sie müssen in Ihre Rolle als Mutter oder Eltern erst hineinwachsen.

Zweifellos sind die ersten Tage der Elternschaft eine Herausforderung, der noch viele weitere folgen, während Sie Ihre Tochter oder Ihren Sohn durch die Kindheit bis zum Erwachsenenalter begleiten. Tröstlich zu wissen, dass es keine ultimative Anleitung zum Elternsein gibt. Solange Sie Ihr Kind ernähren, für es sorgen, es beschützen und bedingungslos lieben, werden Sie immer das Richtige tun.

Sobald Sie Mutter sind, werden Sie immer wieder Tipps von Freunden oder Verwandten erhalten, doch meistens werden Sie sich auf Ihren Instinkt verlassen können. Falls Sie sich unsicher sind, können Sie sich an Beratungsstellen wenden.

Wenn Sie eine gute Mutter sein wollen, werden Sie es auch sein.

## WERDE ICH NOCH EIN KIND LIEBEN KÖNNEN?

Wenn Sie schon ein Kind haben, sorgen Sie sich vielleicht, dass Sie ein zweites Kind nicht so sehr lieben können wie das erste oder dass ein weiteres Kind die eingespielte Routine durcheinanderbringt und die Familienharmonie stört.

Solche Gedanken sind natürlich, aber seien Sie versichert, dass Liebe keine Grenzen kennt. Ihre Liebe wird sich ganz von selbst auch auf das zweite und alle weiteren Kinder erstrecken. Sobald das Baby da ist, werden Sie sich fragen, wie Sie je glauben konnten, dass Sie es nicht so lieben würden wie Ihre anderen Kinder.

Selbst wenn die Beziehung zu Ihrem Baby leichte Startschwierigkeiten hat (was von vielen Faktoren abhängen kann), wird die Liebe zu ihm wachsen. Bei manchen Eltern geht es sehr schnell, bei anderen dauert es eben etwas länger, bis sie eine Bindung zu Ihrem Baby hergestellt haben.

## So fühlten wir uns in der Schwangerschaft

In meiner ersten Schwangerschaft wollte ich unbedingt ein Mädchen und hatte Angst, ich könnte einen Jungen nicht so sehr lieben. Die Angst war völlig grundlos, denn ich war meinem Jungen von der ersten Sekunde an verfallen. CH

Ich gebe zu, dass ich mir wegen allem Sorgen machte. Vor jedem Ultraschallscan hatte ich Angst, das etwas mit meinem Baby nicht stimmen könnte. Aber natürlich war alles in Ordnung. TL

Wir hatten Angst um unser Baby, da es an IUWR (S. 340) litt und nicht richtig wuchs. Ich fragte mich, wie ich es ein Jahr lang stillen sollte, obwohl ich nach vier Monaten schon wieder würde arbeiten müssen. Doch wo ein Wille ist, ist auch ein Weg! NK

Ich war ganz entspannt, vielleicht, weil ich all das durch meinen Beruf schon kannte und wusste, dass die Wahrscheinlichkeit, dass in der Schwangerschaft etwas schief geht, nur sehr gering ist. Ich hatte etwas Angst vor einer Totgeburt, aber ich denke, das geht jeder Frau so. Die Wahrscheinlichkeit dafür liegt allerdings nur bei 1:500. Wenn ich also logisch gedacht hätte, hätte ich mir keine Sorgen machen müssen. Die Gefahr einer Totgeburt ist mit weniger als einem Prozent extrem gering. MG

Als Ärztin muss ich mir viele Ängste von Erstgebärenden anhören. Meistens geht es dabei um die Geburt, etwa ob eine natürliche Geburt möglich sein wird, und oft auch um Kontrollverlust während der Entbindung. Ich weiß, dass das Risiko ernsthafter Komplikationen bei der Geburt gering ist. Trotzdem hatte ich als Schwangere auch ein paar Ängste, die sich nach der Geburt in Luft auflösten. LJ

Bei meinem ersten Baby hatte ich Angst vor Komplikationen, weil ich täglich gebärende Frauen leiden sah. Das hat mein Geburtserlebnis stark beeinträchtigt. Bei meinem zweiten Kind tat ich alles, um etwas entspannter zu sein. VB

# Letzte Vorbereitungen

Bereiten Sie Heim und Haushalt so gut wie möglich auf die Ankunft des Babys vor. So können Sie sich nach der Geburt ganz auf die Pflege Ihres kleinen Neuankömmlings konzentrieren.

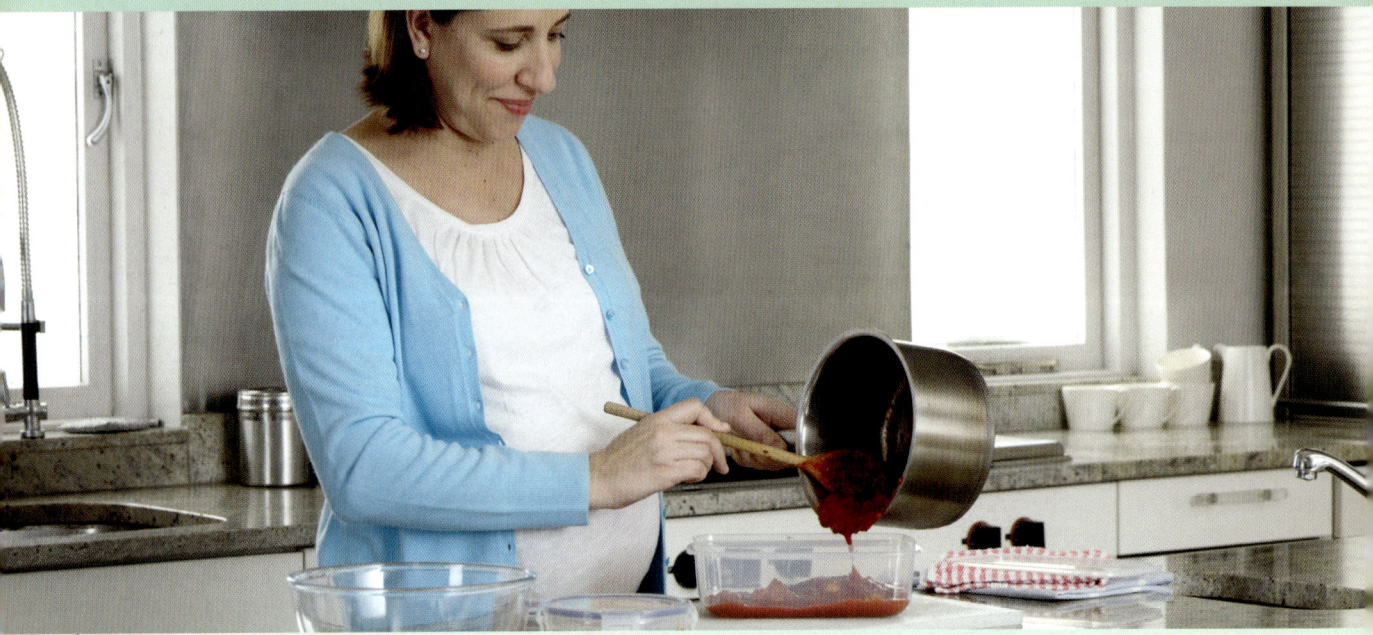

### VORRÄTE ANLEGEN

Eine selbst gekochte, tiefgefrorene Mahlzeit kann nach der Geburt des Babys ein wahres Gottesgeschenk sein. Es besteht nämlich die Möglichkeit, dass Sie in den ersten Tagen entweder zu erschöpft zum Kochen sind oder überhaupt keine Zeit dafür haben. In jedem Fall werden Sie sich für Ihre Voraussicht beglückwünschen.

Machen Sie eine Liste der Dinge, die Sie noch vor der Geburt erledigen möchten, aber übernehmen Sie sich nicht. Es wird keine größeren Auswirkungen haben, wenn Sie nicht alles auf der Liste abhaken können. Die Wochen vor der Geburt sollten schließlich auch zur Entspannung und zur mentalen Vorbereitung auf das Baby da sein.

## Auf Vorrat kochen

Das Beste, was Sie jetzt tun können, ist, Ihre Lieblingsmahlzeiten zu kochen und einzufrieren. Sie werden es vielleicht nicht glauben, dass ein winziges Baby

Sie davon abhalten wird, ein Essen zuzubereiten, doch vermutlich werden Sie bald eines Besseren belehrt werden! Ein fertig zubereitetes, gesundes Essen zu haben, wenn Ihre Hände nicht frei sind oder Ihnen einfach die Energie zum Kochen fehlt, ist von unschätzbarem Wert. Schreiben Sie Namen und Einfrierdatum auf das Gericht. Wenn Sie noch mehr Zeit sparen wollen, verwenden Sie Wegwerfbehälter, die nicht abgespült werden müssen. Wenn Sie möchten, können Sie jetzt auch Kuchen oder Kekse backen und einfrieren, mit denen Sie sich nach der Geburt selbst belohnen oder die Sie Gästen servieren können.

Jetzt ist auch die Zeit, alles wegzuwerfen, dessen Mindesthaltbarkeitsdatum abgelaufen ist, und neue Vorräte anzu-

> »Der Nesttrieb mag Ihnen seltsam vorkommen, doch widerstehen Sie ihm nicht. Achten Sie lediglich darauf, sich nicht zu übernehmen.«

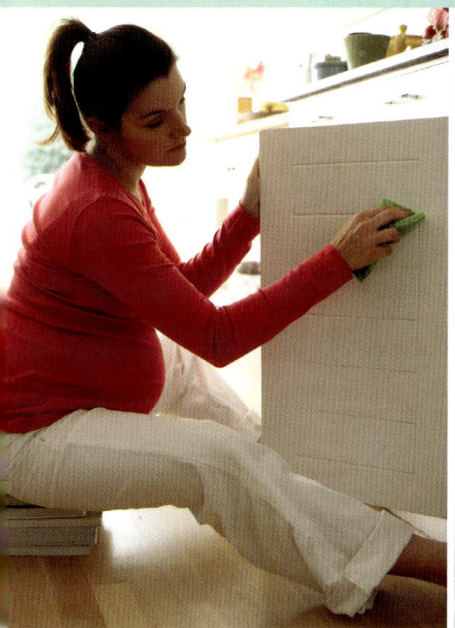

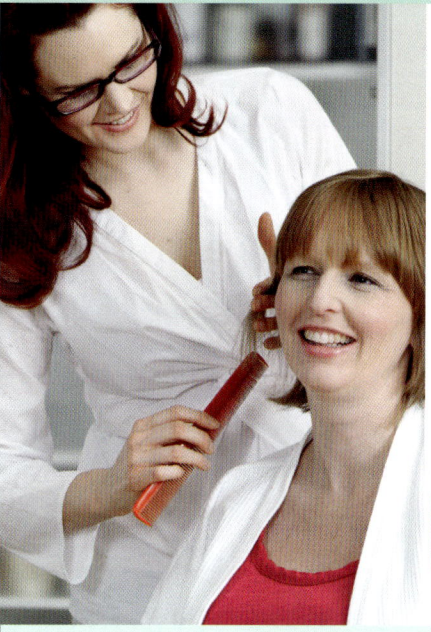

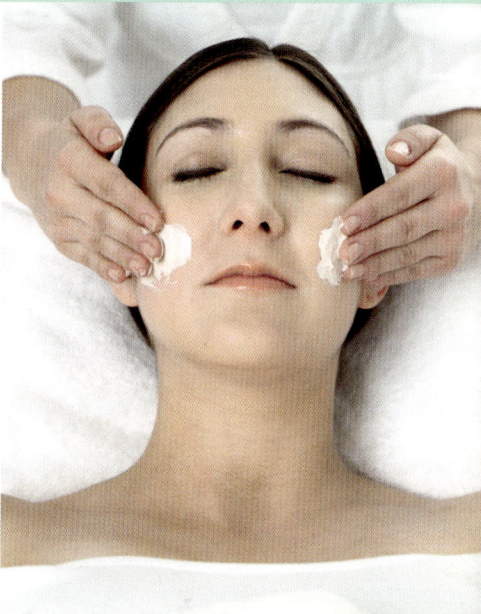

### BLITZBLANK
Wenn es Sie dazu treibt, das ganze Haus zu putzen, nur zu! Aber achten Sie darauf, dass Sie sich nicht überanstrengen.

### FRISEURTERMIN
Jetzt ist Zeit für einen Haarschnitt. Ideal ist eine Frisur, die Sie nach der Geburt auch mit wenig Zeit selbst hinbekommen.

### KOSMETIKBEHANDLUNG
Eine entspannende Gesichtsbehandlung mit anschließender Massage ist ein Luxus, den Sie sich vor der Geburt ruhig gönnen sollten.

legen. Mit großer Wahrscheinlichkeit werden Sie in den ersten Wochen nach der Geburt keine größeren Einkaufstouren unternehmen können.

Eine interessante Alternative könnte auch die Bestellung von Waren über das Internet sein. Richten Sie sich bereits jetzt ein Kundenkonto bei den Händlern Ihrer Wahl ein, sodass Sie später alles mit wenigen Klicks ordern können. Von Lebensmitteln über Haushaltswaren bis hin zu Windeln und sonstigem Zubehör fürs Baby können Sie sich alles bequem ins Haus liefern lassen.

## Der Nesttrieb

Der Nesttrieb ist ein Phänomen, das in der Regel gegen Ende der Schwangerschaft auftritt. Es handelt sich dabei um einen urzeitlichen Instinkt, der Sie dazu antreibt, Ihre Umgebung auf die Geburt des Babys vorzubereiten.

All das Putzen, Wischen, Organisieren und Vorbereiten, das der Nesttrieb mit sich bringt, gilt als natürliches Schwangerschaftssymptom. Sie müssen zwar darauf achten, sich dabei nicht zu übernehmen, doch die Befriedigung dieses Triebs kann durchaus als Teil der mentalen Einstellung auf das Baby betrachtet werden.

### HAUSPUTZ
Nutzen Sie Ihren Tatendrang aus, um Ihr Haus mit umweltfreundlichen Reinigungs- und Putzmitteln auf Vordermann zu bringen. Putzen wird nach der Ankunft des Babys auf Ihrer Prioritätenliste ganz unten stehen und Sie werden froh sein, sich ganz Ihrem Kind widmen zu können, ohne sich dabei ständig über Staub oder Unordnung ärgern zu müs-

sen. Sie könnten ein soziales Ereignis daraus machen und Freundinnen bitten, Ihnen zu helfen. Übernehmen Sie sich nicht und überlassen Sie es jemand anderem, auf Leitern zu steigen, Staub zu saugen oder Vorhänge aufzuhängen!

## Was ist noch zu erledigen?

Wenn Sie sich energiegeladen fühlen, aber die letzten Tage ohne Baby nicht mit Kochen und Putzen verbringen wollen, gibt es noch andere Dinge, die Sie tun können.

• Packen Sie Ihre Tasche für die Klinik (S. 228–229) und stellen Sie sie neben die Haustür. So müssen Sie nicht in letzter Minute kopflos alles zusammensuchen.

• Machen Sie eine Liste der Personen, die Sie nach der Entbindung kontaktieren möchten. Sehen Sie nach, ob alle Telefonnummern in Ihrem Handy oder in dem Ihres Partners gespeichert sind oder richten Sie in Ihrem E-Mailprogramm eine Newsgruppe ein, sodass

Sie alle wichtigen Menschen auf einmal von der Geburt Ihres Babys in Kenntnis setzen können – inklusive Foto des Neuankömmlings.

• Etwas formeller ist dagegen eine schriftliche Geburtsanzeige, für die Sie adressierte und frankierte Umschläge benötigen. Oder Sie entwerfen eine Anzeige am PC, die Sie per E-Mail an alle Ihre Freunde senden können.

• Sortieren Sie die Kleidung Ihres Babys nach der Größe. So müssen Sie sich später nicht durch Wäscheberge wühlen, um etwas Passendes zu finden. Neue Babykleidung sollte vor dem ersten Tragen gewaschen werden, um chemische Rückstände zu entfernen. Verwenden Sie dafür ein enzymfreies, hautfreundliches Waschmittel.

• Wenn Sie vorhaben, Mehrwegwindeln zu verwenden, suchen Sie nach einem Windelwaschservice in Ihrer Nähe. Das spart viel Zeit und macht die Entscheidung für Mehrwegwindeln vielleicht etwas leichter.

• Wenn Sie Einwegwindeln benutzen möchten, sehen Sie sich nach Sonderangeboten im Supermarkt um und kaufen

Sie auf Vorrat. Kaufen Sie nicht nur Windeln für Neugeborene, sondern auch welche in den ersten zwei Größen. Ihr Baby kann größer sein oder schneller wachsen als Sie denken.

• Bringen Sie Ihre Finanzen in Ordnung. Bezahlen Sie fällige Rechnungen, richten Sie Daueraufträge ein, sodass Sie sich nicht mehr um regelmäßige Überweisungen kümmern müssen, und melden Sie sich eventuell für Online-Banking an. Nehmen Sie alles in Anspruch, was Ihr Leben nach der Entbindung leichter macht. Vielleicht sollten Sie auch einen neuen Haushaltsplan aufstellen, vor allem, wenn Sie in Elternzeit gehen und mit weniger Geld auskommen müssen. Auch wenn Sie wenig Lust haben, sich mit solchen Dingen zu befassen, ist es wichtig, dass Sie über Ihre finanzielle Situation Bescheid wissen. So ersparen Sie sich später ein böses Erwachen.

• Wenn Sie vorhaben, bald wieder zu arbeiten, und noch nicht wissen, wohin mit dem Baby, ist es jetzt an der Zeit, alle Optionen zu prüfen, eventuell ein paar Einrichtungen zu besichtigen oder sich vielleicht sogar nach einem Kindermäd-

### FRÖHLICHE FEIER
Eine Babyparty ist eine tolle Gelegenheit, um mit Ihren Freundinnen zu feiern. Obendrein werden Sie einige nützliche Dinge geschenkt bekommen, die Sie dann von Ihrer Liste streichen können.

### ÄLTERE KINDER VORBEREITEN
Wenn Ihr »Großer« bei Oma und Opa bleiben soll, während Sie in der Klinik sind, wäre jetzt Zeit für einen Probebesuch.

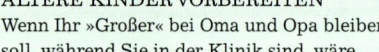
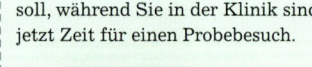
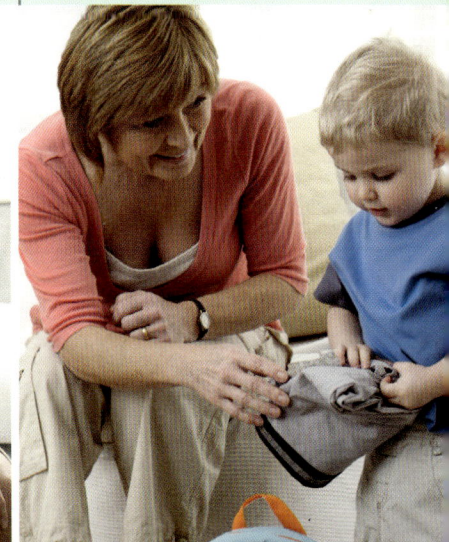

chen umzusehen. Selbst wenn Sie eine längere berufliche Auszeit planen, sollten Sie sich rechtzeitig um solche Dinge kümmern, da die besten Krippen und Betreuungseinrichtungen meist schnell ausgebucht sind.

• Nehmen Sie sich etwas Zeit für sich selbst. Treffen Sie sich mit Freundinnen, gehen Sie zur Maniküre, Pediküre, Massage, zum Friseur oder zur Kosmetikerin. Machen Sie tagsüber ein Nickerchen, nehmen Sie lange Schaumbäder oder gehen Sie mit Ihrem Partner zum Essen. Vermutlich werden Sie dies alles nach der Geburt für längere Zeit nicht mehr tun können.

# Helfende Hände

Die ersten Wochen (oder sogar Monate) als frisch gebackene Eltern sind nicht leicht und Sie werden etwas Hilfe gut gebrauchen können. Vielleicht kann jemand aus der Familie – zum Beispiel Ihre Mutter oder Schwester – eine Zeit lang bei Ihnen wohnen und Ihnen zur Hand gehen? Aber auch bei kurzen Besuchen könnten Freunde oder Verwandte Ihnen ein paar Arbeiten im Haushalt wie kochen oder waschen abnehmen und das Baby beaufsichtigen, sodass Sie sich etwas ausruhen können.

Organisieren Sie solche Hilfsaktionen bereits im Voraus und planen Sie genau, wer wann verfügbar ist. Schlagen Sie keine Hilfsangebote ab, selbst wenn es nur um das Ausräumen der Spülmaschine geht oder darum, das Baby zu halten, während Sie duschen. Das gilt insbesondere, wenn Sie Zwillinge erwarten. Sie benötigen in diesem Fall unbedingt ein zweites Paar Hände, selbst wenn Sie dafür bezahlen müssen.

Wenn Sie noch andere Kinder haben, arrangieren Sie Besuchs- oder Übernachtungsmöglichkeiten außer Haus, auf die sich Ihre »Großen« freuen. So sind diese gut versorgt und Sie brauchen sich eine Zeit lang nur um Ihr Baby zu kümmern.

Bleiben Sie in Kontakt mit den Frauen aus dem Geburtsvorbereitungskurs. Der Austausch von Geschichten und Tipps mit Müttern in ähnlichen Lebenssituationen wird Ihnen gut tun.

Besprechen Sie mit Ihrem Partner die zukünftige Arbeitsteilung, wenn Sie sich neben dem Haushalt noch um ein Baby kümmern müssen. Vielleicht ist es möglich, einmal wöchentlich eine Putzhilfe zu engagieren, sodass Sie mehr Zeit haben, Ihr neues Familienleben zu genießen. Ihre Beziehung wird davon profitieren, wenn Sie und Ihr Partner sich gegenseitig unterstützen.

## Kurz vor der Geburt

Wenn der Geburtstermin näherrückt, wächst vielleicht die Sorge, dass Sie nicht mehr alle wichtigen Vorhaben in die Tat umsetzen können. Behalten Sie einen kühlen Kopf. Etwas Planung im Voraus und Absprachen mit Partner oder Familie über mögliche Hilfeleistungen reichen meist aus, um wieder alles in den Griff zu bekommen. Vergessen Sie nicht, dass Sie jetzt auch Zeit für sich selbst brauchen, um sich auf die Geburt einstimmen zu können.

• Unternehmen Sie keine weiten Reisen mehr, sondern bleiben Sie in erreichbarer Nähe der Geburtsklinik. Wenn noch andere Kinder da sind, sollten Sie Vorsorge für deren Betreuung getroffen haben, auch für den Fall, dass die Wehen außerplanmäßig einsetzen.

• Sanfte Yogaübungen helfen Ihnen, sich zu entspannen und sich körperlich und seelisch auf die Geburt vorzubereiten.

Atemübungen und Selbsthypnose-CDs können Sie in einen ruhigen, gelassenen Geisteszustand versetzen.

• Ihr Partner sollte sich darum kümmern, dass er nach der Geburt so viel Zeit wie möglich bei Ihnen zu Hause verbringen kann. Sie brauchen diese Zeit, um eine familiäre Bindung aufzubauen, und obendrein haben Sie noch eine helfende Hand für Haushalt und Baby zur Verfügung.

• Sprechen Sie offen mit Freunden und Familie darüber, womit sie Ihnen nach der Geburt am meisten helfen würden. Vielleicht möchten Sie Gesellschaft haben oder Tipps für die Babypflege. Oder einfach nur jemanden, der für Sie einkauft oder manchmal eine Mahlzeit vorbeibringt, damit Sie nicht kochen müssen.

• Versuchen Sie sich für die Zeit nach der Geburt von allen alltäglichen Verpflichtungen, Terminen und Verabredungen frei zu machen. Legen Sie rechtzeitig Vorräte von Dingen an, die Sie brauchen werden, damit Sie nicht von einer frühzeitigen Ankunft des Babys überrascht werden. Und vor allem schlafen Sie, solange Sie es noch können!

• Überarbeiten Sie Ihren Geburtsplan und gehen Sie ihn ein letztes Mal mit dem Partner durch. Sie werden der Sache entspannter entgegensehen, wenn Sie wissen, dass der Plan in Ordnung ist.

• Halten Sie sich ab der 36. Woche mit gepackter Kliniktasche in Alarmbereitschaft. Die Aufsichtspersonen für die älteren Kinder sollten bereitstehen. Ihr Partner sollte eine Testfahrt in die Klinik machen, Alternativrouten ausprobieren und Parkmöglichkeiten überprüfen. Suchen Sie einen Ersatzpartner für die Geburt, falls Ihr Partner verhindert sein sollte, und füllen Sie den Benzintank. Aber vor allem: Ruhen Sie sich aus!

# Die Tasche fürs Krankenhaus

Etwa ab der 36. Woche sollte die Tasche fürs Krankenhaus fertig gepackt bereitstehen. Babys halten sich nicht immer an den Zeitplan und es ist beruhigend zu wissen, dass Sie jederzeit in die Klinik fahren könnten.

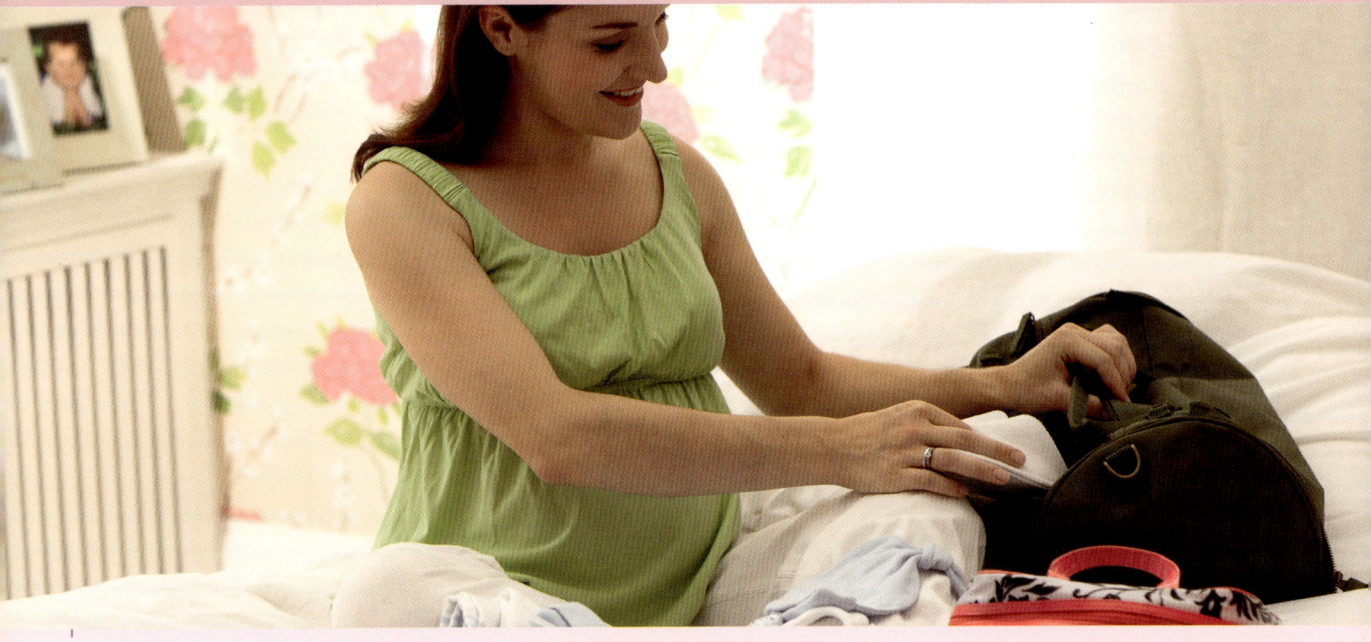

**ZEIT ZU PACKEN**
Es ist aufregend, alles einzupacken, was Sie und das Baby vor und nach der Geburt in der Klinik brauchen, denn dadurch rückt Babys Ankunft in greifbare Nähe.

Die Tasche fürs Krankenhaus sollte alles enthalten, was Sie und das Baby während Ihres Klinikaufenthaltes benötigen werden. Neben den grundlegenden Dingen gehört auch etwas dazu, das Sie während der Wehen ablenkt und entspannt, etwa Musik oder etwas zu lesen.

Packen Sie auch ein paar Sachen ein, die Sie an zu Hause erinnern. Sie werden ein paar Tage aus der Tasche leben, da ist es schön, etwas Vertrautes dabeizuhaben. Nehmen Sie etwas mehr mit als nötig, denn vielleicht müssen Sie etwas länger in der Klinik bleiben als Sie dachten. Natürlich kann Ihnen auch Ihr Partner die Sachen, die Sie vergessen haben, in die Klinik bringen, aber es ist ein beruhigendes Gefühl zu wissen, dass Sie alles Wichtige bei der Hand haben.

## Das brauchen Sie

Packen Sie praktische und persönliche Sachen ein. Dazu gehören:
• Der Geburtsplan plus eine Kopie, falls das Original beim Personalwechsel verloren geht. Vielleicht möchte auch Ihr Partner eine Kopie für sich haben.
• Hausschuhe, Socken und ein Morgenmantel, in dem Sie sich wohlfühlen. Sie tragen ihn vielleicht, wenn Sie während der Wehen umherlaufen, und Sie werden vermutlich darin nach der Geburt Ihre Besucher empfangen.
• Lippenbalsam. Erfahrungsgemäß trocknen Lippen während der Wehen oft aus.
• Ein altes T-Shirt oder Nachthemd für die Wehen.

• Snacks und etwas zum Trinken (wenn erlaubt). Ausreichend Flüssigkeit ist wichtig während der Wehen und auch später beim Stillen. In der Klinik gibt es auch Wasser, aber vielleicht möchten Sie Ihre Lieblingsmarke mitnehmen.

• Entspannungshilfen wie Musik und gemütliche Kissen.

• Natürliche Mittel zur Schmerzlinderung, wie ätherische Öle, homöopathische Globuli, ein TENS-Gerät, Massageöl oder Blütenessenz.

• Seife, Waschlappen und ein Handtuch, Make-up, eine Haarbürste, Zahnbürste und Zahnpasta.

• Alle Medikamente, die Sie regelmäßig einnehmen müssen. Wenn Sie stillen möchten, fragen Sie vorher Ihren Arzt um Rat.

• Ein Buch, Zeitschriften oder ein Tagebuch, in dem Sie Ihr Geburtserlebnis schriftlich festhalten.

• Fotoapparat oder Videokamera. Eigentlich ist dies die Aufgabe Ihres Partners, aber vielleicht wollen Sie Ihre eigene Kamera mitnehmen.

• Kleidung für die Heimfahrt. Ihre Figur wird noch nicht wieder die alte sein, deshalb packen Sie nichts Enges ein.

• Für nach der Geburt 1–2 Nachthemden oder Pyjamas, die sich zum Stillen und für Hautkontakt vorne öffnen lassen.

• Ein paar Still-BHs, Stilleinlagen und Creme für die Brustwarzen.

• Unterhosen (alte oder solche für den Einmalgebrauch).

• Ohrstöpsel (falls es in der Klinik sehr laut zugeht).

• Ihr Handy (falls erlaubt) und Ihr Adressbuch und Kleingeld fürs Telefon.

# Das braucht Ihr Baby

Für Ihr Baby sollten Sie einpacken:

• 2–3 Strampler, 2–3 Baumwollbodys, 3–4 Mulltücher, ein Jäckchen und eine weiche Mütze, falls es kühl wird oder Sie mit dem Baby nach draußen gehen (alle Babys sollten in den ersten Wochen draußen eine Mütze tragen, sonst verlieren sie zu viel Körperwärme).

• 12–24 Windeln und eine faltbare Wickelauflage. Oft werden die Windeln von der Klinik gestellt, erkundigen Sie sich vorher.

• Reinigungs- und Pflegetücher.

• Ein Badetuch mit Kapuze.

• Eine Wickeltasche, in der Sie alles transportieren können. Richten Sie, wenn möglich, eine Wickelstation neben dem Bett ein. Das macht die ersten Windelwechsel etwas einfacher.

• Kleidung für die Heimfahrt. Manche Babys fahren nicht sehr gern Auto, deshalb müssen Sie darauf achten, dass ihm nicht zu warm oder zu kalt ist und dass es auch sonst nichts irritiert.

• 1–2 leichte Decken.

• Ein »Schmusetuch« zum Trösten.

## Was Sie in der Klinik brauchen

Gehen Sie davon aus, dass die Geburt eine Zeit lang dauern wird und bringen Sie alles mit, was Sie brauchen.

• Snacks sind wichtig, damit Ihr Blutzuckerspiegel konstant bleibt und um Sie mit Energie zu versorgen. Wählen Sie Vollkornprodukte, frisches Obst und Gemüse und ein paar nahrhafte Sandwiches. Ein Schokoriegel, Kekse oder Traubenzucker können, wenn nötig, für einen schnellen Energieschub sorgen. Bewahren Sie die Snacks in einer Kühltasche auf. Vielleicht möchten Sie auch Ihr eigenes Wasser mitbringen. Stellen Sie es vorher in den Kühlschrank, dann ist es kalt und erfrischend, wenn Sie es später brauchen.

• Falls Sie es sich einfach machen wollen: Es gibt bereits fertig zusammengestellte Sets zu kaufen, die alles enthalten, was Ihr Baby in den ersten Tagen nach der Geburt braucht.

• Alles, was den Aufdruck »zum einmaligen Gebrauch« trägt, ist für den Klinikaufenthalt besonders geeignet. Seien es Windeln, Lätzchen oder Wickelauflagen. So lässt sich Schmutz mit einem Minimum an Aufwand beseitigen und Sie ersparen sich einen Berg Wäsche.

• Das Pflegezubehör fürs Baby sollte parfümfrei sein und möglichst wenig Chemie enthalten. Gehen Sie sparsam damit um, die Haut des Babys ist sehr empfindlich.

• Vergessen Sie die Kamera nicht! Sie wird nach der Geburt extrem wichtig werden!

• Eine Yogamatte schont die Knie, wenn Sie während der Wehen verschiedene Positionen ausprobieren möchten. Falls die Klinik nicht über einen Geburtsball verfügt, bringen Sie selbst einen mit. Sie können während der Wehen darauf sitzen und sanft mit den Hüften kreisen. Das lindert Schmerzen und hilft, das Becken zu öffnen. Packen Sie auch warme Socken ein, da die Füße ziemlich kalt werden können. Wasserspray hilft das Gesicht zu kühlen. Lockere Unterhosen (die im Fall eines Kaiserschnitts nicht die Wunde reizen), homöopathische Notfalltropfen oder Arnika, ein Strohhalm, sodass Sie sich zum Trinken nicht aufrecht hinsetzen müssen.

• Packen Sie zwei Taschen: eine für die Geburt und eine für danach. Darin sollten sich unter anderem befinden: ein Waschlappen oder Schwamm zum Kühlen des Gesichts, Feuchtigkeitslotion zum Massieren, Traubenzucker für Energie, Spielkarten oder ein Buch, falls die Geburt länger dauert als erwartet. Bringen Sie nur batteriebetriebene Geräte mit, da in vielen Kliniken elektrische Geräte nicht gern gesehen sind.

# Der Countdown läuft

Sicher warten Sie schon mit einer Mischung aus Aufregung und Angst auf den Beginn der Wehen. Stellen Sie sich geistig und körperlich auf das Ereignis ein, dann werden Sie der Geburt positiv und einigermaßen gelassen entgegensehen.

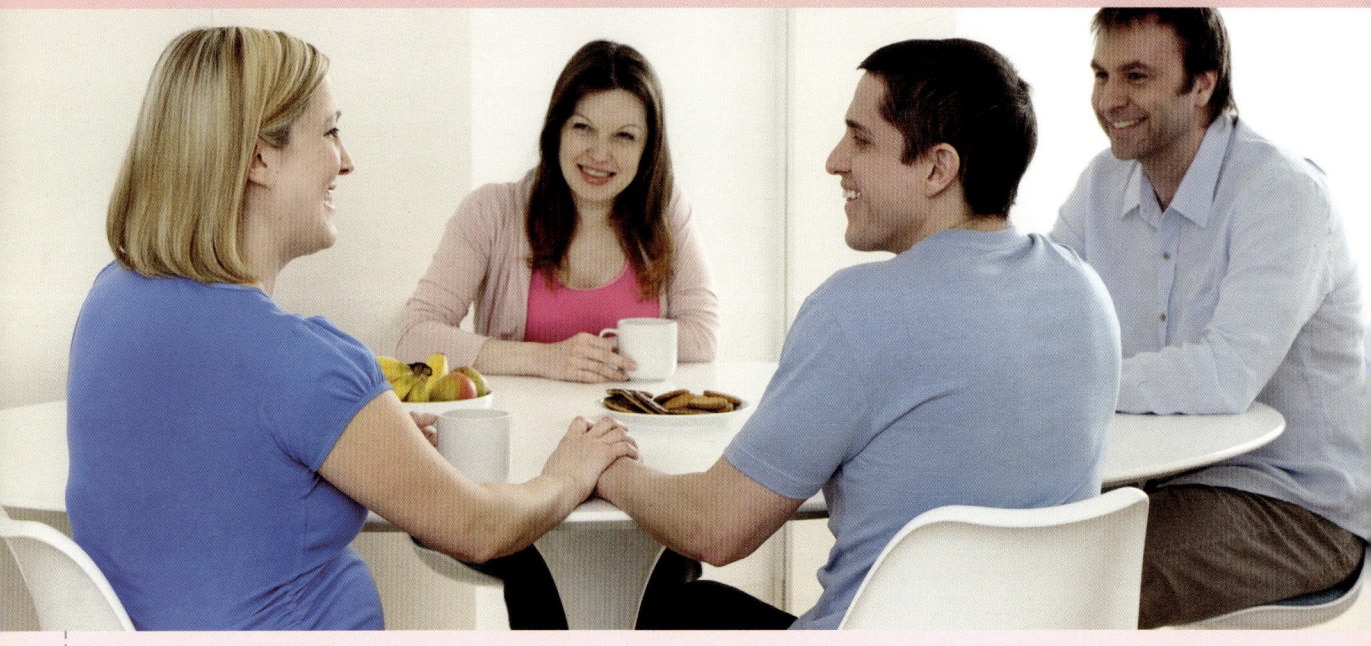

**ERFAHRUNGEN TEILEN**
Teilen Sie Ihre Aufregung und Ungeduld mit anderen Paaren aus dem Geburtsvorbereitungskurs oder mit Freunden, die selbst schon Kinder haben. Tauschen Sie Ihre Erfahrungen untereinander aus und unterstützen Sie sich gegenseitig.

Eine Geburt ist ein natürlicher Vorgang, der auf der ganzen Welt – in Deutschland täglich mehr als 1850-mal – vonstatten geht, wobei die meisten Entbindungen völlig komplikationsfrei und reibungslos verlaufen. Doch egal wie beruhigend die Statistiken sein mögen: Wenn Sie das erste Kind erwarten, wächst Ihre Unruhe vermutlich von Tag zu Tag, denn schließlich wissen Sie noch nicht genau, was Sie bei der Geburt erwartet.

Das gedankliche Durchspielen aller möglichen Szenarien kann vielleicht Ihre Aufregung etwas lindern. Wenn Sie genau wissen, was bei einer Zangengeburt oder bei einem Kaiserschnitt passiert, wird der Schock nicht so groß sein, falls es tatsächlich bei Ihrer Entbindung dazu kommen sollte.

Wenn Sie in der Schwangerschaft aktiv bleiben und – etwa durch gute Ernährung – auf Ihre Gesundheit achten, werden Sie genug Kraft für die Entbindung haben. Je näher der Termin rückt, desto mehr sollten Sie sich auf das Ereignis konzentrieren und weitere Schritte unternehmen, um sich optimal auf die Geburt vorzubereiten.

## Sich mental vorbereiten

Eine gute mentale Vorbereitung lindert die Angst und hilft Ihnen flexibel zu bleiben, falls die Dinge anders kommen als geplant.

Nehmen Sie sich am Ende der Schwangerschaft Zeit, um über die vergangenen Monate nachzudenken. Freuen Sie sich auf das, was vor Ihnen liegt. Manche Frauen empfinden es schon jetzt als Verlust, dass sie nun bald ihr Baby nicht mehr in ihrem Bauch herumtragen werden. Tatsächlich ist Schwangerschaft ein besonderer Zustand und es kann eine Weile dauern, bis Sie sich wieder daran gewöhnt haben, nicht schwanger zu sein.

Lassen Sie Ihre Geburtsbegleitung wissen, dass Sie ihn oder sie nicht nur während der Geburt, sondern auch schon davor zur Unterstützung brauchen, und wie beruhigend es für Sie ist, wenn Sie mit ihm oder ihr über Ihre Ängste reden können.

Prüfen Sie ein letztes Mal Ihren Geburtsplan und gehen Sie ihn mit Ihrer Geburtsbegleitung und mit Ihrem Arzt oder Ihrer Hebamme durch. Es wird Sie beruhigen zu wissen, dass alle Ihre Wünsche und Anordnungen kennen und unterstützen. Überdenken Sie noch einmal alle möglichen Geburtsszenarien und wie Sie damit umgingen, wenn Sie eintreten würden.

Sprechen Sie mit Ihren Freunden über deren Erfahrungen und bitten Sie sie um konstruktive Ratschläge. Wenn Sie über die bevorstehende Geburt reden möchten, tun Sie das möglichst mit Personen, die optimistisch und zuversichtlich gestimmt sind.

## DIE RICHTIGE EINSTELLUNG

Es gibt viele Strategien, die Ihnen helfen, mit dem Wehenschmerz umzugehen. Sie sollten auf jeden Fall im Vorfeld darüber nachdenken, wie Sie selbst mit Schmerzen klarkommen. In vielen Fällen, in denen Frauen schlechte Erfahrungen gemacht haben, lag es daran, dass sie sich weder damit auseinandergesetzt hatten, was sie erwartet, noch wie sie mit unerwarteten Vorfällen während der Geburt umgehen sollten.

Ob Sie nun eine natürliche Geburt planen oder nicht, Sie sollten auf jeden Fall ein paar Techniken erlernen, mit denen Sie Angst oder Unbehagen während der Geburt bekämpfen können. Oft führt die Angst vor Schmerzen zu Verspannungen, die den Wehenschmerz noch schlimmer machen. Gehen Sie noch einmal die verschiedenen Optionen zur Schmerzlinderung durch (S. 252–259) und überlegen Sie, welche für Sie in Frage kämen.

## ALTERNATIVE METHODEN

Hypnogeburt (S. 105 und 255) und positives Visualisieren können die Wehen erwiesenermaßen erträglicher machen und sogar verkürzen, weil diese alternativen Techniken auf das Erlangen und Behalten der mentalen Kontrolle abzielen. Auch positive Verstärkungen vor und während der Wehen sollen bewirken, dass Sie sich für das Geburtsereignis öffnen und potenzielle Verkrampfungen lösen. Das Wiederholen von suggestiven Sätzen wie »Mein Baby wird die beste Position für die Geburt finden« oder »Mein Körper weiß genau, was er bei der Geburt tun muss« können Ihnen helfen, der Entbindung mit größerem Selbstvertrauen entgegenzusehen.

Andere Techniken, wie Akupressur oder Reflexzonenmassage (S. 252–255) können schon in der Schwangerschaft erlernt und während der Geburt angewendet werden.

## AUSGERUHT SEIN

Es ist wichtig, vor und während der Wehen stark und konzentriert zu bleiben. Eine wichtige Voraussetzung dafür ist, dass Sie sich, insbesondere in den letzten Wochen vor der Geburt, gründlich ausruhen. Ihr Körper braucht Schlaf, um sich auf das Ereignis vorzubereiten, aber mindestens genauso wichtig ist es, dass Sie auch psychisch gut gewappnet sind.

Wenn es Ihnen schwerfällt sich zu entspannen, gibt es jede Menge erprobter Techniken, die Sie ausprobieren können, wie Yoga, sanftes Training, Aromatherapie, Massage und Hypnogeburt. Sie alle haben Einfluss auf Ihren Gemütszustand und helfen Ihnen, besser mit Ihren Ängsten zurechtzukommen.

Manche Frauen würden am liebsten bis zur letzten Sekunde arbeiten. Als Angestellte werden Sie jedoch ab der 34. Woche in den Mutterschutzurlaub gehen und sich um sich selbst kümmern. Sie können sich dann mit regelmäßigen Ruhezeiten, gesundem Essen, kleinen Spaziergängen und mit sonstigen

## An sich selbst glauben

Malen Sie sich ein Geburtsszenario aus, wie Sie es sich wünschen. Stellen Sie sich eine Geburt vor, die friedlich und entspannt verläuft und an deren Ende Sie Ihr wunderschönes Baby in Empfang nehmen. Rufen Sie sich diese Szenen ins Gedächtnis zurück, sobald Sie Angst verspüren.

• Aktiv bleiben (zum Beispiel mit Yoga, Schwimmen oder Walking) kann die Freisetzung von Wohlfühlhormonen unterstützen. Mit fortschreitender Schwangerschaft sollten Sie jedoch den Sport etwas zurückschrauben, damit Sie ausgeruht in die Geburt gehen. Atem- und Entspannungstechniken sowie Massagen fördern ebenfalls eine positive Einstellung.

• Sprechen Sie nur mit Frauen, die positive Geburtserfahrungen gemacht haben. Brechen Sie bei Horrorgeschichten das Gespräch höflich ab. Sie bringen Ihnen nichts, sondern machen Ihnen nur unnötige Angst.

»Jede Geburt ist einzigartig. Seelische und körperliche Vorbereitung können sich positiv auf Ihr Geburtserlebnis auswirken.«

Methoden auf die Geburt vorbereiten. Gestresst oder überarbeitet werden Sie sich vermutlich nicht so gut auf Ihre Aufgaben während der Entbindung konzentrieren können.

Wenigstens in den letzten Wochen vor der Geburt sollten Sie sich nur noch um sich selbst kümmern, sodass Sie sich frisch und ausgeruht der Herausforderung stellen können, die am Ende der Schwangerschaft auf Sie wartet.

## Sich körperlich vorbereiten

Ihr Körper ist dafür gemacht, das strapaziöse Geburtserlebnis auszuhalten. Dennoch sollte man fairerweise sagen, dass es umso einfacher wird, je besser Sie in Form sind. Sie können einiges tun, um Ihren Körper so gut wie möglich auf seine Aufgaben vorzubereiten.

### SCHLAFEN
Ausreichend viel Schlaf ist einer der besten Wege, um sich für die Geburt zu

wappnen. Vielen Frauen ist gar nicht bewusst, was eine Geburt Ihrem Körper abverlangt, vor allem, wenn sie sehr lang dauert. Sie sollten dafür so ausgeruht wie möglich sein, also zeitig zu Bett gehen und auch tagsüber schlafen, wenn Ihnen danach ist.

Bedenken Sie auch, dass Sie vermutlich im letzten Trimester nicht mehr so gut schlafen werden, weil Sie nachts öfter zur Toilette müssen oder keine bequeme Schlafposition mehr finden. Bei vielen Frauen setzen die Wehen früh am Morgen ein. Sie verlieren also nicht nur den Schlaf in der Nacht vor dem großen Ereignis, sondern werden vermutlich auch nach der Geburt erschöpft sein, wenn ihr Neugeborenes sie nachts ständig auf Trab hält.

Wenn es Ihnen schwerfällt, eine Schlafposition zu finden, stützen Sie Ihren Bauch mit Kissen ab oder lagern Sie die Füße erhöht auf einem Kissen. In Seitenlage können Kissen den Rücken stützen. Auch das Tragen eines BHs kann helfen, falls Ihre Brüste sehr schwer geworden sind. Legen Sie sich tagsüber hin, wann immer Sie Gelegenheit dazu

ENERGIE SPAREN
Es ist jetzt wichtiger denn je, dass Sie sich ausruhen. Gehen Sie zeitig ins Bett und machen Sie ein Mittagsschläfchen, wenn Ihnen danach ist. So können Sie die Geburt und Ihr neues Leben als Mutter mit gefüllten Energiereserven angehen.

GESCHMEIDIG BLEIBEN
Leichte Stretching-Übungen und Gymnastik können auch spät in der Schwangerschaft den Körper auf die Geburt vorbereiten.

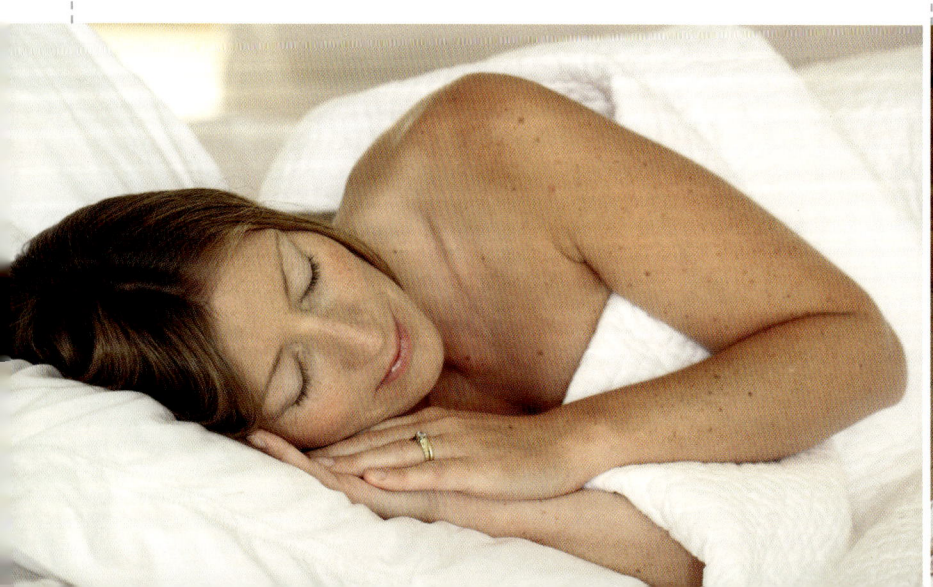
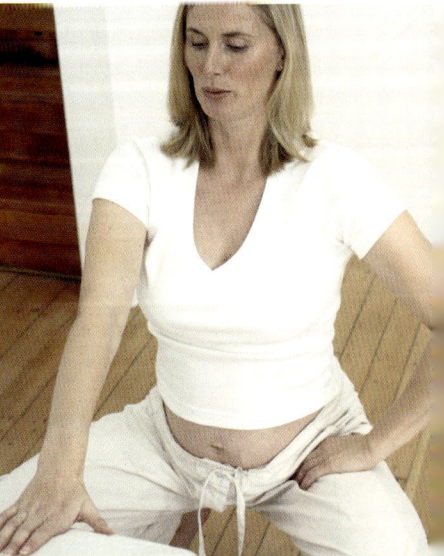

haben. Lassen Sie sich von Ihrem Partner massieren, das löst Verspannungen, die Sie vielleicht am Einschlafen hindern. Leichte Aktivitäten bei Tag wirken ebenfalls schlaffördernd.

## AKTIV BLEIBEN

Zum einen sollten Sie sich in den Wochen vor der Geburt viel ausruhen und Ihre Kräfte sammeln. Ebenso wichtig ist aber auch tägliche Bewegung oder leichtes Training. Aktiv sein fördert die Entspannung, löst Verkrampfungen und reduziert körperliches Unbehagen. Obendrein hebt die Ausschüttung von »Wohlfühl«-Hormonen, den sogenannten Endorphinen, die Laune und fördert eine positive Geisteshaltung.

Regelmäßige Bewegung hilft, das Becken vor der Geburt zu öffnen, und ermuntert das Baby dazu, seine Geburtsposition mit dem Kopf nach unten einzunehmen. Beides macht die Geburt schneller und leichter.

Schwimmen, Yoga, Wasser-Aerobic für Schwangere, sanftes Walking und Pilates sind auch am Ende der Schwangerschaft ideale sportliche Aktivitäten.

### WENIG ABER OFT
Wenn Sie keine großen Portionen mehr schaffen, essen Sie über den Tag verteilt viele kleine, aber gesunde Snacks.

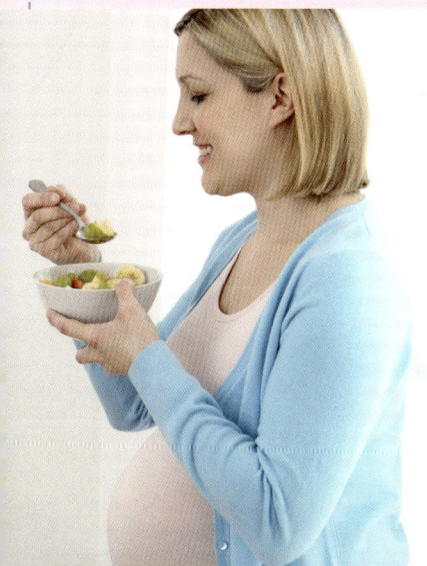

Bedenken Sie aber, dass Ihre Bänder vor der Geburt lockerer werden und sich dadurch die Gefahr einer Verletzung erhöht. Wärmen Sie sich vor dem Sport gründlich auf, lassen Sie es langsam angehen und hören Sie sofort auf, wenn Sie irgendwelche Beschwerden bekommen.

## GESUNDE ERNÄHRUNG

Mit gesunder Ernährung füllen Sie vor der Geburt Ihre Energiespeicher. Eventuell können Sie jetzt nicht mehr so viel auf einmal essen, weil der Uterus den Magen zusammendrückt und Sie deshalb schneller satt sind. In diesem Fall liefern Ihnen viele kleine, gesunde Snacks die Nährstoffe, die Sie brauchen.

Kohlenhydrate aus Vollwertprodukten setzen Ihre Energie nur langsam frei, sodass Sie damit besser durch die Wehen kommen. Aus diesem Grund sollten Sie in den letzten Wochen Ihr Hauptnahrungsmittel sein. Wenn Sie nicht besonders hungrig sind, essen Sie Obst, mageres Fleisch, Nüsse und Samen, Gemüse und Vollkornprodukte wie Naturreis, Quinoa, Vollkornbrot, Müsli und sogar Popcorn. Vermeiden Sie fettes Essen, denn es kann Sodbrennen, Verstopfung und Übelkeit auslösen. Ebenfalls nicht empfehlenswert sind leere Kohlenhydrate wie Weißbrot, weißer Reis und Nudeln. Sie liefern nur einen kurzen Energieschub, nach dem Sie sich erschöpfter fühlen als vorher.

## DEN DAMM MASSIEREN

Der Bereich zwischen Vagina und Anus, Perineum oder Damm genannt, wird während der Geburt stark gedehnt. Sie können das Gewebe dort geschmeidiger machen, indem Sie es vier bis sechs Wochen vor der Geburt täglich mit etwas Öl massieren.

In Ihrem Blut zirkulieren derzeit unter anderem die Hormone Progesteron und Relaxin. Sie lockern Muskeln

und Bänder und sorgen für erhöhte Dehnbarkeit.

Studien ergaben, dass das Massieren des Perineums die Wahrscheinlichkeit für einen Dammschnitt (S. 279) verringert. Bei Herpes oder Soor sollte jedoch darauf verzichtet werden, weil es die Symptome verschlimmert.

## BECKENBODENGYMNASTIK

Idealerweise machen Sie schon seit Beginn der Schwangerschaft regelmäßig Beckenbodengymnastik (S. 35). Sie ist jetzt wichtiger denn je, denn sie bereitet die Muskeln, die den Uterus halten, auf Wehen und Geburt vor. Sie kräftigen aber nicht nur die Muskeln, die während der Kontraktionen arbeiten, sondern helfen vermutlich, das Risiko eines Dammrisses zu senken, wie jüngste Studien ergaben. Obendrein verbessern sie die Durchblutung der Beckenregion, was sich während der Kontraktionen wiederum als schmerzlindernd erweisen kann.

## HIMBEERBLÄTTERTEE

Studien haben bewiesen, dass Himbeerblättertee (auch in Tablettenform erhältlich), wenn er ab der 35. Woche getrunken wird, den Uterus auf die Wehen vorbereitet. Himbeerblätter enthalten ein Alkaloid namens Fragrin, das kräftigend auf die Gebärmutter wirkt. Alles deutet auch darauf hin, dass Himbeerblättertee, wenn er in den letzten Wochen vor der Geburt regelmäßig getrunken wird, das erste Wehenstadium verkürzt, indem er die Wehen effektiver macht und außerdem die Wahrscheinlichkeit für eine medizinische Intervention verringert. Himbeerblättertee während der Wehen zu trinken, soll die Uteruskontraktionen unterstützen, die Blutung nach der Geburt reduzieren und das Einschießen der Milch beschleunigen. Sie können den Tee warm oder kalt trinken und ihn mit Honig süßen, um ihn etwas schmackhafter zu machen.

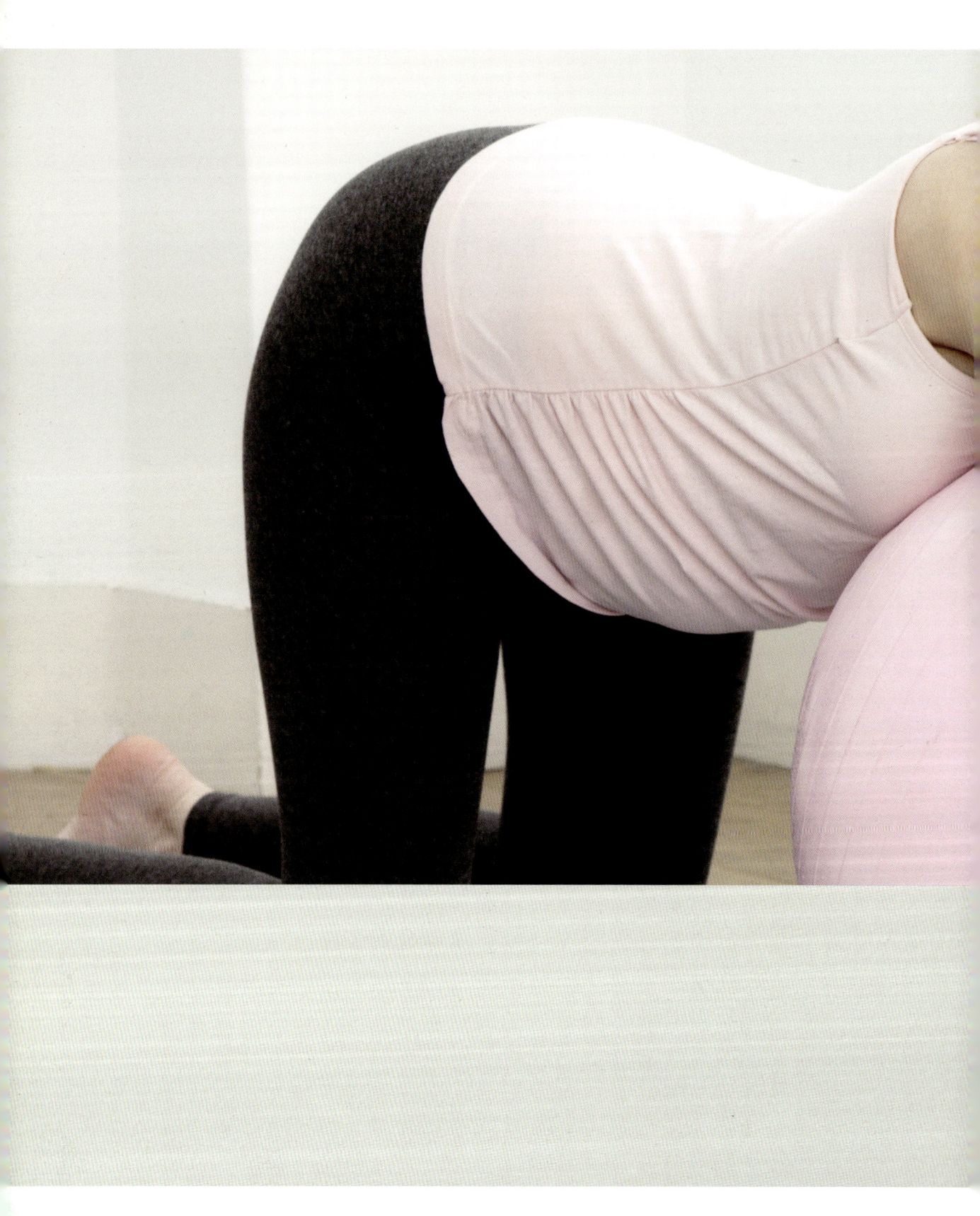

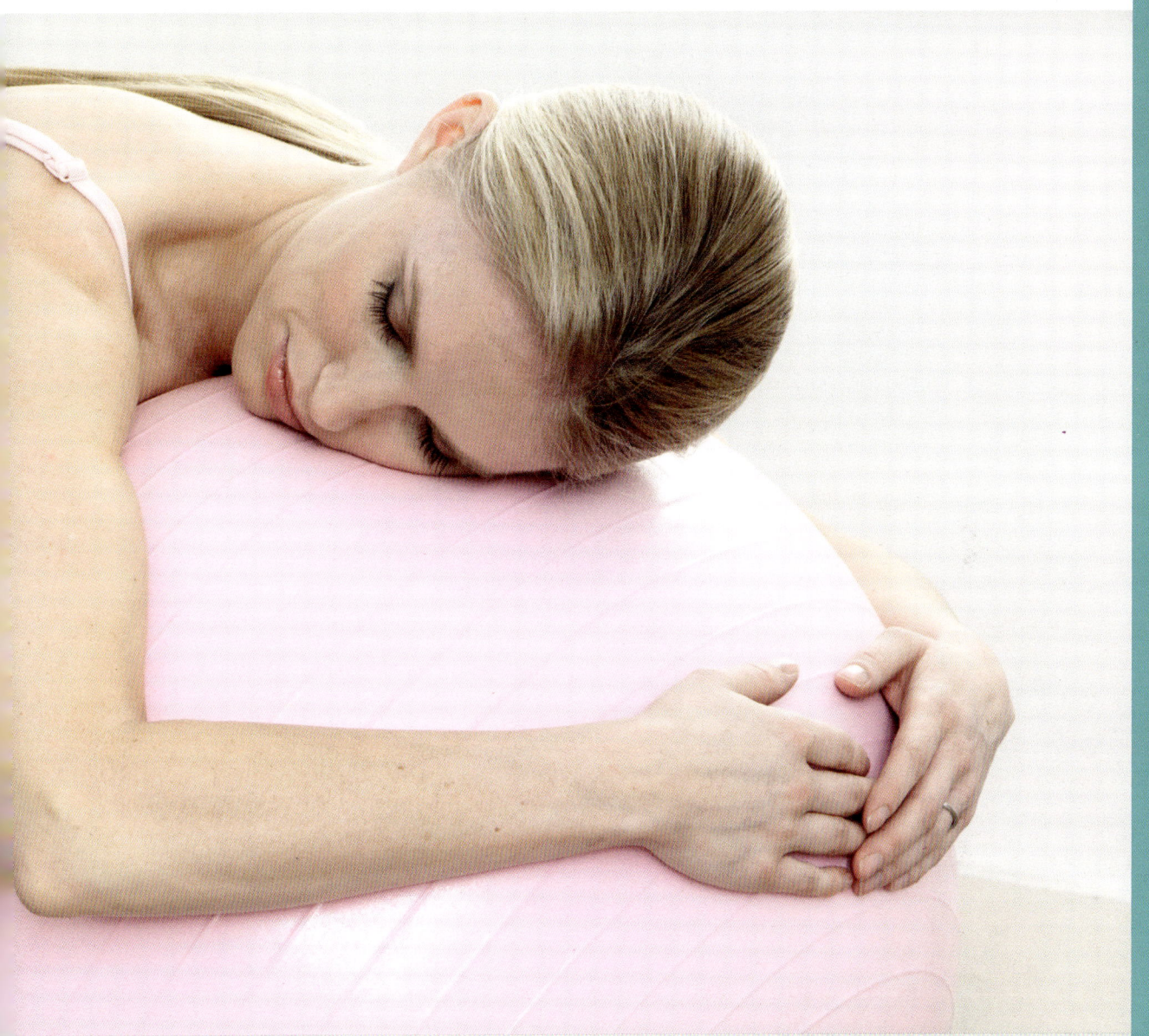

# Wehen und Geburt

Das Warten hat nun ein Ende. Zu wissen, was
Sie bei der Geburt erwartet und wie Schmerzen
gelindert werden können, gibt Ihnen Zuversicht.

# Der Geburtsvorgang

Nach neun Monaten auf relativ engem Raum arbeitet das Baby nun mit Ihrem Körper zusammen, um sich durch den Muttermund und den Geburtskanal zu schieben. Der aufregende Moment der Geburt steht unmittelbar bevor.

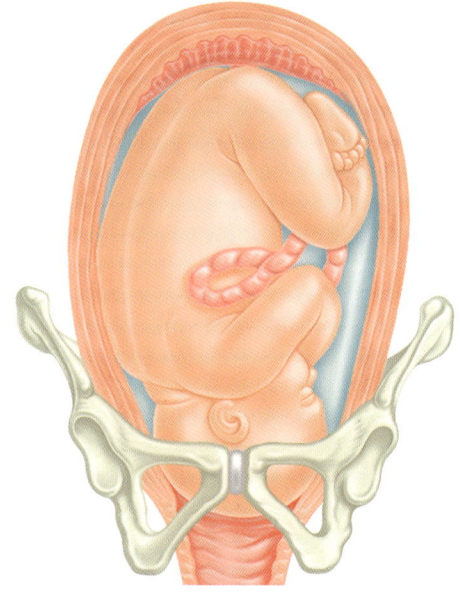

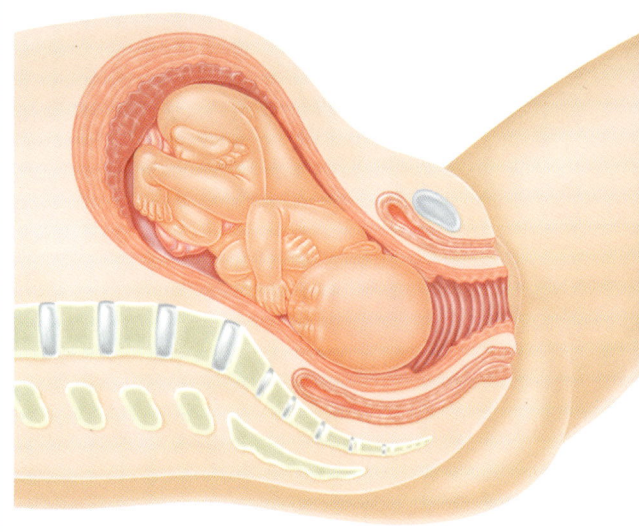

**DIE INTENSITÄT DER WEHEN NIMMT ZU**
Zu Beginn der Wehen beginnt sich der Uterus zusammenzuziehen und den Kopf des Babys gegen die verschlossene Cervix zu drücken, bis diese am Ende des ersten Wehenstadiums vollständig geöffnet ist.

**REISE DURCH DEN GEBURTSKANAL**
Ist die Cervix offen, schiebt sich das Baby in den Geburtskanal. Es dreht sich mit dem Gesicht zu Ihrem Rücken, das Kinn auf der Brust. Ihre Vagina dehnt sich, während es hindurchgleitet.

Die Geburt ähnelt einer Achterbahnfahrt der psychischen und physischen Hochs und Tiefs. Vermutlich werden die Wehen durch Signale ausgelöst, die von der Nebenniere des Babys gesteuert werden. Haben die Wehen begonnen, folgen sie einem relativ vorhersehbaren Muster aus drei Phasen. In der ersten Phase öffnet sich die Cervix (Muttermund), in der zweiten pressen Sie das Baby heraus und in der dritten wird die Plazenta ausgestoßen. Die Länge der Phasen variiert. Bei einer Erstgebärenden dauern die Wehen im Durchschnitt etwa 17 Stunden.

## Die Wehen beginnen

Der Geburtsvorgang beginnt mit leichten Kontraktionen, die immer häufiger und intensiver werden, während sich die Cervix öffnet, damit das Baby in den Geburtskanal rutschen kann. Das erste ist das längste der drei Wehenstadien. Man unterscheidet zwei Stufen: Latenzphase und aktive Phase. Anzeichen der Latenzphase sind Bauch- oder Rückenschmerzen, Übelkeit und schleimiger

Ausfluss, der mit Blut vermischt sein kann (S. 245). Die Latenzphase kann beim ersten Mal einen ganzen Tag oder länger dauern.

Mit dem Beginn der aktiven Phase werden die Kontraktionen regelmäßiger, während sich die Cervix langsam öffnet. Bei 10 cm ist sie weit genug, dass der Kopf des Babys durchtreten kann. Die Kontraktionen sind weiter oben im Bauch spürbar und verlagern sich zum Becken und den unteren Rücken hin, wenn das Baby durch den Geburtskanal geschoben wird. Die Wehenpausen

> »Sie werden besser mit den Wehen klarkommen, wenn Sie genau wissen, was gerade mit Ihrem Körper und mit dem Baby geschieht.«

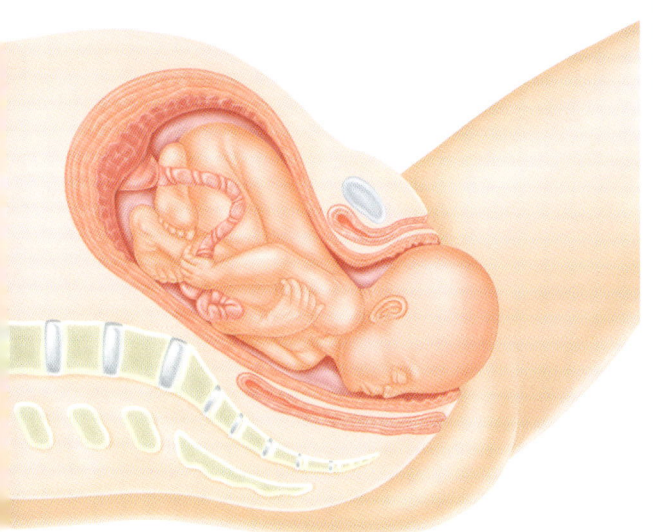

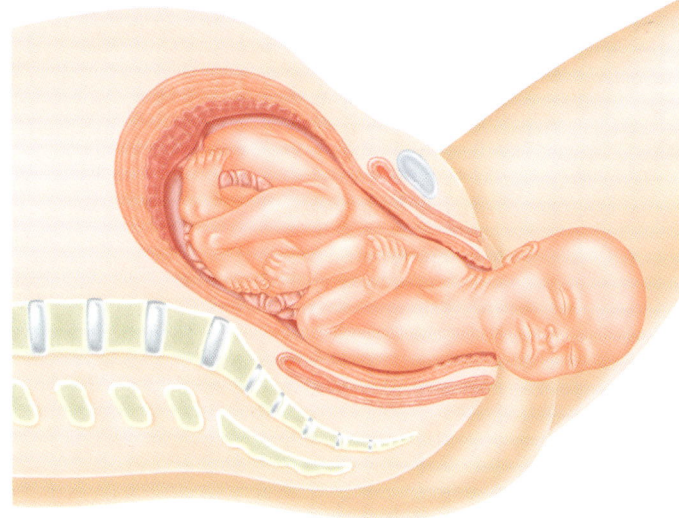

**DURCHSCHNEIDEN**
Das Baby dreht seinen Kopf, um der Krümmung des Geburtskanals unter dem Schambein zu folgen. Wird sein Kopf auch ohne Wehe sichtbar, nennt man das »durchschneiden«.

**DER MOMENT DER GEBURT**
Der Kopf des Babys rutscht aus dem Geburtskanal. Es dreht seinen Kopf automatisch in Richtung Ihrer Schenkel, damit sein Körper leichter nachfolgen kann.

verkürzen sich, denn es dauert länger, die Cervix von 1–2 cm auf 5–6 cm zu eröffnen als von 5–6 cm auf 10 cm. Wenn Sie diese Stufe erreicht haben, kann das Baby sich tiefer in den Geburtskanal schieben.

## Presswehen

In der Austreibungsphase schieben Sie das Baby durch die vollständig geöffnete Cervix und den Geburtskanal nach draußen. Die Kontraktionen werden nun in der Regel langsamer, aber intensiver.

Sobald das Baby auf den Beckenboden drückt, werden Sie einen unwiderstehlichen Pressdrang verspüren. Die Hebamme passt auf, dass das Baby nicht zu schnell herausflutscht. Die zweite Geburtsphase ist meist kürzer als die erste. Sie dauert rund zwei Stunden, manchmal auch weniger.

Das dehnbare Gewebe der Vagina erleichtert dem Baby den Weg. Dazu kommt noch, dass seine Schädelknochen noch nicht miteinander verwachsen sind und sich, wenn nötig, zusammenschieben können, damit der Schädel kleiner wird

## Das Baby ist da

Die Hebamme wird Sie dazu auffordern, bei jeder Kontraktion mitzuschieben, damit der Kopf des Babys durchtreten kann. Die Dehnung von Vagina und Vulva kann brennende Schmerzen verursachen. Sobald der Kopf außen ist, dreht das Baby ihn zur Seite und sein Hals streckt sich. An diesem Punkt stützt die Hebamme den Kopf, während nacheinander die Schultern geboren werden. Die Arme hält es dicht am Körper. Sobald die Schultern da sind, ist der Rest ein Kinderspiel.

# Die Lage des Babys

Idealerweise liegt das Baby am Ende der Schwangerschaft mit dem Kopf nach unten im Becken. Manchmal nimmt es jedoch auch andere Positionen ein. Welche das sind, und welche Auswirkungen dies hat, erfahren Sie hier.

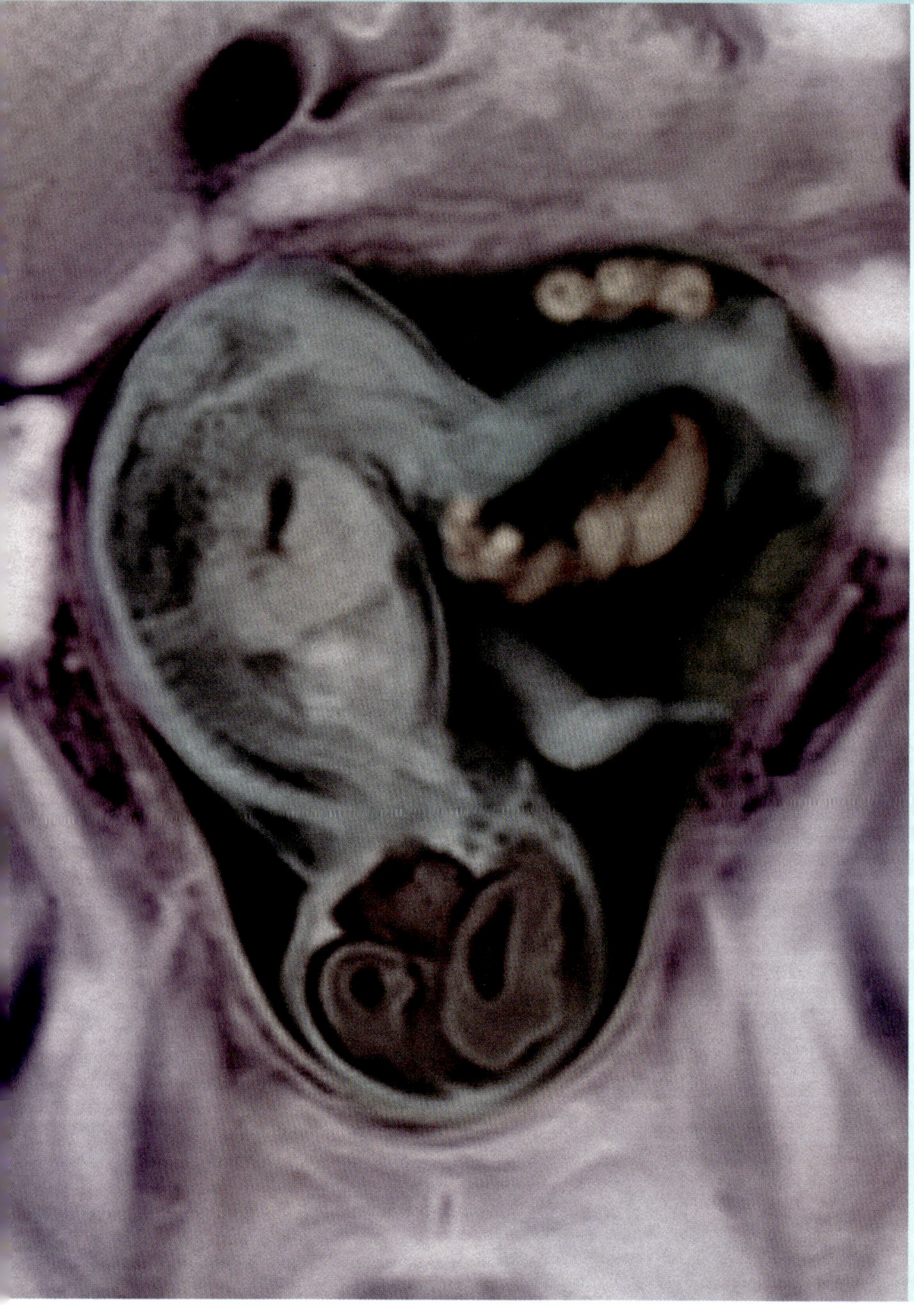

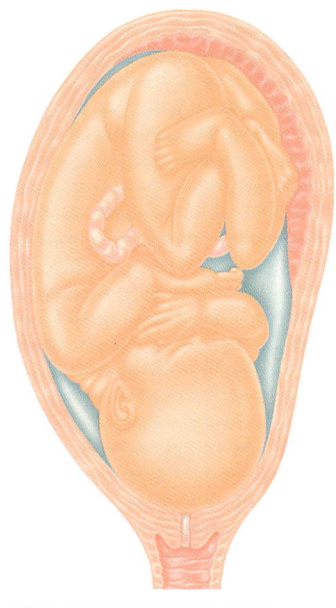

### 2B-STELLUNG
Manche Babys liegen mit dem Gesicht nach vorne und mit dem Rücken nach hinten und rechts gedreht. Diese Lage kann die Geburt hinauszögern und bei der Mutter Rückenschmerzen verursachen.

### VORDERE HINTERHAUPTSLAGE
Das Baby liegt mit dem Kopf nach unten im Becken der Mutter, das Gesicht ist von ihrem Bauch abgewandt. Dies ist die vorteilhafteste Ausgangsposition für Wehen und Geburt.

»Manche Babys drehen sich im letzten Schwangerschaftsmonat nach unten, manche kurz vor der
Geburt, andere erst während der Wehen.«

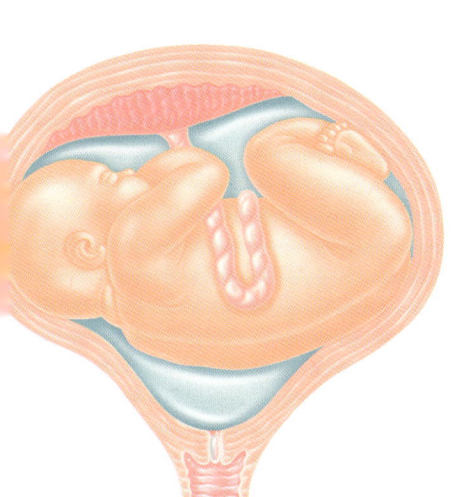

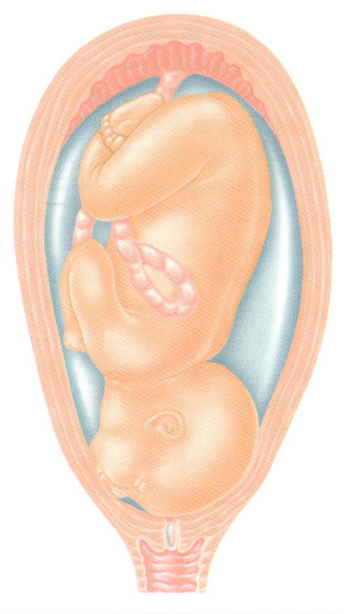

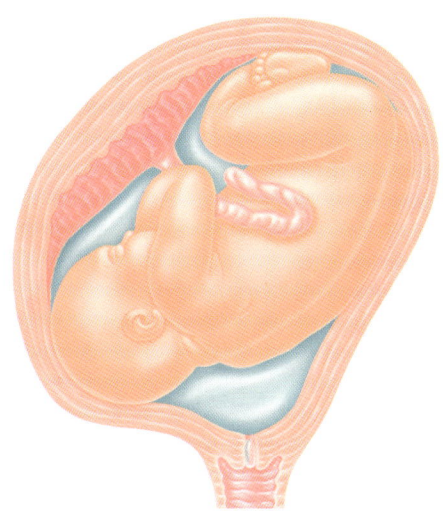

### QUERLAGE
Das Baby liegt quer im Uterus. Wenn es sich
zu Beginn der Wehen nicht gedreht hat, wird
eine vaginale Geburt nicht möglich sein.

### GESICHTSLAGE
Manchmal ist der Kopf nach hinten geneigt
und die Stirn drückt auf die Cervix. Diese
Lage erschwert eine vaginale Geburt.

### SCHRÄGLAGE
Das Baby liegt schräg im Uterus. Wie bei der
Querlage ist mit großer Wahrscheinlichkeit
ein Kaiserschnitt nötig.

Die Mehrheit der Babys (95 Prozent) drehen sich am Ende der Schwangerschaft
so, dass ihr Kopf nach unten zeigt. Dies
ist die ideale Geburtsposition, in der
das Baby am besten durch das Becken
passt. Man nennt diese Position »vordere
Hinterhauptslage«. Die übrigen fünf
Prozent der Babys bleiben entweder
aufrecht, in Beckenendlage, oder sie liegen quer, manchmal auch schräg in der
Gebärmutter. Die Lage, die das Baby zu
Beginn der Wehen einnimmt, beeinflusst
den Geburtsverlauf und vermutlich auch
Ihren Geburtsplan.

## Schädellage

Die optimale Ausgangslage für Wehen
und Geburt ist die vordere Hinterhauptslage. Das bedeutet, der Hinterkopf
des Babys ist Ihrem Bauch zugewandt,
das Kinn hat es fest an die Brust gezogen. Der schmalste Teil seines Kopfes
drückt gegen den Muttermund. In dieser
Position passt das Baby am besten in
und durch Ihre Beckenhöhle, sodass
die Geburt relativ leicht ist und schnell
vorangeht. Das Baby wird mit dem Kopf
zuerst geboren.

### GESICHT NACH VORNE
Manche Babys liegen zwar kopfunter
im Uterus, aber in einem etwas anderen
Winkel. Eines von zehn Babys nimmt die
sogenannte hintere Hinterhauptslage ein.
Das bedeutet, es liegt mit dem Rücken
an Ihrer Wirbelsäule und hat das Gesicht
Ihrem Bauch zugewandt. In dieser Stellung passt es nicht so gut in das Becken
und meist drückt es auch nicht mit dem
Scheitel, sondern mit der Stirn gegen
den Muttermund, was weniger effektiv
ist. Das wiederum macht die Kontraktionen schwächer, die Cervix öffnet sich

langsamer und die Wehen dauern insgesamt länger.

Zum Glück drehen sich die meisten Babys im Lauf der Geburt von der hinteren in die vordere Hinterhauptslage. Das liegt an der Form der Beckenbodenmuskeln und am Pressen der Mutter.

Eine weitere, jedoch seltene Position, bei der das Baby mit dem Kopf nach unten zeigt, ist die Gesichtslage, bei der der Kopf nach hinten überstreckt ist, sodass die Stirn des Babys gegen den Muttermund drückt. In diesem Fall können die Wehen länger dauern und die Geburt endet manchmal mit einem Kaiserschnitt.

## QUER UND SCHRÄG

Manche Babys liegen quer oder schräg im Bauch. Sie merken das daran, dass sich Ihr Bauch besonders fest und straff anfühlt. Wenn Ihr Baby quer liegt, befindet sich sein Kopf an Ihrer linken oder rechten Seite, sein Rücken kann oben – unter Ihrem Rippenbogen – oder unten liegen. Während der Schwangerschaft ist diese Position nicht ungewöhnlich und in den meisten Fällen dreht sich das

Baby irgendwann über die Steiß- in die Hinterhauptslage. Sollte dies jedoch bis zur 36. oder 37. Schwangerschaftswoche noch nicht geschehen sein, wird der Arzt vermutlich nachprüfen, ob es dafür einen bestimmten Grund gibt. Zum Beispiel kann sich das Baby nicht drehen, wenn Ihre Plazenta zu tief liegt (S. 90) oder wenn Ihr Becken ungewöhnlich schmal oder zumindest im Verhältnis zum Babykopf sehr klein ist. Sie müssen dann vielleicht zur Beobachtung in der Klinik bleiben, für den Fall, dass die Wehen einsetzen und sich das Baby noch nicht gedreht hat.

# Beckenendlage

Viele Babys nehmen während der Schwangerschaft im Bauch die Steißlage ein, drehen sich aber vor der Geburt in die Hinterhauptslage. Passiert dies sehr spät in der Schwangerschaft, fühlt es sich an, als ob das Baby einen Purzelbaum macht. Je länger es jedoch in der Beckenendlage verharrt, desto schlechter stehen die Chancen für eine selbststän-

dige Drehung. Deshalb werden Arzt oder Hebamme etwa in der 34. Woche versuchen, das Baby zu drehen (siehe unten). Steißlagen-Babys können drei Positionen einnehmen: Die Steiß-Fußlage, in der das Baby die Füße angezogen und überkreuzt hat und mit dem Steiß im Becken sitzt, die reine Steißlage, in der die Füße des Babys bei gestreckten Beinen oben an seinem Kopf liegen, sowie die Fußlage, in der sich die Füße bei angezogenen Beinen unterhalb seines Pos befinden.

## DREHUNG VON AUSSEN

Wenn der Geburtstermin näherrückt und Ihr Baby noch immer in Steißlage liegt, wird der Arzt Ihnen anbieten, das Baby von außen zu drehen. Dabei wird unter anderem durch Massieren des Bauches versucht, das Baby zu einem Wendemanöver zu bewegen.

Der Erfolg der äußeren Wendung hängt von mehreren Faktoren ab, unter anderem auch, ob Sie Erstgebärende sind oder nicht, ob ausreichend Fruchtwasser vorhanden ist und wie tief das Baby im Becken liegt. Sie erhalten muskelentspannende Medikamente, die die

### STEISS-FUSSLAGE
Eine der häufigsten Steißlagen: Der Po des Babys liegt im Becken, die Beine sind angezogen, die Füße überkreuzt.

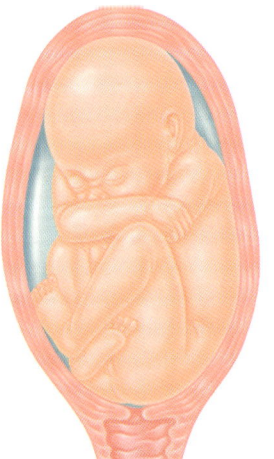

### REINE STEISSLAGE
Die Beine des Babys sind gestreckt, die Füße liegen am Kopf. Eine vaginale Geburt ist bei dieser Lage sehr wahrscheinlich.

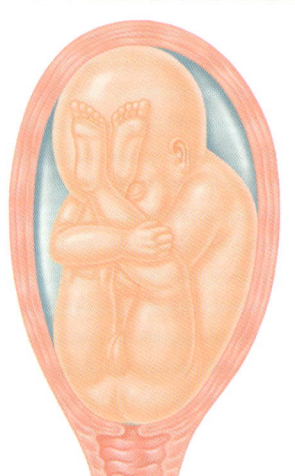

### FUSSLAGE
Wenn das Baby mit den Füßen voran liegt, ist eine vaginale Geburt sehr riskant und daher ein Kaiserschnitt wahrscheinlich.

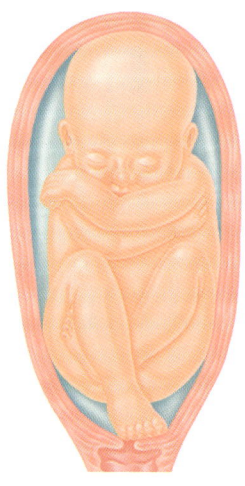

Prozedur weniger unangenehm machen. Wenn der erste Versuch erfolglos bleibt, kann der Arzt ihn nach einigen Tagen wiederholen.

Es gibt aber auch ein paar Techniken, die Sie selbst anwenden können, um das Baby zu einer Drehung zu bewegen. Knien Sie sich auf das Bett, mit dem Po in der Höhe und den Hüften um etwas mehr als 90 Grad gebeugt (die Oberschenkel nicht an den Bauch drücken). Kopf, Schultern und Brust sollten so flach wie möglich auf dem Bett aufliegen. Nehmen Sie diese Stellung fünf Tage lang alle zwei Stunden für jeweils 15 Minuten ein. Bei einer Studie haben sich danach 65 von 71 Steißbabys gedreht. Sie können sich auch auf den Rücken legen, mit den Hüften erhöht auf einem Kissen und angewinkelten Knien.

Rollen Sie drei- bis viermal täglich für jeweils zehn Minuten langsam von einer Seite zur anderen. Verzichten Sie auf diese Technik bei Schmerzen in Rücken, Hüfte oder Becken.

Wenn alle Versuche, das Baby zu drehen, fehlschlagen, wird der Arzt Ihre Optionen für die Entbindung mit Ihnen besprechen. Eine vaginale Geburt kann je nach der exakten Lage des Babys möglich sein. Man geht jedoch bei einer Steißgeburt von einem erhöhten Risiko für Mutter und Kind aus, da der größte Teil des Kindes, der Kopf, zuletzt geboren wird. Eventuell wird man Ihnen daher zu einem Kaiserschnitt raten.

### DIE STEISSGEBURT
Zu vaginalen Steißgeburten kommt es meist bei einer Frühgeburt, beim zweiten

Zwilling oder weil schlichtweg nicht bemerkt wurde, dass das Baby in Steißlage liegt. Wenn Sie jedoch wissen, dass Ihr Baby in Beckenendlage liegt, wird der Arzt Ihnen sagen, ob eine vaginale Geburt möglich ist. Dies kann der Fall sein, wenn das Baby nicht sehr groß oder klein ist, Ihr Becken nicht sehr schmal ist und wenn es sich um eine reine Steiß- oder eine Steiß-Fußlage (siehe Abbildung gegenüber) handelt.

Bei einer reinen Fuß- oder Knielage ist dagegen das Risiko eines Nabelschnurvorfalls relativ hoch, bei dem die Nabelschnur während des Geburtsvorgangs vor das Baby rutscht und abgeklemmt werden kann (S. 287). Da dies Lebensgefahr für das Baby bedeuten kann, wird der Arzt Ihnen mit Sicherheit einen Kaiserschnitt empfehlen.

## Zwillingslagen

Bei Zwillingen ist es unwahrscheinlich, dass sie aufgrund des Platzmangels ihre Position nach der 36. Woche noch verändern. Ihr Arzt wird Ihnen sagen, ob eine vaginale Geburt möglich ist.

Zwillinge können folgende Positionen einnehmen:

• Beide in Schädellage. In diesem Fall ist eine vaginale Geburt möglich.

• Schädel-/Steißlage. In dieser Lage wird zwar der Platz im Uterus optimal genutzt, aber sie ist für eine vaginale Geburt nicht ideal. Der Arzt kann versuchen, das zweite Baby zu drehen, wenn das erste in Schädellage geboren wurde.
• Steiß-/Schädellage oder beide in Steißlage. Ist das erste oder beide Babys in Steißlage, empfiehlt sich ein Kaiserschnitt.

• Quer. Liegt das erste Baby in Querlage, wird ebenfalls ein Kaiserschnitt empfohlen.
• Schädel-/Querlage oder beide in Querlage. Liegt das erste Baby in Schädellage und das zweite quer, ist eine vaginale Geburt im Bereich des Möglichen. Liegen beide Babys quer im Bauch, wird jedoch aus Sicherheitsgründen per Kaiserschnitt entbunden.

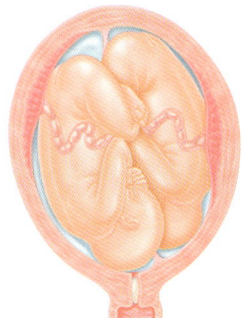

**BEIDE IN SCHÄDELLAGE**
Liegen beide Babys mit dem Kopf nach unten, ist eine vaginale Geburt möglich.

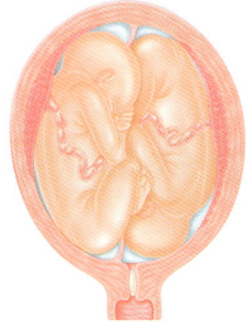

**SCHÄDEL-/STEISSLAGE**
Das zweite Baby kann gedreht werden, nachdem das erste in Schädellage geboren wurde.

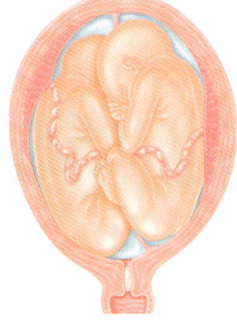

**BEIDE IN STEISSLAGE**
Beide Babys liegen in Beckenendlage, mit dem Gesäß im unteren Teil des Uterus.

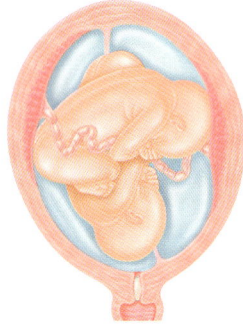

**SCHÄDEL-/QUERLAGE**
Ein Baby hat die Schädellage eingenommen, das andere liegt jedoch quer im Uterus.

# Das Baby ist überfällig

Kein Grund zur Sorge, wenn der Geburtstermin verstreicht, ohne dass etwas passiert. Nur fünf Prozent aller Babys werden tatsächlich zum errechneten Tag geboren. Die meisten kommen zwischen der 39. und 41. Woche zur Welt.

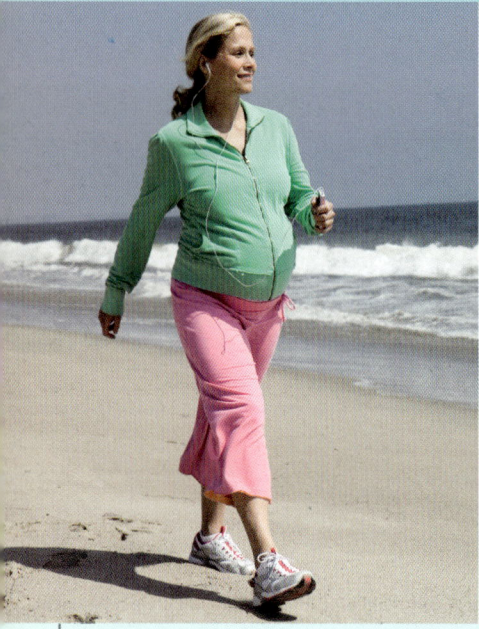

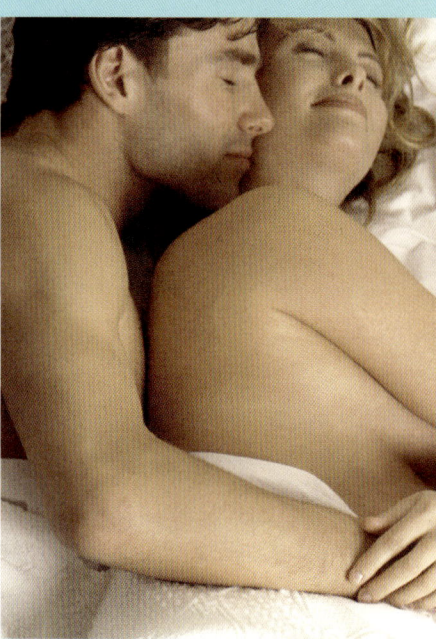

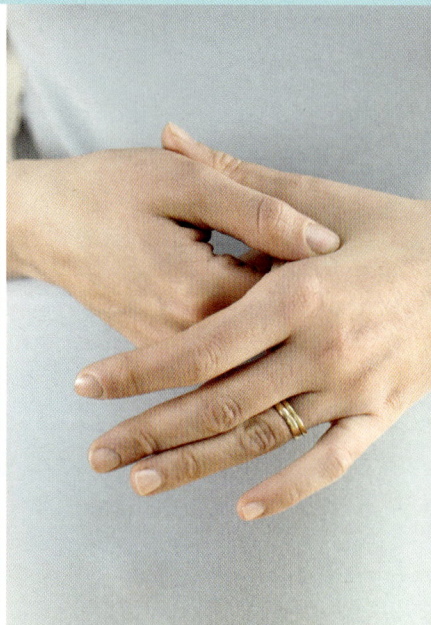

**AKTIV BLEIBEN**
Bewegung und Aktivität wird oft empfohlen, um die Wehen in Gang zu setzen, weil das Baby durch die aufrechte Haltung tiefer ins Becken rutscht.

**SEX**
Einer der angenehmsten Wege zum Einleiten der Geburt ist Sex – auch wenn Sie nicht in der Stimmung dafür sind. Gewisse Hormone im Sperma gelten als wehenauslösend.

**ALTERNATIVE METHODEN**
Alternative Therapieformen wie Akupunktur oder Akupressur konzentrieren sich auf bestimmte Punkte des Körpers, durch die Kontraktionen ausgelöst werden können.

Der Geburtstermin wird auf der Basis einer durchschnittlichen Tragezeit von 280 Tagen oder 40 Wochen berechnet. In Wirklichkeit ist jedoch jede Schwangerschaft anders. Manche Frauen entbinden schon vor der 40. Woche ein voll ausgereiftes Baby, andere brauchen dafür etwas länger. Solange es Ihnen und dem Baby gut geht, werden Arzt oder Hebamme der Natur ihren Lauf lassen. Erkundigen Sie sich in Ihrer Geburtsklinik, ab welchem Tag es dort üblich ist, die Entbindung einzuleiten.

## Wann besteht Grund zur Sorge?

Nach der 40. Woche werden Sie und Ihr Baby engmaschiger überwacht. Sie müssen ab dann einmal pro Woche zur Untersuchung. Dort werden die Herztöne des Babys geprüft und per Ultraschall wird seine Größe gemessen.

Wenn Sie sich der 41. oder 42. Woche nähern, werden Arzt oder Hebamme eventuell beschließen, die Geburt künstlich einzuleiten. Dies geschieht entweder durch Intervention oder medikamentös (S. 248–249). In der 41. Woche wird man Ihnen vermutlich eine Eipollösung (S. 249) vorschlagen, die vom Arzt oder der Hebamme bei einer Untersuchung durchgeführt wird und Wehen auslösen soll. Falls der Erfolg ausbleibt, wird ein Termin für eine Induktion vereinbart. Der Grund dafür ist, dass sich nach der 42. Woche das Risiko für eine Totgeburt leicht erhöht und eine sichere Entbindung gewährleistet werden soll.

# Was kann ich selbst tun?

Sie können verschiedene Techniken und Methoden ausprobieren, um die Wehen in Gang zu setzen. Sie sind zwar nicht wissenschaftlich bewiesen, aber vieles deutet darauf hin, dass sie oft funktionieren.

## SPORT UND BEWEGUNG

Mäßiger Sport soll bewirken, dass der Kopf des Babys tiefer ins Becken rutscht. Wenn er stark genug auf den Muttermund drückt, löst das Wehen aus. Angeblich soll Gehen auf unebener Fläche, etwa indem man mit einem Fuß auf der Straße, mit dem anderen auf dem Gehsteig läuft, die Bänder im Beckenbereich lockern und das Baby tiefer schieben. Manche Frauen schwören auf einen langen Spaziergang auf dem Land oder im Park. Auch ein kräftiger Adrenalinstoß soll wehenfördernd sein.

## STIMULATION

Das Stimulieren der Brustwarzen soll die Geburt in Gang bringen können. Tatsächlich wird beim Massieren der Areole (dem dunklen Bereich rund um die Brustwarze) und der Brustwarze selbst das Hormon Oxytocin ausgeschüttet, das gleichermaßen die Wehen fördert. Hierzu gibt es auch einige Studien, wobei eine davon ergab, dass 37 Prozent der Frauen, die diese Methode ausprobierten, innerhalb der nächsten 72 Stunden Wehen bekamen, im Vergleich zu sechs Prozent der Frauen, die darauf verzichteten.

## SEX

Geschlechtsverkehr wirkt erwiesenermaßen wehenfördernd. Man nimmt an, dass dabei das Hormon Oxytocin beteiligt ist, das beim Sex ausgeschüttet wird, sowie köperliche Vorgänge, die beim Orgasmus auftreten. Auch können Prostaglandine, die in Sperma enthalten sind, den Muttermund erweichen, sodass er sich schließlich zu öffnen beginnt. Verzichten Sie auf Sex, wenn Ihre Fruchtblase bereits geplatzt ist (wegen Infektionsgefahr), wenn Ihre Plazenta tief liegt (S. 90) oder wenn Sie Vaginalblutungen hatten.

## SCHARFES ESSEN

Es gibt keinerlei Beweise dafür, dass scharf gewürztes Essen Wehen auslöst, auch wenn manche Frauen das behaupten. Schärfe stimuliert höchstens die Verdauung, was wiederum Wehen auslösen könnte. Das Sodbrennen, dass Sie vermutlich davon bekommen werden, ist jedoch den Versuch nicht wert.

## AKUPUNKTUR

Das Stimulieren bestimmter Körperstellen mit Akupunkturnadeln soll die Organe und den Energiefluss anregen und ist ein erprobter Weg, um die Geburt in Gang zu bringen. Gehen Sie dafür jedoch unbedingt zu einem Fachmann!

## HOMÖOPATHIE

Einige homöopathische Mittel, darunter Pulsatilla und Caulophyllum, sollen wehenfördernd wirken. Wenden Sie sich an einen ausgebildeten Heilpraktiker und besprechen Sie die Einnahme von Medikamenten jeder Art mit Ihrem Arzt.

## ANANAS

Sie enthält das Enzym Bromelin, das nicht nur Sodbrennen lindert, sondern angeblich auch den Muttermund weich macht. Dafür gibt es bislang wenig Beweise. Vermutlich reicht die Bromelinmenge einer einzigen Ananas dafür auch nicht aus.

## RIZINUSÖL

Schon die alten Ägypter verwendeten Rizinusöl zum Einleiten der Geburt, denn das Abführmittel stimuliert den Darm, was wiederum Kontraktionen auslösen kann. Heute ist es allerdings nicht mehr zu empfehlen, weil es starken Durchfall verursachen kann, der wiederum zur Dehydrierung führt. Eine Studie ergab, dass bei rund 58 Prozent der Schwangeren nach einmaliger Einnahme einer Dosis die Wehen einsetzten. Bei Frauen, die kein Rizinusöl nahmen, waren es dagegen nur knapp vier Prozent. Allerdings wurde allen Frauen davon übel.

# Ruhe bewahren

Bleiben Sie ruhig, wenn bei Ihnen keine Methode funktioniert. Machen Sie sich noch eine möglichst schöne Zeit, bevor Ihr neues Leben mit dem Baby beginnt. Halten Sie Stress von sich fern, indem Sie spazieren gehen, das Telefon abschalten und Freunde oder Familie bitten, sich nicht täglich nach Ihrem Zustand zu erkundigen.

## Das hat uns geholfen – oder auch nicht

Bei mir hat überhaupt nichts geholfen! Schließlich habe ich angefangen zu stricken. So verging die Zeit schneller und ich war abgelenkt. MG

Ich machte lange Spaziergänge und stieg endlos Treppen hinauf und hinab, doch davon bekam ich nur Atembeschwerden, ein paar Braxton-Hicks-Kontraktionen und musste dringend auf die Toilette. LJ

Ich probierte Akupunktur, Homöopathie und Reflexzonenmassage. Schwer zu sagen, was davon funktionierte, denn ich hatte obendrein auch noch zwei Eipollösungen (S. 249). Selbst wenn die Wehen nicht unmittelbar nach einer Behandlung einsetzen, heißt das nicht, das sie nicht gewirkt hat! Die Vorwehen können schon längst im Gange sein, ohne dass man davon etwas bemerkt. TL

# Habe ich schon Wehen?

Es ist schwieriger, als Sie denken, den Zeitpunkt des Wehenbeginns genau zu bestimmen. Hier erfahren Sie, welche Anzeichen nichts zu bedeuten haben und welche Ihnen sagen, dass das Baby sich nun auf den Weg macht.

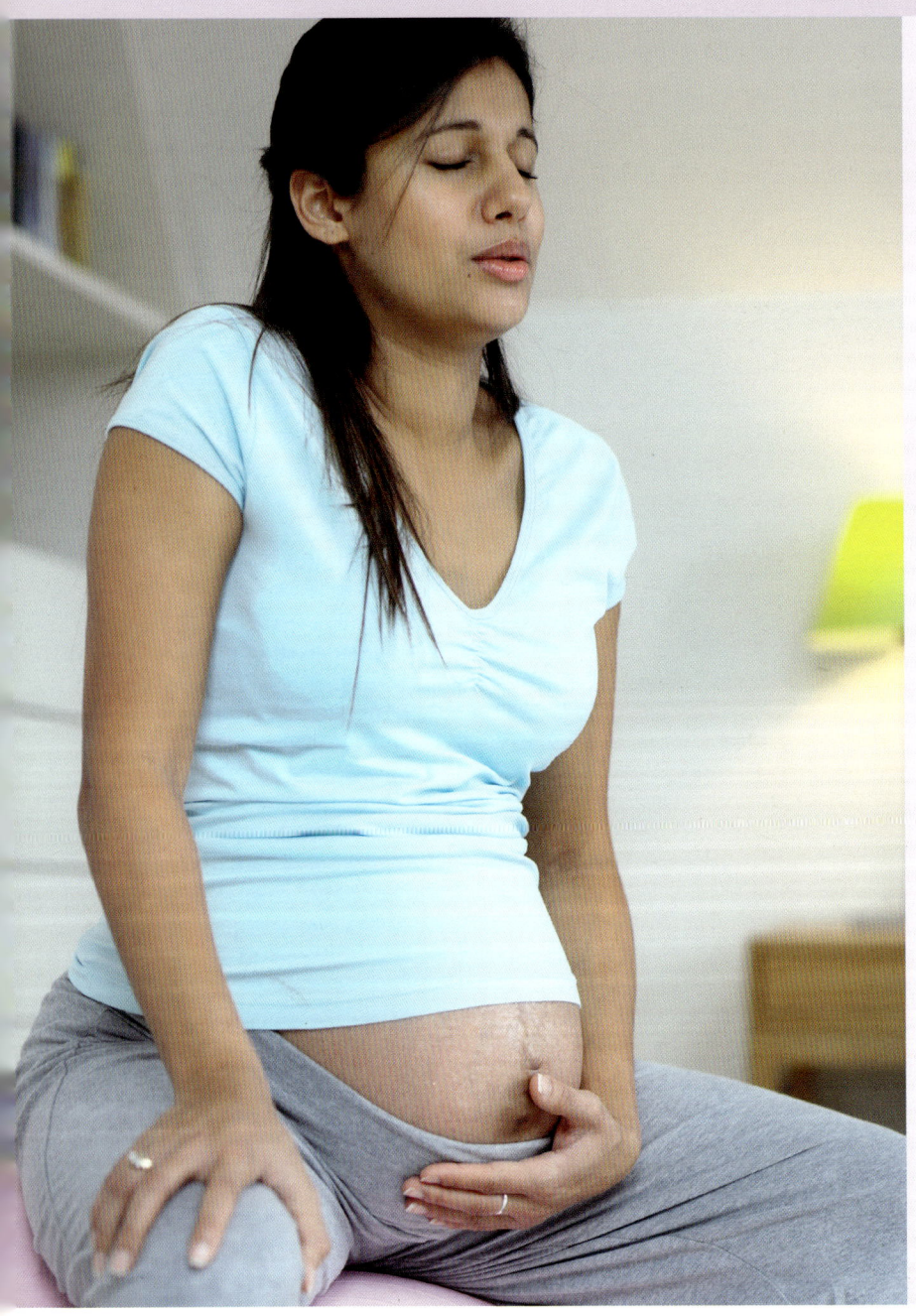

Kurz vor dem errechneten Geburtstermin werden Sie sich bei jedem Zwacken im Bauch unweigerlich fragen, ob dies nun der Beginn der Geburt sein könnte. Was genau sie in Gang setzt, ist nicht bekannt. Man nimmt jedoch an, dass Hormone, die von der Nebenniere des Babys ausgeschüttet werden, die Plazenta dazu anregen, weitere Hormone freizusetzen, die den Uterus dazu veranlassen, zu kontrahieren. Ebenso spielen Prostaglandine eine Rolle, die auch bei der künstlichen Geburtseinleitung (S. 248–249) eingesetzt werden. Wenn sich der Uterus zusammenzieht, beginnt sich die Cervix (Muttermund) zu öffnen oder zu verstreichen (S. 264) und dann geht die Geburt tatsächlich los.

## Falsche Wehen

Im letzten Stadium der Schwangerschaft erleben Sie Braxton-Hicks-Kontraktionen (S. 184), das sind Übungswehen, die den Uterus auf die Geburt vorbereiten und den Kopf des Babys tiefer ins Becken schieben. In den Tagen und Stunden vor der Geburt können sie unangenehm sein und oft stundenlang anhalten. Wenn der Uterus kontrahiert, ohne dass sich die Cervix öffnet, nennt man das

ECHTE ODER FALSCHE WEHEN?
Kurz vor der Geburt nehmen die Braxton-Hicks-Kontraktionen zu. Im Gegensatz zu echten Wehen werden sie jedoch eher schwächer als stärker und sind nicht regelmäßig.

falsche Wehen. Solange sie nicht kräftig und regelmäßig nach einem bestimmten Muster in immer kürzeren Abständen kommen, haben Sie noch keine Wehen.

# Kurz vor Beginn der Geburt

Das Geburtserlebnis variiert von Frau zu Frau, doch kurz vor Beginn der Wehen gibt es einige Signale und Symptome, die Ihnen sagen, dass Ihr Körper sich für das, was vor ihm liegt, bereit macht.

## DIE FRUCHTBLASE PLATZT

Nur bei wenigen Frauen platzt die Fruchtblase schon vor Beginn der Wehen. Das Fruchtwasser kann langsam heraustropfen oder in einem Schwall abgehen und mit Urin verwechselt werden. Normalerweise platzt die Fruchtblase erst während der Wehen, oft sogar erst kurz bevor das Baby kommt. Wenn die Fruchtblase platzt, steht die Geburt unmittelbar bevor, deshalb

sollten Sie in die Klinik fahren oder die Hebamme anrufen. Beginnen die Wehen nicht innerhalb von 24 Stunden, besteht erhöhtes Infektionsrisiko. Daher sollten Sie sich strikt an die Anweisungen von Arzt oder Hebamme halten.

Das Fruchtwasser sollte klar sein. Wenn es riecht oder mit Blut vermischt ist, sollten Sie sofort Arzt oder Hebamme kontaktieren. Dasselbe gilt für eine grünliche Verfärbung, denn dann hat das Baby vermutlich Mekonium (S. 183) ausgeschieden.

## WEITERE ANZEICHEN

Wahrscheinlich wird der Schleimpfropf, der bisher den Muttermund verschlossen hat, zusammen mit etwas Blut abgehen. Man sagt dazu »Zeichenblutung« oder »zeichnen«. Dazu können Bauchschmerzen, allgemeines Unwohlsein, sogar Durchfall und Übelkeit auftreten. Diese Phase kann mehrere Tage dauern.

## DER BAUCH SENKT SICH

Sie können plötzlich wieder besser durchatmen, denn wenn der Kopf des

Babys tiefer ins Becken rutscht, senkt sich Ihr Bauch und der Druck auf das Zwerchfell lässt nach. Dafür drückt das Baby nun verstärkt auf die Blase und Sie werden öfter zur Toilette müssen.

## ERSTE KONTRAKTIONEN

Kurz vor Beginn der Eröffnungsphase werden die Kontraktionen unangenehmer und häufiger, sind aber noch nicht regelmäßig. Sie unterscheiden sich von Übungswehen, weil sie stärker statt schwächer werden.

# Das dürfen Sie nicht ignorieren

Rufen Sie Arzt oder Hebamme an, wenn sich das Baby weniger als gewöhnlich bewegt, wenn vaginale Blutungen auftreten, die nichts mit dem Schleimpfropf zu tun haben, bei Fieber, Sehstörungen, starken Kopf- oder Bauchschmerzen, wenn Sie Pressdrang verspüren oder das Gefühl haben, der Kopf des Babys tritt heraus.

## So fing bei uns die Geburt an

**Mein erstes Kind** sollte im Dezember kommen und kurz vor dem Geburtstermin begann es stark zu schneien. Ich wachte gegen vier Uhr morgens mit starken Kontraktionen auf. Mein Mann und ich machten uns durch den morgendlichen Berufsverkehr und den Schnee auf den Weg zur Klinik. Plötzlich hörte es auf zu schneien und meine Wehen waren wie weggeblasen. Wir drehten um und machten uns enttäuscht wieder auf die Heimfahrt. In der folgenden Nacht fingen die Kontraktionen jedoch exakt zur selben Zeit von Neuem an. Und dieses Mal war es dann wirklich soweit! MG

**Nach der Eipollösung** setzten bei mir sofort Kontraktionen ein und dann ging alles sehr schnell. Ich inhalierte

die angebotene Sauerstoff-Lachgas-Mischung zur Schmerzlinderung und als die Hebamme mich um 23 Uhr untersuchte, war meine Cervix schon 7 cm geöffnet. Eine Stunde später war mein Baby da. Es hat vorher weder »gezeichnet« noch haben sich die Wehen langsam aufgebaut. NK

**Meine Wehen begannen** einen Tag vor dem errechneten Termin. Zuerst bemerkte ich nichts, weil die zwei Signale, auf die ich wartete – das »Zeichnen« und das Platzen der Fruchtblase –, nicht eintraten. Die Kontraktionen begannen am Abend und ich nahm ein Bad, weil ich dachte, dass es noch ewig dauern würde. Als wir um 23.30 Uhr in der Klinik ankamen, war der Muttermund schon 8 cm

geöffnet und zwei Stunden später war mein Baby da. FF

**Starke Kontraktionen** am Ende meiner zweiten Schwangerschaft machten mir klar, dass es jetzt losging. Doch tatsächlich war es zweimal hintereinander falscher Alarm. Mein Sohn kam erst drei Tage später auf die Welt. LJ

**Ich sollte einen** Kaiserschnitt bekommen, weil sich mein Baby in Steißlage befand. Eine Nacht davor platzte die Fruchtblase, doch das merkte ich erst, als wir im Auto zur Klinik fuhren und das Fruchtwasser zu tropfen begann. Ich hatte nur leichte Schmerzen, doch als wir in der Klinik ankamen, war ich schon in der aktiven Wehenphase. VB

# Was fühlt das Baby?

Während der Schwangerschaft und insbesondere kurz vor der Geburt geht einem vieles durch den Kopf. Sicher haben Sie sich auch schon gefragt, was das Baby fühlt und wie es den Geburtsvorgang erlebt.

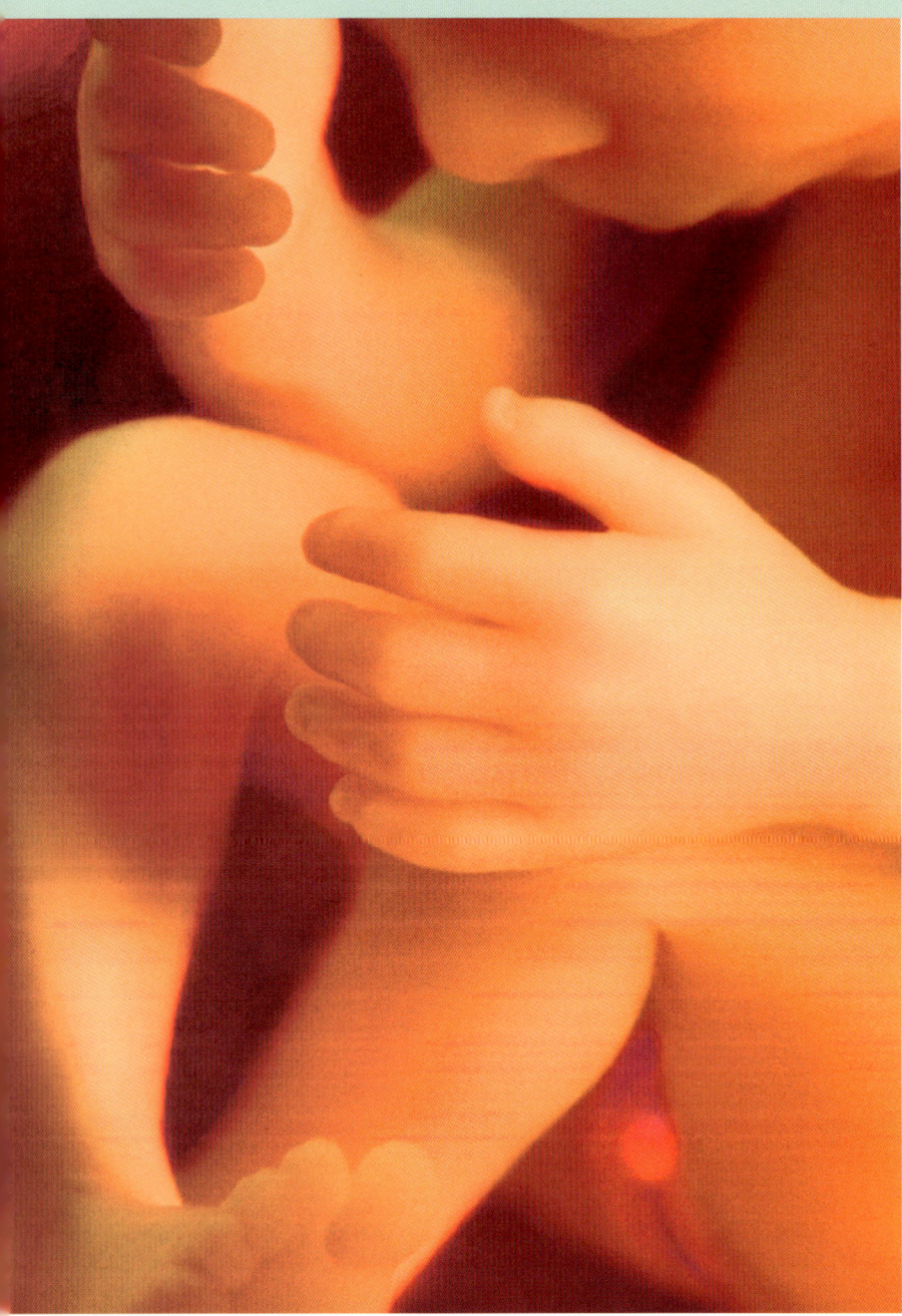

Man geht davon aus, dass das Baby bereits ab der 16. Schwangerschaftswoche hören kann und sogar auf verschiedene Geräusche außerhalb des Uterus reagiert. Das Baby kennt Ihre Stimme und wahrscheinlich auch die Ihres Partners und empfindet sie als beruhigend. Es wird oft empfohlen, in den Wochen vor der Geburt regelmäßig mit dem Baby zu sprechen, um eine Bindung aufzubauen.

Das Baby wird Ihre Stimme auch während der Geburt hören. Sie können es also während der Wehen beruhigen oder anspornen. Es befindet sich vermutlich in einer Art Dämmerzustand (siehe gegenüber), doch Ihre Stimme macht den Vorgang für das Baby angenehmer.

## Sehen und atmen

Das Sehvermögen ist der am schlechtesten entwickelte Sinn des Babys bei der Geburt. Es muss sich in den ersten Tagen nach der Entbindung auf seine Ohren verlassen und auf das, was es fühlt. Seit der 26. Schwangerschaftswoche kann es jedoch schon seine Augen öffnen und man fand heraus, dass ein helles Licht,

### BEREIT FÜR DIE GEBURT

Man weiß nicht, was Babys bei der Geburt empfinden. Es ist jedoch unwahrscheinlich, dass Sie Schmerzen haben wie Ihre Mütter. Das Geburtserlebnis des Babys fühlt sich vermutlich so an, als ob man langsam durch eine enge Röhre gepresst und dabei mehrmals gedreht wird.

das auf den Bauch gerichtet ist, ab der 37. Woche den Herzschlag des Babys beschleunigt. Manchmal dreht sich das Baby sogar in Richtung der Lichtquelle.

Mit großer Wahrscheinlichkeit wird Ihr Baby jedoch die Augen geschlossen haben, wenn es gegen die Cervix gedrückt und hinaus in die Welt geschoben wird, sodass es vom hellen Licht, das es dort empfängt, erst einmal geblendet ist. Halten Sie es an Ihrer Brust, bis es sich an die neue Umgebung gewöhnt hat.

In der Schwangerschaft und auch während des gesamten Geburtsvorgangs versorgt die Plazenta das Baby über die Nabelschnur mit Sauerstoff. Im Uterus sind seine Lungen mit Flüssigkeit gefüllt, welche die Reifung unterstützen. Bei der Geburt trocknet diese Flüssigkeit aus, sodass sich die Lungen weiten und mit Luft füllen können, sobald die Nabelschnur durchtrennt wird.

Die Brust des Babys bewegt sich im Uterus, als ob es atmen würde. Doch in seinen Lungen befindet sich keine Luft. Die Atemübungen sind ein Zeichen, dass es ihm gut geht, und werden bei den Ultraschallscans oft zur Beurteilung seines Gesundheitszustands herangezogen.

# Fühlt es Schmerz?

Man kann davon ausgehen, dass Babys im Uterus Schmerzen fühlen können. Beobachtungen des fötalen Verhaltens per Ultraschall zeigten zum Beispiel, dass Babys auf Nadeln, die in den Uterus eindrangen, mit einer Mischung aus Erschrecken, Rückzug und Aggression reagierten.

Sie brauchen sich wegen der Geburt trotzdem keine Sorgen zu machen. Dieser Vorgang ist natürlich und deshalb für das Baby nicht mit Schmerzen verbunden. Frauen empfinden die Wehen als schmerzhaft, weil sich die Muskeln des Uterus zusammenziehen und unter Sauerstoffmangel leiden. Babys jedoch wur-

## Was ist fetaler Distress?

Wenn der Uterus während der Wehen kontrahiert, wird das Blut aus der Plazenta gedrückt, es kehrt jedoch zwischen den Wehen wieder zurück, um das Baby mit Sauerstoff zu versorgen. Zudem sind die roten Blutkörperchen des Babys in der Lage, besonders lange Sauerstoff zu speichern.

In manchen Fällen jedoch ist der Blutfluss zu und/oder von der Plazenta während der Wehen nicht optimal und das Baby leidet unter Sauerstoffmangel. Gründe dafür können zum Beispiel eine abgeklemmte Nabelschnur, eine Infektion oder eine versagende Plazenta sein.

Wenn Babys in eine solche Stresssituation geraten, wird dies in der medizinischen Fachsprache als fetaler Distress bezeichnet. Ob sich das Baby in einer solchen Notlage befindet, erkennt man an verschiedenen Anzeichen. Zum

Beispiel scheiden gestresste Babys häufig Mekonium (Kindspech) ins Fruchtwasser aus. Auch die Aufzeichnung ihrer Herzfrequenz (S. 261) per CTG weist ein besonderes Muster auf, denn sie wird unerwartet plötzlich langsamer oder schneller. Ein weiteres Zeichen für fetalen Distress sind heftige Kindsbewegungen. Eventuell werden Arzt oder Hebamme bei der Geburt eine kleine Blutprobe vom Kopf des Babys nehmen, um deren Sauerstoffgehalt zu messen.

In den meisten Fällen bedeutet fetaler Distress, dass das Baby so schnell wie möglich geholt werden muss. Geschieht dies gegen Ende der Geburt, kommen Zange oder Saugglocke zum Einsatz (S. 278–279), tritt der Zustand schon zu Beginn der Wehen auf, wird ein Kaiserschnitt nötig. Weitere Informationen finden Sie auf den Seiten 336–339.

den von der Natur so ausgestattet, dass sie mit dem Geburtsvorgang sehr gut klarkommen. So können beispielsweise ihre Roten Blutkörperchen besonders lange Sauerstoff speichern. Man nimmt an, dass sich das Geburtserlebnis für Babys so anfühlt, als würde man durch eine enge Röhre gepresst oder geschoben. Keinesfalls ähnelt ihr Geburtserlebnis dem ihrer Mütter.

Zu der Frage, was Babys während der Geburt erleben und fühlen, wurde sehr viel geforscht. Inzwischen weiß man, dass sich der Fötus aufgrund des chemischen Milieus im Mutterleib in einer Art Dämmerzustand befindet und nie richtig wach wird, bis er geboren wird. Das Fruchtwasser hält ihn kuschelig warm und schützt ihn auch während der stärksten Kontraktionen der Gebärmutter. Selbst wenn Ihre Fruchtblase schon vor Beginn der Geburt springt, bleibt genügend Flüssigkeit übrig, um das Baby zu polstern, sodass es während der Wehen keinerlei Unannehmlichkeiten erleidet.

»Die Geburt fühlt sich für das Baby in etwa so an, als würde man durch eine enge Röhre geschoben.«

# Geburtseinleitung

Ist der Geburtstermin mehr als zehn bis zwölf Tage überschritten, wird man Ihnen die künstliche Einleitung (Induktion) der Geburt empfehlen, wenn alle natürlichen Methoden und Hilfsmittel keinen Erfolg brachten.

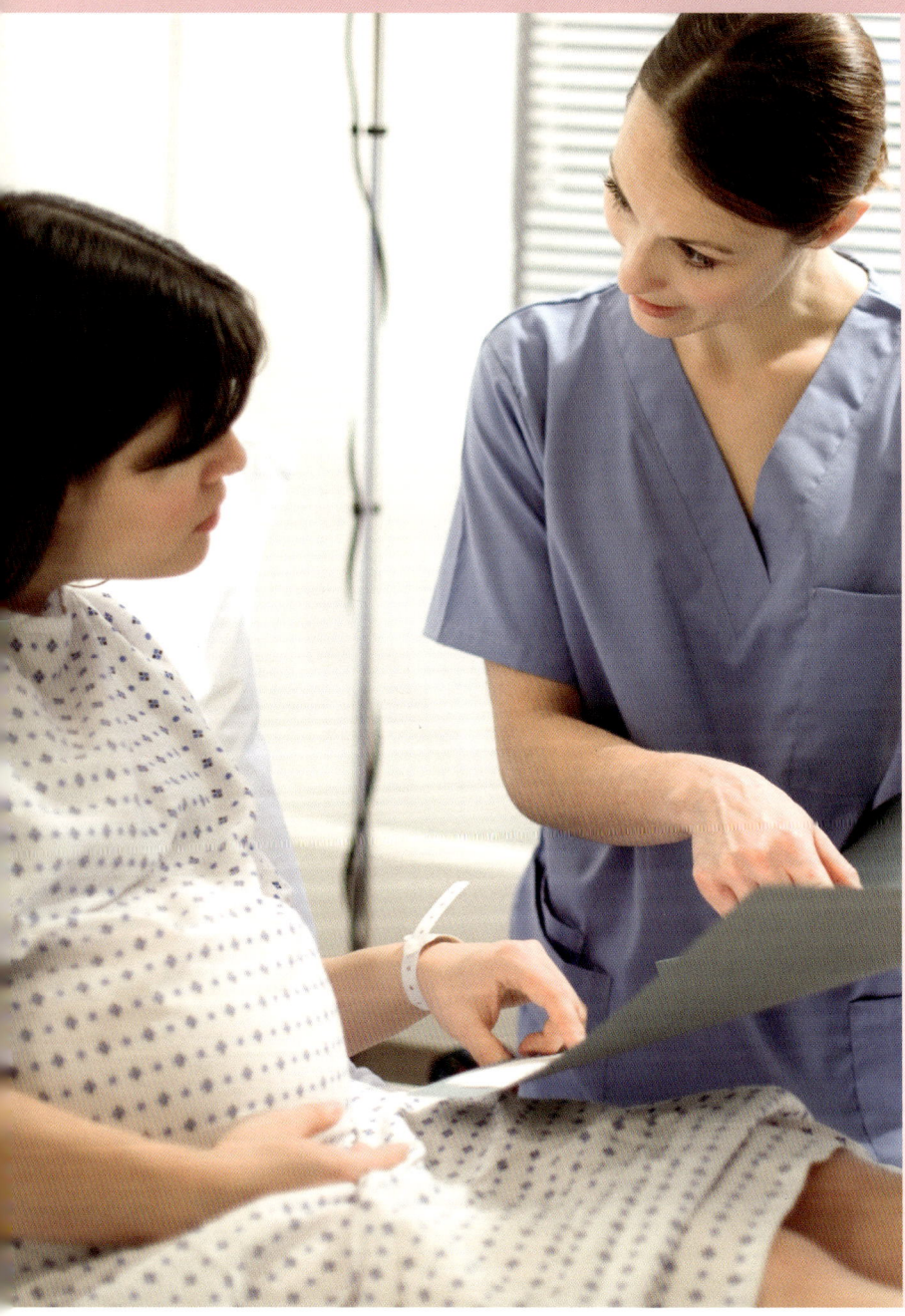

Die meisten Frauen sind von dem Gedanken einer künstlichen Einleitung (Induktion) nicht gerade begeistert. Sie wünschen sich eine Spontangeburt oder haben gehört (oder im Internet gelesen), dass eingeleitete Wehen schmerzhafter sein sollen als natürliche. Wird zu einer Induktion geraten, hat dies jedoch meist triftige Gründe. Der wichtigste ist, dass die Plazenta ab der 42. Schwangerschaftswoche nicht mehr voll arbeitet und das Baby an Sauerstoff- und Nährstoffmangel leiden kann. Um seiner Gesundheit willen muss es dann möglichst bald geboren werden.

Eine frühe Induktion in der Schwangerschaft wird empfohlen, wenn Sie an Präeklampsie (S. 338) oder Schwangerschaftsdiabetes (S. 337) leiden, wenn das Baby nicht mehr richtig wächst, wenn Sie an unerklärbaren Blutungen leiden oder wenn Ihre Fruchtblase gesprungen ist, ohne dass danach die Wehen eingesetzt haben. Der Sinn einer künstlichen Weheneinleitung ist, Ihnen dennoch eine natürliche Geburt zu ermöglichen.

Ein Vorteil der Induktion ist, dass endlich das frustrierende Warten ein Ende hat. Außerdem ist es nicht ganz korrekt, dass induzierte Wehen schmerzhafter sind als natürliche. Sie setzen lediglich schneller ein und werden

AUF DEM LAUFENDEN BLEIBEN
Hebamme oder Arzt werden jede Phase der Induktion genau mit Ihnen besprechen und Sie über alle Vorgehensweisen ausführlich informieren.

daher als intensiver empfunden. Die Induktion funktioniert so gut wie immer und Sie können in den meisten Fällen innerhalb eines Tages mit einer ganz normalen Entbindung rechnen. Es gibt verschiedene Methoden der künstlichen Weheneinleitung, die entweder einzeln, aufeinanderfolgend oder kombiniert angewendet werden, je nach Erfolg oder Misserfolg einer Methode.

# Natürliche Methoden

Vor einer medikamentösen Induktion wird die Hebamme es vielleicht mit einer mechanischen Methode versuchen, die Geburt in Gang zu bringen. Bei dieser Eipollösung wird versucht, die Membran, die das Baby umgibt, von Ihrer Cervix zu lösen. Dadurch werden Prostaglandine (wehenauslösende Hormone) ausgeschüttet. Sie muss dazu einen Finger in die Cervix einführen, was etwas unangenehm sein kann. Falls es angeboten wird, können Sie dem Unbehagen mit einem Lachgas-Sauerstoff-Gemisch zuvorkommen. War die Eipollösung erfolgreich, setzen innerhalb von 48 Stunden die Wehen ein.

# Künstliche Induktion

Eine andere Möglichkeit ist zu prüfen, ob die Cervix weich und weit genug für den Beginn der Wehen ist. Falls sie noch dick und/oder verschlossen ist, wird mit einem Vaginalgel oder mit Tabletten nachgeholfen, die wehenauslösende Prostaglandine enthalten.

Tabletten oder Gel sollten innerhalb einiger Stunden wirken. Falls nicht, wird man Ihnen nach sechs Stunden eine wei-

tere Dosis Prostaglandine anbieten. In der Klinik geschieht dies meist abends, mit dem Ziel, dass diese nachts wirken, während Sie schlafen. Wenn dann morgens die Wehen beginnen, sind Sie frisch und ausgeruht. Vor und nach der Prostaglandingabe wird der Herzschlag des Babys geprüft, um zu sehen, wie es mit den Kontraktionen zurechtkommt. Danach ist es sinnvoll aufzustehen und umherzulaufen, denn dies hilft zusätzlich, die Wehen in Gang zu bringen, falls sie noch nicht eingesetzt haben.

DIE FRUCHTBLASE ÖFFNEN
Sobald die Cervix weich wird und beginnt sich zu öffnen, werden Hebamme oder Arzt vielleicht die Fruchtblase öffnen, in der das Baby im Fruchtwasser schwimmt. In der Fachsprache wird dieser Vorgang als Amniotomie bezeichnet. Manche Frauen finden die Prozedur etwas unangenehm, die meisten berichten jedoch, sie hätten davon so gut wie nichts mitbekommen.

Zum Öffnen der Fruchtblase benutzt die Hebamme entweder ein hakenförmiges Instrument oder einen speziellen Handschuh mit einem Reißhäkchen an einem der Finger. Platzt die Fruchtblase, kann das Fruchtwasser in einem Schwall herausschießen oder auch nur leicht tröpfeln. In jedem Fall werden dadurch Prostaglandine ausgeschüttet, durch die die Geburt in Gang gebracht werden soll.

OXYTOCIN
Die Einleitung der Geburt mit venös verabreichtem, synthetischem Oxytocin ist weitverbreitet. In seiner natürlichen Form stimuliert dieses Hormon den Uterus zu kontrahieren. Manchmal wird die Oxytocingabe auch mit einer Amniotomie kombiniert. Das synthetische Oxytocin gelangt per Dauerinjektion (dem sogenannten »Wehentropf«) direkt in den Blutkreislauf. Viele Frauen haben

die Befürchtung, dass die Wehen, die das Oxytocin auslöst, sehr schmerzhaft sind. Das trifft eigentlich nicht zu, allerdings setzen die Wehen ganz plötzlich stark und regelmäßig ein und nehmen nicht, wie bei natürlichen Kontraktionen, langsam an Intensität zu. Deshalb sollte zunächst mit einer geringen Dosis begonnen werden, die dann bei Bedarf erhöht wird. Versuchen Sie ruhig zu bleiben, machen Sie Ihre Atemübungen und bleiben Sie so lange aktiv wie möglich.

Auch das Baby muss sich an die plötzlichen Wehen erst gewöhnen. Um das Wohlbefinden des Babys ständig überprüfen zu können, werden Sie an einen Monitor angeschlossen.

# Die Induktion ist erfolglos

Nicht immer ist eine Induktion von Erfolg gekrönt. Falls sie bei Ihnen versagt, dürfen Sie sich nicht dafür die Schuld geben. Manchmal verweigern sich Babys aus unerfindlichen Gründen einer natürlichen Geburt. Das kann auch Frauen passieren, die schon mehrere erfolgreiche natürliche Geburten hinter sich gebracht haben.

Wenn die Induktion fehlschlägt, wird entweder ein weiterer Versuch unternommen oder ein Kaiserschnitt durchgeführt. Vermutlich entspricht ein Kaiserschnitt nicht Ihren Idealvorstellungen einer Geburt, aber Hebamme oder Arzt werden Ihnen nicht grundlos dazu raten. Sie haben dabei stets Ihr Wohlbefinden und das Ihres Babys im Auge. Wiederholte erfolglose Versuche, eine natürliche Geburt einzuleiten, können Sie und das Baby zu sehr erschöpfen. Ein Kaiserschnitt wird nur dann durchgeführt werden, wenn er für Sie und Ihr Baby die bestmögliche Option darstellt. Bleiben Sie flexibel.

# Der Umgang mit Schmerz

Viele Frauen haben Angst vor den Schmerzen einer Geburt. Jede erlebt sie anders, doch je besser vorbereitet Sie sind, etwa durch eine positive Einstellung und diverse andere Strategien, desto leichter wird es für Sie.

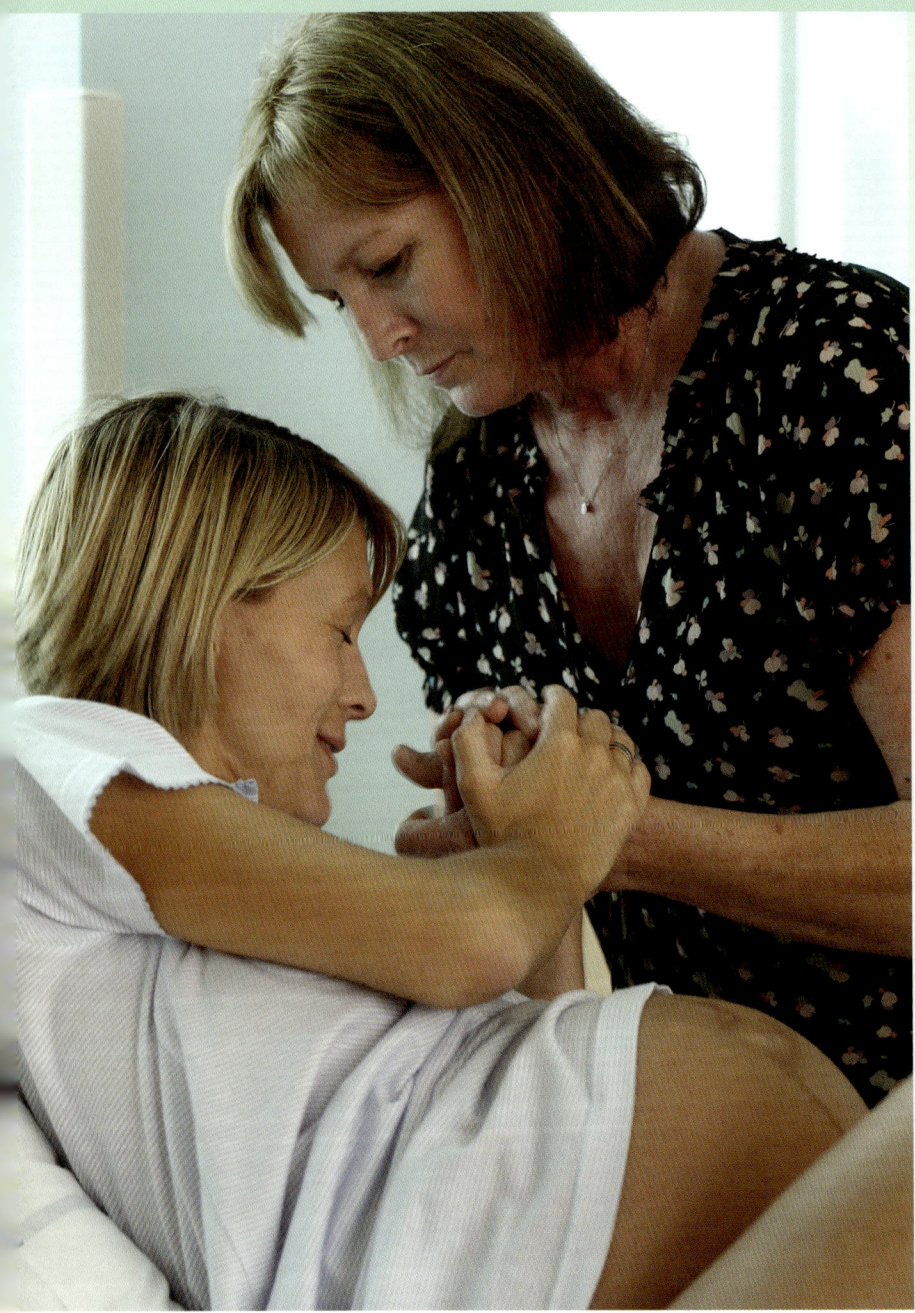

Der Wehenschmerz wird in erster Linie von den Muskeln der Gebärmutter ausgelöst, die sich zusammenziehen, aber auch durch den Kopf des Babys, der gegen den Muttermund drückt. Die Kontraktionen werden in der Regel als krampfartige Schmerzen im Bauch und im unteren Rücken erlebt. Manche Frauen berichten von Schmerzen in der Seite und in den Oberschenkeln. Schmerzen sind auch zu erwarten, wenn das Baby sich streckt und durch den Geburtskanal gleitet.

Das Schmerzerlebnis ist von Frau zu Frau verschieden. Manche berichten von Krämpfen, die denen während der Periode gleichen und mit der richtigen Atemtechnik gut zu bewältigen waren. Andere beschreiben den Schmerz als starke Wellen, die so überwältigend waren, dass sie nach einem Schmerzmittel verlangten.

Der effektivste Umgang mit Schmerz ist, sich entspannt darauf einzulassen. Studien belegen, dass nicht die Frauen mit der höchsten Schmerzschwelle am besten klarkamen, sondern die mit der wenigsten Angst und Anspannung. Wissenschaftlich gesehen macht das Sinn, denn während der Wehen schüttet der Körper ein natürliches Mittel gegen Schmerzen aus, die sogenannten Endorphine. Sind Sie angespannt,

**UNTERSTÜTZUNG VOM PARTNER**
Ob es nun Ihr Partner, Ihre Mutter oder die Hebamme ist: Wenn Ihnen jemand während der Wehen hilfreich zur Seite steht, sind die Schmerzen leichter zu ertragen.

# »Kenntnisse über den Aufbau, Höhepunkt und Tiefpunkt der Wehenschmerzen helfen Ihnen, mit den Schmerzen umzugehen.«

produziert er jedoch Stresshormone und die Wirkung der Endorphine verpufft. Stress entzieht außerdem dem Uterus Sauerstoff und das steigert die Schmerzen zusätzlich.

# Der Verlauf des Schmerzes

Die Intensität der Wehenschmerzen lässt sich kaum vorhersagen, da diese von Faktoren wie der Lage des Babys und Ihrer Fähigkeit sich zu entspannen abhängt. Für jede Wehenphase gibt es aber geeignete Schmerzmittel.

## LATENZPHASE

Die erste Wehenphase (S. 262), in der sich der Muttermund zu weiten beginnt, dauert am längsten, im Durchschnitt acht Stunden. Die Kontraktionen sind leicht, etwa so wie stärkere Menstruationsschmerzen. Der Schmerz erreicht während der Kontraktion seinen Höhepunkt, zwischen den Wehen haben Sie jedoch Zeit zum Entspannen. Vielen Frauen helfen in dieser Wehenphase Atemtechniken oder ein TENS-Gerät (S. 253–254), andere bevorzugen ein Lachgas-Sauerstoff-Gemisch oder ein leichtes Schmerzmittel.

## AKTIVE PHASE

Der Muttermund weitet sich, die Wehen werden länger, stärker und folgen immer kürzer aufeinander. Der Druck im Rücken

und im Schambeinbereich kann sich verstärken. Sind die Wehenabstände kurz, gelangt nicht mehr so viel Sauerstoff zu den Muskeln des Uterus und die Schmerzen werden stärker.

Einige Frauen haben jetzt sehr starke Rückenschmerzen, die bis in die Oberschenkel ausstrahlen. Sie können weiterhin natürliche Schmerzmittel oder ein Analgetikum (S. 256) anwenden. Manche Frauen empfinden diese Phase so schmerzhaft, dass sie eine Periduralanästhesie wünschen (S. 258).

## ÜBERGANGSPHASE

Wenn sich die Cervix die letzten Zentimeter öffnet und der Kopf des Babys in den Geburtskanal rutscht, können Sie starke Schmerzen im Bauch verspüren, die in Rücken und Beine ausstrahlen. Starke Wehen folgen dicht aufeinander, während sich der Körper darauf vorbereitet, zu pressen (S. 266). Das Lachgas-Sauerstoff-Gemisch hilft weiterhin. Bei einer Periduralanästhesie kann nachge-

spritzt werden. Ein Analgetikum wird so kurz vor der Geburt nicht mehr gegeben.

## AUSTREIBUNGSPHASE

In dieser Phase ändert sich die Art des Schmerzes. Sie verspüren einen unwiderstehlichen Pressdrang, der vom Druck des Babykopfes auf Beckenboden und Mastdarm herrührt. Viele Frauen empfinden den Schmerz zwar als stark, aber als produktiver, denn nun können sie aktiv mitarbeiten. Wenn der Kopf des Babys durchtritt, tritt ein scharfer, brennender Schmerz auf. In dieser Phase kann Lachgas eingesetzt werden.

## DIE NACHGEBURT

Mit ein paar kurzen Wehen wird die Plazenta geboren. Die Nachgeburt kann eingeleitet werden (S. 272) oder auf natürliche Weise (S. 273) erfolgen. Der Vorgang kann etwas unangenehm sein, aber die meisten Frauen sind so mit ihrem Baby beschäftigt, dass sie davon so gut wie nichts mitbekommen.

## Tipps zum Umgang mit Wehenschmerzen

Frauen, die auf den Schmerz vorbereitet sind, finden oft, dass es weniger schlimm ist als sie dachten. Ihnen genügen oft Atemtechniken und natürliche Mittel gegen Schmerzen (S. 252–255).

● Konzentrieren Sie sich darauf, dass Ihr Baby nach neun langen Monaten endlich bald da sein wird.

● Kämpfen Sie nicht gegen die Wehen an. Entspannen Sie sich und sagen Sie sich immer wieder, dass Sie damit fertigwerden.

● Die meisten Frauen beschreiben die Geburt als ihr schönstes Erlebnis, das sie freiwillig (oft mehrmals) wiederholen. Ganz so schlimm kann es also nicht sein.

# Natürliche Schmerzlinderung

Viele Frauen wünschen sich eine natürliche Geburt ohne Intervention oder möchten neben der medikamentösen Schmerzbehandlung auch natürliche Methoden anwenden. Schmerzen lassen sich auf vielerlei Arten lindern.

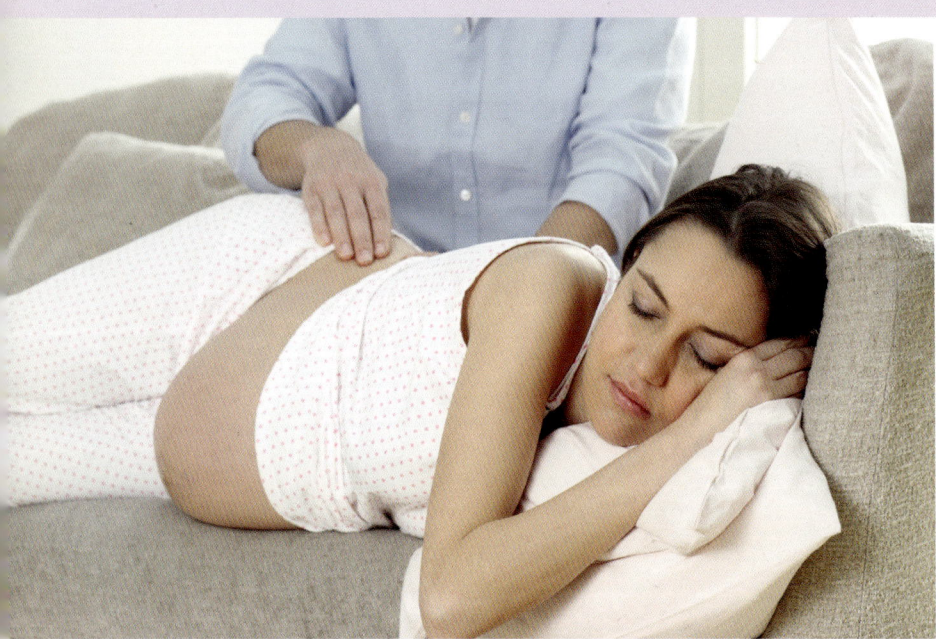

EINE BERUHIGENDE MASSAGE
Manche Frauen empfinden eine Massage des unteren Rückens während der Wehen als besonders hilfreich. Dabei wird mit den Handballen Druck ausgeübt, die Daumen führen kreisende Bewegungen aus.

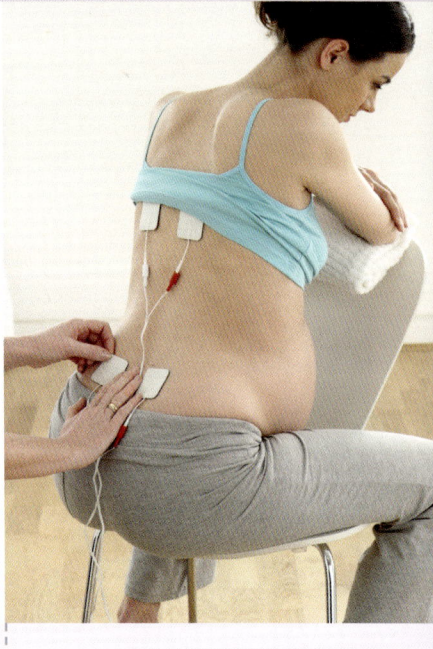

REIZSTROM
Zu Beginn der Wehen kann ein TENS-Gerät sehr hilfreich sein. Sie können sich trotz der Pads frei bewegen.

Zwar kennt die Schulmedizin viele Methoden zur Schmerzbekämpfung, doch diese haben häufig Nebenwirkungen für Sie und Ihr Baby. Deshalb möchten Sie vielleicht zuerst auf natürliche Mittel zur Schmerzlinderung zurückgreifen. Besonders wichtig ist, dass Sie so lange wie möglich aktiv und aufrecht bleiben. Viele Studien zeigten, dass dies die Wehen erheblich verkürzt, weil Sie sich die Schwerkraft zunutze machen. Durch Umhergehen während der Eröffnungsphase öffnet sich Ihr Becken und das Baby rutscht leichter in den Geburts-

kanal. Obendrein begünstigt es die Ausschüttung von Endorphinen. Wenn Sie es nicht mehr schaffen, umherzulaufen, schaukeln oder wiegen Sie sich im Rhythmus Ihrer Atmung. Versuchen Sie etwa alle 30 Minuten die Position zu wechseln. Nutzen Sie alles, was die Wehen unterstützt, wie etwa große Bälle. Sie können damit federn, um regelmäßige Kontraktionen zu fördern oder sich einfach nur dagegenlehnen. Für die einzelnen Wehenphasen werden unterschiedliche Positionen empfohlen (S. 265 und S. 269). Vermeiden Sie es, flach auf dem Rücken

zu liegen, dies kann die Blutzufuhr zum Baby einschränken. Wichtig ist auch, dass Ihr Geburtsteam Sie ermuntert, denn Angst verlangsamt die Wehen und macht sie schmerzhafter.

## Bewährte Methoden

Einige Methoden haben sich besonders bewährt und wurden von vielen Frauen als hilfreich empfunden.

# »Manche Frauen brauchen kein Schmerz-mittel, doch die meisten verlangen irgendwann danach. Zum Glück ist die Auswahl groß.«

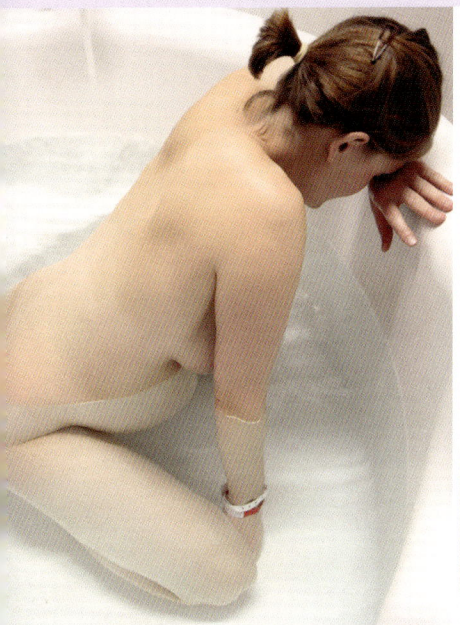

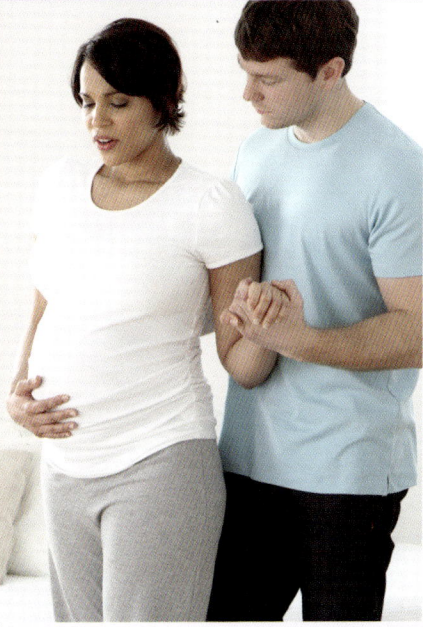

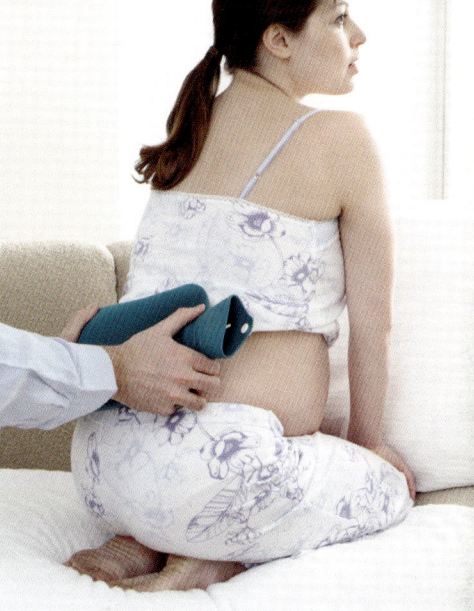

**WASSER**
Das Eintauchen in warmes Wasser wirkt entspannend. Durch den Auftrieb können Sie sich auch besser bewegen.

**UMHERGEHEN**
Das Baby bewegt sich dank der Schwerkraft schneller nach unten, wenn Sie zwischen den Wehen aufstehen und umhergehen.

**WÄRME**
Eine wohltemperierte (nicht zu heiße) Wärmflasche am Rücken hilft gegen Muskelverspannungen.

## MASSAGE

Manche Frauen empfinden Massagen während der Wehen als sehr angenehm. Massieren regt die Durchblutung an. So gelangt mehr Sauerstoff in das Gewebe rund um den Uterus und die Muskeln verkrampfen sich nicht so stark. Einige Frauen schätzen es, wenn ihr unterer Rücken massiert wird, anderen genügt eine Massage von Schultern, Händen oder Füßen. Sagen Sie Ihrem Partner, was Sie gern hätten. Idealerweise hat er schon vor der Geburt ein paar Techni-ken ausprobiert. Gehen Sie sparsam mit ätherischen Ölen um, auch wenn diese die Wirkung der Massage verstärken. Ein paar Tropfen mit einem Trägeröl ver-mischt, reichen aus. Empfohlen werden Lavendel, Römische Kamille, Weihrauch, Bergamotte und Geranie.

## REIZSTROM

Ein TENS-Gerät (transkutane elektri-sche Nervenstimulation) ist vor allem in der Eröffnungsphase hilfreich. Es lindert Schmerzen, indem es Schmerzsignale in den Nervenbahnen blockiert und den Körper dazu anregt, eigene schmerzstil-lende Substanzen wie Enkephaline und Endorphine zu produzieren.

Über Elektroden am Körper werden schwache elektrische Impulse auf die Haut übertragen, welche die Weiterlei-tung der Schmerzsignale ans Gehirn unterbrechen. Eine Wirkung tritt nach etwa 30 Minuten ein. Manchen Frauen hat das Gerät geholfen, andere fanden das Kribbeln unangenehm. Sie sollten damit beginnen, sobald die Wehen ein-setzen. Sie können auch mit TENS-Gerät aktiv bleiben, es hat keine Nebenwirkun-gen für Sie oder das Baby.

Die Stromstärke kann nach Bedarf geregelt werden. Sie können das Gerät auch zusätzlich zu analgetischen Mitteln (S. 256) einsetzen. Ein Nachteil ist, dass Sie es nicht im Wasser benutzen können. Fragen Sie vorher in der Klinik nach, ob Geräte verfügbar sind oder ob Sie eines mieten müssen.

## ATMEN

Die Bedeutung des richtigen Atmens während der Wehen sollte nicht unterschätzt werden. Atemtechniken helfen, die Muskeln mit sauerstoffreichem Blut zu versorgen, sodass sie effizienter arbeiten können, ohne sich zu verkrampfen.

Die meisten Geburtsvorbereitungskurse lehren verschiedene Atemtechniken und es lohnt sich wirklich, diese zu üben, bis Sie sie beherrschen.

## WASSER

Warmes Wasser ist eine Wohltat, egal ob in der Badewanne, unter der Dusche oder im Geburtsbecken. Studien haben gezeigt, dass warmes Wasser am unteren Rücken (der den Teil der Wirbelsäule enthält, die die Nervensignale der unte-ren Bauchregion empfängt) Verspannungen und dadurch auch Schmerzen reduziert. Viele Frauen empfinden die Wehen als weniger schlimm, wenn sie dabei im Wasser liegen können (S. 275), und auch die Dauer der Wehenphasen verkürzt sich. Wasser wirkt beruhigend und trägt Sie, sodass Sie weniger Druck auf Rücken und Beine verspüren. Eine Tasse Meersalz im Badewasser verhindert, dass Ihre Haut runzelig wird, und ein paar Tropfen ätherisches Öl fördern die Entspannung. Stellen Sie eine Flasche Wasser zum Trinken neben die Wanne, denn der lange Aufenthalt im Wasser kann Sie dehydrieren.

## WÄRME UND KÄLTE

Wärme gilt schon seit Jahrhunderten als schmerzlindernd und entspannend. Probieren Sie es selbst mit einer Wärmflasche, einem Wärmepad oder einem Körnerkissen, das sich in der Mikrowelle erwärmen lässt. Abwechselnd mit den Wärmeanwendungen können Sie sich Eispackungen auf Nacken, Rücken, Schultern oder den unteren Bauch legen, um Verkrampfungen zu lindern. Die Wärme öffnet die Blutgefäße, sodass sauerstoffreiches Blut hindurchströmen kann. Die Kälte wirkt erfrischend und lindert Anspannung und leichte Schmerzen.

# Alternative Therapien

Die Auswahl an alternativen Therapien zur Entspannung und Schmerzlinderung ist groß. Einige davon können Ihnen auch während der Wehen nützlich sein.

## AKUPUNKTUR UND AKUPRESSUR

Diese beiden Disziplinen der traditionellen chinesischen Medizin haben oft genug bewiesen, dass sie sowohl den Wehenschmerz lindern als auch die Eröffnungsphase verkürzen können. Bei der Akupunktur wird von Energiebahnen im Körper ausgegangen, deren Energiefluss blockiert sein kann. Durch das Einstechen dünner Nadeln an bestimmten Stellen des Körpers kann dieser

## Wege zur Entspannung

Überlegen Sie schon voher, wie Sie sich während der Wehen entspannen möchten. So sehen Sie dem Ereignis gelassener entgegen.

• Yoga beinhaltet Atemtechniken zur Tiefenentspannung und zur Steigerung der Konzentration.

• Manchen Frauen helfen Atemtechniken, bei denen die Atmung bewusst verlangsamt wird, in Verbindung mit entspannender Musik.

• Jede Frau ist anders. Manchen reicht die pure Anwesenheit des Partners, andere möchten aktiv unterstützt werden.

In jedem Fall kann ein verantwortungsbewusster Geburtspartner, der sich um Ihre Bedürfnisse kümmert, sehr beruhigend sein.

• Eine kniende Position (mit weit geöffneten Knien und angelehnter Stirn) wirkt sehr entspannend.

• Je besser Sie über alle Vorgänge informiert sind, desto leichter fällt die Entspannung.

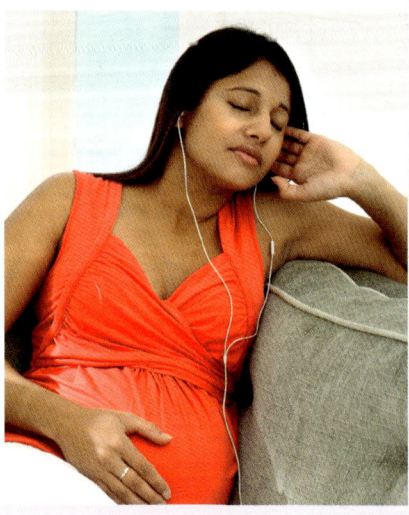

ABSCHALTEN
Sammeln Sie Energie für später: Hören Sie Musik oder blättern Sie Ihr Lieblingsmagazin durch.

Energiefluss wiederhergestellt werden. Sie werden in der Regel schon vor der Geburt Kontakt zu einem Akupunkteur aufnehmen und dann mit ihm vereinbaren, dass er Sie während der Entbindung akupunktiert.

Akupressur erfolgt durch Drücken bestimmter Energiepunkte des Körpers. Sie kann von einem Therapeuten oder auch von Ihrer Geburtsbegleitung angewendet werden. Druckpunkte an Händen und Beinen sollen beim Öffnen der Cervix helfen, während Punkte am oberen und unteren Rücken, Füßen und Schienbein den Schmerz lindern.

### HOMÖOPATHIE

In der Homöopathie werden Heilmittel aus stark verdünnten natürlichen Substanzen angewendet, welche die Selbstheilungskräfte des Körpers anregen sollen. Es gibt unzählige Erfahrungsberichte über die Wirkkraft der Homöopathie, allerdings konnte sie bisher noch nicht wissenschaftlich bewiesen werden. Während der verschiedenen Wehenphasen kommen unterschiedliche Mittel zur Anwendung. Gelsemium 30 und Caulophyllum 30 sollen den Beginn der Wehen fördern, wenn das Baby überfällig ist, sowie schwache Wehen verstärken. Chamomilla 30 wird bei lang andauernden Wehen und starken Schmerzen empfohlen, Belladonna 30 bei allgemeinen Schmerzen und Pulsatilla 30 soll bei psychischer Erschöpfung, Unruhe und Reizbarkeit angewendet werden.

Sie können eventuell in der Apotheke ein homöopathisches Geburts-Set kaufen oder Sie konsultieren einen registrierten Homöopathen, welche Mittel für Sie infrage kämen.

### REFLEXZONENMASSAGE

Das Manipulieren sogenannter Reflexzonen an Händen und Füßen soll die Entspannung fördern und Schmerzen lindern. Es gibt interessante Forschungen zu dem Thema, wonach Frauen, die regelmäßig in der Schwangerschaft zur Reflexzonenmassage gingen, kürzere Wehen hatten.

Eine Grundtechnik ist, die zweite und dritte Zehe (die erste ist der große Zeh) abwechselnd stark zu drücken und loszulassen. Dies soll direkte Auswirkungen auf den Uterus haben.

### HYPNOTHERAPIE

Hypnotherapie basiert darauf, den bewussten Teil des Gehirns zu umgehen und direkt auf das Unterbewusstsein einzuwirken. Die immer populärer werdende Hypnogeburt ist eine Kombination aus Atem- und Entspannungstechniken, die Sie jedoch vor der Geburt in einem meist mehrere Wochen dauernden Kurs erlernen sollten. Zu den Selbsthypnosetechniken, die Sie dort erlernen, gehört unter anderem auch positives Visualisieren. Sie lernen, sich auch unter unangenehmen Bedingungen positive Bilder von angenehmen, schönen Erfahrungen vorzustellen. Manche Frauen treffen eine Vereinbarung mit Ihrem Hypnotherapeuten, dass er sie bei der Geburt begleitet.

»Konzentrieren Sie sich nicht auf Ihre Angst oder Ihre Schmerzen, sondern darauf, dass Sie bald Ihr Baby in den Armen halten werden.«

## Das hat uns geholfen

Ich nahm ein langes Bad, bevor die Geburt eingeleitet wurde, denn ich hatte zu diesem Zeitpunkt leichte Rückenschmerzen. Das einzige Schmerzmittel, das ich nutzen konnte, war ein Lachgas-Gemisch, da bei mir alles so schnell ging. NK

Am meisten halfen mir Atemtechniken und positives Denken. Ich wendete auch mein TENS-Gerät an und gab tiefe lange Töne von mir, weil mich das beruhigte und mir half, mich zu konzentrieren. TL

Aromatherapie und Massage haben mir in der Schwangerschaft am besten geholfen, ruhig und entspannt zu bleiben. Bei der Entbindung empfand ich die Massage durch meinen Partner sehr angenehm. MG

Für mich machte es einen enormen Unterschied, den größten Teil der Wehen aufrecht zu stehen, denn im Liegen waren meine Schmerzen viel intensiver. Ich konzentrierte mich außerdem darauf, den Höhepunkt jeder einzelnen Wehe zu überwinden, und weniger darauf, wie viel Zeit noch übrig war. Das machte für mich die Wehen wesentlich erträglicher. LJ

# Medikamentöse Schmerzlinderung

Wenn die Wehen schmerzhafter sind als erwartet oder das Baby ungünstig liegt, kann der Schmerz ergänzend oder anstelle der natürlichen Methoden schnell und effektiv mit Medikamenten bekämpft werden.

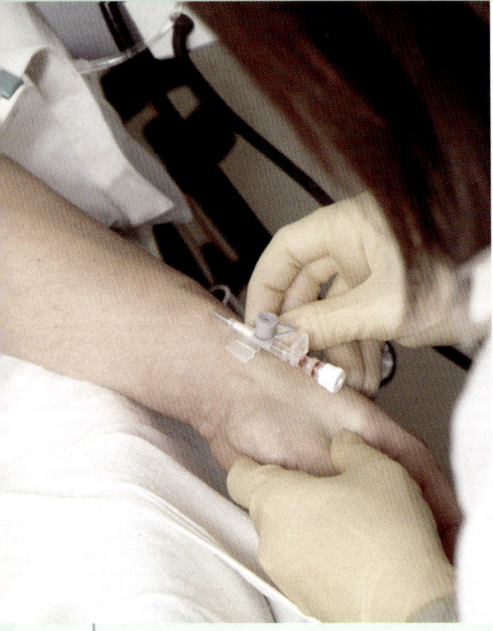

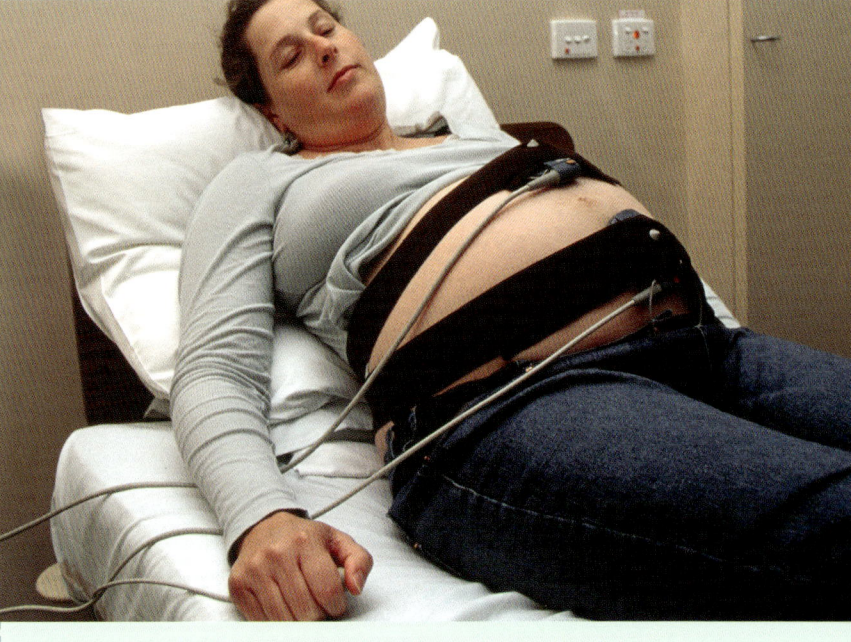

**SCHNELLE WIRKUNG**
Intravenös gegebene schmerzstillende Medikamente wirken innerhalb von Minuten, allerdings müssen Sie dazu kurz liegen.

**SELBSTKONTROLLE**
Einige moderne Geburtskliniken bieten patientengesteuerte Schmerztherapie an. Sie können mithilfe einer kleinen Pumpe per Knopfdruck die Dosis Ihres Schmerzmittels selbst erhöhen.

Manchmal reichen natürliche Methoden zur Schmerzbekämpfung nicht aus, etwa bei einer Einleitung oder wenn das Baby in einer Position liegt, die Wehen und Geburt verlängert und erschwert. Es gibt zwei Gruppen medikamentöser Schmerzmittel, zum einen die Analgetika, welche die Schmerzempfindung nur dämpfen, zum anderen die Anästhetika, welche den Schmerz komplett betäuben.

Ein örtliches Anästhetikum wird während der Geburt gegeben, um die Nerven in einem bestimmten Bereich zu betäuben. Bei der Peridural- oder Spinalanästhesie werden die Schmerzen in Bauch und Rücken betäubt, beim Pudendusblock die in Vagina und Perineum. Letzterer wird hauptsächlich bei einer Zangen- oder Saugglockengeburt angewendet (S. 278–279).

## Lachgas-Sauerstoff-Gemisch

Hierbei handelt es sich um ein spezielles Stickstoff-Sauerstoff-Gemisch, das während Wehen und Geburt eingesetzt werden kann und dessen Wirkung in weniger als einer Minute einsetzt. Man atmet das Gasgemisch durch eine Maske ein, sobald die Wehe beginnt. So wirkt es am effektivsten, wenn die Wehe den Höhepunkt erreicht. Sie können selbst entscheiden, wann Sie es benutzen möchten.

Das Lachgas-Gemisch durchdringt die Plazenta, hat jedoch keine bekannten Nebenwirkungen für das Baby. Manche Frauen berichten zwar von einem Gefühl der Schläfrigkeit, leichtem Schwindel oder Mundtrockenheit, doch im Allgemeinen finden die meisten Frauen, dass es die Schmerzen lindert.

Die Vorbehalte gegen Lachgas sind im deutschsprachigen Raum nach wie vor groß. Daher bietet es nicht jede Klinik an, obwohl es wegen der schnell eintretenden Wirkung und auch wegen der Kürze der Wirkdauer als Mittel zur Schmerzlinderung bei Wehen und Geburt gut geeignet ist.

# Opioide

Schmerzstillende Injektionen sind eine gängige Methode der Schmerzbekämpfung. Dazu gehören auch Medikamente aus der Gruppe der Opioide, die wiederum zu den Narkotika gehören. In vielen Studien wurde die Wirksamkeit dieser Medikamente, die den Morphinen ähneln, bewiesen. Sie wirken, indem sie das Gehirn sedieren und Schläfrigkeit verursachen. Pethidin, Diamorphin und Meptazinol sind die bei Geburten am häufigsten angewendeten Opioide. Ihre Wirkung setzt nach etwa 20 Minuten ein und hält bis zu drei Stunden lang an.

## VORTEILE
Opioide sind sehr effektiv, wenn Frauen bei der Geburt unter extremen Schmerzen leiden und von einer langen Geburt stark erschöpft sind. Kleine Dosen können den Kontraktionen den Schmerz nehmen, sodass Sie sich ausruhen und neue Energien sammeln können. Die Medikamente dürfen auch von Hebammen verabreicht werden. Das bedeutet, sie sind auch bei einer Hausgeburt einsetzbar. Diamorphin (aber nicht Pethidin) ruft ein Gefühl von Euphorie hervor, was viele Frauen in den Wehen als förderlich empfinden.

## NACHTEILE
Viele Frauen stellen fest, dass Opioide bei ihnen Schwindel oder Übelkeit hervorrufen. Andere berichten, dass sie vom Verlauf der Geburt kaum noch etwas mitbekamen.

Opioide sind plazentagängig und können die Atmung des Kindes beeinflussen. Wird es kurz vor der Geburt verabreicht, kann es das Baby schläfrig machen, sodass es länger dauert, bis es gestillt werden kann. Aus diesem Grund werden Arzt oder Hebamme diese Medikamente vorzugsweise zwei bis vier Stunden vor der geplanten Geburt verabreichen oder dem Baby ein Gegenmittel geben.

In zu hoher Dosierung können Opioide übrigens auch für Sie selbst gefährlich werden und Ihre Atmung beeinträchtigen.

»Sie können immer zuerst mit natürlichen Methoden beginnen, dann zu Gas übergehen und erst dann Opioide oder eine PDA verlangen, wenn es notwendig ist.«

## Hilfreiche Tipps zur Schmerzlinderung

Ihre Hebamme ist dazu da, um Ihnen bei jeder Art von schmerzlindernder Methode zu helfen, die Sie ausprobieren möchten. Scheuen Sie sich nicht, sie zu fragen, wenn Sie wegen irgendetwas besorgt sind. Hier sind ein paar bewährte Tipps, damit die Schmerzmittel optimal wirken.

• Lachgas wirkt nur, solange Sie es einatmen, daher lässt es schon nach etwa einer Minute nach. Atmen Sie es ein, sobald die Wehe beginnt. Wenn Sie damit warten, bis es richtig wehtut, wirkt das Gas erst in der Wehenpause.

• Ein paar Schluck Wasser oder ein Eiswürfel helfen gegen den trockenen Mund, der bei Lachgas auftreten kann.

• Bevor Sie sich für Pethidin oder ein anderes Opioid entscheiden, lassen Sie von der Hebamme prüfen, wie weit der Muttermund schon geöffnet ist. Wenn er schon sehr weit offen ist, sollten Sie versuchen, ohne Pethidin weiterzumachen.

• Wenn Sie von zarter Konstitution sind oder wissen, dass Medikamente bei Ihnen besonders stark anschlagen, lassen Sie sich nur eine kleine Dosis geben, die bei Bedarf aufgestockt werden kann.

• Wenn Sie eine PDA bekommen, aber trotzdem fühlen möchten, wie das Baby geboren wird, fragen Sie die Hebamme, ob es möglich ist, die PDA vor dem Moment der Geburt auslaufen zu lassen. Es wird Ihnen leichterfallen zu pressen, wenn Sie die Kontraktionen spüren.

# Peridural-anästhesie

Eine Periduralanästhesie (PDA) ist eine örtliche Betäubung. Das heißt, sie wirkt genau dort, wo der Schmerz sitzt. Für Wehen und Geburt ist sie die effektivste Methode zur lokalen Schmerzbekämpfung. Eine PDA sollte erst im fortgeschrittenen Wehenstadium gemacht werden, nicht schon bei den ersten Anzeichen von Schmerz, denn es ist wichtig zu kontrollieren, dass die Kontraktionen regelmäßig kommen.

Bei einer PDA wird eine dünne Hohlnadel in den sogenannten Periduralraum (der Raum zwischen Rückenmark und Wirbelsäule) im unteren Rücken eingeführt. Dann wird durch die Hohlnadel ein kleiner Katheter geschoben und ein örtliches Betäubungsmittel in den Periduralraum gespritzt. Die Nadel wird entfernt und der Katheter wird mit Pflaster an Ihrem Rücken fixiert. Sobald er an Ort und Stelle sitzt, spüren Sie nichts mehr davon. Das Betäubungsmittel kann dann bei Bedarf über den Katheter

alle ein bis zwei Stunden nachgespritzt werden.

Eventuell erhalten Sie auch eine Dauerinfusion, mit der das Betäubungsmittel permanent in den Periduralraum geleitet wird oder die es Ihnen ermöglicht die Dosis mithilfe einer kleinen Pumpe selbst zu erhöhen. Auch wenn Ihnen bei dem Gedanken an die lange Hohlnadel, die direkt in Ihre Wirbelsäule gestochen wird, nicht wohl ist, gilt die PDA als sicher, einfach und effektiv.

## VORTEILE
In 90 Prozent der Fälle schaltet eine PDA den Schmerz komplett aus. 10 Prozent der Frauen fühlen noch einen leichten Schmerz, der jedoch gut erträglich ist. Sollte plötzlich eine medizinische Intervention nötig werden, etwa eine Zangengeburt oder ein Kaiserschnitt, reicht es oft aus, eine bereits gelegte PDA zu verstärken, sodass Ihnen eine Vollnarkose erspart bleibt.

## NACHTEILE
Wenn Sie keine mobile PDA bekommen haben (siehe rechts), werden Sie so gut

wie kein Gefühl mehr in den Beinen haben und nicht mehr umherlaufen können, sodass die Geburt oft länger dauert. Auch ein entspannendes Bad ist dann nicht mehr möglich.

Möglicherweise brauchen Sie einen Blasenkatheter zum Ableiten des Urins, der die Harnröhre reizen kann. Manche Frauen haben Angst vor Nachwirkungen wie Rückenschmerzen, Taubheitsgefühlen oder Lähmungserscheinungen, doch dafür gibt es keine Hinweise. Bei oder nach einer PDA kann es zu Kopfschmerzen oder niedrigem Blutdruck kommen, doch im Allgemeinen sind die Nebenwirkungen gering und das Baby ist davon nicht betroffen.

Studien zeigten, dass Frauen mit PDA länger in den Wehen liegen und mit größerer Wahrscheinlichkeit per Zange oder Saugglocke entbunden werden.

# Mobile PDA

Vielleicht bietet man Ihnen eine sogenannte mobile PDA an, bei der dasselbe Betäubungsmittel in geringerer Dosie-

VORBEREITEN EINER PDA
Zuerst wird die Stelle am Rücken örtlich betäubt, sodass Sie das Einstechen der Hohlnadel nicht spüren. Während der Anästhesist die PDA setzt, müssen Sie absolut stillhalten.

DER WEG DES ANÄSTHETIKUMS
Durch einen Katheter wird ein Betäubungsmittel in den Periduralraum zwischen Rückenmark und Wirbelsäule gespritzt.

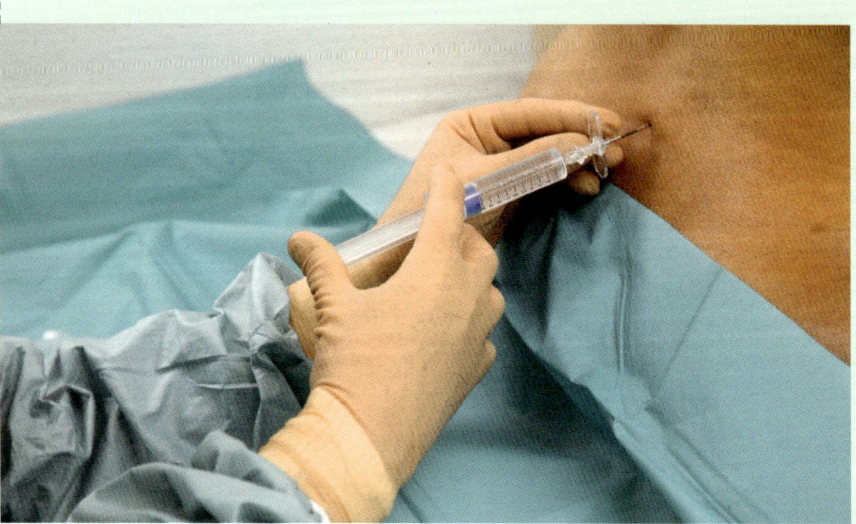

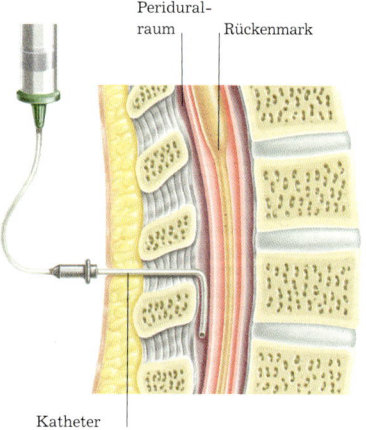

Periduralraum
Rückenmark

Katheter

rung verwendet wird, sodass das Gefühl in den Beinen erhalten bleibt. Sie bietet ebenfalls sehr gute Schmerzlinderung, aber Sie werden besonders überwacht werden, damit Ihnen beim Umherlaufen nichts passiert.

Nicht alle Kliniken bieten die mobile PDA an, weil dafür extra augebildetes Personal nötig ist. Die Vorteile, Nachteile, Neben- und Nachwirkungen sind dieselben wie bei der herkömmlichen PDA. Auch wenn Sie nicht liegen bleiben müssen, wird Ihre Beweglichkeit eingeschränkt sein. Manche Frauen schaffen es beispielsweise nur zwischen Bett und Stuhl hin und her oder mithilfe des Partners zur Toilette.

# Spinalanästhesie

Bei dieser Form der örtlichen Betäubung wird das Anästhetikum direkt in den mit Gehirn-Rückenmarksflüssigkeit gefüllten Raum der Wirbelsäule gespritzt. Sie wirkt zwar schneller als die PDA, aber da kein Katheter platziert wird, kann nicht bei Bedarf nachdosiert werden.

Die Spinalanästhesie wird hauptsächlich bei Kaiserschnitten und anderen Prozeduren angewendet, die nicht länger als eine Stunde dauern. Wie bei der PDA kann es auch hier zu einem Blutdruckabfall kommen, durch den sich der Herzschlag des Babys verlangsamt und Ihre Fähigkeit zu pressen verringert. Nebenwirkungen wie Jucken oder Kribbeln der Haut, Übelkeit und Schwindel sind möglich.

## KOMBINIERTE SPINAL-EPIDURAL-ANÄSTHESIE (CSE)

Wie der Name schon vermuten lässt, handelt es sich hierbei um eine Kombination aus Peridural- und Spinalanästhesie. Sie erhalten ein niedrig dosiertes Schmerzmittel durch eine Injektion in die Rückenmarksflüssigkeit. Dann wird der Anästhesist einen Epiduralkatheter

einsetzen. Lässt die Wirkung der Spinal-Epiduralanästhesie nach, wird das Medikament über den Katheter nachgespritzt, sodass Sie konstant schmerzfrei bleiben. Die Nebenwirkungen der CSE sind dieselben wie beim Spinalblock.

## PUDENDUSBLOCK

Diese Form der schnell wirkenden örtlichen Betäubung wird manchmal vor einer Zangen- oder Saugglockengeburt (S. 278–279) angewendet. Dabei wird ein Nerv im Beckenbodenbereich durch ein Lokalanästhetikum betäubt, sodass Vagina und Perineum (der Bereich zwischen Vagina und Anus) schmerzfrei werden.

## VOLLNARKOSE

Manchmal wird ein Notkaiserschnitt in Vollnarkose ausgeführt, bei der Sie nicht bei Bewusstsein sind. Dies kann nötig werden, wenn beispielsweise andere Anästhetika nicht gewirkt haben oder Gefahr für Mutter und Kind besteht und die Operation ohne Verzögerung ausgeführt werden muss. Ihr Geburtsbegleiter darf in diesem Fall nicht bei Ihnen bleiben, doch Sie werden schon etwa zehn Minuten danach wieder wach sein.

## Unsere Erfahrungen mit Schmerzmitteln

**Als mein Sohn** vor 13 Jahren zur Welt kam, war eine mobile PDA eine Seltenheit. Ich hatte Glück, dass sie in meiner Klinik angeboten wurde. Man gab mir die niedrig dosierte PDA und dann filmte mich der Anästhesist dabei, wie ich die Klinikflure auf und ab ging! MG

**Lachgas wirkte super,** sodass ich nichts anderes brauchte. Das einzige, was ich sonst noch gegen Schmerzen unternahm, war ein warmes Bad. NK

**Lachgas half mir** am besten. Mir gefiel vor allem, dass ich es selbst bestimmen konnte, wie viel ich davon bei jeder Wehe einatmen wollte. CH

**Meine Wehen waren** nicht so schmerzhaft, deshalb konnte ich meine Babys ohne Schmerzmittel gebären. Aber manchmal dauert die Geburt sehr lang oder es muss interveniert werden oder die Schmerzen sind unerträglich. Vertrauen Sie dem Arzt, wenn er Ihnen Schmerzmittel empfiehlt. Mein Arzt sagte mir, eine Geburt ohne Schmerzmittel sei wie ein Marathonlauf. Wenn man denkt: »Vielleicht schaffe ich es, vielleicht auch nicht«, hat man schon verloren. Stattdessen sollte man das Ziel ins Auge fassen und sich allein

darauf konzentrieren, doch dabei stets bereit sein, sich mit unvorhergesehenen Umständen zu arrangieren. LJ

**Eine meiner »Mütter«** erzählte mir, dass bei ihrem zweiten Baby kein Anästhesist für eine PDA aufzutreiben war. Völlig frustriert wanderte sie in der Klinik umher und musste feststellen, dass sie dadurch nicht nur von allem abgelenkt war, sondern auch die Geburt so schnell voranging, dass ihr Baby wenige Stunden später zur Welt kam, ohne dass sie dabei große Schmerzen gehabt hätte. NK

**Eine meiner Patientinnen** berichtete, sie habe sich vom Lachgas wie betrunken gefühlt, obwohl sie bei der Geburt hellwach sein wollte. Penthidin kam für sie jedoch auch nicht infrage, deshalb beschloss sie, die Zähne zusammenzubeißen und die Geburt ohne Schmerzmittel durchzustehen. Sie hüpfte stattdessen auf dem Höhepunkt jeder Wehe wie wild auf dem Geburtsball umher und tatsächlich linderte das nicht nur die Schmerzen, sondern schaukelte das Baby auch in eine bessere Position. Die Geburt ging viel schneller als erwartet und sie hatte nicht das Gefühl, die Kontrolle über den Vorgang zu verlieren. MG

# Überwachung während der Wehen

Auch wenn das Baby von Natur aus mit dem Stress der Entbindung zurecht-kommt, überprüft Ihre Hebamme immer wieder seinen Herzschlag, um Veränderungen, die möglicherweise auf Komplikationen hindeuten, sofort zu erkennen.

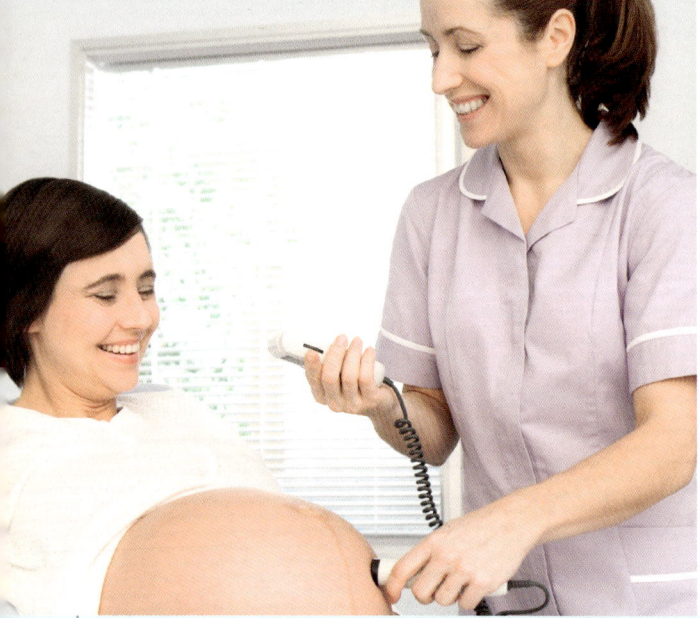

INTERMITTIERENDE ÜBERWACHUNG
Soweit keine Komplikationen auftreten, werden die Herztöne des Babys in regelmäßigen Abständen mithilfe eines Doppler-Sono-graphen abgehört. Dazwischen können Sie sich frei bewegen.

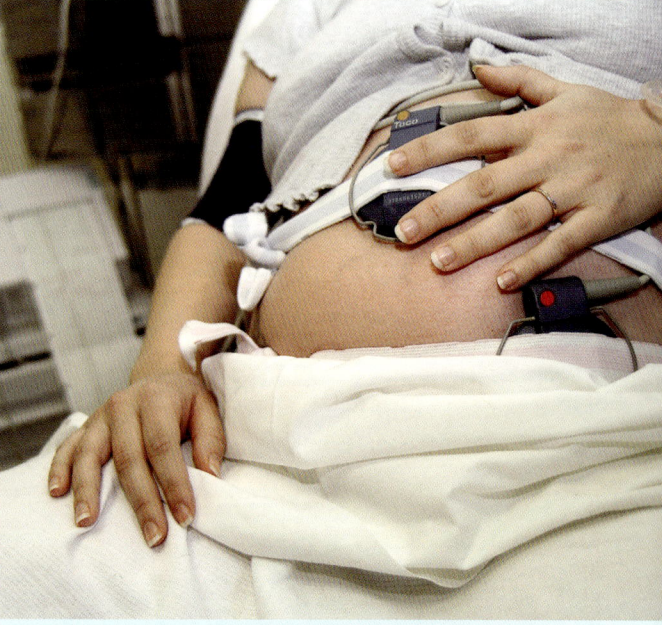

KONTINUIERLICHE ÜBERWACHUNG
Falls Bedenken wegen Ihres Zustands oder dem Ihres Babys bestehen, können Herztöne und Kontraktionen mit einem Kardiotokographen kontinuierlich überwacht werden.

Es ist normal, dass die Herzfrequenz des Babys während der Wehen bei jeder Kontraktion wegen des Drucks, den diese auf seinen Kopf ausüben, etwas sinkt und danach wieder ansteigt. Um sicherzustellen, dass dieses Muster besteht, werden die Herztöne des Babys überwacht. Wenn die Wehen ohne Komplikationen ablaufen, wird das Herz des Babys in regelmäßigen Intervallen abgehört. Sollten Bedenken auftreten, wird es stattdessen kontinuierlich überwacht, ein Verfahren, dass als elektronische fötale Überwachung bezeichnet wird. Auch die Stärke und Häufigkeit Ihrer Kontraktionen werden dabei aufgezeichnet.

## Intermittierende Überwachung

Falls die Schwangerschaft normal abgelaufen ist und keine Komplikationen in Sicht sind, ist es unnötig, die Herztöne des Babys ununterbrochen zu überwachen. Wenn Sie an einen Kardiotokographen (siehe gegenüber) angeschlossen sind, ist Ihre Bewegungsfreiheit während der Wehen eingeschränkt, weshalb viele Frauen dies möglichst vermeiden wollen. Die Alternative ist eine Intervall- oder intermittierende Überwachung, wobei die Herztöne des Babys in der ersten Phase der Wehen etwa alle 15 Minuten abgehört werden. Später werden sie dann alle fünf Minuten überprüft und in der zweiten Phase der Wehen dann eine Minute lang nach jeder Kontraktion. Die Hebamme hört die Herztöne des Babys entweder mit einem Pinard-Rohr (-Stethoskop) ab oder mit einem handlichen

Gerät, das als »Doppler-Sonograph« bezeichnet wird. Beide werden dabei einfach gegen den Unterleib gedrückt.

Falls die Hebamme nach einer Kontraktion eine Anomalie bei den Herztönen feststellt, empfiehlt sie möglicherweise eine kontinuierliche Überwachung. Manchmal kann es aufgrund der Position des Babys schwierig sein, seine Herztöne durch den Unterleib abzuhören. Es kann auch vorkommen, dass das Gerät stattdessen Ihren Herzschlag auffängt, der weit langsamer ist. Nach der Fetusausreifung liegt die Herzfrequenz eines Babys im Durchschnitt zwischen 110 und 160 Schlägen pro Minute, während die Herzfrequenz eines Erwachsenen durchschnittlich zwischen 60 und 80 Schlägen pro Minute beträgt.

Ist die Herzfrequenz des Babys zu hoch (über 160) oder zu niedrig (unter 110), kann dies auf Komplikationen hindeuten. Dann erfolgt meist eine kontinuierliche Überwachung, wobei manchmal auch eine Kopfschwartenelektrode am Kopf des Babys befestigt wird (siehe rechts), um seine Herzfrequenz zu messen. Falls die Herztöne schwer zu lokalisieren sind, kann auch ein Ultraschallscan zum Einsatz kommen.

• Die Wehen dauern schon eine sehr lange Zeit an.
• Sie hatten bei einer früheren Geburt einen Kaiserschnitt.

Es gibt noch viele andere Gründe, und Ihre Hebamme kann Ihnen erklären, warum es gerade jetzt notwendig ist.

Machen Sie sich keine Sorgen, falls Ihnen eine kontinuierliche Überwachung nahegelegt wird. In den meisten Fällen handelt es sich lediglich um eine Vorsichtsmaßnahme. Sie sollten auch dann nicht in Panik geraten, wenn die Messungen der Maschine darauf hindeuten, dass Komplikationen vorliegen. Es gibt stichhaltige Studien, die zeigen, dass eine abnorme Messung kein eindeutiger Hinweis auf eine Komplikation sein muss.

Um unnötige Interventionen auf Basis uneindeutiger Messergebnisse zu vermeiden, wird manchmal im Rahmen einer Mikroblutuntersuchung (MBU) ein kleiner Tropfen Blut über eine Kapillare aus der Kopfhaut des Babys entnommen, um die Sauerstoffsättigung zu messen. Die Mehrheit der MBUs zeigen keine Auffälligkeiten, was während der Wehen sehr beruhigend sein kann

## KONTINUIERLICHE ELEKTRONISCHE ÜBERWACHUNG

Dazu werden zwei Elektroden am Unterleib befestigt, die mit einem Kardiotokographen (CTG) verbunden sind. Das Gerät überwacht den Herzschlag des Babys und erlaubt es der Hebamme, die Herztöne abzuhören, und zeichnet diese zusammen mit der Stärke und Häufigkeit der Kontraktionen auf.

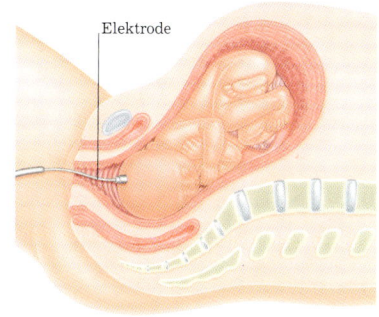

Elektrode

### KOPFSCHWARTENELEKTRODE
Um die Herztätigkeit des Babys genauer zu überwachen, kann im Zuge einer vaginalen Untersuchung vorsichtig eine Elektrode auf seinem Kopf platziert werden.

# Kontinuierliche Überwachung

Es gibt eine Reihe von Gründen, die eine kontinuierliche Überwachung notwendig machen können. Dazu zählen:
• Das Baby ist überfällig.
• Die Wehen setzen verfrüht ein.
• Während der Schwangerschaft sind vaginale Blutungen aufgetreten.
• Sie bekommen Mehrlinge.
• Sie haben eine Epiduralanästhesie oder eine Geburtseinleitung erhalten.
• Mekoniumhaltiges Fruchtwasser ist ausgetreten (S. 245).

## Was ist ein Partogramm?

Ein Partogramm ist eine Grafik, die als visuelle Präsentation der Ereignisse während der Wehen dient. Angezeigt werden Herzfrequenz, Temperatur und Blutdruck der Mutter sowie Herzfrequenz des Babys, Stärke der Kontraktionen, Weitung des Muttermundes und wie weit der Kopf des Babys in die Beckenhöhle vorgedrungen ist. Studien zeigen, dass ein Partogramm die Entbindung für Mutter und Kind sicherer macht.

Die Grafik zeigt die erwarteten Normwerte für Faktoren wie die Weitung des Muttermundes in Abhängigkeit eventueller vorheriger Schwangerschaften. Die Hebamme und das medizinische Personal können dann Ihre Daten, die während der Wehen in regelmäßigen Abständen aufgezeichnet werden, mit den Normwerten vergleichen, um auf einen Blick das Fortschreiten der Wehen sowie den Zustand von Mutter und Kind abzulesen und zu entscheiden, ob Interventionen nötig sind.

Das Partogramm enthält auch die Resultate Ihrer Urinproben und andere Informationen, zum Beispiel darüber, welche Medikamente wann gegeben wurden oder ob Sie intravenös Flüssigkeit erhalten haben. Partogramme sind einfach zu lesen und vielleicht möchten Sie Ihres ja aufbewahren!

# Die erste Wehenphase

In der sogenannten Eröffnungsphase wird das Baby gegen den Gebärmutterhals gepresst, sodass er weicher wird und sich weitet. Diese Phase endet, wenn der Muttermund voll geöffnet ist und die Austreibungsphase beginnt.

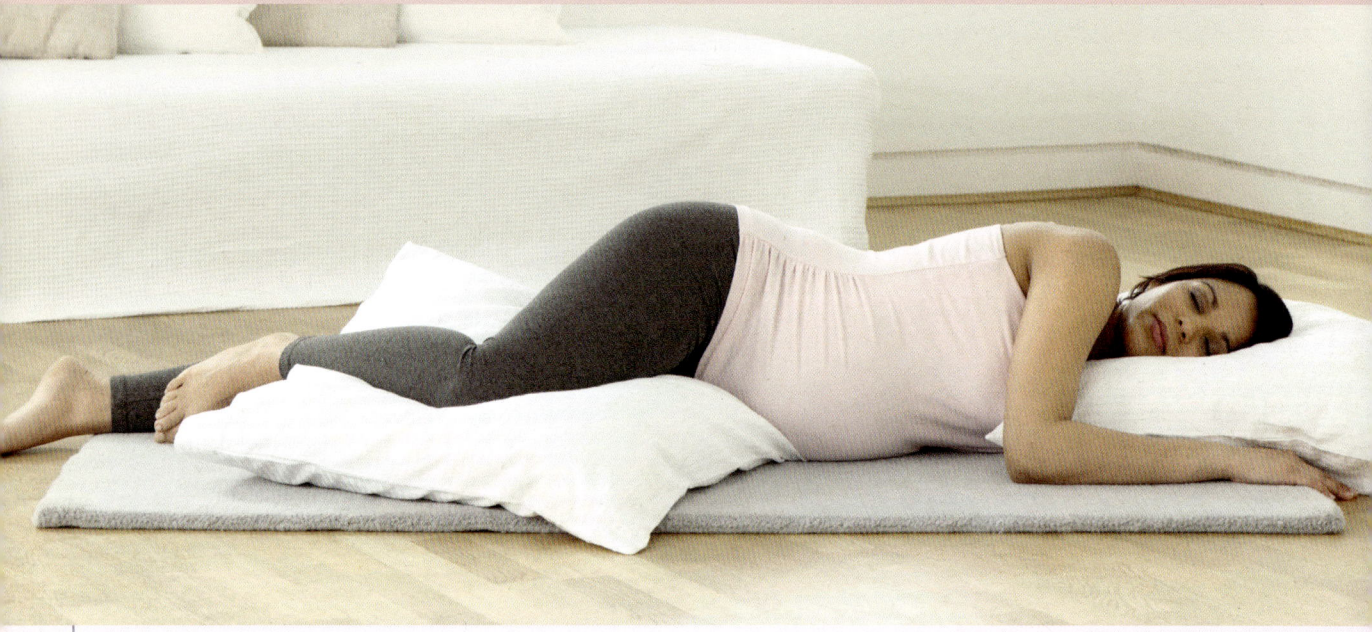

AUSRUHEN IN DER ERSTEN PHASE
Die erste Phase der Wehen kann lange dauern, sodass Sie sich zwischen den Kontraktionen vielleicht etwas ausruhen oder schlafen möchten. Legen Sie sich auf einige Kissen und nehmen Sie eins zwischen die Beine, damit Ihr Bauch gestützt wird und Sie nicht auf den Rücken rollen.

Die erste Phase der Wehen, wenn sich der Muttermund aufweicht und auf volle 10 cm geweitet wird, sodass das Baby hindurchpasst, ist meist die längste und schwierigste. Bei einer Erstgebärenden dauert sie oft bis zu zwölf Stunden. Diese erste Geburtsphase besteht wiederum aus zwei Teilen, der latenten Phase, in welcher sich der Muttermund 2–4 cm öffnet, und der aktiven Phase, die endet, wenn er 10 cm Ausdehnung erreicht und die Presswehen beginnen.

## Die latente Phase

Zu Beginn sind die Kontraktionen meist sanft bis mittelstark. Manche Frauen berichten von Rückenschmerzen und Krämpfen, die sich anfühlen wie während der Periode. Normalerweise können Sie sich in dieser Phase während der Kontraktionen noch unterhalten. Sie treten nicht regelmäßig auf, können zwischen 5 und 20 Minuten auseinanderliegen und dauern etwa 30 bis 50 Sekunden. Manchmal können die Eröffnungswehen tagelang anhalten, zwischenzeitlich aufhören und dann wieder beginnen, bei Erstgebärenden zieht sich diese Phase jedoch im Durchschnitt sechs bis acht Stunden hin.

Die Kontraktionen werden in der latenten Phase zunehmend häufiger und unangenehmer. Der Übergang zu den intensiveren Wehen geht jedoch allmählich vonstatten, sodass der Körper Zeit hat, sich an den Schmerz zu gewöhnen.

> »Denken Sie daran, dass jede Kontraktion den Moment näherbringt, in dem Sie Ihr Baby in die Arme schließen können.«

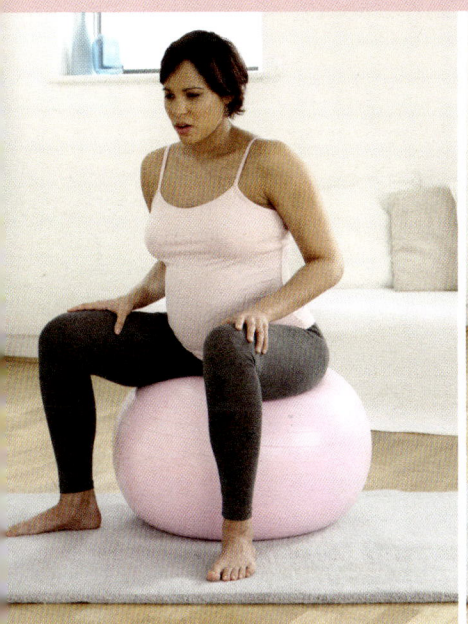

**BALL**
Auf einem Gymnastikball sitzend können Sie Ihre Füße entlasten und trotzdem in einer aufrechten Position bleiben.

**STUHL**
Rittlings auf einem Stuhl sitzend können Sie sich an der Rückenlehne abstützen und dabei sehr gut Ihr TENS-Gerät benutzen.

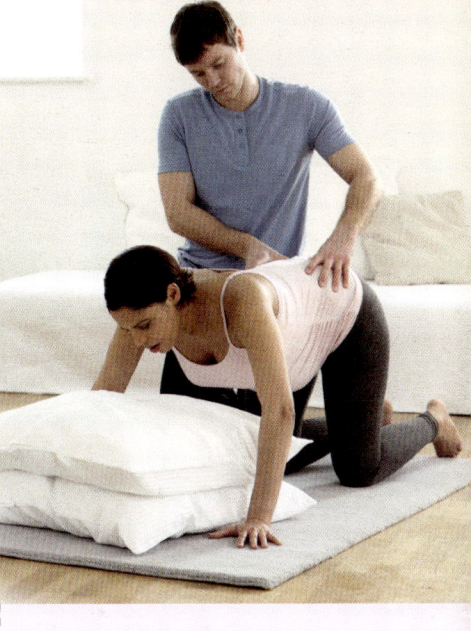

**RÜCKENMASSAGE**
Sich auf alle viere zu knien bringt das Baby in eine gute Position für die Geburt und Ihr Partner kann Sie dabei massieren.

## UMGANG MIT DEN ERSTEN WEHEN

Es kann Stunden oder sogar Tage dauern, bis sich der Gebärmutterhals die ersten Zentimeter geweitet hat und die Wehen an Stärke zunehmen. Versuchen Sie also Geduld zu haben und überlegen Sie sich Wege, wie Sie entspannen und abschalten können, zum Beispiel indem Sie schlafen, wenn Sie können. Phasen der Ruhe mit Phasen sanfter Bewegung abzuwechseln kann helfen, sich abzulenken und die Dinge ins Rollen zu bringen. Ein warmes Bad oder eine Dusche kann Stress abbauen und Rückenschmerzen mildern und Paracetamol die Schmerzen etwas abfangen.

Die Zeit, in der Sie darauf warten, dass die Wehen voranschreiten, ist gut geeignet, um einen leichten, nahrhaften Snack zu sich zu nehmen und so für die kommenden Stunden gestärkt zu sein. Sobald die Kontraktionen stärker werden und regelmäßiger auftreten, sollten Sie deren zeitlichen Abstand messen und das Krankenhaus benachrichtigen oder Ihre Hebamme kontaktieren, falls Sie eine Hausgeburt durchführen wollen.

Sie beurteilt Ihren Fortschritt und bittet Sie vielleicht wieder anzurufen, sobald die Wehen schneller aufeinanderfolgen. Lassen Sie sich nicht entmutigen, dass die Wehen so langsam voranschreiten, und denken Sie daran, dass sich die Dinge viel schneller entwickeln werden, sobald die aktive Phase beginnt

## Die aktive Phase

Falls dies Ihre erste Schwangerschaft ist, wird es Zeit, sich auf den Weg ins

Krankenhaus zu machen, sobald die Kontraktionen häufiger werden und in einem regelmäßigen Muster erfolgen, etwa alle paar Minuten, wobei jede ungefähr 50 bis 60 Sekunden andauert. Bei Folgeschwangerschaften kommen die Babys oft schneller, sodass Ihnen bis zur Geburt weniger Zeit bleibt. Dann

sollten Sie sich bereits ins Krankenhaus begeben, wenn Sie alle zehn Minuten eine Kontraktion haben und diese 50 bis 60 Sekunden andauert. Sie sollten das Krankenhaus noch früher aufsuchen, wenn die Wehen vor der 37. Woche einsetzen (S. 282–283), das Baby sich merklich weniger bewegt, Sie vaginale Blutungen

bekommen oder die Fruchtblase platzt, besonders dann, wenn das Fruchtwasser Mekonium (S. 183), Blut oder Schleim enthält.

Die Kontraktionen werden nun schmerzhafter und sind höher im Unterleib zu spüren, von wo der Schmerz dann nach unten ausstrahlt, sich die Muskeln des Uterus verkrampfen und der Kopf des Babys in die Beckenhöhle und gegen den Gebärmutterhals gepresst wird.

## Wie sich die Cervix (der Muttermund) verändert

Während der Schwangerschaft bleibt die Cervix geschlossen, verlängert sich und wird dicker, um das Baby zu schützen. Für die Geburt muss sie allerdings wieder aufweichen, sich verkürzen (»verstreichen«) und weiten. Am Anfang der Wehen beginnt der Gebärmutterhals durch die Braxton-Hicks-Kontraktionen zu verstreichen, er wird dabei kürzer und weicher. Der Grad, zu welchem der Gebärmutterhals verstrichen ist, wird in Prozent gemessen. Bei 0 Prozent ist er dick und hart und bei 100 Prozent

weich und dünn. Der Gebärmutterhals muss vollständig verstrichen sein, bevor er sich weiten kann.

Die Kontraktionen in der frühen Phase der Wehen weiten den Gebärmutterhals. Der Grad, zu dem er geweitet ist, wird in Zentimetern gemessen. Bei Erstschwangerschaften weitet sich der Gebärmutterhals etwa einen Zentimeter pro Stunde, bei Folgeschwangerschaften oft mehr. Sobald der Gebärmutterhals vollständig 10 cm geweitet ist, setzt der Pressdrang ein, der das Baby hinausschiebt.

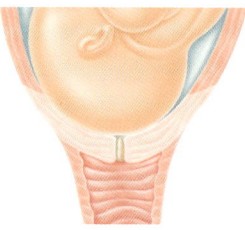

ENDE DER SCHWANGERSCHAFT
Zu Beginn der Wehen ist die Cervix noch so dick und fest, wie sie es die ganze Schwangerschaft über gewesen ist.

BEGINN DER WEHEN
Die Kontraktionen lassen die Cervix weicher und kürzer werden (»verstreichen«), bis sie sich weiten kann.

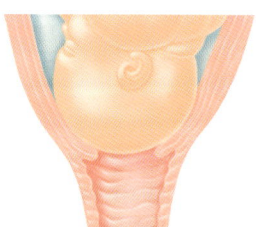
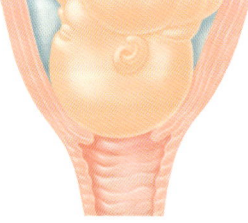

2 CM GEWEITET
Sobald der Gebärmutterhals weich genug ist, beginnt er sich zu öffnen, damit das Baby hindurchgleiten kann.

6 CM GEWEITET
Die Kontraktionen werden stärker und die Cervix weitet sich immer schneller. Dies ist die aktive Wehenphase.

### ANKUNFT IM KRANKENHAUS

In der Klinik angekommen, werden Sie entweder direkt in einen Wehenraum gebracht, falls Sie sich schon in der aktiven Phase der Wehen befinden, oder Sie werden zuerst von einer Hebamme untersucht. Sie überprüft Ihre Kontraktionen und tastet mit den Fingern, wie weit sich die Cervix bereits geöffnet hat. Wenn diese Untersuchungen bestätigen, dass Sie sich in der aktiven Phase befinden, bekommen Sie ein Bett in einem Wehenraum und werden regelmäßig von der Hebamme besucht, welche ein Auge auf Ihren Fortschritt hat und die Öffnung der Cervix kontrolliert. Veränderungen trägt sie dabei in ein Partogramm (S. 261) ein. Wie schnell sich die Cervix weitet, hängt von Faktoren wie der Position des Babys, der Stärke der Kontraktionen und der Geburtsphase ab. Allgemein schreiten die Wehen normal voran, wenn sich die Cervix pro Stunde um einen Zentimeter weitet. Die Öffnung kann jedoch auch weit schneller vonstattengehen.

### UMGANG MIT DER AKTIVEN PHASE

Auch wenn die Kontraktionen nun stärker sind, können Sie weiter Methoden zur Beruhigung nutzen, wie Atemübungen und Ihr TENS-Gerät, oder Sie können ein Bad nehmen (S. 253–254). Vielleicht benötigen Sie auch Medikamente zur Schmerzlinderung, wie Lachgas oder Opioide wie Pethidin (S. 256–257), oder Sie verlangen eine

PDA (S. 259). Ihre Hebamme wägt den Zeitpunkt für den Einsatz von Opioiden vorsichtig ab, da sie die Plazenta überwinden und beim Baby zu Schläfrigkeit führen können, wenn sie später als zwei bis drei Stunden vor der Geburt gegeben werden. Verschiedene Positionen können das Absinken des Babys unterstützen und Ihr Wohlbefinden verbessern.

## DER FORTSCHRITT DES BABYS

Wenn die Hebamme den Geburtsfortschritt prüft, erwähnt sie vielleicht den Begriff »Höhenstand«. Er bezeichnet die Position des Babykopfes im Becken. Die Maßangaben reichen von -3 bis +3.

-3 bedeutet, der Babykopf ist an der schmalen Stelle des Beckens angekommen. Wenn sich der Scheitel (oder ein anderes Körperteil, je nach Lage) etwa auf Höhe der Sitzbeinstacheln befindet, hat das Baby den Nullpunkt erreicht. Sobald die Werte positiv werden, bewegt sich der Kopf weiter im Becken hinab. Bei +3 schneidet der Kopf durch (S. 269). Beim ersten Kind liegt der Kopf oft schon sehr tief im Becken, ehe die Wehen beginnen, etwa bei -1, 0 oder +1.

## DIE BESTEN POSITIONEN

Wenn Sie sich so viel bewegen wie möglich und aufrechte Positionen einnehmen, unterstützt die Schwerkraft die Kontraktionen und die Wehen schreiten schneller voran. Eine aktuelle Studie hat ergeben, dass Frauen, die umherlaufen, sitzen, stehen oder knien, anstatt sich hinzulegen, eine kürzere erste Geburtsphase haben und seltener eine Periduralanästhesie verlangen.

Falls Sie während der Kontraktionen einen schmerzhaften Druck auf Ihrem Rücken verspüren, kann es helfen, sich vorwärts über einen Sitzsack, Ball oder den Schoß Ihres Partners zu legen, wobei er zudem Ihren Rücken massieren kann. Manche Frauen finden es auch sehr angenehm, im Rhythmus ihrer Atmung mit den Hüften zu stoßen. Rittlings auf einem Ball zu sitzen kann bequem sein und erleichtert außerdem das Absinken des Kopfes des Babys. Versuchen Sie, zwischen den Kontraktionen umherzulaufen und sich dann für die nächste Wehe wieder in eine komfortable Position zu begeben.

## DIE UNTERSTÜTZUNG DURCH DEN PARTNER

Es ist wichtig, dass Ihr Geburtspartner geduldig, positiv und ermutigend ist und Rücksicht auf Ihr individuelles Tempo nimmt, wenn sich die Dinge etwas langsamer entwickeln. Vielleicht sind Sie überrascht und haben das Gefühl, die Kontrolle zu verlieren, sobald die aktive Geburtsphase beginnt. Ihrem Partner sollten dann die Entspannungstechniken bekannt sein, die Sie zusammen im Geburtsvorbereitungskurs gelernt haben und Ihnen helfen, diese einzusetzen.

Manche Frauen sind während der Wehen wütend und gereizt. Ursache ist eine Mischung aus Stress, Hormonen und emotionaler Anspannung. Ihr Partner sollte dann ruhig bleiben und bereit sein, alles zu tun, um was Sie ihn bitten, sei es eine Rückenmassage, ein Schluck Wasser oder ein Snack, Hilfe bei der Einnahme natürlicher Heilmittel, Ablenkung oder Sie kurz allein zu lassen.

Ihr Geburtspartner kann Ihren Fortschritt mit Hebamme oder Arzt besprechen und die Einhaltung des Geburtsplans überwachen. Wenn Sie Änderungen wünschen, kann er auch in Ihrem Namen Entscheidungen treffen, falls Sie selbst dazu nicht in der Lage sind.

## So haben wir die Wehen bewältigt

Ich wünschte, mir wäre klar gewesen, dass jede Geburt anders ist. Ich dachte, bei der zweiten würden die Wehen genauso schnell vorbei sein wie bei der ersten, weshalb ich viel zu früh ins Krankenhaus gefahren bin. Ich glaube, das verlangsamte die Dinge, weil ich weniger in Bewegung war. CH

Während der Wehen kann alles passieren, deshalb ist es gut, offen zu sein und keine vorgefassten Erwartungen zu haben. TL

Ich hatte Glück, dass mir als Ärztin die Klinik vertraut war. Ich hatte viele Geburten gesehen und deshalb wusste ich schon, was mich erwartete. Ich glaube, Erstgebärende sollten immer daran denken, dass es ihr Geburtserlebnis und ihr Baby ist. Es ist zwar normal, einen gewissen Respekt vor dem Krankenhauspersonal und den Ärzten zu haben, aber ich habe so viele Frauen gesehen, die sich im Krankenhaus total hilflos gefühlt haben, als hätten sie bei allem, was vor sich ging, nichts zu entscheiden und als müssten sie alles tun, was ihnen gesagt wird. Dieses Gefühl des Kontrollverlusts macht die Dinge mit Sicherheit nicht leichter. LJ

Als Hebamme wusste ich, dass Erstgeburten im Durchschnitt zwölf Stunden dauern und war mit entspannender Musik, einem Scrabble-Spiel und einem eingepackten Mittagessen für meinen Mann gut darauf vorbereitet. Ich hätte nicht gedacht, dass ich zu den wenigen Frauen gehören würde, die unter drei Stunden gebären! Das war eine ziemliche Überraschung für alle Beteiligten. NK

Eine meiner »Mütter« sagte, sie wünschte, sie hätte gewusst, wie wichtig es ist, in Bewegung zu bleiben. Bei ihrem ersten Mal dauerten die Wehen furchtbar lang und sie hing die meiste Zeit davon an einer PDA. Beim zweiten Mal lief sie umher, das beschleunigte die Wehen und sie brauchte keine Schmerzmittel. NK

# Die Übergangsphase

Der letzte Teil der ersten Geburtsphase, bevor der Muttermund ganz geweitet ist und die Austreibungsphase beginnt, heißt Übergangsphase. Viele Frauen beschreiben sie als die härteste Phase, zum Glück ist sie auch die kürzeste.

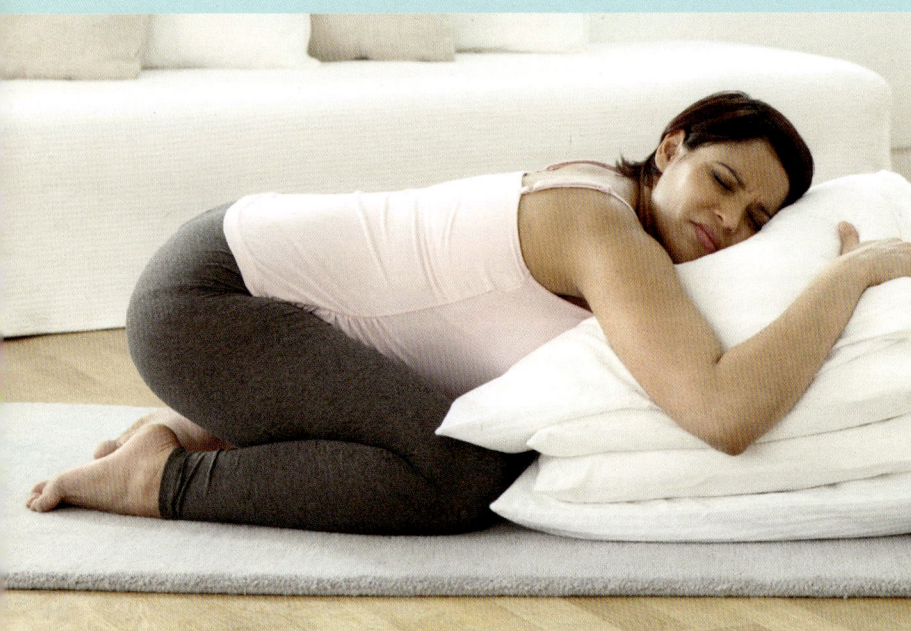

**ÜBERGANGSPOSITION**
Wenn Sie sich hinknien und nach vorne mit angehobenem Gesäß auf einen Stapel Kissen legen, kann das Rückenschmerzen lindern und Ihnen helfen, dem Pressdrang zu widerstehen.

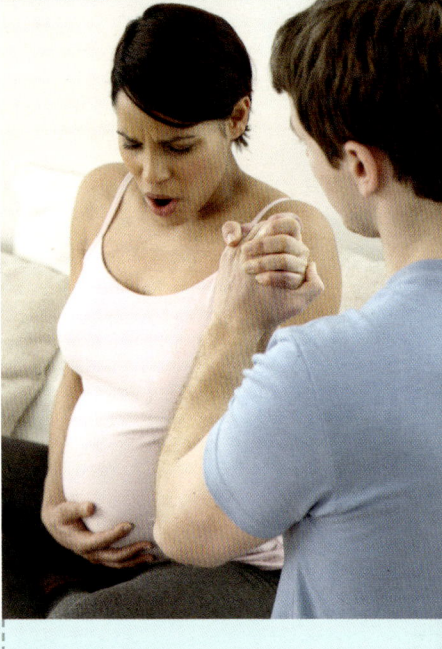

**EINE HELFENDE HAND**
Ihr Partner ist jetzt am nötigsten, da die Wehen so stark sein können, dass Sie glauben, Sie könnten sie nicht ertragen.

Die Übergangsphase hat ihren Namen, weil sie den Übergang in die zweite Geburtsphase einläutet. Sie kann eine Reihe von körperlichen und emotionalen Symptomen beinhalten, die möglicherweise schwer zu ertragen sind und wahrscheinlich von einer Spitze in den Hormonspiegeln ausgelöst werden. Sie sollten darauf vorbereitet sein, denn auch wenn Sie nicht durch eine lange erste Geburtsphase erschöpft sind, kann die Übergangsphase überwältigend sein.

Meist dauert die Übergangsphase zwischen 15 und 60 Minuten, konzentrieren Sie sich also darauf, dass Ihr Baby nun sehr bald da sein wird. Die Kontraktionen können bis zu 90 Sekunden dauern und alle zwei Minuten auftreten, sodass Ihnen dazwischen wenig Zeit zum Ausruhen bleibt. Manchmal treten zwei Kontraktionen hintereinander ohne Unterbrechung auf. Es kann sein, dass Sie zittern, Hitze- oder Kältewallungen erleben, unter Übelkeit und Erbrechen leiden oder Schluckauf bekommen.

Es ist nicht ungewöhnlich, rektalen Druck zu verspüren. Dies kann ein Zeichen sein, dass das Baby in Ihrem Becken weiter nach unten gerutscht ist. Manche Frauen beginnen an diesem Punkt, spontan zu pressen, auch wenn die Hebamme ihnen sagt, sie sollen nicht pressen, bevor sie sicher ist, dass der Muttermund so weit ist. Es kann auch zu blutigem Ausfluss kommen.

## Schwierige Phase

In der Übergangsphase kann es vorkommen, dass Sie sich sehr aufgewühlt und unbeherrscht fühlen. An diesem

»Es kann sein, dass Sie sich aufgewühlt, panisch und unbeherrscht fühlen. Bewältigen Sie eine Kontraktion nach der anderen und denken Sie an Ihr Baby.«

Punkt schreien viele Frauen Ihre Partner an oder fühlen sich sehr hilfsbedürftig. Sie denken vielleicht, dass sie die Wehen nicht länger ertragen und sofort Schmerzmittel brauchen. Es kann jedoch sein, dass der Arzt keine Opioide mehr gibt, da sie das Baby schläfrig machen, wenn sie zu kurz vor der Geburt verabreicht werden. Versuchen Sie, eine Kontraktion nach der anderen zu bewältigen und konzentrieren Sie sich auf Ihr Baby.

## Kurze Pause

Während viele Frauen einige oder alle der obigen Symptome haben, erleben manche an diesem Punkt, wenn die Kontraktionen seltener werden oder sogar aufhören, einen Moment der Ruhe, bevor die zweite Geburtsphase beginnt. Dies ist eine willkommene Atempause, in welcher der Körper etwas Zeit zur Erholung vor den anstrengenden Presswehen bekommt. Trinken Sie also ein paar Schluck Wasser und atmen Sie durch, bevor die Wehen wiederkommen.

Viele Frauen brauchen die Unterstützung ihres Geburtspartners in der Übergangsphase am nötigsten. Ihr Partner kann Ihnen helfen, die Position zu wechseln, Sie warm (oder kühl) zu halten und, was am wichtigsten ist, Sie zu beruhigen, so gut es geht.

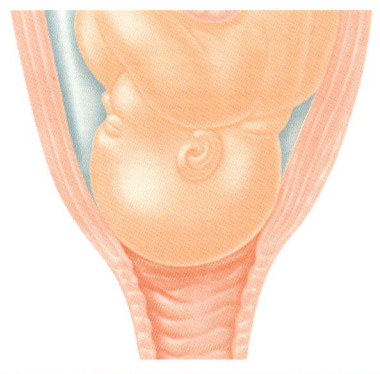

**VOLLSTÄNDIG GEWEITET**
Am Ende der Übergangsphase ist der Muttermund vollständig 10 cm geweitet, sodass der Kopf des Babys in der nächsten Geburtsphase hindurchgepresst werden kann.

## Wie Ihre Geburtsbegleitung helfen kann

Jede Frau reagiert anders auf die Übergangsphase. Ihr Geburtspartner kann Ihnen helfen, indem er sich überlegt, was Ihnen gut tun könnte, und geduldig bleibt, falls es nicht funktioniert.

• Vielleicht brauchen Sie eine Massage oder Hilfe beim Positionswechsel. Ihr Partner kann Ihre Stirn kühlen, etwas entspannende oder aufmunternde Musik laufen lassen, Ihnen Mut machen und gut zureden. Zusammen können Sie sich vorstellen, wie Ihr Baby mit jeder Kontraktion weiter nach unten gepresst wird.

• Manche Geburtspartner reagieren erschreckt auf die Schmerzen der Frau und lassen sich aus der Ruhe bringen.

Es ist jedoch sehr wichtig, dass sie ruhig bleiben, besonders wenn die Gebärende sehr mitgenommen ist. Es ist nicht ungewöhnlich, dass Frauen während der Übergangsphase weinen und ihren Empfindungen Luft machen und es ist nicht hilfreich zu sehen, dass der Geburtspartner damit nicht klarkommt.

• Ihr Geburtspartner sollte Ihnen auch dann Unterstützung entgegenbringen, wenn Sie Ihren Schmerz durch Fluchen und Schreien ausdrücken oder ihn ignorieren und gar nichts sagen.

• In der Übergangsphase kann Ihr Geburtspartner Sie daran erinnern, dass Sie Ihr Baby nun sehr bald sehen werden.

Dieses Wissen kann Ihnen Stärke verleihen, wenn die Kontraktionen in Wellen anrollen. Drücken Sie Ihren Schmerz jedoch ruhig durch Fluchen und Schreien aus oder sagen Sie gar nichts, ganz wonach Ihnen ist.

• Machen Sie Ihrem Geburtspartner klar, dass Sie in dieser Phase keine komplizierten Informationen verarbeiten können, weshalb jeder Rat oder Vorschlag klar und deutlich sein muss.

• Es hilft sowohl Ihnen als auch Ihrem Partner zu wissen, was vor sich geht. Bitten Sie Ihre Hebamme, Ihnen im Vorfeld zu sagen, was als Nächstes passieren wird, sodass Sie nicht unvorbereitet davon getroffen werden.

# Die zweite Wehenphase

Diese Austreibungsphase beginnt, wenn die Cervix vollständig 10 cm geweitet ist und Sie beginnen können zu pressen. Die Aussicht, schon bald Ihr Baby zum ersten Mal zu sehen, wird Ihnen neue Kraft geben.

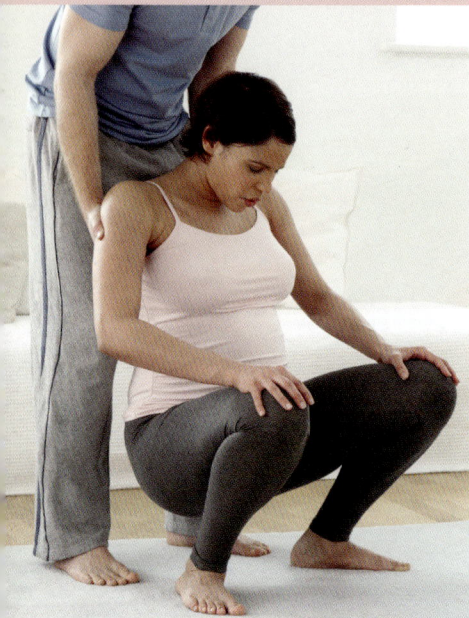

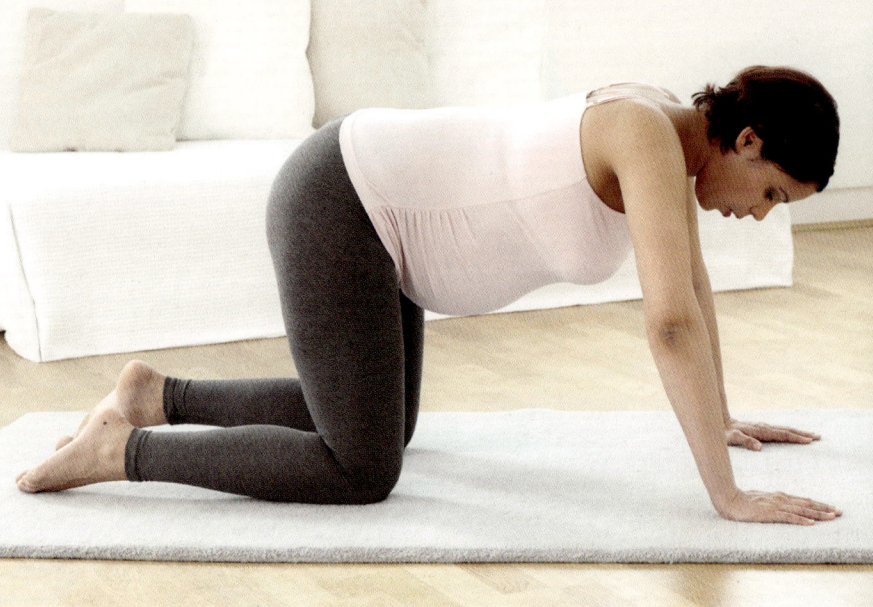

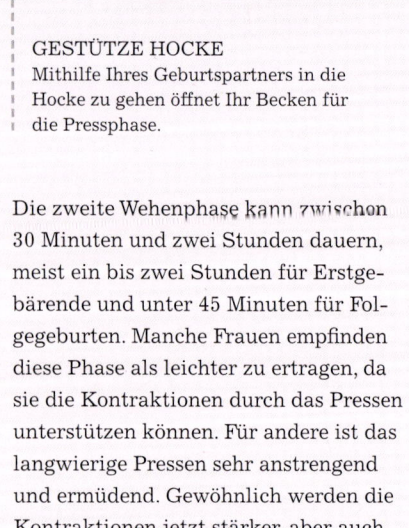

GESTÜTZE HOCKE
Mithilfe Ihres Geburtspartners in die Hocke zu gehen öffnet Ihr Becken für die Pressphase.

ENTSPANNUNG ZWISCHEN DEN KONTRAKTIONEN
Zwischen den Kontraktionen sollten Sie sich entspannen und Kräfte sammeln. Die Haltung auf allen vieren kann den Druck des Babys auf das Rektum lindern und so den Drang zum Pressen verringern.

Die zweite Wehenphase kann zwischen 30 Minuten und zwei Stunden dauern, meist ein bis zwei Stunden für Erstgebärende und unter 45 Minuten für Folgegeburten. Manche Frauen empfinden diese Phase als leichter zu ertragen, da sie die Kontraktionen durch das Pressen unterstützen können. Für andere ist das langwierige Pressen sehr anstrengend und ermüdend. Gewöhnlich werden die Kontraktionen jetzt stärker, aber auch etwas seltener und treten etwa alle zwei bis vier Minuten auf. Manchmal unterbrechen sie auch für einen Moment, während der Uterus sich wieder um das Baby herum strafft. Eine Periduralanästhesie kann die Pressphase verlängern, da die Kontraktionen damit möglicherweise etwas schleppender verlaufen, sodass man Ihnen empfiehlt, mit dem Pressen zu warten, bis das Baby durch die Kontraktionen in die Beckenhöhle gerutscht ist.

## Pressdrang

Für manche Frauen kommt das Pressen ganz natürlich und sie verspüren einen überwältigenden Drang dazu, der sich wie ein unkontrollierbarer Stuhldrang anfühlt, sodass man einfach pressen muss und das Baby mit den Beckenbodenmuskeln hinausschiebt. Der Drang zum Pressen wird ausgelöst, wenn der Kopf des Babys die Nerven reizt, die auch einen Stuhldrang signalisieren. Versuchen Sie nicht, die Muskeln im Gesäß anzuspannen und das Abgehen von Stuhl zu verhindern, da die Dinge dadurch verlangsamt und effizientes Pressen verhindert wird. Es ist normal, wenn bei der Geburt etwas Stuhlgang abgeht. Ihre Hebamme kümmert sich diskret darum, wahrscheinlich ohne dass Sie etwas davon bemerken. Falls Ihnen unklar ist, wann Sie pressen müssen, leitet Ihre Hebamme Sie an und sagt Ihnen, wenn das Baby in der richtigen Position ist. Nach jeder Kontraktion müssen Sie sich darauf konzentrieren, so lange Sie können, tief hinein in Becken und Gesäß zu pressen und dabei vielleicht einige gleichmäßige Atemzüge nehmen. Es kann hilfreich sein, das Kinn dabei auf die Brust zu legen.

Beim Pressen ist Ihnen vielleicht danach, Geräusche zu machen, oder Sie atmen ruhig und tief. Ihre Hebamme gibt Ihnen Anweisungen, wie Sie durch Ihre Atmung das Pressen unterstützen und Ihr Unbehagen lindern können.

Alternativ ziehen es manche Frauen vor, beim Pressen auszuatmen, um dabei so entspannt wie möglich zu bleiben. Sie können beide Techniken ausprobieren, um herauszufinden, was Ihnen am besten liegt. Denken Sie nur daran, den Atem zu keiner Zeit länger als nötig anzuhalten, um die Sauerstoffversorgung Ihres Babys nicht zu unterbrechen.

# Positionen für die Pressphase

Studien haben gezeigt, dass Frauen, die in einer aufrechten Haltung oder auf allen vieren gebären, weniger Schmerzen, kürzere Wehen und Pressphasen haben und seltener Fälle von Schulterdystokie (wobei die Schulter des Babys am Becken hängenbleibt, S. 287) und Dammriss auftreten.

Zudem unterstützt in diesen Positionen die Schwerkraft die Bewegung des Babys und das Becken ist 1–2 cm weiter geöffnet, sodass auch große Babys leichter hindurchpassen. Zu Beginn der Pressphase können Sie in die Knie

## Umgang mit der zweiten Phase

Besprechen Sie die besten Positionen zum Pressen mit Ihrer Hebamme, bevor es soweit ist. Sie sollten dann pressen, wenn sich das Baby tief genug in Ihrem Becken befindet, wo es durch die Kontraktionen mit der Zeit von selbst hinkommen sollte. Machen Sie sich keine Sorgen, falls Sie keinen Drang zum Pressen verspüren, dann wird die Hebamme Sie leiten.

● Viele Frauen sind in der Pressphase schon sehr erschöpft, deshalb ist Ermutigung jetzt unerlässlich. Hören Sie auf die Hinweise der Hebamme und ruhen Sie sich aus, wann immer Sie können. Etwas Kühles zu trinken und ein kaltes Tuch auf Ihrer Stirn werden Ihnen das Weitermachen erleichtern.

● Sie haben in dieser Phase wahrscheinlich nicht nur extreme körperliche, sondern auch emotionale Wahrnehmungen, wie Aufregung, Vorfreude und Angst. Nehmen Sie diese Gefühle an, versuchen Sie aber auch auf den Rat und die Vorschläge zu hören, die Sie bekommen, um Ihr Baby schnell in die Arme schließen zu können.

● Sagen Sie laut und tief »dschii« und stellen Sie sich vor, wie die Kraft hinter diesem Ton das Baby vor sich her aus Ihrem Körper schiebt. Nehmen Sie zur Unterstützung Ihren Partner in den Arm und übertragen Sie die Schwingungen auf ihn. Oder knien Sie sich auf ein Polster am Boden und legen Sie den Oberkörper auf einen Stuhl oder ein Bett.

gehen und sich gegen einen Geburtsstuhl oder -hocker lehnen oder sich auf einen Ball oder sogar eine Toilette setzen. Viele Frauen sind zu erschöpft, um diese Positionen alleine einzunehmen, weshalb sie die Hilfe ihres Geburtspartners oder der Hebamme benötigen. Auch auf den Knien mit weit gespreizten Beinen ist das Becken weiter geöffnet.

Wenn Sie auf der linken Seite liegen, können Ihre Hebamme oder Ihr Geburtspartner bei jeder Kontraktion Ihr rechtes Bein nach oben halten. In dieser Position wird das Rektum entlastet und es ist zudem möglich, einen Spiegel in Position zu halten, sodass Sie das Fortkommen Ihres Babys sehen können, was sehr motivierend sein kann. Außerdem gibt es Hinweise darauf, dass eine seitliche Position das Risiko eines Dammrisses mindert.

Gegenstände zum Abstützen wie Kissen, Sitzsack, Gymnastikball oder ein großes Polster können während der Wehen für alle Positionen, die Sie einnehmen wollen, hilfreich sein.

# Ihr Baby sinkt tiefer

Durch die Kontraktionen und Ihr Pressen rutscht das Baby tiefer ins Becken, um schließlich durch den Geburtskanal zum Vorschein zu kommen. Der Druck des Kopfes auf das Rektum und das Dehnen der Vagina und des Damms können ein unangenehmes, stechendes Gefühl verursachen.

## DER KOPF WIRD SICHTBAR

Wenn der Kopf des Babys weit genug herausgelangt ist, wird er durch die Vagina sichtbar, rutscht jedoch zu Beginn nach jeder Kontraktion wieder etwas zurück, bis er noch etwas weiter in der Außenwelt angekommen ist.

Wenn Sie wollen, kann Ihre Hebamme einen Spiegel hochhalten, sodass Sie den Kopf des Babys sehen können, oder Sie greifen nach unten und fühlen ihn mit den Fingern. Sobald der Kopf zu sehen ist, gibt Ihre Hebamme Ihnen die

Anweisung, nur noch zu hecheln anstatt zu pressen, damit er nicht zu schnell austritt, was ein Einreißen der Vagina oder des Dammes zur Folge haben kann (S. 279).

Sie können zur Verlangsamung beitragen, indem Sie sich völlig entspannt zurücklehnen, bewusst tief einatmen und die Muskeln Ihres Beckenbodens entspannen.

An diesem Punkt ist es wichtig, den Hinweisen der Hebamme zu folgen. Sie wird Ihnen sagen, bei welchen der Kontraktionen Sie noch pressen müssen.

## So hilft der Geburtspartner

Die Rolle des Geburtspartners wird besonders in der Pressphase wichtig, da er jetzt aktiv in den Geburtsprozess eingebunden werden kann. Ihr Geburtsparter kann dabei mehrere Aufgaben gleichzeitig erfüllen. Er sollte Ihnen eine emotionale Stütze sein, Ihnen helfen und zum Durchhalten ermutigen. Dabei sollte er stets Augenkontakt mit Ihnen halten und Sie verbal zum Pressen auffordern, wenn die Hebamme ein Zeichen dazu gibt.

Wenn die Dinge etwas langsamer vonstattengehen müssen, sollte er Ihnen helfen, sich zu entspannen, Sie massieren und Sie zum Weitermachen motivieren, indem er Sie über die gerade stattfindenden Geschehnisse immer auf dem Laufenden hält.

Ihr Geburtspartner kann Ihnen beispielsweise auch helfen, sich in einer aufrechten Position zu halten, nach unten zu greifen, um den Kopf Ihres Babys zu berühren, und er kann einen Spiegel für Sie halten, damit Sie sehen können, was passiert.

Der Geburtspartner sollte auch darauf achten, dass die Hebamme Ihrem Geburtsplan folgt und Sie und Ihr Baby dementsprechend behandelt. Schließlich kann er auf Wunsch die Nabelschnur durchschneiden (siehe gegenüber), was eine besondere und bewegende Erfahrung für ihn oder sie sein kann.

## Das Baby wird geboren

Schließlich ist es so weit und Sie pressen unter Anleitung der Hebamme den Kopf des Babys heraus. Sie wird sofort überprüfen, ob die Nabelschnur des Babys um dessen Hals geschlungen ist, und sie in diesem Fall vorsichtig über den Kopf heben.

Sobald der Kopf entbunden ist, dreht sich das Baby, um seine Schultern durch das Becken zu bekommen. Sie können diesen Vorgang zusätzlich zu Ihren letzten Kontraktionen durch Pressen unterstützen. Nachdem die Schultern frei sind, folgt der Körper sehr schnell hinterher, oft rutscht er einfach nur noch heraus. Danach fühlen Sie, wie sich das restliche Fruchtwasser aus dem Uterus ergießt.

Nach der Entbindung wird Ihr Baby auf Ihren Wunsch hin direkt auf Ihre Brust gelegt, sodass sie sofort Hautkontakt miteinander aufnehmen können. Sie haben es fast geschafft!

### SICHTBARWERDEN DES KOPFES
Wenn der Kopf des Babys im Eingang der Vagina sichtbar wird, nennt man dies »Einschneiden des Kopfes«. Sie spüren dabei vielleicht einen kurzen brennenden oder stechenden Schmerz.

### DER ERSTE SCHREI
Ihr Baby ist endlich da! Wahrscheinlich ist es noch mit Blut und Käseschmiere bedeckt. Sobald es das erste Mal schreit, haben Sie die erleichternde Gewissheit, dass das Schlimmste nun überstanden ist.

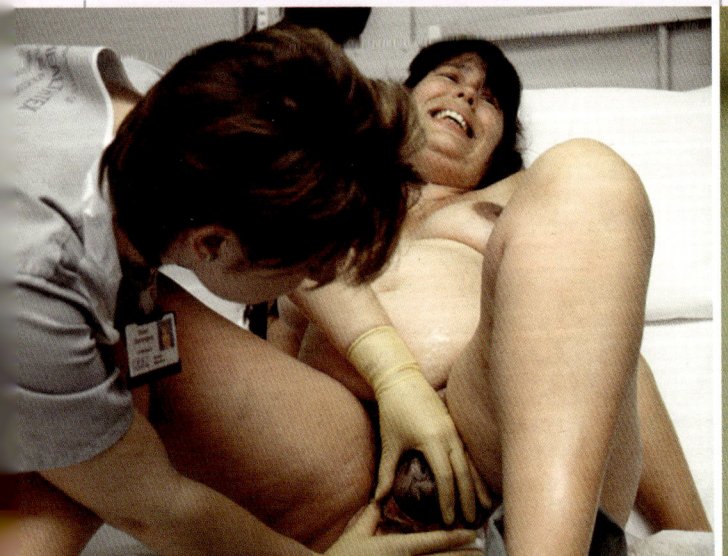

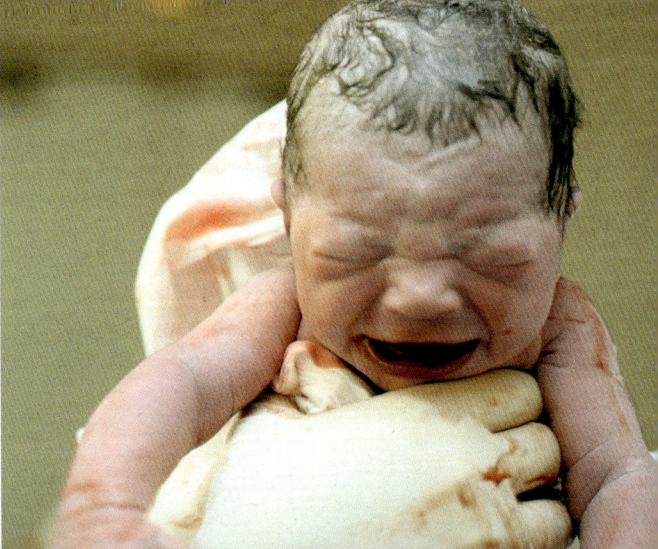

# Erster Kontakt

Wie sich gezeigt hat, ist früher Hautkontakt zwischen Mutter und Baby sehr wichtig, um eine Bindung zum Kind aufzubauen. Er erleichtert auch das Stillen, da die emotionalen und hormonellen Reflexe, die Sie dabei erleben, die Milch, die Sie produziert haben, zum Fließen bringt.

Eine Untersuchung von 17 Studien hat ergeben, dass der Hautkontakt zwischen Mutter und Baby nach der Geburt über einen größeren Erfolg beim Stillen hinaus noch viele weitere Vorteile hat. Dazu gehören beispielsweise ein leichteres Aufrechterhalten von Körpertemperatur und Blutzuckerspiegel des Babys, reduziertes Schreien und eine stärkere Mutter-Kind-Bindung. Eine der Studien hat außerdem gezeigt, dass die Köpfe von Frühchen, die Hautkontakt hatten, schneller wuchsen als diejenigen ohne Hautkontakt. Außerdem glaubt man, dass Mütter, die Hautkontakt zu ihren Babys haben, körperlich und emotional gesünder sind.

Das Baby auf die Brust zu legen stimuliert zudem dessen Suchreflex, wobei es instinktiv seinen Kopf bewegt und mit dem Mund nach Nahrung sucht, sodass es beim Stillen von selbst die Brustwarzen der Mutter findet.

# Die Nabelschnur durchschneiden

Nach der Entbindung kann die Nabelschnur vor dem Durchschneiden noch einige Minuten intakt gelassen werden, bis sie von selbst auspulsiert. Das Baby erhält dadurch noch Blut aus der Plazenta, was seinen Sauerstoffvorrat und sein Blutvolumen anhebt.

Sie können Ihren Geburtspartner unter Anleitung des Arztes die Nabelschnur durchschneiden lassen. Normalerweise wird sie an zwei Stellen abgeklemmt und dann dazwischen durchgeschnitten. Falls Sie vorhaben, Stammzellen zu sammeln (S. 273), geschieht dies auch in diesen Minuten.

> »Direkter Hautkontakt hilft Ihrem Baby beim schwierigen Übergang vom Bauch der Mutter in die Außenwelt.«

**ENGER KONTAKT**
Das Baby in eine Decke einzuwickeln und es gleich nach der Entbindung an Ihre nackte Brust zu legen, hat viele erwiesene Vorteile. Das Baby hat es dort schön warm, die Bindung zwischen Mutter und Kind wird gestärkt und das Stillen fällt viel leichter.

**DIE NABELSCHNUR**
Nach der Geburt wird die Nabelschnur abgeklemmt und durchgeschnitten. Das Baby wird dadurch von der Plazenta getrennt, die es bisher versorgt hat.

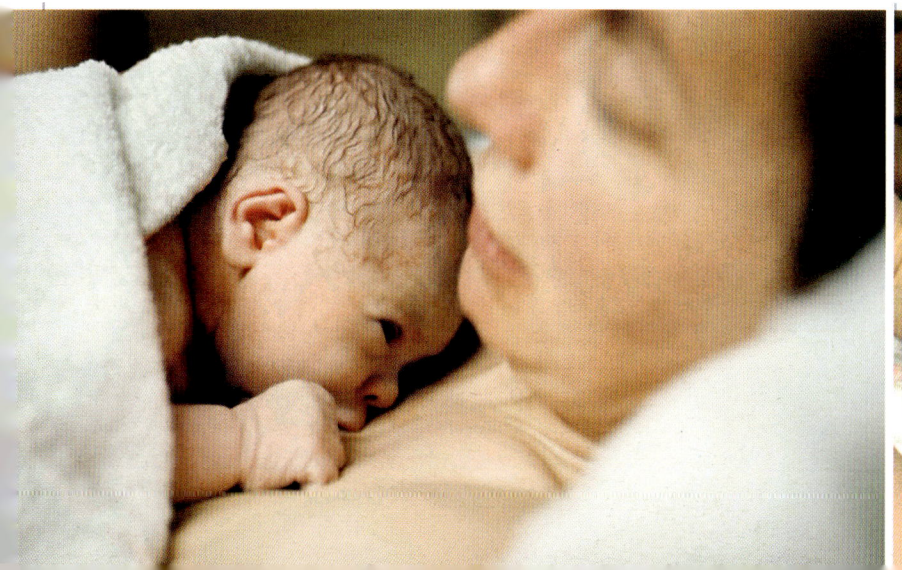

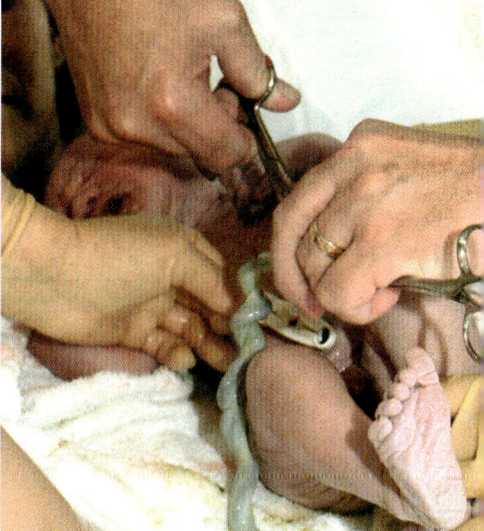

# Die dritte Phase

Die Geburt ist noch nicht vorbei, wenn das Baby entbunden wurde. In der dritten, fast völlig schmerzlosen Phase wird die Plazenta ausgestoßen, die Ihr Baby während der Schwangerschaft versorgt hat.

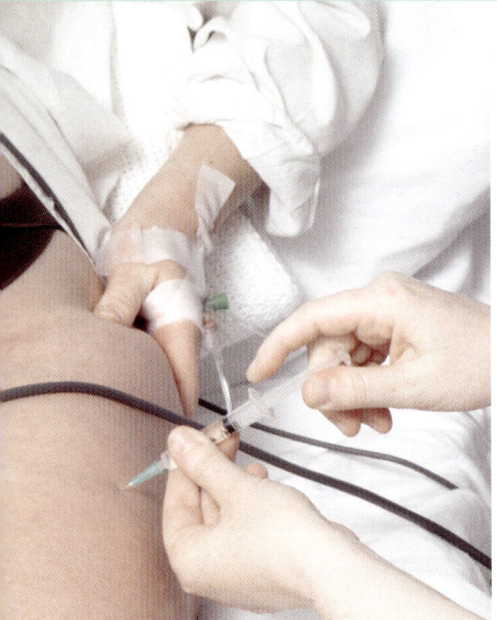

**DAS AUSTOSSEN DER PLAZENTA**
Eine Spritze mit dem synthetischen Hormon Syntocinon beschleunigt das Ausstoßen der Plazenta.

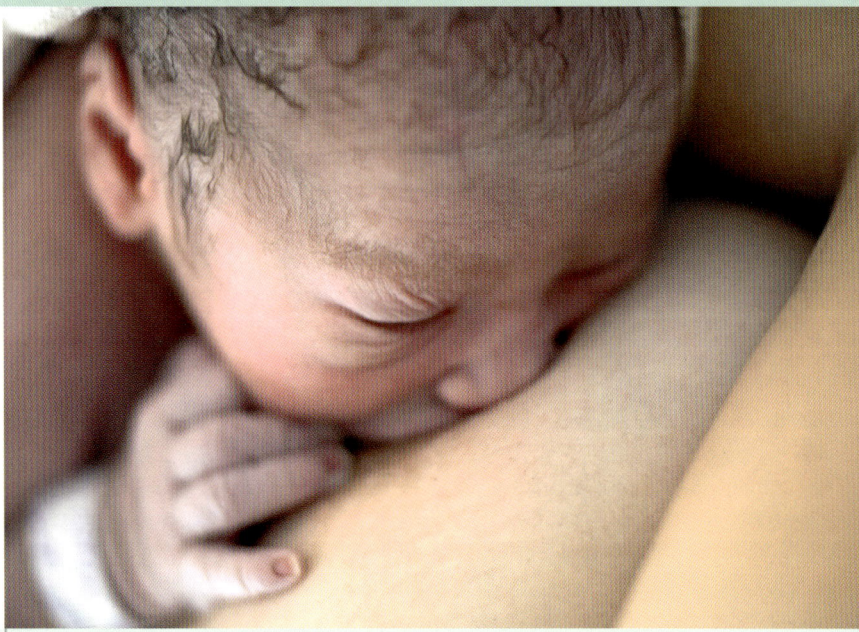

**DIE ERSTE MAHLZEIT**
Kurze Zeit nach der Geburt bewegt sich das Baby instinktiv zu Ihrer Brust hin und sucht dort seine erste Nahrung.

Die dritte Geburtsphase beginnt, wenn das Baby geboren wurde, und endet mit dem Ausstoßen von Plazenta und Eihäuten, was auf natürliche Weise vonstatten geht oder durch Medikamente beschleunigt werden kann. Sie können dies im Vorfeld mit Ihrer Hebamme besprechen und ihr sagen, was Sie bevorzugen. Es gibt gute Gründe, die eine eingeleitete Nachgeburt sinnvoll machen. Dazu gehören eine lange anstrengende Geburt mit einem großen Baby, eine Anämie oder wenn Sie schon einmal eine nicht abgelöste Plazenta (S. 288) hatten.

## Eingeleitete Nachgeburt

Dabei wird ein Hormon namens Syntocinon (synthetisches Oxytocin) verabreicht, das Kontraktionen hervorruft. Es wird normalerweise in den Oberschenkel injiziert, sobald das Baby bis zu den Schultern entbunden ist.

Einige Minuten nach der Geburt des Babys wartet die Hebamme auf ein Zeichen dafür, dass sich die Plazenta abgelöst hat. Meistens ist das an einem Schwall roten Blutes und des Weiteren an einer Verlängerung der Nabelschnur zu erkennen. Danach zieht sie leicht an der Nabelschnur und übt Druck auf den Unterleib aus, sodass die Plazenta 5 bis 30 Minuten nach der Geburt des Babys ausgestoßen wird.

Die medikamentöse Unterstützung der Nachgeburt erleichtert eine schnelle und einfache Entbindung der Plazenta und vermindert das Risiko einer schweren nachgeburtlichen Blutung (S. 289). Sie führt außerdem dazu, dass die dritte Geburtsphase abläuft, ohne dass Sie viel dazu tun müssen. Das empfinden viele Frauen als sehr angenehm, weil sie sich ganz auf ihr neues Baby konzentrieren möchten.

# Natürliche Nachgeburt

Manche Frauen finden es schöner, wenn die dritte Phase ganz natürlich abläuft, das heißt, die Plazenta wird ohne Zuhilfenahme von Medikamenten ausgestoßen, was im Durchschnitt 20 bis 60 Minuten dauert.

Beim Zusammenziehen des Uterus löst sich die Plazenta von dessen Wand ab und wird durch sanfte Kontraktionen durch den Muttermund und den Geburtskanal nach außen gedrückt. Sie verspüren dabei vielleicht ein wenig Unbehagen, jedoch sind die meisten Frauen so mit ihrem neuen Baby beschäftigt, dass sie dies kaum bemerken. Der Hautkontakt und das Stillen des Babys führt auch bei einer natürlichen Nachgeburt zur Ausschüttung von Oxytocin, wodurch dann die Kontraktionen ausgelöst werden.

Wenn der Prozess nur sehr langsam vorangeht, werden Sie vielleicht gebeten, eine andere Position einzunehmen und sich zum Beispiel hinzuknien oder in die Hocke zu gehen oder Ihre Blase zu entleeren, da auch eine volle Blase das Ausstoßen der Nachgeburt verhindern kann.

Ihr Blutverlust ist bei einer natürlichen Nachgeburt wahrscheinlich höher. Sollte er ein besorgniserregendes Maß erreichen, kann jederzeit mit Medikamenten interveniert werden. Man wird Ihnen zudem ein Eingreifen nahelegen, wenn die Nachgeburtsphase länger als 60 Minuten andauert, da dann das Risiko einer nachgeburtlichen Blutung und einer unvollständig abgelösten Plazenta ansteigt (S. 288–289).

## Die Entnahme von Stammzellen

Das Blut in der Nabelschnur des Babys ist reich an sogenannten Stammzellen. Diese haben die besondere Fähigkeit, sich zu jeder anderen Zelle im Körper entwickeln zu können. Nach der Geburt wandern diese Zellen ins Knochenmark des Babys und werden dort zu blutbildenden Zellen. Mithilfe von Stammzellen können Krankheiten, welche die Zerstörung oder Fehlfunktionen gesunder Zellen hervorrufen, wie etwa Leukämie, geheilt werden.

Aus diesem Grund können Sie veranlassen, dass das Blut aus der Nabelschnur Ihres Babys, das die Stammzellen enthält, entnommen und in einer Blutbank aufbewahrt wird, um später Ihr Baby oder eine andere Person damit zu behandeln. Auch wenn Ihr Kind ein Transplantat bräuchte, können die Stammzellen geeignet sein. Die Aufbewahrung der Zellen in der Blutbank ist kostenpflichtig.

Zur Blutentnahme ist es nötig, dass die Nabelschnur so früh wie möglich abgeklemmt wird. Gegner dieser Praxis mahnen, dass in diesem Fall das Baby selbst viel weniger von dem sauerstoffreichen Blut in der Nabelschnur abbekommt, als wenn die Nabelschnur hätte auspulsieren dürfen.

Falls Sie die Entnahme von Nabelschnurblut vornehmen lassen wollen, müssen Sie dies im Vorfeld mit dem Krankenhaus besprechen und Vorkehrungen für die Aufbewahrung treffen, denn nicht alle Krankenhauser führen die Entnahme von Stammzellen durch.

# Die Geburt ist vorbei

Falls Sie einen Dammschnitt (S. 279) oder einen Dammriss erlitten haben, wird die betroffene Stelle jetzt gereinigt und genäht. In den meisten Fällen wird das Nähen unter lokaler Betäubung durchgeführt und ein Faden verwendet, der sich nach einigen Tagen von selbst auflöst. Da dieser Prozess etwas unangenehm sein kann, bekommen Sie gleich nach dem Nähen ein Suppositorium gegen die Schmerzen und man empfiehlt Ihnen Paracetamol und entzündungshemmende Medikamente.

Je nach Länge der Wehen und der Medikamente, die Sie bekommen haben, fühlen Sie sich nun vielleicht erschöpft, obwohl es auch häufig vorkommt, dass die Frauen vor Aufregung und der damit verbundenen Adrenalinausschüttung hellwach sind. Möglicherweise fühlen Sie sich durch die Stresshormone, die Ihren Körper überfluten, und ein Absacken des Blutzuckerspiegels auch zittrig und matt. Sie sollten deshalb bald einen Bissen essen, um ruhiger und wacher zu werden. Sie werden überwältigt sein von den Gefühlen, die Sie in den ersten Momenten Ihrer Mutterschaft wahrnehmen. Für viele Erstgebärende ist das eine Mischung aus Liebe, Stolz, Erstaunen, Triumph, Überraschung und Erleichterung und manchmal alles zur selben Zeit!

Eines der ersten Gefühle kann auch Sorge sein. Sorge darüber, ob das Baby gesund ist, ob ihm nichts fehlt und ob Sie ihm eine gute Mutter sein werden. Sie brauchen Zeit, um wieder auf die Beine zu kommen und Ihr Baby kennenzulernen, aber seien Sie versichert, dass Sie sich mit der Hilfe von Partner, Freunden und Ihrer Hebamme bald in die Mutterrolle einfinden werden.

Unterschätzen Sie nicht Ihre körperliche und emotionale Erschöpfung nach der Geburt. Deshalb ist es gut, jemanden dabei zu haben, der aufpasst, falls Ihr Baby Ihnen im Schlaf aus dem Arm rutscht. Sie bekommen allerdings auch ein extra Bettchen für Ihr Kleines.

# Haus- und Wassergeburt

Zu Hause in einer gewohnten Umgebung zu gebären kann entspannter sein, was die Wehen oft effizienter macht. Viele Frauen empfinden auch die schmerzlindernde Umgebung des Wassers während der Geburt als eine Wohltat.

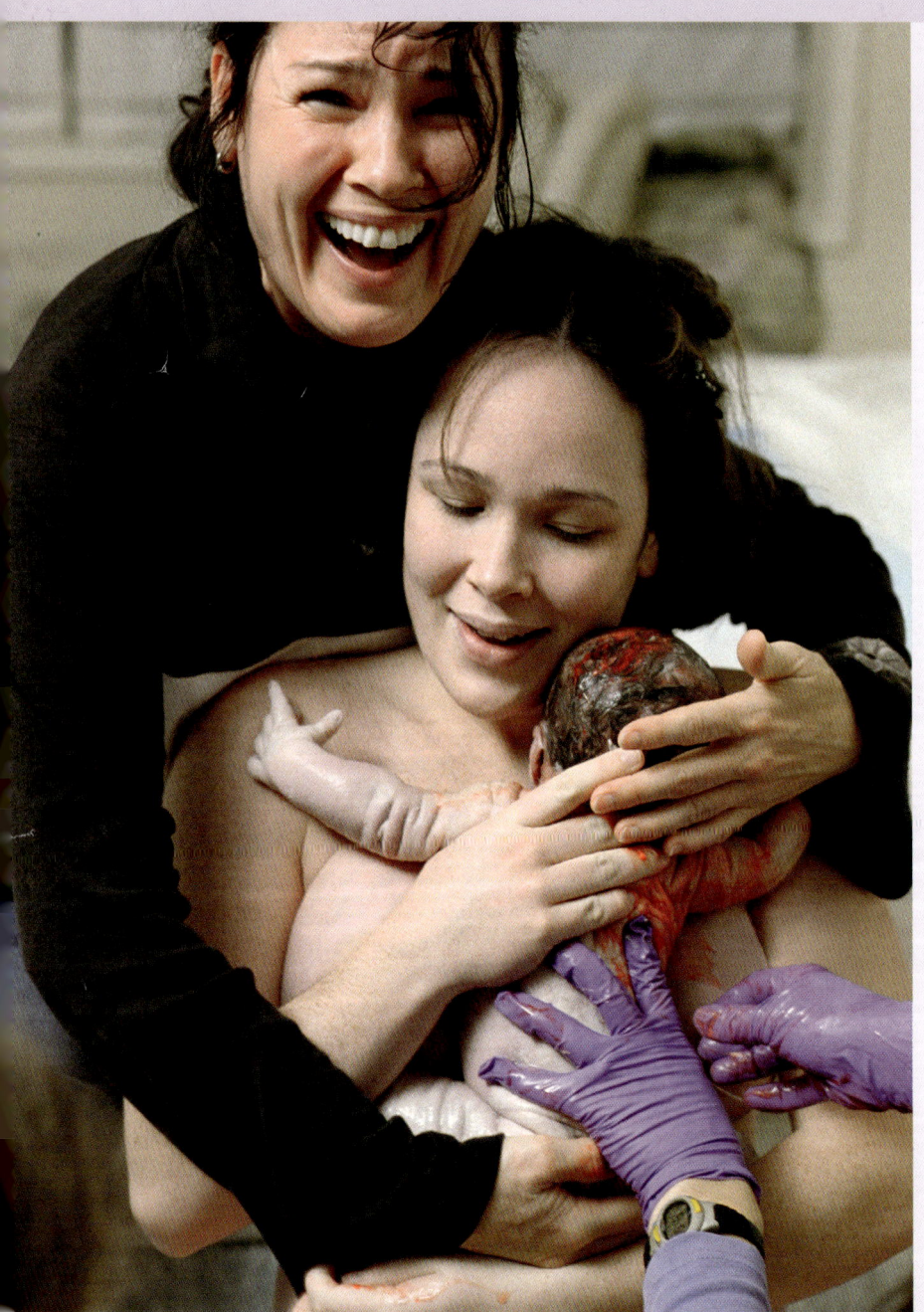

Studien zeigen, dass die Wehen bei Frauen, die zu Hause und/oder im Wasser gebären, kürzer und weniger schmerzhaft sind. Beide Geburtsarten sind relativ sicher, wenn die Schwangerschaft komplikationslos verlief.

## Die Hausgeburt

Bei einer Hausgeburt haben Sie mehr Kontrolle über den Ablauf der Entbindung und müssen sich anders als im Krankenhaus nicht mit unerwünschten medizinischen Eingriffen herumplagen. Viele Frauen sind zu Hause viel entspannter und können daher besser mit den Schmerzen umgehen. Außerdem neigen sie dazu, sich mehr zu bewegen, was die Wehenphasen verkürzen kann. Obendrein ist es möglich, die Erfahrung mit so vielen Freunden und Verwandten zu teilen, wie Sie möchten.

Man nimmt an, dass der Ortswechsel von der Wohung ins Krankenhaus die Produktion der Schwangerschaftshormone unterbricht und so die Wehen in die Länge zieht. Darüber hinaus ist das Risiko einer postnatalen Infektion bei Hausgeburten wesentlich geringer als im Krankenhaus.

### EINE NATÜRLICHE GEBURT

Wenn eine Hausgeburt geplant ist, wird diese oft mit einer Wassergeburt in einem vorher gemieteten und aufgebauten Becken kombiniert. Eine Wassergeburt unter der Anleitung einer Hebamme ist für das Baby ein sehr natürlicher Weg ins Leben.

## WAS SIE BRAUCHEN

Ihre Hebamme sagt Ihnen, was Sie vorbereiten müssen. Meist enthält ihre Liste Folgendes:

• Plastikmatten, um Bett, Sofa oder Boden zu schützen. Auch wenn Ihre Hebamme diese mitbringt, sollten Sie noch einige in Reserve haben.

• Auch Plastikbettlaken, wie sie bei Inkontinenz verwendet werden, sind von Nutzen. Sie brauchen noch einige alte Handtücher und Laken zum Darauflegen.

• Kerzen, Musik, Aromaöl-Diffusoren, Sitzsäcke und alles, was Sie brauchen, um eine angenehme Umgebung zu schaffen.

• Natürliche Schmerzmittel wie Massageöl oder homöopathische Medikamente.

• Eine Thermosflasche für heißes Wasser oder eine Heizplatte.

• Leichte Snacks für Sie und Ihren Geburtspartner.

• Ein sauberes Tuch und eine Decke, um das Baby nach der Geburt abzutrocknen und es warm zu halten.

• Ein Plastikbehälter für die Plazenta.

• Ein Geburtsplan, sodass eine unbekannte Hebamme sich mit Ihren Wünschen vertraut machen kann.

• Eine Krankenhaustasche für sich und das Baby, nur für alle Fälle.

## SCHMERZLINDERUNG

Sie können natürliche schmerzstillende Mittel benutzen (S. 252–255), darunter auch ein transportables, gemietetes Geburtsbecken (siehe rechts). Die Hebamme verfügt eventuell über Lachgas und Opioide wie Pethidin zur Injektion, was Sie jedoch vorher abklären sollten.

## DER ABLAUF

Rufen Sie Ihre Hebamme, sobald Sie regelmäßige Kontraktionen haben. Diese kommt mit ihrer Ausrüstung für Heimgeburten (falls sie diese nicht schon da gelassen hat), dazu gehören eventuell Lachgas, möglicherweise Pethidin, ein Blutdruckmessgerät, ein Sonograph oder ein Pinard-Rohr, um die Herztöne des Babys zu überwachen, und alles andere, was sie braucht.

Während der Wehen prüft die Hebamme die Weitung Ihres Muttermunds, Ihren Blutdruck und Ihre Temperatur und macht Aufzeichnungen über die Herztätigkeit des Babys. Vor der Entbindung kommt vielleicht eine weitere Hebamme hinzu, sodass sich die eine um Sie kümmern kann, während die zweite nach dem Baby sieht.

Sie können die Plazenta natürlich oder eingeleitet ausstoßen (S. 272–273) und die Hebamme kann kleinere Risse und einen Dammschnitt (S. 279) nähen, größere Risse müssen jedoch von einem Arzt behandelt werden. Nach der Entbindung überprüft die Hebamme den Zustand von Mutter und Kind, hilft ihr beim ersten Stillen und lässt sie ausruhen, während sie sauber macht.

Falls es zu Komplikationen kommt, werden Sie mit der Ambulanz in die Klinik gebracht. Eine von sechs Hausgeburten endet im Krankenhaus.

# Die Wassergeburt

Eine Wassergeburt kann im Krankenhaus, in einem Geburtszentrum oder auch zu Hause in einem gemieteten Becken stattfinden. Wichtig ist, dass die Hebamme Erfahrung mit Wassergeburten hat. Das gemietete Becken muss groß und tief genug sein, um komfortabel darin zu sitzen, der Fußboden muss ein volles Becken mit Insassen tragen können und um das Becken herum sollte Platz für die Hebamme sein.

Sie haben die Wahl, ob Sie sowohl die Wehen als auch die Entbindung im Becken verbringen wollen oder ob Sie das Becken nur zur Schmerzlinderung während der Wehen nutzen und das Baby dann außerhalb des Wassers im Trockenen entbinden möchten.

## DER ABLAUF

• Halten Sie ein Sieb bereit, sodass Klumpen, Schleim, Stuhl und Erbrochenes schnell abgeschöpft werden kann.

• Halten Sie eine Sprühflasche mit Wasser und kühles Trinkwasser bereit, für den Fall, dass Ihnen im warmen Becken heiß wird oder Sie Durst bekommen.

## SCHMERZLINDERUNG

Sie können Atemtechniken, Massagen und andere natürliche Schmerzstiller verwenden. Ihr TENS-Gerät sowie andere Schmerzmittel, die eine Injektion verlangen, stehen bei einer Wassergeburt nicht zur Verfügung.

## DER ABLAUF

Im Becken können Sie sich auf aufblasbare Objekte stützen oder auf einer Gummimatte oder einem zusammengelegten Handtuch knien, um Ihre Knie zu schützen.

Das Wasser wird bei 34–37° C gehalten und Ihre Hebamme überwacht den Herzschlag des Babys mit einem wasserdichten Sonographen. Soweit es möglich ist, prüft sie die Weitung Ihres Muttermunds, während Sie sich im Wasser befinden, oder tut dies, wenn Sie heraussteigen, um zur Toilette zu gehen. Zudem prüft Sie regelmäßig Ihren Blutdruck und Ihre Temperatur.

Sobald das Baby entbunden ist, hebt die Hebamme es heraus und Sie können es sofort an Ihre Brust legen und seinen Kopf dabei über Wasser halten. Manche Hebammen lassen die Nachgeburt ebenfalls im Becken ausstoßen, andere bitten ihre Patientinnen herauszusteigen, damit sie ihren Blutverlust verfolgen können. Ihr Geburtspartner kann warme, saubere Tücher bereithalten, um Sie und Ihr Baby damit einzuwickeln.

Falls es zu Komplikationen kommt, wird man Sie bitten, das Becken zu verlassen, und Sie im Falle einer Hausgeburt ins Krankenhaus bringen.

# Wenn die Geburt nicht vorangeht

Obwohl die Geburt ein natürlicher Vorgang ist, der meistens problemlos abläuft, kann manchmal ein medizinisches Eingreifen notwendig werden, wenn sie zu langsam oder gar nicht voranschreitet.

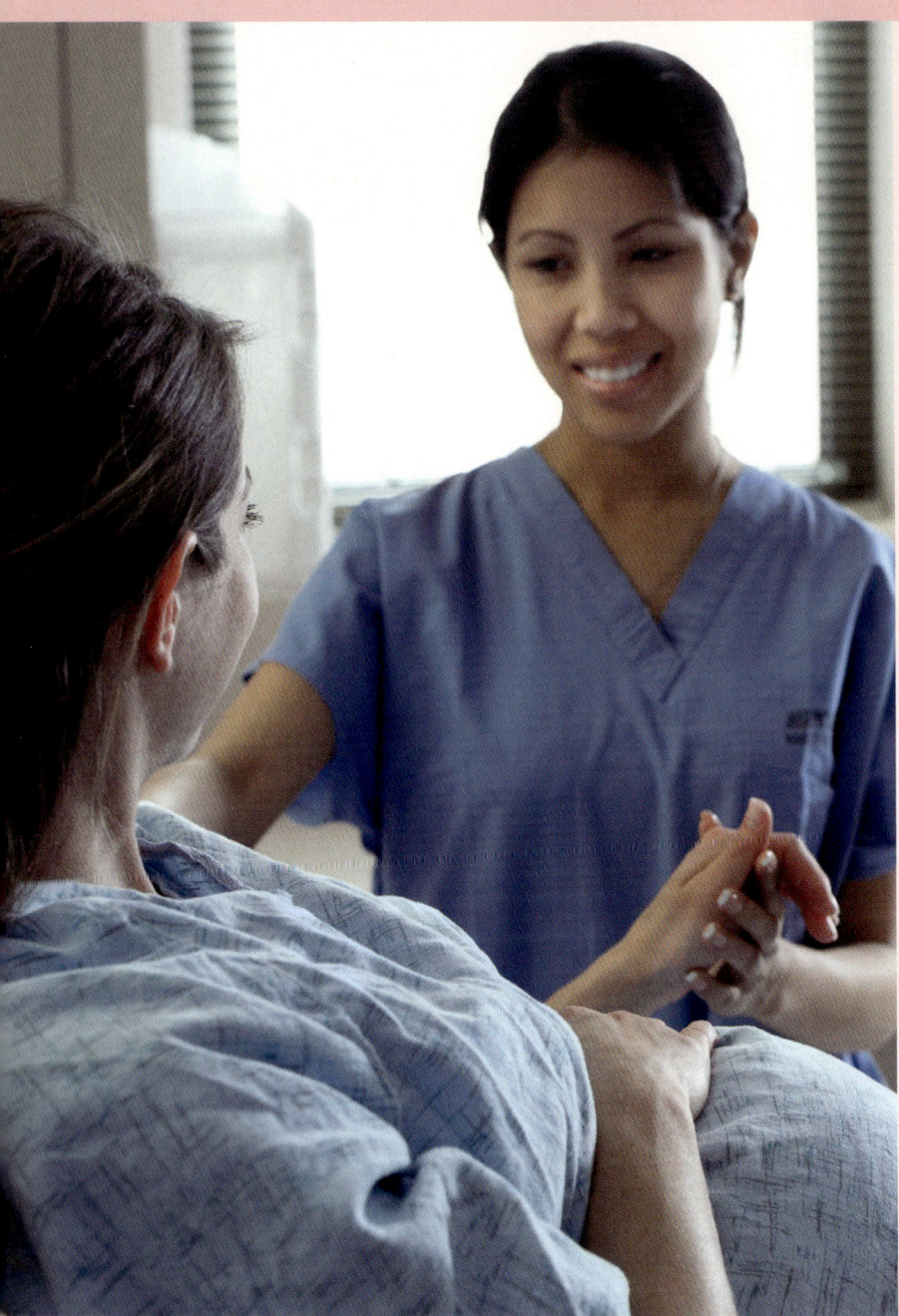

Früher setzte man ein Zeitlimit dafür, wie lange die Wehen dauern durften, bevor man ein medizinisches Eingreifen für notwendig hielt. Heute lässt man den Wehen viel mehr Zeit sich zu entwickeln, bevor man sie als zu langsam einstuft. Dies geschieht unter ständiger Aufsicht, um die Sicherheit von Mutter und Kind zu gewährleisten.

Ein medizinisches Eingreifen wird daher nur für nötig befunden, wenn die Mutter erschöpft ist, sich eine Notlage des Kindes abzeichnet oder sich aus anderen Gründen herausstellt, dass die Dinge nicht so laufen, wie sie sollten.

## Häufige Gründe für langsame Wehen

Ein langsames Voranschreiten der Geburt kann mehrere Gründe haben, darunter schwache und unproduktive Kontraktionen, die Position des Babys oder dessen übermäßige Größe.

Ein gestörter Geburtsverlauf wird als »Dystokie« bezeichnet und kann

VERZÖGERUNGEN
Wenn die Geburt zum Stillstand kommt, wird Ihre Hebamme alle Schritte, die dagegen unternommen werden können, mit Ihnen besprechen.

manchmal als Folge von Angst oder Dehydration auftreten. Sie kommt jedoch häufiger bei Frauen vor, die übergewichtig, über 40 Jahre alt, kleiner als 150 cm oder länger als 41 Wochen schwanger gewesen sind.

Eine Dystokie tritt meist während der ersten Geburtsphase auf, kann jedoch auch in der zweiten vorkommen. Wenn alle Versuche fehlschlagen, die Kontraktionen in Gang zu bringen oder die Position des Babys von Hand zu verändern, muss eine Geburtseinleitung oder ein Kaiserschnitt (S. 284–285) in Betracht gezogen werden.

## DIE POSITION DES BABYS

Bei der idealen Position des Babys weist sein Hinterkopf zur Körpervorderseite der Mutter. Diese wird als vordere Hinterhauptslage (S. 239) bezeichnet. Bei der hinteren Hinterhauptslage weist der Kopf des Babys zum Rücken der Mutter. Dadurch kann während der Geburt ein sehr unangenehmer Druck auf den Rücken ausgeübt werden. Die Wehen können in diesem Fall länger dauern, da es für das Baby schwierig ist, sich zu drehen und in die Beckenhöhle zu wandern. Zudem kann auch die Weitung des Muttermunds beeinträchtigt sein, da anstelle des Scheitels die Stirn des Babys, die einen größeren Durchmesser hat, gegen den Gebärmutterhals drückt. Babys in der hinteren Hinterhauptslage versuchen außerdem manchmal, sich in die vordere Hinterhauptslage zu drehen, und üben dann nicht genug Druck auf den Gebärmutterhals aus, um ihn zu weiten. Dies kann auch der Fall bei einem Baby in Steißlage sein, denn sind das Gesäß oder die Füße des Babys nach unten gerichtet, ist der Druck gegen den Gebärmutterhals geringer.

## UNPRODUKTIVE WEHEN

Eine Wehenschwäche kommt meist bei Erstgebärenden vor, möglicherweise, weil der Körper, der nicht an die Wehen gewöhnt ist, unzureichend auf die Geburtshormone reagiert. In diesem Fall wird oft die Fruchtblase geöffnet (S. 249). Zusätzlich kann eine Oxytocin-Infusion die Kontraktionen des Uterus stimulieren.

## DAS BABY IST ZU GROSS

Manchmal ist der Kopf des Kindes zu groß, um durch das Becken der Mutter zu passen. Auch wenn der Verdacht schon in der Schwangerschaft besteht, lässt er sich erst bestätigen, wenn die Geburt ohne Vorliegen anderer Gründe zum Stillstand kommt. Wenn der Kopf des Kindes bereits in die Beckenhöhle gerutscht ist, kann eine vaginale Geburt trotzdem möglich sein. Dabei erfolgt jedoch eine genaue Überwachung mithilfe eines Partogramms (S. 261). Falls das Kind in eine Notlage gerät, kann ein Kaiserschnitt notwendig werden.

## DIE CERVIX ÖFFNET SICH NICHT WEIT GENUG

Es kann vorkommen, dass der Muttermund sich trotz normaler Wehen und einer idealen Kindslage nicht ausreichend weitet. Als Gründe dafür kommen vorangegangene Operationen am Muttermund oder ein gutartiger Tumor im unteren Teil der Gebärmutter infrage.

## Umgang mit Verzögerungen und Eingriffen

Klar, dass man enttäuscht ist, wenn man mit einer natürlichen Geburt gerechnet hat und die Wehen nicht wie geplant verlaufen. Manche Frauen betrachten einen Kaiserschnitt als persönliches Versagen. Aber denken Sie daran, dass Ihr Ziel ist, ein Baby zu bekommen. Welche Mittel dafür auch notwendig waren, es wird immer ein überwältigendes und bedeutendes Ereignis in Ihrem Leben sein. Denken Sie vernünftig und lassen Sie diese großartige Erfahrung nicht durch Ihre Enttäuschung trüben. MG

Das oberste Ziel ist die sichere Geburt eines gesunden Babys. Denken Sie daran, wenn Sie Ihren Geburtsplan aufstellen, und versuchen Sie, sich auch auf unerwartete Ereignisse vorzubereiten, dann ist es nicht so ein Schock, falls sie wirklich eintreten. Die Gesundheit des Babys durch einen Kaiserschnitt sicherzustellen ist alles andere als ein Fehlschlag. Medizinisches Eingreifen ist manchmal einfach notwendig für das Wohlergehen Ihres Babys. NK

Sie können sich nicht »anstrengen«, um die Wehen in Gang zu bekommen, genauso wenig, wie Sie die Geburt selbst kontrollieren können. Denken Sie daran, dass die Wehen kein Test sind, den Sie bestehen können oder nicht. Es ist eine Erfahrung, die Sie durchstehen müssen, und wenn Sie Ihr Ziel eines gesunden Babys am Ende erreichen, egal wie, war es ein Erfolg. CH

Eine gute Freundin von mir war sehr enttäuscht, dass sie stundenlang in einem Geburtsbecken saß, bis die Hebamme schon den Kopf ihres Babys sehen konnte, und dann hörten die Kontraktionen plötzlich auf. Wie sich herausstellte, war der Fortschritt des Babys durch ihre brechend volle Blase gehemmt worden, weil sie vergessen hatte, auf die Toilette zu gehen. Also stieg sie aus dem Becken, damit die Hebamme ihre Blase mit einem Katheter leeren und ihr intravenös Oxytocin geben konnte, um die Wehen wieder in Gang zu bekommen. Ein paar Stunden und einige Presswehen später war ihr Baby geboren. FF

Ich war traurig, als alle Versuche fehlschlugen, mein Baby aus der Steißlage in eine andere Position zu drehen, und ich schließlich einen Kaiserschnitt brauchte. Mir wurde jedoch klar, dass es so für mein Baby sicherer war, und die Geburt war dennoch eine wundervolle Erfahrung. VB

# Zange und Saugglocke

Manchmal braucht es bei einer vaginalen Geburt etwas Unterstützung mit einer Saugglocke oder Geburtszange. Dies kann vorkommen, wenn Sie sehr erschöpft sind oder die zweite Wehenphase nicht wie geplant verläuft.

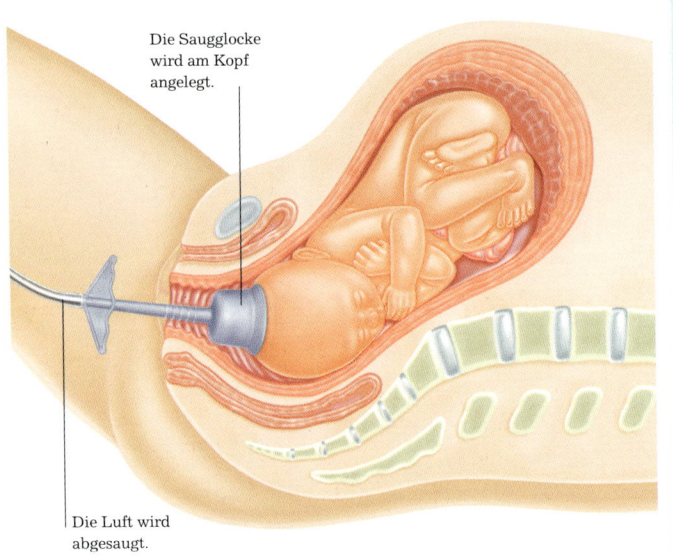

Die Saugglocke wird am Kopf angelegt.

Die Luft wird abgesaugt.

Die Zangenlöffel umfassen sanft den Kopf des Babys.

Ein Verschluss hält die Zangenblätter an Ort und Stelle, sobald sie korrekt positioniert sind.

### DIE SAUGGLOCKE

Sobald die Saugglocke am Kopf des Kindes haftet, wird es sanft durch den Geburtskanal gezogen. Der Einsatz einer Saugglocke erlaubt es dem Baby, sich im Geburtskanal zu drehen,

### DIE GEBURTSZANGE

Die Zangenlöffel umfassen sanft den Kopf des Babys und es wird synchron zu den Wehen herausgezogen. Je nach Position des Kopfes kommen verschiedene Arten von Zangen zum Einsatz.

Falls die zweite Wehenphase problematisch oder verzögert verläuft, empfehlen Ihr Arzt oder Ihre Hebamme möglicherweise den Einsatz einer Saugglocke oder Geburtszange. Der Eingriff erfolgt nur, wenn er absolut nötig ist, und kann dazu dienen, einen Notfall-Kaiserschnitt zu vermeiden. Für beide Maßnahmen ist es jedoch notwendig, dass der Muttermund vollständig geweitet ist, ansonsten kommt nur ein Kaiserschnitt infrage.

Welche Methode zum Einsatz kommt, hängt zum Teil von der Erfahrung des Arztes oder der Hebamme ab, die sie durchführen, aber hauptsächlich von der Position des Babys, Ihrer Fähigkeit zu pressen und der Dringlichkeit der Entbindung. Seien Sie versichert, dass beide Methoden für das Baby gefahrlos sind.

## Warum eingreifen?

Es gibt eine Reihe von Situationen, in denen eine operative Entbindung notwendig wird, um das Wohlergehen des Babys sicherzustellen Dazu zählen unter anderem:

- Sie sind völlig erschöpft.
- Ihre Kontraktionen sind zu schwach, um das Baby hinauszubefördern.
- Das Baby befindet sich in einer schwierigen Position.
- Das Baby befindet sich in einer Notlage und sein Herzschlag wird unregelmäßig.
- Die Wehen sind verfrüht.
- Das Baby liegt in Steißlage (S. 240).
- Wegen einer Periduralanästhesie fühlen Sie nicht, wann Sie pressen müssen.

Während des Eingriffs liegen Sie auf einem Bett mit den Füßen in Beinstützen, damit Arzt oder Hebamme das Baby so gut wie möglich erreichen können. Gegen eventuelle Schmerzen wird eine örtliche Betäubung oder eine Peridural- oder Spinalanästhesie (S. 258–259) gegeben.

## DIE SAUGGLOCKE

Eine Saugglocke wird mithilfe eines Vakuums am Kopf des Babys befestigt, um es daran sanft herauszuziehen. Diese Methode wird oft gewählt, wenn Sie noch Kraft zum Pressen haben und die Kontraktionen stark genug sind. Sobald die Saugglocke angebracht ist, müssen Sie während der nächsten Kontraktion pressen, während der Arzt gleichzeitig zieht. Der Kopf des Babys sollte dann innerhalb der folgenden drei Kontraktionen entbunden sein.

## VOR- UND NACHTEILE

Geburten mithilfe einer Saugglocke sind nach der 34. Woche sehr sicher. Manche Frauen ziehen diese Methode vor, weil sie das Gefühl haben, sie sei für das Baby weniger traumatisch und weil sie nicht immer einen Dammschnitt (siehe unten) verlangt, der beim Einsatz einer Geburtszange meist nötig ist. Sie haben nach der Prozedur vielleicht leichte Schmerzen, die jedoch innerhalb einer Woche nachlassen.

Ein Nachteil der Saugglocke ist, dass sie Schwellungen am Kopf des Babys verursachen kann, die aber bald verschwinden.

## DIE GEBURTSZANGE

Die Geburtszange kann eine bessere Wahl sein, wenn Sie schon völlig erschöpft sind und Ihnen die Kraft zum Pressen fehlt. Die großen Zangenlöffel aus Edelstahl umfassen sanft den Kopf des Babys und es kann damit wehensynchron herausgezogen werden. In den meisten Fällen ist es allerdings nötig, die Vaginaöffnung durch einen Dammschnitt zu vergrößern.

Sobald die Zange am Kopf des Babys angebracht ist, müssen Sie während der Kontraktionen leicht pressen, während der Arzt das Baby mit der Zange herauszieht.

## VOR- UND NACHTEILE

Die Geburtszange hat eine gute Erfolgsrate und stellt eine geringe Gefahr für das Baby dar. Mögliche Schwellungen am Kopf sollten in einem Zeitraum von 24–48 Stunden verschwinden. Sie können einige Zeit danach noch leichte Unterleibsschmerzen haben.

# Dammriss und Dammschnitt

Während einer Geburt entstehen häufig Risse, besonders wenn das Baby groß ist oder sich in einer schwierigen Position befindet. Das Risiko steigt, wenn das Kind mithilfe einer Saugglocke oder Geburtszange entbunden wird und kein Dammschnitt vorgenommen wurde. Risse werden entsprechend Ihrer Tiefe nach Graden eingeteilt. Ein Riss ersten Grades ist ein kleiner Riss in der Haut der Vagina. Ein Riss zweiten Grades betrifft die Vagina und die Muskeln des Perineums, des Bereichs zwischen Vagina und After, der auch als Damm bezeichnet wird. Ein Riss dritten Grades schließt außerdem die Muskeln um den After mit ein.

Sobald der Kopf des Babys sichtbar ist (S. 269), wird Ihnen vielleicht ein Dammschnitt nahegelegt, ein kleiner Einschnitt in das Perineum, um die Vaginaöffnung zu vergrößern, Risse zu vermeiden und die Entbindung zu vereinfachen.

Möglicherweise entscheidet Ihre Hebamme, dass ein Dammschnitt notwendig ist, falls eine Notlage des Babys auftritt und es schnell entbunden werden muss oder falls sie das Risiko starker Rissbildung hoch einschätzt. Die meisten Hebammen versuchen jedoch, Dammschnitte zu vermeiden, da sie schmerzhaft sein können und einige Zeit brauchen, um zu heilen. Sie selbst können das Risiko von Dammrissen senken, indem Sie Ihre Beckenbodenmuskulatur stärken (S. 35), die für das Pressen benötigt wird. Außerdem können Sie im dritten Trimester Ihren Damm mit Hautöl massieren und den Bereich innerhalb der Vagina sanft dehnen. Darüber hinaus können verschiedene Positionen in der zweiten Wehenphase, insbesondere die Haltung auf allen vieren, das Absenken des Kopfes des Babys unterstützen, sodass es nicht zu Rissen kommt.

Dammschnitte und größere Risse müssen nach der Entbindung genäht werden, kleinere können auf natürlichem Wege verheilen. Vor dem Nähen wird eine lokale Betäubung angewandt, sodass Sie keine Schmerzen haben sollten. Ein Riss dritten Grades muss unter Vollnarkose von einem erfahrenen Arzt und in einem OP genäht werden. Sie benötigen möglicherweise auch Antibiotika und Abführmittel, um eine vollständige Heilung sicherzustellen.

Während der Heilung leiden Sie wahrscheinlich unter leichten Schmerzen und Juckreiz. Dagegen kann es helfen, beim Urinieren gleichzeitig warmes Wasser aus einer Kanne über den Damm zu gießen. Die meisten Risse heilen innerhalb einiger Wochen, bei einem Dammschnitt kann es etwas länger dauern.

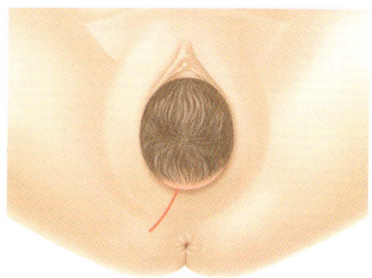

DAMMSCHNITT (EPISIOTOMIE)
Ein Einschnitt in den Damm kann die Entbindung unterstützen.

# Die Mehrlingsgeburt

Wenn Sie mehr als ein Baby erwarten, sind Ihre Geburtsoptionen, je nach Lage der Babys, etwas eingeschränkt. Dafür wird sich aber ein ganzes Expertenteam darum kümmern, dass Ihre Babys gesund und munter zur Welt kommen.

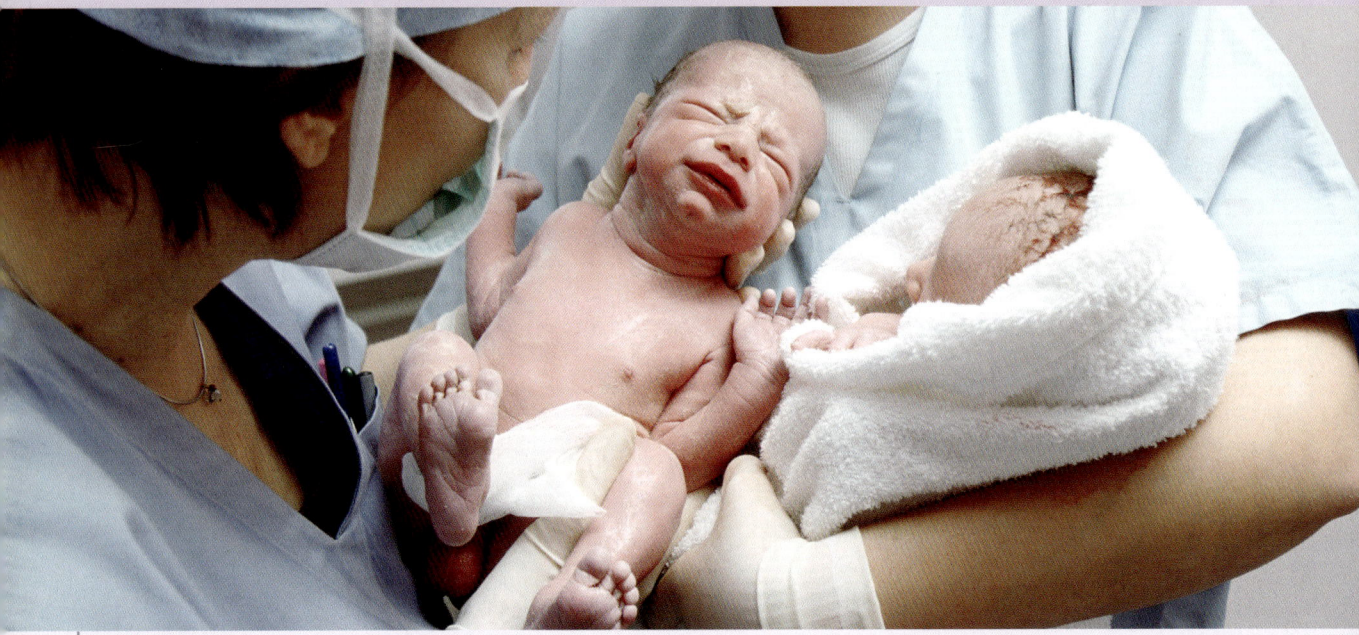

**TEAMARBEIT**
Ein Team aus Fachleuten wird dafür sorgen, dass die Babys sicher entbunden werden und danach all die Aufmerksamkeit und Versorgung erhalten, die sie benötigen.

Wenn Sie Zwillinge erwarten, werden Lage und Wachstum der Babys gegen Ende der Schwangerschaft genau überwacht.

Zu einer vaginalen Geburt wird nur dann geraten, wenn das unterste Baby, das zuerst geboren werden wird, in Schädellage liegt (S. 239). Sollte es sich in Steißlage befinden, besteht die Gefahr, dass es während der Geburt unter Sauerstoffmangel leidet. Die Lage des zweiten Babys ist nicht so wichtig, denn es kann gedreht oder in Steißlage entbunden werden.

Drei oder mehr Babys werden auf jeden Fall per Kaiserschnitt entbunden, egal in welcher Position sie liegen. Wahrscheinlich wird der Temin für den Kaiserschnitt schon im Voraus vereinbart.

Bei Mehrlingsschwangerschaften erhöht sich das Risiko einer Frühgeburt, weil der Uterus schon früh sehr stark gedehnt wird. Auch die Funktion der Plazenta lässt früher nach. Aus diesen Gründen wird der Kaiserschnitt bei Zwillingen um die 38. Woche, bei Drillingen um die 34. Woche angesetzt.

## Verfrühte Wehen

Wenn Ihre Wehen schon vor der 34. Woche einsetzen, die Fruchtblase jedoch intakt ist, die Herztöne der Babys stabil und auch keine Anzeichen einer Infektion erkennbar sind, werden Arzt oder Hebamme versuchen, die Geburt hinauszuzögern, damit die Lungen der

# »Erschrecken Sie nicht, wenn bei Ihrer Zwillingsgeburt ein Team von Spezialisten bereitsteht. Sie sind nur da, um Ihre Babys sicher zu entbinden.«

Babys mehr Zeit zum Ausreifen haben. Dafür wird Ihnen zunächst ein wehenhemmendes Medikament verabreicht und danach Kortisoninjektionen, um die Lungenreifung der Babys zu beschleunigen. Falls Ersteres nicht gelingt und sowieso ein Kaiserschnitt geplant war, wird dieser nun vorzeitig ausgeführt werden. War eine natürliche Geburt vorgesehen, ist dies auch jetzt noch möglich.

Bei der Geburt werden mindestens zwei Hebammen, ein Gynäkologe und mindestens ein, wahrscheinlich eher zwei Kinderärzte (die sich gleich nach der Geburt um die Babys kümmern), ein Anästhesist für den Fall eines Kaiserschnitts sowie weiteres Pflegepersonal anwesend sein. Dies ist kein Anlass zur Sorge, die Spezialisten sind nur eine Vorsichtsmaßnahme, damit Sie und Ihre Babys im Notfall sofort in den besten Händen sind.

## Zwillinge vaginal entbinden

Eine vaginale Zwillingsgeburt wird unter kontrollierten Bedingungen durchgeführt, oft in einem technisch perfekt ausgestatteten Raum, sodass im Notfall sofort interveniert oder ein Kaiserschnitt vorgenommen werden kann. Vermutlich wird man Ihnen zu einer PDA raten, denn manchmal sind spezielle Manöver nötig, um den zweiten Zwilling zu entbinden. Am Kopf des ersten Zwillings

wird eine Elektrode befestigt (S. 261), der zweite Zwilling wird im Bauch per Monitor überwacht.

### DIE GEBURT DES ERSTEN BABYS

Das erste Baby wird normal entbunden oder mithilfe von Saugglocke oder Zange (S. 278–279), damit man sich möglichst schnell um das zweite Baby kümmern kann. Die Nabelschnur des ersten Babys wird abgeklemmt und durchtrennt. Die Plazenta bleibt jedoch bis nach der Geburt des zweiten Babys im Uterus.

### DIE GEBURT DES ZWEITEN BABYS

Nach der Geburt des ersten Babys bestimmt die Lage des zweiten Babys, wie viel Intervention für dessen Entbindung nötig ist. Meistens wird das zweite Baby innerhalb einer Stunde nach dem ersten geboren. Es kommt allerdings selten vor, dass das erste Baby vaginal und das zweite per Kaiserschnitt auf die Welt kommt.

Nach der Geburt des ersten Babys kann es sein, dass sich Ihr Uterus entspannt. Es besteht nun das Risiko, dass sich das zweite Baby aufgrund der plötzlichen Bewegungsfreiheit in eine schwierige Position bringt, also etwa quer legt. Um dies zu vermeiden, erhalten Sie vielleicht Syntocinon, damit sich der Uterus weiterhin zusammenzieht, und Arzt oder Hebamme drücken fest auf Ihren Bauch, um das Baby an einem Positionswechsel zu hindern.

Wenn alles gut geht, rutscht das zweite Baby nun in den Geburtskanal. Ist seine Fruchtblase noch intakt, wird sie jetzt von Arzt oder Hebamme geöffnet und die Geburt verläuft ganz normal.

Sollte das Baby trotz aller Bemühungen in die Querlage rutschen, wird der Arzt versuchen, durch die Vagina nach einem Bein des Babys zu greifen und es mit den Füßen voran zu entbinden. Man nennt dies »Extraktion am Steiß« und es handelt sich dabei um eine Technik, die nur von sehr erfahrenen Geburtshelfern angewendet werden darf.

## Nach der Geburt

Sind die Babys voll ausgetragen (bei Zwillingen ist das um die 37. Woche der Fall), benötigen sie keine spezielle Pflege. Kommen Sie vorher zur Welt, werden sie wahrscheinlich auf die Intensivstation für Säuglinge (S. 304–305) gebracht, da sie eventuell noch eine Zeit im Brutkasten verbringen müssen. Das durchschnittliche Geburtsgewicht von Zwillingen beträgt 2,5 kg, von Drillingen 1,8 kg.

Nach der Geburt von Zwillingen wird die Geburt der Plazenta wahrscheinlich künstlich eingeleitet (S. 272), weil sie größer ist als normal und der Uterus sich oft nach der Entbindung nicht mehr ausreichend zusammenzieht, sodass das Risiko für nachgeburtliche Blutungen steigt. Eventuell benötigen Sie auch Medikamente, um weitere Blutungen zu vermeiden.

# Die Frühgeburt

Rund zehn Prozent der Babys werden zu früh geboren, also vor der 37. Woche. Sollten Sie schon so frühzeitig entbinden, wird alles getan werden, um Ihrem Baby einen möglichst guten Start ins Leben zu bieten.

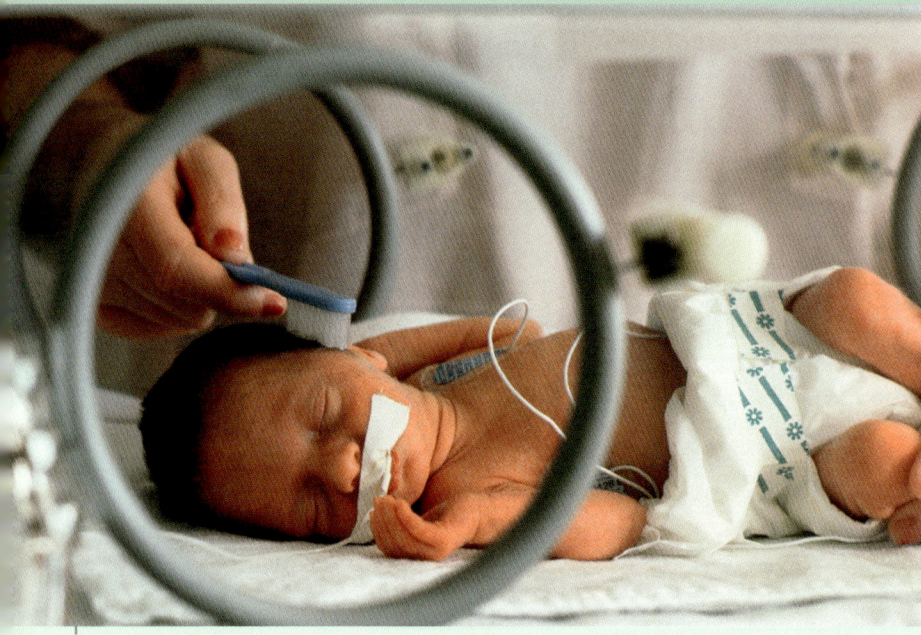

**VERTRAUTE NÄHE**
Ihre Nähe tut dem Frühgeborenen gut. Das Personal auf der Intensivstation wird Ihnen zeigen, wie Sie es sanft berühren können, und wird Sie dazu ermuntern, mit ihm zu reden und ihm vorzusingen.

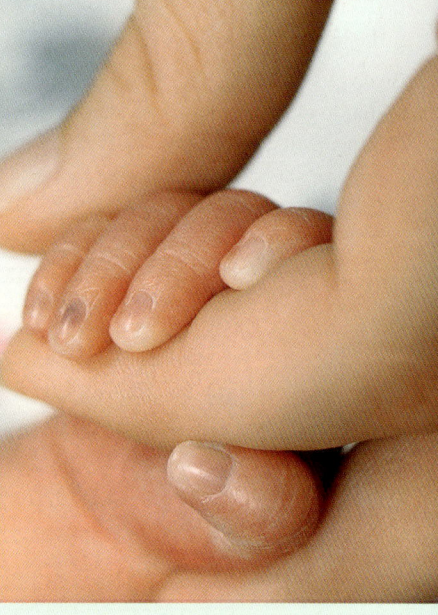

**LIEBEVOLLE BERÜHRUNG**
Wenn Sie Ihr Baby streicheln und halten, wird es Trost in Ihrem Geruch und Ihrer Anwesenheit finden.

Bedeutende Verbesserungen in Behandlung und Pflege haben die Überlebensaussichten von Frühgeborenen drastisch erhöht. Der Mehrheit aller Babys, die nach der 30. Woche geboren werden, geht es gut und es sind keine bleibenden Schäden zu erwarten. Je früher jedoch ein Baby geboren wird und je niedriger sein Geburtsgewicht ist, desto höher steigt das Risiko von kurz- und langfristigen Komplikationen.

In etwa 40 Prozent der Fälle ist der Grund für die Frühgeburt nicht bekannt. Es gibt jedoch Risikofaktoren wie Mehr-lingsschwangerschaft, Präeklampsie (S. 338), vorgeburtliche Blutungen, Diabetes, Infektionen, Muttermundschwäche sowie Fehlbildungen des Babys.

## Vorzeitige Wehen

Kontraktionen sind kein zuverlässiges Anzeichen für vorzeitige Wehen. Viele Frauen erleben sehr intensive Braxton-Hicks-Kontraktionen (S. 184). Wenn die Kontraktionen jedoch nicht aufhören und sehr dicht aufeinanderfolgen, könnten es tatsächlich Geburtswehen sein. Sollte die Fruchtblase platzen und das Fruchtwasser abgehen, ist dies sogar noch wahrscheinlicher.

Stellen Sie eines dieser Anzeichen lange vor dem Geburtstermin bei sich fest, sollten Sie sofort zu einer Untersuchung in die Klinik fahren. Geraten Sie nicht in Panik, die meisten Frauen mit vorzeitigen Kontraktionen entbinden nicht vorzeitig und die Kontraktionen hören spontan wieder auf.

Mit einem sogenannten »fötalen Fibronektintest« (fFN) wird festgestellt, ob wirklich eine Frühgeburt droht. Das Protein Fibronektin ist Bestandteil der Eihäute. Wird es bei dem Test nicht nachgewiesen, haben Sie keine Geburtswehen und wahrscheinlich noch mindestens eine oder zwei Wochen Zeit bis zur Geburt. Ist der Test positiv, werden Schritte zum Schutz des Babys im Falle einer Frühgeburt unternommen.

DIE GEBURT HINAUSZÖGERN
Beginnt sich der Muttermund zu öffnen, kann die Geburt nicht mehr aufgehalten werden. Sie erhalten dann wehenhemmende Mittel, die Ihrem Baby weitere 48 Stunden Zeit im Uterus verschaffen, sodass eine Kortisongabe zur Lungenreifung möglich ist. Um zu wirken, muss das Kortison mindestens 24 Stunden vor der Geburt gegeben werden.

Das Immunsystem Ihres Babys wird viel schwächer sein als das eines ausgereiften Babys. Deshalb werden Sie Antibiotika erhalten, die das Infektionsrisiko für Ihr Kind bei der Geburt senken.

Sie werden in ein Krankenhaus mit einer neonatalen Intensivstation (S. 304) verlegt, in der Ihr Baby nach der Geburt versorgt wird. Das gehört zur Routine und ist bei Frühgeborenen unter 34 Wochen fast immer nötig, weil sie noch nicht ausgereift genug sind, um selbstständig zu atmen oder zu trinken. Wenn Sie noch Zeit haben und in der Lage dazu sind, statten Sie der Station einen Besuch ab, lernen Sie das Personal kennen und lassen Sie sich erklären, wie Ihr Baby dort versorgt werden wird. Falls Sie selbst dazu nicht mehr in der Lage sind, könnte das Ihre Geburtsbegleitung übernehmen. Wahrscheinlich wird Sie auch ein Kinderarzt über die möglichen Folgen, die eine Frühgeburt für Ihr Baby haben kann, aufklären.

# Nach der Geburt

Bei Babys, die nach der 34. Woche geboren werden, ist die Infektionsgefahr geringer, da sie fast ausgereift sind. Davor besteht ein erhöhtes Risiko für Komplikationen, aber davon sind sehr viele von dem Spezialistenteam, das sich um Sie und das Baby kümmern wird, behandelbar. Zu den Risiken gehören Atemprobleme, Hypothermie, niedriger Blutzucker, Gelbsucht (S. 302), Infektionen und Augenprobleme.

Ihr Baby kann sehr klein (manchmal weniger als 500 g) und mit Lanugo bedeckt sein – die pränatale Körperbehaarung, die erst verschwindet, wenn das Baby ausgereift ist. Vielleicht ist auch die Käseschmiereschicht (Vernix), die seine Haut im Uterus schützt, dicker. Ist das Baby jünger als 36 Wochen, kann es noch nicht saugen und muss durch einen Schlauch mit Muttermilch ernährt werden. Da es noch keine Zeit hatte, sich ein Fettpolster zuzulegen, wirkt es sehr dünn und seine Adern scheinen durch die Haut.

Der Anblick des winzigen Babys, das an Monitore und Schläuche angeschlossen ist, wirkt erschreckend, doch Sie sollten bedenken, dass sie ihm helfen zu atmen, zu trinken und zu wachsen. In vielen Fällen essen und atmen Frühgeborene nach wenigen Tagen oder Wochen im Brutkasten selbstständig und entwickeln sich prächtig.

## Die Behandlung von frühgeborenen Babys

Die Prognosen für Frühgeborene sind, dank des medizinischen Fortschritts auf diesem Gebiet, besser denn je. Auch die Statistiken klingen ermutigend: Die Überlebensrate von Frühgeborenen um die 28. Woche liegt bei 90 Prozent.

| WOCHE | MÖGLICHE PROBLEME | MASSNAHMEN |
|---|---|---|
| Vor der 28. Woche | Schwacher Muskeltonus, kann nicht saugen, schlucken und atmen, sehr niedriges Geburtsgewicht. | Intravenöse Ernährung, künstliche Beatmung, hohes Komplikationsrisiko. |
| 28.–31. Woche | Überlebensrate liegt bei 90 bis 95 Prozent. Gefahr von schweren Behinderungen, wenn das Geburtsgewicht unter 1,5 kg liegt. | Meistens ist künstliche Beatmung nötig, manchmal auch intravenöse Ernährung. Einige können jedoch schon Muttermilch über einen Schlauch erhalten, der durch die Nase in den Magen geschoben wird. |
| 32.–33. Woche | Mehr als 95 Prozent überleben. Leichtes Risiko für spätere Verhaltensauffälligkeiten oder Lernschwierigkeiten. | Manche können selbst atmen, andere brauchen noch zusätzlich Sauerstoff. Bei Babys ohne Atemprobleme ist Stillen oder Flaschenfütterung möglich. |
| 34.–36. Woche | Überlebensrate fast so hoch wie bei ausgereiften Babys. Höheres Risiko für leichte Atemprobleme oder Ess-Schwierigkeiten. | Fast immer Stillen oder Flaschenfütterung möglich. Das Gewicht des Gehirns beträgt nur 60 Prozent von dem eines ausgetragenen Babys. |

# Der Kaiserschnitt

Viele Babys kommen durch einen Kaiserschnitt zur Welt, für den ein Schnitt durch Bauch und Uterus nötig ist. Der Arzt wird Ihnen zu dieser Art der Entbindung raten, wenn sie für Sie und Ihr Baby die sicherste Option ist.

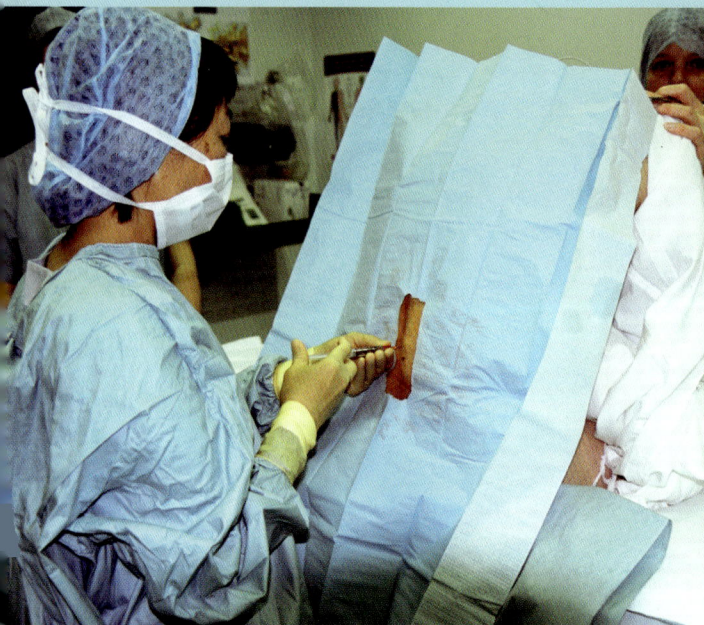

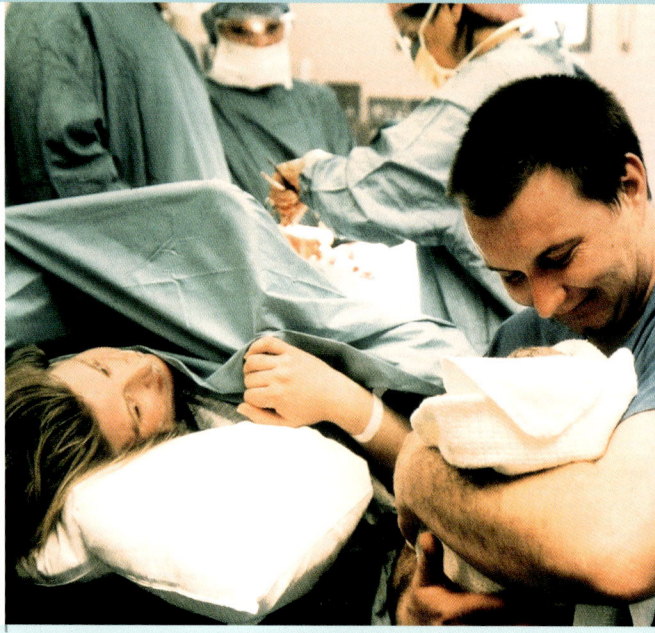

VORBEREITUNG
Damit Sie von der OP nichts spüren, erhalten Sie entweder eine PDA oder einen Spinalblock. Sobald die örtliche Betäubung wirkt, wird das Team den Kaiserschnitt ausführen.

HALLO BABY!
Während Sie genäht werden, kann Ihr Partner das in eine Decke gewickelte Baby in Empfang nehmen. Ihr Partner kann das Baby nahe an Ihren Kopf bringen, sodass Sie es begrüßen können.

Ein Kaiserschnitt wird empfohlen, wenn eine vaginale Geburt Sie oder Ihr Baby in Gefahr bringen könnte. Es ist eine sichere Entbindungsmethode, aber weil es eine größere Operation ist, dauert es vermutlich etwas länger, bis Sie sich davon erholt haben. Ein Kaiserschnitt kann schon im Voraus geplant oder als Notoperation ausgeführt werden, wenn Ihr Baby während der Geburt zu sehr gestresst wird oder die Wehen nicht vorangehen (S. 276) und der Arzt einen Kaiserschnitt als sicherste Option für Sie beide ansieht.

## Gründe für den Kaiserschnitt

Ein Kaiserschnitt wird aus verschiedenen Gründen schon im Voraus geplant. Dazu gehören Umstände, die eine vaginale Geburt schwierig, riskant oder unmöglich machen, wie etwa eine Plazenta, die auf der Cervix liegt (S. 338), Präeklampsie (S. 338), Diabetes (S. 96), eine Infektion, mit der sich das Baby bei der Geburt anstecken könnte, oder wenn Sie bereits einen Kaiserschnitt hatten,

denn dann besteht die Gefahr, dass bei einer vaginalen Geburt die Narbe aufreißt (S. 288). Ein Kaiserschnitt ist ratsam, wenn Ihr Baby oder Ihre Zwillinge in einer ungünstigen Position liegen, wenn das Baby an intrauteriner Wachstumsretardierung (IUWR) leidet (S. 340), wenn es zu groß für Ihr Becken ist (S. 277) oder andere Fehlbildungen aufweist, die eine herkömmliche Geburt gefährlich oder schwierig machen.

Auch aus psychologischen Gründen kann ein Kaiserschnitt empfehlenswert sein. Zum Beispiel bei Frauen, die ein

> »Sobald Sie ein Anästhetikum erhalten haben und für die OP vorbereitet wurden, dauert es nur noch rund zehn Minuten, bis das Baby da ist.«

extrem traumatisches Geburtserlebnis oder eine Totgeburt hinter sich haben. Man darf jedoch nicht vergessen, dass es sich bei einem Kaiserschnitt um einen größeren operativen Eingriff handelt, der ebenfalls Risiken birgt. In jedem Fall sollte ein geplanter Kaiserschnitt nicht vor der 39. Woche ausgeführt werden, um Atemproblemen beim Baby vorzubeugen.

Ein Notfallkaiserschnitt wird durchgeführt, wenn in der Schwangerschaft oder bei der Geburt Komplikationen auftreten, die für Sie oder Ihr Baby gefährlich werden könnten. Dies kann der Fall sein, wenn die Wehen trotz medikamentöser Intervention (S. 249) nicht vorangehen, bei einem Nabelschnurvorfall (S. 287) oder wenn die Nabelschnur eingeklemmt wird, sodass das Baby nicht genug Sauerstoff bekommt. Wenn das Baby zu stark gestresst wird oder wenn sich die Plazenta vorzeitig vom Uterus ablöst (S. 338).

Ein Kaiserschnitt ist für Sie und Ihr Baby eine sichere Entbindungsmethode. Er birgt jedoch alle Risiken eines operativen Eingriffs, über die man Sie vorher informieren wird. Dazu zählen erhöhte Blutungs- und Infektionsgefahr (auch wenn nach der OP routinemäßig Antibiotika gegeben werden). Es bestehen die Gefahr einer Verletzung von Darm oder Blase sowie einer Thrombose (was jedoch relativ unwahrscheinlich ist, da Sie nach dem Eingriff entsprechende Medikamente dagegen erhalten). Außerdem kann es zu einer Allergie gegen die verabreichten Medikamente kommen.

## Der Eingriff

Sie werden für den Eingriff vorbereitet und erhalten ein Anästhetikum – meist eine PDA oder einen Spinalblock (S. 258–259). Beide Mittel blockieren den Schmerz unterhalb des Brustbereichs und Sie bleiben während der 45 Minuten dauernden Operation bei Bewusstsein.

Manchmal wird allerdings eine Vollnarkose nötig, etwa wenn das Baby schnellstmöglich entbunden werden muss und keine Zeit für eine PDA bleibt.

Ihre Geburtsbegleitung darf mit in den OP, muss aber wahrscheinlich einen Mundschutz tragen. Über Ihrem Bauch wir ein Sichtschutz aufgestellt, sodass weder Sie noch Ihr Partner den Eingriff sehen. Während der OP werden Ihr Herzschlag, Atmung und Blutdruck auf einem Monitor überwacht.

Sie erhalten während des Eingriffs zusätzlichen Sauerstoff durch eine Sauerstoffmaske oder über einen Schlauch in die Nase. Eventuell werden auch ein Blasenkatheter und ein intravenöser Zugang über eine Armvene gelegt.

### DIE ENTBINDUNG

Direkt über dem Schambein, also innerhalb der »Bikinizone«, wird ein horizontaler Schnitt gesetzt. In Notsituationen oder wenn das Baby extrem ungünstig liegt, muss der Arzt einen senkrechten Schnitt zwischen Nabel und Schambein ausführen, um das Baby noch schneller herauszuholen, doch das geschieht nur sehr selten. Der Arzt wird dann die

Bauchmuskeln vorsichtig durchtrennen, um zum Uterus zu gelangen, in den er ebenfalls einen vertikalen oder horizontalen Schnitt setzt.

Nun wird das Baby herausgehoben, was Sie eventuell als leichtes Ziehen spüren. Danach wird die Nabelschnur abgeklemmt und durchtrennt. Wenn Sie möchten, kann dies auch Ihr Partner machen.

Sie oder Ihr Partner können Ihr Baby in den Armen halten, während Plazenta und Eihäute entfernt und der Schnitt vernäht wird. Sie erhalten Schmerzmittel (die dem Baby nicht schaden, falls Sie stillen möchten), sodass Sie keine Beschwerden haben, wenn das Anästhetikum aufhört zu wirken.

## Nachwirkungen

Wundschmerz und Übelkeit sind mögliche Nachwirkungen der Operation und der Anästhetika. Nach einer Vollnarkose kann es sein, dass Sie frieren, sich wie gerädert fühlen oder sogar Angstzustände erleben. Sie müssen in der Regel noch drei Tage in der Klinik bleiben, davon die ersten zwölf Stunden im Bett. Gegen auftretende Schmerzen erhalten Sie Schmerzmittel.

Manche Kaiserschnittbabys leiden unter Atemproblemen, weil die Flüssigkeit in Ihren Lungen nicht durch eine normale Geburt herausgepresst wurde. Bei den meisten Babys gibt sich das jedoch innerhalb von ein bis zwei Tagen.

# Die Geburt verläuft nicht nach Plan

Komplikationen können in jeder Phase der Geburt auftreten. Das Wissen dar-über und welche Schritte Arzt oder Hebamme dagegen unternehmen, lässt Sie mit unerwarteten Situationen entspannter umgehen.

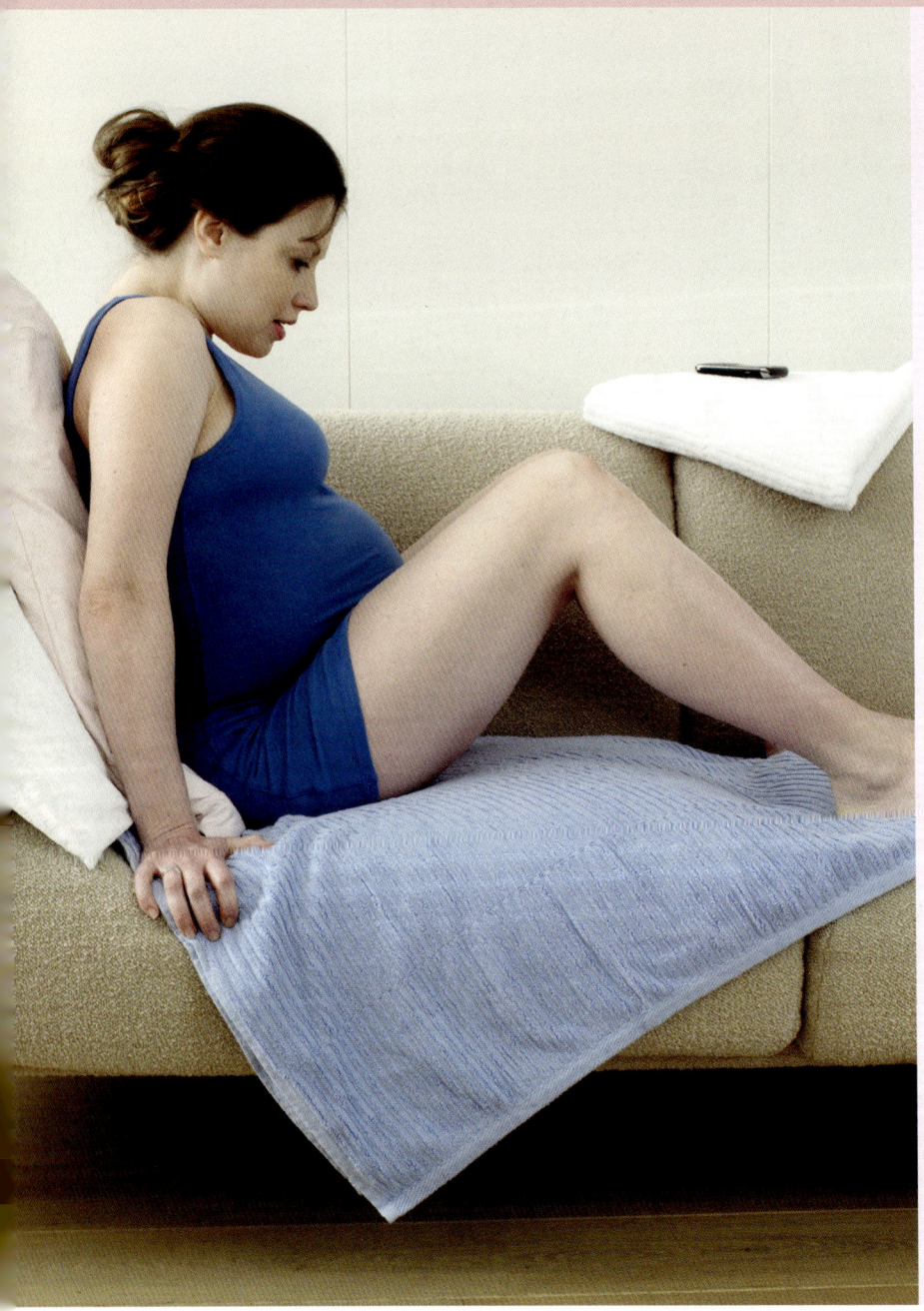

Frauen fühlen sich häufig nach einer schwierigen Geburt traumatisiert und schuldig. Oder sie sind schockiert, weil das Baby so schnell auf die Welt kam. Wenn es Ihnen auch so geht, sollten Sie darüber mit Arzt, Hebamme oder mit Ihrem Partner sprechen.

## Die Sturzgeburt

Eine sehr schnelle Entbindung, bei der von der ersten Wehe bis zur Geburt weniger als zwei Stunden vergehen, nennt man Sturzgeburt. Sie tritt jedoch nur bei zwei Prozent aller Schwanger-schaften auf. Erstgebärende sind davon seltener betroffen als Zweitgebärende.

Eine sehr schnelle Geburt kann trau-matisierend sein, weil die Frau sich nicht auf den Geburtsprozess einstellen kann. Ihr Körper hat keine Zeit Endorphine zu produzieren, sodass die Wehen schmerz-hafter sein können, und auch wenn kaum Beschwerden auftreten, erlebt die Frau die Geburt wie eine Schocksituation. Dennoch verläuft die Geburt meist nor-mal, mit wenig oder keiner Intervention und ohne Komplikationen für Mutter oder Kind. Damit Sie im Notfall mit einer solchen Situation klarkommen, sollten Sie genau wissen, was zu tun ist.

### PLÖTZLICHE ANKUNFT
Wenn das Baby kommt und keine Zeit mehr für die Fahrt in die Klinik ist, setzen Sie sich mit angezogenen Knien auf das Sofa. Legen Sie ein Handtuch bereit, in das Sie das Baby nach der Geburt einwickeln können.

## DAS IST IM NOTFALL ZU TUN

Treten plötzlich sehr starke Kontraktionen in kurzen Abständen auf oder Sie verspüren den Drang zu pressen, versuchen Sie nicht, selbst in die Klinik zu fahren. Wählen Sie den Notruf, der Ihnen sofort einen Notarzt oder eine Ambulanz schicken wird.

Waschen Sie sich die Hände. Wenn jemand bei Ihnen ist, bitten Sie die Person darum, einen Platz mit Plastiktüten (oder Zeitungspapier) und einem sauberen Handtuch obenauf auszulegen. Wenn Sie allein sind, öffnen Sie die Wohnungstür, damit der Notarzt hereinkommen kann. Rufen Sie jemanden an, der schnell bei Ihnen sein kann, etwa eine Freundin oder eine Nachbarin. Behalten Sie Ihr Telefon oder Ihr Handy in der Nähe.

Setzt der Pressdrang ein, bevor Hilfe da ist, atmen Sie ruhig oder hecheln Sie, um die Geburt des Kopfes hinauszuzögern. Versuchen Sie keinesfalls die Beine zusammenzupressen oder dem Pressdrang zu widerstehen, denn das könnte das Baby verletzen. Wird der Kopf spür- oder sichtbar, beginnen Sie zu pressen. Wenn er geboren ist, prüfen Sie, ob die Nabelschnur um den Hals des Babys gewickelt ist. Wenn ja, heben Sie sie vorsichtig über seinen Kopf. Sie werden noch weitere Wehen haben, wenn der Körper des Babys geboren wird.

## NACH DER GEBURT

Trocknen Sie das Baby nach der Geburt ab und wickeln Sie es in ein Handtuch. Legen Sie es sich auf die Brust, um es warm zu halten. Sie können es mit dem Handtuch abreiben, um seine Atmung in Gang zu bringen. Auch Ihr Baby ist vielleicht von der schnellen Geburt etwas überrascht, doch Ihr Herzschlag und Ihre Stimme wirken beruhigend.

Kurz nach der Geburt des Babys wird unter erneuten Kontraktionen die Plazenta ausgestoßen. Ziehen Sie nicht an der Nabelschnur, wenn sie nicht gleich von selbst herauskommt! Zu diesem Zeitpunkt halten Sie das Baby in Ihren Armen, das noch immer über die Nabelschnur mit der Plazenta verbunden ist. Versuchen Sie nicht, die Nabelschnur selbst zu durchtrennen, sondern überlassen Sie das dem Notarzt.

# Nabelschnur-vorfall

Dieser Notfall tritt bei rund einer von 200 Schwangerschaften ein. Dabei rutscht die Nabelschnur vor dem Baby in den Geburtskanal. Wird sie während des Geburtsvorgangs abgeklemmt, leidet das Baby unter Sauerstoffmangel und eine schnelle Entbindung wird nötig, damit keine bleibenden Schäden entstehen.

## WIE KOMMT ES DAZU?

Ein Nabelschnurvorfall (Prolaps) ist bei Babys in Schräg- oder Steißlage (S. 240) am wahrscheinlichsten oder wenn das Baby beim Platzen der Fruchtblase noch sehr hoch im Uterus liegt. Das Risiko ist auch bei einer Früh- oder Mehrlingsgeburt erhöht oder bei einem Überschuss an Fruchtwasser, dem sogenannten Polyhydramnion (S. 134).

Manchmal wird ein Prolaps frühzeitig bei einer vaginalen Untersuchung entdeckt oder wenn die Fruchtblase platzt oder wenn die Herztöne des Babys langsamer werden, weil es nicht genug Sauerstoff bekommt. Gelegentlich merkt die Frau selbst, dass etwas nicht stimmt, weil sie die Nabelschnur in der Vagina spürt oder man sie sogar sieht.

Tritt ein Prolaps auf, müssen Sie sofort in die Klinik. Die Nabelschnur muss warm und feucht gehalten werden. Normalerweise führt die Hebamme Ihre Hand in die Vagina ein und hebt den Kopf des Kindes an, damit er nicht länger auf die Nabelschnur drückt. Eventu-ell wird ein Katheter gelegt, durch den Ihre Blase mit Flüssigkeit gefüllt wird, weil dies ebenfalls den Kopf von der Nabelschnur fernhält.

## DIE ENTBINDUNG

Sollte die Cervix noch nicht vollständig offen sein, sodass das Baby nicht in den nächsten Minuten geboren werden kann, erhalten Sie einen Notkaiserschnitt unter Vollnarkose.

Normalerweise kommt es nicht zu bleibenden Schäden. Sehr selten erleidet das Baby durch den Sauerstoffmangel einen Gehirnschaden oder stirbt sogar daran. Deshalb ist es wirklich wichtig, so schnell wie möglich zu entbinden.

# Schulterdystokie

Dazu kommt es, wenn der Kopf des Babys geboren wird, aber seine Schultern und der Rest des Körpers hinter dem Beckenknochen stecken bleiben. Hierbei kann die Sauerstoffversorgung durch eine eingeklemmte Nabelschnur unterbrochen werden. Das Baby kann aber auch nicht anfangen zu atmen, weil seine Brust im engen Geburtskanal zusammengedrückt wird.

Der Fall tritt bei rund einer von 200 Schwangerschaften auf. Risikofaktoren sind Babys über 4,5 kg, Schwangerschaftsdiabetes, Wehinduktion und vorausgegangene Schulterdystokien.

## GEGENMASSNAHMEN

Ziel ist es, die Schultern des Babys so zu drehen, dass sie durch den Geburtskanal rutschen. Dazu müssen Sie aufhören zu pressen und eine andere Stellung einnehmen, meist auf allen vieren oder mit angezogenen Beinen auf dem Rücken. Dann drücken Arzt oder Hebamme oberhalb des Beckenknochens auf Ihren Bauch, um die Schultern freizubekommen. Eventuell ist auch ein Dammschnitt

(S. 279) nötig, um die vaginale Öffnung zu vergrößern, sodass Arzt oder Hebamme die Hände in den Geburtskanal einführen und die Schultern des Babys befreien können.

Etwa zehn Prozent der Babys leiden danach unter einer vorübergehenden Schädigung der Nerven in Schulter oder Arm. In sehr seltenen Fällen kommt es zu einem Schulter- oder Armbruch, der jedoch sofort behandelt wird und auf natürliche Weise wieder zusammenwächst. Falls Sie keinen Dammschnitt hatten, kann es zu größeren Vaginalrissen und starker Blutung kommen.

## Narbenriss

Nach einem vorausgegangenen Kaiserschnitt ist normalerweise eine vaginale Geburt möglich. Bei manchen Frauen reißt die Kaiserschnittnarbe während der Wehen jedoch wieder auf. Dies wird als Gebärmutterriss oder Uterusruptur bezeichnet.

Die Wahrscheinlichkeit dafür steigt, wenn Sie schon mehr als einen Kaiser-

schnitt hatten, wenn wehenfördernde Mittel wie Oxytocin eingesetzt werden, ehe der Muttermund weich und erweitert ist, oder wenn der Schnitt vertikal statt horizontal angelegt wurde, was jedoch nur in Notfallsituationen geschieht.

Ein Gebärmutterriss ist potenziell gefährlich, weil es dabei zu starken Blutungen und einer mangelhaften Sauerstoffversorgung des Babys kommen kann. Das erste Warnsignal ist meist ein veränderter Herzschlag des Babys, der anzeigt, dass es in Not ist.

### GEGENMASSNAHMEN

Bei einer vaginalen Geburt nach einem Kaiserschnitt wird das Baby genau überwacht. Kommt es zu einem Riss, erhalten Sie einen Notkaiserschnitt, damit das Baby möglichst schnell zur Welt kommt und der Riss versorgt werden kann. Es besteht ein erhöhtes Risiko für starke Blutungen, deshalb benötigen Sie vielleicht eine Bluttransfusion. Außerdem besteht die Gefahr, dass die Harnblase geschädigt wird.

Im allerschlimmsten Fall, wenn der Riss nicht repariert werden kann,

muss eine Hysterektomie durchgeführt werden, wobei auch der Uterus entfernt wird. Selbst wenn das nicht notwendig ist, wird man Ihnen aus Sicherheitsgründen von einer weiteren Schwangerschaft abraten.

## Plazentaretention

Bleiben Plazenta und/oder Eihäute ganz oder teilweise im Uterus zurück, steigt das Risiko einer nachgeburtlichen Blutung (siehe gegenüber).

Dies kann geschehen, wenn der Uterus aufhört sich zusammenzuziehen oder wenn die Kontraktionen nicht stark genug sind, damit sich die Plazenta von der Uteruswand löst (Uterusatonie). Die Plazenta kann auch im Uterus »eingesperrt« werden, wenn sich der Muttermund sehr schnell wieder schließt. Manchmal ist ein Teil der Plazenta mit dem Uterus verwachsen (Placenta accreta) oder es kann passieren, dass die Nabelschnur abreißt, wenn die Hebamme in der dritten Wehenphase vorsichtig versucht, die Plazenta herauszuziehen.

SORGFÄLTIGE ÜBERWACHUNG
Wenn Sie nach einem vorausgegangenen Kaiserschnitt eine vaginale Geburt planen, ist genaue Überwachung nötig, damit potenzielle Probleme sofort erkannt werden.

UNTERSUCHUNG DES UTERUS
Besteht Grund zu der Annahme, dass Reste der Plazenta nach der Geburt im Uterus verblieben sind, kann eine Ultraschalluntersuchung darüber Aufschluss geben.

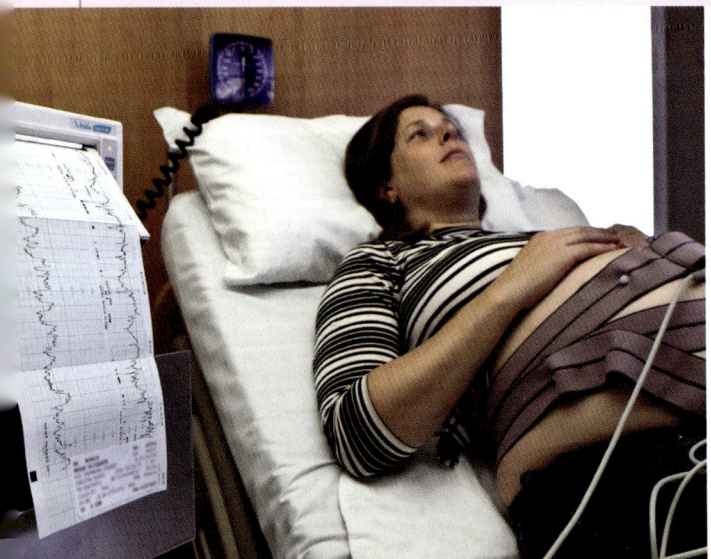

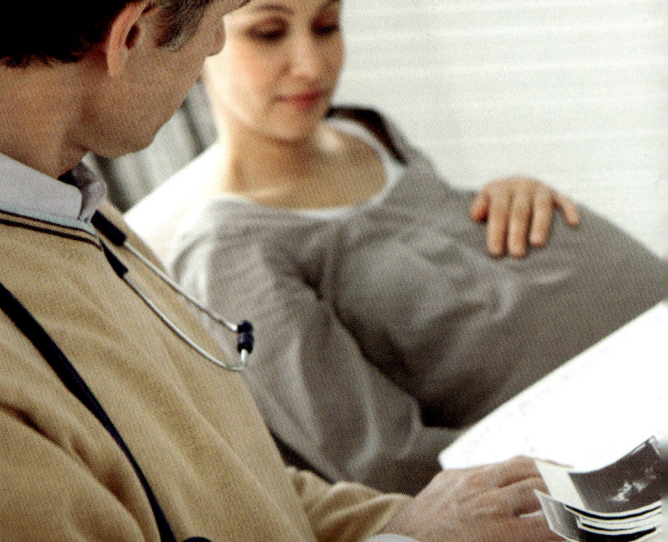

## GEGENMASSNAHMEN

Dauert das Ausstoßen der Plazenta bei einer natürlichen Geburt länger als eine Stunde, bei einer künstlich eingeleiteten Entbindung länger als 30 Minuten, erhalten Sie eine Oxytocin-Spritze, die stärkere und effektivere Kontraktionen hervorruft, um die Plazenta auszustoßen und das Risiko von Blutungen zu verringern.

Sobald das Oxytocin wirkt, wird die Hebamme die Plazenta vorsichtig an der Nabelschnur aus dem Uterus ziehen. Eventuell wird man Sie vorher auffordern, Ihre Blase zu entleeren, oder Sie bekommen einen Katheter, weil eine volle Blase das Ausstoßen der Plazenta erschweren kann.

Falls alle Maßnahmen fehlschlagen, wird die Plazenta operativ entfernt, da es sonst zu Infektionen oder schweren Blutungen kommen kann. Sie erhalten ein lokales Anästhetikum – meist eine PDA oder einen Spinalblock – sowie einen Blasenkatheter. Außerdem wird man Ihnen vorbeugend Antibiotika verabreichen.

Zwar wird die Plazenta nach der Geburt untersucht, doch nicht immer können Arzt oder Hebamme erkennen, ob sie vollständig ausgestoßen wurde. Sollten nach der Geburt schwere Blutungen auftreten (siehe rechts), wird per Ultraschall nach Resten von Plazenta oder Eihäuten gefahndet und etwaige Überbleibsel werden operativ entfernt.

# Nachgeburtliche Blutungen

Sobald die Plazenta ausgestoßen wurde, muss sich das Plazentabett, also die Stelle, an der sie am Uterus angewachsen war, schließen, um weiteren Blutverlust zu verhindern. Normalerweise geschieht dies, indem sich der Uterus nach der Entbindung zusammenzieht und alle Blutgefäße verschließt. Nach einer besonders langen Geburt oder wenn Sie Mehrlinge entbunden haben, kann es jedoch passieren, dass diese Uteruskontraktionen nicht mehr effektiv genug sind und die Stelle nicht aufhört zu bluten. Die Blutung, die dabei auftritt, nennt man postpartale (nachgeburtliche) Blutung.

Sie merken dies daran, dass das Blut heraustropft, oder Sie spüren, wie es sich in der Gebärmutter ansammelt. Dies ist eine potenziell gefährliche Situation, weil es dadurch zu Blutdruckabfall, erhöhtem Puls, Schwindel und Schock kommen kann.

## GEGENMASSNAHMEN

Bei einer starken Blutung wird die Hebamme Sie genau überwachen. Sie erhalten eventuell eine Oxytocin-Injektion oder ein anderes Medikament, das die Blutgefäße verengt. Haben Sie bereits viel Blut verloren, brauchen Sie vielleicht sogar eine Bluttransfusion. In vielen Fällen gehören Antibiotika, Eisentabletten und intravenös verabreichte Flüssigkeit zur routinemäßigen Nachbehandlung.

Wenn Teile der Plazenta oder der Eihäute im Uterus verblieben sind, kann es zu starken Blutungen und später auch zu einer Entzündung kommen. Aus diesem Grund sollten Sie Arzt oder Hebamme jede Art von Blutung, die nach der Geburt auftritt, unbedingt melden. Möglicherweise ist es nämlich notwendig, einen Blick in Ihren Uterus zu werfen.

## Wenn etwas schiefgeht

**Denken Sie daran,** dass Arzt, Hebammen und das restliche Entbindungsteam für den Umgang mit Notfällen ausgebildet sind. Die Entbindungsstationen sind mit allen nötigen Medikamenten und technischen Geräten ausgestattet. Sie sind also in guten Händen. Wenn etwas nicht nach Plan verläuft, wird das Team Sie informieren und Ihre Fragen beantworten. Aus psychologischer Sicht ist das sehr wichtig, weil Sie sich vielleicht schuldig fühlen, wenn die Geburt nicht wie erwartet verlief. Wenn Sie die Gründe dafür kennen, wird es für Sie leichter sein, die Situation zu akzeptieren. MG

**Lassen Sie sich** die Patientenakte für Sie und für Ihr Kind aushändigen, sodass Sie in Ruhe alles nachlesen können, das ist Ihr gutes Recht. Besprechen Sie Ihre Sorgen, Ängste und Befürchtungen so schnell wie möglich nach der Geburt mit Arzt oder Hebamme. Eine einleuchtende Erklärung, wieso Intervention nötig war, wird Ihren Seelenfrieden wieder herstellen. Ganz wichtig ist, dass Sie sich nicht selbst die Schuld für das, was geschehen ist, geben. NK

**Bitten Sie während** der Geburt den Arzt oder Ihre Begleitung darum, Ihnen immer wieder zu sagen, was gerade passiert, in welcher Phase Sie sind und was als Nächstes kommt. Unwissenheit schürt die Angst. Wenn Unerwartetes geschieht, versuchen Sie sich dennoch so gut es geht an Ihren Geburtsplan zu halten. So haben Sie nicht ganz so stark das Gefühl, dass die Dinge Ihrer Kontrolle entgleiten. CH

**Wenige Frauen planen** für den Notfall. Allzu oft fühlen sich frisch gebackene Mütter wie Versagerinnen, weil sie ihr Kind nicht auf natürliche Weise entbinden konnten. Denken Sie immer daran, dass das oberste Ziel die Geburt eines gesunden Babys ist. Auf welche Weise Sie das schaffen, ist dabei völlig zweitrangig. LJ

**Nach meiner ersten** Entbindung war ich so beschäftigt mit dem Baby, dass ich nicht merkte, wie stark ich blutete. Mein Geburtsteam wusste jedoch, was zu tun ist. Ich erhielt eine Bluttransfusion und danach ging es mir gleich viel besser. VB

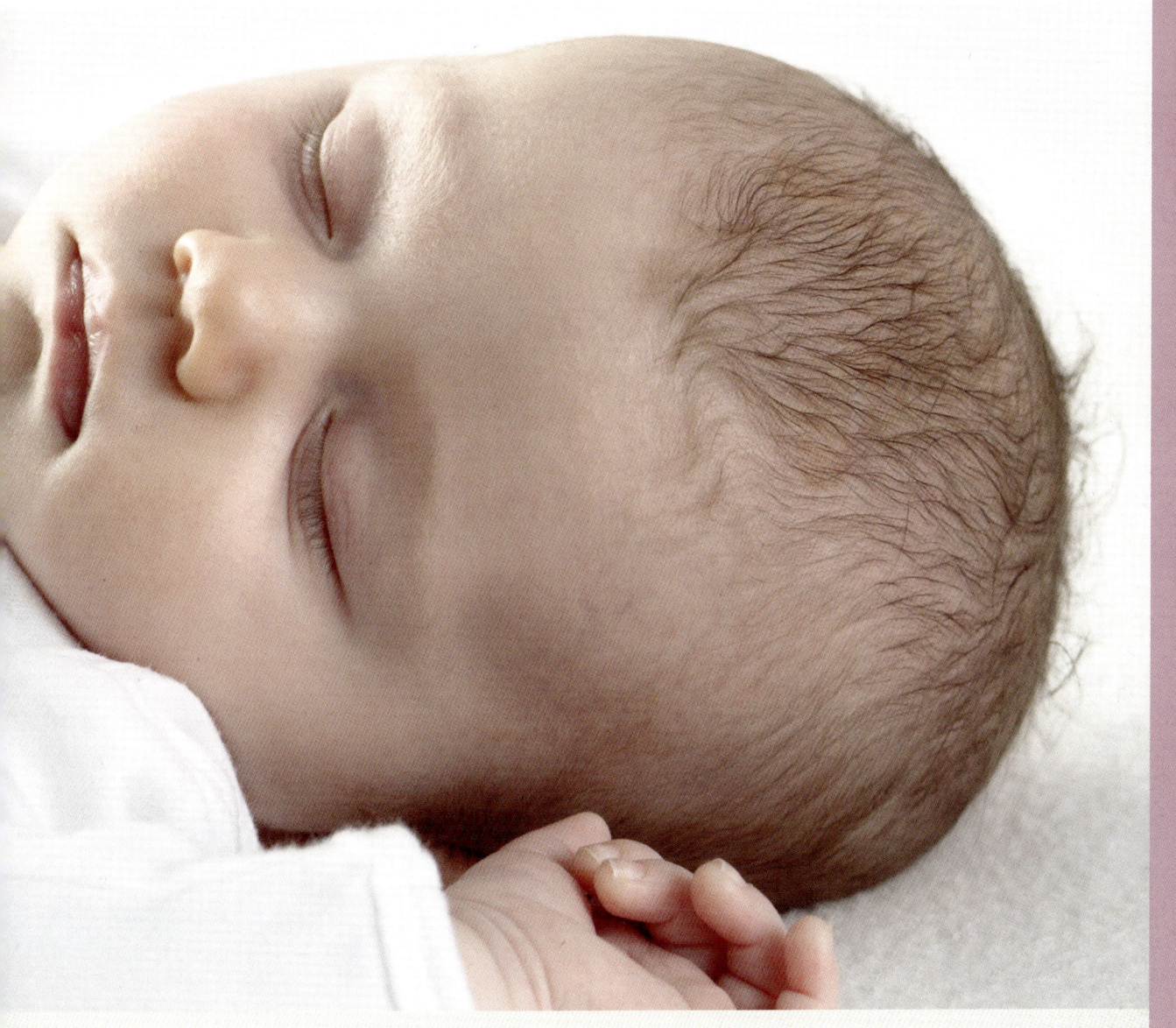

# Das Baby ist da!

Von dem lang ersehnten Moment an, in dem das Baby in Ihre Arme gelegt wird, wird sich Ihr Leben für immer verändern.

# Die erste Begegnung

Nichts kann Sie auf das Gefühl vorbereiten, wenn Sie endlich Ihr Baby in die Arme schließen, es zum ersten Mal sehen, berühren und halten. Das ist der Moment, in dem Ihr neues gemeinsames Leben beginnt.

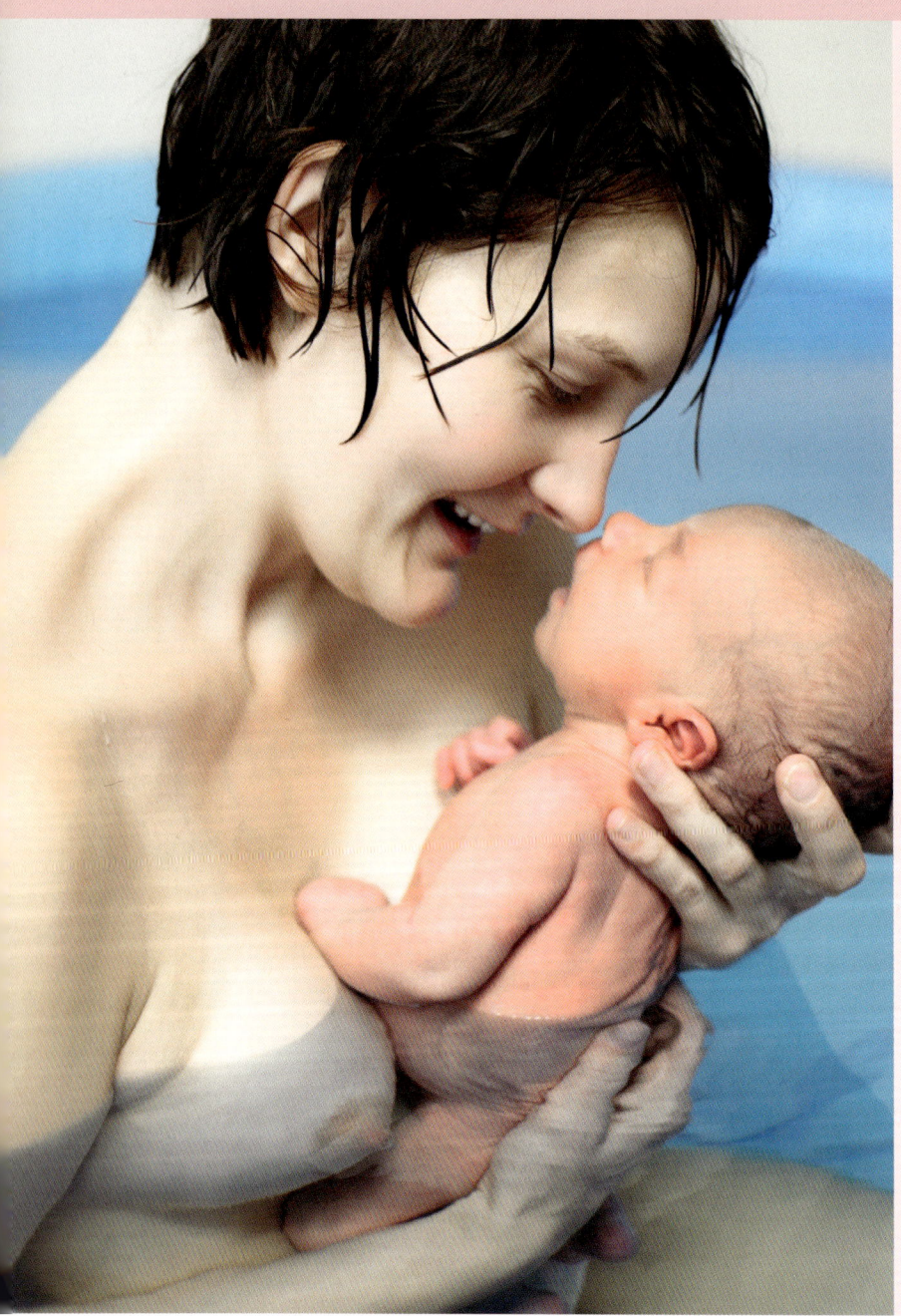

Die Gefühle, die Sie durchströmen, wenn Sie zum ersten Mal das Baby in die Arme schließen, können stark gemischt sein. Vielleicht empfinden Sie Freude, Liebe und Verantwortung und sind von neuer Energie erfüllt, jetzt wo es auf der Welt ist. Es ist auch völlig normal, von den Wehen so ausgelaugt und müde zu sein, dass Sie die unfassbare Sache, die gerade passiert ist, gar nicht verarbeiten können und sich einfach nur nach Schlaf sehnen. Eines ist jedoch sicher: Sie, Ihr Partner und Ihr wunderschönes Baby stehen zusammen an der Schwelle eines neuen Lebens.

## Der erste Kontakt

Wenn es Ihnen und Ihrem Baby gut geht, wird man es nach der Entbindung an Ihre Brust legen und Sie können es zum ersten Mal sehen. Es erkennt Ihre Stimme, die es in der Gebärmutter gehört hat, und findet Trost in Ihrer Nähe. Wenn Sie können, stellen Sie Hautkontakt her (S. 271), da das Ihre Bindung stärkt, das Stillen erleichtert und Ihr Baby warm hält. Viele dieser Vorzüge zeigen sich auch, wenn es bald

WILLKOMMEN IM LEBEN
Vielleicht starren Sie das neue Leben, dass Sie erschaffen haben, zuerst nur verwundert an. Es wird Ihnen in den ersten Wochen schwerfallen, die Augen abzuwenden!

nach der Geburt Hautkontakt mit seinem Vater hat. Geben Sie es also an ihn weiter, nachdem Sie es begrüßt haben, sodass auch er es zum ersten Mal halten und eine Bindung zu seinem Kind herstellen kann.

Machen Sie sich keine Sorgen, wenn Sie Ihr Baby nicht sofort halten können, da Sie vielleicht eine schwierige Geburt oder einen Kaiserschnitt hinter sich haben. Sie haben später noch genug Zeit dazu. Sobald Sie können, halten Sie es an Ihre Brust oder ziehen es aus und stillen es zum ersten Mal nackt.

## Ihre Gefühle

Wahrscheinlich durchleben Sie nach der Ankunft Ihres Babys eine ganze Bandbreite von Emotionen. In einem Moment fühlen Sie sich vielleicht unglaublich beschwingt, dann überwältigt und den Tränen nahe und dann ungeheuer erleichtert, dass die Wehen vorbei sind, bevor Sie bemerken, wie erschöpft Sie sind. Das ist nicht überraschend. Sie haben eine physisch und mental extrem zermürbende Erfahrung hinter sich und sollten nicht unterschätzen, wie sehr die Wehen Körper und Geist auslaugen.

Möglicherweise fühlen Sie sich nach der Entbindung seltsam »leer«, eine sehr häufige Reaktion. Sie hatten die vergangenen neun Monate eine aktive kleine Person in sich, deshalb ist es kein Wunder, wenn Sie Ihren Bauch vermissen und nach einer solch langen Zeit der Vorfreude sogar etwas enttäuscht sind. Sie werden jedoch schnell bemerken, dass das Versorgen Ihres Babys diesen Verlust völlig aufwiegt.

## Teamarbeit

Am Anfang macht es Sie vielleicht etwas nervös, Ihr Neugeborenes jemand anderem in die Hand zu geben. In der Zeit, in der sein Vater es hält, können Sie jedoch ein Bad nehmen oder die dringend benötigte Ruhe bekommen.

Vielleicht diskutieren Sie miteinander, welchem Familienmitglied Ihr Kind ähnelt oder wie Sie es nennen wollen, wenn es noch keinen Namen hat. Wenn Sie beide dafür zu müde sind, erfreuen Sie sich einfach daran, in Stille zusammenzusitzen und Ihr Baby zu betrachten. Diese ersten Stunden, in denen es nur Sie drei gibt, sind eine wundervolle Zeit, um einander kennenzulernen, Ihre neue Familie zu feiern und stolz auf das neue Leben zu sein, das sie zusammen geschaffen haben.

## Der Apgar-Test

Etwa eine Minute nach der Entbindung und ein zweites Mal nach fünf Minuten beurteilen Arzt oder Hebamme die Gesundheit Ihres Babys nach einem Punkteschema, das »Apgar-Score« genannt wird. Mithilfe einfacher Tests werden Bewegung, Puls, Atmung, Reflexe und Hautfarbe des Kindes untersucht. In jeder dieser fünf Kategorien erhält das Baby eine Wertung von 2, 1 oder 0, sodass sich ein Maximalwert von 10 ergibt. Häufig liegt die Wertung eine Minute nach der Geburt unter sieben, da Neugeborene oft unregelmäßig atmen, eine schwache Muskelspannung und bläuliche Hände und Füße haben. Nach fünf Minuten haben 90 Prozent der Babys einen Wert von sieben oder höher und benötigen keine medizinische Hilfe. Falls der Wert Ihres Babys dann noch immer niedrig ist, kann dies bedeuten, dass es nur etwas Hilfe benötigt, zum Beispiel Sauerstoff, um zu Beginn seine Atmung zu unterstützen.

Ihr Arzt oder Ihre Hebamme erklären Ihnen, was der Wert Ihres Babys bedeutet. Die folgende Tabelle zeigt das Schema, nach dem Ihr Baby beurteilt wird.

| KRITERIUM | 2 | 1 | 0 |
|---|---|---|---|
| PULS: Die Herzfrequenz des Babys | Über 100 Schläge pro Minute | Unter 100 Schläge pro Minute | Kein Herzschlag |
| ATMUNG: Frequenz und Stärke der Atmung des Babys | Regelmäßig, Kind schreit | Atmung langsam o. unregelmäßig, schwaches Schreien | Keine Atmung |
| REFLEXE: Wie das Baby auf Reize reagiert | Weicht aus, niest oder hustet | Grimassiert, nur Gesichtsbewegungen | Keine Reflexe |
| AKTIVITÄT: Die Muskelspannung des Babys | Aktive, spontane Bewegungen | Arme und Beine gebeugt, wenig Bewegung | Keine Bewegungen, schlaffe Muskeln |
| FARBE: Die Hautfarbe des Babys | Überall normale Farbe, rosige Extremitäten | Normale Farbe, aber bläuliche Extremitäten | Ganzer Körper blau-grau oder blass |

# Wie sieht das Baby aus?

Vielleicht hatten Sie schon eine Vorstellung, wie Ihr Baby aussehen würde, die Realität kann jedoch ganz anders sein. Es sieht nach den Anstrengungen der Geburt vielleicht etwas gequetscht aus, für Sie ist es jedoch sicher perfekt.

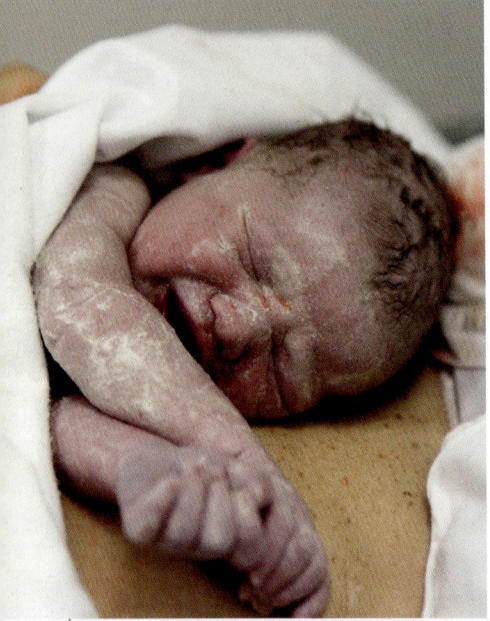

**KURZ NACH DER GEBURT**
Wenn Ihr Baby da ist, ist es mit Blut und der wachsartigen Käseschmiere bedeckt, die seine Haut im Fruchtwasser geschützt hat.

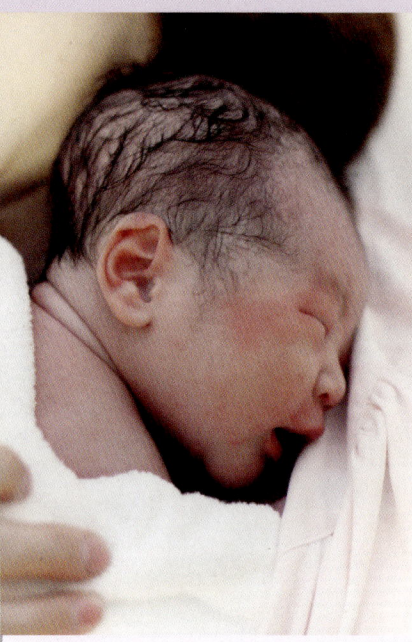

**VERFORMTER KOPF**
Die Köpfe Neugeborener sind oft verformt, denn die Schädelknochen verschieben sich, damit es durch den Geburtskanal passt.

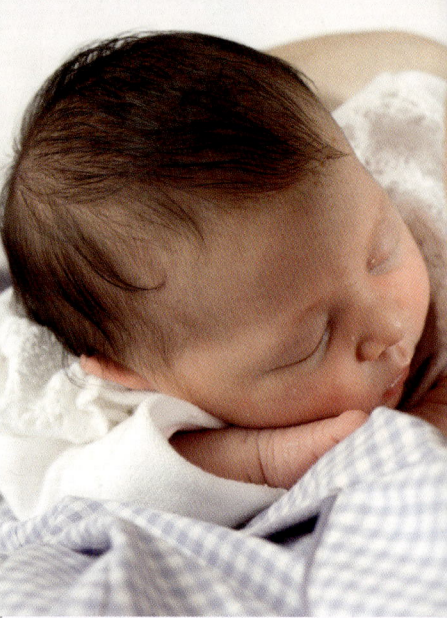

**VOLLES HAAR**
Manche Babys werden mit vollem Haar geboren, während andere eher kahl sind. Das Haar fällt oft in den ersten Monaten aus.

Wenn Sie Ihr Neugeborenes zum ersten Mal sehen, kann das ein ziemlicher Schock sein. Nachdem es neun Monate zusammengerollt im Uterus verbracht hat und im Fruchtwasser geschwommen ist, kommt es wahrscheinlich ziemlich faltig auf die Welt und ist mit Fruchtwasser und etwas Blut aus dem Geburtskanal bedeckt. Die weißliche Substanz auf der Haut wird als Käseschmiere bezeichnet und hat seine Haut im Bauch vor dem Aufweichen geschützt. Falls es darüber hinaus während der Geburt Mekonium (sein erster grünlich-

schwarzer Stuhl, S. 183) abgesetzt hat, ist es vielleicht auch damit befleckt. Viele Babys, vor allem Frühchen, haben zudem einen weichen Haarflaum (Lanugo).

## Der Körper

Der Kopf eines Neugeborenen ist bei der Entbindung unverhältnismäßig groß und macht ein Viertel seiner Körpergröße aus. Sein Bauch ist geschwollen und die Arme und Beine sind kurz. Bei einer vaginalen Geburt kann der Kopf zudem etwas

länglich aussehen, weil die Schädelplatten erst nach der Geburt zusammenwachsen und sich übereinanderschieben, damit das Baby durch den Geburtskanal passt. Auch Genitalien und Brüste können etwas geschwollen sein (S. 191). Dies ist normal und rührt daher, dass das Baby vor der Geburt etwas von den Hormonen der Mutter abbekommt. Alle Schwellungen lassen innerhalb von 24–48 Stunden nach.

DAS GESICHT
Die meisten Eltern suchen bei Ihrem Baby nach Familienähnlichkeiten. Selbst

wenn Sie bekannte Züge entdecken, kann dies aber auch an seinem Neugeborenenstatus liegen. Zum Beispiel wird die Nase bei einer vaginalen Geburt oft etwas gequetscht und sie ist nach oben gerichtet, damit das Baby beim Stillen besser Luft bekommt. Auch die Augen können zunächst etwas verquollen sein und ihre Farbe ist schwer zu definieren. Die meisten hellhäutigen Babys werden mit dunkelblauen Augen geboren und es dauert manchmal bis zu einem Jahr, bevor ihre richtige Augenfarbe zum Vorschein kommt. Schwarze und asiatische Babys werden meist mit dunkelgrauen oder braunen Augen geboren, die mit der Zeit ein dunkleres Braun oder Schwarz annehmen.

### DER KOPF
An der Ober- und Rückseite des Kopfes Ihres Babys befinden sich weiche Stellen, die sogenannten Fontanellen (S. 191). An diesen Stellen sind die Schädelplatten noch nicht zusammengewachsen. Manchmal kann man dort sogar einen Puls sehen. Auch wenn Sie mit diesen Bereichen vorsichtig sein müssen, schützt ein netzartiges Geflecht unter der Haut das Gehirn des Babys, sodass es nichts ausmacht, wenn Sie seinen Kopf sanft streicheln oder sein Haar waschen.

### BLAUE FLECKEN
Bei der Geburt ist die Haut Ihres Babys eher blass und sehr dünn. Da der Weg des Babys durch den Geburtskanal ziemlich rau ist, trägt es manchmal im Gesicht oder am Kopf blaue Flecken davon, besonders wenn es mithilfe einer Geburtszange oder Saugglocke zur Welt kam. Ihre Hebamme wird ein Auge auf die blauen Flecken haben, da der Abbau der Blutkörperchen, die für die Blutergüsse verantwortlich sind, das Risiko von Gelbsucht (S. 302) leicht erhöht.

### FLECKEN UND PICKEL
Neugeborene bekommen oft Ausschlag oder Pickel. Bei manchen Babys bilden sich an Gesicht, Brust und anderen Körperstellen kleine, gelbliche Beulen, die wie flüssigkeitsgefüllte Blasen oder Pickel aussehen können. Dies wird als Neugeborenenexanthem oder auch als Neugeborenenakne bezeichnet und tritt meist einen oder zwei Tage nach der Geburt auf. Es ist völlig harmlos und verschwindet von selbst wieder. Drücken Sie aber keinesfalls an den Bläschen herum, da sonst eine Infektion entstehen kann.

### NABEL
Von der Nabelschnur bleibt ein Stumpf zurück, den die Hebamme mit einer Plastikklammer verschließt. Einige Tage nach der Geburt wird der Stumpf schwarz und fällt nach 7 bis 21 Tagen von selbst ab.

## Geburtsmale bei Neugeborenen

Geburtsmale kommen bei Neugeborenen häufig vor. Die meisten davon sind harmlos und verschwinden mit der Zeit. Manche sind jedoch bleibend.
Die häufigsten Geburtsmale sind rot und »adrig« und werden durch ein abnormes Wachstum von Blutgefäßen verursacht. Dazu zählen Storchenbisse, Feuermale und Blutschwämmchen.

Storchenbisse (Naevus Unna) sind blasse, rosarote Stellen, die sich auf Augenliedern, Stirn, Nase, Mund oder im Nacken befinden können. Sie werden durch geweitete Blutgefäße hervorgerufen, sind völlig harmlos und abgesehen von denen im Nacken verschwinden sie gewöhnlich innerhalb von zwei Jahren.

Feuermale (Naevus flammeus) sind blasse, leicht violette Hautstellen, die bei der Entbindung vorhanden sind oder mit der Zeit überall am Körper entstehen können. Sie sind bleibend, aber harmlos und werden meist nicht behandelt.

Blutschwämmchen sind rote, erhabene Male, die durch eine übermäßige Vermehrung von Zellen in den Blutgefäßwänden verursacht werden. Sie können so groß wie Pickel oder größer sein und sind harmlos, außer sie behindern zum Beispiel die Sicht des Kindes. Dann werden sie entfernt. Sie können auch noch Wochen nach der Geburt entstehen und verschwinden normalerweise innerhalb von zehn Jahren.

Male durch pigmentbildende Zellen sind dunkelbraun bis schwarz und werden auch als Café-au-Lait-Flecken bezeichnet. Babys können viele davon haben, sie sind harmlos und oft sehr klein. Dunkelbraune Hautstellen, wie große Muttermale, werden als melanozytäre Naevi bezeichnet. Kleine sind für gewöhnlich harmlos und verblassen oft. Bei großen Muttermalen besteht im späteren Leben ein leicht erhöhtes Risiko für die Entstehung von Hautkrebs.

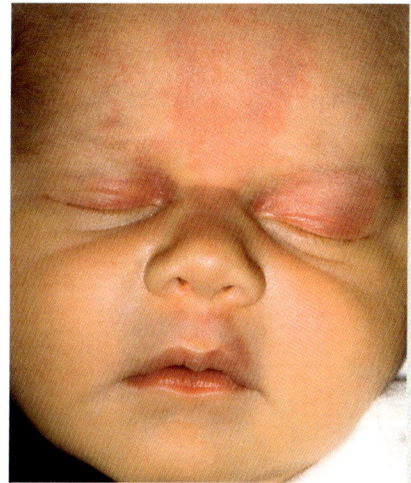

STORCHENBISSE
Diese häufigsten Geburtsmale treten oft im Gesicht oder im Nacken auf. Die meisten verschwinden mit der Zeit, manche bleiben bis ins Erwachsenenalter bestehen.

# Die ersten zwölf Stunden

Der erste Tag als Familie kann bezaubernd, aber auch nervenaufreibend sein. Vom ersten Stillen bis zu medizinischen Untersuchungen steht so viel an! Wenn Sie wissen, was Sie erwartet, werden Sie allem gelassener gegenüberstehen.

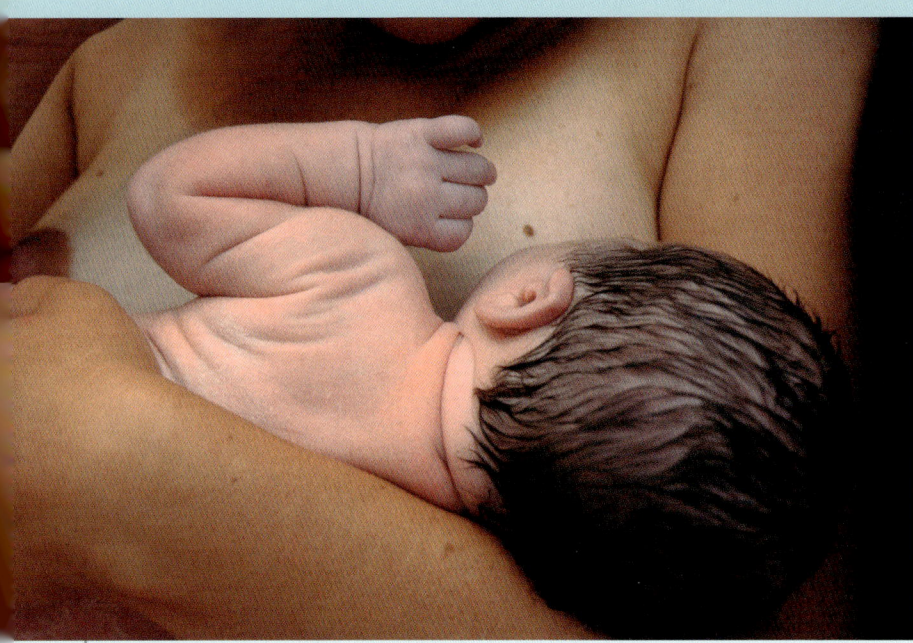

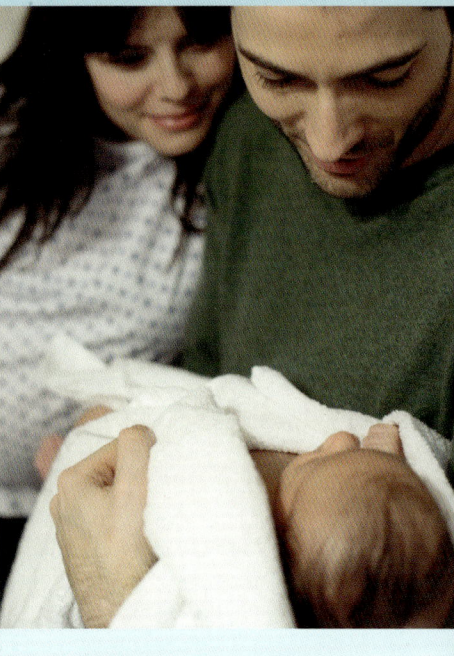

GLEICH NACH DER GEBURT
Versuchen Sie, den ersten Hautkontakt herzustellen. Das Baby weiß nicht von Geburt an, wie das Stillen funktioniert, sein Suchreflex lässt es aber nach Ihrer Brustwarze suchen, wenn es Ihre Haut an seiner Wange fühlt.

ZEIT FÜR PAPA
Es ist wichtig, dass auch der Vater das Baby hält. Das Baby lernt schnell, die Gerüche von nahestehenden Personen zu unterscheiden.

Die Geburt ist vorbei und Sie können Ihr Baby endlich zum ersten Mal in die Arme schließen. Sobald Sie die Möglichkeit hatten, sich zu begrüßen, wird Ihr Baby kurz untersucht, erhält seinen Apgar-Test (S. 293) und Ihr Arzt näht Sie, falls Sie einen Riss hatten (siehe gegenüber). Vielleicht bekommen Sie nun etwas zu essen und Sie und Ihr Partner haben Zeit, Ihr Baby kennenzulernen. Falls Sie einen Kaiserschnitt hatten, bringt man Sie in einen Aufwachraum und lässt Sie eine Zeit lang allein. Nach etwa einer Stunde verlegt man Sie und

Ihr Baby, sodass Sie duschen und sich frisch machen können. Während Ihres Krankenhausaufenthalts werden Sie beide ärztlich untersucht und man hilft Ihnen mit der Versorgung Ihres Kindes.

## Das erste Stillen

Wenn Sie Ihr Baby nach der Entbindung an Ihre Brust legen, wird es durch den Suchreflex (S. 312) dazu veranlasst, nach Ihrer Brustwarze zu suchen. Die allererste Brustmahlzeit Ihres Kindes

kann auf lange Sicht Ihre Einstellung zum Stillen beeinflussen, lassen Sie sich also Zeit und versuchen Sie, sich zu entspannen. Ihre Hebamme wird Ihrem Baby vielleicht beim ersten Mal mit dem Andocken helfen und überlässt den Rest dann seinen Instinkten. Beim ersten Stillen schläft Ihr Baby möglicherweise an Ihrer Brust ein oder es gibt nach einigen Minuten auf. Es kann allerdings auch sein, dass es bis zu einer Stunde saugt. An diesem Punkt gibt es für das Stillen keine Regeln, machen Sie es einfach so, wie es sich für Sie beide richtig anfühlt.

## LASSEN SIE SICH ZEIT

Stillen ist eines der natürlichsten Dinge auf der Welt, dennoch ist es nicht immer leicht und verlangt oft einige Übung. Zögern Sie nicht, am Anfang um Hilfe zu bitten. Auf vielen Entbindungsstationen gibt es Schwestern, die Sie beim Stillen anleiten können. Setzen Sie sich nicht unter Druck und betrachten Sie dieses erste Stillen als Aufbau einer Bindung und weniger als Nahrungsaufnahme. Tatsächlich erhält das Baby beim ersten Stillen meist nicht mehr als einen Teelöffel Milch, was jedoch völlig ausreichend ist, da es aus seiner Zeit in der Gebärmutter noch gut genährt ist.

## DIE ERSTE MILCH

Die Erstmilch ist keine normale Muttermilch. Stattdessen handelt es sich um eine klebrige, gelbliche Substanz, das Kolostrum. Es ist reich an Antikörpern, die dem noch nicht fertig entwickelten Immunsystem des Babys unter die Arme greifen. Es bringt zudem die Verdauung des Kindes in Gang und unterstützt die Ausscheidung von Flüssigkeit, Schleim und Mekonium, die sich in seinem Körper angesammelt haben.

# Was passiert mit Ihrem Körper?

Sie haben stundenlange Wehen und vielleicht eine Operation hinter sich. Deshalb werden Ärzte und Hebammen Sie während der folgenden Stunden im Auge behalten, um zu sehen, ob Ihr Körper sich gut erholt. Man wird Sie zudem ermutigen, sich zu bewegen, um Ihren Kreislauf anzukurbeln und Blase und Darm nach den Wehen wieder in Gang zu bringen. Falls Sie einen Kaiserschnitt hatten, wird man Sie bitten, die Beine zu bewegen und am folgenden Tag das Bett zu verlassen.

## DER UTERUS

Sobald Sie die Plazenta ausgestoßen haben (S. 272–273), massiert die Hebamme Ihren Unterleib, damit sich der Uterus wieder zusammenzieht. Viele Frauen bedenken nicht, dass es nach der Geburt eine Zeit lang dauert, bis sich der Uterus zurückgebildet hat. Währenddessen haben Sie vielleicht Krämpfe, die als Nachwehen bezeichnet werden und wahrscheinlich einige Tage andauern (besonders, wenn Sie stillen). Gegen die Schmerzen können Sie Paracetamol nehmen, das auch während des Stillens unbedenklich ist. Ihre Hebamme tastet Ihren Unterleib noch einige Male ab, bevor Sie das Krankenhaus verlassen und auch bei Ihren Hausbesuchen, um sicherzustellen, dass sich der Uterus zurückgebildet hat.

## LANGSAME HEILUNG

Falls Sie während der Entbindung einen Dammriss erlitten haben oder ein Dammschnitt vorgenommen wurde (S. 279), werden Sie genäht, sobald man Ihnen Ihr Baby überreicht hat. Dabei wird die Stelle lokal betäubt. Vielleicht haben Sie noch leichte Schmerzen, nachdem die Betäubung nachgelassen hat, und spüren ein Stechen beim Wasserlassen. Dagegen hilft, beim Urinieren gleichzeitig lauwarmes Wasser über die Vagina zu gießen. Die Schmerzen sollten innerhalb einiger Tage nachlassen. Das eingerissene Gewebe wird über die folgenden Tage hinweg regelmäßig untersucht, um eine vollständige Heilung sicherzustellen. Es ist wichtig, die Stelle so sauber wie möglich zu halten, um eine Infektion zu vermeiden. Waschen Sie Ihre Hände vor und nach jedem Gang zur Toilette mit Seife, gießen Sie mehrmals am Tag warmes Wasser über Ihre Genitalien und nehmen Sie ein heißes Bad, sobald Sie dazu bereit sind.

## WEITERE UNTERSUCHUNGEN

Nach der Entbindung überprüfen Ihr Arzt oder Ihre Hebamme Ihren Puls,

## Nach der Entbindung

Ich hatte bei jedem meiner drei Kinder eine natürliche Geburt. Ich war danach erschöpft, aber das Adrenalin hielt mich wach! Ich war jedes Mal erleichtert, stolz und ehrfürchtig. Als der Adrenalinrausch nach einigen Stunden vorbei war, war ich allerdings total erledigt und völlig ausgelaugt. LJ

Mein erstes Baby war ein Kaiserschnitt und komplett mit Käseschmiere bedeckt. Zuerst wollte ich sie abreiben, aber meine Hebamme riet mir, sie einziehen zu lassen, da sie sehr gut für die Haut von Neugeborenen sei. Nach dem Kaiserschnitt war ich sehr zittrig und frustriert, weil ich mein Baby am ersten Tag nicht richtig halten konnte. Ich war überrascht, wie erschöpft ich mich die folgenden Tage fühlte, aber nach fünf Tagen hatte ich meine Kräfte wieder. Eine Sache, die ich nicht erwartet hatte,

war die Trennungsangst, die ich fühlte. Dieses winzige Baby, das neun Monate lang ein Teil von mir gewesen war, war nun ein eigenes atmendes, lebendes Wesen. Ich liebte es bedingungslos und wollte es auf jede mögliche Art beschützen. TL

Ich kann mich noch genau erinnern, wie ich meinem Baby das erste Mal in die Augen sah. All die Erschöpfung und der Schmerz verblassten, als ich es an meine Brust hielt und es ansah. CH

Meine beiden Babys wurden mir noch vor dem Durchschneiden der Nabelschnur an die Brust gelegt, obwohl es Kaiserschnitte waren. Dadurch fühlte ich mich viel mehr in die Geburt eingebunden. Ich war so beschwingt und erholte mich schnell und fast ohne Schmerzmittel. VB

Blutdruck und Temperatur, um sicherzustellen, dass diese sich normalisieren. Falls Sie während der Geburt anämisch waren, entnimmt man Ihnen eine Blutprobe, um Ihren Eisenspiegel zu prüfen. Oft bittet man Sie zudem um eine Urinprobe, wenn Sie das erste Mal zur Toilette gehen, um Ihre Nierenfunktion zu kontrollieren und eine Infektion auszuschließen. Bevor Sie das Krankenhaus verlassen, werden Sie vielleicht außerdem gefragt, ob Sie Stuhlgang hatten.

## BLUTUNGEN
Nach der Entbindung kommt es zu vaginalen Blutungen, die als Lochien oder »Wochenfluss« bezeichnet werden. Es handelt sich dabei um Wundsekret, das von der Gebärmutterschleimhaut abgesondert wird. Zu Beginn kann dieser Ausfluss sehr stark und tiefrot sein, sollte über die folgenden zehn Tage (in manchen Fällen bis zu vier Wochen) hinweg jedoch heller werden und in der Menge abnehmen, bis nur noch gelblicher Schleim austritt. Falls der Ausfluss zu irgendeiner Zeit stärker wird und

beispielsweise einen Klumpen blutigen Gewebes enthält, der größer ist als ein 50-Cent-Stück, benachrichtigen Sie Ihre Hebamme und heben Sie die blutige Binde auf, damit sie einen Blick darauf werfen und sicherstellen kann, dass sich keine Plazentareste in Ihrem Uterus befinden, die entfernt werden müssen (S. 288).

# Ist das Baby gesund?

In den ersten 24 Stunden nach der Geburt wird die Temperatur des Babys überprüft und es wird von Kopf bis Fuß durchgecheckt. Dabei handelt es sich um Routineuntersuchungen, um zu überprüfen, ob das Baby irgendeine spezielle Behandlung benötigt.

Möglicherweise fragt man Sie auch, wie gut das Stillen funktioniert, ob das Baby uriniert und ob es Mekonium ausscheidet, seinen ersten grünlich-schwarzen Stuhlgang (S. 183).

## IM KREISSSAAL
Bevor Sie den Kreisssaal verlassen, wird Ihr Baby von der Hebamme gewogen und sein Kopfdurchmesser sowie seine Größe gemessen. Diese Messungen werden in ein Untersuchungsheft eingetragen, in dem auch alle späteren Untersuchungen verzeichnet werden. Falls das Baby weniger als 2,5 kg wiegt, wird sein Geburtsgewicht als gering eingestuft und Ihr Arzt wird ein Auge darauf haben, ob es zunimmt und sich gut entwickelt, sobald Sie wieder zu Hause sind.

## DIE ERSTE UNTERSUCHUNG
Egal ob Sie im Krankenhaus oder zu Hause entbunden haben, Ihr Baby bekommt in den ersten Tagen nach der Geburt eine Neugeborenen-Basisuntersuchung, die entweder von einem Kinderarzt, einer Hebamme oder Ihrem Hausarzt durchgeführt wird. Zusätzlich zu den Untersuchungen, die auf den Bildern zu sehen sind, wird noch Folgendes überprüft:
• Die Haut und eventuelle Geburtsmale (S. 295).

### HERZ UND LUNGE
Mit dem Stethoskop wird geprüft, ob das Herz normal schlägt. Atmet das Baby tief aus und ein, weiß der Arzt, dass auch die Lungen in Ordnung sind.

### DER KOPF
Es ist normal, dass der Kopf des Babys nach der Entbindung etwas kegelförmig ist. Der Arzt prüft, ob sich dieser Zustand normalisiert und untersucht auch die Fontanellen.

### HÄNDE UND FÜSSE
Der Arzt schaut nach Anzeichen für einen Klumpfuß (S. 340) und prüft, ob das Baby eventuell Verwachsungen zwischen Fingern und Zehen aufweist.

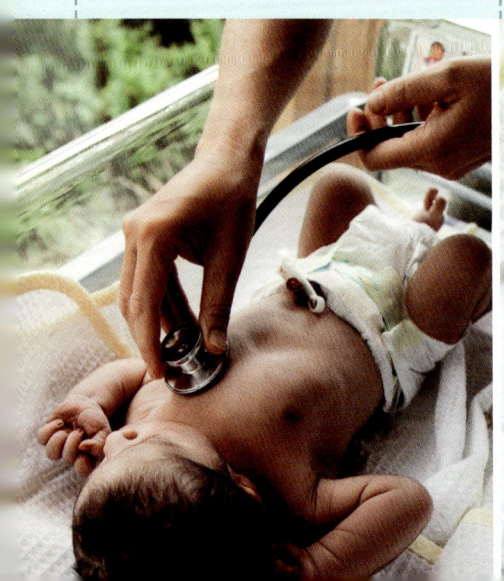
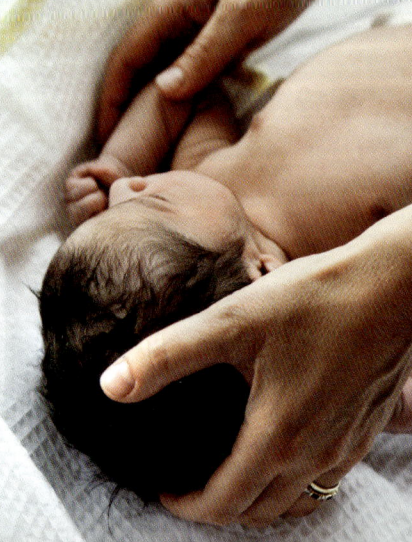
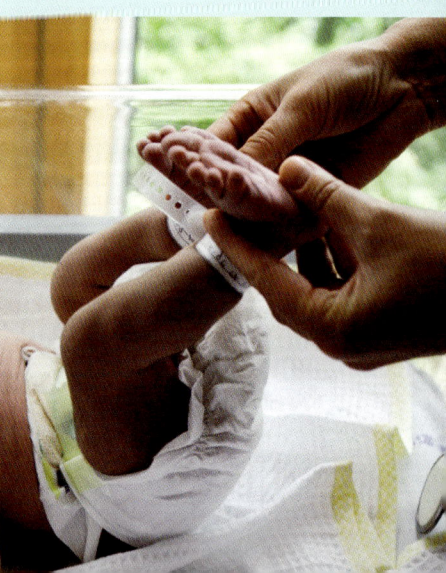

• Die Augen. Dabei leuchtet der Arzt mit einer Lampe in die Augen des Kindes, um festzustellen, ob die Augen rot sind oder ein grauer Star vorliegt

• Die Genitalien. Sie sind durch den Einfluss der mütterlichen Hormone nach der Geburt meist angeschwollen. Bei einem Mädchen sucht der Arzt nach vaginalem Ausfluss (auch eine Folge der mütterlichen Hormone). Bei einem Jungen prüft er, ob sich die Öffnung an der Spitze des Penis und nicht an der Seite befindet und ob die Hoden vollständig ausgebildet sind.

• Die Reflexe. Neugeborene zeigen von Geburt an eine Reihe von Reflexen, darunter Greifen, Suchen und Saugen (S. 301). Hebamme oder Arzt stimulieren diese, um zu sehen, ob sie regelrecht vorhanden sind und erschrecken das Baby vielleicht sogar leicht, um den Moro-Reflex hervorzurufen, bei dem es ruckartig die Arme und Beine von sich streckt.

• Möglicherweise wird auch gleich ein Hörtest durchgeführt, ansonsten innerhalb der ersten Wochen.

## Vitamin K

Vitamin K wird für die Blutgerinnung benötigt. Unser Körper produziert es im Darm, eine Funktion, die bei Neugeborenen jedoch unterentwickelt ist. Sehr selten können Babys mit einem Mangel an Vitamin K und einer schweren Krankheit geboren werden, die als Morbus haemorrhagicus neonatorum bekannt ist und zu einem geringen Risiko von inneren Blutungen führt.

Um dies zu verhindern, erhalten alle Neugeborenen Vitamin K, das entweder durch eine Injektion bei der Geburt oder in drei oralen Dosen zugeführt wird: eine bei der Entbindung, weitere nach 7 und 28 Tagen. In Deutschland wird heute die orale Methode bevorzugt, da es Bedenken gibt, dass eine Injektion das Risiko von Morbus haemorrhagicus neonatorum erhöht.

Eine Studie zu Beginn der 90er-Jahre hat eine Verbindung zwischen der Vitamin-K-Injektion und Leukämie im Kindesalter hergestellt. Weitere Studien konnten diese Verbindung seither jedoch nicht bestätigen, weshalb manche Ärzte den Eltern die Vitamin-K-Injektion als effektivste Vorbeugemaßnahme nahelegen.

Besprechen Sie die verschiedenen Optionen vor der Entbindung mit Ihrer Hebamme, sodass Sie und Ihr Partner entscheiden können, was für Ihr Baby am besten ist. Wenn Sie wollen, können Sie Ihre Entscheidung auf Ihrem Geburtsplan festhalten

## Nach der Klinik

Falls Sie eine problemlose Geburt hatten und Ihr Baby für gesund befunden wurde können Sie das Krankenhaus nach einigen Stunden verlassen. Nach einem Kaiserschnitt müssen Sie noch zwei bis drei Tage im Krankenhaus verbringen, um sich zu erholen.

Ihre Hebamme besucht Sie nach der Geburt mehrere Male zu Hause. Nach vier bis sechs Wochen bekommt Ihr Baby beim Kinderarzt die dritte Untersuchung, auch U3 genannt (S. 309).

### DER MUND
Der Gaumen des Babys wird auf eine Gaumenspalte hin abgetastet und die Zunge auf eine Verkürzung des Zungenbändchens untersucht.

### DIE HÜFTE
Der Arzt beugt die Knie und spreizt die Beine des Babys. Dabei achtet er auf Instabilitäten und Knackgeräusche in den Hüften, die auf eine Fehlstellung des Hüftgelenks hindeuten.

### DIE WIRBELSÄULE
Der Arzt oder die Hebamme dreht das Baby um und legt es über die Hand, um zu sehen, ob eine Wirbelsäulenverkrümmung oder andere Anomalitäten vorliegen.

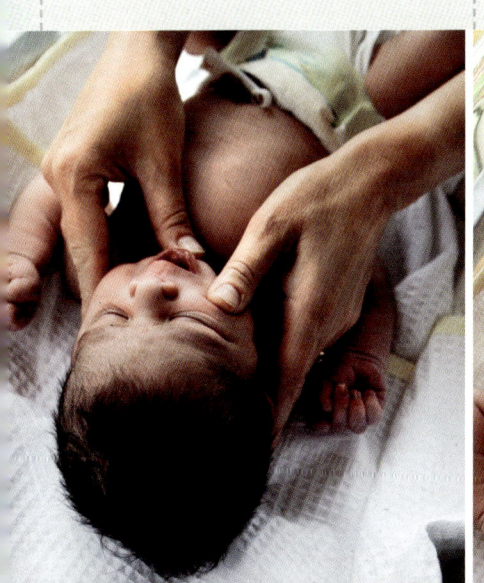

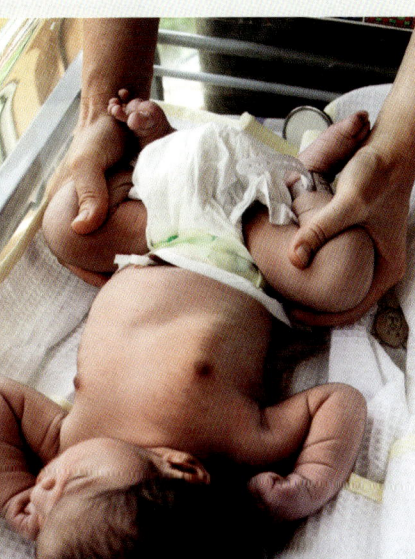

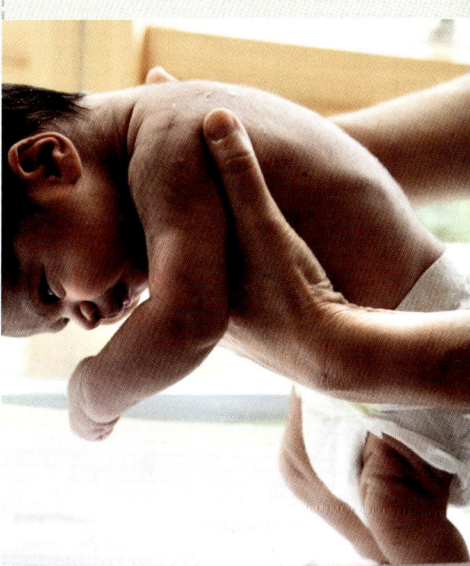

# Was das Baby alles kann

Ihr Neugeborenes ist erstaunlich. Nach fast zehn Monaten zusammengerollt in Ihrem Uterus sind nun bereits all seine Sinne ausgebildet und es besitzt einzigartige Reflexe, die für sein Überleben entscheidend sind.

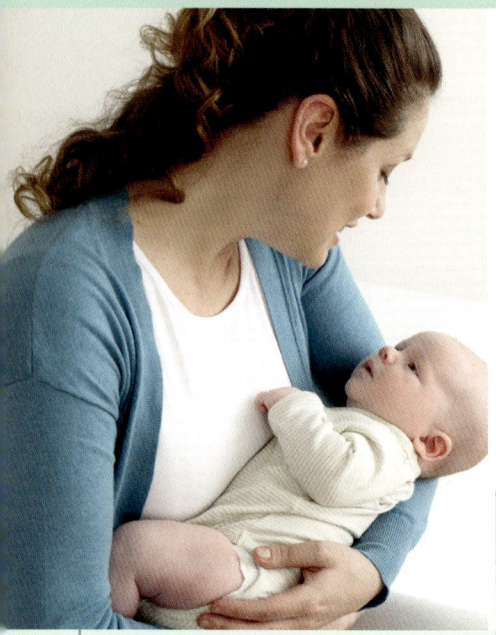

**EIN LIEBEVOLLER BLICK**
Das Neugeborene kann am besten Objekte fokussieren, die sich etwa 30 cm vor seinem Gesicht befinden.

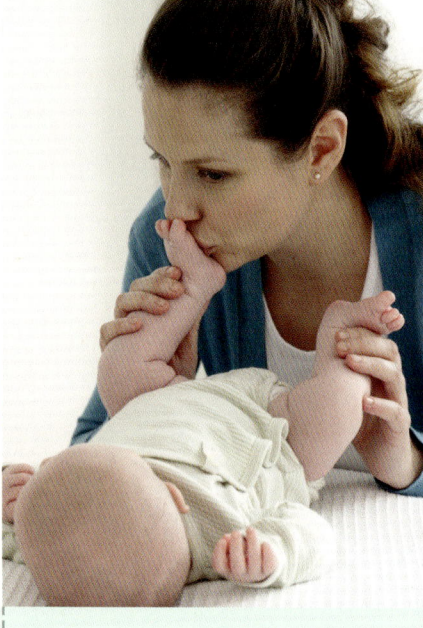

**ANREGENDE BERÜHRUNG**
Ihr Baby reagiert positiv auf beruhigende Berührungen. Körperliche Nähe verstärkt Ihre gegenseitige Bindung.

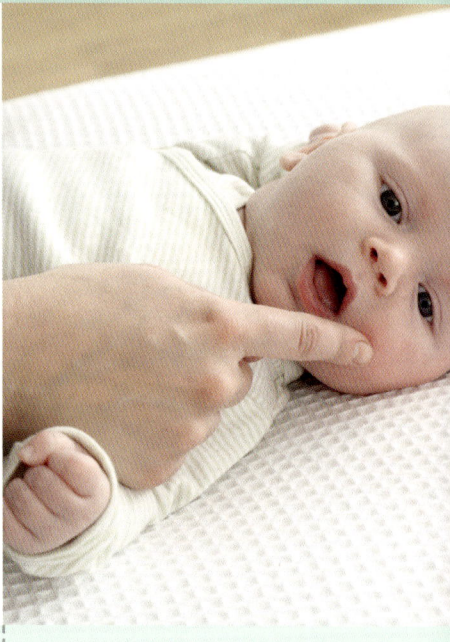

**AUF DER SUCHE NACH NAHRUNG**
Wenn Sie die Wange Ihres Babys streicheln, dreht es seinen Kopf und öffnet seinen Mund auf der Suche nach Ihrer Brustwarze.

Ihr Baby mag bei der Geburt winzig und zerbrechlich erscheinen, dennoch besitzt es bereits alles, was es zum Überleben braucht. Dazu zählt nicht nur die angeborene Fähigkeit nach Nahrung zu suchen, es lernt darüber hinaus sehr schnell und wird von Tag zu Tag cleverer.

## Seine Sinne

Ein Baby wird mit allen Sinnen geboren. Manche sind dabei etwas weiter entwickelt als andere. Bei der Geburt ist seine Sicht noch etwas unscharf, es kann jedoch Objekte und Gesichter erkennen, die so weit entfernt sind wie Ihre Brust von Ihrem Gesicht. Das bedeutet, dass Ihr Gesicht zu den ersten Dingen gehört, die es fokussieren kann.

Das Hörvermögen des Babys ist schon seit der 28. Schwangerschaftswoche voll entwickelt, auch wenn es noch nicht versteht, was es hört. Es kennt Ihre Stimme, die es wochenlang gehört hat, kann auf sie reagieren und lässt sich davon beruhigen. Außerdem hat es einen guten Geruchssinn, erkennt bald Ihren Geruch und bevorzugt deshab auch Ihre Milch gegenüber der anderer Mütter.

Wissenschaftler nehmen an, dass Babys auch schon vor der Geburt einen guten Geschmackssinn haben. Sie mögen süß lieber als bitter, da die Muttermilch leicht süß ist, und lehnen Saures ab. Einer der wichtigsten Sinne des Babys ist der Tastsinn, der bei der Geburt schon hoch entwickelt ist. Er gehört zu seinen wichtigsten Kommunikationsmitteln und auch Sie selbst beruhigen Ihr Baby instinktiv mit sanftem Streicheln und Berühren.

> »Ihr Baby beginnt von Geburt an
> zu lernen und zu entdecken und es gibt
> schon so vieles, was es kann.«

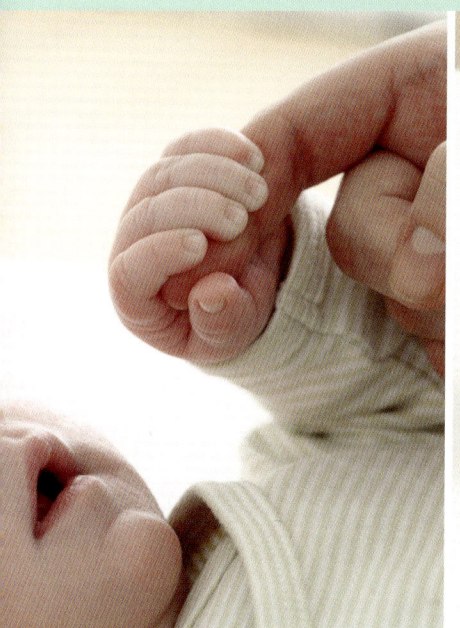

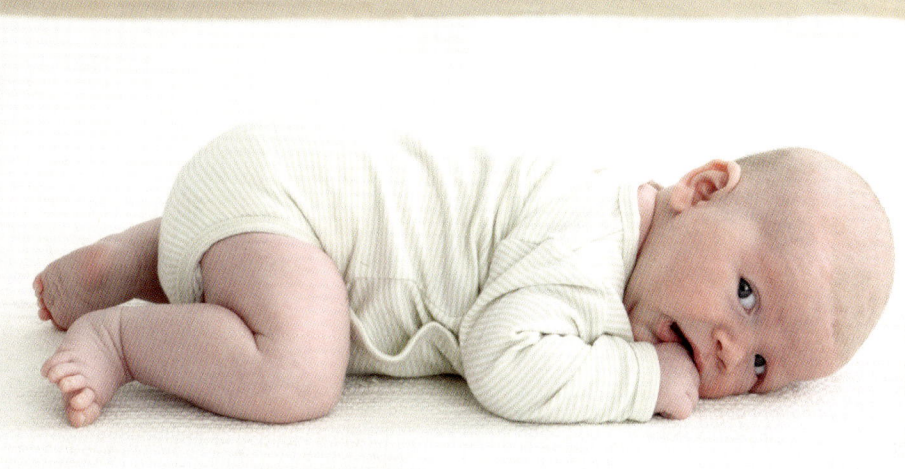

**FESTHALTEN**
Der Greifreflex funktioniert prima, um
ersten Kontakt zu den Geschwistern herzustellen, da das Baby sofort deren Finger hält.

**BEINE IN BEREITSCHAFT**
In den ersten Wochen hat das Baby einen Krabbelreflex. Wenn man
es auf dem Bauch ablegt, zieht es die Füße an, als wollte es kriechen.
Lassen Sie es nicht auf dem Bauch liegen, wenn es Angst hat.

## Seine Reflexe

Die angeborenen Reflexe des Babys, die
sein Überleben in den ersten Wochen
sicherstellen sollen, zeigen sich bereits
eine Stunde nach der Geburt.

• Hautkontakt in den Stunden nach
der Geburt hat direkte Auswirkungen
auf den Suchreflex des Babys: Wenn es
Ihre Haut an seiner fühlt, dreht es seinen
Kopf, öffnet seinen Mund und sucht nach
Ihrer Brustwarze.

• Einer der wichtigsten Reflexe des
Babys ist sein Saugreflex, der es dazu

bringt, an allem zu saugen, was in seinen
Mund gelangt. Es verliert diesen Reflex
etwa im Alter von zwei Monaten.

• Wenn Sie Ihren Finger auf die Handfläche des Babys legen, umfasst es ihn fest,
und wenn Sie seine Fußsohlen kitzeln,
spreizt es die Zehen. Diese sogenannten
Greif- und Babinski-Reflexe verschwinden nach sechs Monaten.

• Berühren die Füße des Baby eine
Fläche, löst dies den Schreitreflex aus,
bei dem es einen Fuß nach dem anderen
wie beim Laufen hebt. Er bleibt bis zum
neunten Lebensmonat erhalten.

• Das Baby hat einen tonischen Nacken-
reflex. Wenn Sie es auf den Rücken legen
und seinen Kopf sanft auf eine Seite drehen, streckt es auf dieser Seite von selbst
den Arm und das Bein und winkelt die
Gliedmaßen auf der anderen Seite an.
Dies wird als Fechterstellung bezeichnet.

• Wenn das Baby das Gefühl hat, keinen
Halt zu haben, oder durch ein lautes
Geräusch erschreckt wird, zeigt es den
Moro-Reflex. Dabei streckt es schnell
Arme und Beine aus und legt dann
die Fäuste vor die Brust, um sich zu
schützen.

# Die häufigsten Neugeborenenleiden

Wenn Ihnen die häufigsten Leiden und Probleme von Neugeborenen und deren Behandlung bekannt sind, wird es Sie nicht so schlimm treffen, falls Ihr Baby unter einem davon leidet.

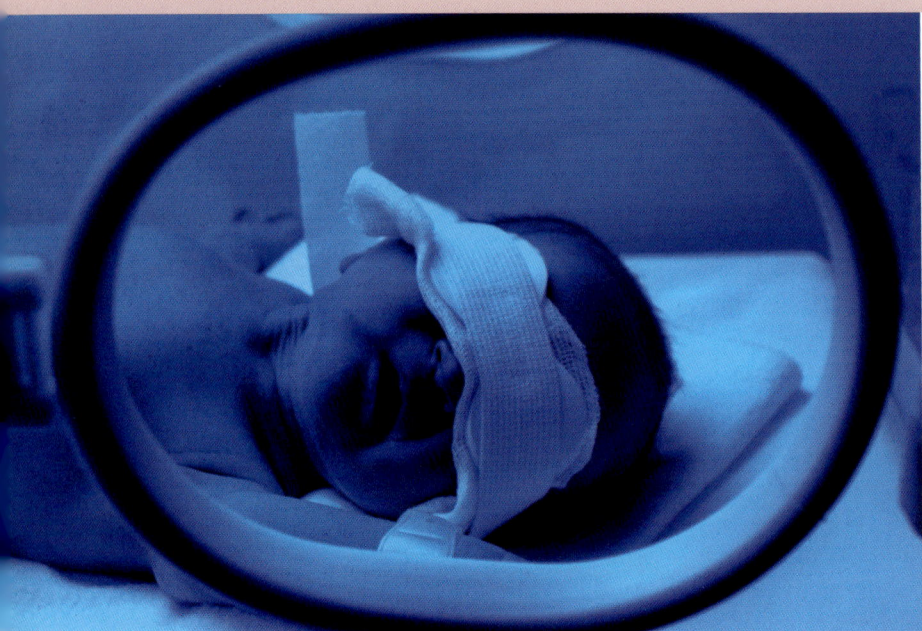

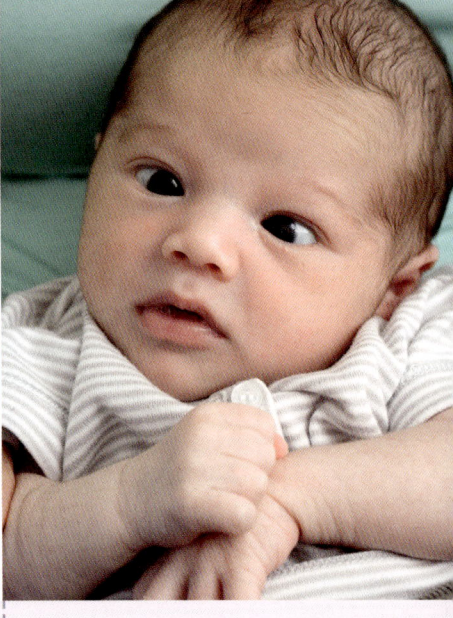

**DIE BEHANDLUNG VON GELBSUCHT**
Falls die Gelbsucht Ihres Babys nicht nach einigen Wochen von selbst verschwunden ist, erhält es möglicherweise eine Phototherapie im Krankenhaus. Dabei wird es mit ultraviolettem Licht bestrahlt. Seine Augen werden bedeckt, um die Netzhäute zu schützen.

**SCHIELEN**
Die Augen Neugeborener sind häufig falsch ausgerichtet und wirken unkoordiniert. Dies verschwindet meist, wenn die Augenmuskulatur stärker wird.

Manche Beschwerden kommen bei Neugeborenen so häufig vor, dass das Krankenhauspersonal davon ganz unbeeindruckt erscheint. Als Eltern machen Sie sich jedoch große Sorgen, besonders dann, wenn eine Behandlung notwendig ist oder es bedeutet, dass Sie und Ihr Baby nicht so bald nach Hause gehen können wie Sie möchten. Seien Sie jedoch beruhigt, dass nur wenige dieser Probleme langfristige Konsequenzen haben und dass die meisten durch Liebe und Aufmerksamkeit vergehen.

## Gelbsucht

Etwa ein Drittel bis die Hälfte aller Neugeborenen entwickelt Gelbsucht, die von einer übermäßigen Ansammlung eines Stoffes namens Bilirubin im Blut ausgelöst wird. Bilirubin entsteht, wenn der Körper rote Blutkörperchen abbaut, und wird normalerweise von der Leber herausgefiltert und vom Darm über den Stuhlgang ausgeschieden. Da Babys jedoch überproportional viele rote Blutkörperchen mit einer kürzen

Lebenserwartung haben, hat ihre unreife Leber viel mehr zu tun und kann die roten Blutkörperchen nicht schnell genug abbauen. Wenn sich das Bilirubin dann anreichert, ist seine gelbliche Farbe durch die Haut sichtbar, was als Gelbsucht bezeichnet wird.

Gelbsucht ist meist harmlos und vergeht innerhalb der ersten Wochen. Manchmal kann der Bilirubin-Spiegel jedoch zu weit steigen und die Leber des Babys schädigen, sodass eine Behandlung nötig ist. Ihre Hebamme überwacht das Baby und veranlasst die Behandlung, falls die Gelbsucht zu schwer wird oder länger als zwei Wochen andauert. Dann muss das Baby einen Tag im Krankenhaus verbringen und bekommt eine Phototherapie. Dabei wird es mit ultraviolettem Licht bestrahlt, das den Abbau des Bilirubins zu einer wasserlöslichen Substanz fördert. Diese kann über die Nieren ausgeschieden werden. Meist ist danach noch ein Tag im Krankenhaus nötig, um sicherzustellen, dass sich der Bilirubin-Wert normalisiert hat.

# Schielen

Wenn eine Ungleichheit zwischen den Augenmuskeln besteht, kommt es zum Schielen. Die Augen Neugeborener schauen oft in verschiedene Richtungen oder überkreuzen sich. In diesem Fall haben Sie vielleicht Sorge, dass Ihr Baby schielen könnte.

Der Eindruck, dass sich die Augen eines Babys kreuzen, kann jedoch auch dadurch entstehen, dass Neugeborene kleine Hautfalten in den inneren Augenwinkeln haben. Denken Sie außerdem daran, dass es bis zu drei Monaten dauern kann, bis die Augenmuskulatur eines Baby die Kraft entwickelt hat, die nötig ist, um mit beiden Augen, gleichzeitig und gleich stark in dieselbe Richtung zu blicken. Ihre Hebamme oder Ihr Arzt kann in den meisten Fällen Entwarnung geben. Wenn die Probleme jedoch bestehen bleiben, werden Sie für eine genauere Einschätzung der Lage an einen Augenarzt überwiesen, der dann eine Behandlung einleiten kann.

# Nabelbruch

Vor der Geburt des Babys waren seine Blutgefäße durch ein kleines Loch in der Bauchwand mit der Nabelschnur verbunden, um es zu ernähren. Für gewöhnlich schließt sich dieses Loch nach der Entbindung. Geschieht dies jedoch nicht, drückt sich ein kleines Stück des Darms des Babys durch dieses Loch, wenn es weint oder hustet, sodass sich der Nabel nach außen wölbt. Dabei handelt es sich um einen Nabelbruch, was sich beunruhigend anhört, aber in den meisten Fällen völlig harmlos ist und sich innerhalb weniger Monate zurückbildet. Bei größeren Löchern kann es auch bis zu zwei Jahren dauern. Reden Sie mit Ihrer Hebamme oder mit dem Kinderarzt, wenn die Beule auch dann nicht verschwindet, wenn Ihr Baby nicht weint oder hustet oder wenn Sie sie nicht wieder hineindrücken können. Der Nabelbruch kann dann durch eine einfache Operation behandelt werden.

# Herzgeräusche

Im Uterus schlagen beide Seiten des Herzens gleichzeitig, nach der Geburt müssen Sie unabhängig voneinander arbeiten.

4 bis 48 Stunden nach der Entbindung hören Hebamme oder Arzt das Herz des Babys mit einem Stethoskop ab (S. 298), um zu überprüfen, ob die Herzkammern normal arbeiten. Falls Blutfluss zwischen den Schlägen oder unregelmäßiges Fließen während eines Herzschlages zu hören ist, bezeichnet man dies als Herzgeräusche.

Obwohl dies beunruhigend klingt, sind diese Herzgeräusche bei etwa der Hälfte aller Babys zu hören. Die meisten sind völlig harmlos und vergehen von selbst. Falls bei Ihrem Baby ein Herzgeräusch festgestellt worden ist, wird es regelmäßig durch Arzt oder Hebamme überprüft. Meist ist es möglich, die Art des Problems anhand des Geräusches oder durch eine Ultraschalluntersuchung festzustellen. Falls Grund zur Sorge besteht, wird man Ihnen dies erklären und das weitere Vorgehen mit Ihnen besprechen.

NABELBRUCH
Die Beule im Nabelbereich kommt daher, dass sich ein kleines Stück Darm durch die Bauchwand drückt, ein Problem, das meist von selbst wieder verschwindet.

## Diese Probleme hatten unsere Babys

**Mein erstes Kind** verschluckte während der Entbindung Mekonium. Auch wenn das nicht unbedingt ein Problem ist, führte es dazu, dass ich es am ersten Tag nicht stillen konnte. Am Ende wurde sein Mageninhalt abgesaugt und schließlich trank es dann doch. CH

**Meine Tochter bekam** kurz nach der Geburt leichte Gelbsucht. Ich machte mir große Sorgen, aber nach etwa einer Woche, in der sie viel dem Sonnenlicht ausgesetzt war, erholte sie sich von selbst ohne medizinisches Eingreifen. TL

**Bei meinem zweiten** Kind wurde ich am nächsten Tag aus der Klinik entlassen, aber dann besuchte uns die Hebamme zu Hause und war sehr über die starke Gelbsucht meiner Tochter besorgt. Wir mussten für eine Untersuchung zurück ins Krankenhaus, die Gelbsucht verging jedoch und alles war gut. MG

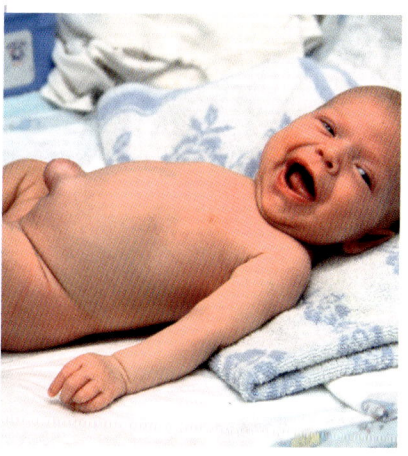

# Auf der Intensivstation

Ein winziges Baby im Brutkasten ist ein berührender Anblick. Die ganze Ausrüstung und Aufmerksamkeit bedeuten jedoch nur, dass alles Menschenmögliche für Ihr Kind getan wird, damit es wächst und gedeiht.

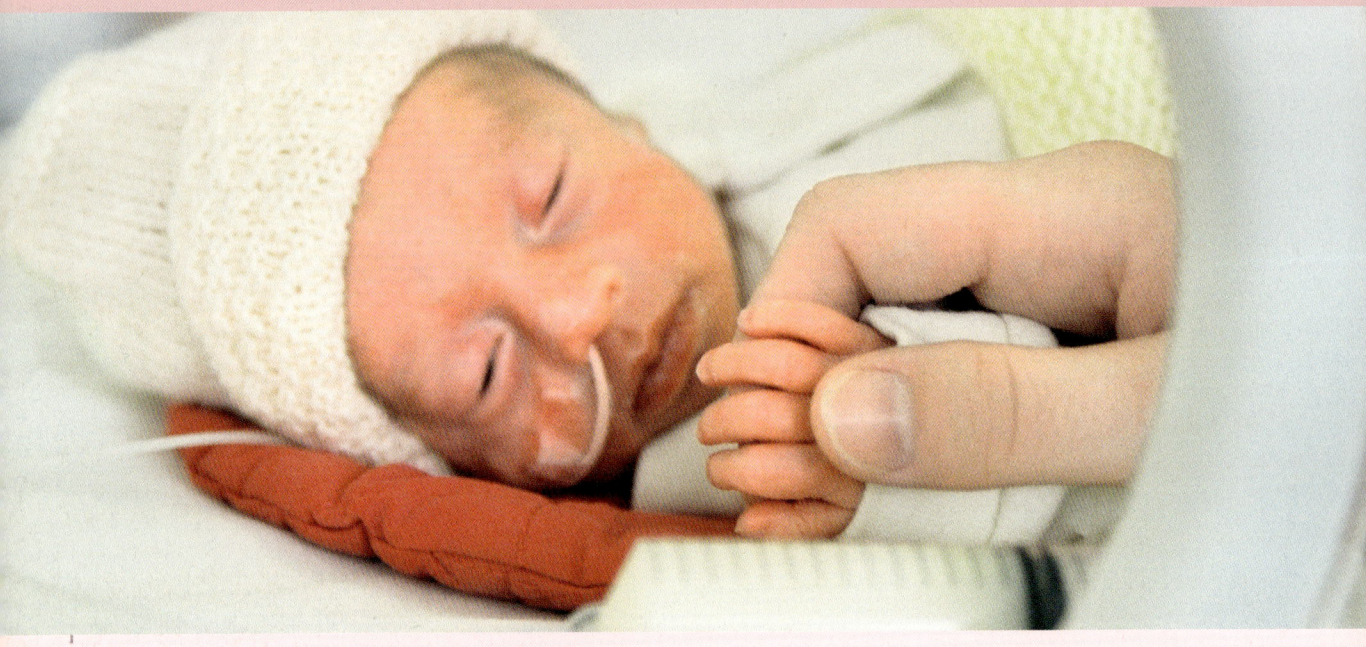

**IHRE STÄRKENDE BERÜHRUNG**
Auch wenn Sie Ihr winziges Baby nicht halten können, gibt es viele Wege, ihm das Gefühl zu geben, dass Sie nahe sind und mit ihm kommunizieren. Ihr Baby fühlt Ihre tröstliche Berührung. Es stärkt Ihre Bindung, wenn Sie Ihr Baby durch die Öffnungen im Brutkasten anfassen und streicheln.

Wenn Ihr Baby ein Frühchen ist – also vor der 37. Woche geboren wurde – oder nach der Geburt gesundheitliche Probleme auftraten, muss es vielleicht einige Zeit auf der Neugeborenen-Intensivstation verbringen.

In Deutschland werden Früh- und Neugeborene in sogenannten Perinatalzentren versorgt. Dabei wird nach Leveln unterschieden: Level-1-Zentren werden von Neonatologen geleitet. Sie sind an eine Entbindungsstation angeschlossen, haben einen OP-Saal und eine Neugeborenen-Intensivstation mit mindestens sechs Plätzen sowie einen Neugeborenennotarzt. Level-2-Zentren müssen nur über vier Intensivpflegeplätze verfügen, jedoch ähnliche Kriterien wie Level-1-Zentren erfüllen.

## Warum Babys Intensivpflege brauchen

Ihr Baby muss auf die Intensivstation, wenn

• es vor der 37. Woche geboren wurde und Hilfe beim Atmen, der Nahrungsaufnahme sowie beim Aufrechterhalten seiner Körpertemperatur braucht.
• die Entbindung schwierig war und/oder es Mekonium verschluckt hat.
• es ein geringes Geburtsgewicht hat (unter 2,5 kg).
• es beobachtet werden muss, weil Sie unter Diabetes leiden und Insulin nehmen.

• es unter starker Gelbsucht leidet
(S. 302).

• es eine lebensbedrohliche Krankheit
hat, die gewöhnlich sein Herz oder seinen Kreislauf betrifft.

• es eine Operation benötigt oder hatte.

## Wozu die Geräte?

Ihr Baby befindet sich wahrscheinlich
in einem Brutkasten oder Inkubator.
Dieser verfügt über eingebaute Geräte,
die Temperatur, Sauerstoffsättigung,
Herzfrequenz, Lungenkapazität und
Gehirnaktivität des Kindes überwachen.
Er versorgt es möglicherweise mit Sauerstoff und hält die Umgebung so keimfrei
wie möglich. Um den Brutkasten herum
befinden sich Monitore. Wenn das Baby
nicht gestillt oder mit der Flasche gefüttert werden kann, wird es über die Nase
mit einer Magensonde ernährt. Wenn Sie
nicht verstehen, warum Ihr Baby an ein
Gerät angeschlossen ist, fragen Sie eine
Schwester auf der Station, worum es
sich dabei handelt.

## Was kann
## ich tun?

Vermutlich fühlen Sie sich beim Anblick
Ihres Babys im Brutkasten sehr hilflos
und fragen sich, was Sie für Ihr Baby tun
können. Tatsächlich gibt es viele Wege,
wie Sie ihm helfen können, sich zu erholen. Das Personal wird Sie dabei anleiten
und Sie ermutigen, sich um Ihr Baby zu
kümmern. Möglicherweise können Sie in
einem Zimmer für Eltern übernachten,
sodass Sie Tag und Nacht regelmäßig
Kontakt zu Ihrem Baby haben können.

### HALTEN UND BERÜHREN
Die Kraft der Berührung ist gut dokumentiert und kann die Erholung Ihres

Babys beschleunigen. Vielleicht können
Sie es eine Zeit lang nach der »Känguru-
Methode« direkt auf der Haut tragen,
sodass es Ihre Wärme spürt, Ihren Herzschlag fühlt und Ihren Geruch wahr-
nimmt. Babys, die so gehalten werden,
nehmen erwiesenermaßen schneller zu.
Wenn das nicht möglich ist, hat der Brutkasten Löcher in den Seiten, durch die
Sie Ihr Baby wahrscheinlich für einige
Minuten streicheln dürfen.

### SPRECHEN UND SINGEN
Ihr Baby kann schon vor der Geburt
Ihre Stimme erkennen. Deshalb fühlt
es sich getröstet, wenn es Sie reden und
singen hört. Ihre Stimme sollte gedämpft,
positiv und beruhigend sein. Sie können
vielleicht sogar eine Aufnahme dalassen,
die ihm vorgespielt werden kann, wenn
Sie selbst nicht da sind.

### DAS BABY FÜTTERN
Die Muttermilch ist die wichtigste
Nahrungsquelle für Ihr Baby. Wenn
es zum Stillen zu klein ist, wird das
Krankenhauspersonal Sie darum bitten,
Ihre Milch abzupumpen, sodass Sie Ihr
Baby durch eine Spritze, Sonde oder

Flasche damit füttern können und es die
Antikörper erhält, die für sein Immunsystem so wichtig sind. Wenn es Ihnen
nicht möglich ist, genug Milch abzupumpen, bekommt es Spendermilch von einer
Milchbank. Falls im Vorfeld klar wird,
dass Sie ein Frühchen entbinden, können
Sie Kolostrum abpumpen (S. 315) und
es für Ihr Baby im Kühlschrank aufbewahren.

### TÄGLICHE PFLEGE
Tägliche Pflege, wie Windeln wechseln
und das Baby waschen, ist beruhigend
für Ihr Kind und macht den Übergang
zum Leben zu Hause leichter. Das
Personal kann Ihnen Anweisungen zur
Hygiene geben und wie Sie mit Ihrem
Baby umgehen sollen. Sie müssen Ihre
Hände häufig waschen und vielleicht
einen Mundschutz tragen.

### AUF SICH SELBST ACHTEN
Essen Sie gesund und schlafen Sie, wenn
Sie können, sodass Sie Energie haben,
für Ihr Baby da zu sein. Über die Ereignisse Tagebuch zu führen kann helfen,
einen klaren Kopf zu bekommen, und
bietet Raum Gefühle auszudrücken.

## Die Bindung stärken

Der Bindungsprozess wird in Gang
gesetzt, wenn Sie Zeit mit dem Baby verbringen, sodass es sich an Sie gewöhnt.

• Das Personal kann Ihnen sagen, wie
lange Sie Ihr Baby halten oder berühren
dürfen. Hören Sie auf deren Ratschläge
und nehmen Sie sich so viel Zeit mit
Ihrem Baby, wie Sie dürfen. Ihre körperliche Anwesenheit tut Ihrem Baby selbst
dann sehr gut, wenn Sie nur mit Ihm
reden können.

• Ihre Berührung ist wichtig, also streicheln Sie Ihr Baby oder legen Sie ihm
einfach die Hand auf den Bauch oder

halten Sie seine kleinen Finger. Wenn Sie
es aus dem Brutkasten nehmen können,
legen Sie es sich auf die Haut. Passen Sie
sich so weit es geht seinem Tagesrhyth-
mus an.

• Tun Sie etwas gegen das Gefühl von
Hilflosigkeit, indem Sie Ärzte und
Schwestern fragen, wie Sie sich in die
tägliche Pflege Ihres Babys einbringen
können. Auch im Brutkasten muss es
gewaschen werden und braucht frische
Windeln, fragen Sie also die Schwestern,
ob Sie dabei helfen können. Beim
Füttern gibt es vielleicht ebenfalls Dinge,
die Sie übernehmen können.

# Das Baby kennenlernen

Ihre Familie hat gerade ein neues Mitglied mit eigener Persönlichkeit, Vorlieben, Abneigungen und Sinn für Humor bekommen. Wahrscheinlich sind Sie aufgeregt, neugierig und gespannt, wie das neue Leben mit ihm abläuft.

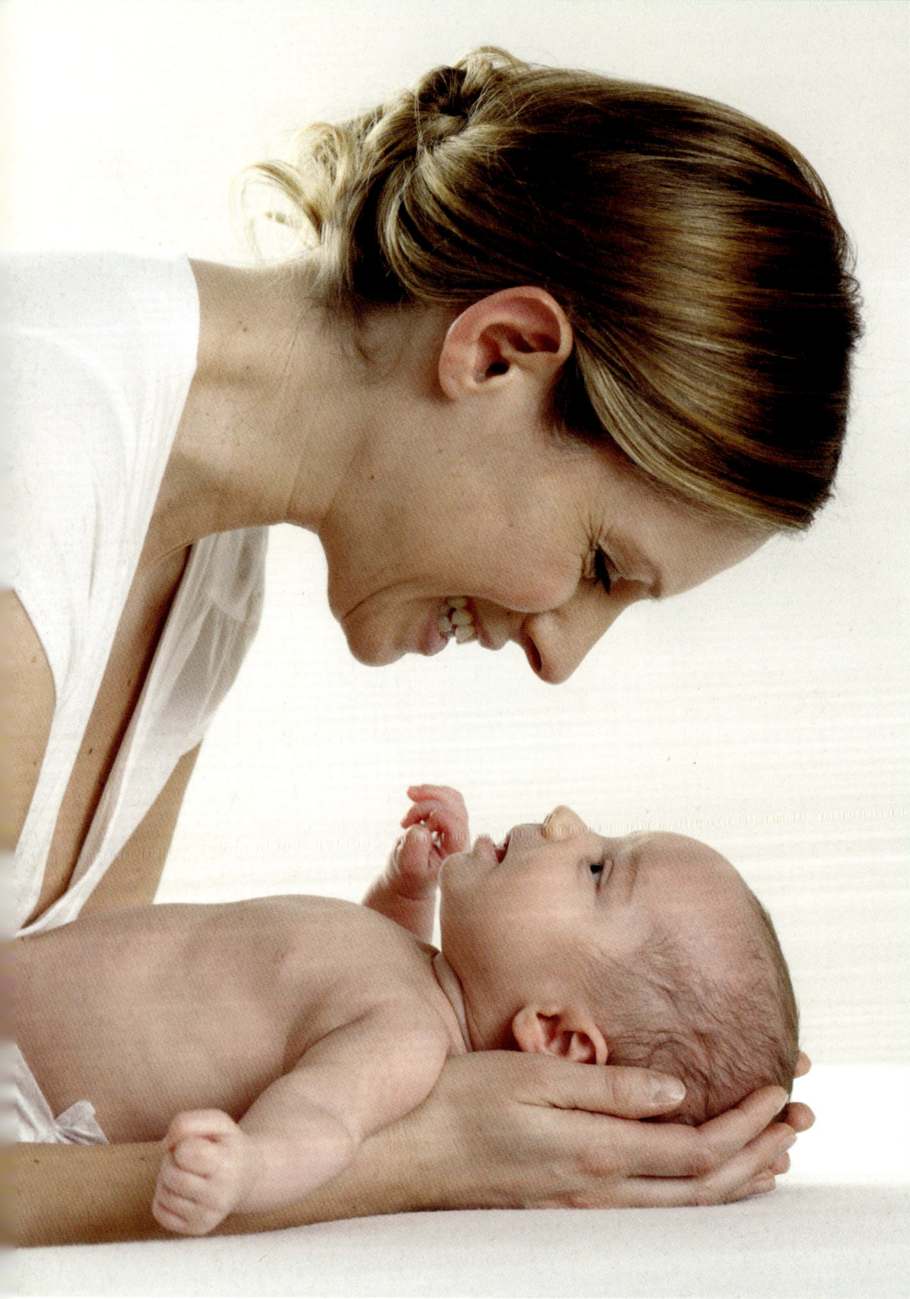

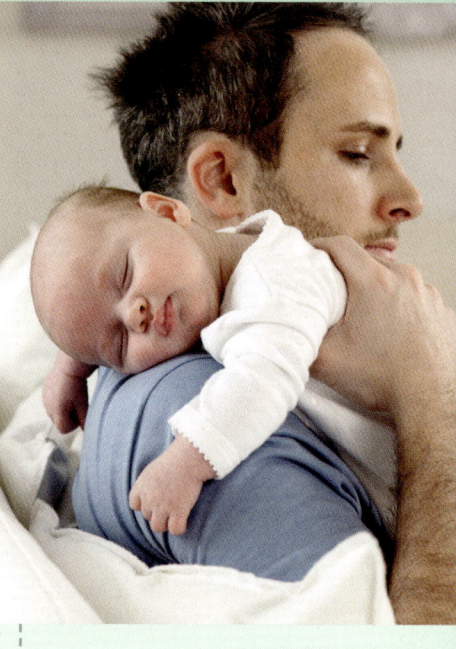

**BINDUNG ZUM VATER**
Die Zeit, die Ihr Partner mit Streicheln und Halten des Babys verbringt, ist die Basis für seine eigene, spezielle Bindung zum Baby.

**AUGE IN AUGE**
Augenkontakt ist der beste Weg, Ihr Baby kennenzulernen. Halten Sie es nahe an Ihr Gesicht und reden oder singen Sie dabei. Wenn es ein Geräusch macht oder einen Gesichtsausdruck zeigt, antworten Sie mit einem Geräusch oder einem Lächeln. Bald wird es anfangen, Ihre Bewegungen nachzuahmen, die Zunge herauszustrecken und den Mund zu bewegen.

»Schon in wenigen Wochen – oder sogar Tagen – wird die einzigartige Persönlichkeit Ihres Babys zu erkennen sein.«

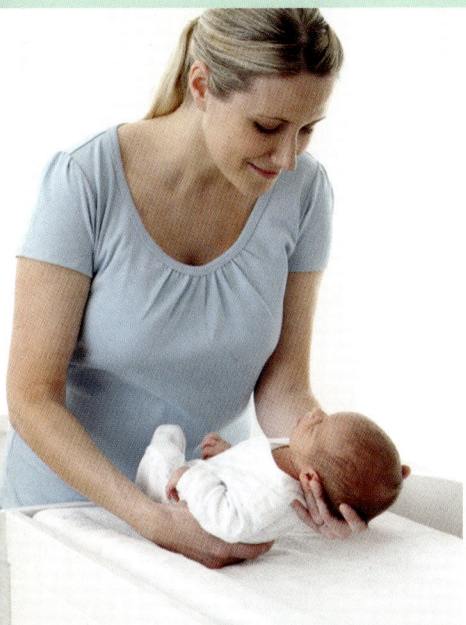

**VORSICHTIGES HEBEN**
Legen Sie zum Hochheben eine Hand vorsichtig unter Kopf und Nacken Ihres Babys, die andere unter sein Gesäß.

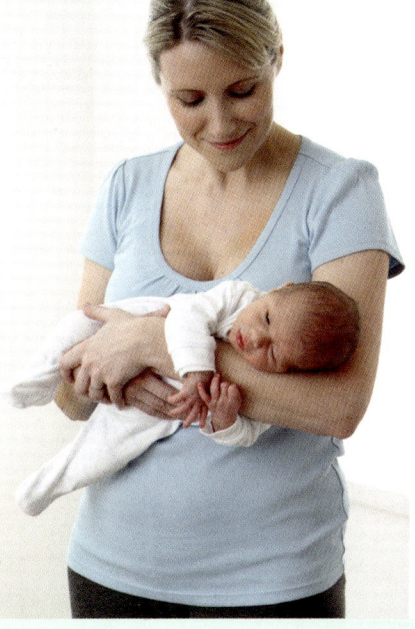

**TIGER IM BAUM**
Der Kopf des Babys ruht in der Armbeuge, eine Hand drückt es gegen die Brust, die andere Hand liegt zwischen den Beinen.

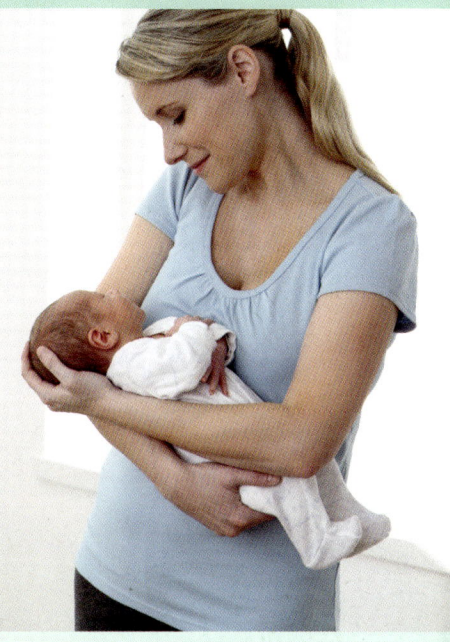

**DAS BABY WIEGEN**
Legen Sie Ihr Baby auf Ihren Arm und halten Sie mit einer Hand sein Gesäß, mit der anderen seinen Kopf.

Ihr Baby kennenzulernen ist ein längerer Prozess. Indem Sie mit ihm reden, es berühren und halten, wächst sein Vertrauen zu Ihnen. Dies bildet die Basis für Ihre Beziehung.

## Eine Bindung aufbauen

Sowohl Sie als auch Ihr Partner sollten so viel wie möglich mit Ihrem Baby reden und für es singen und dabei Augenkontakt zu ihm herstellen. Antworten Sie durch Lächeln und Geräusche auf sein Gurgeln. Diese ersten »Unterhaltungen« zeigen Ihrem Baby, dass jemand zuhört, wenn es sich äußert. Das Stillen stärkt Ihre Bindung ganz von selbst. Wenn Sie Milchpumpe und Flasche benutzen, kann auch Ihr Partner daran teilhaben. Windelwechsel, baden und ins Bett bringen sind perfekte Gelegenheiten für Sie und Ihren Partner, um mit dem Baby zu kommunizieren. Reichen Sie Ihr Baby nicht so oft herum, sodass es die Menschen, die ihm am nächsten stehen, zuerst kennenlernt und sich in deren Gegenwart sicher fühlt.

## Das Baby halten

Babys entwickeln oft schnell eine Vorliebe, wie sie gern gehalten werden. Ihr Baby liegt vielleicht gern mit dem Gesicht nach unten auf Ihrem Arm oder es lässt sich von Ihnen wiegen, sodass es Ihr Gesicht sehen kann. Probieren Sie verschiedene Haltungen aus, aber stützen Sie dabei immer seinen Kopf.

# Die Nachsorge

Nach Verlassen des Krankenhauses sind Sie nicht allein. Ihre Hebamme wird Sie während der ersten Zeit mit Ihrem neugeborenen Baby unterstützen.

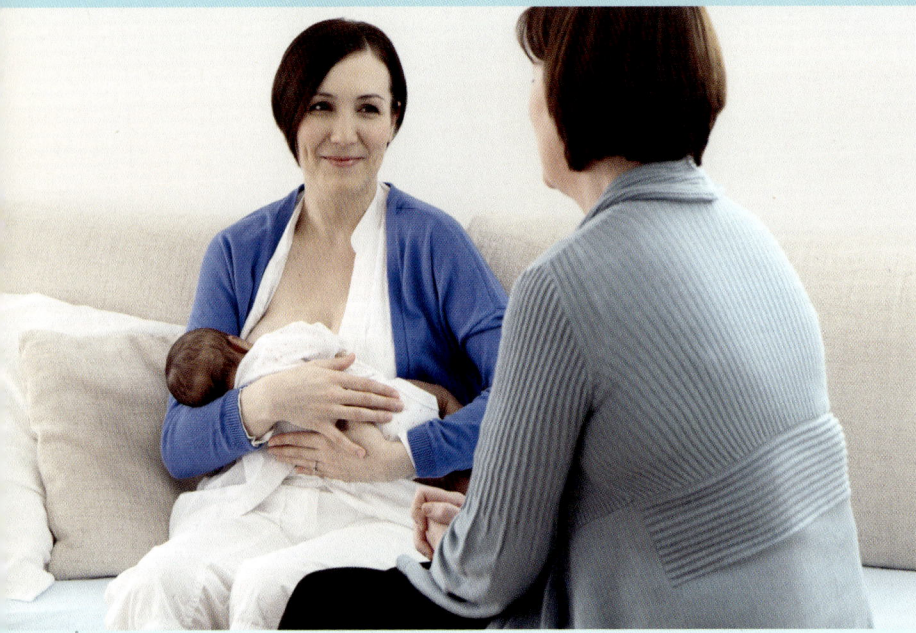

**OFFENES GESPRÄCH**
Bei einem Hausbesuch Ihrer Hebamme geht es nicht nur um die Gesundheit Ihres Babys. Er gibt Ihnen auch die Gelegenheit, offen über Ihre Sorgen und Ihr eigenes Wohlergehen zu reden.

**DAS BABY WIEGEN**
Ein wichtiger Teil der Nachsorge ist, die Gewichtszunahme des Babys zu ermitteln.

Vielleicht erscheint Ihnen beim Verlassen der Klinik der Gedanke unfassbar, dass Sie jetzt ganz allein für ein kostbares neues Leben verantwortlich sein sollen, obwohl Sie keine Ahnung von Elternschaft haben. Keine Sorge, Sie sind mehr als fähig, sich um Ihr Baby zu kümmern, und seine ganze Welt dreht sich nur um Sie und Ihren Partner. Nichtsdestotrotz haben Sie in den ersten 10 bis 14 Tagen viel Kontakt zu Ihrer Hebamme und auch danach können Sie sie jederzeit kontaktieren. Sie und Ihr Baby bekommen sechs Wochen nach der Geburt außerdem einen sorgfältigen Check-up bei Ihrem Frauen- bzw. Kinderarzt.

## Ihr Befinden

Wenn Ihre Hebamme zu Ihnen nach Hause kommt, ist sie genauso daran interessiert, wie es Ihnen geht, wie an Ihrem Baby. Falls Sie einen Dammriss oder -schnitt (S. 279) oder einen Kaiserschnitt hatten, überprüft sie die Heilung. Sie tastet zudem Ihren Unterleib ab, um zu sehen, ob sich Ihr Uterus richtig zurückbildet, und misst den Blutdruck. Weiterhin fragt sie, ob Urinieren und Stuhlgang normal funktionieren und wie es mit dem Wochenfluss (S. 298) steht.

Es ist völlig normal, wenn Sie sich in der Woche nach der Geburt etwas weinerlich und emotional aufgewühlt fühlen. Diese Stimmungslage wird von den hormonellen Vorgängen in Ihrem Körper verursacht und oft als »Baby-Blues« bezeichnet. Ihre Hebamme wird herausfinden wollen, ob diese Gefühle andauern und sich zur postnatalen Depression entwickeln könnten. Sie stellt Ihnen daher Fragen über Ihr emotionales Wohlergehen und benutzt dafür vielleicht einen Fragebogen. Wenn es Ihnen schwerfällt, Ihre Gefühle zu bewältigen und unter dem Baby-Blues leiden, kann es ungemein hilfreich sein, sich der Hebamme anzuvertrauen, die Sie aufmuntern, unterstützen und mit praktischen Ratschlägen versorgen kann.

Wenn Sie stillen, fragt sie schließlich noch, ob Sie zufrieden sind, wie es mit dem Stillen klappt und gibt Ihnen, wenn Sie möchten, einige Ratschläge. Außerdem untersucht sie Ihre Brüste nach Anzeichen von Mastitis (Brustentzündung) oder nach entzündeten Brustwarzen.

## POSTNATALE UNTERSUCHUNG

Etwa sechs Wochen nach der Geburt sollten Sie bei Ihrem Frauenarzt einen Termin für die postnatale Untersuchung machen. Ihr Gynäkologe überprüft Ihre körperliche Gesundheit und untersucht, ob alle Nähte gut verheilt sind und ob Ihr Blutdruck und Ihre Unterleibsmuskulatur in Ordnung sind. Er bittet Sie zudem um eine Urinprobe, die auf eine Harnwegsinfektion hin untersucht wird, und fragt, ob Sie unter Harninkontinenz leiden. Dies kann nach einer Geburt häufig vorkommen, weil danach die Beckenbodenmuskeln geschwächt sind, die auch für das Zurückhalten des Urins benötigt werden. Wenn Sie damit ein Problem haben, wird er Ihnen Beckenbodenübungen (S. 35) vorschlagen, um diese Muskeln wieder zu stärken.

Falls ein Abstrich gemacht werden muss, wird ein Termin in drei Monaten angesetzt. Vermutlich wird Ihr Arzt Sie auch danach fragen, ob Sie sich Gedanken zur Verhütung gemacht haben, und Sie entsprechend beraten.

Abgesehen von Ihrer körperlichen Gesundheit möchte der Arzt auch wissen, ob es Ihnen psychisch gut geht. Dies ist ein passender Moment, um offen über Ihre Sorgen und Probleme zu sprechen.

# Die Entwicklung des Babys

Immer wenn Ihre Hebamme Sie zu Hause besucht, wiegt sie Ihr Baby, misst seine Größe und zeichnet die Ergebnisse in einer Wachstumsgrafik im Untersuchungsheft Ihres Babys auf, sodass Sie sein Wachstumsmuster und seine Gewichtszunahme überwachen kann. Bevor Ihr Baby zwei Wochen alt ist, entnimmt Ihre Hebamme ihm Blut von der Ferse (wenn dies nicht bereits im Krankenhaus geschehen ist), das auf verschiedene Krankheiten hin untersucht wird. Auf diese Weise können eine Reihe von ernsten Erkrankungen festgestellt werden, die unbedingt frühzeitig behandelt werden sollten. Dazu zählen:
• Ein seltener Enzymmangel, der als Phenylketonurie bezeichnet wird und unbemerkt bleiben kann.
• Eine Unterfunktion der Schilddrüse (Hypothyreose), die den Stoffwechsel verlangsamt.

• Sichelzellenanämie, die zu Lungen- und Nierenschäden führen kann.
• Mukoviszidose, eine Krankheit, welche die Lungen, den Darm, das Hormon- sowie das Fortpflanzungssystem betrifft.
• MCAD-Mangel, eine Erbkrankheit, die den Fettabbau beeinträchtigt.

## DIE WEITEREN UNTERSUCHUNGEN DES BABYS

Ihr Baby bekommt nach etwa vier bis sechs Wochen die dritte einer ganzen Reihe von Untersuchungen, die von den Krankenkassen bezahlt werden und beim Kinderarzt durchgeführt werden. Bei der U3 handelt es sich um eine Fortführung der Untersuchungen, die es im Krankenhaus bekommen hat, um zu überprüfen, ob sich etwas verändert hat. Der Arzt untersucht bei Ihrem Baby Hüften, Genitalien, Herz, Augen, Wirbelsäule und Gaumen. Er prüft zudem das Hörvermögen und die Bewegungen des Kindes und stellt Fragen nach seinem allgemeinen Verhalten, zum Beispiel, ob es schon begonnen hat zu lächeln.

## Impfungen

Über das erste Jahr hinweg erhält Ihr Baby verschiedene Impfungen, um es vor schweren Krankheiten zu schützen. Ein Impfplan wird Ihnen empfohlen, damit Ihr Baby die Impfungen so früh wie möglich und dann, wenn sie am effektivsten sind, erhält. Wenn Sie sich Sorgen wegen der Impfungen machen, wenden Sie sich an Ihren Arzt oder Ihre Hebamme, sodass Sie auf Basis der aktuellsten medizinischen Erkenntnisse eine Entscheidung treffen können. Im Regelfall erhält Ihr Baby während des ersten Jahrs folgende Impfungen:

Mit zwei Monaten
• Die 6-in-1-Impfung (1. Dosis) schützt vor Diphtherie, Tetanus, Keuchhusten, Kinderlähmung (Polio), Haemophilus influenzae (HiB) und Pneumokokken
• Hepatitis B

Mit drei Monaten
• Die zweite 6-in-1-Impfung
• Hepatitis B

Mit vier Monaten
• Die dritte 6-in-1-Impfung
• Hepatitis B

Mit 11 bis 14 Monaten
• Die vierte 6-in-1-Impfung
• Impfung gegen Masern, Mumps und Röteln (1. Dosis)
• Meningokokken
• Windpocken

Mit 15 bis 23 Monaten
• Impfung gegen Masern, Mumps und Röteln (2. Dosis)
• Gegebenenfalls eine Windpockenauffrischung

# Das Stillen

Stillen ist nicht nur der gesündeste und schönste Weg, das Baby zu ernähren, sondern auch sehr einfach und bequem. Es wird empfohlen, das Baby mindestens sechs Monate lang zu stillen.

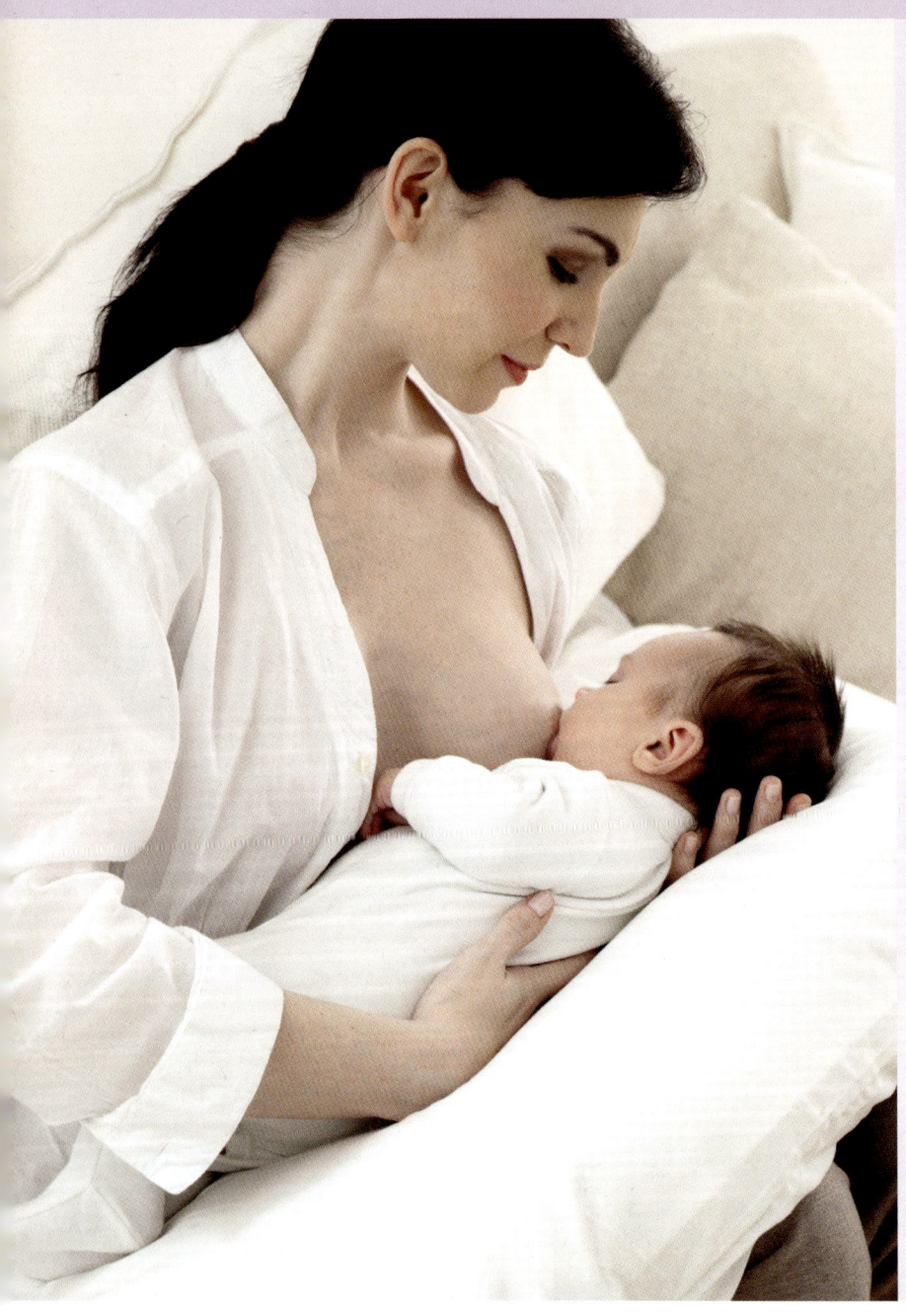

Stillen hat viele Vorteile für das Baby, aber auch für Sie (S. 206–207). Die wässrige Vormilch, Kolostrum genannt, die in den ersten Tage produziert wird, ist die ideale erste Nahrung für das Baby, denn sie enthält viele Nährstoffe und Antikörper, die vor Infektionen schützen. Muttermilch hat auch viele langfristige Vorzüge. Sie reduziert zum Beispiel das Risiko, in der Kindheit an Übergewicht, Diabetes und Allergien zu erkranken.

Auch Sie selbst profitieren von den Vorteilen des Stillens. So erhalten Sie schneller Ihre frühere Figur wieder, weil die Milchproduktion mehr Kalorien verbraucht. Außerdem verringert sich die Wahrscheinlichkeit, dass Sie später einmal an Eierstock- oder Brustkrebs erkranken.

## Milchproduktion

Ihr Körper produziert Milch nach dem Angebot- und Nachfrage-Prinzip. Sobald das Baby das erste Mal an Ihrer Brust saugt, beginnt er mit der Milchproduktion. Zwei bis vier Tage danach »schießt« dann die Milch ein und ersetzt das Kolostrum.

Ihre Brüste werden sich schwer und voll anfühlen und Sie werden darauf

BAUCH AN BAUCH
Ihr Baby sollte in der »Bauch-an-Bauch-Position« liegen, damit es korrekt andocken kann. Betten Sie es leicht erhöht auf ein Kissen und stützen Sie Ihren Arm und Rücken, damit Sie beide es richtig bequem haben.

»Stillen ist die beste Ernährungsweise
für Ihr Baby und hilft Ihnen, eine liebevolle
Verbindung zu Ihrem Kind aufzubauen.«

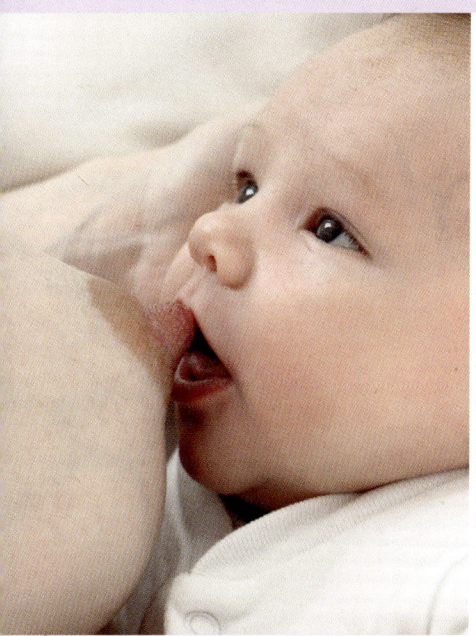

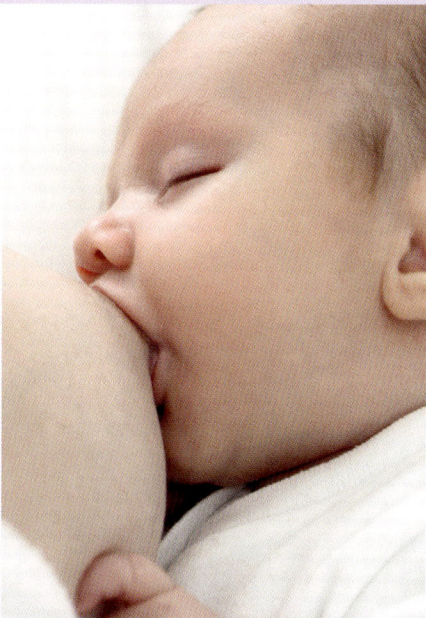

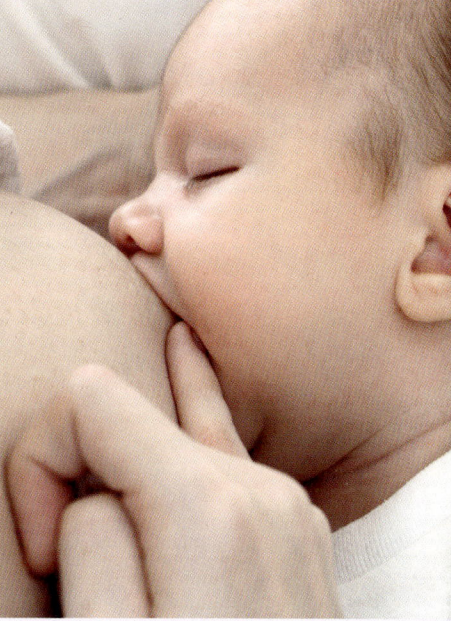

DEN MUND WEIT AUFMACHEN
Das Baby muss seinen Mund weit öffnen, um
sich festsaugen zu können. Ihre Brustwarze
sollte in Richtung des Gaumens zeigen.

ERFOLGREICH ANGEDOCKT
Mit Brustwarze und Warzenvorhof im Mund
stimuliert das Saugen des Babys die Milchkanäle in der Brust.

VON DER BRUST LÖSEN
Schieben Sie den kleinen Finger in den
Mundwinkel des Babys, um das Vakuum zu
öffnen, ehe Sie das Baby von der Brust lösen.

achten, dass das Baby sie bei jeder Mahlzeit leer trinkt. Je nach Bedarf des Babys
wird Ihr Körper mehr oder weniger Milch
produzieren und sie in der Zusammensetzung seinen sich stetig verändernden
Nährstoffbedürfnissen anpassen.

Verzichten Sie in den ersten Wochen
auf eine starre Still-Routine. Füttern Sie
das Baby, wenn es hungrig ist, denn sein
winziger Magen kann nur kleine Mengen
Milch verdauen. Vielleicht erweckt es
manchmal den Eindruck, dass es nicht
genug Milch bekommen hat. Das kommt
vor allem bei Wachstumsschüben vor. Ihr

Baby wird mehr trinken und Ihre Milchproduktion wird sich auf die erhöhte
Nachfrage einstellen.

## So wird's gemacht

Fälschlicherweise wird häufig davon
ausgegangen, Stillen sei ganz einfach,
weil es die natürliche Ernährungsform
des Babys ist. Viele Frauen haben tatsächlich überhaupt keine Probleme

damit, aber die meisten benötigen
etwas Zeit und Übung, um damit
zurechtzukommen.

DAS BABY RICHTIG HALTEN
Als Erstes sollten Sie prüfen, ob das
Baby richtig liegt, sodass es sich gut festsaugen kann. Dies ist in der sogenannten
»Bauch-an-Bauch-Position« der Fall,
wenn sich das Gesicht des Babys direkt
gegenüber Ihrer Brust befindet. Dazu
müssen Sie das Baby eventuell leicht
erhöht, in einer für Sie beide bequemen
Position, auf ein Kissen betten.

## DIE REFLEXE DES BABYS STIMULIEREN

Das Baby wird mit einem Suchreflex (S. 301) geboren. Das heißt, es öffnet seinen Mund und dreht seinen Kopf, wenn es Ihre Haut spürt und eine potenzielle Nahrungsquelle in der Nähe vermutet. Sanftes Streicheln der Wange oder des Mundwinkels löst diesen Reflex aus. Sobald sein Mund weit geöffnet ist, kann es an der Brustwarze andocken (siehe unten).

## FESTSAUGEN

Das korrekte Festsaugen des Babys an der Brust ist der Schlüssel für erfolgreiches Stillen. Dazu sollte das Baby den Mund weit geöffnet haben, die Zunge liegt unten. Richten Sie Ihre Brustwarze zu seinem Gaumen hin aus und bringen Sie das Baby zur Brust, nicht umgekehrt. Das Baby hat korrekt angedockt, wenn nicht nur die Brustwarze, sondern auch der Warzenvorhof (der dunkler gefärbte Hautbereich rund um die Brustwarze) in seinem Mund verschwunden sind. Beim Trinken sollte seine Unterlippe nach außen gestülpt sein und sein Kinn

an Ihrer Brust ruhen. Wenn es begierig saugt, sollten sich seine Kiefer bewegen und nicht nur die Wangen. Die Schluckgeräusche sollten sich dunkel und tief anhören und nicht nach Schmatzen klingen.

## DIE BRUST LEERTRINKEN

Halten Sie sich an das Prinzip, dass das Baby zuerst eine Brust leertrinkt, ehe Sie es an der anderen anlegen. So erhält es die Durst stillende, dünnere Vormilch und die nahrhafte, dickere Hintermilch. Auch für Sie ist das Leeren der Brüste wichtig, weil es vor verstopften Milchkanälen oder Brustentzündung schützt (S. 314).

## VON DER BRUST LÖSEN

Das Baby saugt sich sehr stark fest, deshalb müssen Sie es korrekt ablösen (auch wenn es beim Trinken eingeschlafen ist), da sich sonst Ihre Brustwarzen entzünden könnten. Schieben Sie ihm dazu den kleinen Finger in den Mundwinkel, bis sich das Vakuum löst, und entfernen Sie das Baby dann vorsichtig von Ihrer Brust.

# Die besten Stillpositionen

In welcher Position Sie Ihr Baby auch immer stillen möchten, Sie sollten es dabei bequem haben und das Baby ohne Anstrengung halten können. Achten Sie vor allem darauf, Ihren Rücken zu stützen, und legen Sie den Arm auf die Armlehne oder auf ein Kissen.

## WIEGEHALTUNG

Für viele Mütter ist dies die bequemste Stillposition. Der Bauch des Babys liegt dabei an Ihrem Bauch, während Sie es im Arm halten. Eine Variation ist die Kreuz-Wiegehaltung, bei der Sie das Baby hauptsächlich mit der Hand und dem Arm der anderen Seite stützen. Ein Kissen bringt es dabei auf die Höhe Ihrer Brustwarze.

## FOOTBALL-HALTUNG

In dieser Haltung »klemmen« Sie sich das Baby wie einen Football auf der Körperseite, an der Sie es anlegen wollen, unter den Arm. Seine Füße zeigen

### IM SITZEN

Bei dieser klassischen Stillposition sitzen Sie bequem aufrecht und halten das Baby in Ihren Armen.

### IM LIEGEN

Diese Haltung ist nach einem Kaiserschnitt besonders geeignet, weil kein Druck auf den Bauch ausgeübt wird. Stützen Sie sich mit einem Arm auf, wenn das für Sie angenehmer ist.

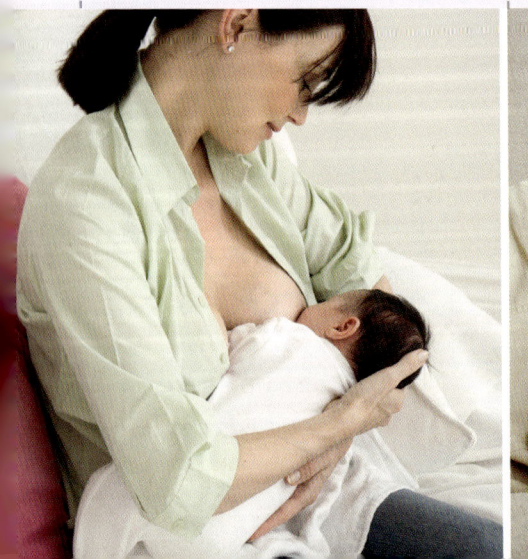

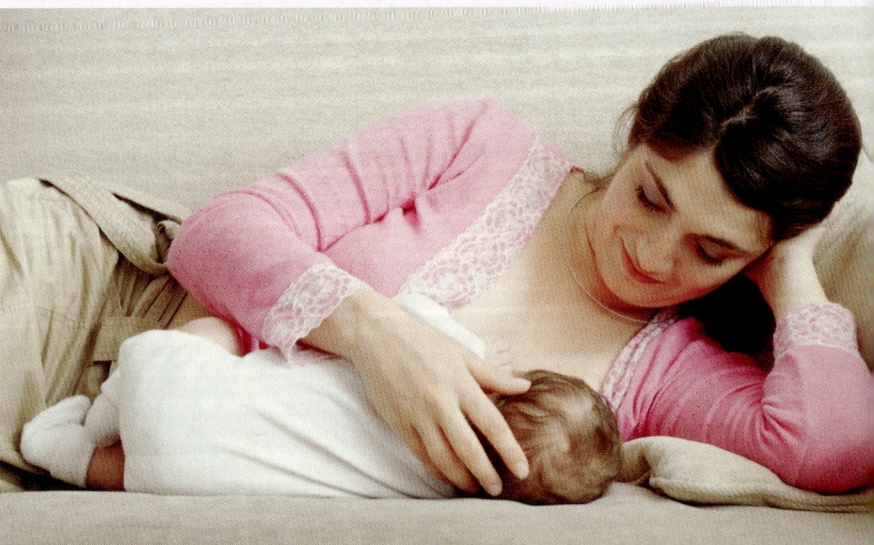

dabei nach hinten. Sie können es dabei mit einer Hand führen und seinen Kopf stützen. Diese Position wird nach einem Kaiserschnitt oft als angenehmer empfunden, weil sie keinen Druck auf den Bauchbereich ausübt.

## SEITENLAGE

Die Kunst des Stillens auch im Liegen zu beherrschen, ist vor allem nachts von Vorteil. Das Baby liegt parallel zu Ihrem Körper, während Sie es mit einer Hand leicht halten. Achten Sie darauf, dass es korrekt andockt.

# Das Baby aufstoßen lassen

Alle Babys müssen nach dem Trinken aufstoßen oder »Bäuerchen machen«, manchmal auch schon während des Trinkens. Dadurch wird verhindert, dass Luft im Verdauungssystem verbleibt und später für Beschwerden sorgt.

Wenn Sie Ihr Baby aufstoßen lassen, kann es passieren, dass zusammen mit der Luft auch etwas von der letzten Mahlzeit mit hochkommt. Falls Sie das Baby mit dem Fläschchen füttern, ist Aufstoßen besonders wichtig (S. 316–317), weil durch den Flaschensauger mehr Luft verschluckt wird als beim Stillen.

Zum »Bäuerchen machen« gibt es verschiedene gute Positionen. Sie können das Baby aufrecht halten, sein Kopf ruht an Ihrer Schulter, und es sanft auf den Rücken klopfen, bis es rülpst (manchmal kann man richtig fühlen, wie die Luftblase durch seinen Körper nach oben steigt). Manchmal kommt etwas Milch mit hoch, deshalb sollten Sie sich stets ein Mulltuch über die Schulter legen, das Ihre Kleidung schützt.

Sind die Halsmuskeln des Babys schon etwas kräftiger, können Sie es auf Ihren Schoß setzen. Mit dem Unterarm stützen Sie Bauch und Brust, mit der Hand Kinn und Kopf. Mit der freien Hand reiben Sie sanft seinen Rücken. Sie können das Baby auch in eine etwas horizontalere Lege quer über Ihre Beine legen und es auf die soeben beschriebene Weise abstützen.

# Den Nachschub sichern

Genauso wie in der Schwangerschaft sollten Sie sich auch während der Stillzeit möglichst gesund ernähren. Sie brauchen ausreichend Nährstoffe für die Milchproduktion und Sie sollten sich auch bewusst sein, dass vieles von dem, was Sie selbst essen oder trinken, in die Muttermilch übergeht. Schränken Sie daher Ihren Koffeinkonsum ein, wenn Sie nicht wollen, dass das Baby die ganze Nacht wach bleibt! Und bedenken Sie bitte, dass auch kleinste Mengen Alkohol in die Muttermilch gelangen.

Manche Frauen fragen sich, ob das Risiko besteht, dass ihr Baby eine Allergie gegen Nüsse entwickelt, wenn sie selbst während der Stillzeit Nüsse essen. Dafür gibt es keine wissenschaftlichen Beweise, doch Sie sollten mit Ihrer Hebamme sprechen, wenn Sie sich deswegen Sorgen machen.

Stillen entwässert, trinken Sie deshalb viel. Meiden Sie jedoch schwarzen Tee, Kaffee und kohlensäurehaltige Getränke.

### ZWILLINGE FÜTTERN
Für Zwillingsmütter ist die Football-Haltung ideal. So werden die Babys gleichzeitig satt und Sie behalten beide im Auge.

### AUFSTOSSEN LASSEN
Helfen Sie dem Baby nach oder während einer Mahlzeit beim Aufstoßen. Halten Sie es, während Sie ihm den Rücken reiben.

### VIEL TRINKEN
Trinken Sie selbst ein Glas Wasser, während Sie Ihr Baby stillen, denn Ihr Körper braucht jetzt viel Flüssigkeit.

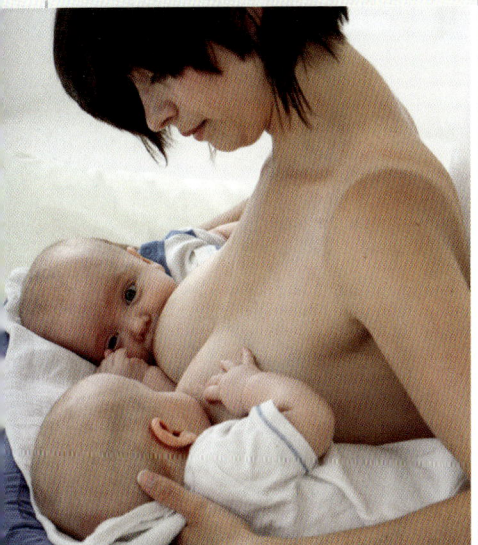

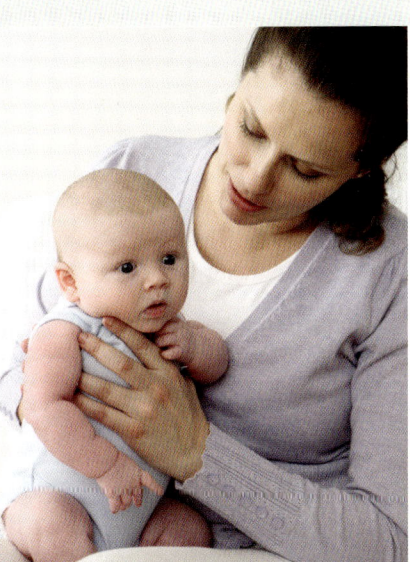

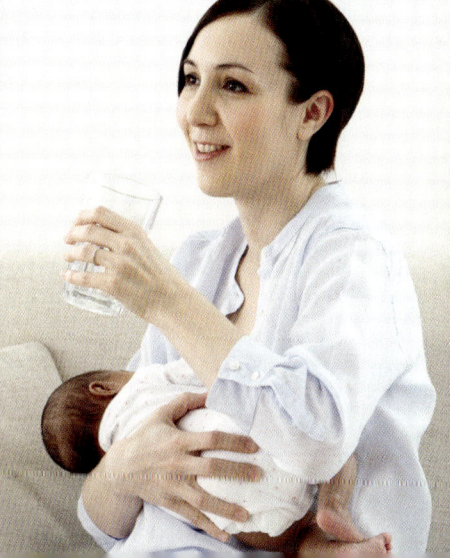

# Problemlösungen

Sie werden feststellen, dass Ihre Brustwarzen ein paar Tage brauchen, um sich an ihre neue Aufgabe zu gewöhnen, weil sich entweder noch nie ein hungriger kleiner Mund an ihnen festgesaugt hat oder weil die letzte Stillzeit schon etwas zurückliegt. Aus diesem Grund kann das Stillen in den ersten Wochen zu einer schmerzlichen Erfahrung werden, sodass viele Frauen enttäuscht aufgeben. Wenn Sie aber dafür sorgen, dass das Baby korrekt andockt, werden Sie bald merken, dass Ihre Brustwarzen immer weniger schmerzempfindlich reagieren. Für beinahe jedes Stillproblem gibt es außerdem erprobte Mittel und Wege, die Unbehagen oder Schmerzen lindern und dafür sorgen, dass Sie bei der Stange bleiben.

## WUNDE BRUSTWARZEN

Leichtes Unbehagen ist normal, wenn Sie mit dem Stillen beginnen. Wunde und aufgerissene Brustwarzen sind dagegen schon ernster und schmerzhafter.

Der häufigste Grund für offene, wunde Brustwarzen ist, dass das Baby nicht richtig angelegt wird. Feilen Sie an Ihrer Technik und probieren Sie verschiedene Haltungen aus. Zeigen Sie der Hebamme, wie Sie das Baby anlegen, und hören Sie auf deren Ratschlag. Lösen Sie das Baby mit der auf Seite 312 vorgestellten Methode ohne Ziehen und Zerren von der Brust.

Beginnen Sie beim Stillen mit der Brust, die weniger schmerzt, weil das Baby am Anfang meist besonders gierig saugt. Im Handel ist spezielle Pflegecreme für die Brustwarzen erhältlich, die vor dem Stillen nicht extra abgewaschen werden muss. Wenn Sie keine Creme benutzen wollen, verreiben Sie etwas Muttermilch auf der Brustwarze, da sie ebenfalls heilend wirkt. Es hilft auch, die Brustwarzen öfter der Luft auszusetzen.

Sollten die Brustwarzen weiterhin wund und rissig sein, sprechen Sie mit Ihrer Hebamme. Eventuell wird sie vorschlagen, die Milch eine Zeit lang abzupumpen, sodass Ihre Brustwarzen eine Chance haben zu heilen. Beim Umsteigen auf die Flasche besteht allerdings die Gefahr, dass das Baby nachher die Brust verweigert.

Falls Sie Stilleinlagen verwenden, sollten Sie diese regelmäßig wechseln. Feuchte Pads können wunde Brustwarzen verursachen oder verschlimmern. Benutzen Sie keine Einlagen mit Plastik, weil sie nicht luftdurchlässig sind.

## DIE BRÜSTE SPANNEN

Es kann ein bisschen dauern, bis der Körper sich an den Still-Rhythmus angepasst hat. Manchmal sind die Brüste deshalb hart und geschwollen, weil die Milchkanäle verstopfen. Werden die Brüste beim Stillen nicht völlig entleert, kann es zu unangenehmen Spannungsgefühlen kommen und sogar ein leichter Temperaturanstieg ist möglich. Das Baby nach Bedarf zu füttern und eine Brust erst vollständig zu leeren, ehe zur nächsten gewechselt wird, kann helfen, die Beschwerden zu lindern.

Sie können überschüssige Milch auch abpumpen, um das Druckgefühl zu mindern. Das ist besonders hilfreich, wenn

---

**SORGFÄLTIG ABLÖSEN**
Zum Schutz der empfindlichen Brustwarzen sollten Sie das Baby sehr vorsichtig ablegen. Lösen Sie das Vakuum, indem Sie ihm einen Finger in den Mundwinkel schieben.

**SOFORTHILFE**
Kein Ammenmärchen: Geklopfte Kohlblätter helfen gegen Wundschmerzen. Sie enthalten Enzyme, die abschwellend und entzündungshemmend wirken.

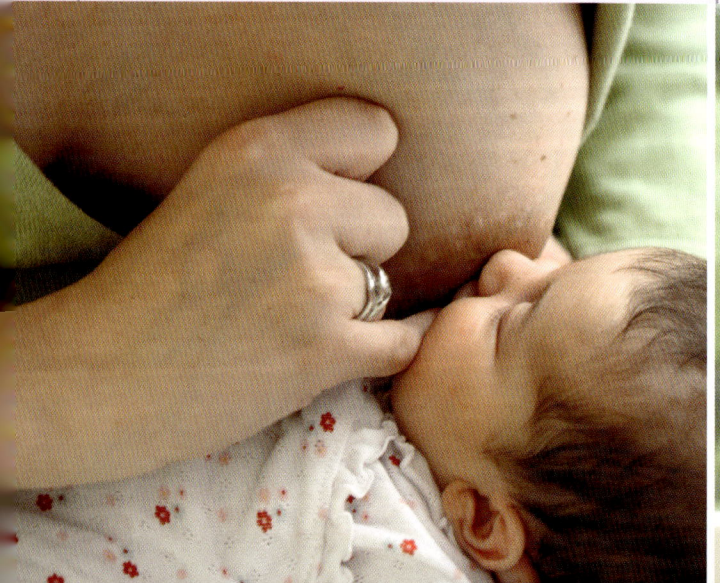

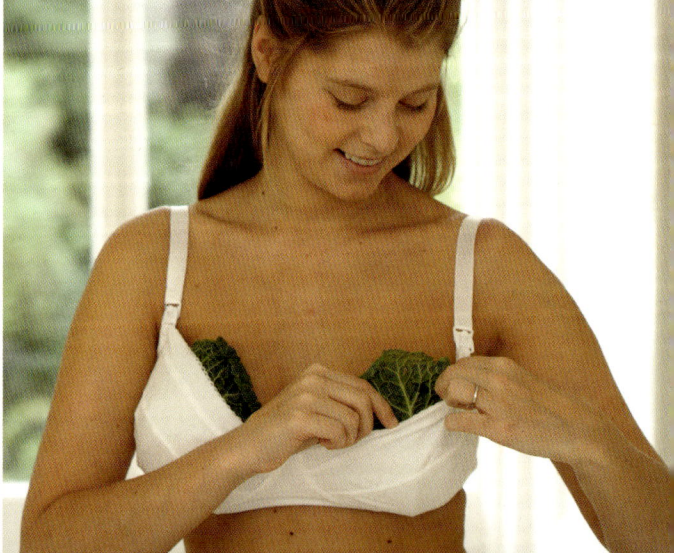

die Milch erst einschießt und die Brüste extrem voll sind. Sie dürfen jedoch gerade so viel abpumpen, dass der Druck verschwindet, sonst denkt Ihr Körper, er muss noch mehr Milch produzieren, um der Nachfrage gerecht zu werden!

Wenn Ihre Brüste länger als ein paar Tage stark spannen, trinkt Ihr Baby vermutlich nicht die ganze Milch, die Sie produzieren. Überprüfen Sie, ob Sie es richtig anlegen, und geben Sie ihm mehr Zeit, sodass es eine Brust leertrinken kann, ehe Sie es an der anderen anlegen. Sollte das Problem weiterhin bestehen, fragen Sie Ihre Hebamme oder eine Stillspezialistin (oft in den Geburtskliniken zu finden) um Rat.

## MILCHSTAU UND MASTITIS

Bleiben die Brüste weiterhin geschwollen und die Milchkanäle entleeren sich nicht, kann sich daraus ein Milchstau und/oder eine schmerzhafte Entzündung des Brustgewebes entwickeln. Das Gewebe rund um einen Milchkanal schwillt an, sodass keine Milch mehr hindurchgelangt und stattdessen in das Brustgewebe eindringt. Das Resultat ist ein roter, harter Knoten in der Brust, der sich heiß anfühlt und sticht. Die Entzündung kann von grippeartigen Symptomen begleitet werden. Informieren Sie Hebamme oder Arzt, wenn Sie Fieber bekommen. Eine Entzündung sollte mit Antibiotika behandelt werden.

Im Fall eines Milchstaus oder einer Brustentzündung ist die Versuchung groß, das Stillen zu beenden, sobald es schmerzhaft wird. Dennoch ist es wichtig, weiterhin zu stillen oder die Milch abzupumpen, um die Milchkanäle zu leeren. Warme oder kalte Kompressen können das wunde, heiße Gefühl lindern. Ruhe ist jetzt ebenfalls wichtig. Sie sollten wissen, dass ein schlecht sitzender Still-BH ebenfalls eine Entzündung auslösen oder verschlimmern kann.

# Milch abpumpen

Sobald es mit dem Stillen klappt, können Sie Ihre Milch abpumpen. Das ist praktisch, wenn Sie die Milch einfrieren wollen, um stets einen Vorrat an Muttermilch zu Hand zur haben, etwa wenn Sie selbst nicht da sind oder um Ihren Partner in die Versorgung des Babys einzubinden.

Sie können Milch mit der Hand abpumpen oder eine Pumpe benutzen. Um die Milch mit der Hand abzupumpen, bedarf es einiger Übung, deshalb greifen die meisten Frauen lieber zur Pumpe. Sie ist mit einer Brusthaube ausgestattet, durch die die Milch abgesaugt und in einen Behälter geleitet wird.

Um Milch mit der Hand abzupumpen, legen Sie Ihre Finger unter die Brust, die Daumen liegen auf der Brust. Lehnen Sie sich über eine saubere Schüssel und pressen Sie das Gewebe hinter der Brustwarze mit Finger und Daumen zusammen, ohne dabei über die Haut zu rutschen. Ein paar Sekunden halten und dann loslassen, bis die Milch kommt.

Muttermilch hält in einem sterilisierten Gefäß im Kühlschrank (unter 4° C) bis zu fünf Tage, im Gefrierfach bis zu zwei Wochen und im Gefrierschrank (unter -18° C) sechs Monate.

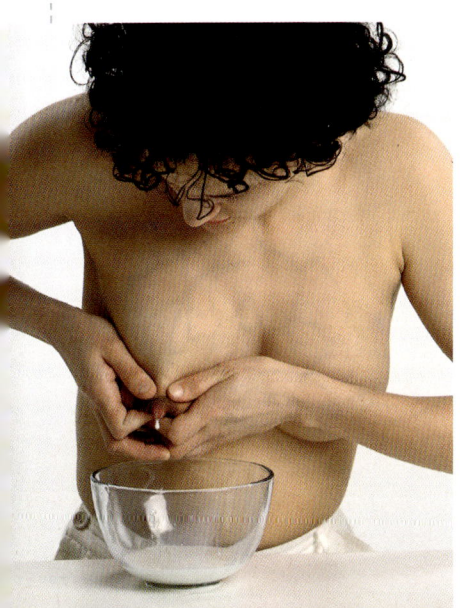

**HANDARBEIT**
Milch mit der Hand abzupumpen ist nicht leicht, aber ein effektiver Weg, um das Druckgefühl zu mindern.

## Unsere Still-Erlebnisse

**Ich wollte unbedingt** alle meine drei Babys stillen. Die erste Woche war ziemlich schmerzhaft, aber meine Hebamme gab mir viele wertvolle Tipps und am Ende war das Stillen eine der schönsten Erfahrungen meiner Mutterschaft. CH

**Als ich endlich** den Bogen raus hatte, fand ich das Stillen richtig schön. Ich habe alle meine drei Kinder gestillt und mir hat es sehr geholfen, dass ich über die möglichen Probleme schon im Voraus Bescheid wusste, sodass ich rechtzeitig Gegenmaßnahmen ergreifen konnte, ehe sie überhaupt eintraten. Trotzdem war es teilweise eine echte Herausforderung, etwa weil meine Erstgeborene sehr langsam trank und nur schwach saugte. Es dauert fünf Tage, bis meine Milch einschoss, und wochenlang musste ich sie alle ein bis zwei Stunden stillen, wobei sie jedes Mal dabei einschlief. Erst bei meinem zweiten Kind merkte ich dann, wie schlecht mein erstes getrunken hatte, denn das zweite war das reinste Gegenteil! Heute bin ich sehr froh, dass ich anderen Müttern helfen kann, denn ich habe eines gelernt: Gerade wenn man manchmal glaubt, das Stillen klappt nicht, läuft es genau nach Plan! LJ

**Anders als viele** Erstgebärende hatte ich das Glück, dass das Anlegen meiner Babys ganz leicht ging. Leider produzierte ich nicht genug Milch, um sie satt zu bekommen, deshalb musste ich nach einigen Wochen mit der Flasche zufüttern. TL

# Die Fläschchenfütterung

Auch wenn Sie nicht stillen möchten oder können, bekommt Ihr Kind mit den Babymilchprodukten alle Nährstoffe, die es braucht. Zu Beginn sollten Sie wenig, aber dafür häufiger füttern.

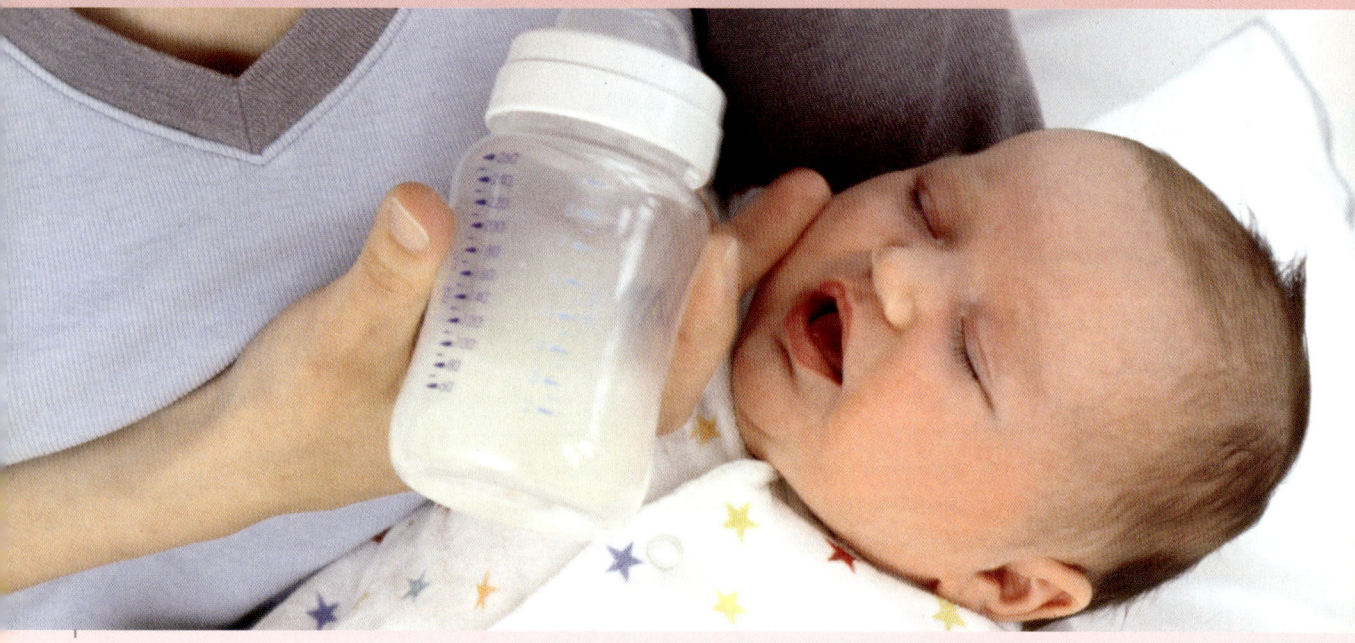

**DAS BABY HALTEN**
Halten Sie das Baby leicht aufrecht und streichen Sie sanft über seine Wange, um den Suchreflex auszulösen.

Das Zubereiten der Fläschchen kann am Anfang etwas Zeit beanspruchen, doch es ist sehr leicht, sobald Sie sich daran gewöhnt haben. Spülen Sie das Zubehör sorgfältig ab und sterilisieren Sie es vor jeder Verwendung, denn Hygiene ist bei der Flaschenfütterung unerlässlich.

## Das Milchpulver anrühren

Lesen Sie die Zubereitungsanweisungen des Herstellers auf der Verpackung. Halten Sie sich exakt an die vorgeschriebenen Mengenangaben und benutzen Sie zum Abmessen des Pulvers den beigefügten Messlöffel. Verdünnen oder verdicken Sie die Mischung nicht, beides kann dem Verdauungssystem des Babys schaden.

Verwenden Sie zur Zubereitung abgekochtes, noch heißes Leitungswasser, das Sie nach dem Einrühren des Pulvers auf Trinktemperatur abkühlen lassen. Wollen Sie Wasser in Flaschen verwenden, fragen Sie beim Hersteller nach, ob die Marke für die Zubereitung von Säuglingsnahrung geeignet ist. Entsprechende Hinweise auf den Etiketten sind selten.

Füllen Sie exakt die erforderliche Menge an Wasser in das Fläschchen. Stellen Sie es dazu auf eine ebene Fläche. Füllen Sie den Messlöffel mit Pulver und streichen Sie den Überschuss mit einem Messer ab. Wenn Sie die erforderliche Menge an Pulver ins Wasser gegeben haben, verschließen Sie das

# »Auch wenn Stillen nicht möglich ist, können Sie Ihrem Baby mit Flaschenmilch einen gesunden Start ins Leben schenken.«

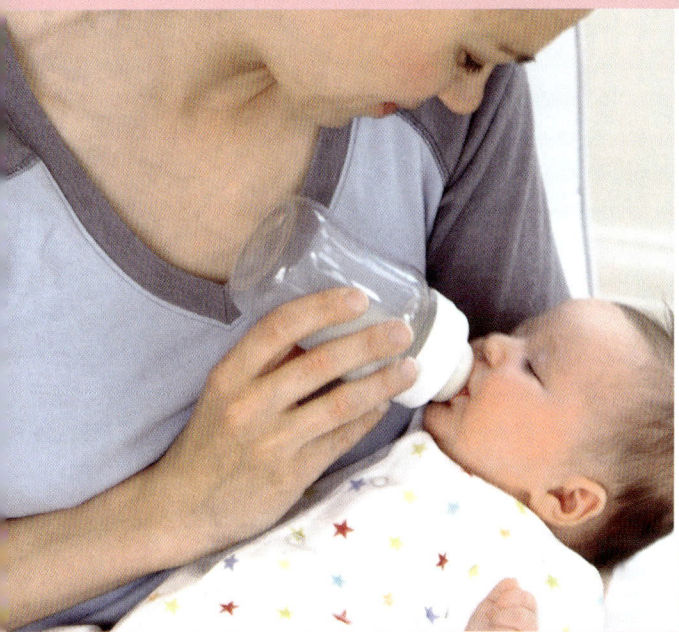

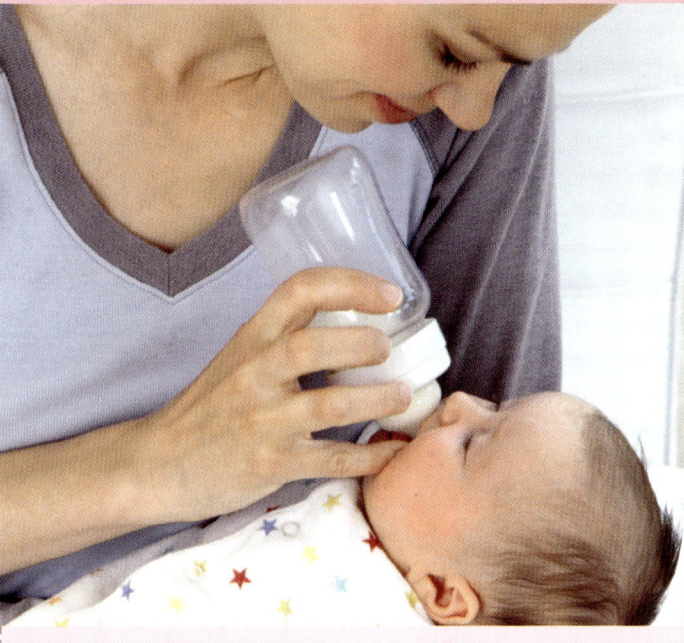

### DIE FLASCHE GEBEN
Stecken Sie dem Baby vorsichtig den Sauger in den Mund. Halten Sie die Flasche so, dass der Sauger immer voll Milch ist, damit das Baby keine Luft verschluckt.

### DAS FÜTTERN BEENDEN
Wie beim Stillen stecken Sie dem Baby vorsichtig den kleinen Finger in den Mundwinkel, sodass es zu saugen aufhört und Sie die Flasche entfernen können.

Fläschchen und schütteln Sie es kräftig, bis sich das Pulver komplett aufgelöst hat.

## FLASCHEN AUFBEWAHREN
Um das Risiko von Bakterienbildung gering zu halten, sollten Sie Flaschen möglichst immer frisch zubereiten.

Benötigen Sie dennoch einmal einen Vorrat, etwa für den Babysitter, können Sie die Flaschen ganz hinten im Kühlschrank (unter 4° C) maximal 24 Stunden aufbewahren. Fläschchen auf Vorrat für einen Ausflug bereiten Sie am besten zu, indem Sie nur heißes Wasser einfüllen und die erforderliche Menge Milchpulver in einem luftdicht verschlossenen, sterilisierten Behälter mitnehmen.

## Das Füttern

Prüfen Sie zuerst die Milchtemperatur, indem Sie etwas davon auf Ihr Handgelenk tropfen: Es sollte sich warm, aber nicht heiß anfühlen. Halten Sie das Baby zum Füttern leicht aufrecht. Suchen Sie, wie beim Stillen, immer wieder Augenkontakt. Stützen Sie Ihren Arm bequem mit einem Kissen ab. Stecken Sie dem Baby den Sauger sanft in den Mund und heben Sie die Flasche so an, dass der Sauger immer mit Milch gefüllt ist, damit das Baby keine Luft verschluckt. Lassen Sie das Baby nach dem Füttern aufstoßen (S. 313). Beginnt es beim Füttern zu quengeln, muss es zwischendurch aufstoßen oder es ist schon satt. Zwingen Sie das Baby nicht zu trinken, wenn es kein Interesse mehr zeigt. Schütten Sie die übrig gebliebene Milch weg und bereiten Sie die nächste Mahlzeit frisch zu.

# Windeln wechseln

In den nächsten zwei bis drei Jahren wird Ihr Baby Windeln tragen –
womöglich nachts noch etwas länger. Sie werden schnell lernen, wie
Sie den Babypo sauber und trocken halten können.

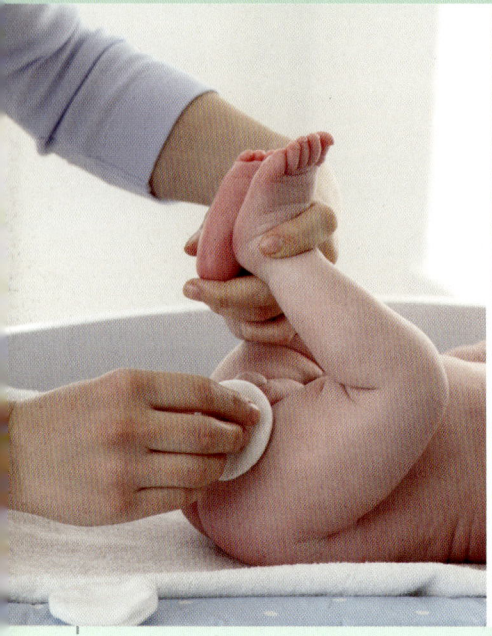

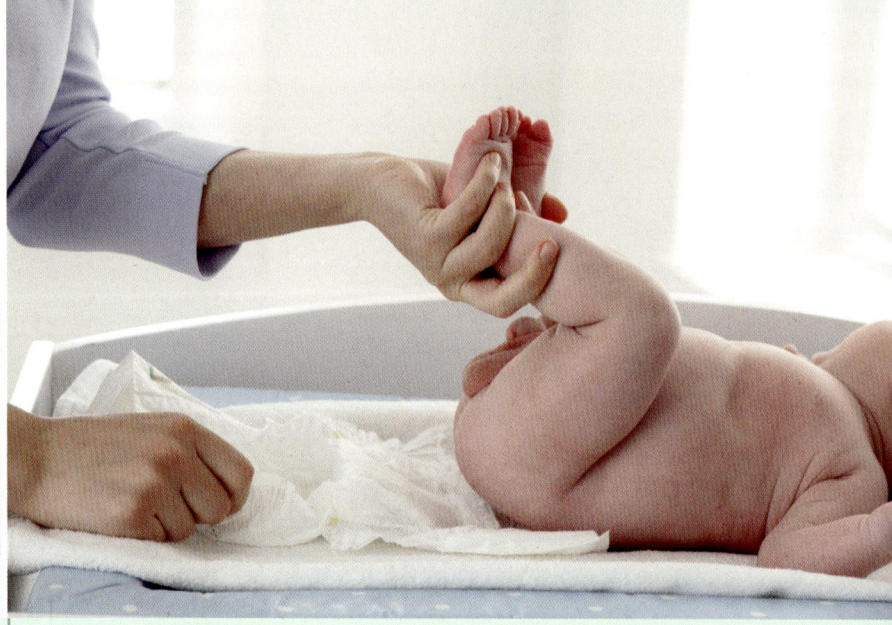

**GRÜNDLICH SÄUBERN**
Säubern Sie den Po des Babys mit Wattepads
oder Babytüchern. Vergessen Sie nicht, auch
die Hautfalten zu reinigen.

**DIE WINDEL POSITIONIEREN**
Heben Sie vorsichtig die Füße des Babys hoch, sodass sich sein
Po etwas hebt. Schieben Sie die bereitgelegte Windel so darunter,
dass sich die Klebestreifen in Höhe seiner Hüfte befinden.

Beim ersten Windelwechsel fühlen Sie
sich vielleicht noch etwas unsicher,
weil Sie nicht wissen, wie Sie Ihr Baby
gleichzeitig halten, säubern und die alte
Windel nebst Inhalt entsorgen sollen.
Bei sechs bis acht Windelwechseln pro
Tag werden Sie jedoch bald ein Meister
dieser Prozedur sein!

Ebenso werden Sie wissen, wann Ihr
Baby frische Windeln braucht – meist
nach dem Füttern und natürlich immer,
wenn sie voll sind. Lassen Sie es nicht
zu lange in einer nassen Windel liegen,
davon wird es wund.

## Der Stuhl des Babys

Es ist gut möglich, dass Sie am Anfang
vom Windelinhalt etwas schockiert sind.
Der Stuhl von Babys kann stark variieren, doch nur selten besteht wirklich ein
Grund zur Sorge.

Der erste Stuhl des Babys wird dun-
kelgrün und teerig aussehen. Es handelt
sich dabei um Mekonium (S. 183), ein
Überbleibsel aus der Zeit in Ihrem
Bauch. Der Stuhl von gestillten Babys

sieht gelb oder grüngelb aus und ist
relativ flüssig. Es handelt sich dabei also
nicht um Durchfall. Der Stuhl von Fla-
schenbabys ist etwas dicker und dunkler.

Auch die Häufigkeit des Stuhlgangs
variiert von »alle paar Tage« bis hin zu
»nach jeder Mahlzeit«. Stillbabys haben
tendenziell etwas häufiger Stuhlgang.
Bei sehr trockenem Stuhl ist Ihr Baby
vielleicht dehydriert. Füttern Sie Ihr
Baby öfter und konsultieren Sie Kinderarzt oder Hebamme. Dies sollten Sie
auch tun, wenn Sie Blut oder Schleim in
der Windel finden.

»Singen und sprechen Sie mit Ihrem Baby
und machen Sie so das Wechseln der Windeln
zu einem fröhlichen Ereignis.«

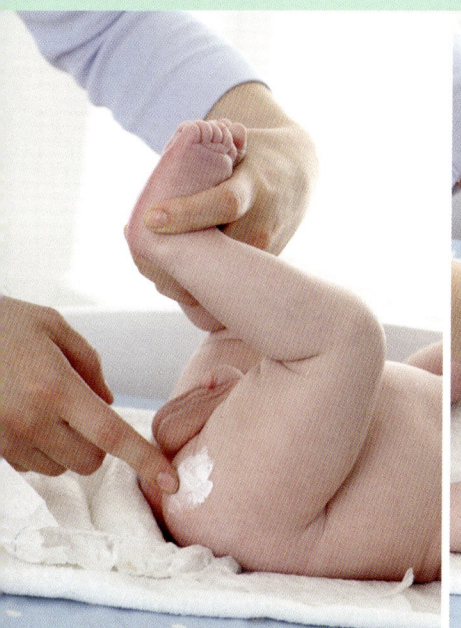

**DIE HAUT SCHÜTZEN**
Halten Sie die Füße des Babys weiterhin
hoch und tragen Sie Windelcreme auf den
Po und in den Hautfalten auf.

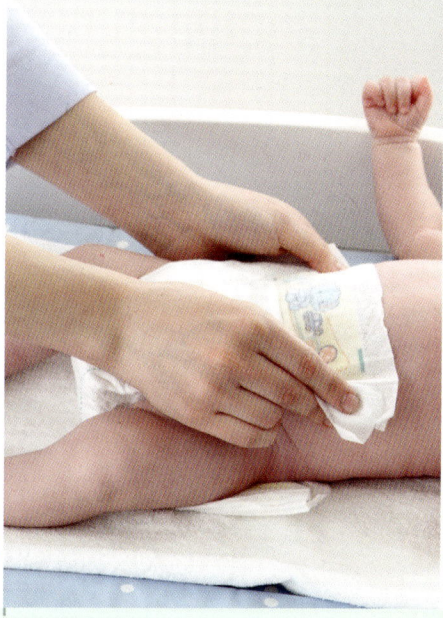

**DIE WINDEL HOCHZIEHEN**
Ziehen Sie das Vorderteil der Windel vor-
sichtig zwischen den Beinen hoch. Bei einem
Jungen sollte der Penis nach unten zeigen.

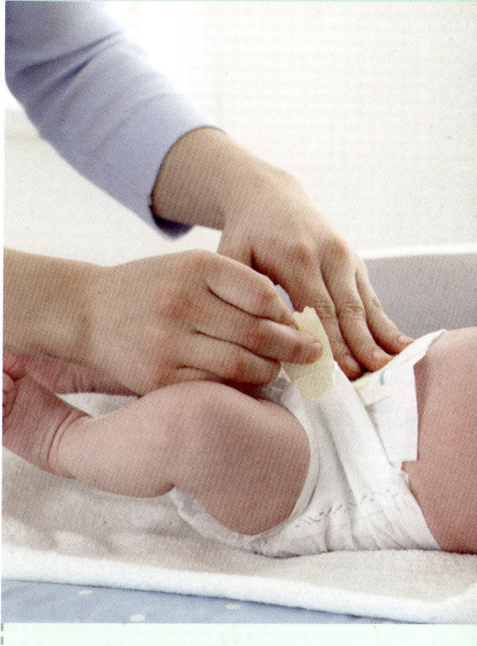

**DIE WINDEL BEFESTIGEN**
Befestigen Sie die Windel mit den Klebestreifen. Dabei sollte Ihr Daumen noch
zwischen Babybauch und Windel passen.

# Einwegwindeln wechseln

Nicht jedes Baby ist vom Windelwechseln begeistert. Organisieren Sie die
Prozedur so, dass Sie möglichst schnell
und reibungslos vonstatten geht, indem
Sie alles bereitlegen, was Sie dazu
brauchen. Noch besser ist ein fester Platz
zum Windelwechseln, mit Wickelauflage,
Windeleimer und einer Aufbewahrungs-
möglichkeit für die Windeln und das
Pflegezubehör.

Waschen Sie sich die Hände und legen
Sie das Baby auf die Wickelauflage – ein
untergelegtes Handtuch sorgt dabei
für mehr Bequemlichkeit und Wärme.
Wischen Sie den Stuhl mit der alten
Windel weg, falten Sie sie zusammen
und werfen Sie sie in den Eimer.

Säubern Sie den Babypo mit einem
dünnen, sauberen Waschlappen und frischem, warmem Wasser oder mit feuchter
Watte. Verwenden Sie dazu keine Seife,
sie entfernt auch das natürliche Hautfett
und macht diese anfälliger für Windelausschlag (S. 321). Feuchttücher zur

Babypflege sind zwar bequem, aber viele
enthalten Chemikalien, die der Haut
des Babys schaden können. Sie sollten
daher nur darauf zurückgreifen, wenn
Sie zum Beispiel unterwegs sind, und
auch dann möglichst solche ohne Parfüm
oder Chemikalien verwenden. Wischen
Sie bei einem Mädchen immer von vorne
nach hinten, damit keine Bakterien in
Vagina oder Blase gelangen und dort
eine Infektion verursachen. Tragen Sie
Windelcreme auf, wenn Sie möchten, und
legen Sie danach die frische Windel an
(siehe Fotos oben).

# Mehrwegwindeln wechseln

Mehrwegwindeln gibt es in unterschiedlichen Ausführungen. Am praktischsten sind solche mit Klettverschluss. Sie benötigen außerdem auch ein Schutzhöschen aus Plastik, falls die Windeln nicht wasserdicht beschichtet sind, sowie saugfähige Windeleinlagen, die für die Nacht auch gerne etwas dicker sein dürfen, damit das Baby schön trocken bleibt.

Wie bei den Wegwerfwindeln sollten Sie schon alles bereit liegen haben, ehe Sie mit dem Windelwechseln beginnen. Legen Sie das Baby auf die Wickelunterlage. Wenn das Baby gerade Stuhlgang hatte, nehmen Sie die Einlage heraus. Die meisten sind biologisch abbaubar und lassen sich in der Toilette entsorgen. Die schmutzigen Windeln werden zum Waschen in einem Windeleimer mit fest verschließbarem Deckel gesammelt. Gegen Gerüche und Flecken können Sie eine milde Bleiche-Wasser-Lösung in den Eimer füllen.

Bereiten Sie die frische Windel vor, indem Sie eine Einlage hineinschieben. Reinigen Sie dann den Babypo wie gewöhnlich (S. 319). Legen Sie die neue Windel samt Windeleinlage unter das Baby und befestigen Sie sie (siehe unten). Ziehen Sie zum Schluss das Schutzhöschen an. Fahren Sie mit dem Finger rund um die Beinöffnungen, um sicherzustellen, dass das Schutzhöschen die Windel überall bedeckt, sodass sie nicht auslaufen kann.

## Windeln und Hautpflege

Ein wichtiger Teil der Babypflege ist das Sauberhalten des Babypos, um unangenehme Hautausschläge zu vermeiden.

● Bis zum Alter von acht Monaten werden Sie in etwa bis zu achtmal täglich Windeln wechseln müssen. Sie können Geld sparen, indem Sie Windeln in verschiedenen Größen auf Vorrat kaufen, sobald Sie im Angebot sind.

● Wenn Sie sich für Mehrwegwindeln entschieden haben, sollten Sie einige Modelle durchprobieren, bis Sie ein System gefunden haben, das Ihnen zusagt. In größeren Städten wird oft ein Windelservice angeboten, der schmutzige Windeln abholt, wäscht und wieder zurückbringt.

● Nachts oder für unterwegs können Sie auch mal zwei Mehrwegwindeln übereinander ziehen.

● Kaufen Sie nicht zu viele Windeln von einer Größe, weil das Baby schnell herauswächst.

● Sie können die Babyhaut täglich mit etwas Oliven- oder Mandelöl einreiben. Das reduziert das Risiko eines Windelausschlags.

● Vermeiden Sie Windeln und Pflegecremes, die viele Chemikalien enthalten.

**DIE WINDEL VORBEREITEN**
Schieben Sie eine frische Einlage in die Windel und bereiten Sie alles zum Windelwechseln vor.

**DEN BABYPO SÄUBERN**
Reinigen Sie den Po mit einem sauberen Waschlappen oder mit Watte. Wischen Sie bei einem Mädchen von vorne nach hinten.

**DIE WINDEL ANLEGEN**
Legen Sie die Windel unter das Baby, ziehen Sie das Vorderteil nach oben und befestigen Sie es. Ziehen Sie das Schutzhöschen über.

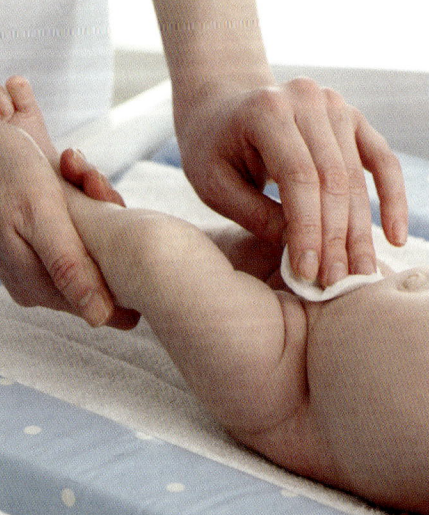

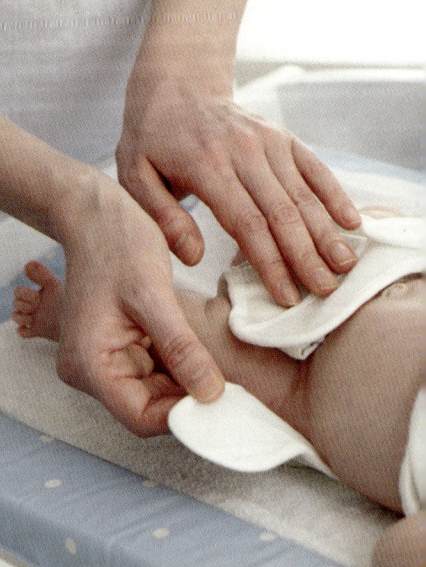

# Windelausschlag

Die meisten Babys bekommen irgendwann einen Windelausschlag. Der
Babypo sieht dann rot und wund aus,
manchmal ist er auch mit roten Pickel-
chen übersät.

Sie können einem Ausschlag vorbeugen, indem Sie dem Baby täglich eine
windelfreie Zeit gönnen und möglichst
oft Windeln wechseln. Ist der Ausschlag
schon da, helfen Salben mit Zink und
Calendula. Sollte er ungewöhnlich stark
sein, wird der Arzt eine leichte Kortison-
salbe verschreiben. Entdecken Sie auch
noch weiße Flecken am Babypo, kann es
sich um einen Pilz handeln, gegen den
der Arzt ebenfalls etwas verschreibt.

# Verschiedene Windelmodelle

Wie bei vielen anderen Dingen in der
Babypflege sollten Sie auch bei den Windeln ausprobieren, welches Modell oder
welche Marke Ihnen am meisten zusagt.
Vielleicht wollen Sie auch nach einer
gewissen Zeit wechseln, um Geld zu
sparen oder um die Umwelt zu schonen.
Oder Sie möchten verschiedene Win-
delsysteme kombinieren, zum Beispiel
Mehrwegwindeln am Tag und saugfä-
higere Einwegwindeln für die Nacht.
Bedenken Sie auch, dass Mehrwegwindeln unterwegs wesentlich praktischer
sind: Sie können die schmutzige Windel
nämlich ganz einfach wegwerfen und
müssen sie nicht den ganzen Tag mit sich
herumtragen.

TEAMARBEIT
Am Wechseln der Windeln sollten sich auch
Väter und andere Familienmitglieder betei-
ligen. Ihr Partner kann sich besser in seine
Vaterrolle einfügen, wenn er nicht von der
täglichen Babypflege ausgeschlossen wird.

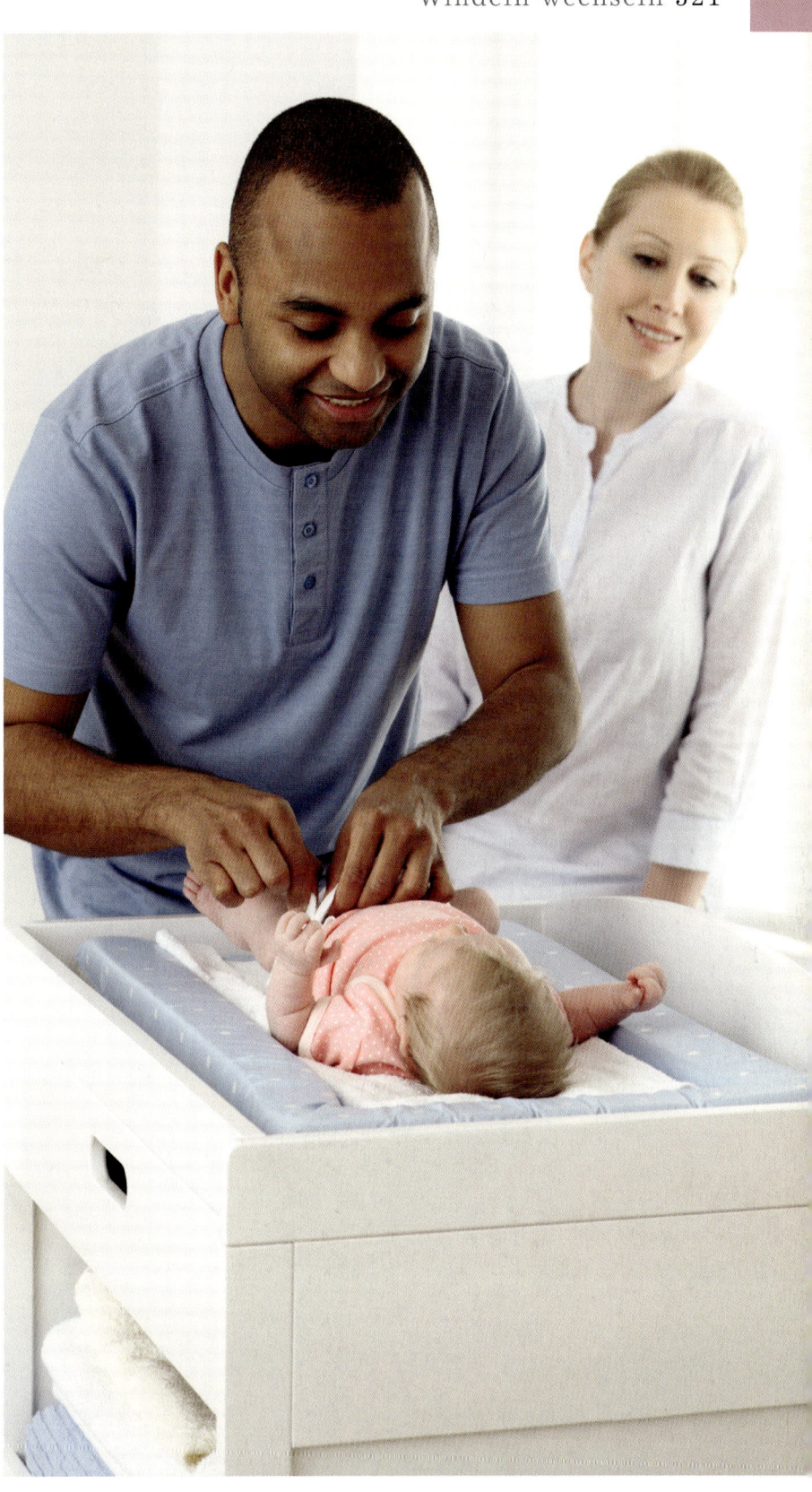

# Der Schlaf des Babys

Nach den ersten mehr oder weniger schlaflosen Nächten werden Sie sich fragen, wie Sie das jemals durchstehen sollen! Keine Sorge, Ihr Baby wird lernen durchzuschlafen und Sie selbst können auch einiges dafür tun.

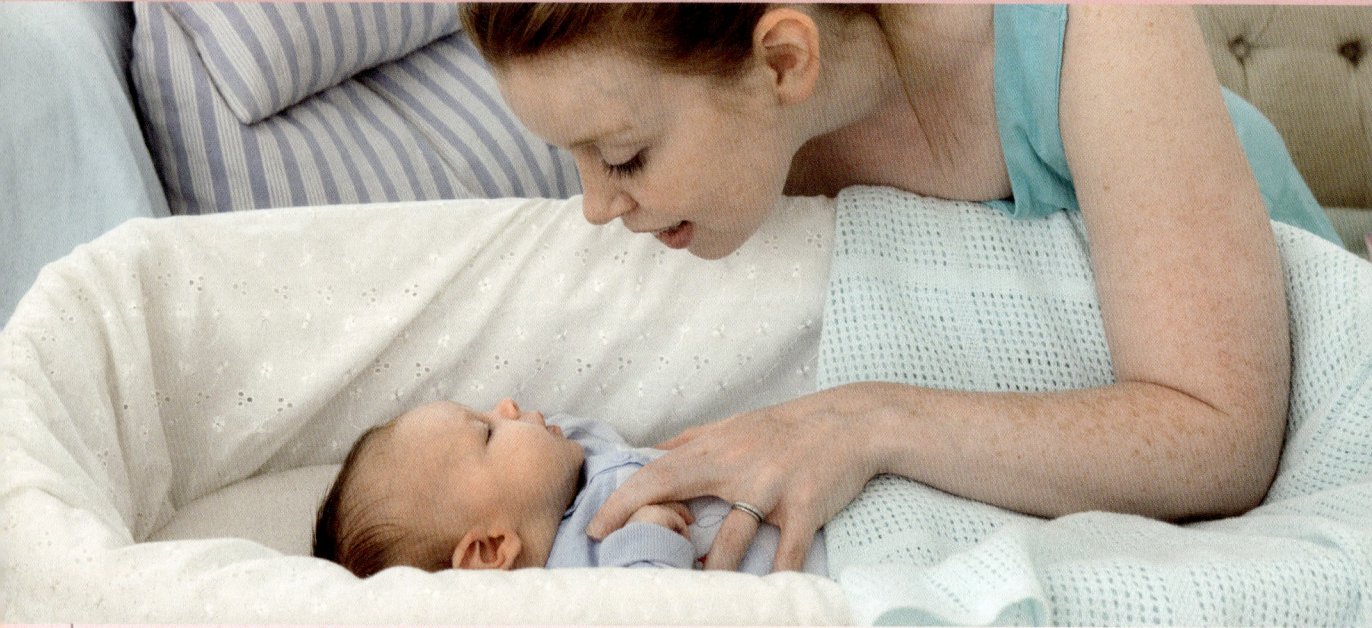

### EINSCHLAFEN LERNEN

Widerstehen Sie der Versuchung, das Baby einfach hinzulegen, wenn es beim Füttern eingeschlafen ist. Lassen Sie es aufstoßen, sprechen Sie mit ihm und legen Sie es dann hin, damit es lernt, sich selbst zu beruhigen.

Jedes Baby hat ein anderes Schlafbedürfnis. Manche brauchen bis zu 20 Stunden Schlaf pro Tag, andere nur zehn. Im Durchschnitt verbringt ein Neugeborenes in den ersten Lebenswochen etwa 15 bis 18 Stunden am Tag im Schlaf. Allerdings schläft es davon meist nur etwa zwei bis drei Stunden am Stück, bevor es wieder Hunger bekommt – auch in der Nacht. Bevor Sie verzweifeln, sollten Sie wissen, dass sich im Alter von etwa sechs Wochen ein Schlafmuster abzuzeichnen beginnt. Da der Magen des Babys nun größere Mengen an Nahrung verarbeiten kann, sollten auch seine Schlafperioden immer länger werden.

Weil Sie jedoch bis dahin selbst keine Nacht mehr durchschlafen werden, sollten Sie für sich tagsüber Ruhezeiten einplanen. Vielen Frauen fällt es allerdings schwer, sich einfach immer dann hinzulegen, wenn auch ihr Baby schläft. Es gibt schließlich so viel zu tun! Schlaf ist aber kein Luxus, sondern eine Notwendigkeit, denn frisch und ausgeruht können Sie den Anforderungen an Ihre Mutterrolle viel besser gerecht werden.

Wenn Sie unbedingt etwas tun wollen, während Ihr Baby schläft, beschränken Sie sich auf Tätigkeiten, die Ihre momentane Situation erleichtern. Stocken Sie zum Beispiel den Windelvorrat auf, waschen Sie Wäsche oder stellen Sie etwas zu essen und zu trinken für später bereit, wenn Sie Ihr Baby füttern. Sie haben dann das Gefühl, etwas geschafft zu haben, ohne Ihre Kräfte allzusehr zu verausgaben.

> »In den ersten 48 Stunden nach der Geburt wird Ihr Baby hauptsächlich schlafen. Danach ist alles möglich.«

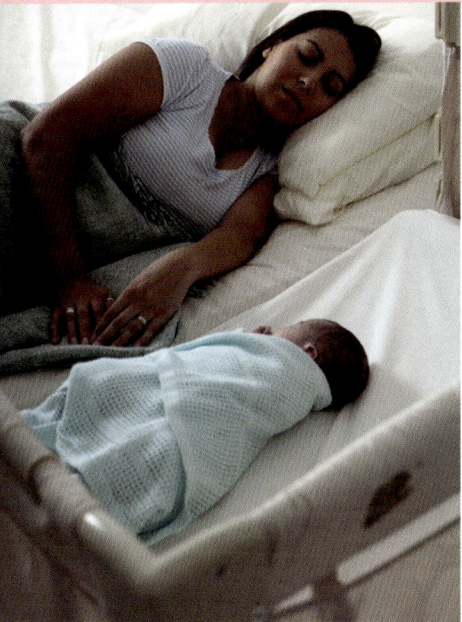

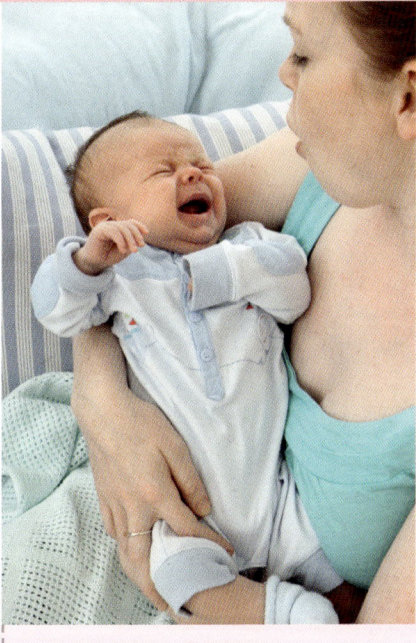

**SEITE AN SEITE**
Aus Sicherheitsgründen sollte Ihr Baby die ersten sechs Monate in Ihrem Zimmer schlafen. Sie selbst werden auch viel ruhiger sein, wenn das Baby in Ihrer Nähe ist.

**DAS BABY BERUHIGEN**
Legen Sie das Baby nie ins Bett, wenn es schreit. Es soll das Schlafengehen als positives Erlebnis empfinden. Beruhigen Sie es daher zuerst, bevor Sie es hinlegen.

zurückkehrt, sollten Sie flexibel bleiben. Jedes Baby hat auch einmal einen schlechten Tag und nicht immer werden Ihre Termine Ihnen erlauben, das Baby stets zur selben Zeit ins Bett zu legen. Halten Sie daher nicht akribisch an einem genauen Zeitplan fest, Sie werden merken, dass sich bald von selbst eine gewisse Ordnung einstellen wird.

## Schlafhilfen

Sie können nicht kontrollieren, wann Ihr Baby schläft und wie lange, aber Sie können einiges dafür tun, dass es sich dabei wohl und geborgen fühlt. Ab dem Alter von zwei bis vier Wochen können Sie außerdem sehr vorsichtig damit beginnen, zwischen wachen (und aktiv sein) oder schlafen (und ruhig sein) zu trennen. So kleine Babys können zwar noch nicht zwischen Tag und Nacht unterscheiden, aber wenn Sie eine Bettgeh-Routine (S. 324) entwickeln, wird es merken, dass der Tag hell und aufregend ist und die Nacht dunkel und ruhig.

SO HAT ES DAS BABY BEQUEM
Babys brauchen Geborgenheit. Viele Neugeborene fühlen sich daher in kleinen Wiegen und Körben wohler.

Wichtig ist auch, dass dem Baby nachts weder zu warm noch zu kalt ist (S. 325). Ein Body und ein Schlafanzug reichen als Nachtbekleidung völlig aus, im Sommer tut es auch ein Body alleine. Auch die Zudecke sollte nicht zu dick

## Richten Sie sich nach dem Baby

Sie ersparen sich eine Menge Stress, wenn Sie die ersten vier bis sechs Wochen auf eine feste Routine verzichten. Der kleine Magen Ihres Babys will oft gefüttert werden, verträgt aber nur kleine Mengen. Lassen Sie es also trinken, wenn es trinken will, und schlafen, wenn es schlafen will. Erst wenn Sie seine innere Uhr kennen, können Sie

vorsichtig damit anfangen, den Tagesablauf etwas mehr nach Ihren Wünschen zu gestalten.

Sie sollten wissen, dass das Baby schlechter einschläft, wenn es bereits übermüdet ist. Deshalb ist ein Schläfchen alle paar Stunden sehr wichtig. Ihr Baby zeigt Ihnen, dass es müde ist, indem es sich die Augen reibt, in Ohrenhöhe mit den Fäusten fuchtelt, weint oder schläfrig dreinblickt.

Auch wenn nach etwa sechs Wochen wieder etwas mehr Routine in Ihr Leben

> »Versuchen Sie nicht auf Biegen und Brechen, eine feste Routine durchzusetzen. Sie werden sie oft anpassen müssen, deshalb sollten Sie flexibel bleiben.«

sein. Mit einer Hand auf seiner Brust prüfen Sie, wie warm es ist. So können Sie es nach Bedarf noch wärmer zudecken oder auch eine Decke entfernen.

Bei Neugeborenen wirkt eine Mahlzeit häufig wie ein »Betthupferl«. Sie sollten es aber trotzdem aufstoßen lassen, ehe Sie es hinlegen, sonst wird es in Kürze wieder aufwachen.

Wenn Sie das Baby hinlegen, bleiben Sie zunächst nah bei ihm. Singen Sie ihm ein Schlaflied, streicheln Sie seinen Kopf. Schreit es, wenn Sie weggehen, kommen Sie zurück und trösten Sie es, aber nehmen Sie es nicht hoch! Sobald es begriffen hat, dass Sie kommen, wenn es schreit, wird es zufrieden damit sein, dass Sie immer für es da sind.

LOCKERE ROUTINE

Nach etwa sechs Wochen können Sie damit beginnen, feste Schlafenszeiten einzuführen, indem Sie das Schlafengehen mit Dingen verbinden, die für das Baby angenehm sind:
• Die letzte Aktivität des Tages sollte etwas Ruhiges sein, wie Singen oder ein Buch anschauen. Auch Neugeborene reagieren auf Bilder, die man ihnen zeigt.

Sprechen Sie sanft und leise mit ihm.
• Schalten Sie TV und Radio ab. Die Zeit vor dem Schlafengehen sollte frei von störenden Geräuschen sein.
• Baden Sie das Baby. Warmes Wasser und sanftes Abtrocknen haben einen einschläfernden Effekt.
• Die Beleuchtung sollte nicht zu hell sein, wenn Sie ihm seine Abendmahlzeit geben.
• Sprechen oder singen Sie während der letzten Mahlzeit nicht mit ihm, sondern beschränken Sie sich auf beruhigende Blicke. Das Baby soll wissen, dass die Zeit der Aktivität jetzt vorüber ist.
• Lassen Sie es nach der Mahlzeit aufstoßen, legen Sie es vorsichtig ins Bettchen, decken Sie es zu und verlassen Sie den Raum. Schreit es, kommen Sie zurück und beruhigen es – aber ohne zu sprechen. Streicheln Sie stattdessen sein Gesicht oder seinen Bauch. Hat es sich beruhigt, gehen Sie wieder hinaus. Sie werden dieses Spielchen am Anfang öfter wiederholen müssen, aber irgendwann begreift es, dass Sie zwar immer zurückkommen, aber dass zu dieser Tageszeit nichts Aufregendes mehr passiert. So wird Einschlafen bald zur Gewohnheit.

## So schliefen unsere Babys

Nach der Heimkehr aus der Klinik war mein Kind nachts wach, wenn ich schlafen wollte, und schlief tagsüber, wenn ich mit ihm Aktivitäten plante. Es dauerte einige Wochen, in denen ich tagsüber während seiner Wachzeiten länger mit ihm spielte und ihn nachts, wenn er wach war, nicht zusätzlich ermunterte. Erst dann verschob sich sein Schlaf-Wach-Rhythmus etwas mehr in meine Richtung. CH

Mein erstes Kind hasste es, alleine einzuschlafen. Es wollte immer in den Schlaf gewiegt werden. Es dauerte lange, bis ich erkannte, dass ich zum Wohl aller Beteiligten aufhören musste,

ständig nachzugeben und seinen Willen zu erfüllen. Stattdessen beruhigte ich es zwar, wenn es schrie, aber dann ließ ich es alleine einschlafen. TL

Mein Baby schlief oft ein, während ich es fütterte. Ich verstand zunächst nicht, wieso immer alle behaupten, dies könne zu Schlafproblemen führen. Doch dann begann mein drei Monate altes Baby nachts plötzlich alle zwei bis drei Stunden aufzuwachen und nach einer Mahlzeit zu verlangen, bevor es wieder einschlief. Nach einigen schlaflosen Nächten war ich fest entschlossen, die letzte Mahlzeit des Tages nicht mehr kurz vor dem Schlafengehen zu geben. Das

war zunächst schwierig, doch dann kam ich auf die Idee, das Baby jeden Abend zuerst zu füttern und dann zu baden. Wenn es dann schon im Schlafanzug war, schauten wir noch zusammen ein Buch an. Auf diese Weise brachte es das Schlafengehen nicht mehr mit Essen in Verbindung. LJ

Meine beiden Kinder schliefen ab der zehnten Woche in der Nacht durch. Davor waren sie alle zwei bis drei Stunden aufgewacht. Ich denke, der tägliche Aufenthalt im Freien brachte ihnen den Unterschied zwischen Tag und Nacht näher, und mir selbst tat er auch unheimlich gut! VB

# Sicherheit im Schlaf

Ob das Baby nun im eigenen Bettchen oder bei Ihnen im Bett schläft (S. 214), seine Sicherheit muss unbedingt gewährleistet sein. Beim sogenannten plötzlichen Kindstod (SIDS) stirbt das Baby aus unerklärlichen Gründen im Schlaf. Einige Risikofaktoren lassen sich nicht beeinflussen, wie zum Beispiel ein geringes Geburtsgewicht oder eine Frühgeburt. Das Risiko scheint bei Jungen etwas höher zu sein. Andererseits können Sie einiges tun, um das Risiko so gering wie möglich zu halten:

• Rauchen Sie nicht während der Schwangerschaft und nach der Geburt und meiden Sie auch verrauchte Räume. Lassen Sie niemanden in Ihrer Wohnung rauchen, wenn das Baby da ist.

• Allgemein wird empfohlen, das Baby bis zum Alter von sechs Monaten immer bei sich zu haben, es also auch in Ihrem Zimmer schlafen zu lassen. Legen Sie es auf den Rücken und mit den Füßen ans Fußende seines Bettchens, so kann es nicht unter die Decken rutschen.

• Die Zimmertemperatur sollte bei etwa 18° C liegen. Verwenden Sie zum Zudecken mehrere Schichten aus dünnen Baumwolldecken, die Sie nach Bedarf wegnehmen oder hinzufügen können. Stecken Sie die Decken gut fest, verwenden Sie nie ein Kopfkissen oder ein Federbett.

• Sie können auch nur einen Schlafsack verwenden.

• Schlafen Sie nie mit dem Baby in einem Stuhl oder auf dem Sofa ein.

• Stillen senkt das Risiko für SIDS.

## FÜSSE AM FUSSENDE

Legen Sie das Baby auf dem Rücken so ins Bett, dass seine Füße am Fußende ruhen. Auf diese Weise kann es nicht im Schlaf unter die Decke rutschen und auch das Risiko für plötzlichen Kindstod wird vermindert.

• Wenn das Baby krank ist oder Fieber hat, gehen Sie mit ihm zum Arzt.

• Neue Studien ergaben, dass Babys, die mit einem Schnuller schlafen, seltener an SIDS sterben.

• Wenn Sie mit dem Baby gemeinsam in einem Bett schlafen, sollten Sie einige Sicherheitshinweise beachten. Zum Beispiel sollte die Matratze nicht zu weich sein und dem Baby darf nicht zu warm werden. Es braucht nur ein paar leichte Baumwolldecken, keinesfalls ein Federbett. Es sollten auch keine Kissen in seiner Nähe liegen, damit es nicht überhitzt oder erstickt. Falls noch weitere Kinder bei Ihnen im Bett schlafen, sollten Sie selbst zwischen dem Baby und dem anderen Kind liegen. Sie können es auch mit einem Beistellbett versuchen, das sich am Elternbett befestigen lässt. Teilen Sie niemals Ihr Bett mit dem Baby, wenn Sie Alkohol getrunken oder geraucht haben, wenn Sie extrem übermüdet sind oder Medikamente eingenommen haben, die Sie benommen machen könnten. Dasselbe gilt auch für Frühchen und Babys unter 2,5 kg Geburtsgewicht.

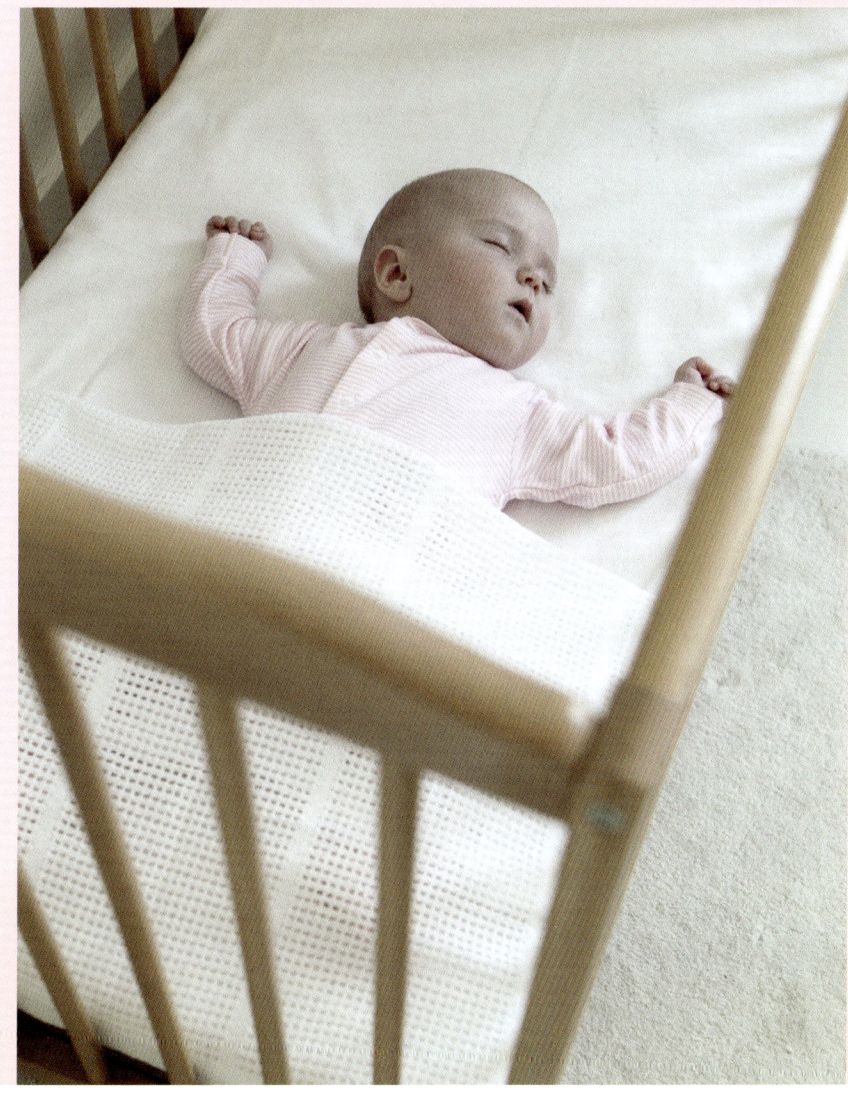

# Das Baby beruhigen

Als Mutter reagieren Sie instinktiv auf die Schreie Ihres Babys, auch wenn Sie sie zunächst noch nicht unterscheiden können. Bald werden Sie jedoch herausgefunden haben, was es Ihnen sagen will, und können danach handeln.

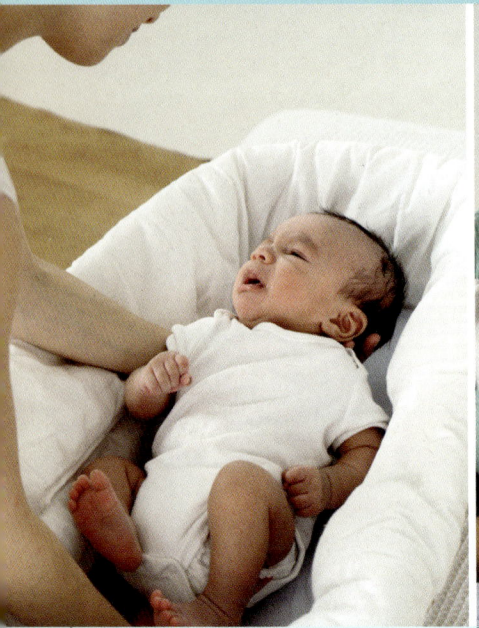

**AUF DAS BABY REAGIEREN**
Lassen Sie Ihr Kind nie zu lange schreien. Babys brauchen oft nur die Gewissheit, dass sie nicht alleine sind.

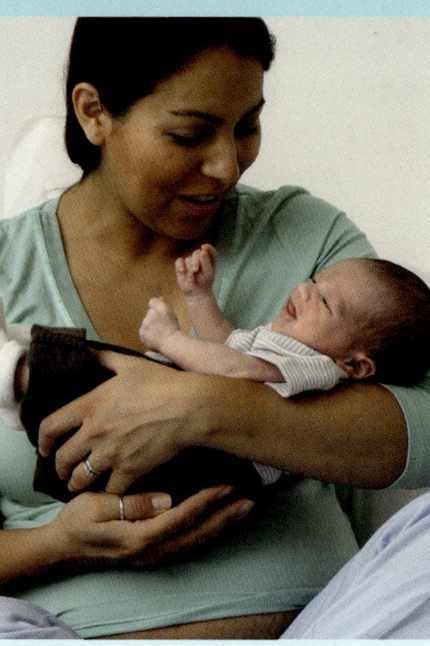

**WIEGEN**
Manchmal genügt es, wenn Sie das Baby in den Armen wiegen und ihm vorsingen, sodass es Ihre Nähe genießen kann.

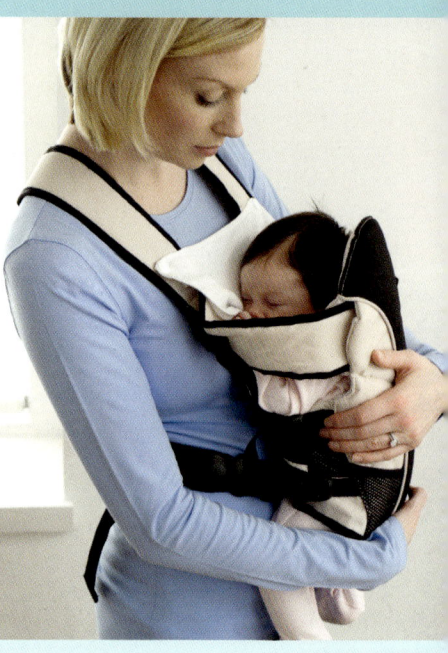

**KÖRPERKONTAKT**
Das Baby fühlt sich an Ihrer Brust geborgen. Es hört Ihren Herzschlag und wird durch Ihre Bewegungen sanft hin- und hergeschaukelt.

Alle Babys schreien, um der Welt ihre Bedürfnisse mitzuteilen. Es sollte nie ignoriert werden, denn es bedeutet immer, dass das Baby unglücklich oder unzufrieden ist – und Ihre Aufgabe ist es herauszufinden, was ihm fehlt. Das kann zu Anfang schwierig sein, vor allem beim ersten Kind. Doch je mehr Sie Ihr Baby kennenlernen, desto besser werden Sie sein Schreien interpretieren und entsprechend darauf reagieren können. Bis dahin kann es helfen, wenn Sie die wichtigsten Gründe für das Schreien kennen und wissen, was dagegen zu tun ist.

## Warum schreit das Baby?

Babys schreien aus verschiedenen Gründen und meistens ist es nicht so schlimm, wie es sich anhört. Es können Blähungen oder Hunger sein, eine volle Windel, Überreizung oder Übermüdung. Vielleicht ist ihm zu warm oder zu kalt, es möchte geknuddelt werden oder ihm ist einfach nur langweilig. Wenn das Schreien des Babys ungewöhnlich klingt (etwa sehr schrill) und es sich durch

nichts beruhigen lässt, sollten Sie den Kinderarzt oder die Hebamme anrufen.

## Das beruhigt das Baby

Ist das Baby noch immer unzufrieden, nachdem Sie es gefüttert und gewickelt haben und ihm auch weder zu kalt noch zu warm ist, müssen Sie es auf andere Weise beruhigen. Oft hilft es, wenn Sie es an Ihre Brust legen und es sanft wiegen,

> »Schreien ist das erste Kommunikationsmittel des Babys. Wenn Sie darauf reagieren, fühlt es sich geborgen und geliebt.«

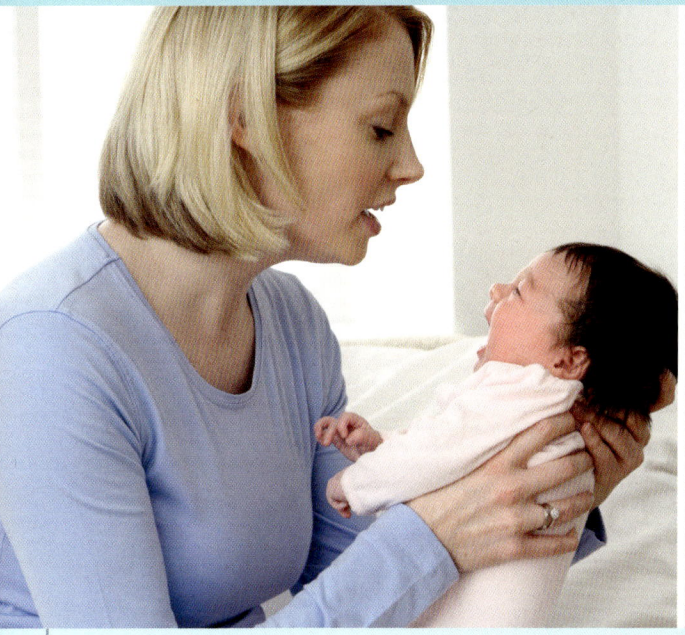

**LÄCHELN UND SPRECHEN**
Ihr Lächeln und Ihre Stimme sagen dem Baby, dass alles in Ordnung ist. Zeigen Sie dem Baby nie, dass Sie genervt von seinem Schreien sind, das verunsichert es noch mehr.

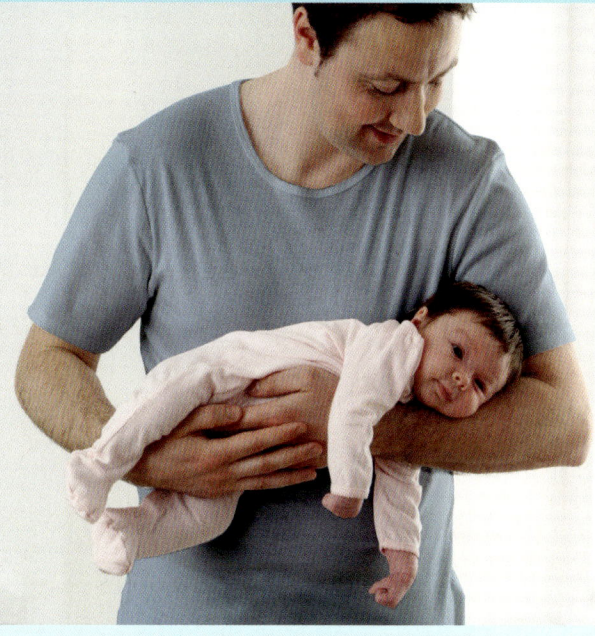

**DER TIGERGRIFF**
Liegt das Baby mit dem Gesicht nach unten auf Ihrem Unterarm, können Sie ihm sanft den Rücken streicheln und es beruhigend hin- und herschaukeln.

sodass es Ihren Herzschlag fühlen kann. Sogenanntes »Weißrauschen«, etwa Staubsauger- oder Waschmaschinengeräusche, beruhigen das Baby ebenfalls, weil sie es an seine Zeit im Bauch erinnern.

Manche Babys werden sofort ruhig, wenn sie vom Hals bis zu den Füßen (inklusive der Arme) in eine Decke eingewickelt (»gepuckt«) werden. Wickeln Sie es aber nicht zu eng ein, es braucht etwas Bewegungsspielraum. Wenn Ihr Baby sich durch Saugen beruhigen lässt, können Sie ihm einen Schnuller geben.

## KOLIKEN

Schreit das Baby jeden Tag zur selben Zeit sehr stark, lässt es sich durch nichts ablenken oder beruhigen, ballt die Fäuste und zieht die Knie an die Brust, kann es sich um Koliken handeln. Die Ursachen dafür sind nicht wirklich bekannt. Möglicherweise hat das Baby größere Probleme, sich an die neue Umgebung außerhalb des Mutterleibs anzupassen. Manchmal hilft es etwas, wenn Sie das Baby während der Mahlzeiten oft aufstoßen lassen. Wenn Sie stillen, können Sie versuchen, auf

blähende Nahrungsmittel wie Kohl oder Brokkoli zu verzichten. Bei Flaschenfütterung hilft es vielleicht, auf ein anderes Produkt umsteigen. Besprechen Sie sich mit Ihrer Hebamme, damit das Verdauungssystem des Babys nicht noch mehr durcheinandergerät. Sie können versuchen, das Baby mit einem warmen Bad oder einer sanften Massage (S. 334–335) zu beruhigen. Schreibabys sind eine extreme nervliche Belastung, daher sollten Sie und Ihr Partner sich in der Betreuung abwechseln. Beratung und Hilfe finden Sie in einer Schreiambulanz.

# Das Baby waschen

In den ersten Lebenswochen braucht das Baby kein tägliches Vollbad. Eine »Katzenwäsche« reicht aus, um seine zarte Haut sauber zu halten. Für Babys, die nicht gern baden, ist es definitiv die Methode der Wahl.

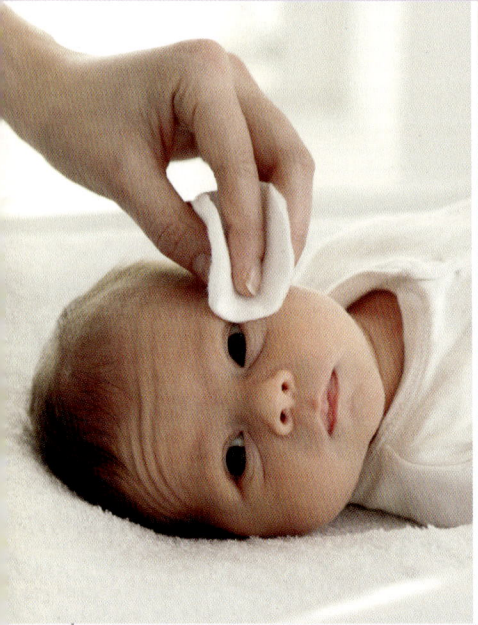

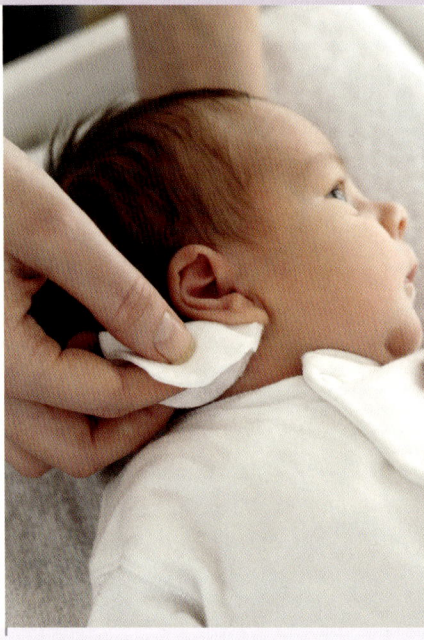

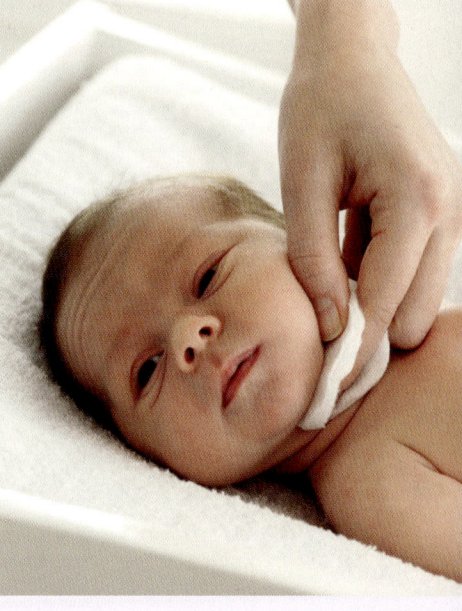

**DIE AUGEN**
Wischen Sie rund um die Augen, von der Nase nach außen. Benutzen Sie für jedes Auge ein frisches Wattepad.

**DIE OHREN**
Säubern Sie die Ohren nur von außen, nicht im Gehörgang. Schenken Sie dabei den Falten der Ohrmuschel besondere Beachtung.

**DER HALS**
Säubern Sie mit einem Wattepad oder Lappen die Halsfalten. Oft setzt sich darin Milch ab, was zu Hautreizungen führen kann.

Das Waschen des Babys gehört zur täglichen Pflege. Wahrscheinlich ist es davon nicht wirklich begeistert, aber das tägliche Säubern mit Wattepads oder Waschlappen verhindert, dass sich Milch oder Schmutz absetzen und die Haut reizen.

Der Raum, in dem Sie das Baby waschen, sollte wie beim Windelwechseln nicht zu kühl und ohne Zugluft sein. Stellen Sie vorher alles bereit, was Sie zur Pflege benötigen, damit Sie Ihr Kind nicht unbeaufsichtigt liegen lassen müssen.

## Katzenwäsche

Sie müssen täglich Gesicht und Po des Babys waschen und können auch Hände, Füße und die Achseln säubern. Die Katzenwäsche erlaubt Ihnen, das Baby frisch zu machen, ohne es dazu in Wasser tauchen zu müssen. Sprechen und Singen während der Prozdur beruhigen das Baby.

Legen Sie das Baby auf einem sauberen Handtuch auf die Wickelunterlage. Füllen Sie eine Schüssel oder das Waschbecken mit warmem Wasser und

überpüfen Sie mit dem Ellbogen die Temperatur.

• Beginnen Sie mit dem Gesicht des Babys. Tauchen Sie ein Wattepad ins Wasser und wischen Sie ihm sanft um die Augen.

• Säubern Sie mit einem feuchten Lappen oder Wattepad Ohren und Hals des Babys, vor allem in den Hautfalten.

• Wischen Sie seine Finger und Hände ab. Heben Sie sanft seinen Arm und säubern Sie die Achselfalte.

• Reinigen Sie die Zehenzwischenräume, Füße und Beine. Auch hier gilt Ihr beson-

> »Achten Sie beim Reinigen des Nabelstumpfs besonders auf Hygiene, weil er sich schnell entzünden kann.«

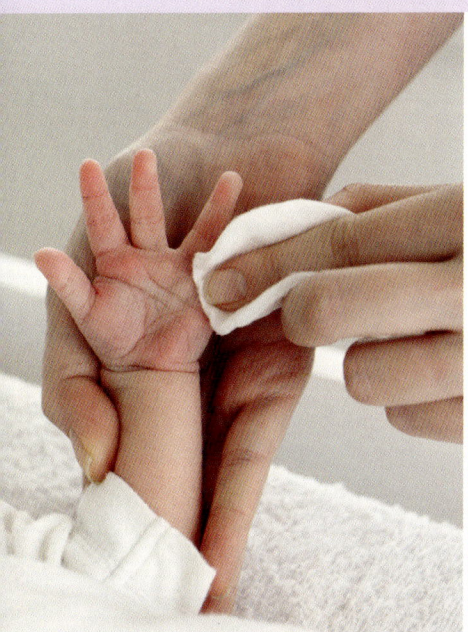

### FINGER UND ZEHEN

Säubern Sie die Zwischenräume zwischen Fingern und Zehen und trocknen Sie sie danach ab, um Irritationen zu vermeiden.

### DAS GESÄSS

Heben Sie die Beine des Babys an, um seinen Po zu säubern. Benutzen Sie dazu, wenn Sie möchten, pH-neutrale Babylotion.

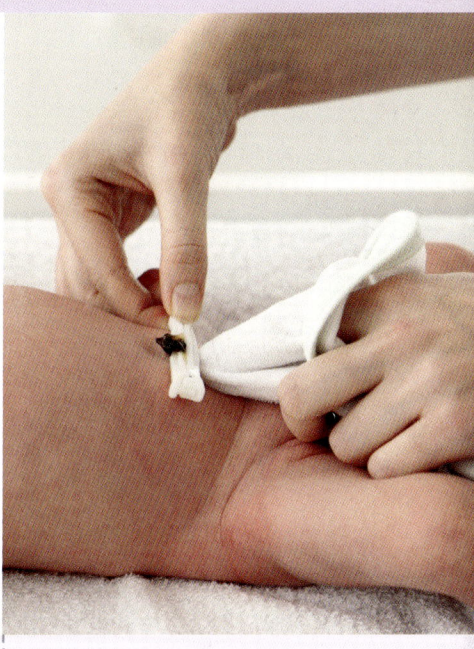

### DER NABELSCHNURSTUMPF

Säubern Sie den Bereich um den Stumpf mit einem nicht flusenden Lappen. Achten Sie darauf, dass die Wunde nicht nass wird.

deres Augenmerk den Hautfalten.

● Reinigen Sie den Genitalbereich des Babys äußerst vorsichtig. Er kann noch von der Geburt angeschwollen sein. Versuchen Sie bei einem Jungen nicht, die Vorhaut am Penis zurückzuziehen, denn sie ist noch fest verwachsen. Ist der Junge frisch beschnitten, seien Sie vorsichtig mit seiner Wunde.

● Legen Sie ihm eine Hand auf die Brust und stützen Sie sein Kinn, während Sie es sanft zur Seite rollen, sodass Sie Rücken und Gesäßbacken waschen können. Sie können dafür etwas pH-neutrale

Babylotion verwenden und mit klarem Wasser nachspülen.

● Drehen Sie es wieder auf den Rücken, wickeln Sie es kuschelig in ein Handtuch und trocknen Sie es vorsichtig ab.

● Wenn nötig, tragen Sie vor dem Wickeln etwas Windelcreme auf. Ziehen Sie es danach gleich an, damit es nicht friert.

### DEN NABELSTUMPF SÄUBERN

Es ist sehr wichtig, dass Sie den Nabelstumpf des Babys sauber und trocken halten, damit er sich nicht entzündet. Sie können dazu die Windel an der Vorder-

seite oben etwas einfalten, sodass sie den Nabelstumpf nicht bedeckt. Vor dem Reinigen des Nabelbereichs sollten Sie unbedingt die Hände waschen und dann mit einem sauberen, dünnen Lappen vorsichtig um den Nabelstumpf herumwischen. Bei besonders starker Verschmutzung können Sie etwas Babyseife verwenden. Trocknen Sie den Nabelbereich sanft ab und setzen Sie ihn ein paar Minuten der Luft aus, ehe Sie das Baby anziehen. Sollte der Nabelstumpf rot oder geschwollen sein, fragen Sie Hebamme oder Kinderarzt um Rat.

# Das Baby baden

Das erste Bad kann Nerven kosten: Das Baby mag nicht ausgezogen und ins Wasser getaucht werden und Sie haben Angst, dass es Ihnen aus den Händen rutscht. Mit etwas Übung werden Sie jedoch auch diese Aufgabe meistern.

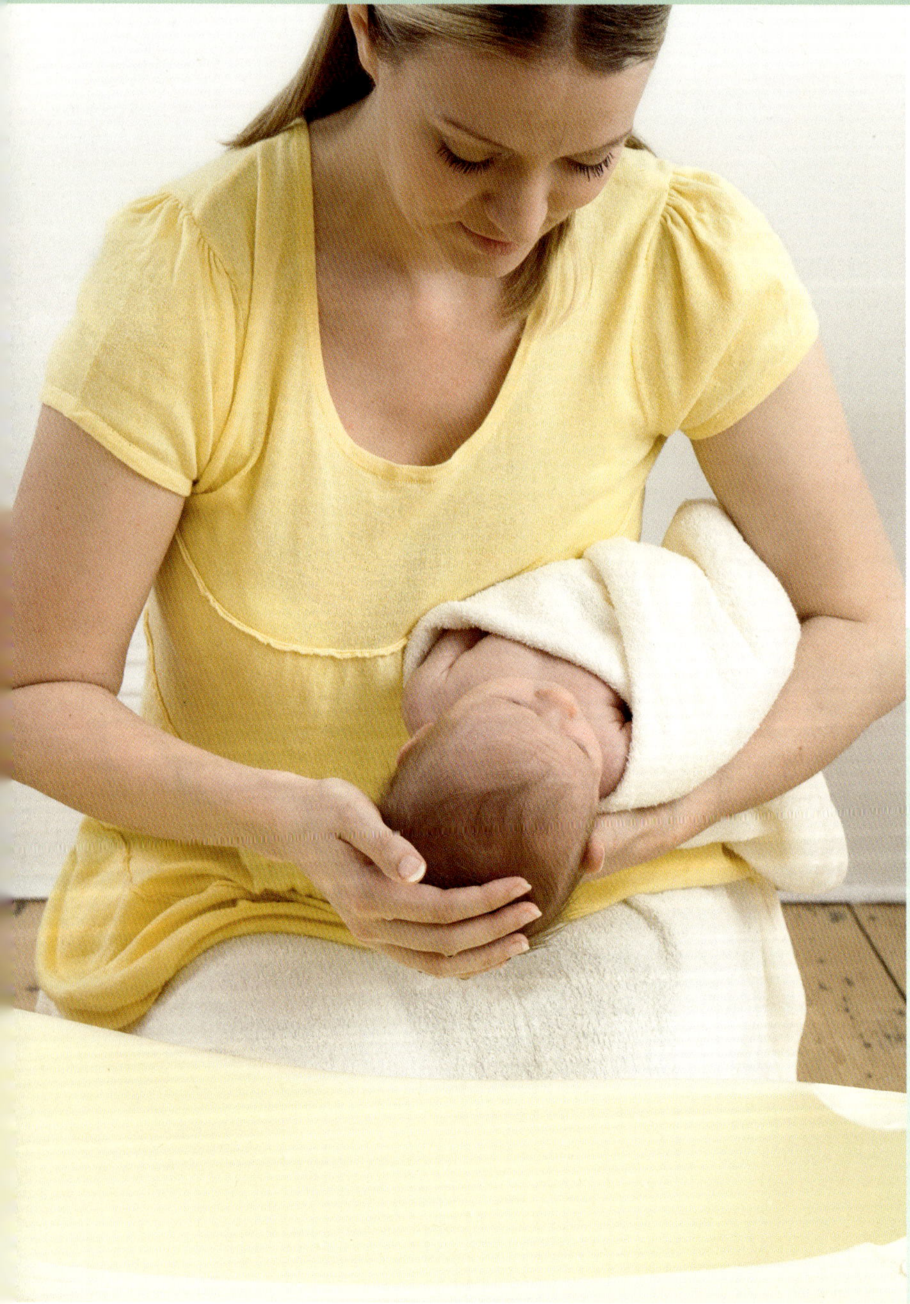

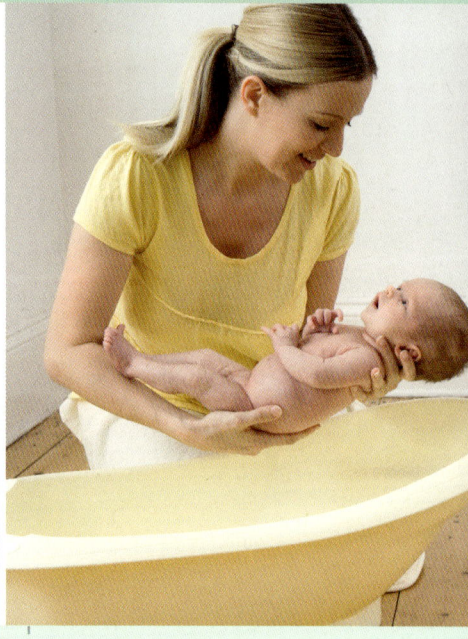

### IN DIE WANNE LEGEN
Stützen Sie mit der einen Hand Kopf und Hals, mit der anderen den Po und lassen Sie es mit den Füßen voran vorsichtig ins Wasser eintauchen. Reden Sie dabei beruhigend auf oo ein.

### HAARE WASCHEN
Wickeln Sie das Baby in ein Handtuch und »klemmen« Sie es sich unter den Arm. Stützen Sie mit einer Hand Hals und Kopf und halten Sie es über die Wanne. Gießen Sie mit der anderen Hand Wasser über seinen Kopf. Ein Shampoo ist noch nicht nötig.

# »Bald wird das Baby das warme Wasser auf der Haut genießen und Baden wird zu einem schönen, beruhigenden Erlebnis.«

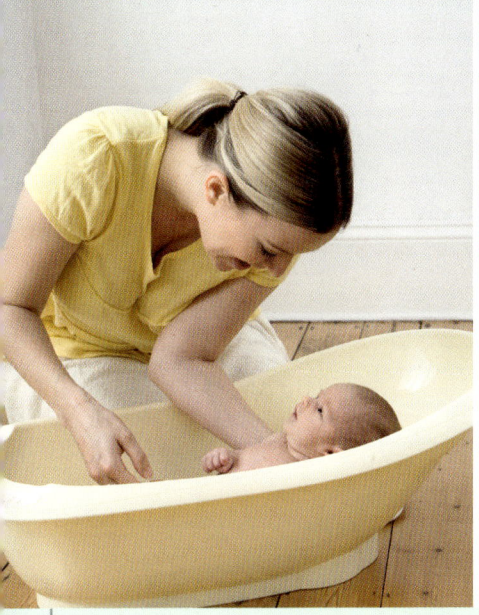

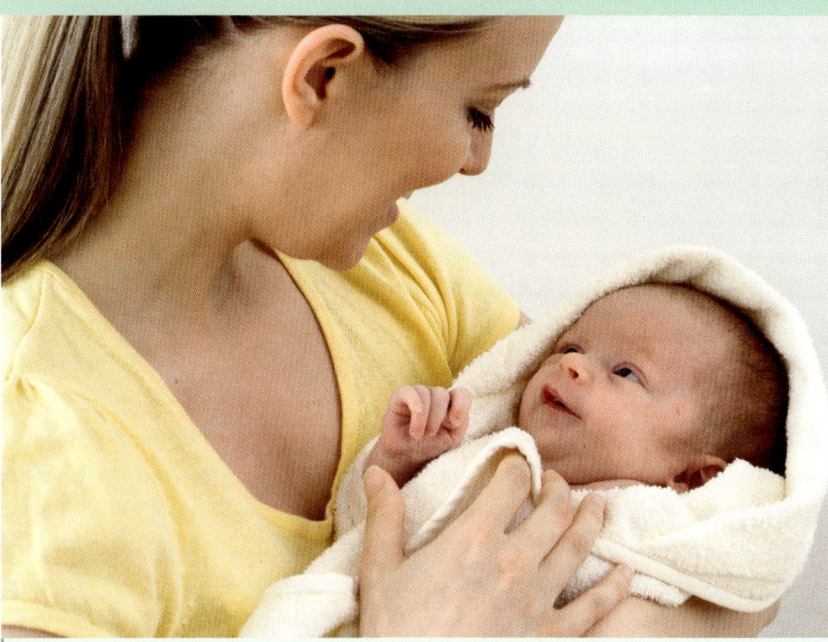

**VORSICHTIG WASCHEN**
Stützen Sie mit einer Hand Hals und Kopf und gießen Sie mit der anderen Wasser über seinen Körper, sodass es sich daran gewöhnt.

**KUSCHELIG EINGEPACKT**
Wickeln Sie das Baby nach dem Bad sofort in ein warmes, weiches Handtuch und trocknen Sie es auch in den Falten gut ab, damit dort die Haut nicht wund wird.

Am besten warten Sie mit dem ersten Bad, bis die Nabelschnur abgefallen ist. Für die tägliche Körperpflege reicht auch die »Katzenwäsche« (S. 328–329). Baden Sie das Baby, wenn es ihm gefällt, nur ein- bis zweimal die Woche. Achten Sie darauf, dass der Raum warm und zugfrei ist und legen Sie alles Nötige bereit. (S. 204). Eine Babybadewanne ist am unkompliziertesten, denn Sie können sie auf den Boden oder einen Tisch stellen, sodass Sie sich nicht bücken müssen. Aber auch das Waschbecken oder sogar die große Badewanne sind geeignet.

• Füllen Sie das Wasser ein, bevor Sie das Baby ausziehen. Die Temperatur sollte bei 35–38° C liegen. Sie können ein Badethermometer verwenden oder mit dem Ellenbogen prüfen, ob das Wasser nicht zu warm oder zu kalt ist. Das Baby sollte bis zur Hälfte mit Wasser bedeckt sein, wenn es in der Wanne liegt. Sie können ein paar Tropfen Baby-Badezusatz dazugeben, wenn Sie möchten.

• Halten Sie das Baby sicher auf dem Arm, wenn Sie es ins Badewasser gleiten lassen. Der Hals muss die ganze Zeit gestützt werden. Hals und Kopf sollten auf Ihrem Unterarm ruhen, mit der Hand umfassen Sie sanft seine Schulter, während Sie es mit der anderen, freien Hand waschen. Lehnen Sie es leicht nach vorne und stützen Sie sein Kinn, wenn Sie seinen Rücken waschen.

• In der großen Badewanne sollten Sie eine rutschfeste Matte verwenden. Lassen Sie das Baby nie im Wasser allein, auch nicht für ein paar Sekunden.

• Trocknen Sie das Baby nach dem Baden gut ab. Zur Hautpflege können Sie es mit etwas Olivenöl einreiben, bevor Sie es wieder anziehen.

# Das Baby anziehen

Die Garderobe des Neugeborenen wird vermutlich nur aus Bodys und Stramplern bestehen, doch das An- und Ausziehen kann sich schwieriger gestalten als vermutet. Methodisches, aber vorsichtiges Vorgehen macht die Sache leichter.

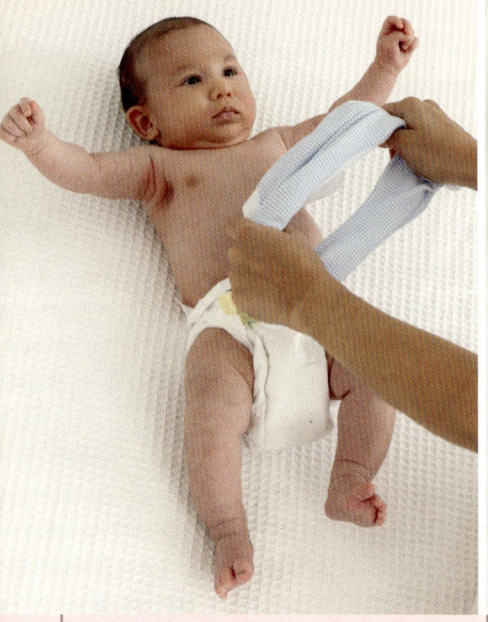

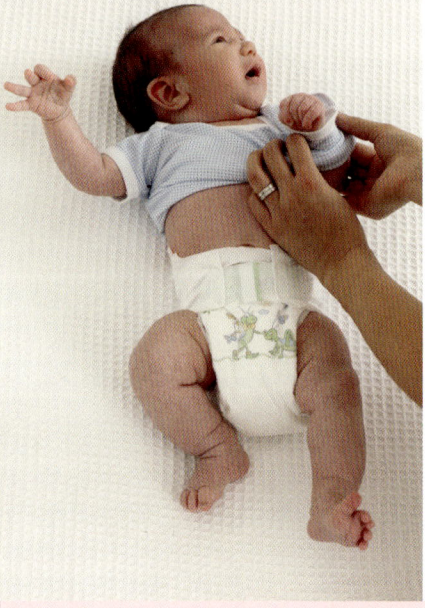

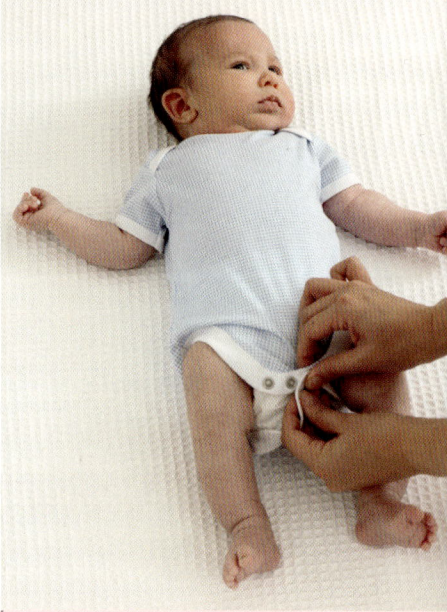

**ZUERST DER KOPF ...**
Ziehen Sie den Body über den Kopf, den Sie dazu sanft anheben. Weiten Sie die Kopföffnung, sodass Sie nicht das Gesicht berühren.

**... DANN DIE ARME ...**
Raffen Sie den Ärmel und stecken Sie den Babyarm hindurch, wobei Sie den Ärmel mit der freien Hand etwas dehnen.

**... ZUKNÖPFEN UND FERTIG**
Ziehen Sie den Body nach unten über den Körper und knöpfen Sie ihn zwischen den Beinen, über der Windel, zu.

Die ideale Kleidung für die ersten Wochen oder Monate hat wenig Verschlüsse, ist aus dehnbarem Material und ermöglicht das Wechseln der Windeln, ohne das Baby komplett auszuziehen. Diese Kriterien erfüllen Bodys und Strampelanzüge als Tag- und Nachtbekleidung.

Tagsüber empfiehlt sich das Zwiebel-Prinzip, nach dem mehrere Schichten übereinandergezogen und je nach Ort und Temperatur hinzugefügt oder entfernt werden. Legen Sie das Baby zum Anziehen auf eine sichere, ebene Fläche.

Die Kleidung, die Sie ihm anziehen wollen, sollten Sie vorher schon bereitgelegt haben, damit das Baby nicht unbeaufsichtigt bleibt.

## Den Body anziehen

Sechs Bodys reichen als Grundausstattung. Sie sind wirklich sehr praktisch, denn das Baby kann sie im Sommer »solo« tragen (eventuell mit Söckchen,

damit die Füße nicht kalt werden) und im Winter bieten sie unter der normalen Kleidung zusätzliche Wärme. Kaufen Sie solche ohne Verschlüsse am Ausschnitt, die sich leicht überziehen lassen.

Sprechen Sie mit dem Baby, während Sie ihm den Body über den Kopf ziehen, oder spielen Sie Verstecken, sodass es Sie in dem kurzen Moment, in dem es Sie nicht sehen kann, zumindest hört. Es ist gut möglich, dass das Baby während der Prozedur strampelt und protestiert, deshalb sollten Sie weiterhin beruhigend auf es einreden, während Sie vorsichtig

»Neugeborene sind gern angezogen.
Die Kleidung ist für sie eine Art Schutzschicht
gegen die große weite Welt.«

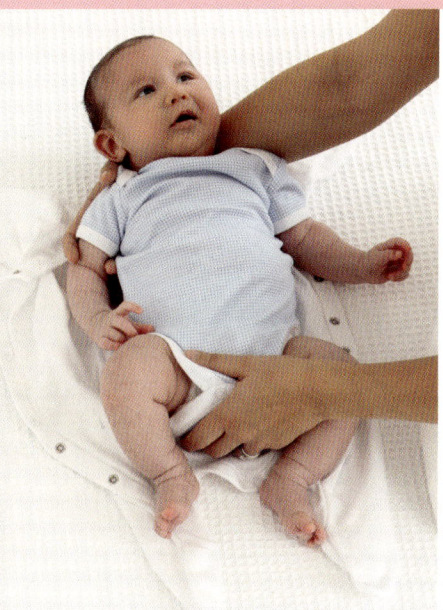

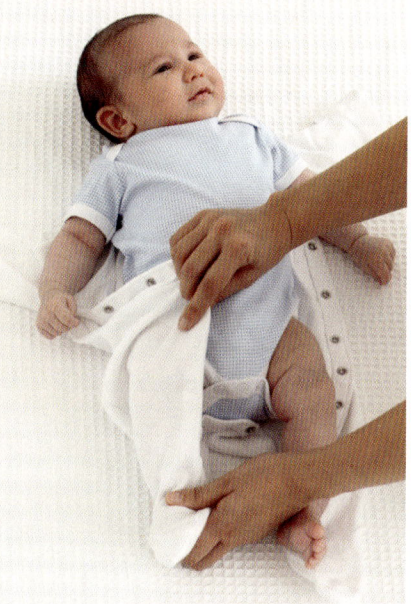

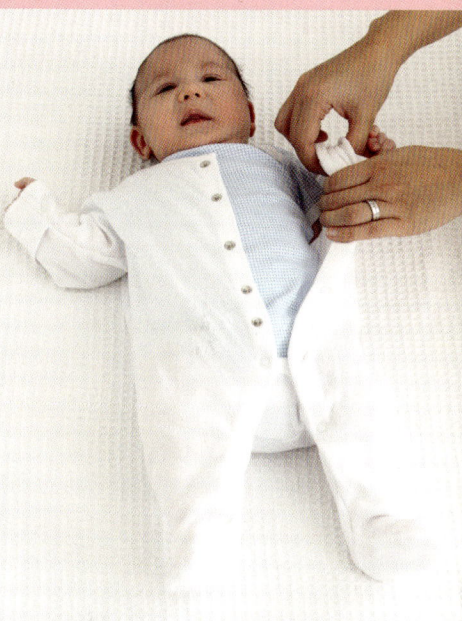

**BABY AUF DEN ANZUG LEGEN …**
Öffnen Sie zunächst den Strampelanzug, breiten Sie Ärmel und Hosenbeine aus und legen Sie das Baby darauf.

**… DIE BEINE HINEIN …**
Beugen Sie sanft die Beine des Babys und stecken Sie sie in die Hosenbeine. Schließen Sie dann die Druckknöpfe bis zur Windel.

**… ARME HINEIN UND FERTIG**
Schieben Sie die Ärmel zusammen und führen Sie die Hände des Babys hindurch. Schließen Sie dann die restlichen Druckknöpfe.

seine Händchen durch die Ärmel schieben und den Body über seinen Körper nach unten ziehen (siehe Fotos links).

Das Ausziehen des Bodys ist etwas kniffliger. Öffnen Sie den Body und schieben Sie ihn nach oben. Ziehen Sie mit einer Hand von außen am Ärmel und ziehen Sie mit der anderen von innen den Arm des Babys heraus. Wenn die Arme draußen sind, schieben Sie die Finger in die Kopföffnung und ziehen den Body über das Gesicht (Achtung Nase!). Heben Sie seinen Kopf etwas an, während Sie den Body unter ihm wegziehen.

## Den Strampler anziehen

Sie benötigen etwa sechs Strampelanzüge. Diese sind ideal, weil sie Babys Füße warm halten und sich durch den Vorderverschluss leicht an- und ausziehen lassen. Oft sind auch Druckknöpfe an den Beinen, die den Windelwechsel zum Kinderspiel machen.

Für Babys, die sich nachts im Gesicht kratzen, gibt es auch Strampelanzüge mit angenähten Fäustlingen. Sie sollten aber nicht zu kurz sein, damit das Baby seine Finger strecken kann. Bedenken Sie auch, dass Babys sehr schnell wachsen. Spätestens wenn das Baby bei gestreckten Beinen die Zehen einrollt, wird es Zeit für die nächste Größe.

Sprechen Sie beruhigend mit Ihrem Baby, während Sie seine Arme und Beine in den Strampler manövrieren (siehe Fotos oben). Zum Ausziehen öffnen Sie einfach die Druckknöpfe und ziehen vorsichtig die Beine heraus. Wenn Sie dann an den Ärmeln ziehen, wird es seine Arme von selbst herausziehen.

# Das Baby massieren

Sanftes Massieren entspannt das Baby, stärkt die Bindung zwischen Ihnen, verbessert seinen Schlaf, fördert die Gewichtszunahme und sogar die geistige Entwicklung. Höchste Zeit, damit zu beginnen!

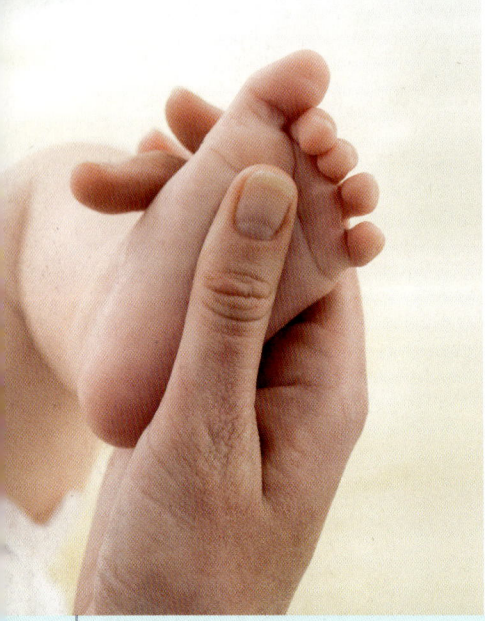

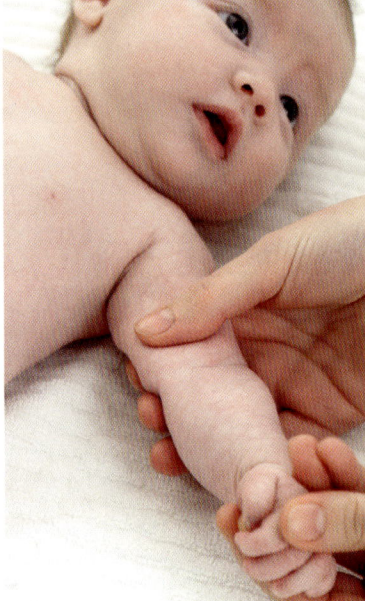

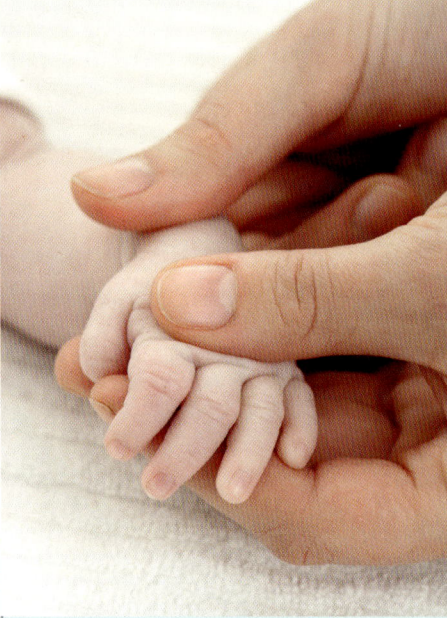

**DIE FÜSSE**
Streichen Sie mit dem Daumen über die Sohle. Massieren Sie dann sanft jede Zehe, bevor Sie zu den Beinen übergehen.

**DIE ARME**
Strecken Sie sanft den Arm des Babys und streichen Sie mit der anderen Hand von der Achsel bis zur Hand hinab.

**DIE HÄNDE**
Halten Sie sanft das Handgelenk fest und streichen Sie mit der anderen Hand über Finger sowie Innen- und Außenseite der Hände.

Die Kraft der Berührung kommt auch der geistigen und körperlichen Gesundheit Ihres Babys zugute. Bei Frühgeborenen fördert Massage Wachstum und Entwicklung. Eine Studie belegt sogar, dass massierte Babys sich seltener erkälten.

Auch für Sie hat die Babymassage Vorteile. Ihr Körper produziert dann nämlich das Hormon Oxytocin, durch das Sie schneller den Baby-Blues überwinden und sich enger mit Ihrem Baby verbunden fühlen. Babymassage stärkt auch die Bindung zwischen Vater und Kind. Sie müssen dafür keine besonderen Handgriffe lernen. Es reicht, wenn Sie in langsamen, gleichmäßigen Bewegungen mit den Händen über seinen Körper streichen. Es wird Ihnen dann schon zeigen, was ihm gefällt.

## Anleitung

Der richtige Zeitpunkt für eine Massage ist gekommen, wenn das Baby zufrieden, satt und ausgeruht ist. Fängt es während der Massage an zu schreien, hören Sie sofort damit auf, nehmen Sie es beruhigend auf den Arm und probieren Sie es ein anderes Mal.

Breiten Sie in einem warmen, ruhigen Raum eine Decke auf dem Boden aus und entkleiden Sie das Baby. Es mag für Sie angenehmer sein, die Windel dranzulassen, aber wenn Ihnen kleine Unfälle nichts ausmachen, ziehen Sie sie aus, damit Sie sein Bäuchlein besser massieren können.

**ZUERST DIE FÜSSE**
Beginnen Sie mit den Füßen, sodass Sie zunächst vor dem Baby sitzen. Halten

»Das Baby wird die sanfte Berührung Ihrer Hände auf seiner Haut genießen – und natürlich Ihre ungeteilte Aufmerksamkeit.«

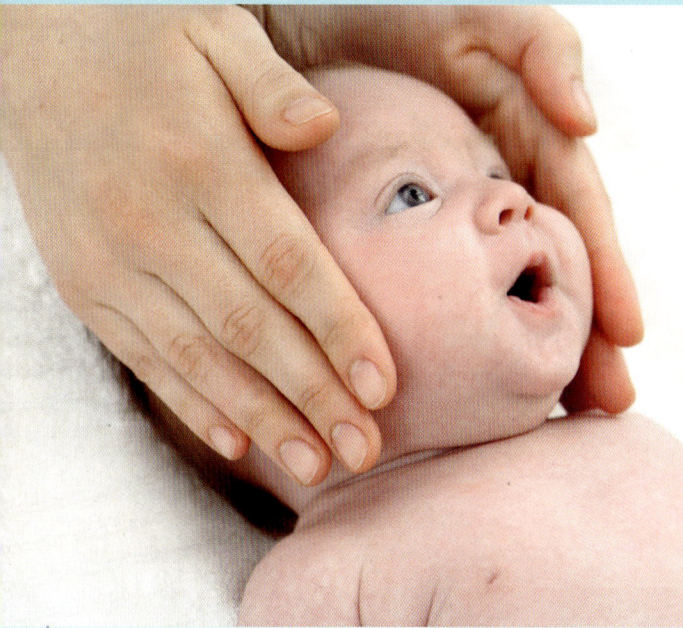

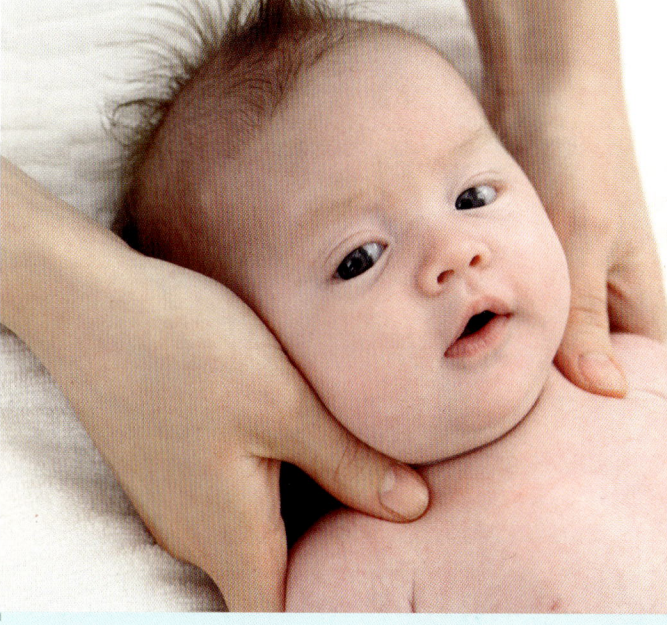

**DER KOPF**
Sprechen Sie beruhigend mit dem Baby, während Sie von hinten die Hände an seinen Kopf legen. Streichen Sie dann mit den Daumen sanft über Stirn und Brauen.

**DIE SCHULTERN**
Legen Sie die Finger an den Rücken, die Daumen oben auf die Schultern. Massieren Sie mit Daumen und Fingern sehr sanft die Muskeln an den Schultern.

Sie stets Augenkontakt, sprechen Sie mit ihm und lächeln Sie es beruhigend an.
• Streichen Sie mit den Fingern sanft über die Oberseite der Füße und drücken Sie leicht seine Zehen. Massieren Sie die Fußsohle mit dem Daumen. Legen Sie ein Bein in Ihre Hand und streichen Sie mit der anderen das Bein an der Vorder- und an der Rückseite auf und ab. Wiederholen Sie dasselbe mit dem anderen Bein.
• Gehen Sie dann zum Bauch über, aber wenden Sie dort weniger Druck an. Bewegen Sie die Hände im Uhrzeiger-sinn im Kreis. Dies entspricht der Richtung, die auch die Nahrung in seinem Bauch nimmt. Streichen Sie dann sanft über die Brust des Babys.
• Wenn es noch friedlich ist, nehmen Sie sich nun die Arme vor und streichen Sie von den Achseln bis zu den Händen hinab. Reiben Sie vorsichtig jeden Finger und klopfen Sie sanft mit dem Daumen über seine Handflächen.
• Begeben Sie sich nun hinter seinen Kopf. Hören Sie nicht auf, mit ihm zu sprechen. Massieren Sie sanft Schultern und Stirn mit leichten Strichen (oben).

**ÄTHERISCHE ÖLE**
Ätherische Öle wie Römische Kamille oder Lavendel helfen dem Baby zwar sich zu entspannen, sollten aber dennoch nur mit äußerster Vorsicht angewendet werden. Keinesfalls dürfen sie in die Nähe von Genitalien, Augen oder Mund kommen. Fragen Sie den Apotheker, welches Öl für Babys geeignet ist und mischen Sie einen Tropfen in 60 ml Basisöl.

Verwenden Sie im Zweifelsfall Sonnenblumen- oder Traubenkernöl. Es ist harmlos, sollte aber nicht in die Nähe von Genitalien oder Augen kommen.

# Probleme und Komplikationen

Die meisten Schwangerschaften verlaufen ohne Komplikationen für Mutter und Kind. Die wenigen, bei denen Probleme auftreten, können fast immer nach ärztlicher Behandlung erfolgreich fortgesetzt werden.

## Schwangerschaft und Geburt

Nur wenige Frauen erleben in ihrer Schwangerschaft Komplikationen und Beschwerden, die ärztliche Behandlung benötigen. Zum Glück werden die meisten Probleme frühzeitig erkannt und erfolgreich behandelt.

### ■ ANÄMIE

Anämie oder Blutarmut tritt auf, wenn der Hämoglobinspiegel im Blut zu stark absinkt. Hämoglobin ist ein eisenhaltiges Protein in den roten Blutkörperchen, das für den Sauerstofftransport im Blut verantwortlich ist. Wird Anämie nicht behandelt, steigt das Risiko für eine Frühgeburt, für ein niedriges Geburtsgewicht und für postnatale Blutungen. Durch die Bluttests bei den Vorsorgeuntersuchungen wird der Hämoglobinspiegel überwacht. Meistens ist er zu Beginn der Schwangerschaft normal hoch und sinkt erst während der letzten zwei Trimester ab.

Der Hauptgrund für eine Anämie in der Schwangerschaft ist Eisenmangel. Ihr Körper braucht durch die erhöhte Blutmenge, das wachsende Baby und die Plazenta viel mehr Eisen als normal. Weitere mögliche Gründe für Anämien können auch ein Mangel an Folsäure oder Vitamin $B_{12}$ sein, vererbte Blutkrankheiten wie Sichelzellenanämie, extreme Schwangerschaftsübelkeit, eine Mehrlingsschwangerschaft, mehrere Schwangerschaften kurz hintereinander oder eine sehr starke Menstruation vor Eintritt der Schwangerschaft.

Die Symptome einer Anämie sind Müdigkeit, Schwäche und Schwindel sowie ungewöhnliche Blässe der Haut. Ferner können Palpitationen, Atemnot, Reizbarkeit und Konzentrationsschwäche auftreten. Viele dieser Symptome sind auch für eine normale Schwangerschaft nicht ungewöhnlich, dennoch sollten Sie Ihren Arzt davon in Kenntnis setzen, wenn Sie sie an sich beobachten.

Eine Anämie wird meist durch die Gabe von Eisentabletten behandelt. Falls es deshalb zu Verstopfung kommt, sollten Sie reichlich Ballaststoffe und Flüssigkeit zu sich nehmen. Eine leichte Anämie kann auch durch eisenhaltige Nahrungsmittel ausgeglichen werden (S. 17).

### ■ HYPEREMESIS GRAVIDARUM

Übelkeit und Erbrechen treten in den ersten drei Schwangerschaftsmonaten sehr häufig auf. Manche Frauen leiden jedoch unter übermäßigem Erbrechen, auch Hyperemesis gravidarum genannt, durch das sie keinerlei feste oder flüssige Nahrung mehr bei sich behalten können.

Die Folgen davon sind meist Gewichtsverlust (oft mehr als zehn Prozent des Körpergewichts), Schwindel, Erschöpfung, Nährstoffmangel (vor allem Eisen) und Dehydrierung. Anders als die gewöhnliche Schwangerschaftsübelkeit hört Hyperemesis gravidarum im zweiten Trimester nicht auf und bleibt manchmal sogar während der gesamten Schwangerschaft bestehen. Rund zwei Prozent aller Schwangeren sind von diesem Leiden betroffen.

Die Ursache dafür ist unbekannt, doch man nimmt an, dass hormonelle und psychische Veränderungen, Nährstoffmangel und Magen-Darm-Probleme eine Rolle spielen. Den Frauen wird geraten, sich viel auszuruhen, nur kleine Mengen auf einmal zu essen (dafür so häufig wie möglich) und den Flüssigkeitsmangel notfalls durch Elektrolytlösung aus der Apotheke auszugleichen. Die Symptome lassen sich auch durch Akupressurbänder, die am Handgelenk getragen werden, Akupunktur und homöopathische Mittel lindern. Wenn nichts anderes hilft, erhalten Sie Medikamente gegen die Übelkeit und/oder Flüssigkeitsinfusionen in der Klinik.

### ■ CERVIXSCHWÄCHE

In der Schwangerschaft ist der Muttermund verschlossen, um das Baby zu schützen. Sehr selten verkürzt und öffnet er sich jedoch völlig schmerzlos, was als Muttermund- oder Cervixschwäche bezeichnet wird.

Die Ursache dafür ist vermutlich eine vererbte Gewebeschwäche oder Verletzungen der Cervix durch frühere Geburten oder Operationen. Drückt das Gewicht des Babys Ende des zweiten oder im dritten Trimester auf die Cervix, verkürzt und öffnet sie sich ohne Kontraktionen. Dadurch kann es zu einer Fehl- oder Frühgeburt oder einem vorzeitigen Blasensprung kommen.

Als Risikofaktoren gelten neben der erwähnten Gewebeschwäche wiederholte Fehlgeburten in der Frühschwangerschaft, eine Verletzung der Cervix durch operative Eingriffe oder auch eine ungewöhnlich kurze Cervix.

Wenn durch eine Cervixschwäche die Gefahr einer Früh- oder Fehlgeburt besteht, wird man Ihnen zu einer sogenannten Cerclage raten. Dabei wird die Cervix durch die Vagina unter örtlicher Betäubung mit einer Schlinge verengt. Etwa um die 37. Woche wird die Cerclage wieder entfernt, sodass Sie Ihr Kind auf natürliche Weise gebären können. Manchmal wird auch ein totaler Muttermundverschluss (TMV) empfohlen, bei dem die Cervix zugenäht wird.

Sollte bei Ihnen ein vorzeitiges Öffnen des Muttermundes vor der 24. Woche festgestellt werden, wird man Ihnen entweder eine Cerclage oder strikte Bettruhe, bis sich die Cervix wieder von selbst verschließt, empfehlen.

Wenn sich Ihr Muttermund vorzeitig geöffnet hat sowie nach einer Cerclage oder einem totalen Muttermundverschluss sollte beim Geschlechtsverkehr keine Penetration mehr stattfinden.

■ SCHWANGERSCHAFTS-
CHOLESTASE

Diese Lebererkrankung trifft etwa eine von 140 schwangeren Frauen. Sie tritt auf, wenn der Gallenfluss der Leber reduziert ist. Das Hauptsymptom ist starker Juckreiz am ganzen Körper, der hauptsächlich im letzten Trimester auftritt, nachts stärker wird und sich besonders unangenehm an Handflächen und Fußsohlen äußern kann. Meist kommt es nicht zu einem Ausschlag, allerdings kann das Aufkratzen der Haut zu Entzündungen führen. Manche Frauen entwickeln auch eine Gelbsucht, die sich durch Gelbfärbung von Haut und Augen bemerkbar macht und die Gerinnungsfähigkeit des Blutes beeinträchtigt.

Normalerweise verschwindet die Cholestase nach der Geburt von selbst, ohne bleibende Schäden zu hinterlassen. Dennoch kann sie Komplikationen auslösen, dazu zählen unter anderem Früh- oder Totgeburt und fötaler Distress. Die Schwangerschaftscholestase tritt in manchen Familien gehäuft auf, betrifft jedoch hauptsächlich Frauen skandinavischer, indischer, asiatischer, pakistanischer und südamerikanischer Herkunft. Wenn Sie bereits einmal daran gelitten haben, liegt die Chance, dass Sie es bei der nächsten Schwangerschaft auch wieder bekommen, um die 60 bis 90 Prozent.

Wird die Erkankung bei Ihnen diagnostiziert, was meist durch Bluttests geschieht, werden Sie fortan strenger überwacht. Das bedeutet häufigere Vorsorgetermine, Bluttests und Ultraschallscans, um die Entwicklung des Babys zu verfolgen. Der Arzt wird Ihnen Salben gegen den Juckreiz und Medikamente, die die Leber unterstützen, verschreiben. Alkohol und fettes Essen sind zu meiden, weil die Leber dadurch zu stark belastet wird. Wenn es Ihnen und dem Baby gut geht, verläuft die Schwangerschaft normal weiter. Manche Ärzte raten jedoch aus Sorge vor einer Totgeburt dazu, das Baby schon um die 37./38. Woche zu holen. Ruhe und Atemübungen helfen gegen das Krankheitsgefühl, kühle Bäder lindern den Juckreiz.

■ SCHWANGERSCHAFTS-
DIABETES

Der Körper transportiert mithilfe von Insulin den Zucker aus dem Blut ins Gewebe. In der Schwangerschaft können Hormone die Fähigkeiten des Insulins stark herabsetzen oder blockieren. Der Körper beginnt dann, mehr Insulin zu produzieren, um mit diesen Veränderungen fertig zu werden. Schwangerschaftsdiabetes, der meist im zweiten Trimester auftritt, entsteht, wenn der Körper den Anforderungen nicht gerecht werden

kann. Normalerweise verschwindet die Krankheit nach der Schwangerschaft von selbst. Wird sie nicht behandelt, erhöht sich das Risiko von Präklampsie (S. 338) und vorzeitigen Wehen und kann auch zu einer Erhöhung der Fruchtwassermenge beitragen. Außerdem ist es wahrscheinlich, dass Sie irgendwann Typ-2-Diabetes bekommen. Das Baby kann aufgrund des Diabetes sehr groß sein, was die Geburt möglicherweise erschwert, und nach der Geburt an Hypoglykämie, also einem zu niedrigen Blutzuckerspiegel, leiden.

Sie sind anfälliger für Schwangerschaftsdiabetes, wenn in Ihrer Familie bereits Fälle davon aufgetreten sind, wenn Sie in einer früheren Schwangerschaft daran gelitten haben, wenn Sie bereits ein Kind über 4,5 kg geboren haben, wenn Sie übergewichtig oder fettleibig sind oder Zysten in den Eierstöcken (polyzistische Ovarien) haben.

Da sich kaum Symptome zeigen, wird Ihr Urin bei jeder Untersuchung auf Diabetes getestet. Im Verdachtsfall wird ein Glukosetoleranztest (GTT) durchgeführt. Dazu müssen Sie eine Glukoselösung trinken und dann wird in regelmäßigen Abständen durch Blutabnahme gemessen, wie der Körper mit dem Zuckerüberschuss klarkommt.

Wenn Sie Schwangerschaftsdiabetes entwickeln, wird man Ihnen raten, mehr langsam verdauliche Kohlenhydrate, viel Obst, Gemüse und mageres Eiweiß zu sich zu nehmen und den Verzehr von stark raffinierten oder zuckerhaltigen Lebensmitteln einzuschränken.

Sie sollten Ihr Baby innerhalb von 30 Minuten nach der Geburt stillen, um seinen Blutzuckerspiegel stabil zu halten. Die Alternativen wären Glukoselösung und eine Dauerinfusion. Wegen des erhöhten Risikos für Gelbsucht (S. 302), Atemproblemen und Geburtsfehler ist es wichtig, dass Schwangerschaftsdiabetes erkannt und behandelt wird.

## PLAZENTAINSUFFIZIENZ

In manchen Fällen verankert sich die Plazenta nicht tief genug im Uterus, um das Baby ausreichend mit Sauerstoff und Nährstoffen zu versorgen. Dies tritt häufiger auf, wenn die Schwangere an Diabetes, Nierenproblemen, einer Blutgerinnungsstörung oder hohem Blutdruck leidet, raucht, zu viel Alkohol trinkt, Drogen nimmt oder schlecht ernährt ist.

Plazentainsuffizienz tritt bei drei bis fünf Prozent aller Schwangerschaften auf und wird meist daran erkannt, dass der Uterus ungewöhnlich klein ist oder sich das Baby immer weniger bewegt.

Bei Verdacht auf Plazentainsuffizienz wird per Ultraschall das Wachstum des Babys geprüft und ein Doppler-Scan gemacht, um den Blutfluss zum Baby zu messen. Die Behandlung der Plazentainsuffizienz richtet sich nach der Schwere der Erkrankung und dem Zeitpunkt der Schwangerschaft. Dabei müssen das Risiko einer Frühgeburt und das Risiko einer Fortsetzung der Schwangerschaft sorgfältig gegeneinander abgewogen werden.

Wenn das Baby nicht sofort geholt werden muss, werden regelmäßige Ultraschallscans und manchmal auch CTGs vereinbart, um den besten Zeitpunkt für die Geburt des Babys bestimmen zu können. Sollte er vor der 34. Woche liegen, erhalten Sie Kortisonspritzen, um die Lungenreifung des Babys zu beschleunigen.

## BLUTUNGEN AM ENDE DER SCHWANGERSCHAFT

Dieses Symptom darf nicht ignoriert werden, vor allem nicht am Ende der Schwangerschaft. Es kann harmlose Ursachen haben, etwa Veränderungen am Muttermund, die keinerlei Auswirkungen auf Ihre Schwangerschaft oder das Baby haben, aber es kann auch Anzeichen für ein potenzielles Problem sein,

das unbedingt medizinisch behandelt werden muss. Es kann auch das Signal dafür sein, dass die Geburt unmittelbar bevorsteht, vor allem, wenn sich Schleim ins Blut mischt.

Zu einer Blutung kann es kommen, wenn sich die Plazenta vorzeitig vom Uterus ablöst, was meist auch mit starken Schmerzen einhergeht. Eine vorzeitige Ablösung kann lebensbedrohlich für Mutter und Kind sein, deshalb muss die Geburt sofort erfolgen. Meist geschieht dies per Kaiserschnitt, aber auch eine vaginale Geburt ist möglich.

Eine Blutung aufgrund einer Placenta praevia (siehe unten) ist meistens nicht schmerzhaft, aber auch hier kann eine sofortige Geburt durch Kaiserschnitt notwendig werden. In manchen Fällen reicht auch strenge Bettruhe und genaue Überwachung.

Sollten bei Ihnen in der Schwangerschaft Blutungen auftreten, werden Sie wahrscheinlich 24 Stunden in der Klinik beobachtet. Meist hören sie von selbst wieder auf, ohne dass man die Ursachen dafür feststellen konnte.

## PLACENTA PRAEVIA

In der Frühschwangerschaft liegt die Plazenta normalerweise unten im Uterus. Sobald er anfängt zu wachsen, wird sie nach oben und weg vom Muttermund gezogen. In manchen Fällen funktioniert das jedoch nicht und die Plazenta bedeckt ganz oder teilweise die Cervix. Diesen Zustand, der bei etwa einer von 200 voll ausgetragenen Schwangerschaften auftritt, nennt man Placenta praevia.

Placenta praevia kommt häufiger bei Frauen mit abnormal geformtem Uterus oder Plazenta (auch einer großen Plazenta) vor, aber auch bei Mehrlingsschwangerschaften oder wenn sich an der Uteruswand eine Narbe befindet. Ebenso häufiger betroffen sind Frauen, die rauchen oder die bei ihrem ersten Baby über 35 Jahre alt sind. Meistens

wird eine Placenta praevia bei der Ultraschalluntersuchung entdeckt. Sollte sich der Verdacht bestätigen, werden Sie häufiger per Ultraschall untersucht werden. Zu den Symptomen gehören plötzliche, schmerzlose Blutungen im zweiten oder dritten Trimester, mit oder ohne Krämpfe. Bei sehr starken Blutungen müssen Sie zu einer Bluttransfusion in die Klinik. Ansonsten reicht es meistens aus, bis zur Geburt strenge Bettruhe einzuhalten. Auch wenn nur ein Teil des Muttermundes von der Plazenta bedeckt ist, wird in der 39. Woche ein Kaiserschnitt gemacht. Bei schweren Blutungen ist ein Notfall-Kaiserschnitt nötig.

Eine Placenta praevia lässt sich nicht verhindern. Sie können nur die Risiken verringern, indem Sie auftretende Blutungen sofort melden.

## PRÄEKLAMPSIE

Zwei bis acht Prozent der Schwangeren entwickeln eine Präeklampsie. Es handelt sich dabei um einen lebensbedrohlichen Zustand, der nur in der Schwangerschaft, meistens nach der 20. Woche auftritt. Dabei kommt es zu einem Anstieg des Blutdrucks, durch den Eiweiß im Urin ausgeschieden wird. Die Erkrankung kann das Wachstum des Fötus behindern (intrauterine Wachstumsretardierung, S. 340) und Ihrer eigenen Gesundheit schaden, wenn sie nicht behandelt wird.

Präeklampsie ist eine Vorstufe der Eklampsie, einer schweren Erkrankung des Gehirns, die zu Krampfanfällen, Leber- und Nierenfunktionsstörungen und einem Lungenödem führen kann.

Abgesehen von Bluthochdruck und Eiweiß im Urin zählen auch plötzliches Anschwellen von Händen, Füßen oder Gesicht sowie starke Kopfschmerzen, Sehstörungen, starke Schmerzen unter den Rippen und ein generelles Krankheitsgefühl zu den Symptomen. Im Falle einer Präeklampsie wird bei Ihnen regelmäßig der Blutdruck gemessen und der Urin untersucht. Das Wachstum des Babys sowie der Blutfluss von der Plazenta zum Fötus werden durch Ultraschallscans überprüft. Sie erhalten wahrscheinlich blutdrucksenkende Medikamente und müssen viel ruhen. Bei schwerer Präeklampsie müssen Sie den Rest der Schwangerschaft im Krankenhaus verbringen. Das einzige »Mittel« gegen Präeklampsie ist die Geburt Ihres Babys, deshalb kann unter Umständen eine vorzeitige Geburt notwendig werden. Als Vorbeugung gegen Präeklampsie kann Magnesiumsulfat eingenommen werden.

■ SYMPHYSENSYNDROM

Schmerzen im Beckenbereich haben vermutlich eine Lockerung der Bänder der Schambeinfuge als Ursache, daher spricht man von der Symphysenlockerung (Symphysensyndrom).

Das Symphysensyndrom tritt normalerweise erst im zweiten Trimester der Schwangerschaft auf. Zu den Symptomen gehören Schmerzen im Bereich von Schambein, Lenden, der Innenseite der Oberschenkel oder der Hüften. Vielleicht hören Sie sogar ein klickendes Geräusch beim Gehen und haben das Gefühl, als würden Ihre Knochen aneinanderreiben. Es kann Ihnen schwerfallen, die Beine zu öffnen, deshalb ist es wichtig, die Erkrankung schon vor der Geburt zu erkennen.

Als Behandlungsmaßnahmen kommen das Tragen spezieller Miederhosen oder aber Krücken infrage, falls das Gehen sehr schwerfällt. Eventuell werden Sie an einen Physiotherapeuten überwiesen, der Ihnen Übungen zeigt, mit denen Sie Ihre Muskeln rund um das Schambein kräftigen können. Von entzündungshemmenden Medikamenten während der Schwangerschaft wird abgeraten, weil die Erkankung dann leicht außer Kontrolle gerät. Sie können jedoch

zur Schmerzlinderung Paracetamol einnehmen sowie einen Chiropraktiker oder Osteopathen aufsuchen. Normalerweise dauert es nach der Geburt drei bis sechs Monate, bis Ihre Symphyse sich vollständig erholt hat. Falls das Problem danach weiterbesteht, sollten Sie einen operativen Eingriff in Betracht ziehen.

Ruhen Sie sich so oft wie möglich aus, heben und tragen Sie nichts, laufen Sie keine weiten Strecken und möglichst auch keine Treppen. Informieren Sie Ihre Hebamme, damit Sie Ihnen Behandlungsmöglichkeiten vorschlägt und prüft, wie weit Sie Ihre Beine öffnen können. Eventuell ist ein Kaiserschnitt nötig.

# Nach der Geburt

■ MASTITIS

Hierbei handelt es sich um eine Entzündung des Brustgewebes, die normalerweise durch eine Infektion, durch blockierte Milchkanäle oder aber einen Milchstau verursacht wird. Bei einer Entzündung wird die Brust rot, heiß und schwillt an. Die Brustwarzen können Eiter absondern. Eventuell kommt es zu Fieber, Schüttelfrost, Muskelschmerzen, Übelkeit und Erbrechen. Bei einem Milchstau sind die Brüste rot, geschwollen, knotig und schmerzen stark. Die gefüllten Milchkanäle erscheinen wie harte Schnüre unter der Haut. Blockierte Milchkanäle führen zu druckempfindlichen harten Knoten.

Sie sollten auch bei einer Brustentzündung versuchen, das Baby zu stillen, weil das den Milchfluss anregt und die Schwellung reduziert. Wahrscheinlich wird man Ihnen Antibiotika verschreiben. Gegen den Schmerz helfen warme und kalte Kompressen mit Quark oder geklopfte Kohlblätter im BH.

Als Vorbeugung gegen Mastitis empfiehlt es sich, das Baby immer an beiden Brüsten anzulegen und diese möglichst

vollständig leeren zu lassen. Achten Sie auch darauf, dass sich das Baby richtig festsaugt (S. 312).

■ BLASENPROBLEME

Eine zeitweilige Inkontinenz nach der Geburt (der unwillkürliche Abgang von Urin) ist normal. Die Beckenmuskeln sind von Schwangerschaft und Geburt geschwächt und der Druck des Babys auf Blase und Harnröhre (Urethra) kann leichte Schäden bei den Nerven verursacht haben, die die Kontrolle über die Blase ausüben.

Nach einem Dammschnitt oder einer schweren Geburt (etwa eine Zangengeburt) kann der Bereich geschwollen und blutunterlaufen sein, was das Urinieren sehr qualvoll macht.

Zum Glück lösen sich die meisten der soeben beschriebenen Probleme innerhalb von sechs Wochen von selbst. Trinken Sie bis dahin viel Wasser, benutzen Sie Hygieneeinlagen und machen Sie Beckenbodengymnastik (S. 35), um die Muskulatur wieder zu kräftigen. Sollte sich Ihr Zustand nach sechs Wochen nicht gebessert haben, fragen Sie Ihren Arzt um Rat.

■ PUERPERALPSYCHOSE

Hierbei handelt es sich um eine besonders schwere Form der postnatalen Depression, die auch als postpartale oder postnatale Psychose bezeichnet wird und bei einer von 1000 Frauen auftritt. Die Betroffene verliert dabei jeden Kontakt zur Realität, erlebt starke Erregungs-, Angst- oder Verwirrungszustände, die manchmal mit einer extremen Beweglichkeit der Glieder einhergehen.

Die Ursache dafür ist unbekannt, die Puerperalpsychose tritt jedoch häufiger bei Frauen auf, die schon vor der Schwangerschaft an Depressionen litten. Meistens bitten Partner, Familie oder Freunde um Hilfe, weil die Betroffenen nicht mehr wissen, was real ist. Sofortige

Behandlung ist unerlässlich, damit Mutter und Kind nicht zu Schaden kommen. Meistens erfolgt sie in einer psychiatrischen Klinik oder durch Psychopharmaka. In den meisten Fällen bessert sich der Zustand nach wenigen Wochen, doch der Psychiater sollte noch mehrere Monate regelmäßig aufgesucht werden.

## ■ PROBLEME IM DAMMBEREICH

Der Dammbereich (Perineum) ist der Bereich zwischen Vagina und Anus. Bei der Geburt wird er stark gedehnt und kann reißen oder es wird dort ein Schnitt gemacht. Nach einer vaginalen Geburt ist der Damm meist geschwollen und Sie haben leichte Schmerzen, auch wenn keine Verletzungen sichtbar sind. Die Beschwerden sind zwei Tage nach der Geburt am schlimmsten, lassen dann nach und sind nach zehn Tagen verschwunden. Nach einem großen Riss oder einem Dammschnitt (S. 279) kann es allerdings bis zu sechs Monate dauern, ehe Sie wieder beschwerdefrei sind. Die Hebamme wird während der Nachsorge die Heilung des Damms kontrollieren. Verschlimmert sich die Schwellung oder bemerken Sie einen faulig riechenden Ausfluss, suchen Sie den Arzt auf. Falls es zu einer Infektion gekommen ist, wird er Ihnen Antibiotika verschreiben.

Wenn der Damm nicht entzündet ist, können Sie Schmerzen und Schwollung mit einem gekühlten Gelpack (oder einer Eispackung) lindern. Wechseln Sie häufig die Binden, um den Bereich trocken zu halten, spülen Sie ihn mit kühlem Wasser und tupfen Sie ihn vorsichtig mit einem sauberen Handtuch trocken.

# Baby

Einige gesundheitliche Probleme des Babys können schon im Mutterleib behandelt werden. Andere werden erst nach der Geburt erkannt. In diesem Fall wird das Baby einem Spezialisten zur Diagnose und weiteren Behandlung vorgestellt.

## ■ INTRAUTERINE WACHSTUMS- RETARDIERUNG (IUWR)

Wenn sich das Baby im Uterus nicht richtig entwickelt, spricht man von intrauteriner Wachstumsretardierung. Gründe dafür können Funktionsstörungen der Plazenta, Präeklampsie, Infektionen (etwa Röteln), Bluthochdruck und ein Herzleiden sein. Das Wachstum des Babys wird dann genau überwacht, um einschätzen zu können, ob es aufgrund der Retardierung während oder nach der Geburt Komplikationen geben könnte.

## ■ DOWN-SYNDROM

Diese Chromosomenanomalie betrifft etwa eines von 1000 Neugeborenen. Das Baby besitzt ein Chromosom zu viel, also 47 anstatt 46, und wird nach der Geburt anhand bestimmter Merkmale identifiziert. Dazu gehören eine geringe Muskelspannung, schräg stehende Augen, eine große Hautfalte in der Handfläche sowie ein abgeflachter Hinterkopf. Die Entwicklung von Babys mit Down-Syndrom ist meistens verzögert, sie haben oft Lernstörungen und Herzprobleme.

Das Down-Syndrom tritt bei Spätgebärenden häufiger auf. Manche Frauen entschließen sich, die Schwangerschaft vorzeitig zu beenden, wenn bei einem pränatalen Screeningtest (S. 84–85), festgestellt wird, dass ihr Fötus vom Down-Syndrom betroffen ist.

Eltern eines Down-Syndrom-Kindes werden schon in der Klinik über den Umgang mit dieser Erkrankung beraten. Kinder mit Down-Syndrom müssen regelmäßig untersucht werden, da bei ihnen häufig Atemstillstand im Schlaf, Probleme mit Augen, Ohren, Herz und Schilddrüse sowie Magen-Darm-Beschwerden diagnostiziert werden.

## ■ KLUMPFUSS

Hierbei handelt es sich um eine Deformation der Füße, bei der einer oder beide Füße verdreht sind oder sich in falscher Stellung befinden. Es gibt zwei Formen: »Pes equinovarus« mit nach innen gedrehtem Fuß und »Pes valgocalcaneus« mit nach außen gedrehtem Fuß. Etwa bei der Hälfte aller Fälle ist nur ein Fuß betroffen. Die Deformation kann enstehen, wenn das Baby im Uterus ungünstig liegt und stark zusammengedrückt wird. Mögliche Ursache kann auch eine Verminderung des Fruchtwassers sein (Oligohydramnion).

Etwa eines von 1000 Babys wird mit einem Klumpfuß geboren. Das Leiden tritt familiär gehäuft und oft bei Jungen auf. Meistens wird der Klumpfuß bei der Ultraschalluntersuchung in der 20. Woche entdeckt (S. 88), manchmal aber auch erst nach der Geburt.

In leichten Fällen (meistens wenn der Klumpfuß auf die ungünstige Lage des Babys im Uterus zurückzuführen ist) ist keine Behandlung nötig, allerdings wird regelmäßige Gymnastik empfohlen, damit sich die Fehlstellung zurückbildet. Sollten andere Gründe die Ursache sein, muss sofort mit der Behandlung begonnen werden, solange das Gewebe noch weich ist. Die Korrektur erfolgt mit Schienen und Orthesen. Bleibt dies ohne Erfolg, muss eine Operation in Betracht gezogen werden.

## ■ LIPPEN-GAUMEN-SPALTE

Eine Spalte in der Oberlippe oder im Gaumenbereich tritt auf, wenn die Gesichtshälften während der fötalen Entwicklung nicht korrekt zusammenwachsen. Manche Babys werden mit nur einer Spalte geboren, andere haben beide. Eines von 700 Babys ist von dieser Deformation betroffen, die entweder genetisch bedingt ist oder durch Umweltfaktoren wie Rauchen, Alkohol, Fettleibigkeit, schlechte Ernährung und die Einnahme bestimmter Medikamente in der Schwangerschaft hervorgerufen wird.

Sie werden vermutlich etwas Hilfe beim Stillen brauchen, denn dies kann wirklich eine große Herausforderung sein. Trotzdem sollten Sie sich davon nicht entmutigen lassen. Die Spaltfehlbildungen können operativ behoben werden, sobald das Baby etwas älter ist, meistens nach der Umstellung auf feste Nahrung. Bis dahin kann dem Baby das Trinken mit einer speziell angepassten orthopädischen Gaumenplatte erleichtert werden.

### ◼ KONGENITALE HERZLEIDEN

Dieser allgemeine Begriff umfasst Fehlbildungen, die das Herz des Babys betreffen. Kongenitale oder angeborenen Herzleiden sind die am häufigsten auftretenden Geburtsfehler, sie betreffen etwa sechs von 1000 Babys. Es gibt rund 30 verschiedene Arten von Defekten, die in zwei große Gruppen unterteilt sind: Die zyanotischen Herzfehler, deren Ursache eine Unterversorgung mit Sauerstoff im Blut ist, sowie azyanotische Herzfehler, bei denen zwar genug Sauerstoff im Blut vorhanden ist, aber die Zirkulation des Blutes durch den Körper nicht richtig funktioniert.

Ein kongenitales Herzleiden ist manchmal die Folge einer Genanomalie wie Down-Syndrom oder einer Infektion wie zum Beispiel Röteln, doch manchmal ist auch überhaupt keine Ursache erkennbar. Manche Herzleiden werden schon frühzeitig bei den Ultraschalluntersuchungen erkannt, andere erst nach der Geburt. Babys mit zyanotischen Herzleiden kommen oft bläulich verfärbt auf die Welt. Ein azyanotischer Herzfehler ist zunächst nicht so offensichtlich, doch solche Babys leiden meistens unter hohem Blutdruck, der den Herzmuskel schwächt und Atemprobleme verursachen kann.

### ◼ HODENHOCHSTAND

Normalerweise entwickeln sich die Hoden im Inneren des Bauchs und wandern dann in der zweiten Hälfte der Schwangerschaft in den Hodensack hinab. Wenn die Hoden Ihres Babys zum Zeitpunkt seiner Geburt noch nicht hinabgestiegen sind, leidet es vermutlich an Bauchhoden, das heißt, die Hoden befinden sich noch in seinem Bauch, oder an Pendelhoden, das heißt, die Hoden wandern zwischen Bauch und Hodensack hin und her. Oder auch an einem Gleithoden, bei dem die Hoden immer wieder in den Bauch zurückgleiten.

Hoden wandern manchmal innerhalb von zwölf Monaten nach der Geburt von selbst in den Hodensack. Der Hodenhochstand sollte überwacht werden, weil Hoden, die im Bauch verbleiben, kein Sperma mehr produzieren können, und sich außerdem das Risiko für Hodenkrebs erhöht. Wenn die Hoden nicht von selbst in den Hodensack wandern, muss Ihr Baby etwa im Alter von zwei Jahren operiert werden. Dabei wird unter örtlicher Betäubung ein kleiner Schnitt gemacht und die Hoden am tiefsten Punkt des Hodensacks fixiert. Da es sich nur um einen kleinen Eingriff handelt, sind keine Komplikationen zu erwarten.

### ◼ FLECKEN UND AUSSCHLAG

Viele Neugeborene haben plötzlich kleine weiße Pünktchen auf Nase, Wangen, Kinn, Stirn und um die Augen, die als Milien oder Hautgrieß bezeichnet werden. Sie treten auf, weil sich die Talgdrüsen des Gesichts noch entwickeln, und verschwinden in der Regel innerhalb von sechs Wochen wieder. Häufig kommt es bei Neugeborenen auch zu kleinen roten Flecken oder leichten Ausschlägen, die meistens von Ihren Hormonen verursacht werden, die noch immer im Blut des Babys zirkulieren. Wenn Sie den Eindruck haben, dass das Baby Schmerzen hat, suchen Sie den Arzt auf, um die

Wahrscheinlichkeit von Neurodermatitis auszuschließen. Jeder Ausschlag, der mit Fieber einhergeht, sollte sofort von einem Arzt untersucht werden.

### ◼ LANGSAME GEWICHTSZUNAHME

In manchen Fällen machen sich Hebamme oder Arzt Sorgen um die Gewichtszunahme Ihres Babys. Zum Beispiel, wenn das Baby ab dem fünften Tag nach der Geburt nicht mindestens 15 g pro Tag zunimmt, wenn es sein Geburtsgewicht nicht innerhalb von zwei bis drei Wochen nach der Geburt erreicht hat, wenn es nicht in den ersten vier Monaten mindestens 450 g pro Monat zunimmt oder wenn sich auf seiner Wachstumsgrafik ein dramatischer Wachstumsknick abzeichnet.

Die meisten Babys verlieren in den ersten Tagen nach der Geburt an Gewicht. Manche Babys nehmen nicht so viel wie andere Babys, dafür aber regelmäßig zu. Sollte Grund zur Sorge bestehen, wird der Arzt prüfen, ob das Baby gedeiht, das heißt, wie viele Windeln es täglich vollmacht, ob der Stuhlgang die richtige Farbe hat, ob es im Wachzustand munter ist und ob es gut schläft.

### ◼ GELBSUCHT

Der Name Gelbsucht stammt von der Gelbfärbung der Haut und des Augenweißes. Die Krankheit entsteht, wenn sich ein Pigment namens Bilirubin im Blut des Babys konzentriert. Bilirubin ist ein natürliches Nebenprodukt der roten Blutkörperchen und wird von der Leber abgebaut. Gelingt dies nicht, weil die Leber des Babys sich noch nicht angepasst hat, spricht man von Neugeborenengelbsucht. Etwa 65 Prozent der Neugeborenen haben damit zu kämpfen, bis ihre Leber ihre normale Funktion aufgenommen hat und das Bilirubin abbaut, was meist innerhalb von zehn Tagen nach der Geburt geschieht.

Selten können auch eine Infektion, bestimmte Erkrankungen, Probleme mit dem Blut oder mit den Schilddrüsenhormonen sowie eine Veranlagung die Ursache sein.

Wenn die Bilirubinwerte nicht von selbst sinken, erhält Ihr Baby eine Phototherapie, das heißt, es wird unter einem speziellen Blaulicht bestrahlt oder ein paar Tage in eine lichtdurchlässige Decke gewickelt, weil dadurch das überschüssige Bilirubin abgebaut wird. Bei fast allen Babys wird auch die Flüssigkeitszufuhr erhöht. Es kann also sein, dass Sie das Baby viel häufiger anlegen müssen, und manchmal erhält es noch zusätzlich sterilisiertes Wasser zum Trinken. Viel Tageslicht kann zum Abbau des Bilirubins beitragen. Sehr selten, wenn die Bilirubinwerte enorm hoch sind, braucht das Baby einen »Blutaustausch«, das heißt eine Transfusion, bei der ein Teil seines Blutes ersetzt wird.

Neugeborenengelbsucht ist in der Regel leicht behandelbar und verschwindet in den meisten Fällen innerhalb weniger Tage sogar von alleine. Der Zustand darf jedoch nicht ignoriert werden, weil zu viel Bilirubin im Blut das Gehirn schädigen kann. Die Behandlung tut dem Baby nicht weh und bedeutet für es auch keinen zusätzlichen Stress. Es wird davon nichts mitbekommen, denn Gelbsucht-Babys sind meistens schläfriger als normal – einer der Gründe, wieso die Krankheit schnell beseitigt werden sollte, weil sich zu dieser Zeit auch die Nahrungsaufnahme-Muster entwickeln.

### ■ REFLUXKRANKHEIT

Alle Babys bringen beim Aufstoßen nach dem Trinken etwas Milch mit hoch. Manche jedoch leiden an einer ernsteren Form des Aufstoßen, die als gastroösophagealer Reflux oder auch kurz als Refluxkrankheit bezeichnet wird. Die Ursache dafür ist meist ein schwacher oder noch nicht voll entwickelter Spei-

seröhrenverschluss, der normalerweise verhindert, dass Nahrung vom Magen wieder in die Speiseröhre gelangt. Bei Babys, vor allem im Alter zwischen zwei und vier Monaten, kann die Milch diesen Verschluss (besonders im Liegen) leicht passieren. In fast allen Fällen verschwindet das Problem im Alter von 18 Monaten von selbst und schadet dem Baby nicht. Kommt dem Baby jedoch eine große Menge an Nahrung hoch, nimmt es nicht an Gewicht zu, erscheint es lustlos und müde und bereitet ihm das Aufstoßen Unbehagen, sollten Sie einen Arzt konsultieren.

In seiner schwereren Form kann Reflux sehr schmerzhaft sein und dem Sodbrennen bei Erwachsenen ähneln, weil die Magensäure in die Speiseröhre des Babys vordringt und dort Entzündungen verursacht. Leider ist die genaue Diagnose schwierig, weil Babys nicht immer Milch aufstoßen. Oft gelangt sie zusammen mit der Magensäure nur in die Speiseröhre oder in die Kehle. Ihr Baby kann dann während des Trinkens anfangen zu schreien, sich von Brust oder Flasche lösen, seinen Rücken krümmen oder sich versteifen. Sollten Sie das Gefühl haben, dass Ihr Baby während oder kurz nach den Mahlzeiten Schmerzen hat, sprechen Sie mit dem Arzt darüber.

Wenn Sie Babymilch mit dem Fläschchen füttern, können Sie auf spezielle Produkte zugreifen, die extra so entwickelt wurden, dass sie im Magen bleiben. Es gibt auch Zusätze zum Verdicken der Milch, sodass sie nicht so leicht aufgestoßen werden kann.

Bereitet der Reflux Schmerzen, wird der Arzt ein Antacidum verschreiben, das die Entzündung lindert und die Magensäure reduziert. Sollte der Reflux auch nach der Umstellung auf feste Nahrung weiterbestehen, meiden Sie säuernde Lebensmittel wie Zitrusfrüchte und Tomaten.

Vielleicht hilft es dem Baby, wenn Sie es häufiger am Tag auf den Bauch legen oder es in Bauchlage umhertragen. Dennoch kann dies nicht die Untersuchung durch den Arzt ersetzen.

### ■ PYLORUSSTENOSE

Die Pylorusstenose oder Magenpförtnerverengung ist eine Entleerungsstörung des Magens. Sie betrifft drei von 1000 Babys, Jungen häufiger als Mädchen.

Bei der Pylorusstenose ist der Magenausgang zum Darm hin verengt. Der Muskel, der den Magen verschließt, wird Pylorus oder Pförtner genannt. Ist er verdickt, kann die Milch nicht vollständig vom Magen in den Darm entleert werden. Die Milch bleibt länger im Magen, dieser produziert deshalb mehr Magensäure und das Baby bekommt Schmerzen. Obendrein erhält das Baby nicht ausreichend Nährstoffe aus der Nahrung, weil die Milch nicht richtig verdaut und verarbeitet wird. Eine unbehandelte Pylorusstenose kann zu einem schwerwiegenden Problem werden, weil der Pylorus dazu neigt, noch enger zu werden.

Die ersten Symptome zeigen sich meist nach zwei bis vier Wochen, manchmal auch erst nach zwei Monaten. Erbrechen nach der Nahrungsaufnahme ist ein Leitsymptom. Es können nur Tröpfchen sein oder schwallartiges Erbrechen in hohem Bogen, oft ist die Milch geronnen. Das Baby trinkt zwar gut, ist aber ständig hungrig, weil es die meiste Nahrung durch Erbrechen verliert.

Die Krankheit lässt sich mit einer kleinen Operation beseitigen, die in der Fachsprache Pyloromyotomie heißt und unter Vollnarkose durchgeführt wird. Normalerweise erfolgt die komplette Operation minimal-invasiv über einen kleinen Bauchschnitt. In fast allen Fällen verläuft sie erfolgreich. Die Babys erholen sich sehr schnell davon und haben danach keine weiteren Probleme mehr.

# Adressen

Es gibt viele Organisationen, Vereine und Online-Foren, bei denen Sie Informationen und Antworten auf alle Ihre Fragen zu Schwangerschaft, Geburt, Mutterschutz und zu vielen speziellen Themen erhalten.

SCHWANGERSCHAFT

**Arbeitsgemeinschaft Gestose-Frauen e.V. Deutschland**
www.gestose-frauen.de
(+49) 02835 2628

**Arbeitsgemeinschaft Gestose-Frauen e.V. Österreich**
www.gestose-frauen.at
(+43) 0699 19486200

**Präeklampsie, Verein für Betroffene, Schweiz**
www.schwangerschaftsvergiftung.ch

**Berufsverband der Yoga Vidya Lehrer/innen e.V.**
Yoga in der Schwangerschaft
www.yoga-vidya.de
(+49) 05234 87-0

**Raucherentwöhnung**
Tipps, Foren und Online-Suche für Therapeuten und Nichtraucherkurse
www.tabakfrei.de

**Gynäkologen**
Online-Suche nach Fachärzten für Frauenheilkunde und Geburtshilfe
www.frauenaerzte.de

**Pilates**
Pilates-Übungen und Online-Suche nach Trainern
www.pilates.de

**Appella**
Telefon- und Online-Beratung für Schwangere
www.appella.ch
(+41) 0273 0660

**Pränataldiagnostik**
Informationen über vorgeburtliche Untersuchungsmethoden
www.praenataldiagnostik-info.de

WEHEN UND GEBURT

**Deutscher Hebammenverband**
www.hebammenverband.de
(+49) 0721 98189-0

**Geburtsallianz Österreich**
Viele Informationen und Links rund um die Geburt
www.geburtsallianz.at
(+43) 0650 4132888

**Hebammenzentrum Österreich**
www.hebammenzentrum.at
(+43) 01 4088022

**Schweizerischer Hebammenverband**
www.hebamme.ch
(+41) 031 3326340

BABY

**Babynahrung**
Aktionsgruppe Babynahrung e.V.
www.babynahrung.org
(+49) 0551 531034

**Babymassage**
Deutsche Gesellschaft für Baby- und Kindermassage e.V.
www.dgbm.de
(+49) 0781 9702822

**La Leche Liga**
Stillberatung
www.laleche.de
(+49) 0571 48946
www.laleche.at
(+43) 0650 8712196
www.stillberatung.ch
(+41) 044 9401012

**Impfen**
www.aerzte-ueber-impfen.org

**AD(H)S Selbsthilfe-Community**
Informationen rund um ADS und Hyperaktivität
www.adhs-anderswelt.de

**Deutscher Logopädenverband**
Informationen und Logopädensuche
www.dbl-ev.de
(+49) 0845 2254071

**Verein zur Betreuung und Integration von Kindern mit Behinderungen**
www.bib-ev.org
(+49) 089 3165008

## RAT UND HILFE

**Beratung in Erziehungsfragen**
Virtuelle Beratungsstelle der Bundes-
konferenz für Erziehungsberatung
www.bke.de

**Profamilia**
Deutsche Gesellschaft für Familienplanung, Sexualpädagogik und Sexualbe-
ratung e.V.
www.profamilia.de
(+49) 069 639002

**Babysitter und Tagesmütter**
Suche nach Postleitzahlen
für Deutschland: www.babysitter.de
für Österreich: www.kinderbetreuung.at
für die Schweiz: betreut24.ch

**Engelskinder**
Hilfe für Eltern von fehl-, früh- oder
totgeborenen Kindern
www.engelskinder.de
(+49) 0500 618140

**Down-Syndrom**
Arbeitskreis Down-Syndrom
www.down-syndrom.org.
(+49) 0521 442998

**Das frühgeborene Kind**
Dachverband der Elterninitiativen und
Fördervereine für Frühgeborene und
kranke Neugeborene
www.fruehgeborene.de
(+49) 01805 875877

**Kindergesundheit**
Informationen, Rat und Hilfe von der
Bundeszentrale für gesundheitliche
Aufklärung rund um die Gesundheit
und Entwicklung von Kindern und
Jugendlichen
www.kindergesundheit-info.de
(+49) 0221 8992-0

**Nakos**
Nationale Kontakt- und Informations-
stelle zur Anregung und Unterstützung
von Selbsthilfegruppen
www.nakos.de
(+49) 030 31018960

**Psychische Erkankungen**
Hilfe und Einrichtungen in Deutschland,
Österreich und der Schweiz
www.mutter-kind-behandlung.de

**Spaltfehlbildungen**
Großes Online-Forum für Eltern von
Kindern mit Spaltfehlbildungen
www.lkgs.net

**Familienberatung Österreich**
mit Online-Suche nach Beratungsstellen
www.familienberatung.gv.at
(+43) 0800 240262

**Zwillinge**
Zeitschrift »Zwillinge« und
»Twinshop«, ein Online-Shop für Eltern
von Zwillingen
www.twins.de

**Geburtskanal**
Fachlich fundierte Informationen und
viele Links (auch für Österreich und
die Schweiz) rund um Familienplanung,
Schwangerschaft, Geburt und Leben mit
Kindern
www.geburtskanal.de

**Väter**
Informative Webseite für werdende und
junge Väter
www.vaterglueck.de

**Adoption**
Informationen für adoptionswillige
Paare
Deutschland: www.adoption.de
Schweiz: www.adoption.ch
Österreich: www.adoptionsberatung.at

**Pflegekinder**
Informationen zum Thema Pflegekinder
Deutschland: www.pflegeeltern.de
Österreich: www.pflegefamilie.at
Schweiz: www.pazh.ch

## ELTERN

**Verband berufstätiger Mütter**
www.vbm-online.de
(+49) 01803 221826

**Müttergenesungswerk**
Mutter-Kind-Kuren, Informationen und
Beratung
www.muettergenesungswerk.de
(+49) 030 33002929

**Homosexuelle Eltern**
Initiative lesbischer und schwuler Eltern
www.ilse.lsvd-de
(+49) 0221 925961-0

**Alleinerziehende**
Verband alleinerziehender Mütter und
Väter
www.vamv.de
(+49) 030 6959786

**www. alleinerziehend.ch**
Internetportal für Alleinerziehende in
der Schweiz

**www.alleinerziehende.org**
Österreichische Plattform für
Alleinerziehende

# Register

## A

## B

## C

# Die Autorinnen

## DR. MONELI GOLARA

Dr. Moneli Golara ist seit 20 Jahren Fachärztin für Gynäkologie und Geburtshilfe in London. Ihr Spezialgebiet sind komplizierte und hochriskante Schwangerschaften. Dr. Golara war zwei Jahre in der medizinischen Forschung auf den Gebieten Präeklampsie und Frühgeburten tätig. Heute betreut die Mutter von zwei Kindern schwangere Frauen im Norden von London.

Moneli sagt: »Schwangerschaft und Geburt sind überwältigende Erfahrungen, die ich gleich zweimal erleben durfte. Neben all der Freude ist dies jedoch auch eine Zeit verwirrender Entscheidungen und Ängste. Schwangere Frauen benötigen Informationen aus zuverlässigen Quellen. Ich hoffe sehr, dass sie durch dieses Buch die Vorgänge in ihrem Körper besser verstehen lernen und so in der Lage sind, die richtigen Entscheidungen zu treffen, ohne ihre Gesundheit oder die ihres Babys aufs Spiel zu setzen.«

## DR. LAURA JANA

Dr. Laura Jana ist eine US-amerikanische Kinderärztin und Autorin. In ihrem eigenen Unternehmen, Practical Parenting Consulting, steht sie Eltern beratend und hilfreich in allen Lebenslagen zur Seite. In den USA kennt man sie vor allem wegen ihres Einsatzes für eine gesunde Lebensweise von Kindern. Daneben ist sie Pressesprecherin der amerikanischen Pädiatrie-Akademie (AAP) und berät verschiedene akademische Institute und große Unternehmen. Laura ist Mutter von drei Kindern (11, 13 und 14 Jahre alt), Kinderbuchautorin und Fürsprecherin der Früherziehung. Weitere Informationen finden Sie unter www.drlaurajana.com.

Laura sagt: »Auch wenn meine eigenen Schwangerschaften schon etwas her sind und ich den Vorteil einer medizinischen Ausbildung genoss, habe ich nie vergessen, wie es sich anfühlt, wenn man sich auf das Wunder der Geburt und auf alles, was danach kommt, vorbereiten muss.«

## NIKKI KHAN

Nikki Khan ist seit 1989 als Hebamme tätig und unterstützt seit 2001 das englische Schwangerschaftsmagazin »Prima Baby & Pregnancy« sowie einige populäre Pflegeprodukte mit ihrem Fachwissen. Nikki arbeitet seit 1998 im Chelsea and Westminster Hospital in London. Auf ihrer Webseite www. nikkikhan.co.uk betreibt sie einen eigenen Blog sowie eine E-Mail- und Telefonhotline.

Nikki war schon seit 17 Jahren Hebamme, als sie selbst ihre Tochter Nadia zur Welt brachte, die heute fünf Jahre alt ist. »Als Hebamme und Erstgebärende über 40 weiß ich genau, welche Ängste eine Frau während Schwangerschaft und Geburt durchlebt. Ich hoffe, den Frauen mit meinem Wissen und meinen Erfahrungen so viele Informationen und pragmatische Einsichten in Schwangerschaft und Geburt zu vermitteln, dass sie letztendlich in der Lage sind, ihre eigenen, gut überlegten Entscheidungen zu treffen.«

## DR. CLAIRE HALSEY

Die seit 30 Jahren praktizierende Psychologin Dr. Clarie Halsey ist auf die Arbeit mit Kindern und Familien spezialisiert. Daneben veröffentlicht sie als Journalistin und Autorin Artikel und Bücher zu den Themen Eltern, Kinderpsychologie und kindliche Entwicklung. Bei Dorling Kindersley ist bereits »Der Erziehungs-Coach« (2010) und »Baby-Entwicklung« (2011) erschienen.

Claire ist Mutter von drei Söhnen (17, 15 und 12 Jahre alt). Ihr ältester Sohn leidet seit seiner Geburt an Zerebralparese und erhält zusätzliche unterstützende Maßnahmen für seine Gesundheit und Bildung. Claire sagt: »Ein Kind zu bekommen ist aufregend, bewegend und vermutlich die extremste Lernerfahrung, die man als Frau und auch als Mann je machen wird. Ich freue mich sehr, dass ich an diesem Buch mitarbeiten durfte, denn werdende Eltern können hier schnell und unkompliziert Antworten auf viele ihrer Fragen finden.«

## TARA LEE

Tara Lee praktiziert Yoga seit 20 Jahren und ist seit zehn Jahren Yoga-Lehrerin. Für Schwangerschaftsyoga begann sie sich zu interessieren, als sie selbst schwanger wurde.

Tara hat bereits drei Yoga-DVDs herausgegeben, mit denen sie Frauen Schwangerschaft, Geburt und den Übergang zur Mutterschaft leichter macht. Sie leitet Einzel- und Gruppenkurse für Yoga-Lehrer und zur Geburtsvorbereitung für Paare. Die Mutter von zwei Kindern (6 und 4 Jahre alt) ist außerdem ausgebildete Doula (Geburtsbegleiterin).

»Während meiner Schwangerschaften wollte ich so gut informiert sein wie möglich und las jedes Buch, das mir in die Hände fiel. Ein Baby zu bekommen ist die schönste Erfahrung aller Zeiten, aber auch extrem anstrengend und verwirrend. Deshalb freut es mich besonders, dass ich an diesem Buch mitarbeiten durfte und etwas von meinem Wissen und meinen Erfahrungen weitergeben kann.«

## FIONA FORD

Die Diätassistentin Fiona Ford ist seit über 20 Jahren auf die Ernährungsberatung von Müttern und Kindern spezialisiert. Sie war stellvertretende Leiterin des Centre for Pregnancy Nutrition (CPN) in Sheffield, das unter anderem eine Beratungshotline betreibt.

Fiona ist Pressesprecherin auf dem Gebiet Ernährung von Mutter und Kind für die British Dietetic Association. Sie hat zwei Kinder, die bereits erwachsen sind.

Fiona sagt: »Ich halte es für äußerst wichtig, schwangere Frauen mit aktuellen und umsetzbaren Informationen zu sicherer und gesunder Ernährung zu versorgen, denn dies ist einer der wichtigsten Faktoren, mit dem sie selbst die Kontrolle über die Gesundheit ihrer Babys in die Hand nehmen können. Mit diesem Buch möchte ich Frauen in der Zeit der Schwangerschaft beraten und begleiten und auf die Mutterschaft vorbereiten.«

# Bildnachweis

Der Verlag dankt folgenden Institutionen und Personen für die freundliche Genehmigung zum Abdruck ihrer Bilder:

(Abkürzungen: o-oben; u-unten; m-Mitte; l-links; r-rechts; go-ganz oben)